근력 운동을 위한 가이드

ULTIMATE GUIDE TO

STRENGTH TRAINING

■ **대표역자**
정형국(안산대학교 물리치료과 교수)

■ **공동역자**(가나다 순)
김항진(모던필라테스 대표이사)
박성희(경희대학교 후마니타스칼리지 체육교과 겸임교수)
백형진(동국대학교 산학협력단 겸임교수)
성기석(한국선수트레이너협회 이사장)
성도현(한국대학선수트레이너 대표)
심경섭(여주대학교 건강재활과 교수)
정연옥(동원대학교 보건건강운동관리과 교수)
엄기매(여주대학교 물리치료과 교수)
이동건(한국선수트레이너협회 교육이사)

■ **감수**
이종민 현) 서울 투탑 정형재활의학과 의원 원장
전) 브레인 요양병원 원장

Ultimate Guide to Strength Training
by **Hollis Liebman**

근력 운동을 위한 가이드

2022년 7월 11일 초판인쇄
2022년 7월 18일 초판발행

지 은 이 : Hollis Liebman
옮 긴 이 : 정 형 국 외
발 행 인 : 박 병 조
발 행 처 : 도서출판 영문출판사
등 록 : 1987년 12월 21일 제2-419호
주 소 : 서울시 강남구 삼성동 69-1
전 화 : (02) 514-5590, 776-5590
팩 스 : (02) 756-8943
E-mail : yeongmunsa@empas.com
홈페이지 : www.ymsbook.net
정 가 : 45,000원
ISBN 978-89-7224-534-6 93510

※ 파본은 교환해 드립니다.

근력 운동을 위한 가이드

245가지 상세한 설명과 해부학적 그림 포함

ULTIMATE GUIDE TO STRENGTH TRAINING

WITH DETAILED INSTRUCTIONS AND ANATOMICAL ILLUSTRATIONS FOR 245 STRENGTH EXERCISES

Hollis Liebman

영 문 출 판 사

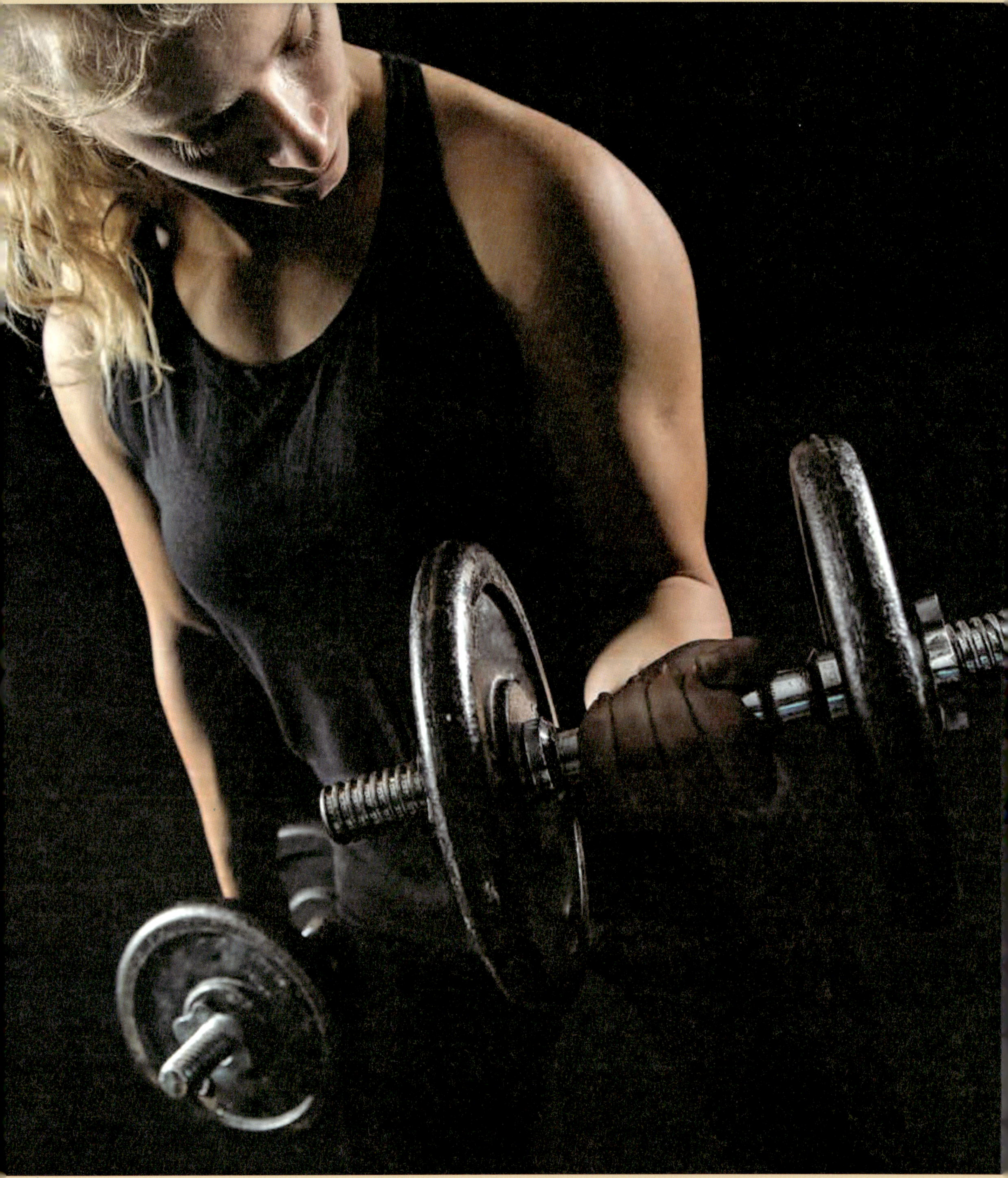

차례

근력 훈련이란 무엇인가?

What Is Strength Training?

이 질문에 대한 답은 간단하다 – 본질적으로 근력 훈련은 근력을 증가시키는 것이다. 최근 근력 훈련의 이미지는 슈퍼 히어로처럼 커다란 근육을 만든다는 것보다는, 모든 사람을 위한 피트니스 훈련에 필수 요소로써 인식되고 있다.

근력 훈련은 매우 오래전부터 있어 왔다. '무거운 물건을 들어 올린다'는 이야기들은 많은 다른 문화에서 옛날 이야기로 전해오고 있다. 북유럽 전설은 우리에게 거대한 돛대를 운반하는 사람들을 이야기해 주고 있다; 일부 학자들은 고대 그리스 스포츠에 사용된 돌인 *할테레스(halteres)*가 덤벨의 시초라고 제시했다. 현대 덤벨(아령)은 바벨과 같은 다른 근력강화 운동도구와 함께 1800년대 후반에 나타났다. 1960년대는 많은 운동도구들이 영화에 등장했다.

저항 운동
WORKING AGAINST RESISTANCE

근력강화 훈련은 흔히 "저항 운동"으로 불린다. 이들 두 용어는 정확하게 동일 의미는 아니지만, 기본적으로 근력강화 훈련은 근육을 강화하기 위해 저항 기법을 사용한다.

여기에서 여러분이 할 것은 외적 힘에 저항하여 여러분의 몸을 움직이는 것이다. 예를 들어, 본인의 체중, 덤벨, 스위스 볼, 고무 밴드, 케이블 머신 등 모두가 외적 힘으로 작용할 수 있다. 저항에 대항함으로써, 여러분의 근육을 수축하고, 근력과 지구력을 강화할 수 있다.

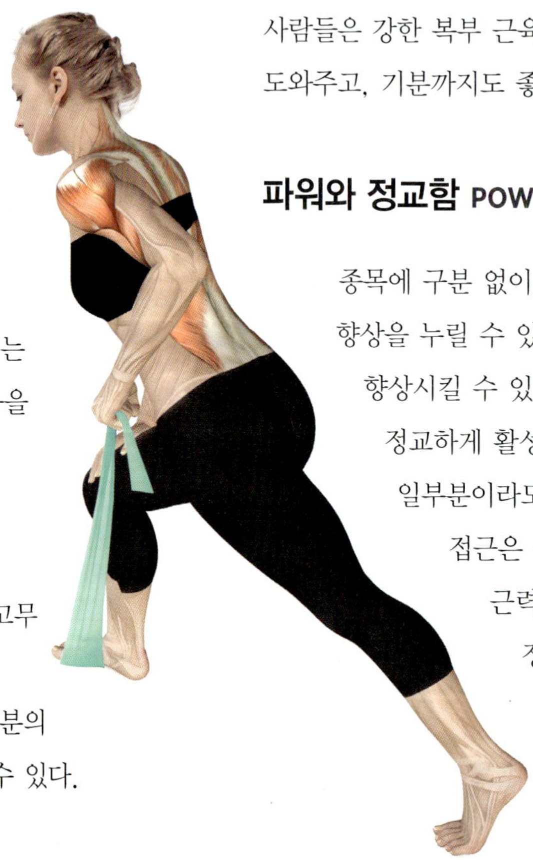

근육을 목표로 삼는다 TARGETING MUSCLES

이 책에 있는 운동들은 특정 근육이나 근육군을 목표로 고안되어 있다. 근력 훈련으로 자세나 균형을 강화하거나, 근질과 몸매를 향상시킬 수 있다.

인체의 복잡한 상호연결성 때문에, 기대했던 것보다 더 큰 운동을 효과를 누릴 수 있다. 한 세트 근육의 강화는 다른 세트 근육을 안정화시키는데 도움을 줄 수 있다. 우리들 중 많은 사람들은 강한 복부 근육이 우리의 상체를 잘 움직이도록 도와주고, 기분까지도 좋게 만드는지를 알고 있다.

파워와 정교함 POWER AND PRECISION

종목에 구분 없이, 운동선수들은 근력 훈련 통해 경기력 향상을 누릴 수 있다. 이런 접근은 근육의 가동범위를 향상시킬 수 있고, 근육을 더 빠르게, 더 강하게, 더욱 정교하게 활성화시킨다. 어느 누가 이 효과의 일부분이라도 누리기를 원하지 않겠는가? 이런 접근은 근육의 가동범위를 향상시킨다. 근력강화 훈련은 근육을 더 강하게 그리고 정교하게 활성화시킨다. 어느 누가 이것 일부의 공유를 원하지 않겠는가?

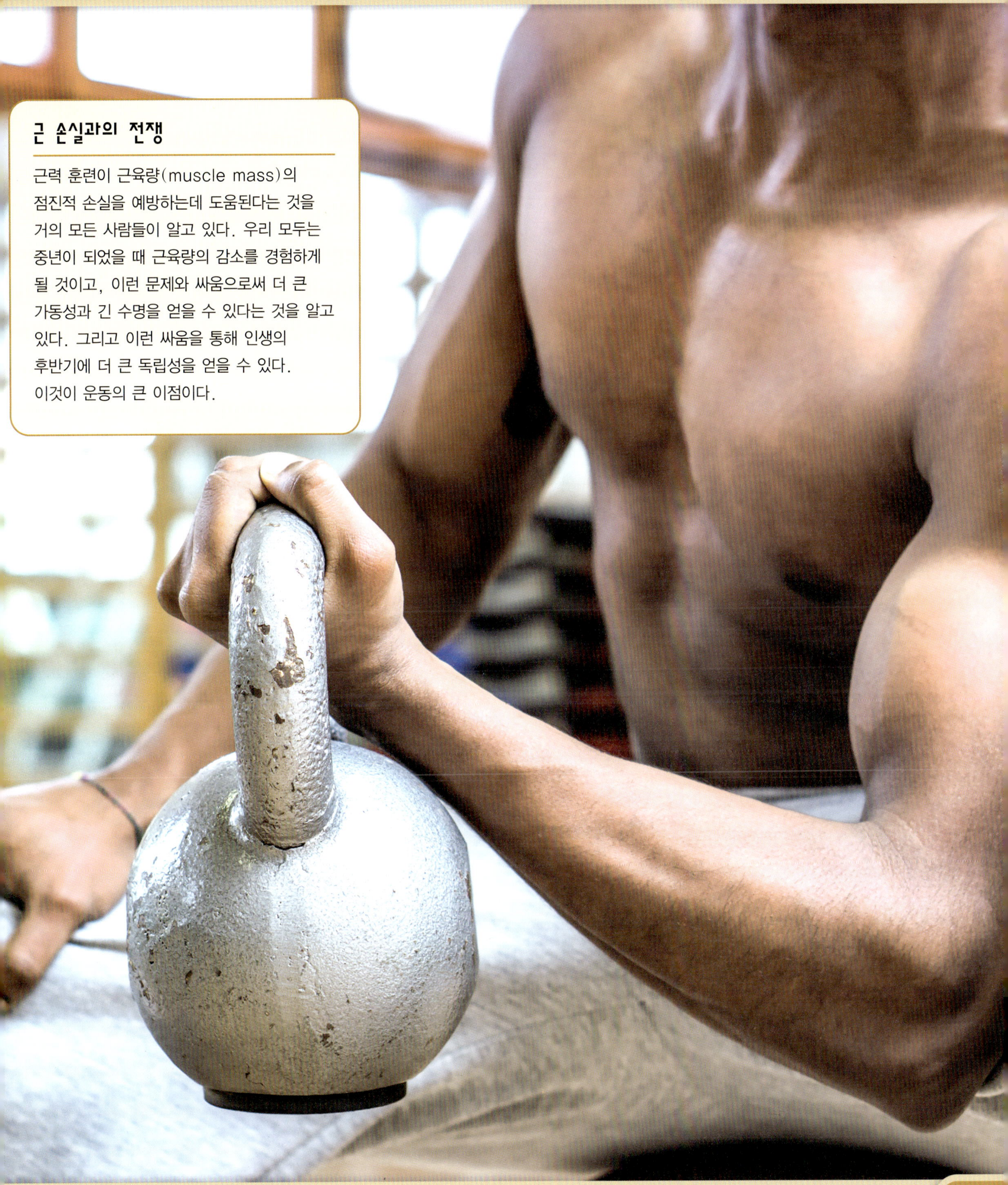

근 손실과의 전쟁

근력 훈련이 근육량(muscle mass)의 점진적 손실을 예방하는데 도움된다는 것을 거의 모든 사람들이 알고 있다. 우리 모두는 중년이 되었을 때 근육량의 감소를 경험하게 될 것이고, 이런 문제와 싸움으로써 더 큰 가동성과 긴 수명을 얻을 수 있다는 것을 알고 있다. 그리고 이런 싸움을 통해 인생의 후반기에 더 큰 독립성을 얻을 수 있다. 이것이 운동의 큰 이점이다.

첫 번째 원칙 First Principles

본 단락은 여러분이 고려해야 할 몇 가지 기본적인 이슈를 다룰 것이다. 만약 여러분이 근력 훈련을 처음 접할지라도, 또는 운동을 지속적으로 해왔었어도 이 주제들은 여러분에게 큰 도움이 될 것이다. 기본 메시지는 다음과 같다: 몸이 보내는 신호에 주의를 기울이자.; 호흡을 유지하자; 준비운동과 정리 운동을 잘하자. 여러분은 전문가의 입장에서 몇 가지 주의점을 발견할 것이다.

몸을 이해하는 습관을 갖는 것은 근력 훈련의 효과를 높일 수 있다. 운동을 시작하기 전에, 여러분은 그날의 느낌을 생각할 필요가 있다. 아침에 일어난 후, 에너지가 충만하고 운동에 대한 열망이 있는가? 아니면, 몸이 가라앉고 신체적으로 불편함이 있는가? 항상 이런 느낌에 집중할 필요가 있다.

몸이 보내는 신호에 주의를 기울이자 LISTEN TO YOUR BODY

만약 피곤하다면 여러분 자신을 몰아부치지 말고, 평소 약했던 부분이나 운동 당일 통증이 있는 부위에 부담을 줄 수 있는 운동은 시도하지 않는 것이 좋다. 근력강화 훈련의 중요한 것 중의 하나는 *여러분께 불편을 줄 만큼 무거운 하중을 들지 않아야 한다는 점이다.*

불편을 주지 않는 범위내에서 수행하는 것은 특히 새로운 운동을 시작하거나 또는 이전이나 최근에 많은 운동을 수행하지 않았을 때 적절한 방법이다. 여러분이 근력을 얻고자 할 때는 항상 점진적으로 근력 향상을 도모해야 한다. 여러분이 아직 진단되지 않았거나, 또는 특정 건강 문제를 가지고 있다면, 맞춤 조언을 위해 주치의나 피트니스 전문가에게 조언을 구해야 한다.

호흡을 유지하자 KEEP BREATHING

운동 시 가장 좋은 호흡법에 대한 의견은 많은 부분들이 상호 모순적이고, 매우 분분하다. 사실 운동을 시작할 때 숨을 들이쉬고 내쉬는 것에 집착하는 것은 좋지 않다. 그러나 호흡은 중요한 문제이다. 호흡 시 고려해야 할 중요한 사항은 운동을 할 때 호흡을 고르게 유지해야 한다는 점이다. 심지어 용인된 방법으로 여러분이 호흡을 하지 못할 때도 그러하다.

호흡을 멈추거나 호흡하는 것을 잊지 않아야 한다. 잘못되면 부상을 당할 수 있다. 빠른 속도로 아주 힘든 운동 루틴을 시행하는 것과 같이 몸에 압박을 가하게 되면 급격한 혈압상을 일으키게 되어 의식을 잃을 수도 있다. 이는 몸이 에너지를 생산하기 위해 필요한 산소를 충분히 얻지 못하기 때문이다. 무거운 물건을 들어 올릴 때 실제로 여러분의 호흡을 중단시키는 아주 흔한 일이고, 역도선수들에게도 종종 볼 수 있다 — 하지만 그렇게 해서는 안된다.

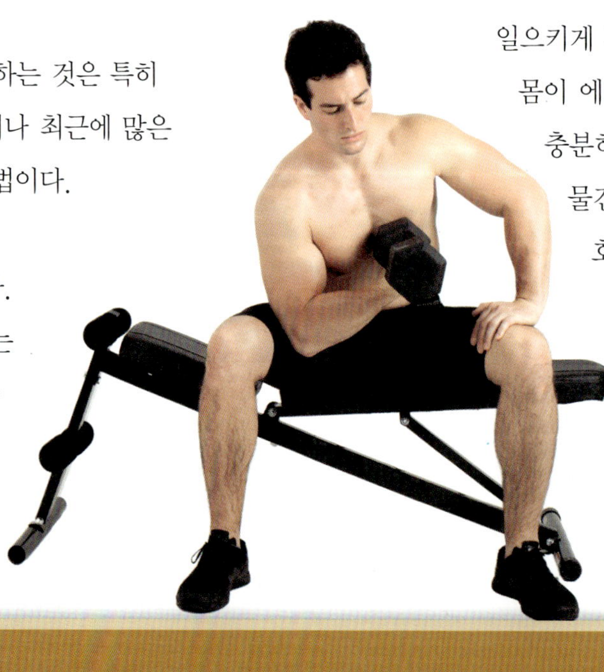

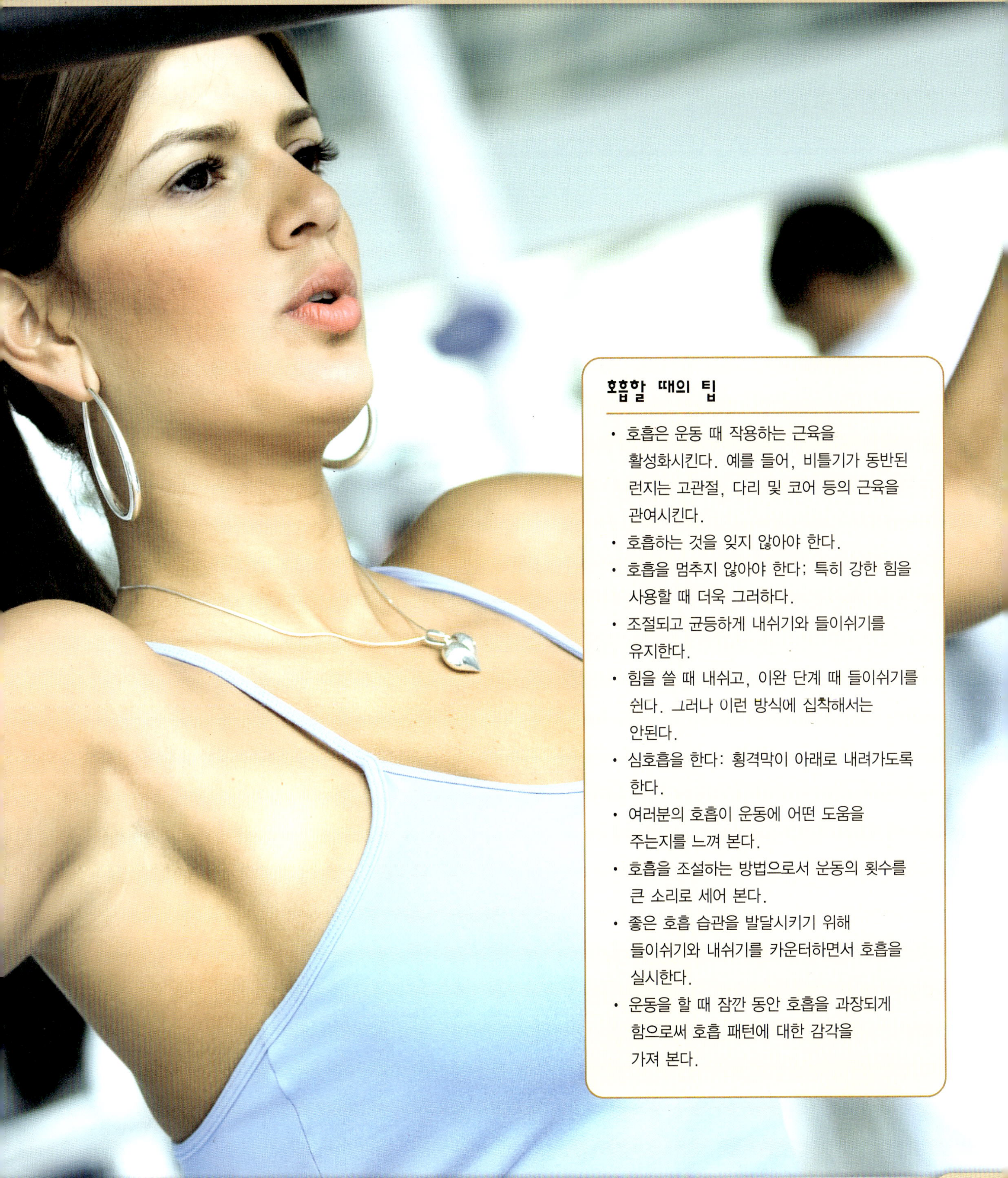

호흡할 때의 팁

- 호흡은 운동 때 작용하는 근육을 활성화시킨다. 예를 들어, 비틀기가 동반된 런지는 고관절, 다리 및 코어 등의 근육을 관여시킨다.
- 호흡하는 것을 잊지 않아야 한다.
- 호흡을 멈추지 않아야 한다; 특히 강한 힘을 사용할 때 더욱 그러하다.
- 조절되고 균등하게 내쉬기와 들이쉬기를 유지한다.
- 힘을 쓸 때 내쉬고, 이완 단계 때 들이쉬기를 쉰다. 그러나 이런 방식에 집착해서는 안된다.
- 심호흡을 한다: 횡격막이 아래로 내려가도록 한다.
- 여러분의 호흡이 운동에 어떤 도움을 주는지를 느껴 본다.
- 호흡을 조절하는 방법으로서 운동의 횟수를 큰 소리로 세어 본다.
- 좋은 호흡 습관을 발달시키기 위해 들이쉬기와 내쉬기를 카운터하면서 호흡을 실시한다.
- 운동을 할 때 잠깐 동안 호흡을 과장되게 함으로써 호흡 패턴에 대한 감각을 가져 본다.

들이쉬기와 내쉬기 INS AND OUTS

일반적인 법칙은 힘든 일(구심성 단계)을 할 때 숨을 내뱉고, 원래 위치로 되돌아가는 것과 같은 이완 동작(원심성 단계)을 할 때는 숨을 들이 쉰다. 근력 훈련의 경우, 바벨을 들어 올릴 때는 내쉬고, 바벨을 바닥으로 내려놓을 때는 들이쉰다.

여러분은 좋은 호흡에 의해 점차 운동이 수월해지거나 또는 운동을 더 많이 할 수 있음을 알게 될 것이다. 숨을 깊게 쉬는 호흡을 연습해 보고, 실제로 몸통의 활성을 느껴보자. 똑바로 선 자세에서 양손을 가슴 아래쪽의 몸통에 배치한다. 들이쉴 때 흉곽이 위쪽과 가쪽으로 움직이도록, 그리고 내쉴 때 안쪽과 아래쪽으로 움직이도록 숨을 깊게 들이쉬고 내뱉어 보자.

이 책은 각 운동에 대한 특별한 호흡 방법을 언급하지 않는다 — 경우에 따라 호흡에 대한 조언이 제시되지만. 그래서 여러분은 자신만의 편안하고 유용한 호흡 패턴을 찾아보고, 만약 그렇게 호흡을 할 수 있다면, 이 호흡을 고수하자.

워밍-업(준비운동), 쿨-다운(정리운동) WARM UP, COOL DOWN

여러분은 워밍-업과 쿨-다운에 대해 많이 들었겠지만, 운동을 하기 전과 끝난 후에 각각 워밍-업과 쿨-다운을 반드시 수행해야 한다. 워밍-업 운동은 여러분의 근육이 하중과 노력에 더 잘 반응할 수 있도록 준비시키는 것이다. 여러분은 워밍-업을 통해 운동을 더 잘 수행할 것이고, 또 강직을 줄여줌으로써 부상의 위험을 감소시킬 것이다.

여러분의 몸을 잘 움직이도록 하는 간단한 운동들이 워밍-업 운동에 해당한다—예를 들어, 스쿼트와 런지는 하체를 워밍-업하는 좋은 운동이다. 우리는 워밍-업을 통해 심장의 작동을 원활하게 만들어, 산소가 풍부한 혈액을 전신으로 잘 순환시킨다; 워밍-업 운동은 근육-신경을 더 빠르게 활성화시켜 더 빠르고 정교하게 근육이 반응하도록 만든다.

쿨-다운은 스트레스 하에 있던 여러분의 몸을 점진적으로 비-운동 모드로 만드는데 필수적이다. 쿨-다운은 젖산과 같은 노폐물을 처리하는데 도움을 준다. 여러분은 근육을 이완하고 체온을 낮출 필요가 있다. 가벼운 조깅이나 간단한 스트레칭이 이런 효과를 얻는 좋은 방법이다.

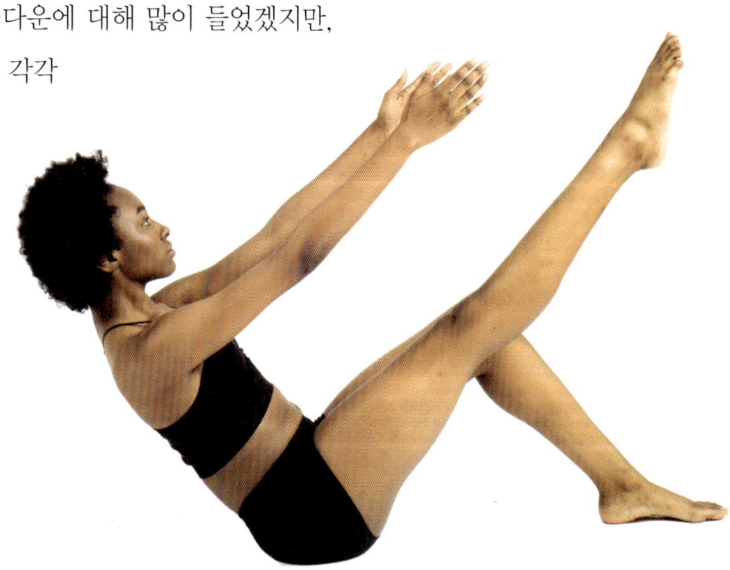

완전 가동범위로 운동하자 SEE IT THROUGH

전체 운동을 반드시 완수하는 것은 중요하다. 이 책에 있는 각 운동들은 근육을 완전 가동범위(ROM)로 움직이는 운동이다. 이들 운동은 근육의 완전 신장에서부터 완전 수축에 이르도록 고안된 것이다. 운동 효과를 높히고 부상을 예방하기 위해서는 가동범위를 줄이거나 요령을 피우지 않는 것이 좋다.

용어

이 책에서 사용되는 용어나 근력강화 훈련과 관련된 용어를 간략하게 제시한다.

복부(abdominals) 일반적으로 약어로는 "abs" 또는 "식스팩(6개 이상이 보인다)"이다. 종종 사람들은 이 용어를 복직근(rectus abdominis)으로도 사용하며, 몸통 앞면에 있는 한 쌍의 나란한 수직 근육이다. 그러나 이 책에서 "abdominals"는 복사근을 포함한 주요 복부 근육을 의미하는 일반적인 용어로 자주 사용된다. 복직근이나 복사근을 개별적으로 언급할 때는 이들 용어를 사용할 것이다.

심장(cardio) 다른 용어로는 "aerobic(유산소)"이다.

클린(clean; kettlebell clean) 낮은 곳에서 높은 곳으로 물체를 이동하는 것. 예를 들어, 바닥에 놓인 케틀벨을 상체 쪽으로 들어 올리는 것.

클린 앤 저크(clean & jerk) 바벨을 들어 올릴 때처럼, 두 단계의 과정이다. 일반적으로, 클린은 역도선수가 바닥에 놓인 바벨을 상체까지 들어 올리는 동작이고, 저크는 상체에서 머리 위쪽으로 바벨을 들어 올리는 동작이다.

데드리프트(deadlift) 이 용어는 바닥에 놓인 중량을 고관절 높이까지 들어 올린 후, 다시 바닥에 내려놓는 동작이다.

덤벨/핸드(dumbell) 가벼운 덤벨 형태의 중량을 흔히 핸드 웨이트(hand weights)이라고 한다. 그러나 이 책의 운동에서는, 크기와 무게에 관계없이 덤벨을 포괄적인 용어로 사용한다.

fly(flye) 팔꿈치의 각도를 동일하게 유지한 상태로 원호를 그리면서 움직이는 팔의 운동으로써 중량을 잡고 하거나 기구를 이용한다.

프리 웨이트(free weight) 기구와는 달리, 고정되지 않은 덤벨, 바벨, 케틀벨 및 메디신 볼 등과 같은 소도구의 중량

해머-그립(hammer-grip) 해머를 잡을 때처럼 물체를 잡는 것.

로우(row) 보트를 젓을 때처럼 팔을 뒤쪽으로 당기는 동작.

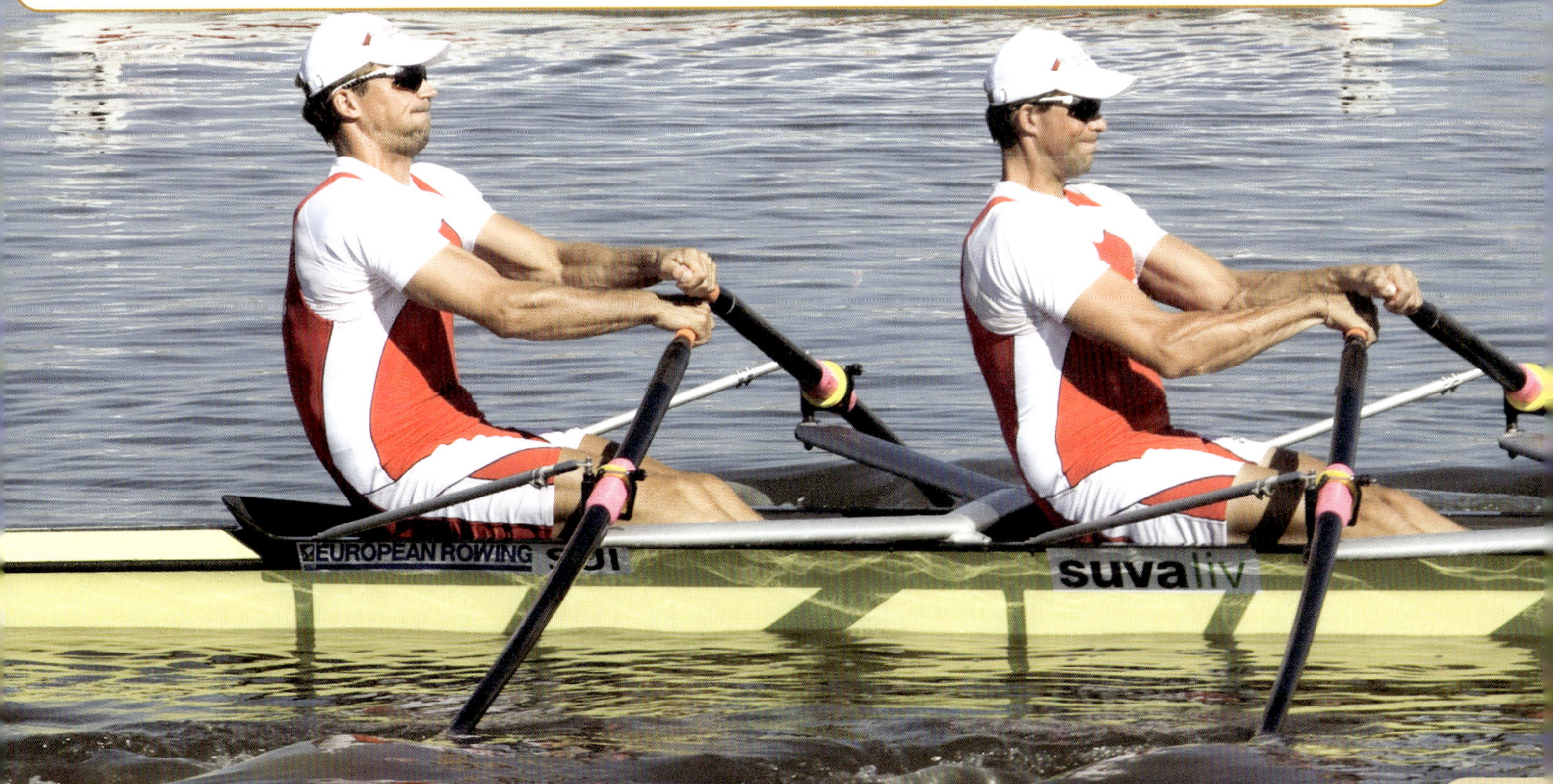

근육이 어떻게 작용하는가?
How Your Muscles Work

근조직의 작용 방법은 매우 흥미롭고 복잡한 일이다. 운동을 하는 동안 근육에 무슨일이 일어나는지를 이해하면서 근력 훈련를 시행해야 한다. 근육이 어떻게 작용하는지를 아는 것은 근력강화 훈련의 필수 사항이다.

골격근은 움직이거나 운동을 시행할 때 중요한 작용을 한다. *구심성 작용(Concentric action)*은 바이셉스 컬(biceps curl)로 무게를 들어 올릴 때처럼 근육의 단축이 일어나는 것이다. *원심성 작용(Eccentric actions)*은 근육이 길어지고 이완되는 것처럼 보이고, 무게를 내리고 수축 이전의 상태로 돌아가는 것이다.

움직임을 일으키는 주된 근육은 주동근(agonist(or "prime mover")이라고 불린다: 예를 들어, 상완이두근이 바이셉스 컬을 한다. 하지만 주동근은 그들의 작용에 반대되는 길항근(antagonist) 또한 필요로 한다. 길항근은 종종 이완된 상태를 유지하고, 또 작용을 멈추거나 느리게 작용하여 관절의 안정화에 도움을 준다. 상완삼두근이 바이셉스 컬 시에 길항근으로 작용한다. 협력근(Synergist muscles)은 주동근의 움직임에 간접적으로 도움을 준다.

근섬유 MUSCLE FIBERS

골격근은 미세한 근섬유의 다발로 구성된다. 그들은 액틴과 미오신으로 불리는 단백질이 풍부하고, 이들 단백질은 서로에 대해 활주하면서 근수축을 일으킨다. 근력 운동은 근섬유의 갯수를 증가시키지는 못하지만, 특정 움직임을 위한 기능으로 변경시킬 수 있다. 또한 근섬유의 횡단면적을 넓혀서 근육량과 근육 크기를 증가시킬 수 있다.

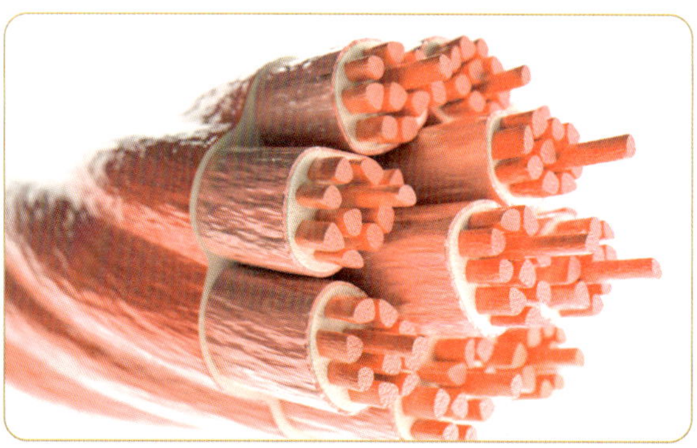

근섬유는 지근(느린 연축 섬유, slow-twitch, ST)과 속근(빠른 연축 섬유, fast-twitch, FT)으로 나뉜다. 지근은 일반적으로 느리게 수축하고, 에너지 대사를 위해 산소를 사용하며, 달리기와 같은 유산소 지구력 운동 시 사용된다. 속근은 역도와 같은 강한 근력을 필요로 하는 운동에 사용되며, 보다 쉽게 크기가 증가할 수 있지만, 피로에 약하다. 사실, 좋은 근력 훈련 프로그램(이 책에 있는 다양한 운동처럼)은 근력과 지구력 모두를 향상할 수 있어야 한다.

근육-신경 단위 MUSCLE-NERVE UNITS

여러분의 근육은 운동신경에 의해 활성화된다. 각 근섬유는 단일 세포이고, 신경세포와 근섬유를 하나로 뭉쳐 *운동단위(motor unit)*라고 한다. 자극된 운동신경은 수 백 개의 근섬유를 수축시킨다. 근육에 많은 하중이 걸릴수록(예를 들어, 들어 올려지는 무게가 더 무거울수록), 더 많은 운동단위가 관여하게 된다.

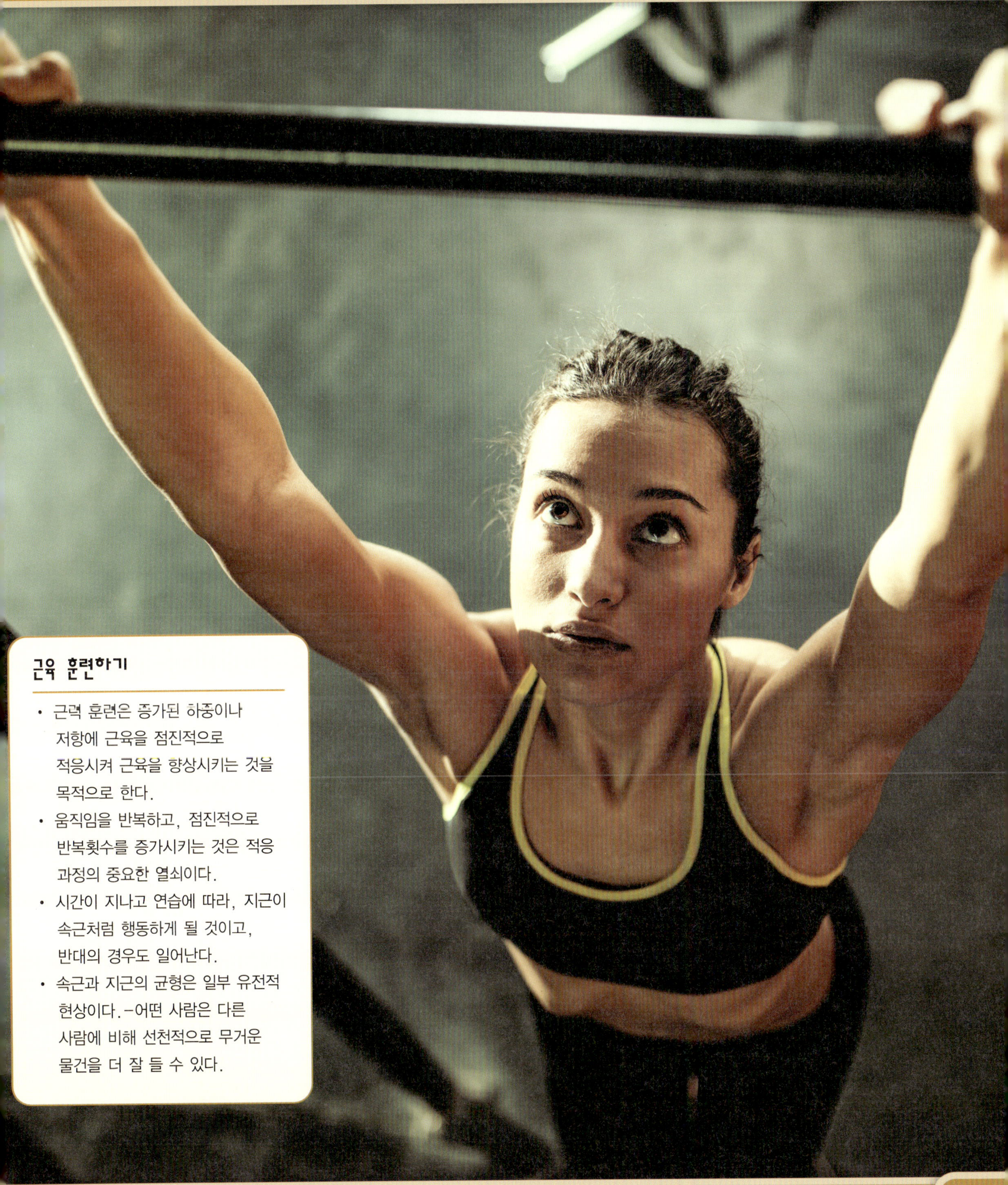

근육 훈련하기

- 근력 훈련은 증가된 하중이나 저항에 근육을 점진적으로 적응시켜 근육을 향상시키는 것을 목적으로 한다.
- 움직임을 반복하고, 점진적으로 반복횟수를 증가시키는 것은 적응 과정의 중요한 열쇠이다.
- 시간이 지나고 연습에 따라, 지근이 속근처럼 행동하게 될 것이고, 반대의 경우도 일어난다.
- 속근과 지근의 균형은 일부 유전적 현상이다.–어떤 사람은 다른 사람에 비해 선천적으로 무거운 물건을 더 잘 들 수 있다.

영양 Nutrition

건강과 피트니스를 위한 최상의 영양 계획에 대한 논쟁은 끝이 없다. 근력 훈련에 임하는 방법(건강을 위해 전면적 계획의 일환인지, 아니면, 근력을 크게 향상시키고 근육이 발달한 몸을 만들지)에 따라 여러분의 목표가 달라질 것이다.

많은 경우가 고려되어 왔지만, 다양하고 좋은 음식을 먹어야 한다는 것이 기본적인 건강 요건임을 명심해야 한다. 음식들은 건강을 위해 몸에 꼭 필요한 폭넓은 영양분을 제공해야 하고, 가능하면 가공되지 않고 신선해야 한다.

지방/근육 THE FAT/MUSCLE EQUATION

건강한 삶을 위해서는 근육을 키우고 체지방을 최소화하는 것을 목표로 삼아야 한다. 여기에 중요한 사실이 있다: 여러분이 태우는 칼로리보다 더 많은 칼로리를 섭취한다면, 여러분의 몸에 지방이 축적되어 체중이 증가할 것이다. 지방은 신경계와 면역계의 기능에 꼭 필요한 요소이고, 평균적인 사람의 경우 체중의 약 20%는 지방으로 이루어져 있다(남성이 낮은 편이고, 여성이 높은 편이다). 만약 지방이 약 5%로 떨어지면, 건강이 나빠지게 된다.

군살이 없는 건강을 유지하기 위해서는, 단백질이 매우 중요하다. 그러나 단백질이 체내에 저장되지 않기 때문에, 나누어 규칙적으로 보충해야 한다. 육류(지방이 없는 살코기), 가금류, 물고기, 달걀 및 콩(두류) 등이 좋은 재료이다. 견과류와 곡물 등과 같은 음식들도 좋은 재료이지만, 너무 많이 섭취할 필요는 없다.

근육 키우기와 유지하기 BUILDING AND KEEPING MUSCLE

만약 여러분이 단지 근육량을 유지하고, 근력 훈련을 평상시 피트니스 프로그램 안에 통합하길 원한다면, 아마도 여러분은 근육을 키우고 발달시킬 때보다 단백질을 덜 필요로 할 것이다. 즉, 한 번에 너무 많은 양의 단백질을 섭취하는 것은 근육을 키우는 데 이점이 없을 수 있다.

전문가들은 요구되는 단백질량에 대해 논쟁을 하지만, 여러분은 칼로리 섭취의 15−20%가 단백질로 구성되길 원할 것이다. 좌식 생활을 하는 성인은 하루에 약 50−60g의 단백질 섭취가 필요하다는 것이 일반적인 사항이다. 만약 여러분이 근육량을 증가시키기 원한다면, 추가적인 칼로리 섭취를 해야 할 것이다. 여러분이 활발하게 근력 훈련을 하는 동안에는, 권장 수치에다 300kcal를 더한다.

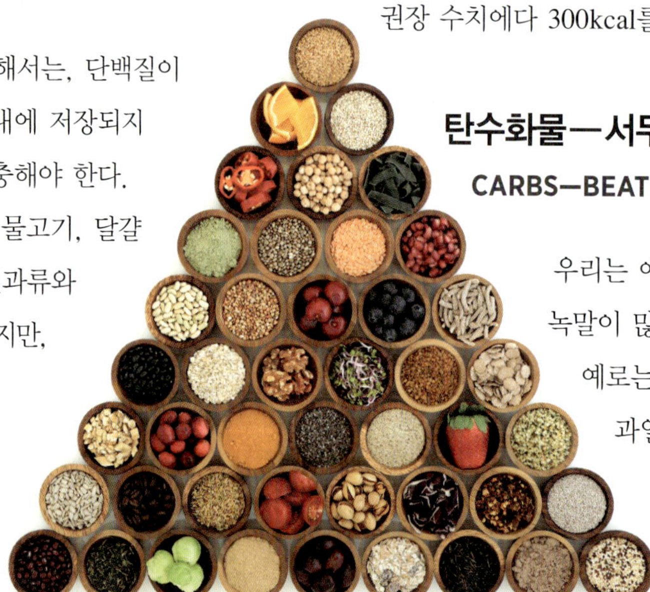

탄수화물—서두르자! CARBS—BEATING THE "RUSH"

우리는 에너지의 대부분을 탄수화물(당 또는 녹말이 많은 음식)에서 얻는다. 전통적인 예로는, 파스타, 감자 및 빵 등이 있고, 과일도 탄수화물인 단당(simple sugars)을 포함한다. 여기에서의 주요 이슈는 GI(당지수; glycemic index)이다. 높은 GI 음식은 혈당 수준을 급하게 상승시키고, 그런 다음 급격하게 떨어뜨린다. 이것은 여러분의 에너지 수준에서 볼 때 나쁜 것이다—특히 만약 여러분이 근력 훈련과 같은 운동에 관여할 때 더욱 그러하고, 전반적인 건강 또한 해치게 된다. 낮은 GI 음식은 느린 속도로 에너지를 방출하고 지속시키기 때문에, 모든 사람에게 유익한 음식이다.

제공되는 포괄적인 탄수화물 섭취 가이드라인은 그때마다 달라지지만, 1일 섭취 칼로리의 45-65%에 해당되는 것으로 생각하면 된다. 또 잊지 말아야 할 것은, 높은 섬유질 음식도 혈당 수준을 조절하는데 큰 도움을 줄 뿐만 아니라, 전반적인 건강에도 도움을 준다.

일반 상식 COMMON SENSE

궁극적으로, 트레이너의 식이요법도 건강한 일반인이 섭취하는 좋은 음식과 큰 차이가 없다는 것이다. 만약 여러분이 실제로 보디빌딩이나 중량 리프팅과 같은 강한 근력 훈련을 받고 있다면, 추가적인 영양 상담을 구해야 한다.

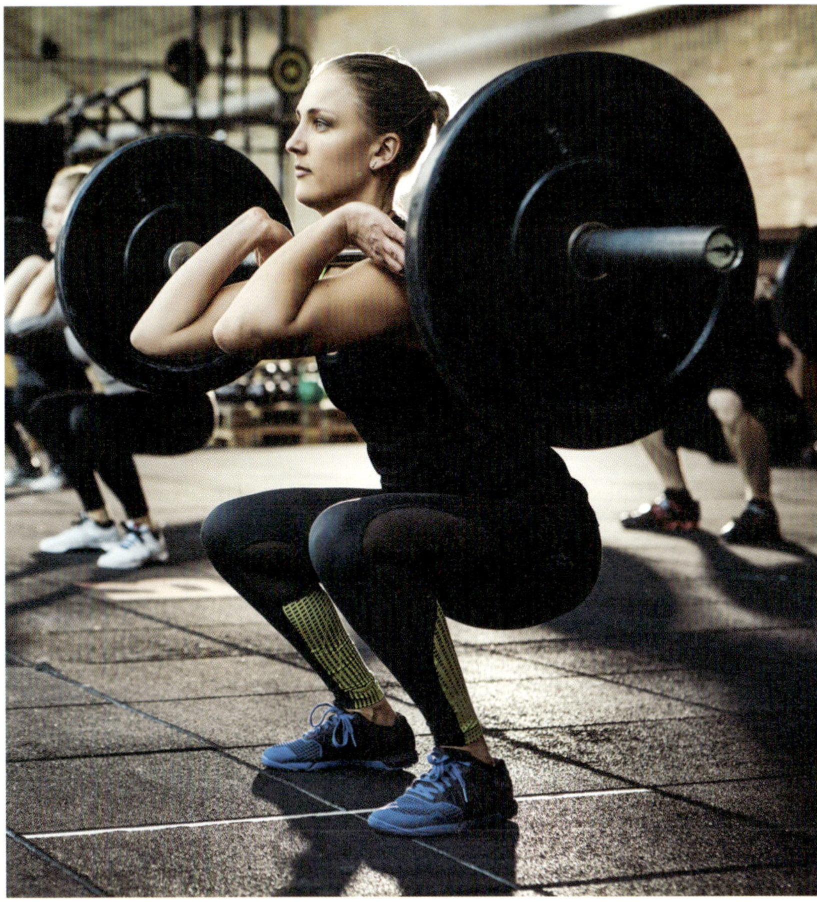

만약 한 쌍의 저렴한 덤벨을 구매했거나, 물병에 물을 채워서 사용했거나, 아이들로 부터 작은 고무공이라도 빌려서

근육이 지방으로 바뀌는가?

사람들은 운동을 중단하면 근육이 지방으로 바뀌고, 또는 지방이 근육으로 바뀐다고 종종 말하지만 사실이 아니다. 전반적으로 한 조직이 다른 조직으로 바뀔 수 없다. 그러나 다음과 같은 일이 일어날 것이다. 여러분이 운동을 열심히 하기 때문에 더 많은 칼로리를 섭취하게 될 것이고, 반대로 여러분이 운동을 적게 하고 동일 수준의 음식을 섭취하면 여러분의 체중/지방은 증가할 것이다. 물론, 운동의 부족으로 인해 근력과 근질량도 감소할 것이다.

낮게 유지하자.

다음은 100점 만점에 55점 이하의 점수를 가진 낮은 GI 음식이다:

- 귀리 가루, 귀리 시리얼, 뮤즐리
- 통밀빵, 밀빵
- 통밀 파스타, 개종된 쌀, 바짝 말린 밀
- 완두콩, 나물, 렌즈콩
- 신선한 과일과 비녹말성 채소

필수 성분을 먹자.

- 소모 칼로리보다 더 많은 칼로리를 섭취하지 말자.
- 규칙적이고 균형잡은 식사를 하자. 과식을 하지 말자.
- 아침식사를 꼭 하자.
- 식사 사이에 간식을 최소화하자.
- 수분을 유지하자.
- 에너지 스파이크 음식보다 낮은 GI 음식을 좋아하자.
- 가공되지 않은 신선한 음식을 선택하자.

운동 도구 Equipment

본인의 체중을 이용하여 근력 운동을 시행하는 하는 것은 특정 훈련에서는 충분한 저항을 제공한다. 하지만 몇 가지 운동 도구를 사용한다면, 여러분이 시행할 수 있는 운동의 범위를 드라마틱하게 늘려서 이 책에서 설명하는 근력 운동을 완전히 즐길 수 있게 될 것이다. 도구의 선택에 대한 설명은 다음과 같다.

운동을 시행했다면, 여러분들이 훈련을 통해서 얻을 수 있는 이점을 크게 증가했을 것이다. 오늘날의 운동 도구들은 이전보다 구입하기 쉽고 가격도 적절한 편이다. 덧붙여, 중량 장비를 사용할 수 있는 좋은 체육시설도 많다.

운동도구 TOOLS OF THE TRADE

다음 페이지의 상자는 이 책에서 사용되는 운동 도구들을 목록하고 있다. 특정 도구들만 자세히 설명하겠다.

그러나 모든 도구(특히, 중요한 도구)들을 안전하게 사용해야 하고, 운동 도구의 사용으로 실보다 득이 더 많아야 한다. 많은 경우, 특히 여러분이 근력 훈련이나 무거운 물건을 드는 것에 처음이라면, 전문가의 조언을 구하거나 또는 잘 관리된 체육시설의 운동 도구를 사용하는 것도 좋은 방법이다. 특정 수제 운동 도구에 주의해야 한다. 체중을 싣기에 너무 조잡한 것을 잡아당기면, 심각한 부상을 당할 수 있다.

덤벨과 케틀벨 DUMBBELLS AND KETTLEBELLS

많은 근력강화 운동은 덤벨이나 케틀벨을 이용한다. 이 도구들은 저항을 쉽게 얻을 수 방법이기 때문에 하중(중량)이 요구되는 많은 경우에 이들 도구를 단독이나 쌍으로 사용한다.

• **덤벨(Dumbbells)** 비록 *"덤벨"*이라는 일반적인 용어가 있지만, 여러분은 작은 도구라는 의미로서 "핸드 웨이트(hand weights)"이라는 용어를 자주 접하게 될 것이다. 여러분은 약 2파운드(0.9kg)되는 매우 가벼운 덤벨로 운동을 시작한 후, 점차 무거운 덤벨을 사용할 것이다. 보틀병, 음료 캔, 또는 도시락 등 가벼운 수제 도구를 사용할 수도 있다.

만약 여러분이 덤벨(필요 부품이 모두 갖추어진)을 살 생각이 있다면, 다양한 무게로 운동할 수 있는 한 세트의 덤벨을 구입하는 쪽으로 고려해 보자. 중량을 추가할 수 있는 것을 원한다면, 단단한 장금 장치를 가진 도구를 선택하는 것이 좋다. 이런 도구는 중량을 빠르고 간단하게 첨가하거나 제거할 수 있어야 한다.

• **케틀벨(Kettlebells)** 덤벨과 마찬가지로, 만약 여러분이 케틀벨을 살 생각이라면, 여러분의 운동 진전을 고려해 몇 가지 다양한 무게를 구입하는 것이 좋다. 여성 초보자는 약 18파운드(8kg)로 시작하고, 남성 초보자는 약 26파운드(12kg)로 시작하는 것이 좋다.

케틀벨을 구입할 때 피해야 할 것은 다음과 같다: 불편한 손잡이, 베이스가 달린 것(상처를 줄 수 있음), 또는 손잡이를 너무 미끄럽게 만드는 플라스틱 코팅. 또한 명심해야 할 것은 경기용 케틀벨은 한 손만을 위한 공간을 가지고 있다는 점이다. 이것은 양손을 위한 공간의 케틀벨보다 다양하지 않다.

스위스 볼 SWISS BALL

스위스 볼은 중요한 운동 도구 중 하나로, "fitness ball", "exercise ball", "stability ball", 또는 "balance ball" 등 다양한 이름으로 불린다. 이것은 크고 튼튼한 공이며, 불안정성을 제공함으로서 여러분의 코어와 균형을 향상시키는데 도움을 준다. 공의 직경 범위는 18-30인치(46–76㎝)이고, 여러분의 신장(체중)에 맞게 공을 선택을 하는 것이 중요하다.

저항 밴드 RESISTANCE BANDS

저항 밴드의 다른 이름은 "exercise bands", "fitness bands", "Thera-Bands", "Dyna-Bands" 및 "stretching bands"이다. 이름이 무엇이든 간에, 이들은 신장성을 가진 밴드로서 모든 종류의 운동에 저항을 제공할 수 있는 환상적인 운동 도구이다. 저항 밴드는 가볍고 쉽게 휴대될 수 있다. 저항 밴드의 종류는 다양하지만, 기본적으로 손잡이가 있는 것과 없는 것으로 나누어진다. 이 책에서는 양쪽 모두를 사용하고 있다. 밴드는 장력(저항으로 작용하는 중력에 대항해)을 만듦으로써 운동의 효과를 가진다.

이 책에서 설명된 운동 도구

- 바벨
- 바디 바
- 케이블 도구
- 덤벨
- 플랫 벤치/유사 도구
- 폼 롤러
- 하프-돔 밸런스 볼(일명, 보수 볼 또는 밸런스 트레이너)
- 인클라인 벤치/유사 도구
- 케틀벨
- 매트(바닥 운동을 위한)
- 메디신 볼(weighted ball)
- 플라이오 박스/블럭
- 풀-업 바
- 저항 밴드
- 작은 팽창 볼/필라테스 볼
- 스텝/벤치/플랫폼
- 스위스 볼

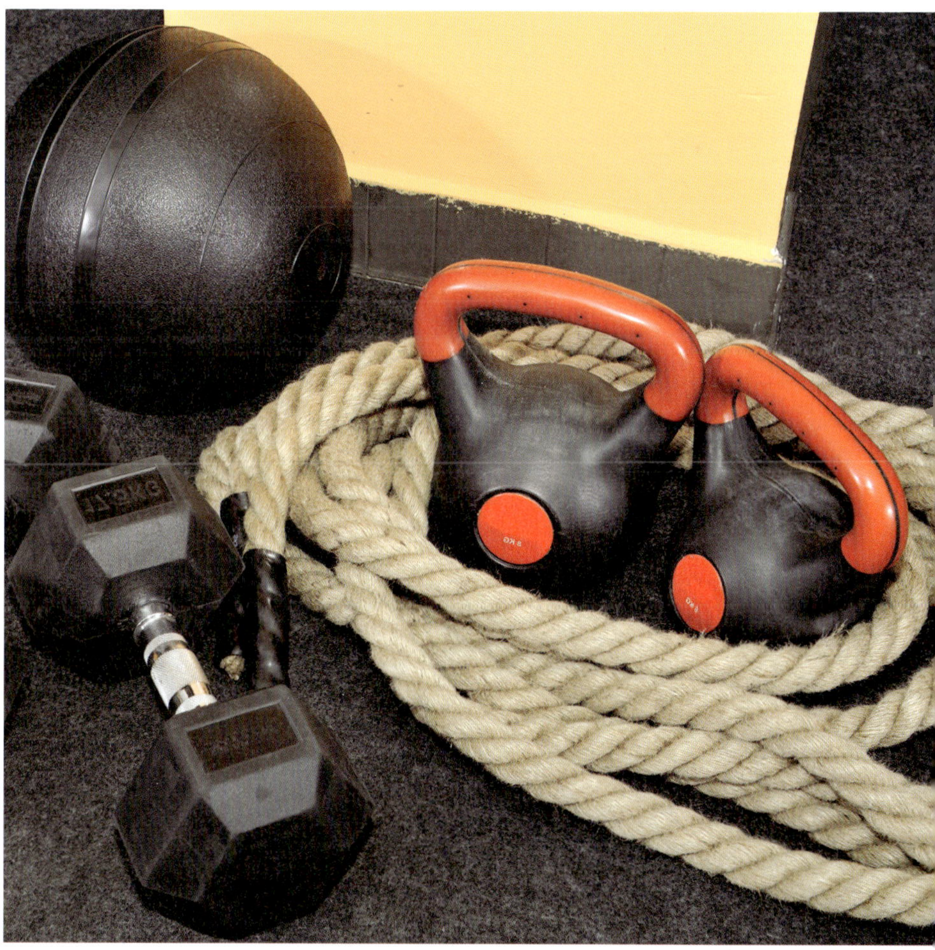

워크아웃 스케줄 만들기

Creating a Workout Schedule

계획 한대로 운동을 수행하는 것이 가장 좋지만, 근력강화 훈련부터 시작할 수도 있다. 여러분 개인을 위한 가장 효율적인 운동 스케줄을 만들기 위해, 본 단락은 여러분 자신에게 물어야 하는 몇 가지 중요한 질문에 대해 설명할 것이다.

여러분 자신에게 물어야 하는 첫 번째 질문은 근력강화 훈련으로부터 여러분이 얻고자 하는 것이 무엇인가이다. 더 큰 근육과 더 강한 근력인가(무산소 운동 중심으로)? 지방이 적고 보기 좋고 강한 체형인가(유산소 운동 중심으로)? 여러분은 긍정적인 삶과 자신감을 향상시키기를 원하는가? 이것이 첫 단계이다.

반복과 여러분의 명성 REPS AND YOUR "REP"

사람들은 종종 자신들의 능력 수준에 대해 당황하고, 유지해야 할 명성을 가지고 있다고 느낄지도 모른다. 여러분이 초보자라면 그것을 잊도록 노력하자. 너무 멀리 또는 너무 빠르게 가지 않도록 노력해야 한다.—여러분 자신이 다칠 수 있고, 이로 인해 훈련이 불가능할 수 있다. 각 단계에서, 여러분은 다음 단계로 넘어가기 전에 현재 하고 있는 것을 편안하게 관리할 수 있음을 느껴 보자.

프로그램에서 고려해야 할 중요한 것은 매우 편한 레벨에서 운동을 시작하도록 하는 것이고, 동기부여를 유지하기 위해 충분한 성취와 함께 그 다음 단계로 진행해 나가는 것이다. 여러분이 해야 하는 "반복횟수"를 증가시키고, 그 다음에는 "반복 세트의 횟수"를 증가시켜 나가자. 이 책에 제시된 운동의 쉬운 버전이나 어려운 버전을 첨가해 보자.

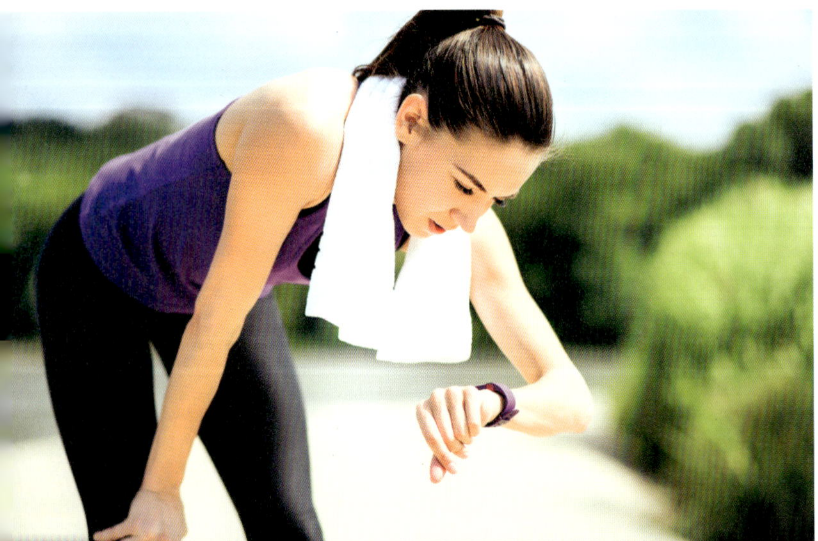

활동과 회복 ACTIVITY AND RECOVERY

우리는 운동 프로그램 안에 워밍-업과 쿨-다운의 시간을 반드시 집어넣어야 하듯이, 적절한 회복시간도 넣어야 한다. 우리의 몸은 회복되는 시간을 필요로 한다.—특히, 나이가 들수록 더욱 그러하다. 그래서 우리의 몸을 너무 지나치게 혹사해서는 안된다. 우리는 훈련시간보다 더 많은 비훈련(휴식) 시간을 가져야 한다. 대개 근육이 근력강화 훈련 후 회복되는데 2일이 필요하다. 그래서 1주일에 2-3회 운동하는 것이 가장 좋다. 일반적으로, 운동의 강도가 강할수록(무거운 무게를 사용하는), 운동 시간은 짧아야 한다.

*운동-휴식의 비율*이 종종 언급되는데, 이것은 휴식 시간에

대한 활동 시간이다. 만약 여러분이 30초 동안 운동을 하고, 2분 동안 휴식을 취했다면, 그 비율은 1:4이다. 무거운 바벨을 들어 올리거나 강한 풀-업의 수행 등, 강하게 운동을 할수록, 더 긴 회복시간이 요구된다.

이런 비율은 1 RM으로 고려되어야 한다. 1 RM은 여러분이 정확한 동작으로 편안하게 1번만 들 수 있는 최대 무게이다. 특정 활동에 대한 1 RM에 도달하는 가장 좋은 방법은 1) 워밍-업; 2) 그런 다음, 여러분이 편안하게 들 수 있는 최대 무게에 도달할 때까지, 점진적으로 무게를 증가한다. 이때 무게 들기 사이에 충분한 휴식을 취한다.

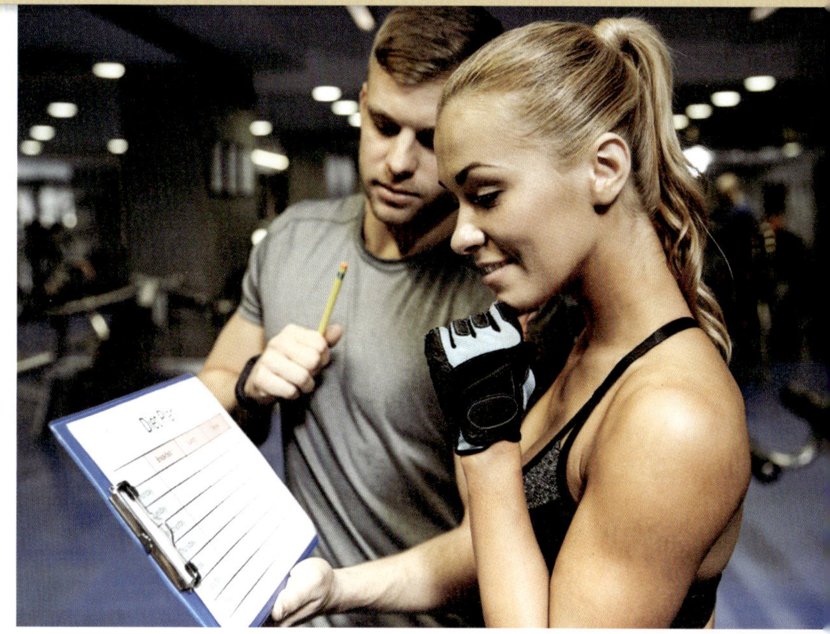

근육 관점으로부터 FROM A MUSCULAR VIEWPOINT

여러분의 운동 스케줄을 짤 때, 근육이 얼마나 작용하는지를 고려해야 한다. 근력(*strength*)은 들 수 있는 무게의 양과 관련이 있다. 파워(power)는 근력에다 속도를 더한 것이다. 그래서 여러분은 활동 영역내에서 활동을 해야 하고, 절대로 서둘러서는 안된다. 특정 근력 훈련은 근력운동을 수행할 때 운동 페이스의 조절을 권장한다. 근지구력(Muscular endurance)은 얼마 동안 운동을 수행할 수 있는가를 의미한다.—다른 의미로는, 근육이 하중이나 저항을 이겨내고 얼마 동안 수축할 수 있는가이다. 예를 들어, 여러분의 상완이두근은 10회 또는 15회 반복 수축할 수 있는가? 좋은 근력강화 운동 프로그램은 3가지 측면 모두를 발달시켜야 한다: 근력, 파워 및 지구력.

몇 가지 주요 질문

- 나의 목표는 무엇인가(신체와 심리)?
- 현재 나의 능력/근력/자신감은 어느 정도인가?
- 내가 이용할 수 있는 시간은 어느 정도인가?
- 내가 사용할 수 있는 도구의 종류는 무엇인가?
- 내가 가장 즐길 수 있는 운동의 종류는 무엇인가?
- 운동 동료로부터 얻을 수 있는 이점은 무엇인가?

단독 운동 또는 복합 운동 ISOLATING OR COMPOUND?

효율적인 근력강화 스케줄은 근육들을 각각 따로 분리해서 하는 운동과 함께 하는 운동을 포함해야 한다. 그러나 여러 근육이나 근육군을 관여시키는 많은 복합 운동("compound" work) 또한 수행할 수 있어야 한다. 너무 과도하게 반복해서는 안되고, 쉽게 할 수 있는 운동과 약간 힘들게 할 수 있는 운동을 모두 포함해야 한다. 이런 다양성은 여러분의 한계 영역을 보다 쉽게 이해하는데 도움을 줄 것이고, 또 즐겁게 운동할 수 있도록 만들 것이다.

유산소 운동과 무산소 운동

- 유산소 운동: 산소 사용을 포함하는 대사 과정이며, 장거리 달리기와 같은, 저강도와 높은 지구력의 활동을 포함한다.
- 무산소 운동: 무거운 물건 들기와 같이, 고강도와 짧은 기간의 활동

이 책의 사용 방법 How to Use This Book

이 책은 일반적인 근력강화 프로그램 안에 적합한 약 150개 운동에 대한 단계별 설명을 제공하고 있다.

모든 운동에서 여러분은 간단한 개요, 단계별 설명이 있는 사진, 자세에 대한 팁, 그리고 주요 근육을 강조하는 해부학 그림을 보게 될 것이다. 일부 운동은 수정(modification) 상자를 통해 다른 운동 버전을 제시하고 있다. 요점을 쉽게 알 수 있는 요약판(panel)도 있다.

각 장들에 대한 설명 CHAPTER BREAKDOWNS

1장: 유연성 운동 여러분은 근력강화 운동에 도움을 줄 수 있는 유연성을 촉진시키는 운동의 선택을 볼 수 있을 것이다.

2장: 맨몸 운동 여러분의 체중에만 의존하는 운동을 볼 수 있다.

3장: 중량 운동 이 책은 덤벨과 케틀벨을 이용하는 운동이고, 이 운동은 저항을 주기 위해 중량을 이용한다.

4장: 도구를 이용한 운동 이 책은 여러분께 다양한 피트니스 도구를 사용하는 운동의 선택을 제공한다. 체스트 프레스나 케이블 플라이와 같이 체육시설에서 이루어지는 운동에서부터 스위스 볼 브릿지와 유산소 스텝-워크와 같이 가정에서 이루어지는 운동까지 포함하고 있고, 여러분은 신체로 더욱 향상시킬 수 있는 효율적인 도구를 알게 될 것이다.

5장: 워크아웃 루틴(Workout Routines) 여러분이 이들 운동에 친숙해지면, 근력강화 훈련과 이들 운동을 어떻게 결합할 수 있는지를 배우기 위해 본 장으로 되돌아간다.

요점

운동 스프레드(Exercise Spreads)

❶ **범주**
해당 신체 영역: 예를 들어, 가슴, 다리와 둔부 또는 전신

❷ **운동 정보**
운동의 이름과 전반적인 개요

❸ **운동 방법**
운동 수행 방법에 대한 단계별 설명

❹ **단계별 사진**
주요 운동 단계의 사진

❺ **올바른 수행**
정확한 자세를 수행하는데 도움을 주는 팁

❻ **팩트 파일**
주요 팩트의 목록: 운동 주요 목표, 운동 수행에 필요한 도구, 주요 장점 및 주의사항

❼ **해부학 그림**
주요 작용 근육 강조. 사진에 표기되지 않는 근육의 그림을 제공한다.

❽ **다른 운동버전**
더 쉽게, 더 어렵게, 또는 비슷한 난이도를 가진 또 다른 운동 방법을 보여 준다.

워크아웃 스프레드(Workout Spreads)

❶ **루틴 정보**
루틴의 이름과 그것에 대해 알아야 하는 주요 내용을 제공한다.

❷ **운동 정보**
운동 이름, 그 운동을 찾을 수 있는 페이지, 반복과 타이밍에 대한 정보를 보여준다.

❸ **사진 아이콘**
운동의 빠른 보기(quick view)

❹ **팩트 파일**
루틴에 대한 주요 팩트의 목록: 신체 부위

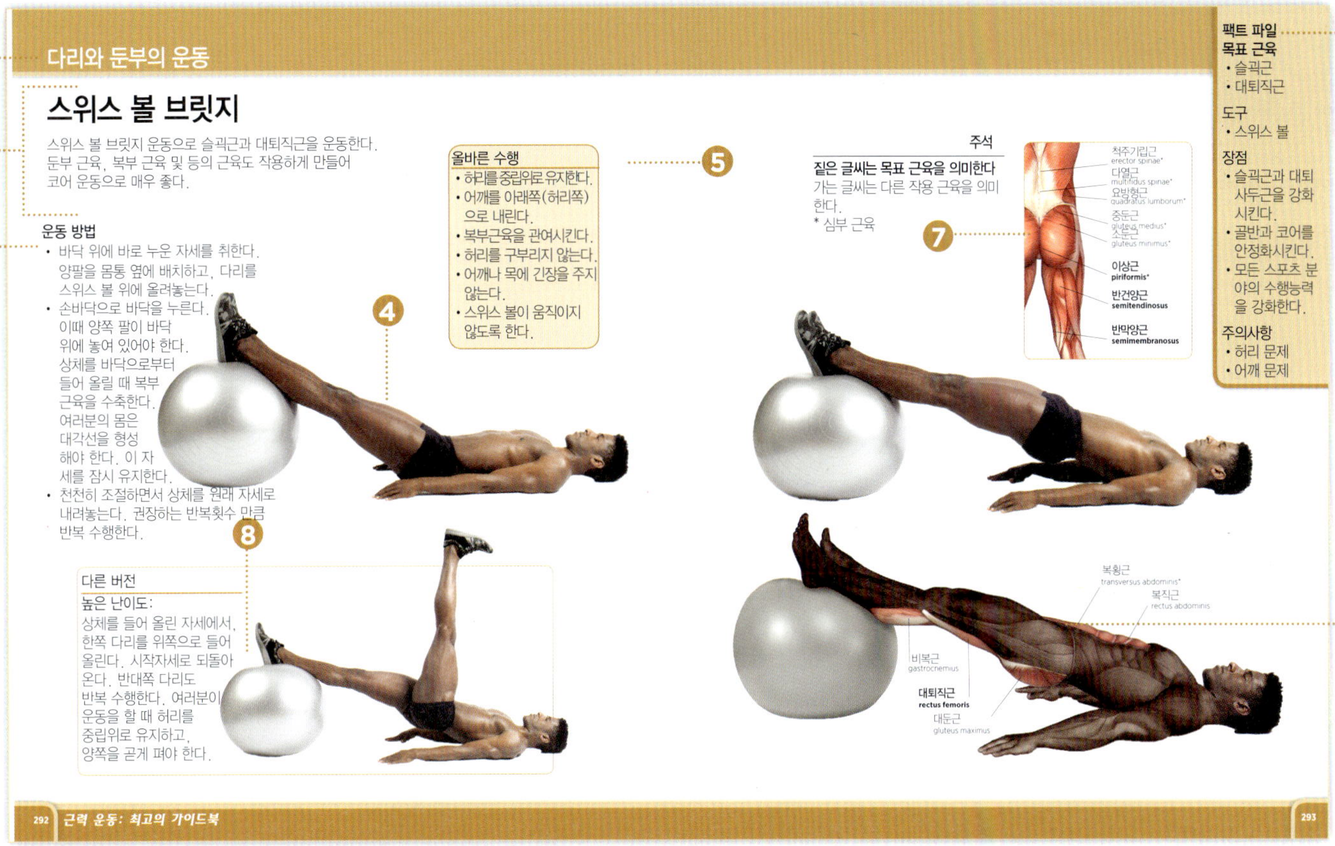

1 다리와 둔부의 운동

2 스위스 볼 브릿지

스위스 볼 브릿지 운동으로 슬괵근과 대퇴직근을 운동한다. 둔부 근육, 복부 근육 및 등의 근육도 작용하게 만들어 코어 운동으로 매우 좋다.

3 운동 방법

- 바닥 위에 바로 누운 자세를 취한다. 양팔을 몸통 옆에 배치하고, 다리를 스위스 볼 위에 올려놓는다.
- 손바닥으로 바닥을 누른다. 이때 양쪽 팔이 바닥 위에 놓여 있어야 한다. 상체를 바닥으로부터 들어 올릴 때 복부 근육을 수축한다. 여러분의 몸은 대각선을 형성 해야 한다. 이 자세를 잠시 유지한다.
- 천천히 조절하면서 상체를 원래 자세로 내려놓는다. 권장하는 반복횟수 만큼 반복 수행한다.

4

5 올바른 수행

- 허리를 중립위로 유지한다.
- 어깨를 아래쪽(허리쪽)으로 내린다.
- 복부근육을 관여시킨다.
- 허리를 구부리지 않는다.
- 어깨나 목에 긴장을 주지 않는다.
- 스위스 볼이 움직이지 않도록 한다.

주석

짙은 글씨는 목표 근육을 의미한다

가는 글씨는 다른 작용 근육을 의미한다.

* 심부 근육

7

6 팩트 파일

목표 근육
- 슬괵근
- 대퇴직근

도구
- 스위스 볼

장점
- 슬괵근과 대퇴사두근을 강화시킨다.
- 골반과 코어를 안정화시킨다.
- 모든 스포츠 분야의 수행능력을 강화한다.

주의사항
- 허리 문제
- 어깨 문제

8 다른 버전

높은 난이도:
상체를 들어 올린 자세에서, 한쪽 다리를 위쪽으로 들어 올린다. 시작자세로 되돌아 온다. 반대쪽 다리도 반복 수행한다. 여러분이 운동을 할 때 허리를 중립위로 유지하고, 양쪽을 곧게 펴야 한다.

7

292 근력 운동: 최고의 가이드북 293

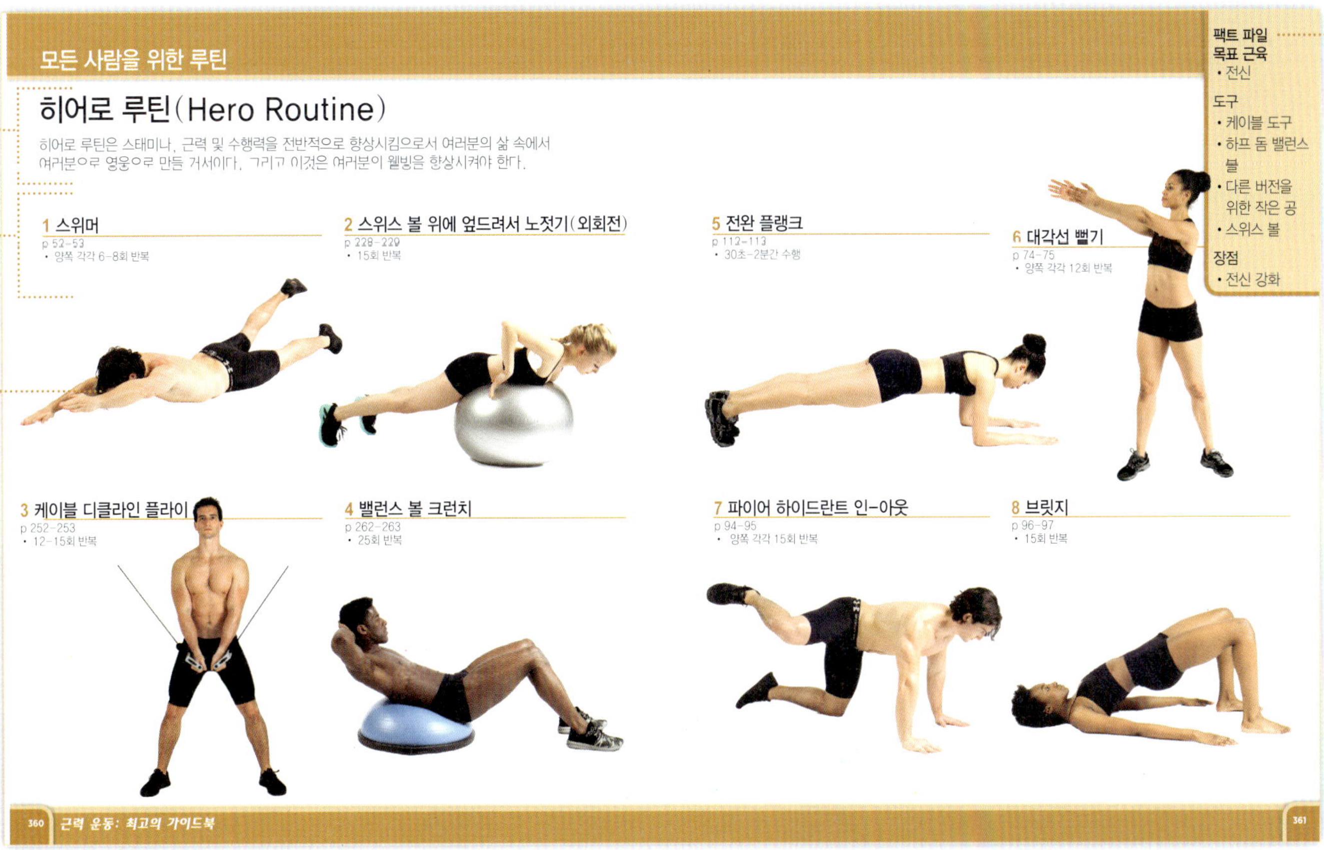

모든 사람을 위한 루틴

1 히어로 루틴(Hero Routine)

히어로 루틴은 스태미나, 근력 및 수행력을 전반적으로 향상시킴으로서 여러분의 삶 속에서 여러분으로 영웅으로 만들 것이다. 그리고 이것은 여러분의 웰빙을 향상시켜야 한다.

2

1 스위머
p 52-53
- 양쪽 각각 6-8회 반복

2 스위스 볼 위에 엎드려서 노젓기(외회전)
p 228-229
- 15회 반복

5 전완 플랭크
p 112-113
- 30초-2분간 수행

6 대각선 뻗기
p 74-75
- 양쪽 각각 12회 반복

3

3 케이블 디클라인 플라이
p 252-253
- 12-15회 반복

4 밸런스 볼 크런치
p 262-263
- 25회 반복

7 파이어 하이드란트 인-아웃
p 94-95
- 양쪽 각각 15회 반복

8 브릿지
p 96-97
- 15회 반복

4 팩트 파일

목표 근육
- 전신

도구
- 케이블 도구
- 하프 돔 밸런스 볼
- 다른 버전을 위한 작은 공
- 스위스 볼

장점
- 전신 강화

360 근력 운동: 최고의 가이드북 361

전신 해부학 Full-Body Anatomy

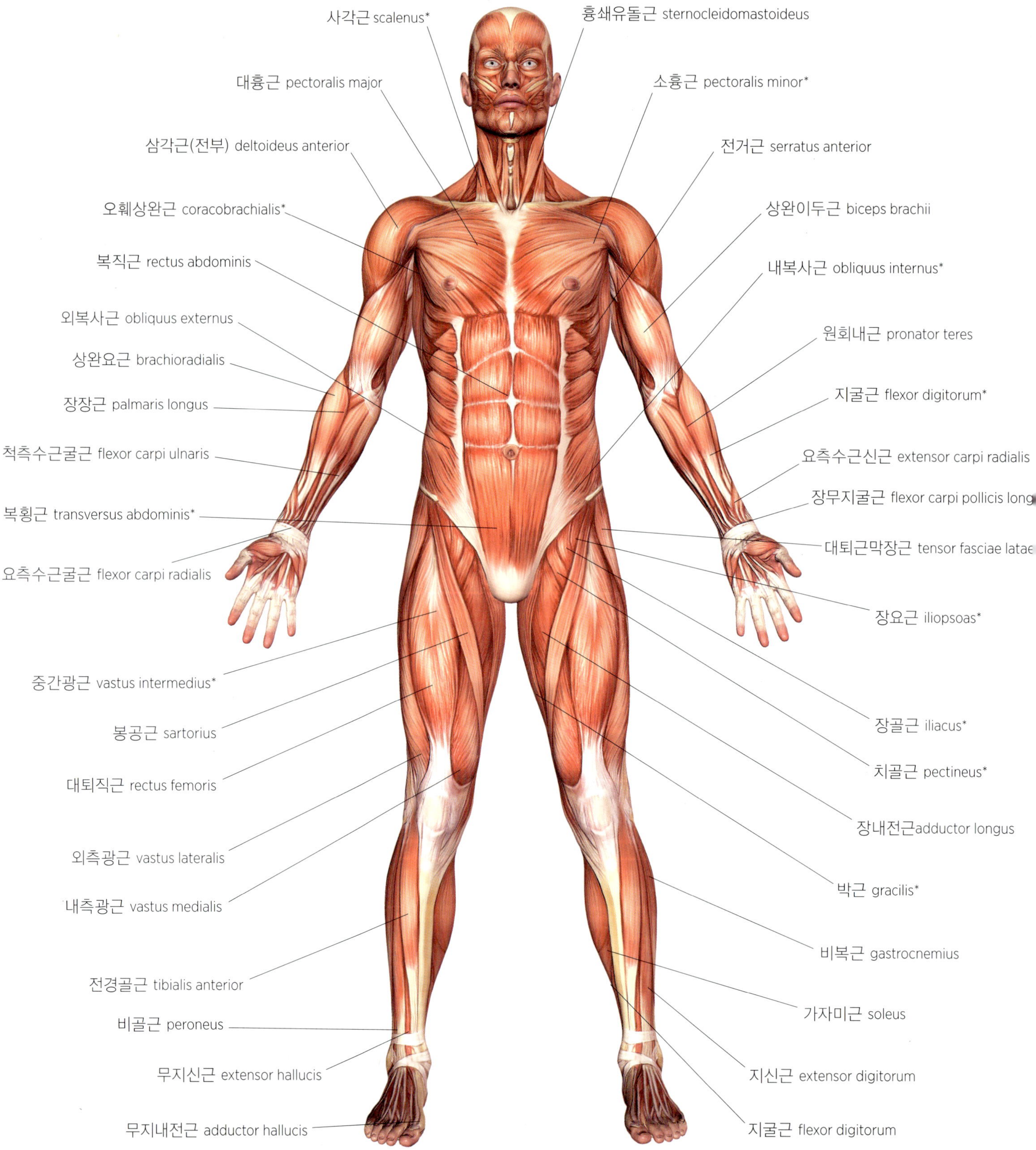

주석

* 심부근육

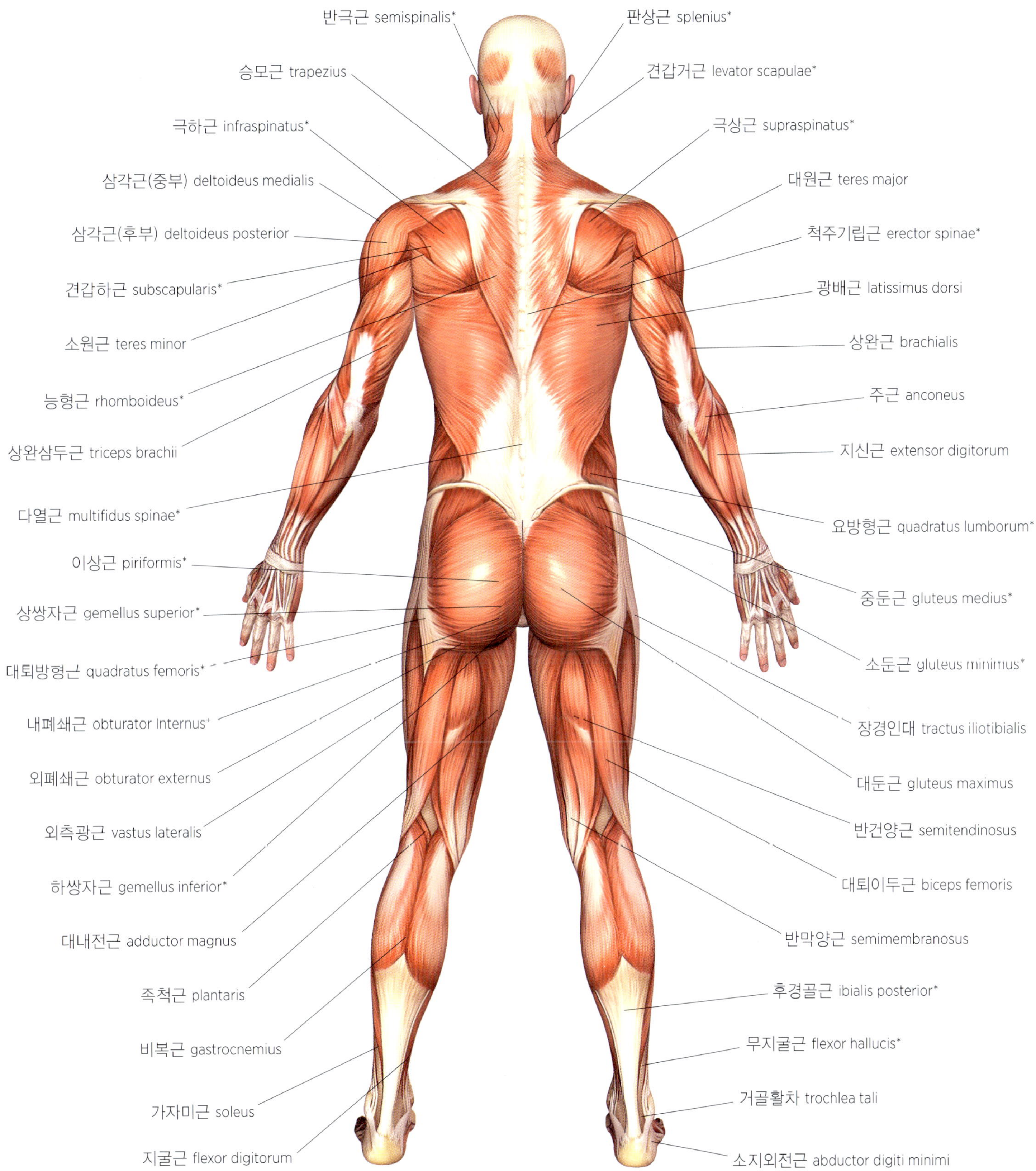
반극근 semispinalis*
판상근 splenius*
승모근 trapezius
견갑거근 levator scapulae*
극하근 infraspinatus*
극상근 supraspinatus*
삼각근(중부) deltoideus medialis
대원근 teres major
삼각근(후부) deltoideus posterior
척주기립근 erector spinae*
견갑하근 subscapularis*
광배근 latissimus dorsi
소원근 teres minor
상완근 brachialis
능형근 rhomboideus*
주근 anconeus
상완삼두근 triceps brachii
지신근 extensor digitorum
다열근 multifidus spinae*
요방형근 quadratus lumborum*
이상근 piriformis*
중둔근 gluteus medius*
상쌍자근 gemellus superior*
소둔근 gluteus minimus*
대퇴방형근 quadratus femoris*
내폐쇄근 obturator internus*
장경인대 tractus iliotibialis
외폐쇄근 obturator externus
대둔근 gluteus maximus
외측광근 vastus lateralis
반건양근 semitendinosus
하쌍자근 gemellus inferior*
대퇴이두근 biceps femoris
대내전근 adductor magnus
반막양근 semimembranosus
족척근 plantaris
후경골근 ibialis posterior*
비복근 gastrocnemius
무지굴근 flexor hallucis*
가자미근 soleus
거골활차 trochlea tali
지굴근 flexor digitorum
소지외전근 abductor digiti minimi

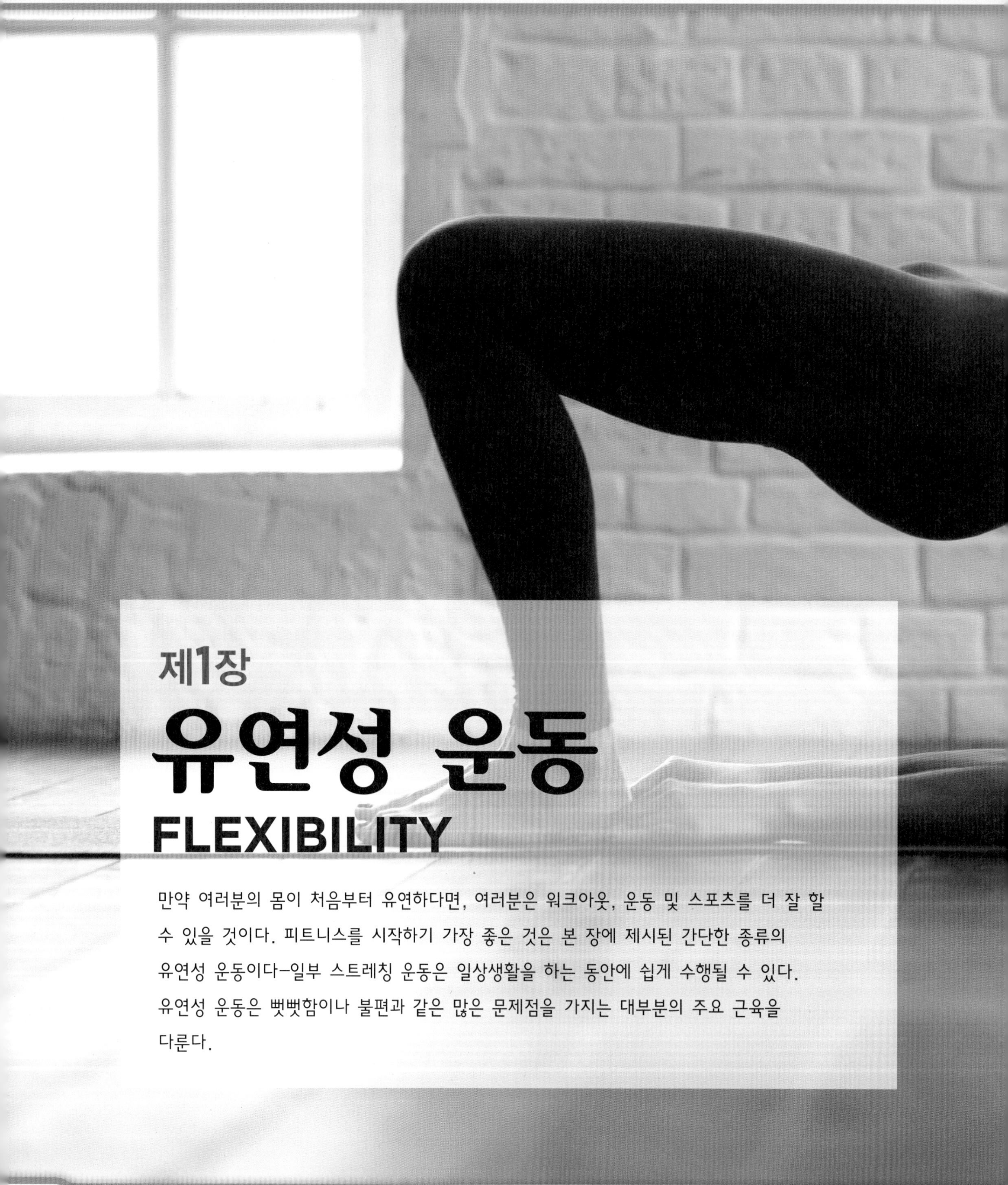

제1장

유연성 운동

FLEXIBILITY

만약 여러분의 몸이 처음부터 유연하다면, 여러분은 워크아웃, 운동 및 스포츠를 더 잘 할 수 있을 것이다. 피트니스를 시작하기 가장 좋은 것은 본 장에 제시된 간단한 종류의 유연성 운동이다-일부 스트레칭 운동은 일상생활을 하는 동안에 쉽게 수행될 수 있다. 유연성 운동은 뻣뻣함이나 불편과 같은 많은 문제점을 가지는 대부분의 주요 근육을 다룬다.

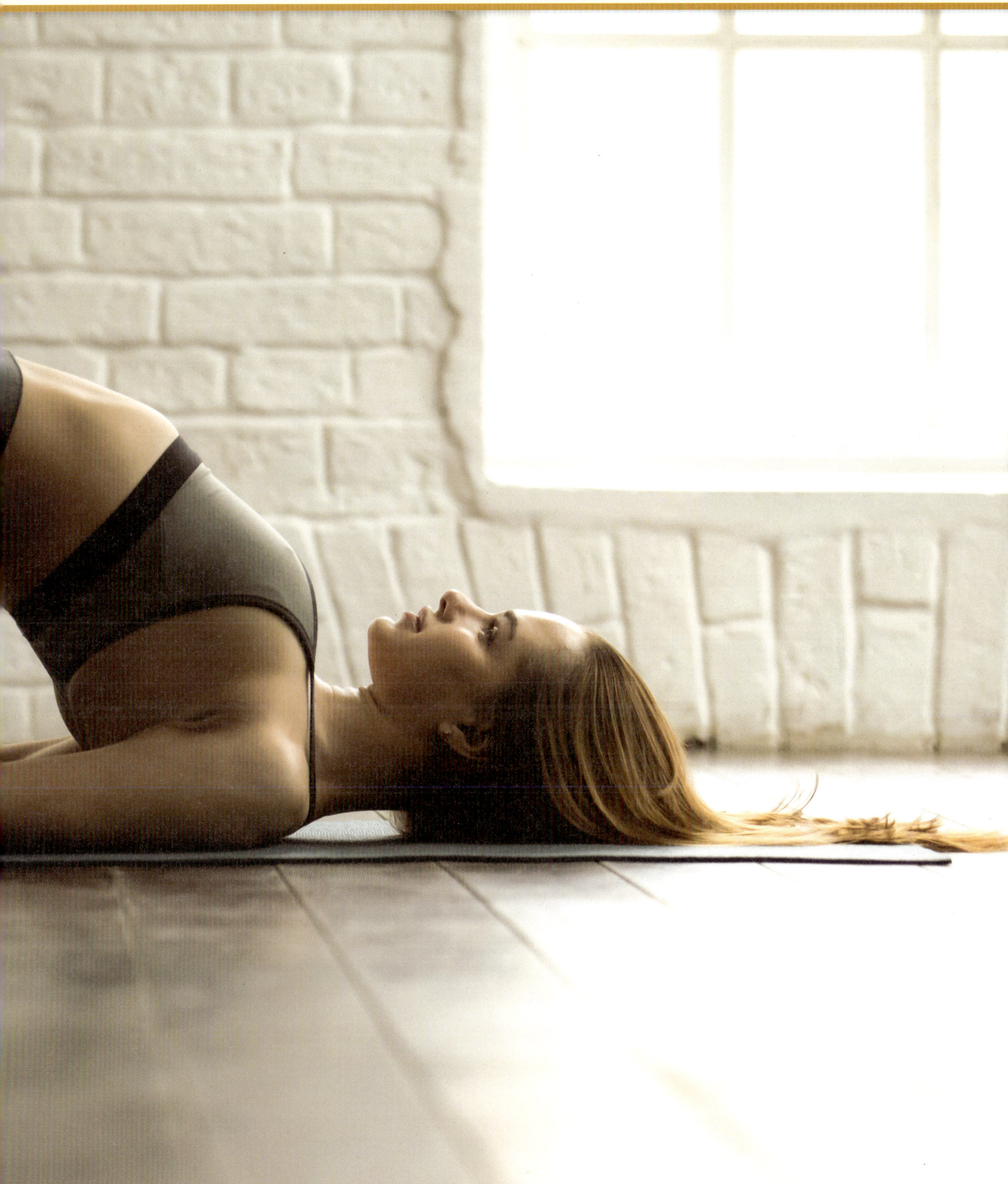

삼두근 스트레칭 Triceps Stretch

상완삼두근 스트레칭은 시간과 장소에 구애받지 않고 쉽게 할 수 있는 운동이다. 이 운동은 어깨와 상체의 유연성을 향상시키고 근육통을 완화하는데 도움이 되며, 가동범위를 증가시킨다.

팩트 파일

목표 근육
- 상완삼두근

도구
- 없음

장점
- 상지 가동성을 증가시킨다.
- 구축된 어깨관절을 이완한다.

주의사항
- 어깨 문제

운동 방법

- 어깨 너비만큼 양쪽 다리와 발을 나란하게 배치하고 선 자세를 취한다. 양쪽 무릎을 아주 조금 굽히고, 골반을 약간 앞쪽으로 이동시킨다.
- 오른팔을 들어 올려 머리 뒤쪽으로 뻗는다. 팔꿈치를 굴곡하여 머리 뒤쪽의 중앙지점으로 팔꿈치를 가져간다. 오른손이 양쪽 견갑골 사이에 위치해야 한다.
- 왼손으로 오른쪽 팔꿈치를 잡고, 스트레칭을 강화하기 위해 부드럽게 아래쪽으로 당긴다.
- 권장 시간 동안 그 자세를 유지한 후, 스트레칭을 푼다. 그리고 반대쪽 팔도 똑같은 방법으로 수행한다.

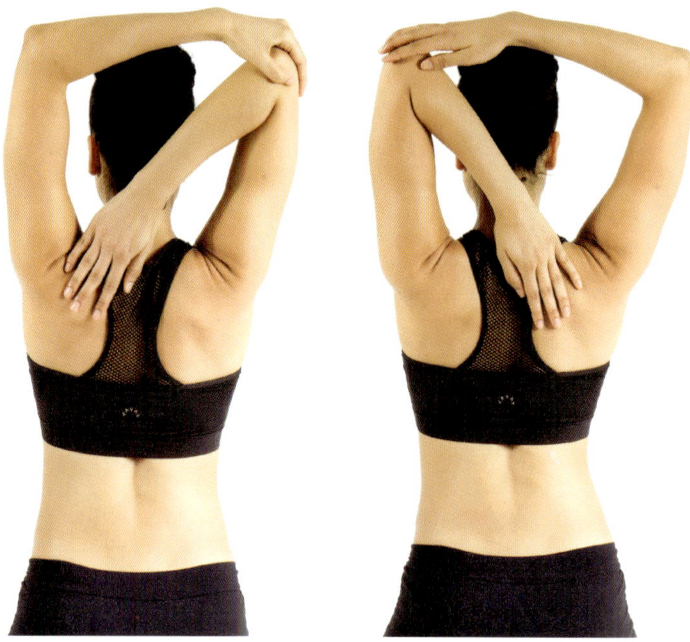

올바른 수행의 팁

- 양쪽 어깨를 아래쪽으로 내려 귀에서 멀어지도록 한다.
- 골반을 살짝 후방경사하고, 몸통을 견고하게 안정되게 유지한다.
- 머리나 목이 앞쪽으로 기울이지 않도록 한다.

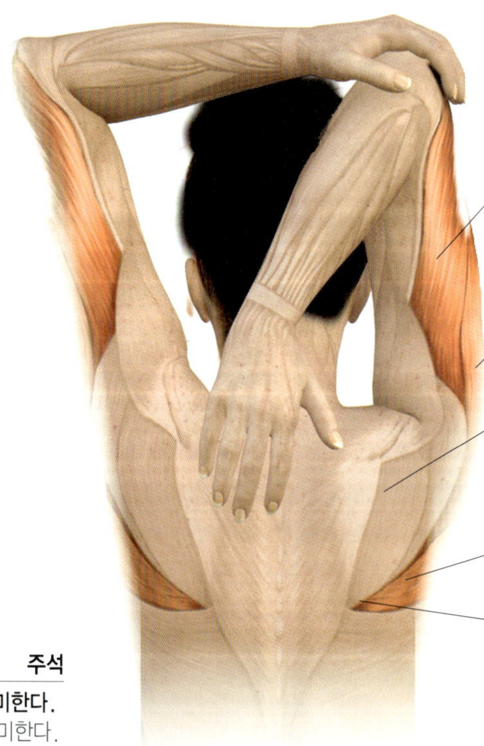

주석

굵은 글자는 목표 근육(target muscles)을 의미한다.
가는 글자는 본 운동에 작용하는 다른 근육들을 의미한다.
* 심부 근육(deep muscles)

이두근-흉근 스트레칭

Biceps-Pecs Stretch

이 스트레칭은 상체의 앞부분을 넓게 벌린다. 가슴과 상완 근육을 함께 스트레칭 하는 것은 구부정한 자세와 같은 나쁜 습관으로 인해 단축된 근육들을 부드럽게 신장시킬 수 있다.

팩트 파일

목표 근육
- 상완이두근
- 어깨 근육
- 가슴 근육

도구
- 없음

장점
- 팔을 스트레칭하고 근력을 강화한다.
- 가슴이 넓어진다.

주의사항
- 어깨 문제
- 손목 문제

운동 방법

- 어깨 너비만큼 양쪽 다리와 발을 나란하게 배치하고 선 자세를 취한다. 양쪽 무릎을 아주 조금 굽히고, 골반을 약간 앞쪽으로 이동시킨다.
- 양손을 등 뒤쪽으로 가져가서 깍지를 낀다. 만약 추가적인 스트레칭을 원한다면, 손바닥이 둔부 쪽으로 당겨지도록 손목과 손을 비틀고, 엄지를 아래쪽 방향으로 향하게 한다.
- 권장 시간 동안 그 자세를 유지한 후, 스트레칭을 푼다. 그 다음, 권장 빈복횟수민큼 반복한다.

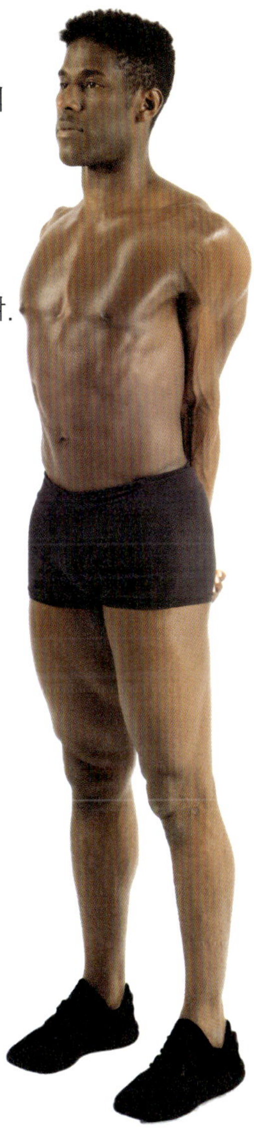

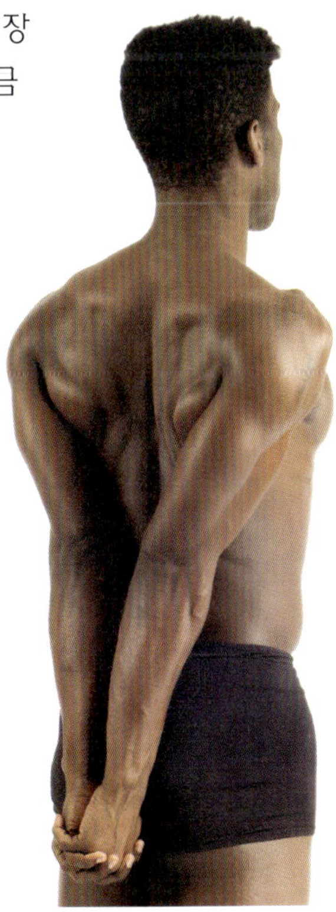

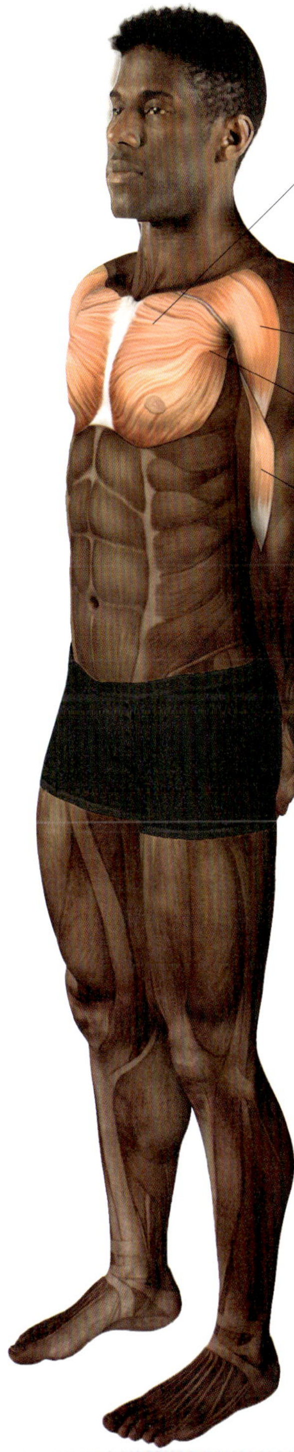

올바른 수행의 팁

- 양쪽 어깨를 아래쪽으로 내려 귀에서 멀어지도록 한다.
- 가슴을 앞으로 접지 마십시오.

주석

굵은 글자는 목표 근육(target muscles)을 의미한다.
가는 글자는 본 운동에 작용하는 다른 근육들을 의미한다.
* 심부 근육(deep muscles)

래터럴 런지 스트레칭 Lateral Lunge Stretch

측면(가쪽) 런지는 허벅지와 둔부의 주요 근육을 자극하여, 무릎을 안정화시킬 뿐만 아니라, 다리와 엉덩이의 움직임을 향상시키는데 도움을 준다.

운동 방법

- 양쪽 발을 넓게 벌리고 서서, 허리를 앞쪽으로 숙인다. 그리고 양팔로 바닥을 짚는다.
- 왼쪽 다리를 일자로 유지한 채, 오른쪽 무릎만 굴곡한다. 여러분의 체중을 오른쪽 다리 쪽으로 싣고, 왼쪽 다리가 신장되는지를 느껴본다.
- 권장 시간 동안 그 자세를 유지한 후, 스트레칭을 푼다. 그 다음, 반대쪽 다리도 똑같은 방법으로 수행한다.

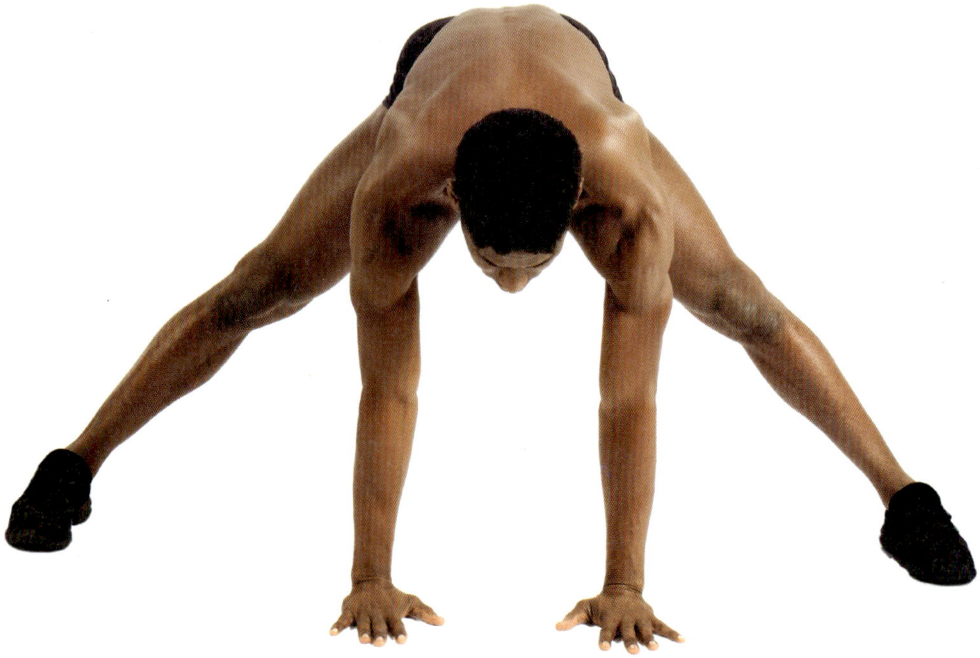

올바른 수행의 팁

- 신장 자세를 취하는 동안 다리를 완전하게 뻗는다.
- 스트레칭하는 동안 지면 바닥을 응시한다.
- 운동하는 동안 지면에 양쪽을 발바닥을 붙인채 유지한다.
- 몸통이 비틀리지 않아야 한다.
- 등이 앞쪽으로 굽혀지지 않도록 한다.
- 허리나 목이 활처럼 휘지 않아야 한다.

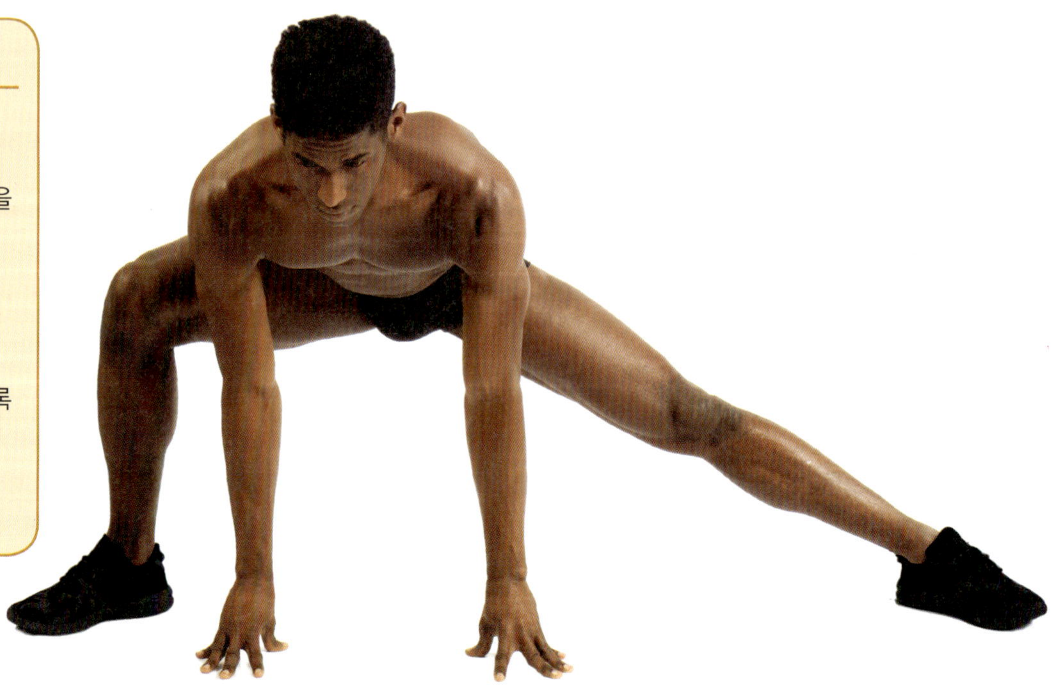

팩트 파일

목표 근육
- 둔부 근육
- 안쪽 허벅지
- 대퇴사두근

도구
- 없음

장점
- 다리 근육을 스트레칭한다.

주의사항
- 무릎 문제

주석

굵은 글자는 목표 근육(target muscles)을 의미한다.
가는 글자는 본 운동에 작용하는 다른 근육들을 의미한다.
* 심부 근육(deep muscles)

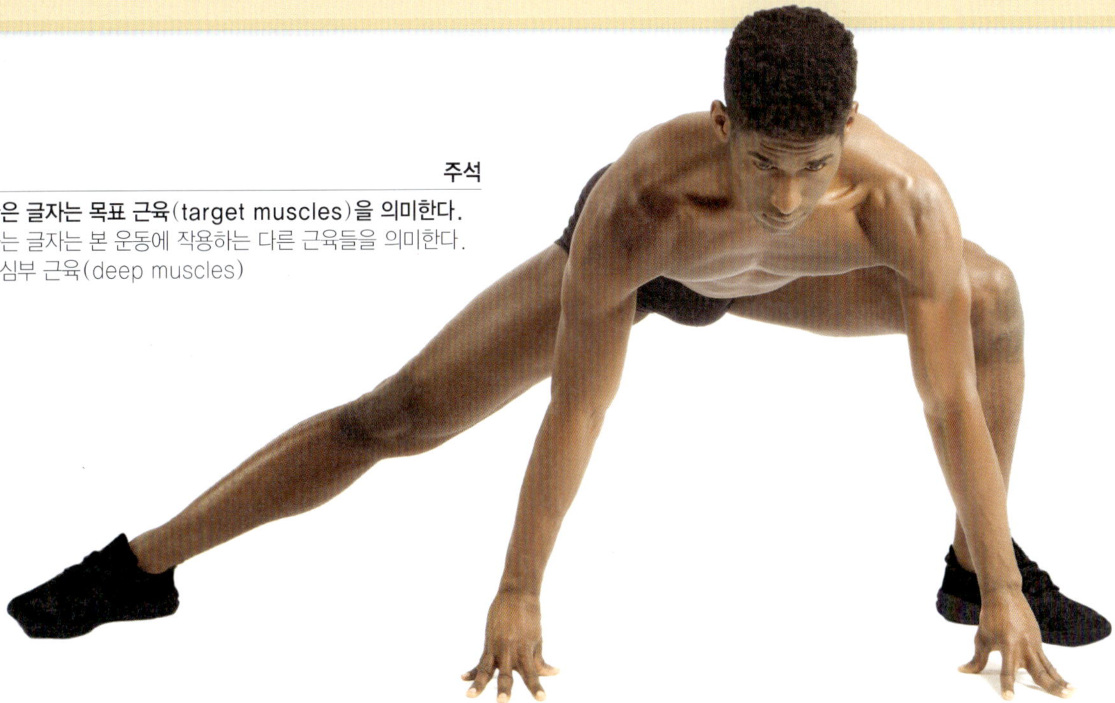

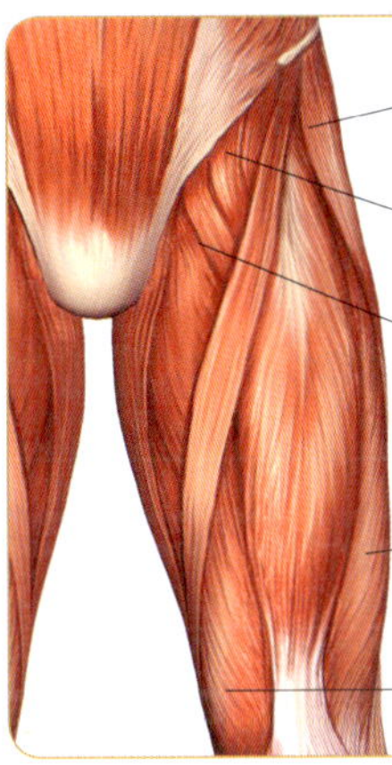

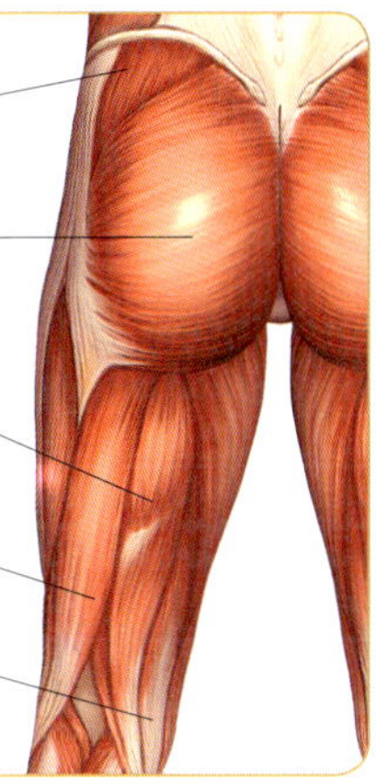

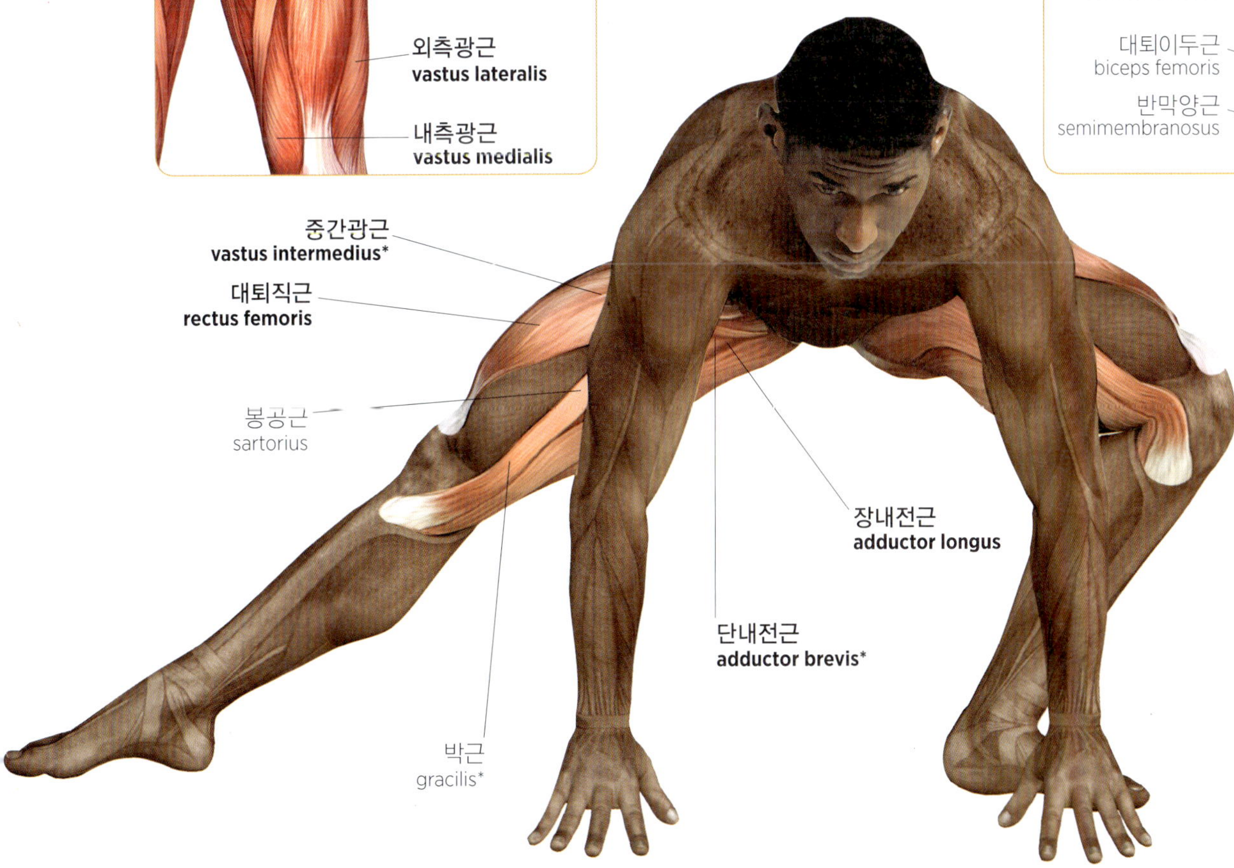

선자세 대퇴사두근 스트레칭

Standing Quadriceps Stretch

이 스트레칭은 허벅지의 전면과 측면에 강한 스트레칭을 제공함으로써 뻣뻣함(강직)을 완화시킬 뿐만 아니라, 고관절 굴곡근을 이완하고 균형과 자세를 향상시킨다.

팩트 파일

목표 근육
- 대퇴사두근

도구
- 없음

장점
- 허벅지 근육의 유연성을 유지하는데 도움을 준다.

주의사항
- 무릎 문제

운동 방법

- 양발을 나란하게 어깨너비만큼 벌리고 선 자세를 취한다. 골반을 약간 후방경사 한 채, 가슴을 들고, 어깨를 아래쪽과 뒤쪽으로 내린다.
- 발목이 둔부쪽으로 올라가도록 오른쪽 무릎을 굴곡한다.
- 오른손을 아래쪽으로 뻗어 발목 바로 아래쪽을 잡고, 스트레칭하기 위해 부드럽게 발을 위쪽으로 당긴다.
- 권장 시간 동안 그 자세를 유지한 후, 스트레칭을 푼다. 그 다음, 반대쪽도 똑같은 방법으로 수행한다.

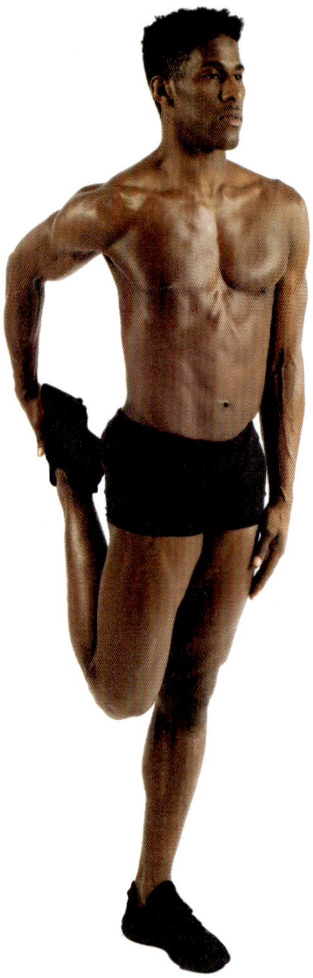

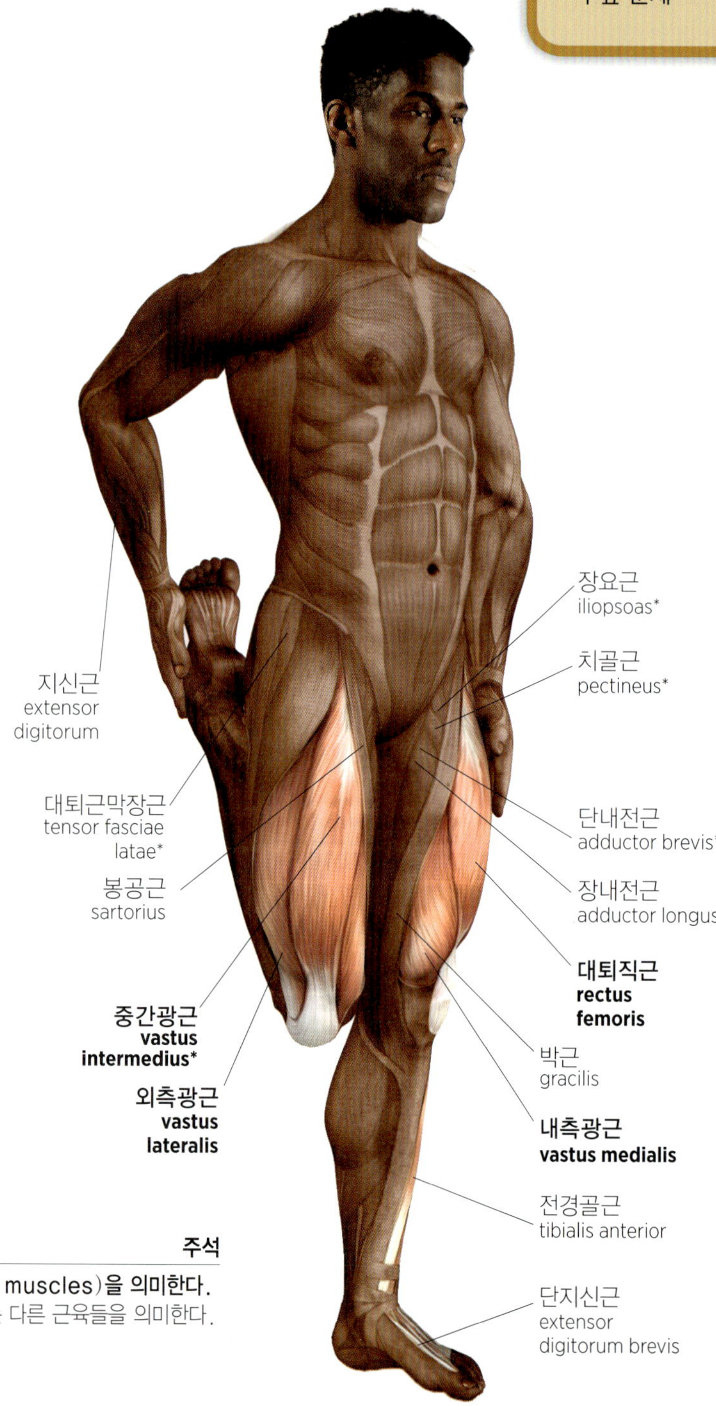

올바른 수행의 팁

- 몸통을 바로 선채 유지한다.
- 발을 둔부쪽으로 부드럽게 당긴다. 편안하게 느낌을 가지면서 스트레칭한다.
- 전방을 응시한다.
- 앞쪽으로 몸을 숙이지 않아야 한다.
- 등이 뒤로 활처럼 휘지 않도록 주의한다.
- 어깨가 구부정해서는 안된다.

주석

굵은 글자는 목표 근육(target muscles)을 의미한다.
가는 글자는 본 운동에 작용하는 다른 근육들을 의미한다.
* 심부 근육(deep muscles)

선자세 슬괵근 스트레칭

Standing Hamstrings Stretch

이 방법은 허벅지 뒤쪽 근육의 단축을 해결해 주는 간단하고 효율적인 방법이고, 장딴지와 허리에도 좋은 운동이다.

운동 방법

- 선 자세에서 오른쪽 다리를 굽히고, 왼쪽 다리를 앞쪽으로 내민 후 발꿈치를 지면에 닿게 하고 쭉 편 상태로 만든다.
- 왼쪽 무릎 위에 양손을 배치하고 왼쪽 다리 위로 몸을 기울인다. 허벅지 뒤쪽이 신장되는 느낌이 들도록 여러분의 체중을 왼쪽 발꿈치 위로 싣는다.
- 권장 시간 동안 그 자세를 유지한 후, 스트레칭을 푼다. 그 다음, 반대쪽도 똑같은 방법으로 수행한다.

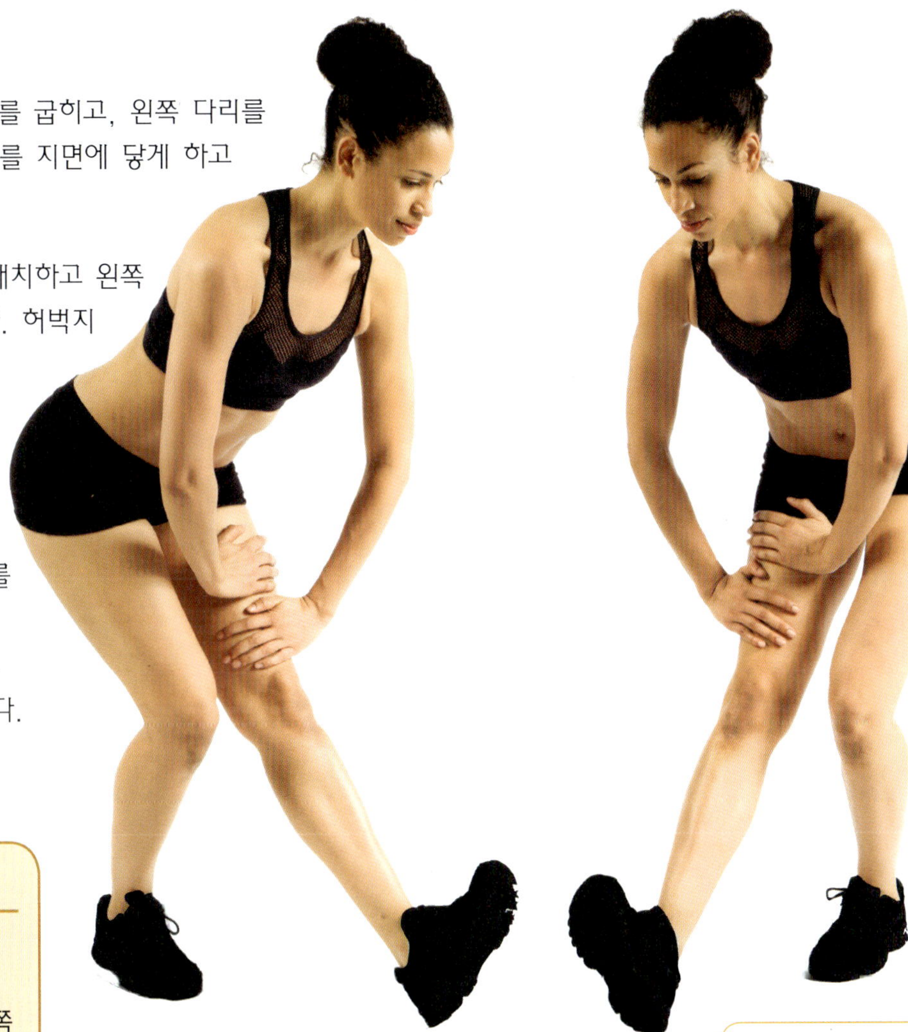

팩트 파일

목표 근육
- 슬괵근(hamstrings, 햄스트링)

도구
- 없음

장점
- 슬괵근의 유연성을 유지하는데 도움을 준다.

주의사항
- 허리 문제
- 무릎 문제

올바른 수행의 팁

- 앞쪽 다리를 곧게 뻗는다.
- 스트레칭하기 위해 앞쪽 다리의 발을 굴곡한다.
- 등이 뒤통수 뒤쪽으로 활처럼 휘어지거나, 앞으로 구부정해서는 안된다.
- 어깨가 구부정해서는 안된다.

주석

굵은 글자는 목표 근육(target muscles)을 의미한다.
가는 글자는 본 운동에 작용하는 다른 근육들을 의미한다.
* 심부 근육(deep muscles)

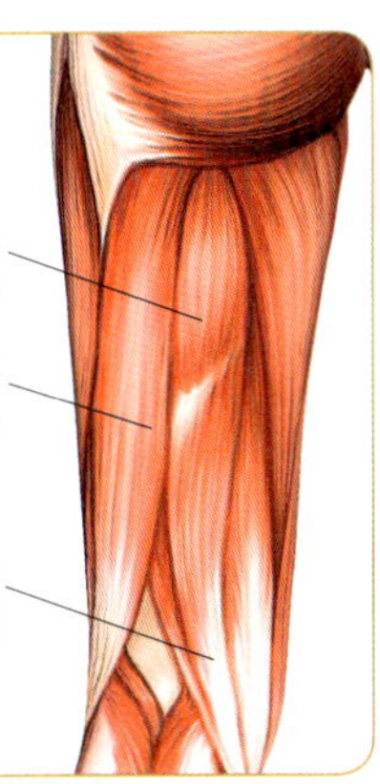

IT 밴드(장경인대) 스트레칭

Iliotibial Band Stretch

장경인대는 고관절과 정강이를 연결하는 결합조직성 띠이고, 여기에 주요 근육들이 연결되어 있다. 이 스트레칭은 무릎, 고관절 및 허벅지의 일반적인 문제를 해결해 준다.

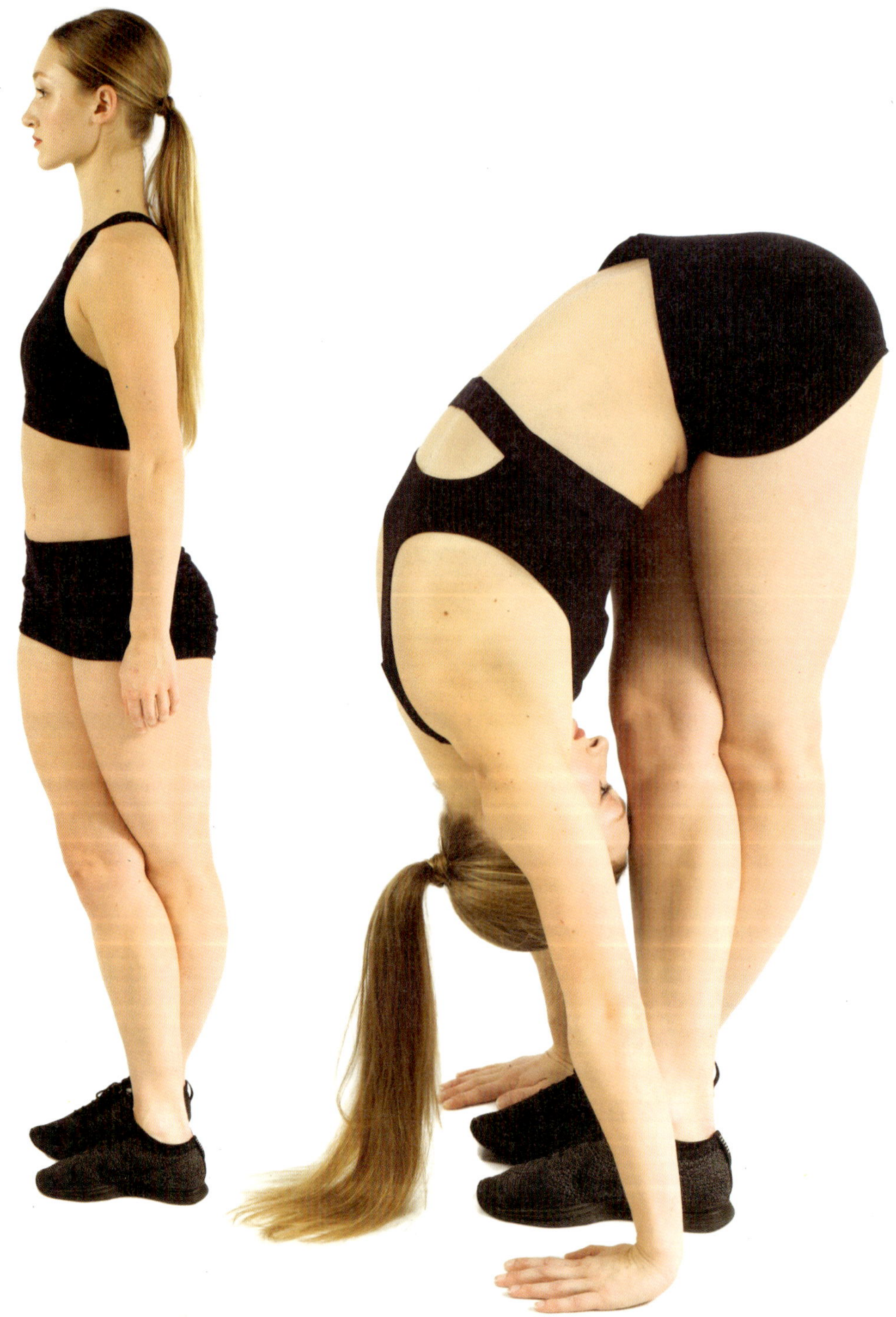

운동 방법

- 양팔을 몸통 옆에 붙이고 똑바른 선 자세를 취한다. 오른발을 왼쪽 발 앞쪽으로 교차시킨다.
- 허리를 숙이면서, 양손을 바닥쪽으로 점차 뻗는다.
- 권장 시간 동안 그 자세를 유지한 후, 스트레칭을 푼다. 그 다음, 시작자세로 몸을 천천히 일으킨다. 반대쪽도 똑같은 방법으로 수행한다.

올바른 수행의 팁

- 운동내내 양쪽 무릎을 똑바로 펴야 한다.
- 머리를 아래로 떨어뜨린다.
- 무릎이 굽혀지거나 잠김되어서는 안된다.
- 목, 어깨 및 몸통을 한쪽으로 비틀지 않아야 한다.

팩트 파일

목표 근육
- 장경인대
- 둔부 근육
- 슬괵근

도구
- 없음

장점
- 장경인대를 신장한다.
- 높은 굽의 신발을 신었을 때 나타나는 문제점을 해결해 준다.
- 달리기, 스키, 사이클링의 수행능력을 향상시킨다.

주의사항
- 목 문제
- 허리 문제

다른 버전

낮은 난이도: 만약 이 자세를 유지하는 동안 여러분의 양손이 바닥에 닿지 않으면, 양손의 일부만 바닥에 닿았을 때 이 스트레칭을 유지하거나, 또는 양쪽 다리를 곧게 펴는 자세를 유지한다. 스트레칭을 할 때마다 조금씩 아래쪽으로 양쪽 팔을 뻗는 시도를 한다.

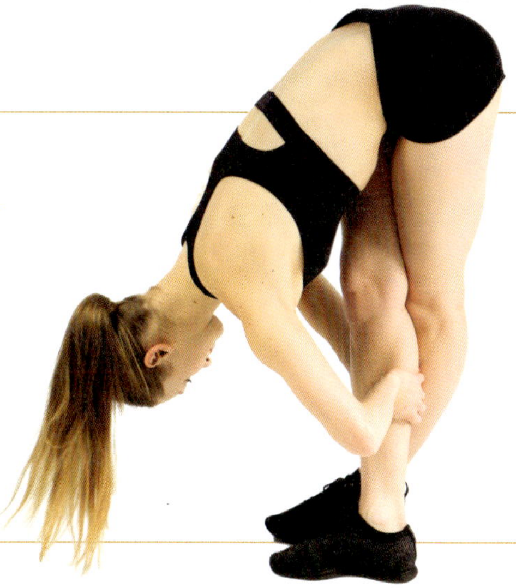

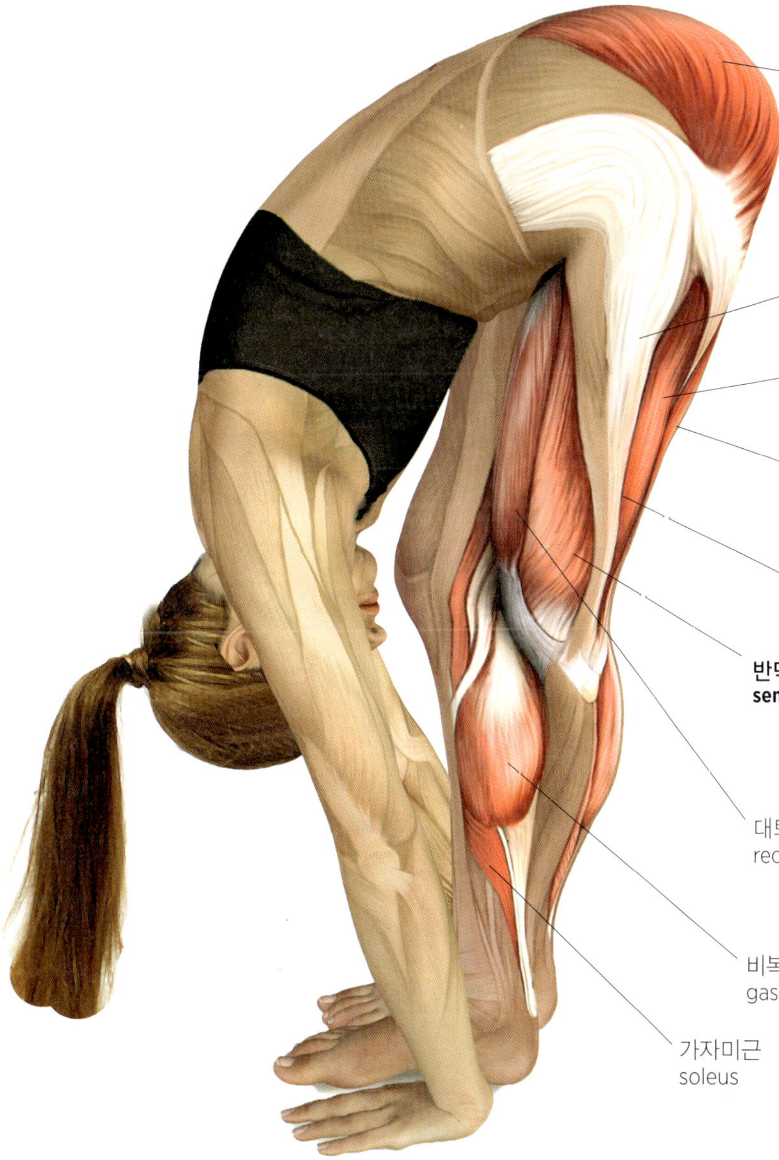

주석

굵은 글자는 목표 근육(target muscles)을 의미한다.
가는 글자는 본 운동에 작용하는 다른 근육들을 의미한다.
* 심부 근육(deep muscles)

캣-카우 스트레칭 Cat-to-Cow Stretch

캣-카우 스트레칭은 척추를 부드럽게 풀어주는 간단하고 깊은 스트레칭이다. 이 스트레칭은 목과 어깨에도 작용하며, 여러분의 가슴과 엉덩이를 열어 준다.

운동 방법

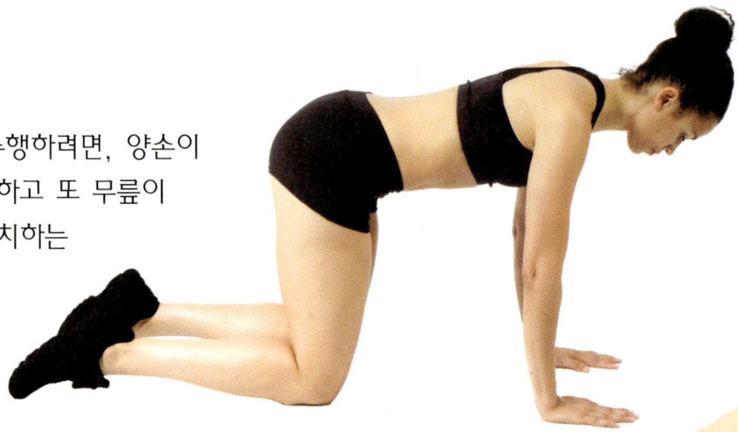

- 고양이 스트레칭을 수행하려면, 양손이 어깨 바로 밑에 위치하고 또 무릎이 고관절 바로 밑에 위치하는 네발자세를 취한다. 여러분의 고관절은 중립위를 유지해야 하고, 발등이 지면에 닿아야 한다.
- 손가락을 펼쳐서 엄지와 검지를 통해 바닥을 누른다. 오른쪽 팔을 시계방향으로 열고, 왼쪽 팔을 반시계방향으로 연다는 생각으로 양쪽 팔을 외회전한다.

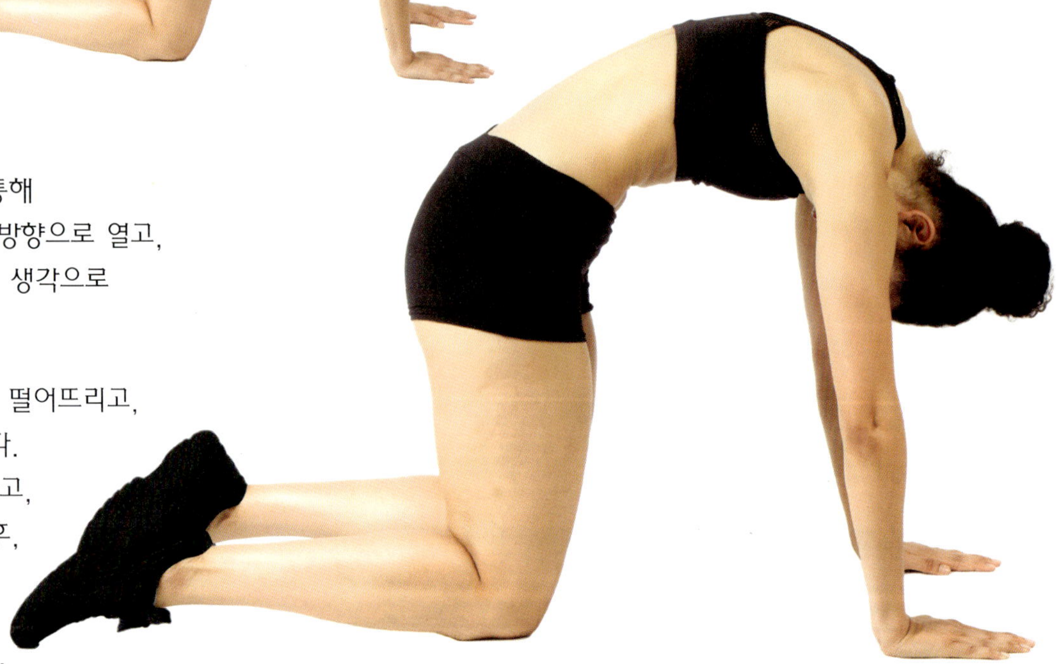

- 위쪽 등을 둥글게 만들 때 머리를 떨어뜨리고, 그 다음 복부를 척추쪽으로 당긴다. 바닥이나 여러분의 배꼽을 응시하고, 권장시간 동안그 자세를 유지한 후, 스트레칭을 푼다.
- 카우 스트레칭으로 이동하기 위해, 흉골을 들어 올리고, 상부 등을 활처럼 휜다. 여러분의 좌골을 천장쪽으로 들어 올린다. 권장시간 동안 그 자세를 유지한 후, 스트레칭을 푼다.
- 권장하는 반복횟수만큼 캣 스트레칭과 카우 스트레칭을 교대로 수행한다.

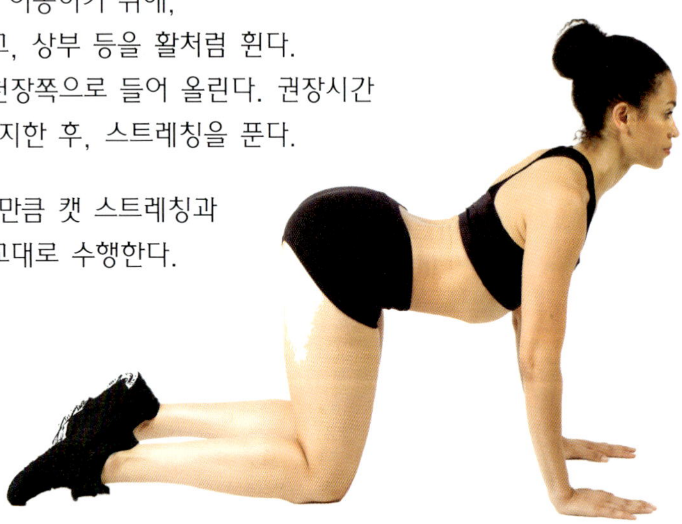

올바른 수행의 팁

- 양쪽 견갑골을 분리하고, 호흡을 통해 척주 상부를 크게 확장한다.
- 등을 둥글게 만들 때, 어깨와 손목을 수직 일직선으로 유지한다.
- 척추를 둥글게 만들 때, 체중을 무릎쪽으로 가져가서는 안된다.

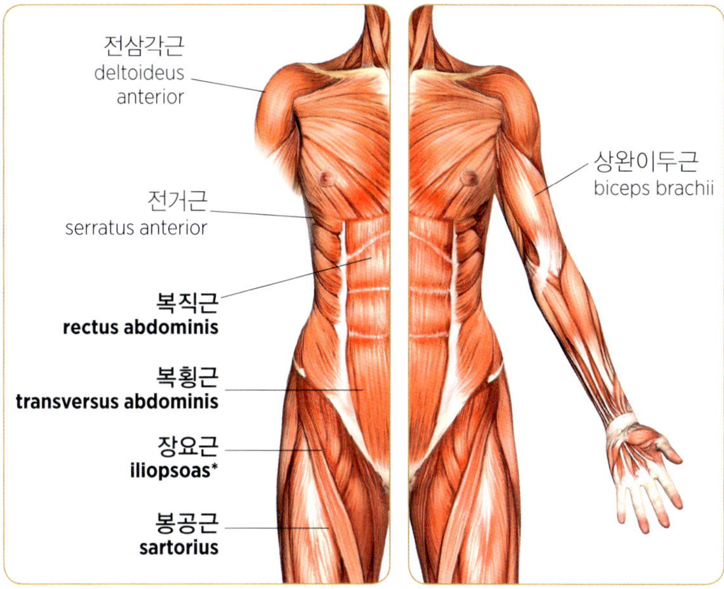

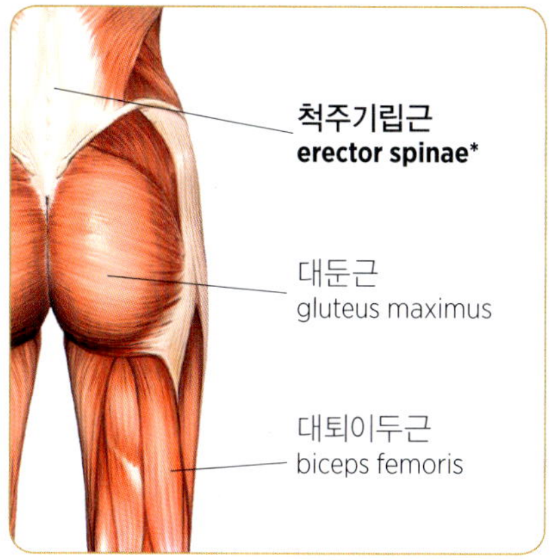

주석

굵은 글자는 목표 근육(target muscles)을 의미한다.

가는 글자는 본 운동에 작용하는 다른 근육들을 의미한다.

* 심부 근육(deep muscles)

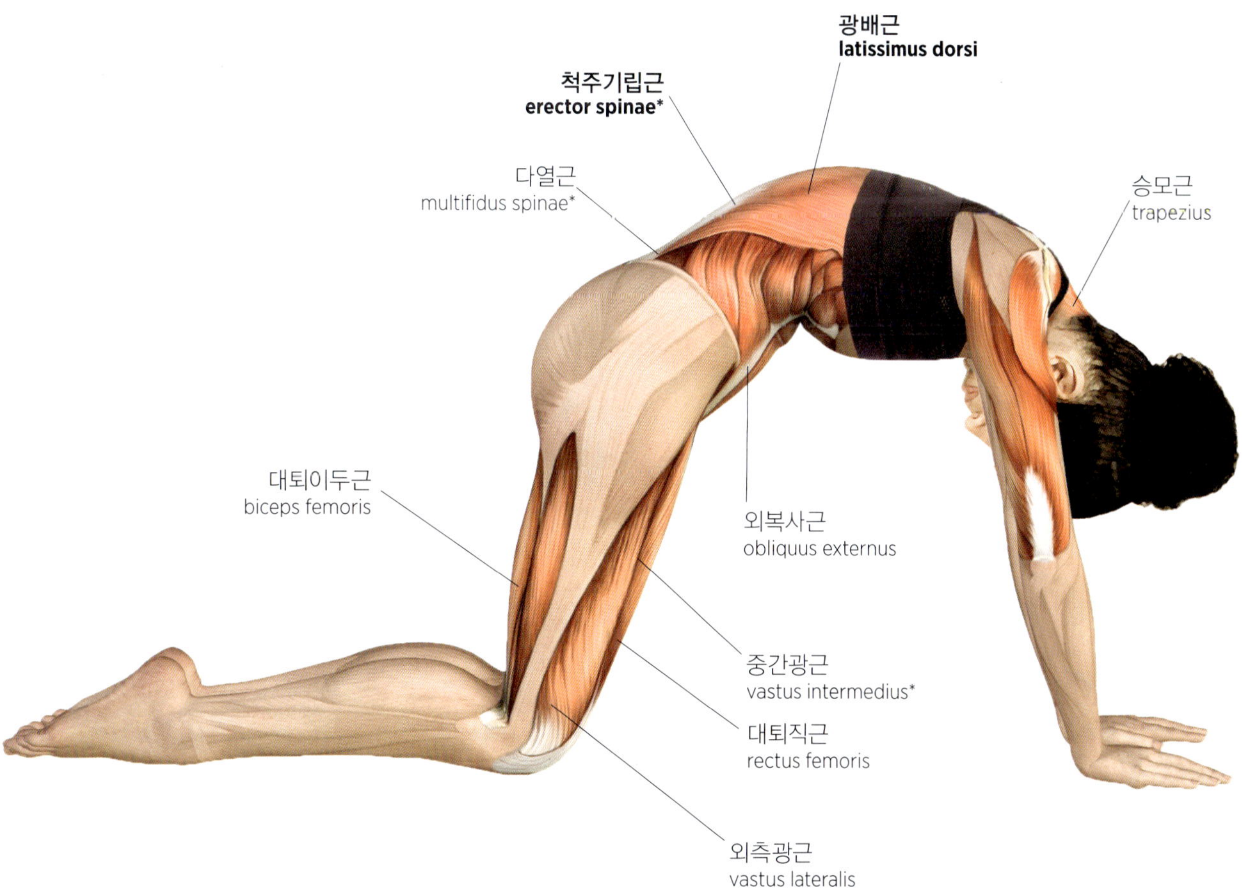

팩트 파일

목표 근육
- 척추
- 가슴
- 목

도구
- 없음

장점
- 등과 상체를 스트레칭한다.
- 손과 손목 근육을 강화한다.
- 척추를 마사지한다.
- 가동성을 증가시킨다.

주의사항
- 목 문제
- 손목 문제

코브라 스트레칭 Cobra Stretch

이 요가 스트레칭은 척추 유연성을 촉진할 뿐만 아니라, 등과 어깨의 근력, 그리고 복부, 둔부 및 흉부의 근력도 강화한다.

운동 방법

- 엎드린 자세를 취한다. 양쪽 팔꿈치를 굽히고, 양쪽 손바닥을 가슴 옆쪽의 바닥에 댄다. 다리를 펴고 허벅지와 발등으로 바닥을 누른다.
- 들이쉬면서, 가슴을 바닥으로부터 들어 올린다. 이때 손으로 바닥을 누른다.
- 팔이 쭉 펴질 때까지 가슴을 계속 들어 올린다.
- 권장시간 동안 그 자세를 유지한 후, 내쉬면서 여러분의 상체를 바닥쪽으로 내려놓는다.

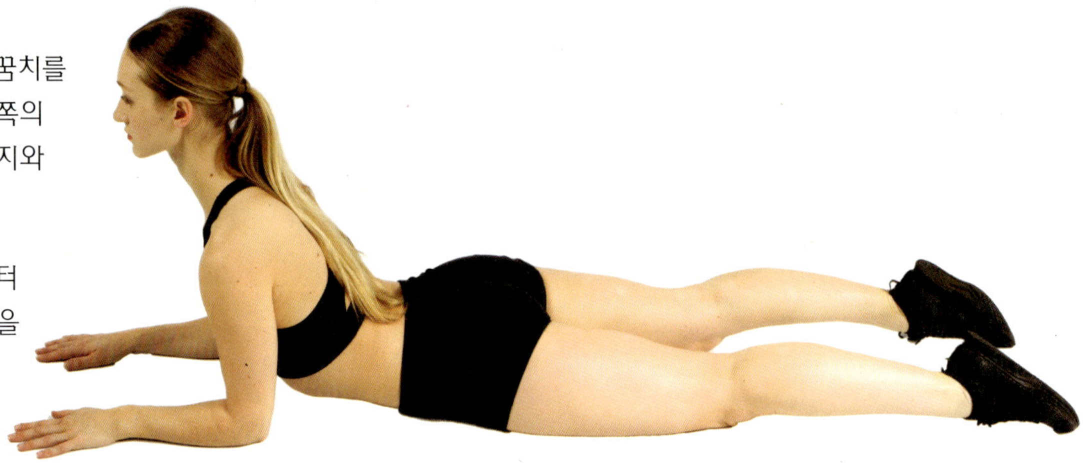

올바른 수행의 팁

- 전방을 응시한다.
- 팔꿈치를 몸쪽으로 당긴다.
- 등을 활처럼 만들기 위해 팔에 의존하기 보다는, 가슴과 등을 들어 올린다.
- 어깨와 팔꿈치를 뒤쪽으로 압박한다.
- 상체를 들어 올릴 때, 치골로 바닥을 누른다.
- 둔부의 긴장을 피한다.
- 팔꿈치를 옆으로 너무 벌리지 않는다.
- 고관절이 바닥으로부터 떨어져서는 안된다.
- 목을 비틀지 않아야 한다.

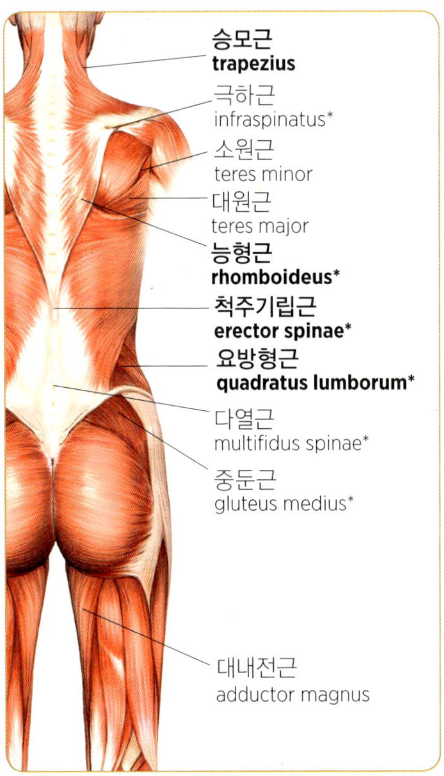

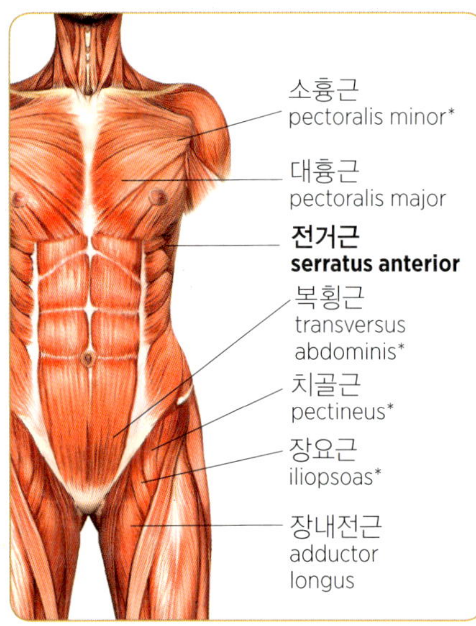

주석

굵은 글자는 목표 근육(target muscles)을 의미한다.
가는 글자는 본 운동에 작용하는 다른 근육들을 의미한다.
* 심부 근육(deep muscles)

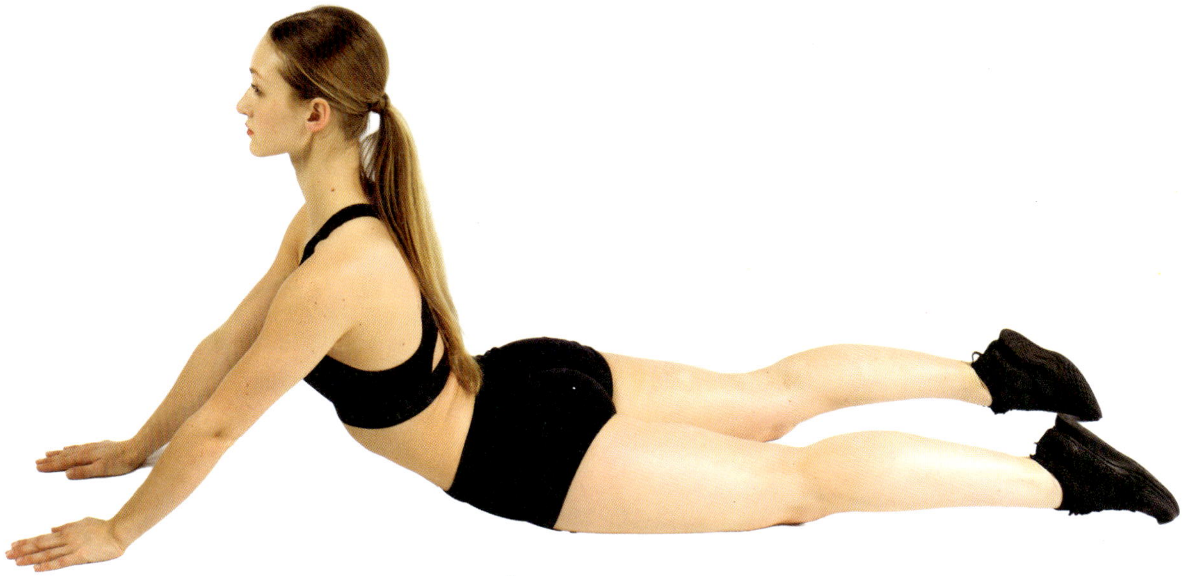

팩트 파일

목표 근육
- 복부근육
- 등 근육
- 가슴 근육
- 둔부 근육
- 어깨 근육
- 상완삼두근

도구
- 없음

장점
- 척추와 둔부를 강화한다.
- 가슴, 복부 및 어깨를 스트레칭한다.
- 모든 스포츠의 수행력을 향상시킨다.

주의사항
- 허리 문제/통증

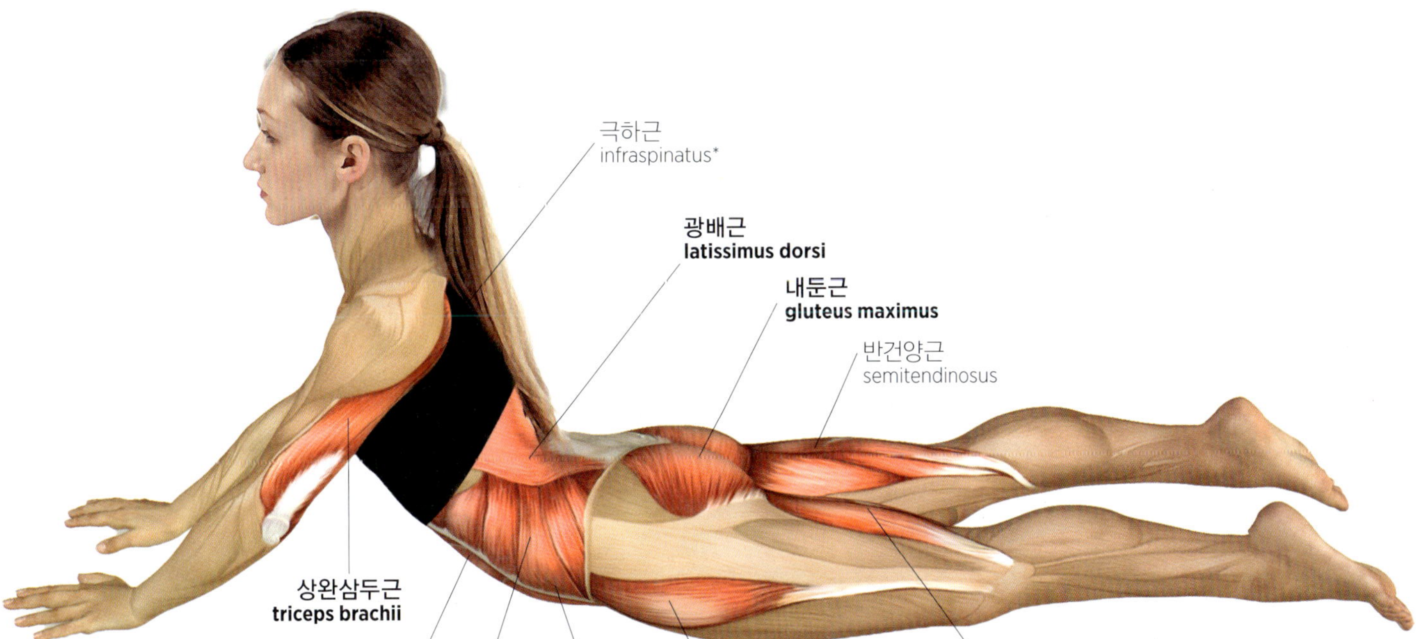

버드-도그 Bird-Dog

이 스트레칭은 코어 강화를 위한 좋은 스트레칭이며, 등, 복부 및 둔부에 영향을 줄 뿐만 아니라, 균형과 협응의 향상에도 도움을 준다.

운동 방법

- 네발자세로 시작하고, 등을 곧게 펴고 복부를 안쪽으로 당긴다.
- 몸통의 안정성을 유지하고, 오른팔과 왼쪽 다리를 몸쪽으로 당긴다.
- 오른팔과 왼쪽 다리를 뻗는다. 권장시간 동안 이 자세를 유지한다.
- 시작자세로 돌아오고, 반대쪽을 수행한다.

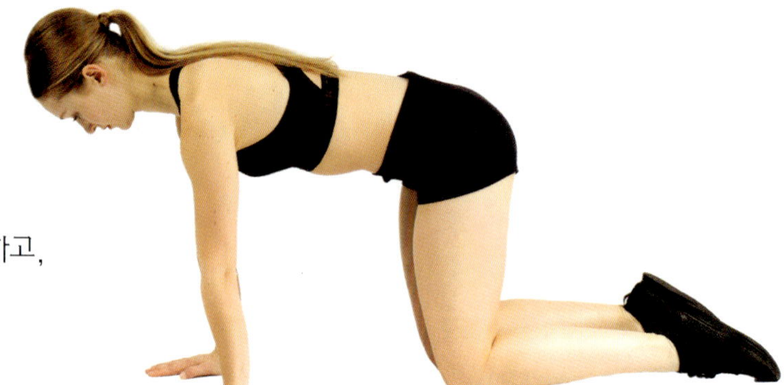

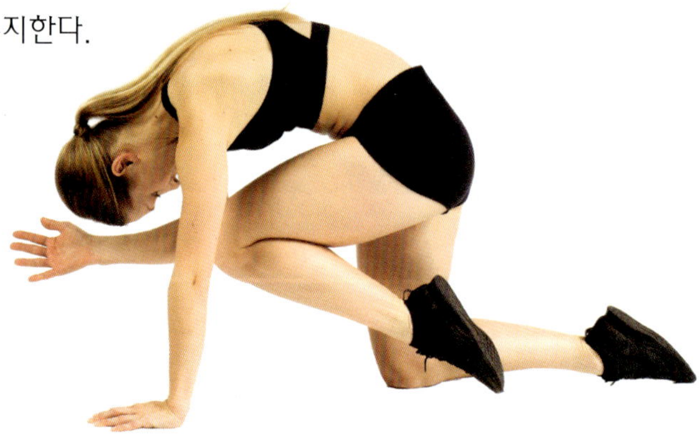

올바른 수행의 팁

- 천천히 조절하면서 움직인다.
- 목을 이완하고, 바닥을 응시한다.
- 팔과 다리를 안쪽으로 당기는 동안, 턱을 가볍게 당긴다.
- 스트레칭 동안 복부를 안쪽으로 당기고 있는다.
- 팔과 다리를 뻗을 때 등이 휘어져서는 안된다.
- 몸통이 비틀리지 않아야 한다.
- 목이 활처럼 휘어져서는 안된다.

다른 버전

높은 난이도:
시작자세에서 한쪽 팔과 반대쪽 다리를 측면으로 뻗는다. 이 자세를 유지한 후, 이완한다. 그리고 반대쪽도 실시한다.

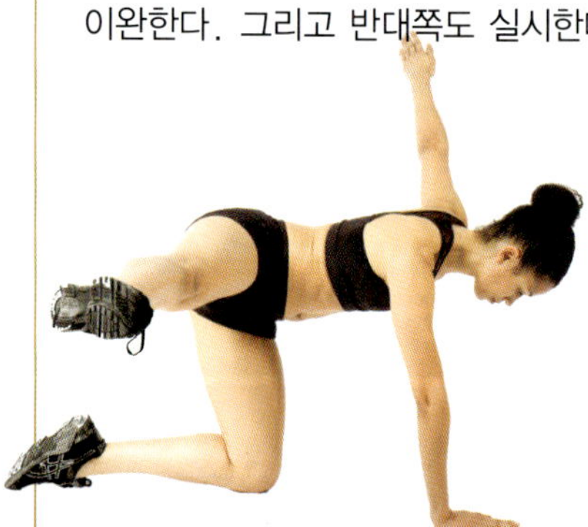

높은 난이도:
코어와 허벅지로 스위스 볼을 지지하면서, 공 위에서 엎드린 자세를 취한다. 양손으로 바닥을 짚어야 하고, 다리를 뻗어서 발가락으로 바닥에 짚는다.

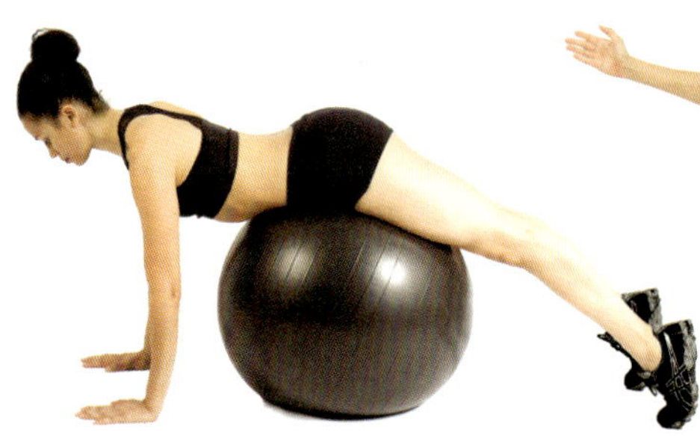

천천히 조절하면서, 한쪽 팔과 반대쪽 다리를 위쪽으로 들어 올린다. 나머지 신체 부분을 안정되게 유지한다. 이 자세를 유지한 후, 이완한다. 그리고 반대쪽도 실시한다.

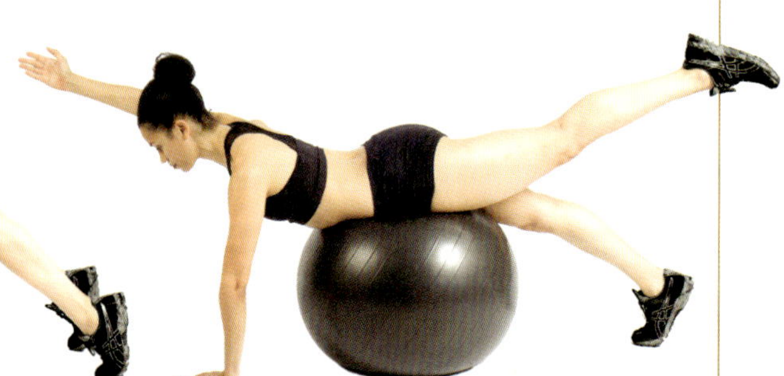

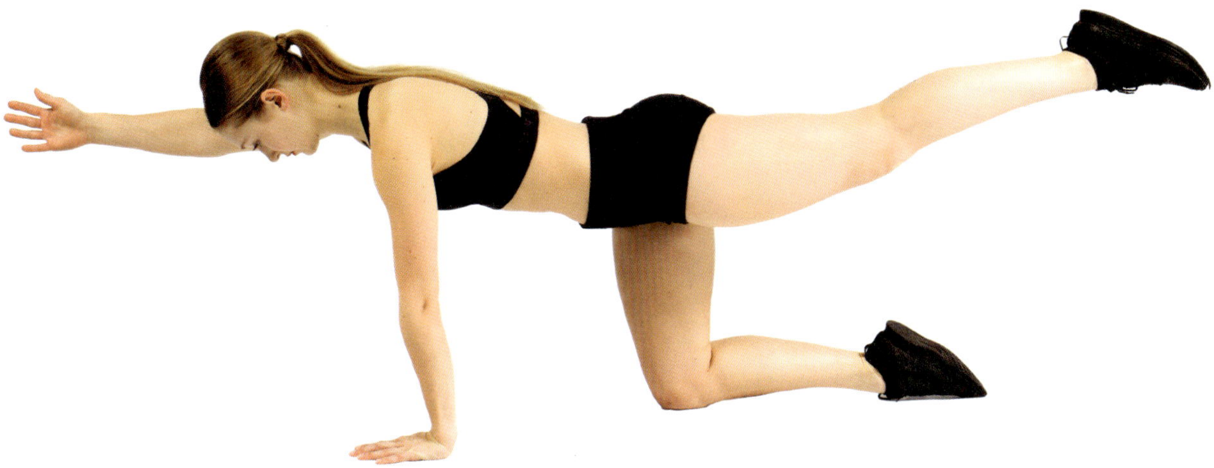

팩트 파일

목표 근육
- 복부 근육
- 등 근육
- 둔부 근육

도구
- 없음/스위스 볼 (다른 버전일 때)

장점
- 복부, 팔 및 다리를 늘리고, 근력을 강화시킨다.
- 균형과 협응을 높힌다.

주의사항
- 손목 통증
- 허리 통증
- 무릎 손상

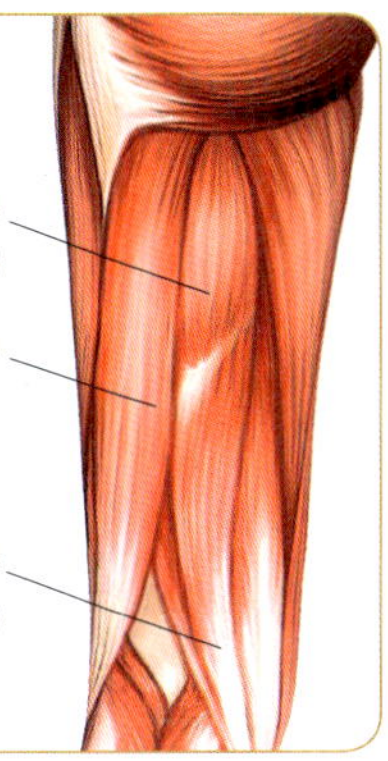

주석

굵은 글자는 목표 근육(target muscles)을 의미한다.
가는 글자는 본 운동에 작용하는 다른 근육들을 의미한다.
* 심부 근육(deep muscles)

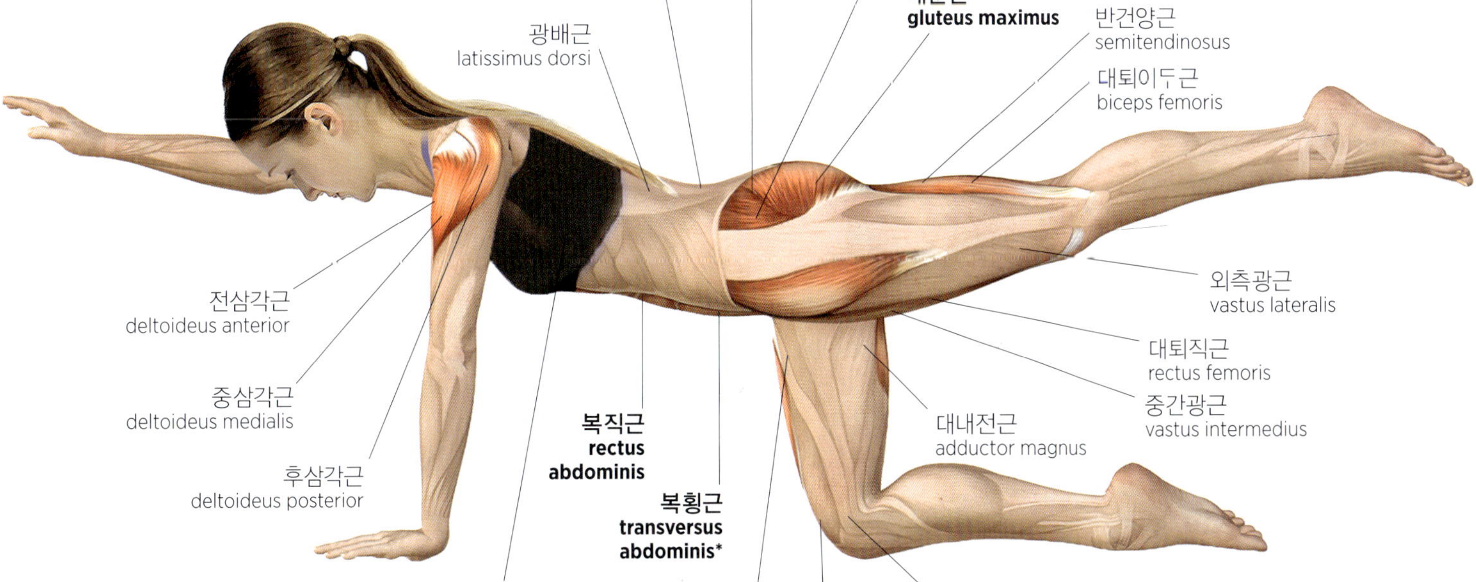

하프 닐링 로테이션 Half-Knealing Rotation

이런 워밍-업 스트레칭은 여러분의 척추 가동성에 중요한 이점을 가져다주고, 자세와 균형 뿐만 아니라, 코어 회전을 향상시킨다.

운동 방법

- 왼쪽 무릎을 꿇고, 오른쪽 다리를 앞쪽으로 내밀어 90°로 굴곡한다(이때 오른쪽 발바닥은 지면에 부착된다). 양쪽 팔꿈치가 가쪽으로 벌어지도록 양손을 머리 옆에 위치시킨다.
- 등을 곧게 유지하고 왼쪽 어깨를 회전시켜, 상체가 오른쪽으로 회전하도록 만든다.
- 권장시간 동안 이 자세를 유지한 후, 스트레칭을 푼다. 그리고 반대쪽도 실시한다.

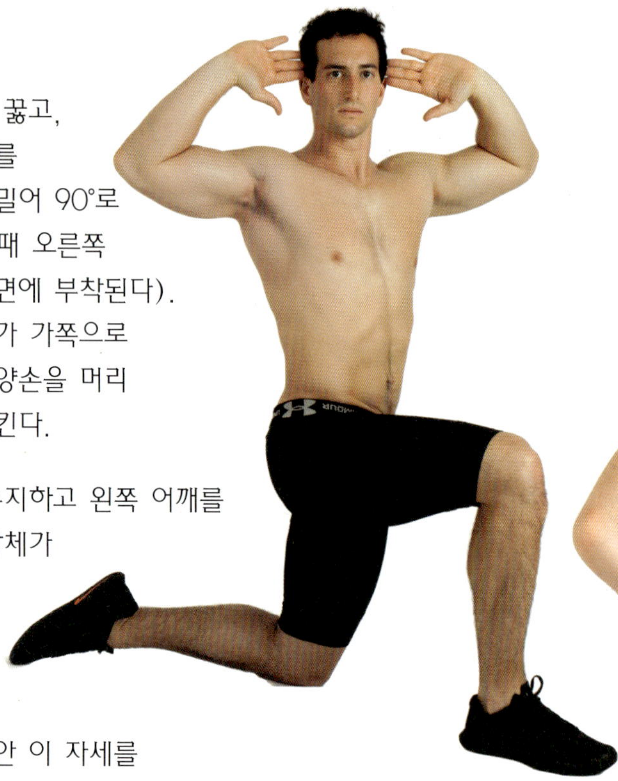

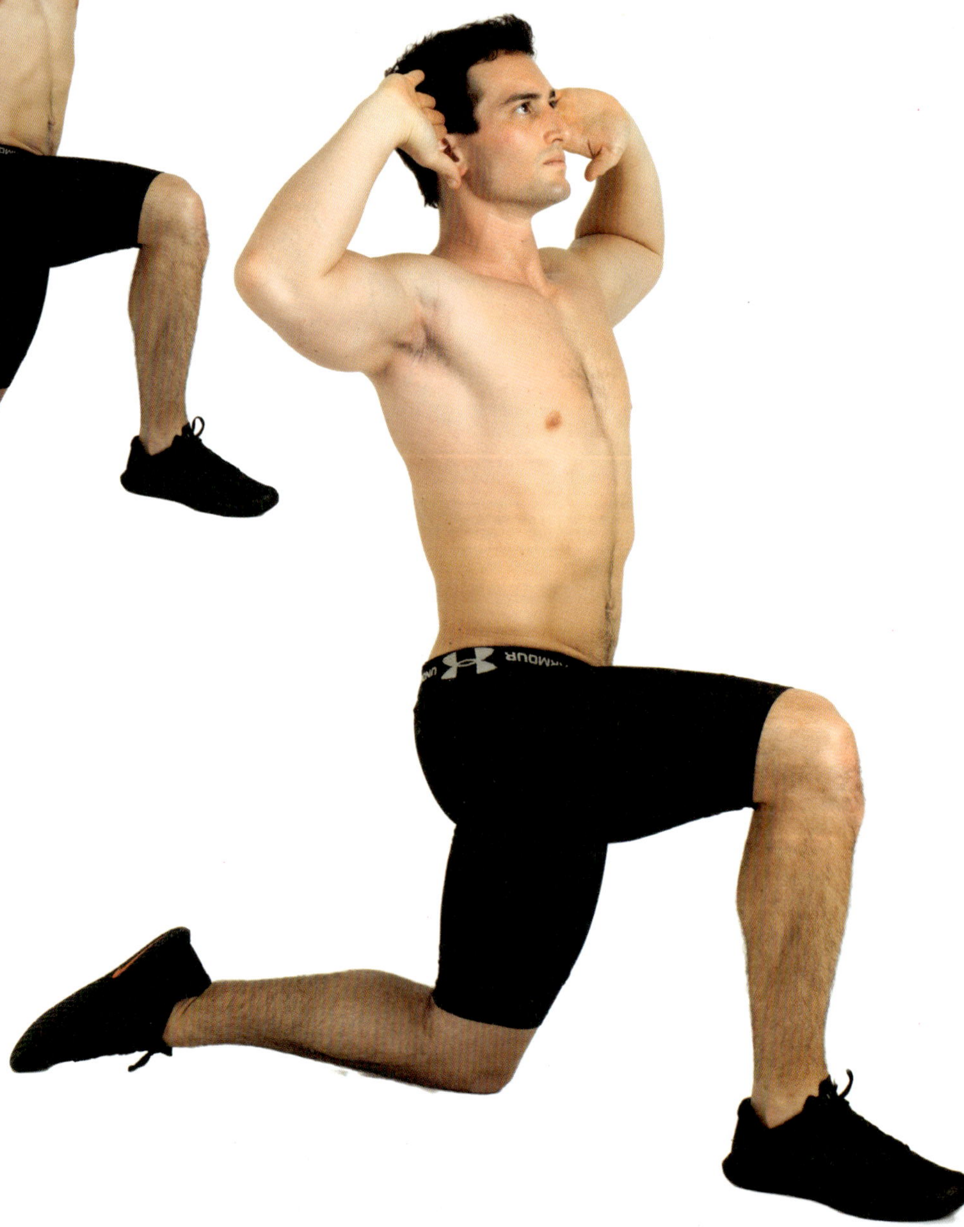

올바른 수행의 팁

- 등을 일직선으로 세워 유지한다.
- 지나치게 회전을 하지 않는다.
- 상체가 한쪽에서 다른쪽으로 회전할 때, 복부가 가쪽으로 튀어 나오지 않도록 한다.

팩트 파일

목표 근육
- 복사근
- 척추 근육

도구
- 없음

장점
- 척추 회전을 증가시킨다.
- 자세를 향상시킨다.

주의사항
- 무릎 문제

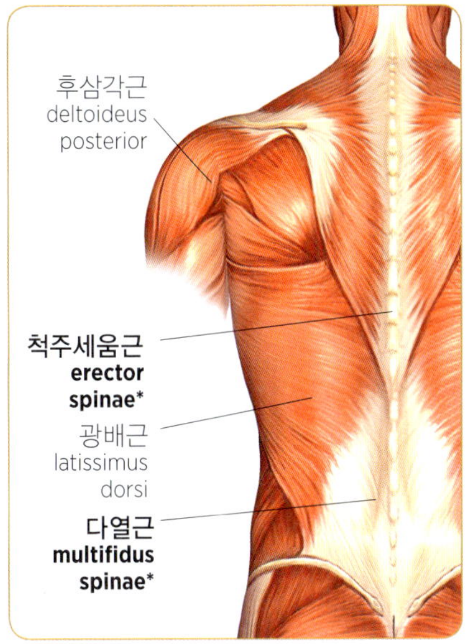

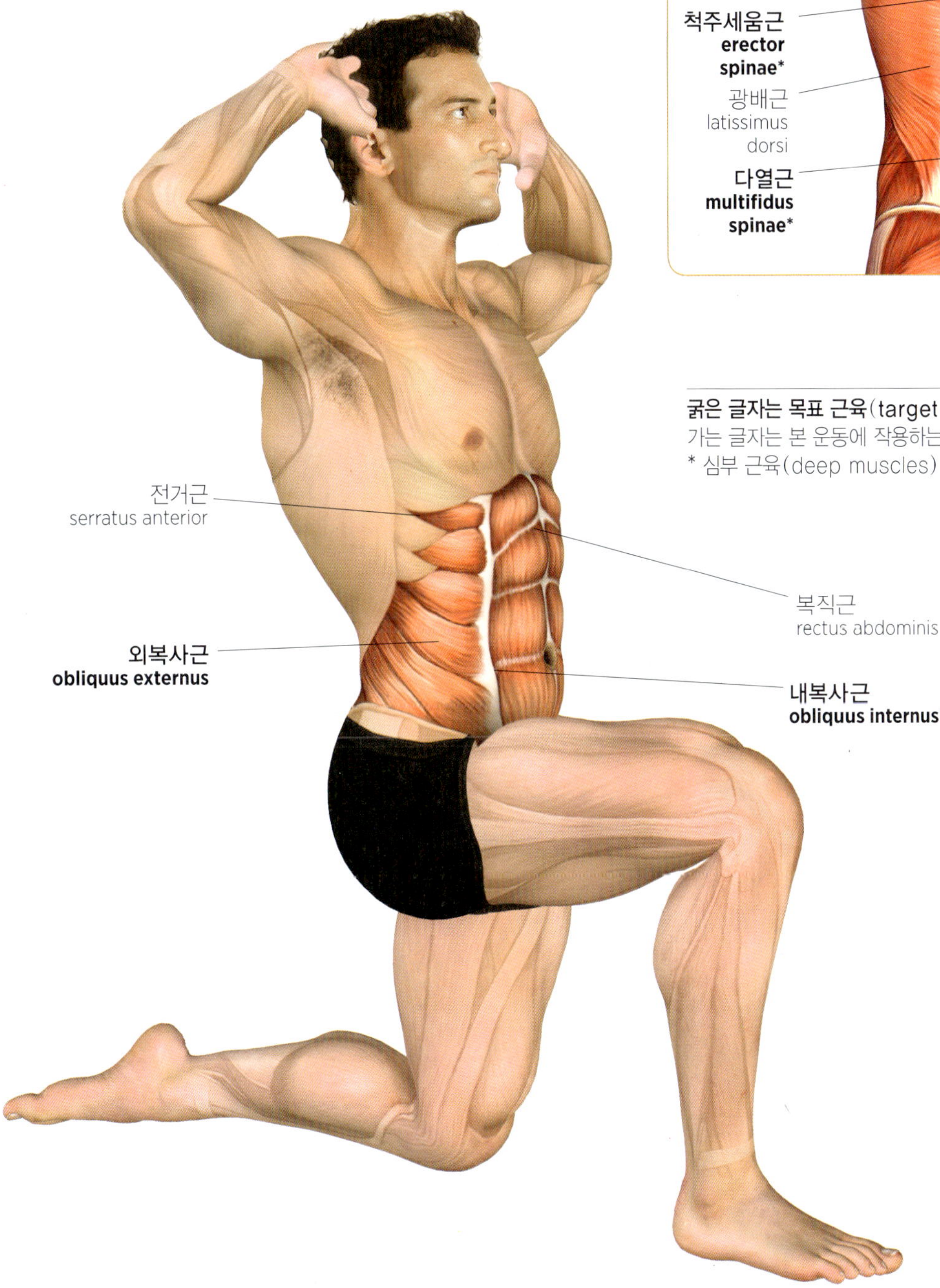

주석

굵은 글자는 목표 근육(target muscles)을 의미한다.
가는 글자는 본 운동에 작용하는 다른 근육들을 의미한다.
* 심부 근육(deep muscles)

사이드 벤딩 Side Bending

선 자세에서 이루어지는 이런 운동은 상체를 스트레칭하고, 좌식생활로 인한 구부정하고 잘못된 자세를 교정하는데 도움을 준다.

운동 방법

- 목, 어깨 및 몸통을 똑바로 하고 선 자세를 취한다.
- 양팔을 머리 위로 들어 올리고, 양손을 깍지 껴서 손바닥이 하늘을 향하도록 한다.
- 고관절을 기울여 몸통을 천천히 오른쪽으로 측방굴곡한다.
- 부드러운 흐름을 유지하면서 몸통을 왼쪽으로 기울인다.
- 권장 반복횟수만큼 몸통을 양쪽으로 굴곡한다.

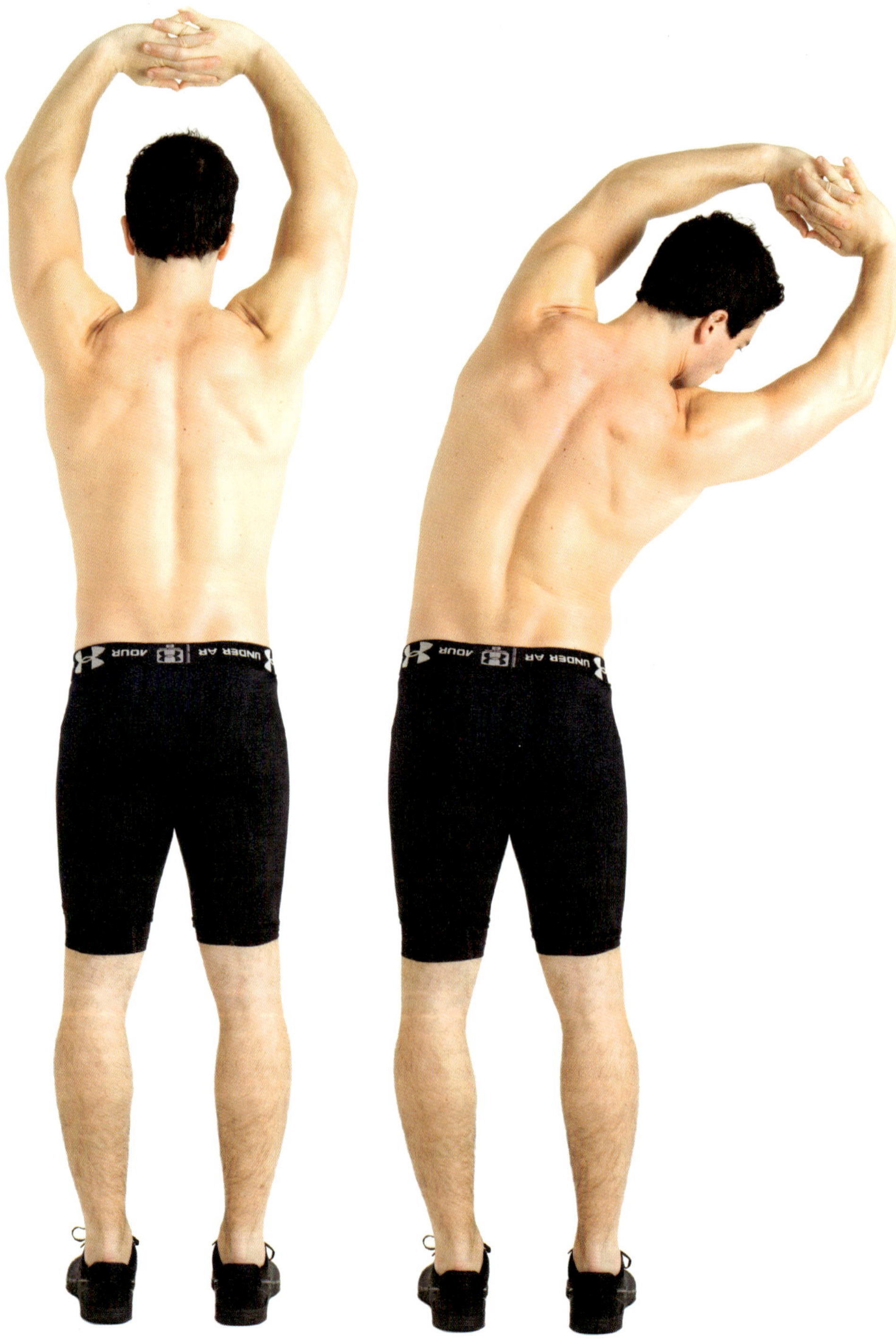

올바른 수행의 팁

- 할 수 있을 만큼 팔과 어깨를 늘인다.
- 너무 빠르게 측방굴곡하지 않는다.

팩트 파일

목표 근육
- 상부 등 근육
- 복사근

도구
- 없음

장점
- 상체 가동성을 증가시킨다.
- 자세를 향상시킨다.

주의사항
- 허리 문제

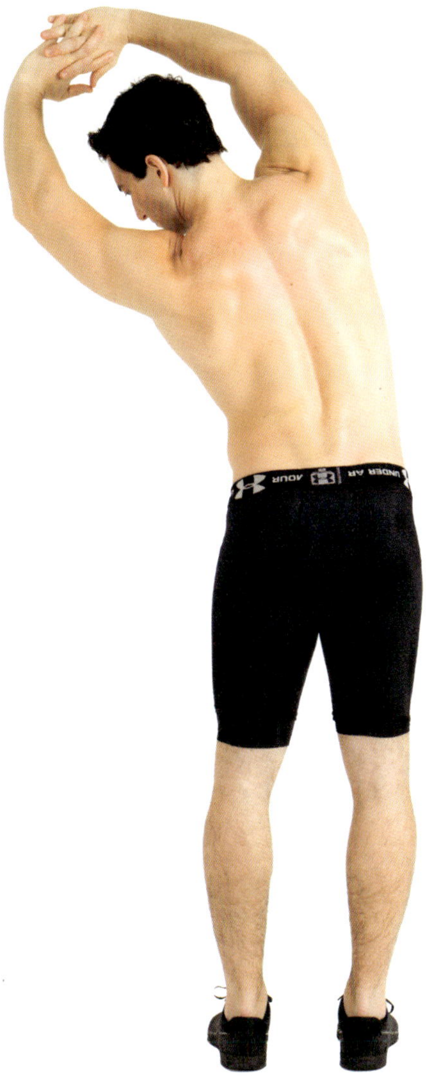

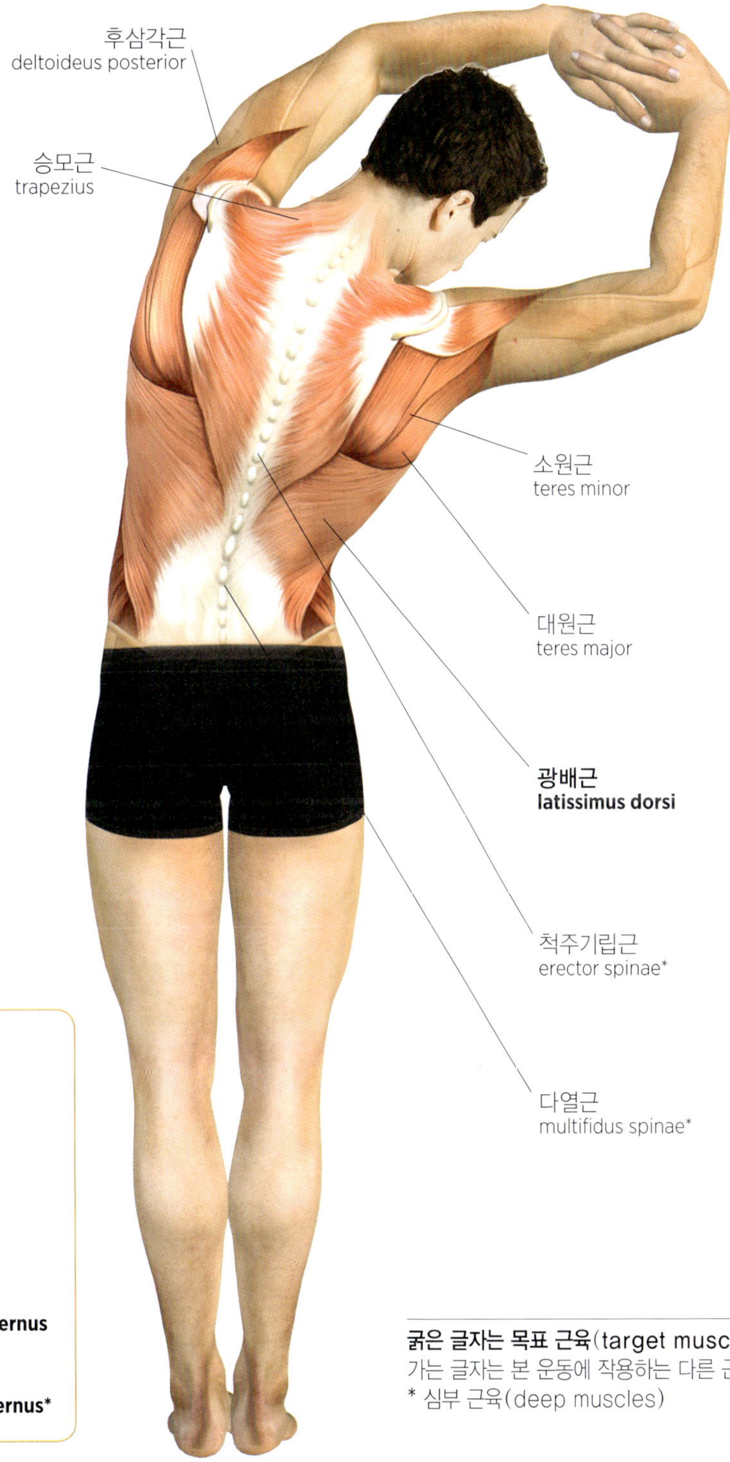

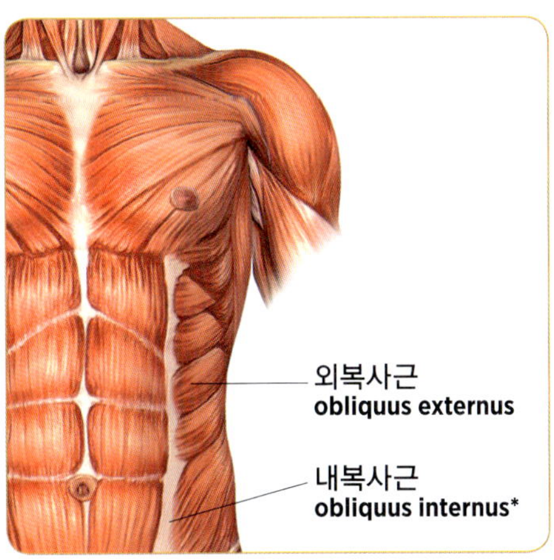

주석

굵은 글자는 목표 근육(target muscles)을 의미한다.
가는 글자는 본 운동에 작용하는 다른 근육들을 의미한다.
* 심부 근육(deep muscles)

스위스 볼 복부 스트레칭

Swiss Ball Abdominal Stretch

복부 주위 근육을 위한 철저한 긴장과 스트레칭은 코어 근력을 강화할 수 있는 훌륭한 방법이다.

운동 방법

- 스위스 볼 위에 등을 대고 눕는다. 양팔을 대각선 방향으로 뻗어 머리 뒤로 보낸다. 이때 양발은 어깨너비로 벌리고, 무릎을 굽힌다.
- 손가락이 바닥에 닿을 때까지 양팔을 천천히 아래쪽으로 뻗는다.
- 허리를 공위에 유지한 채, 고관절을 아래쪽으로 내려서 천장쪽으로 복부를 스트레칭한다.
- 권장시간 동안 이 자세를 유지한 후, 스트레칭을 푼다. 그리고 권장 반복횟수만큼 스트레칭을 반복한다.

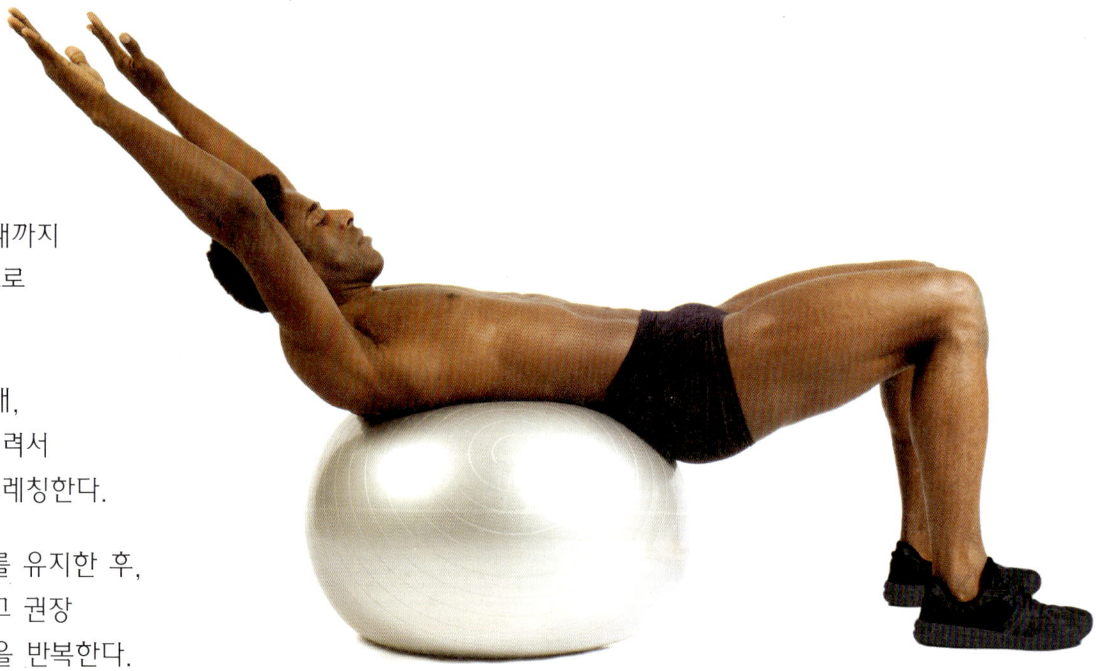

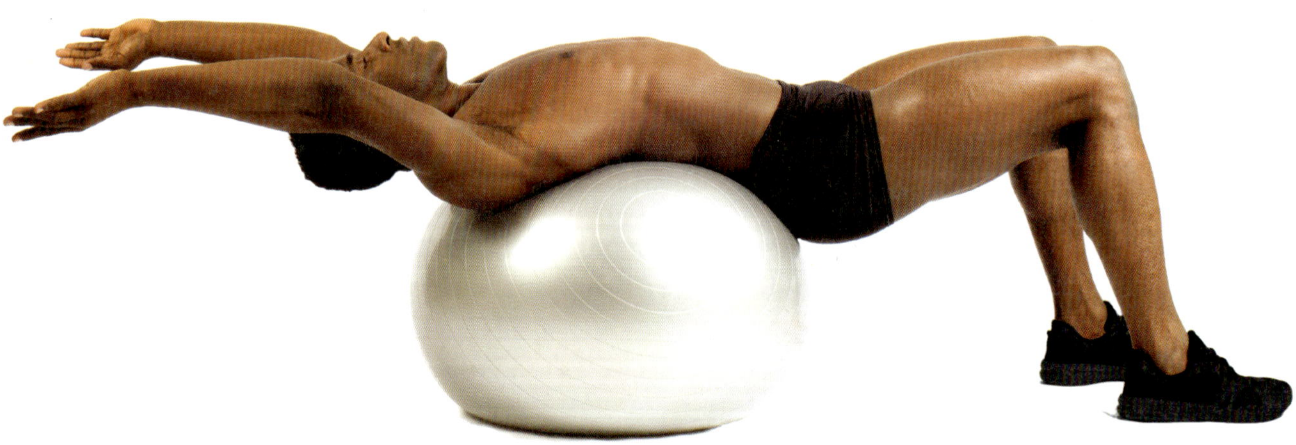

팩트 파일

목표 근육
- 상복부 근육

도구
- 스위스 볼

장점
- 상복부를 스트레칭한다.
- 균형을 증가시킨다.

주의사항
- 허리 통증
- 어깨 문제
- 균형 문제

올바른 수행의 팁

- 공 위에 몸통을 안정되게 유지한다.
- 골반이 과도하게 신전되어서는 안된다.

주석

굵은 글자는 목표 근육(target muscles)을 의미한다.
가는 글자는 본 운동에 작용하는 다른 근육들을 의미한다.
* 심부 근육(deep muscles)

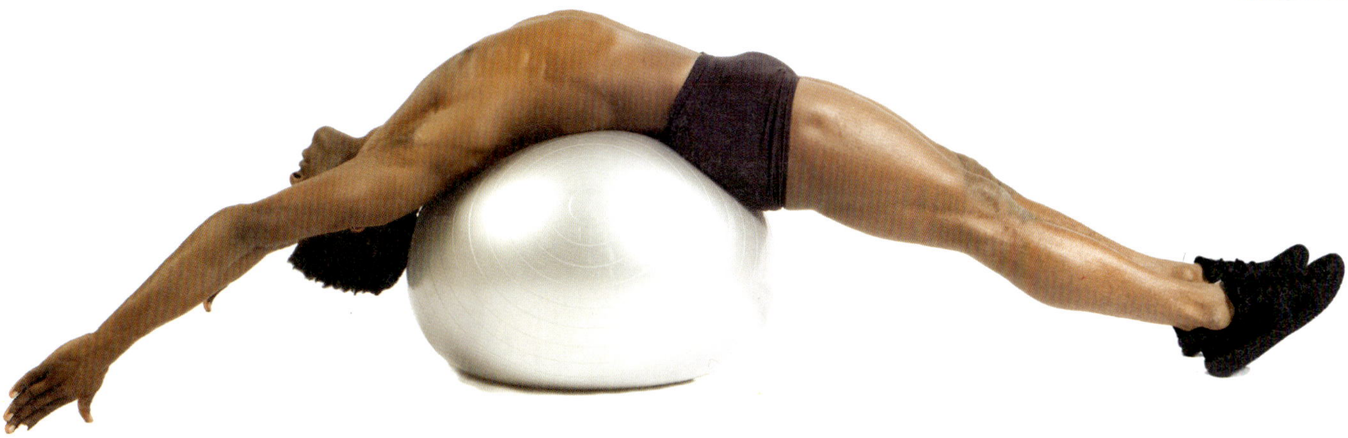

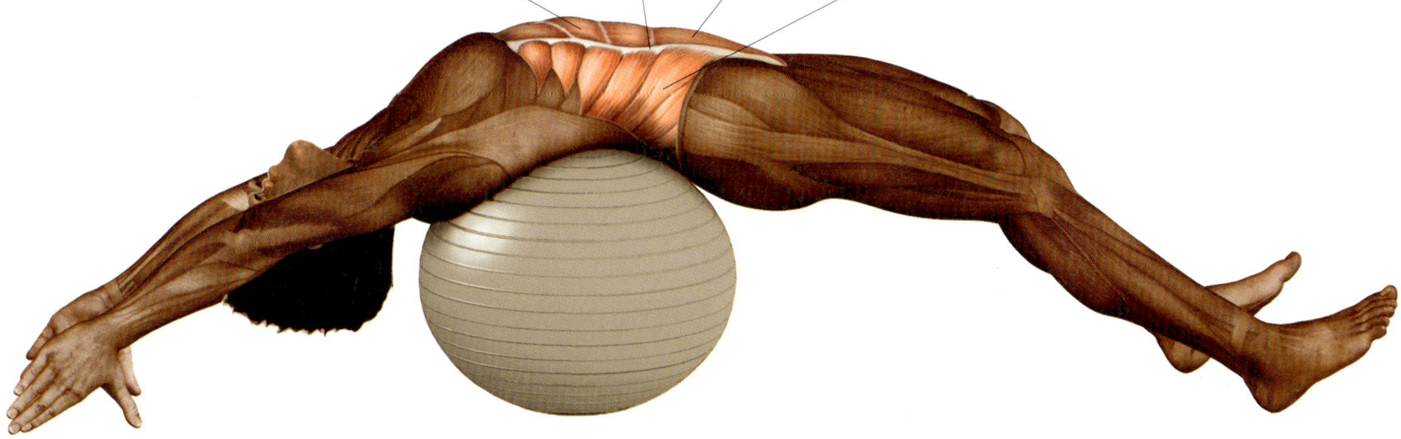

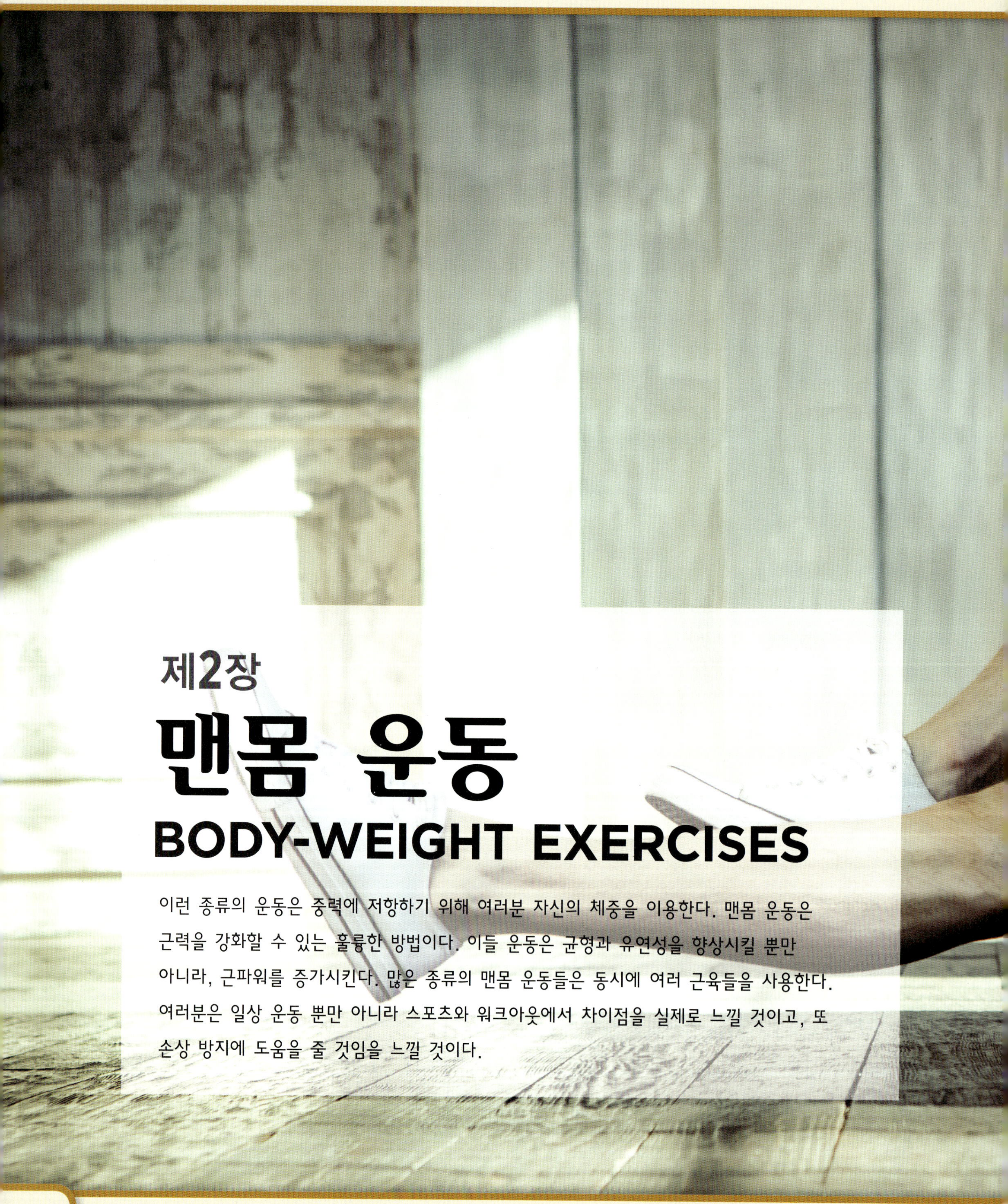

제2장

맨몸 운동

BODY-WEIGHT EXERCISES

이런 종류의 운동은 중력에 저항하기 위해 여러분 자신의 체중을 이용한다. 맨몸 운동은 근력을 강화할 수 있는 훌륭한 방법이다. 이들 운동은 균형과 유연성을 향상시킬 뿐만 아니라, 근파워를 증가시킨다. 많은 종류의 맨몸 운동들은 동시에 여러 근육들을 사용한다. 여러분은 일상 운동 뿐만 아니라 스포츠와 워크아웃에서 차이점을 실제로 느낄 것이고, 또 손상 방지에 도움을 줄 것임을 느낄 것이다.

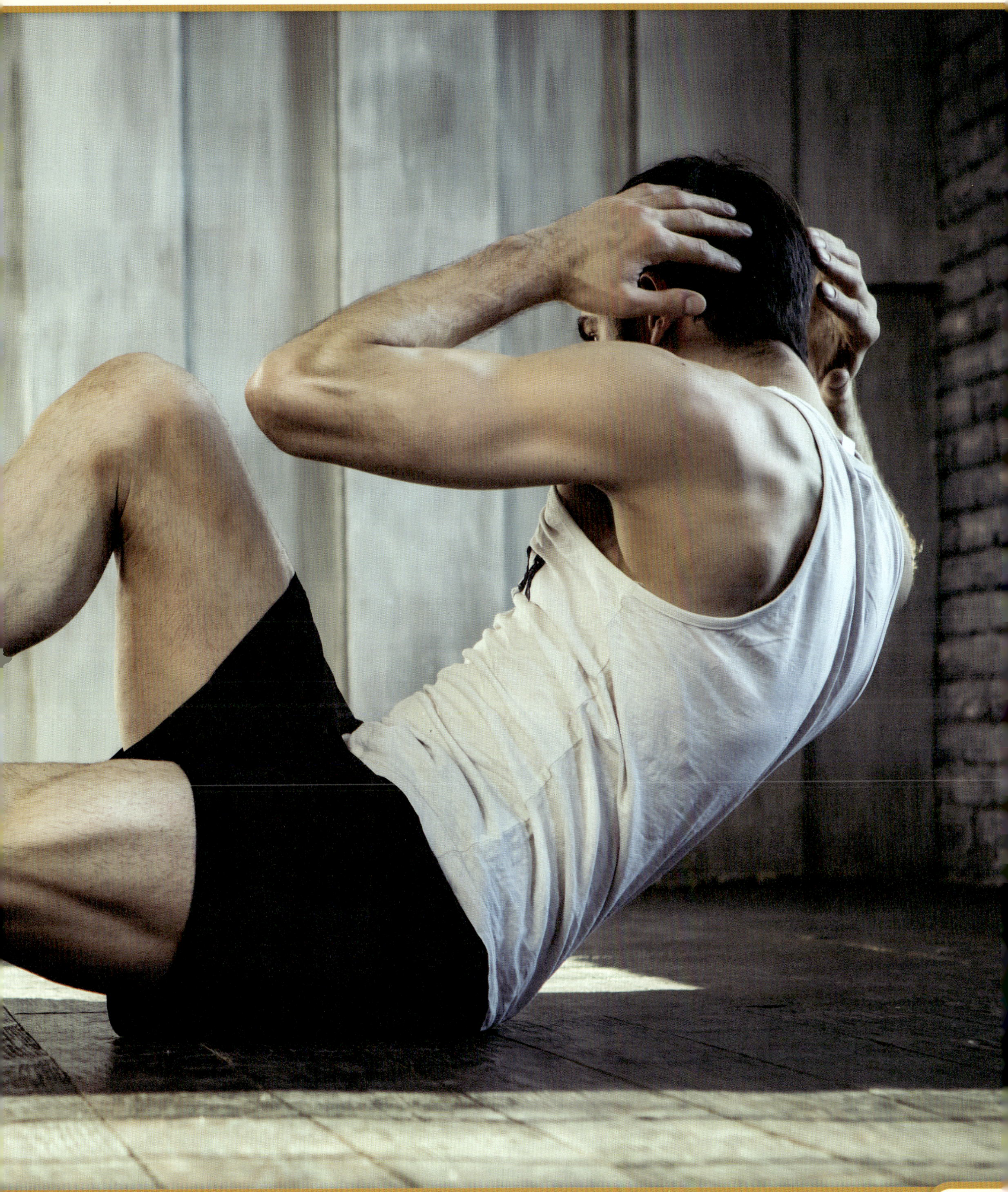

스레드 더 니이들 Thread the Needle

이런 척추 강화운동은 모든 종류의 훈련 방법에서 널리 사용된다. 스레드 더 니이들(Thread the Needle)은 여러분의 몸을 완전히 회전시키고, 팔 운동과 함께 코어의 안정성을 향상시킨다.

운동 방법

- 네발자세에서 시작한다. 등을 곧게 펴고, 손과 어깨가 수직 일직선상에 있도록 한다.
- 손을 뒤집어서 손등이 바닥에 닿도록 한다. 왼손의 손등으로 바닥을 쓸 듯이 왼손을 오른손의 뒤쪽으로 활주시킨다. 왼손을 더 멀리 활주시킬 때 지지하고 있는 오른팔을 굴곡시킨다.
- 왼쪽 어깨가 바닥에 닿을 때까지 계속 왼손을 활주시키고, 오른팔을 수직으로 굴곡한다. 머리의 측면이 바닥에 닿고 여러분은 오른쪽을 응시한다.
- 권장 시간 동안 그 자세를 유지한 후, 시작자세로 돌아온다. 그리고 반대쪽도 실시한다.

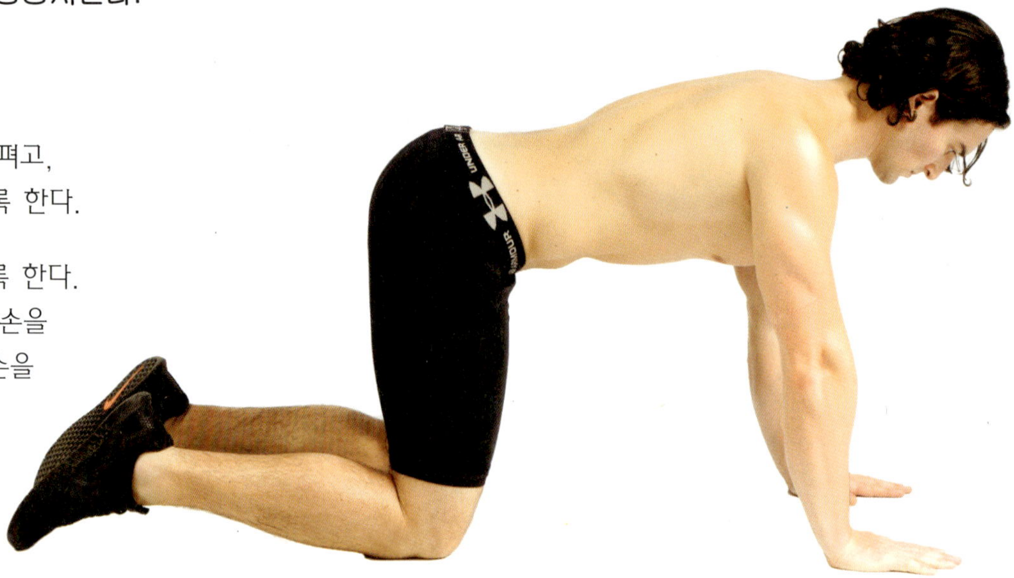

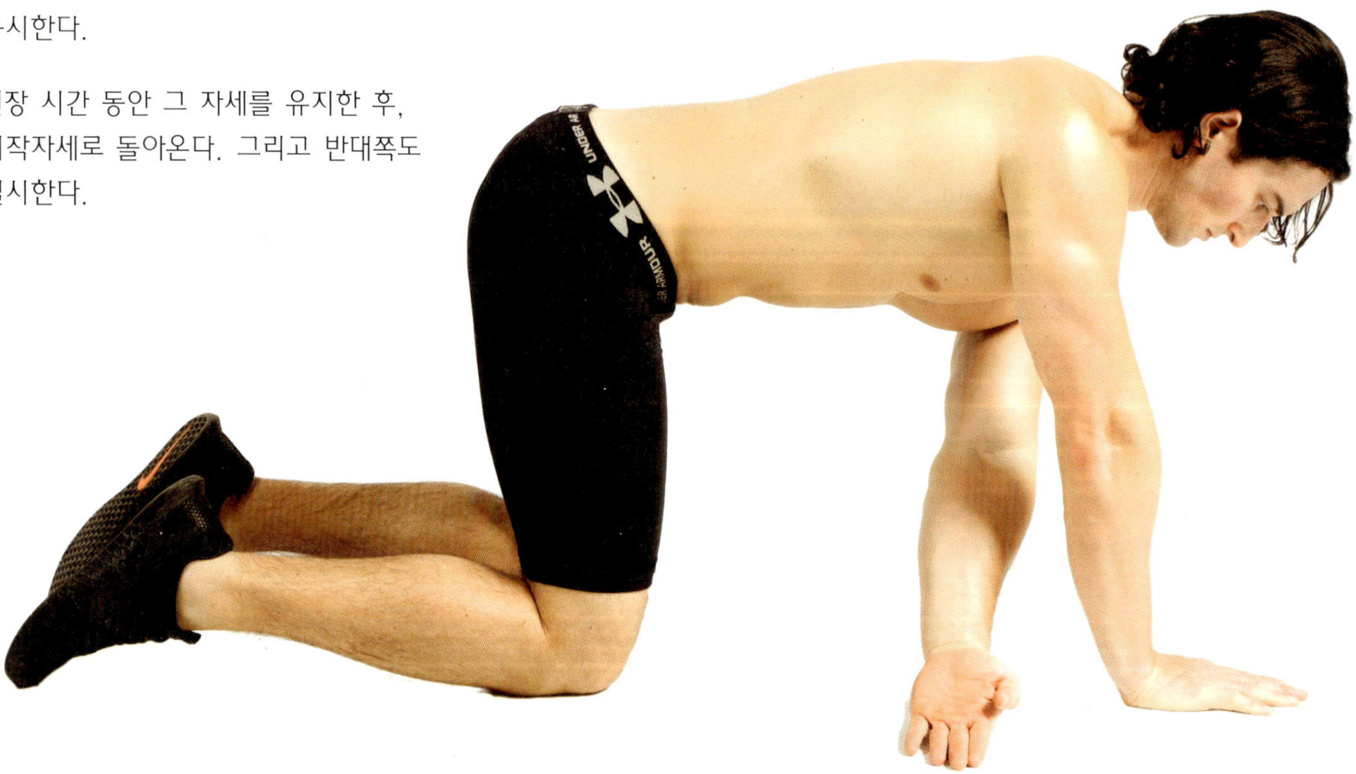

팩트 파일

목표 근육
- 등 근육

도구
- 없음

장점
- 등과 어깨의 가동성을 향상시킨다.
- 척추 유연성을 높인다.

주의사항
- 요통
- 손목 또는 팔꿈치 통증
- 어깨 문제

올바른 수행의 팁

- 처음부터 끝까지 균등하게 회전한다.
- 완전가동범위를 달성하기 위해 천천히 움직인다.
- 균형을 유지하기 위해 팔의 지지를 이용한다.

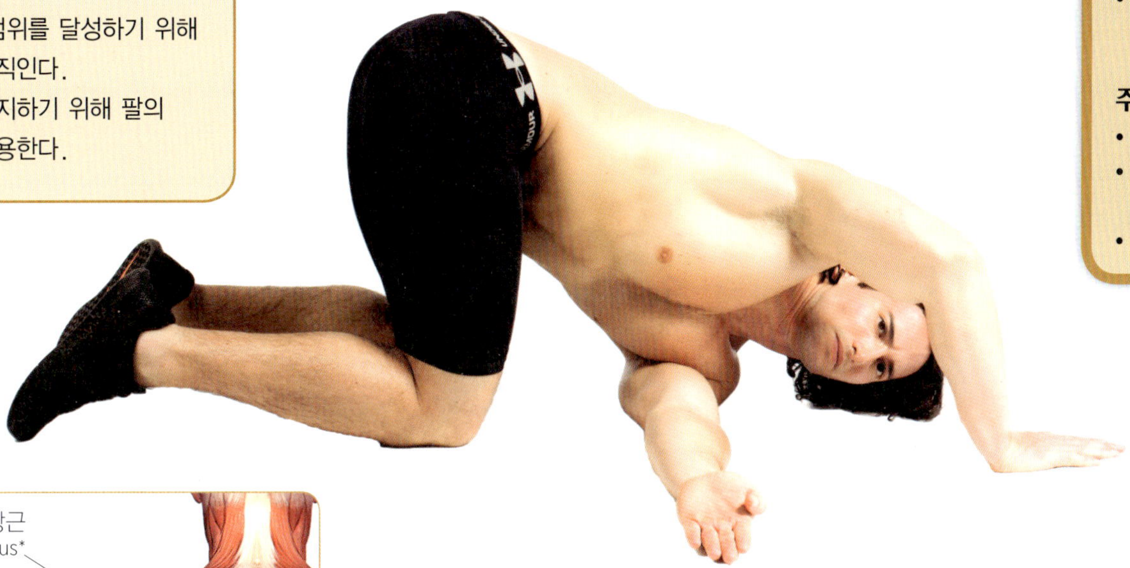

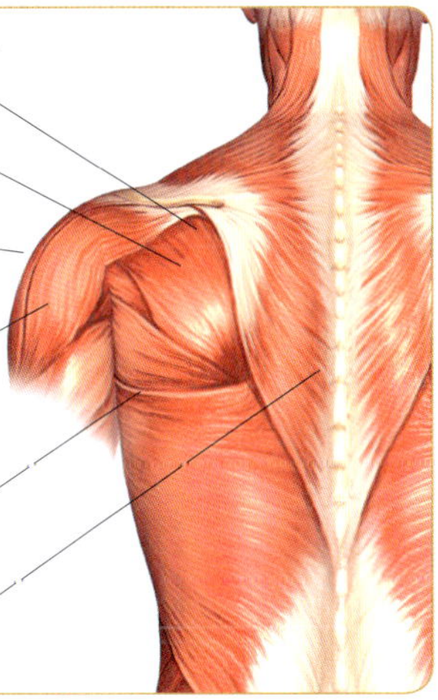

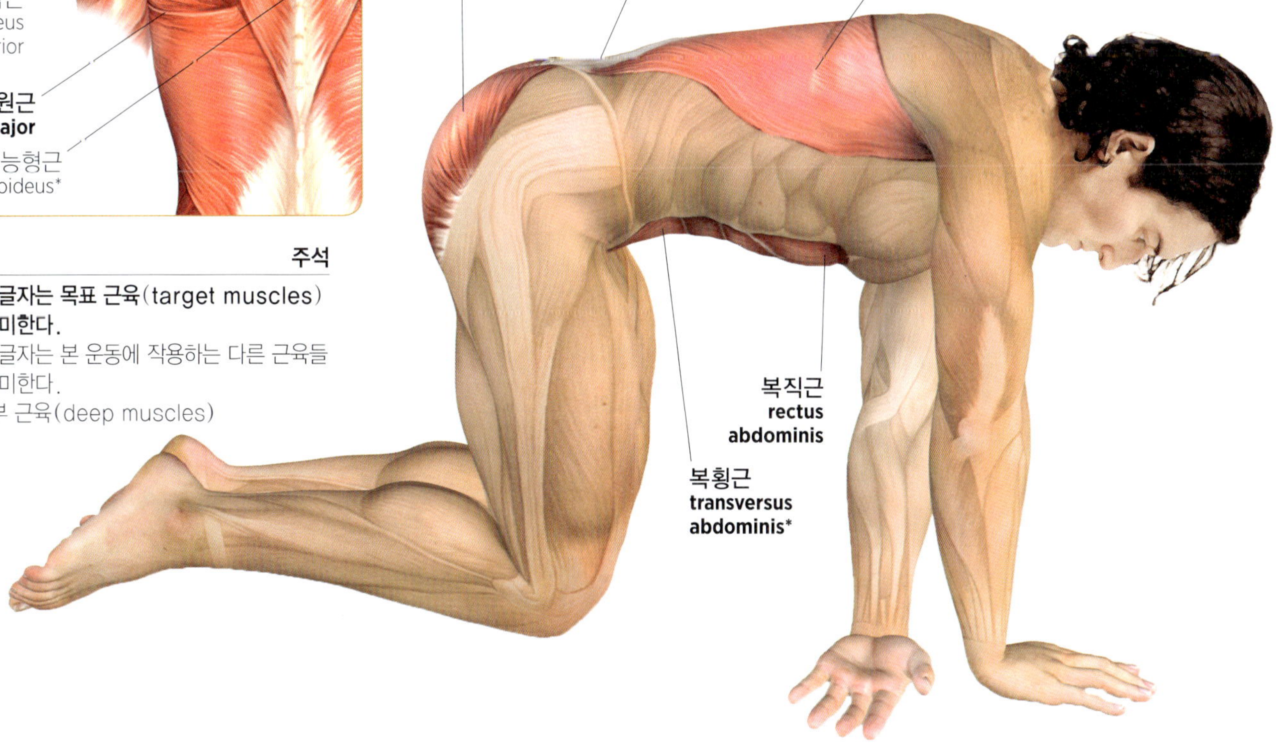

주석

굵은 글자는 목표 근육(target muscles)을 의미한다.

가는 글자는 본 운동에 작용하는 다른 근육들을 의미한다.

* 심부 근육(deep muscles)

힙 크로스오버 Hip Crossover

힙 크로스오버는 코어를 효율적으로 강화시킨다. 많은 코어 운동과 마찬가지로, 조절된 움직임이 목표이다. 여러분은 움직일 때 반동을 이용하지 않고 근육을 사용해서 움직이길 원할 것이다.

운동 방법

- 등을 대고 누운 자세에서, 양팔을 옆으로 벌리고, 양쪽 다리를 들어 올려 고관절과 무릎관절을 90°로 만든다.

- 복부 근육을 수축하고, 양쪽 무릎을 바닥 가까이 까지 오른쪽으로 내린다. 이때 양쪽 어깨가 바닥으로부터 떨어져서는 안된다.

- 시작자세로 되돌아오고, 권장시간 동안 그 자세를 유지한 후, 반대쪽도 실시한다.

올바른 수행의 팁

- 코어를 중심에 유지시킨다.
- 조심스럽게 그리고 조절하면서 움직인다.
- 다리를 과도하게 돌리지 않는다.

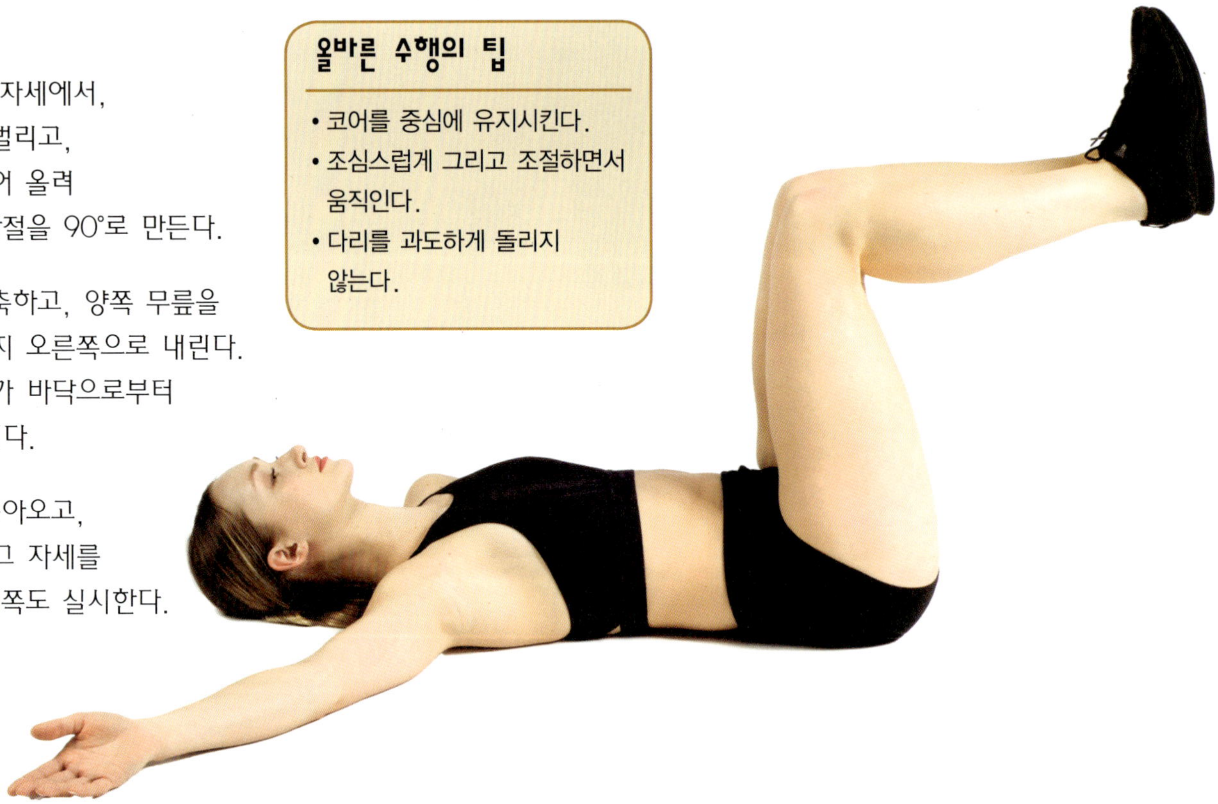

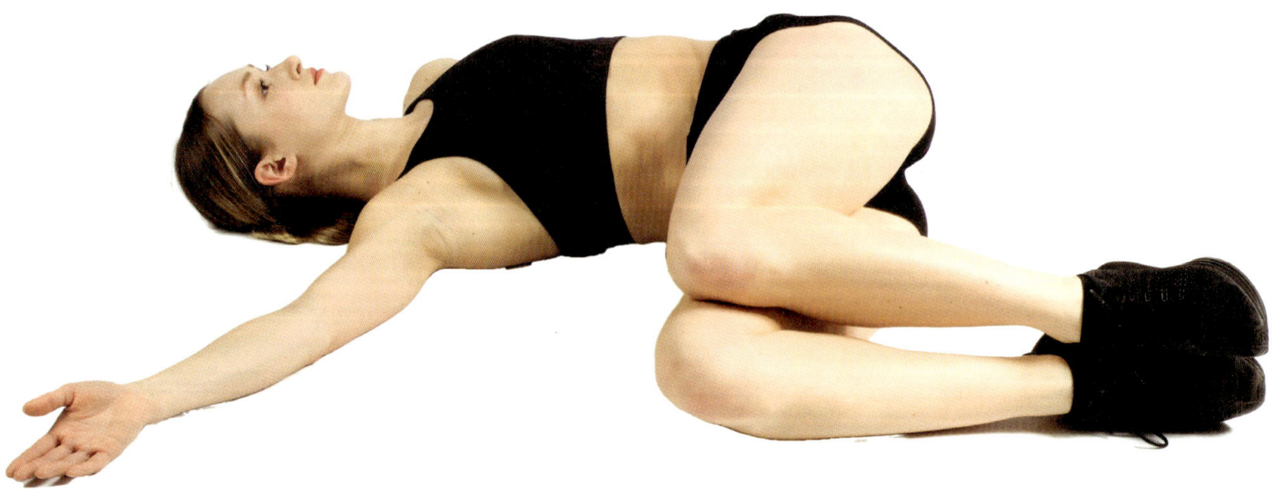

팩트 파일

목표 근육
- 허리 근육
- 복사근

도구
- 없음

장점
- 복부를 강화한다.
- 코어를 안정화시킨다.

주의사항
- 허리 문제

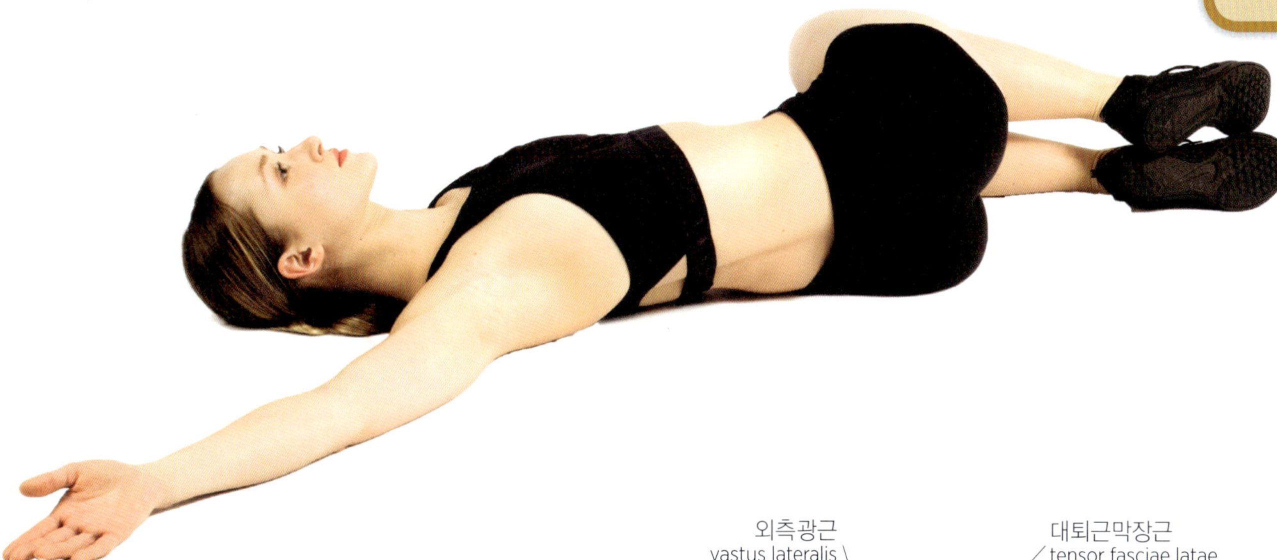

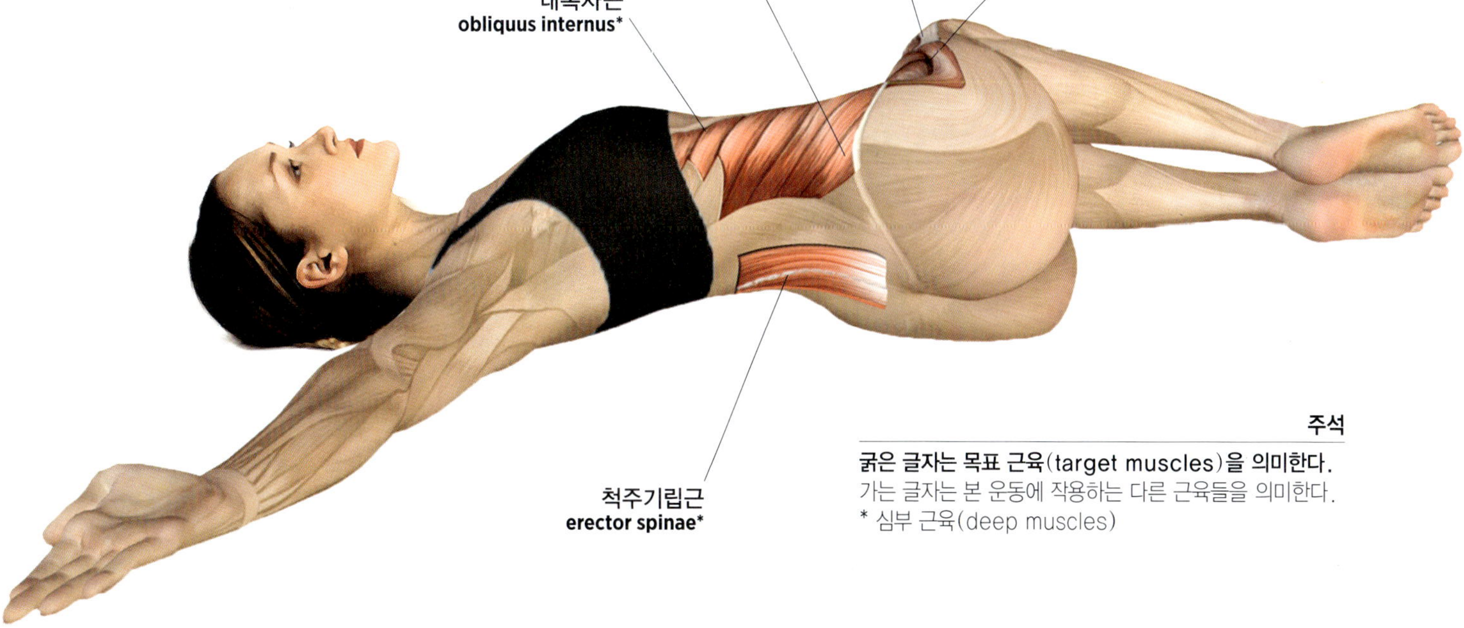

주석

굵은 글자는 목표 근육(target muscles)을 의미한다.
가는 글자는 본 운동에 작용하는 다른 근육들을 의미한다.
* 심부 근육(deep muscles)

스위머 Swimmer

스위머는 인체에 있는 모든 근육을 관여시키지만,
특히 고관절 신전근과 척추를 지지하는 근육을 강화시킨다.

운동 방법

- 엎드린 자세를 취하고 양쪽 발을 고관절 너비만큼 벌린다. 양팔을 머리 위로 올려 귀 옆에 붙이고 바닥에 내려놓는다. 골반저 근육을 활성화하고, 배꼽을 척추쪽으로 당긴다.
- 왼팔과 오른쪽 다리를 동시에 들어 올릴 때 상부 등을 뒤로 젖힌다. 이때 머리와 양쪽 어깨를 바닥에서 들어 올린다.
- 왼팔과 오른쪽 다리를 시작자세로 내려놓는다. 이때 모든 사지의 신장을 유지한다.

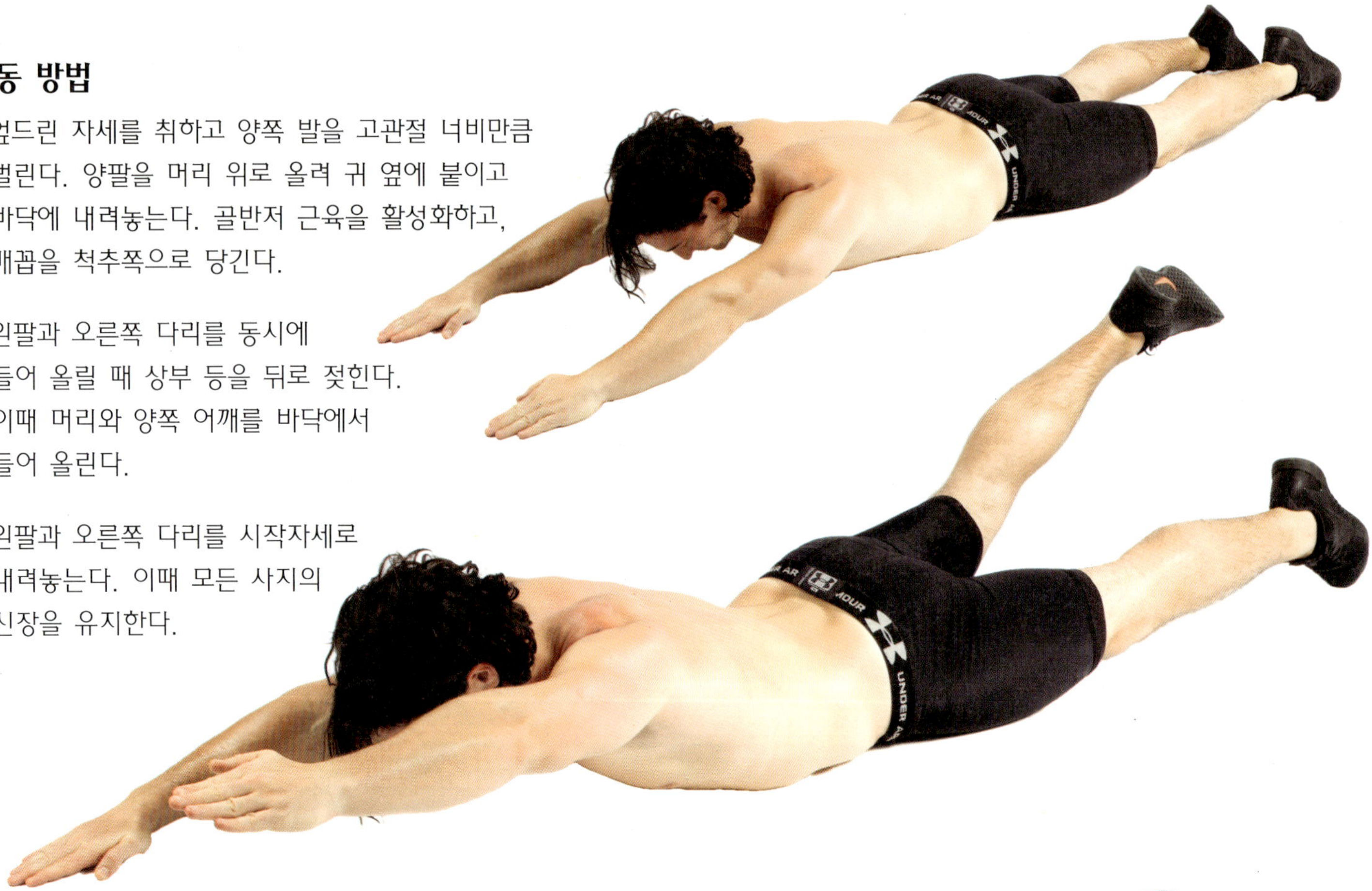

- 머리와 어깨를 들어 올리면서 오른팔과 왼쪽 다리를 바닥으로부터 들어 올린다.
- 모든 사지의 신장을 유지하면서 시작자세로 돌아간다. 권장 반복횟수만큼 양측을 교대로 실시한다.

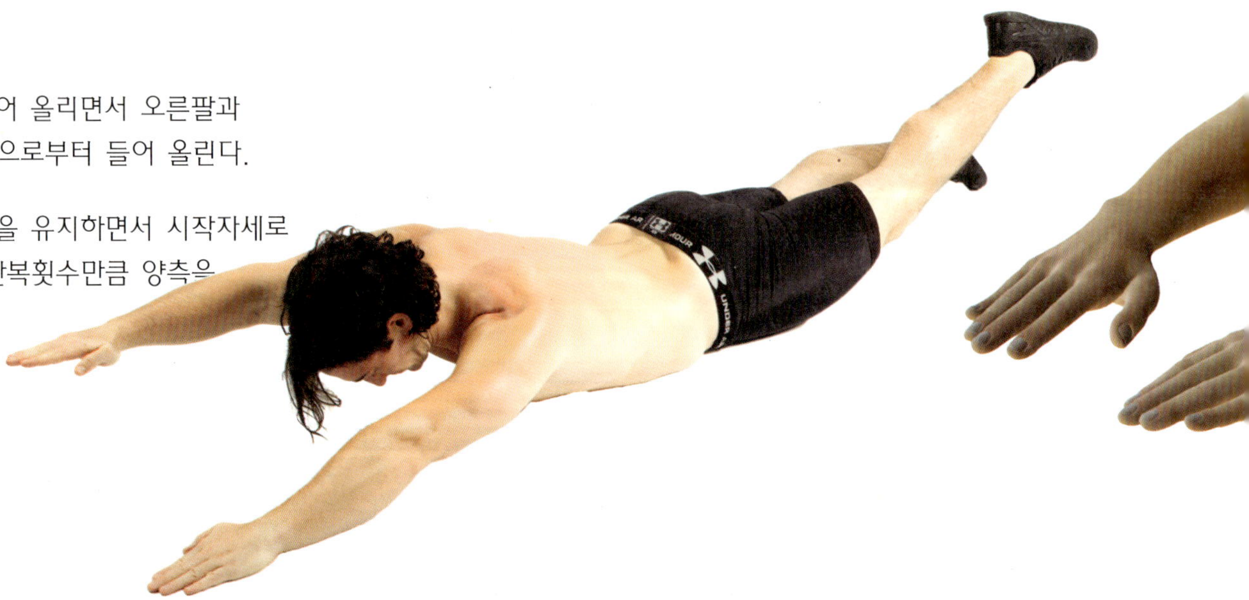

팩트 파일

목표 근육
- 고관절 근육
- 척추 근육

도구
- 없음

장점
- 고관절 신전근과 척추 신전근을 강화한다.
- 회전에 대항하는 척추 안정화를 향상시킨다.

주의사항
- 허리 통증
- 과도한 상부 척추 만곡
- 요추 만곡

다른 버전

높은 난이도: 서로 반대되는 다리와 팔을 들어 올리지 않고, 모든 사지를 동시에 들어 올린다. 이때도 배꼽을 척추쪽으로 계속 당긴다. 이 버전의 운동은 슈퍼맨 운동으로 알려져 있다.

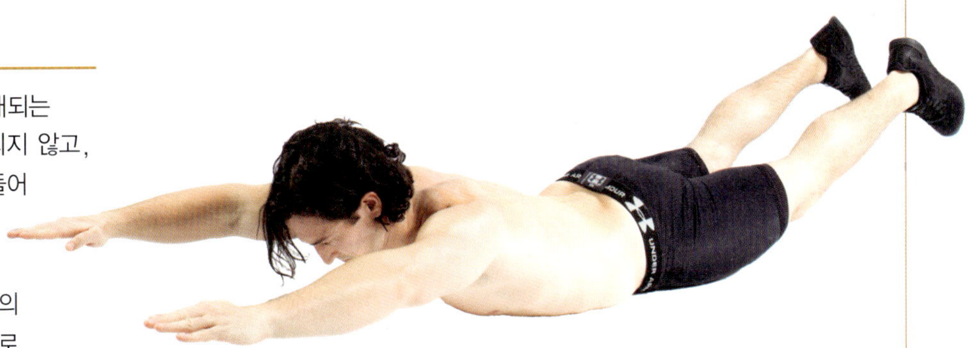

주석

굵은 글자는 목표 근육(target muscles)을 의미한다.
가는 글자는 본 운동에 작용하는 다른 근육들을 의미한다.
* 심부 근육(deep muscles)

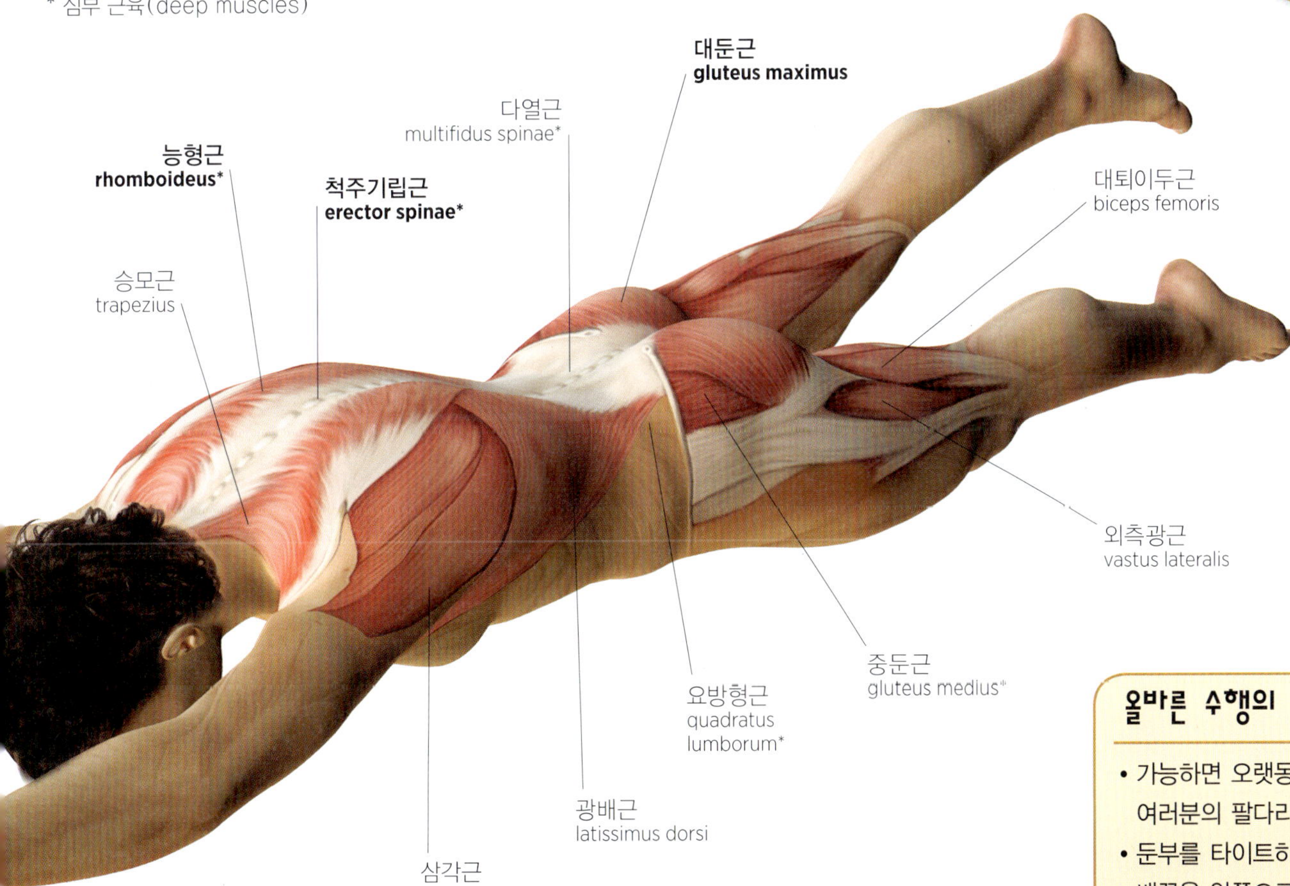

올바른 수행의 팁

- 가능하면 오랫동안 반대 방향으로 여러분의 팔다리를 뻗는다.
- 둔부를 타이트하게 수축하고, 배꼽을 안쪽으로 당긴다.
- 목을 길게 이완한다.
- 귀쪽으로 어깨를 거상하지 않아야 한다.

브레스트스트로크(평영) Breaststroke

여러분의 자세가 구부정하다면, 브레스트스트로크가 좋은 운동이다. 팔 회전과 들기 동작은 견갑골과 척추 주위에 있는 견갑골 근육을 강화한다.

운동 방법

- 엎드린 자세에서 양쪽 다리를 쭉 뻗고 발끝을 뾰족하게 만든다. 손바닥을 아랫방향으로 향하게 하고 양팔을 굴곡한다. 그리고 양팔을 바닥으로부터 몇 인치정도 들어 올린다.

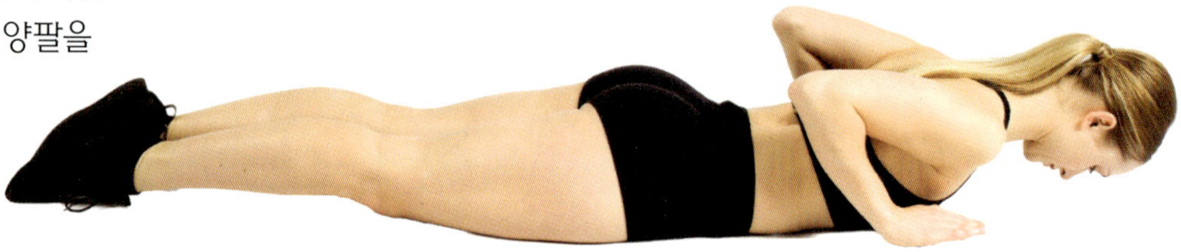

- 양팔을 앞쪽으로 천천히 뻗고, 팔이 여러분의 뒤쪽으로 가도록 원운동을 한다. 이때 여러분의 상부 가슴은 바닥에서 떨어져야 한다. 여러분의 손가락을 뒤쪽으로 뻗어야 한다.

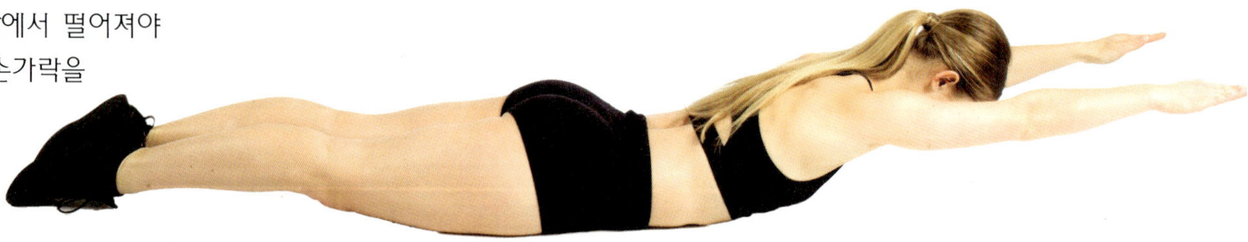

- 팔꿈치를 굴곡하고 시작자세로 되돌아온다. 권장 반복횟수만큼 반복 실시한다.

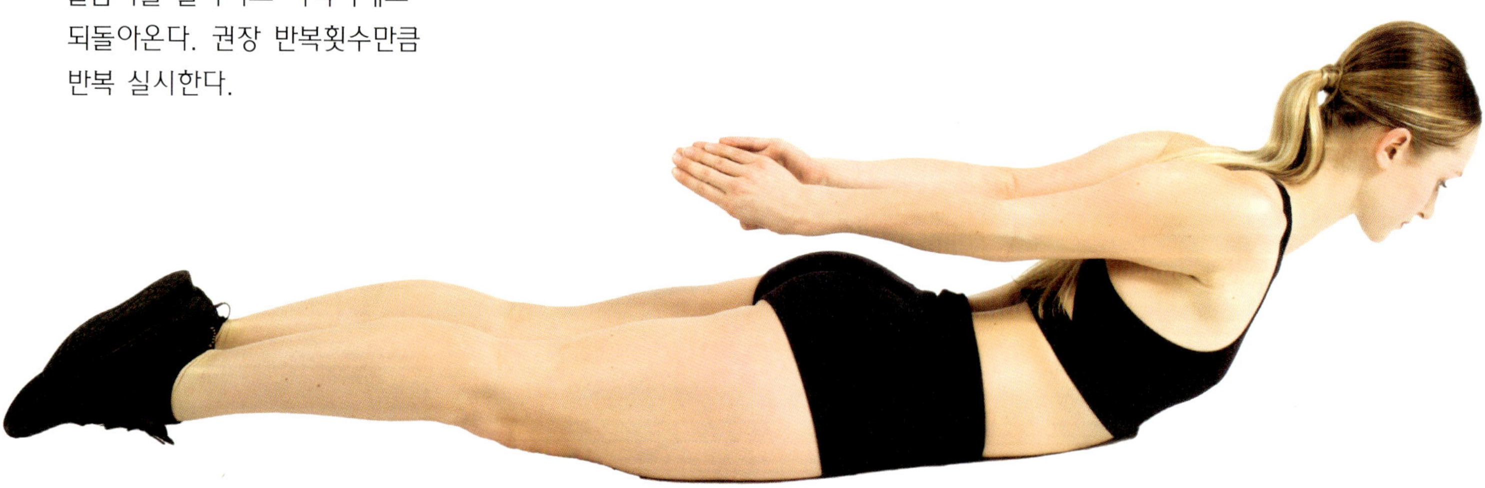

팩트 파일

목표 근육
- 어깨 근육
- 회전근개
- 척추 근육
- 상부 등 근육
- 중간 등 근육

도구
- 없음

장점
- 상부 등과 척추의 가동성을 증가시킨다.
- 등, 척추 및 코어를 강화한다.
- 어깨, 상완, 고관절 및 둔부 등의 근육을 관여시킨다.

주의사항
- 어깨 문제
- 목 문제

올바른 수행의 팁

- 양팔을 바닥으로부터 들어 올리고, 그 자세를 유지한다.
- 허리의 관여를 유지한다.
- 고관절과 치골을 바닥에 내려놓는다.
- 코어를 관여시키기 위해 양쪽 다리를 붙인다.
- 머리의 뒤쪽, 목 및 척추가 일직선 되도록 정렬한다.
- 몸통을 흉곽의 가장 아래 부분(bottom)보다 더 높게 들어 올려서는 안된다.

주석

굵은 글자는 목표 근육(target muscles)을 의미한다.
가는 글자는 본 운동에 작용하는 다른 근육들을 의미한다.
* 심부 근육(deep muscles)

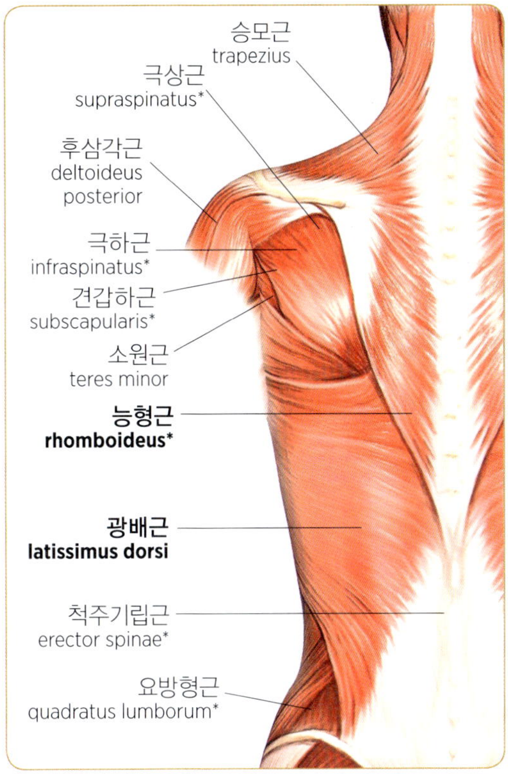

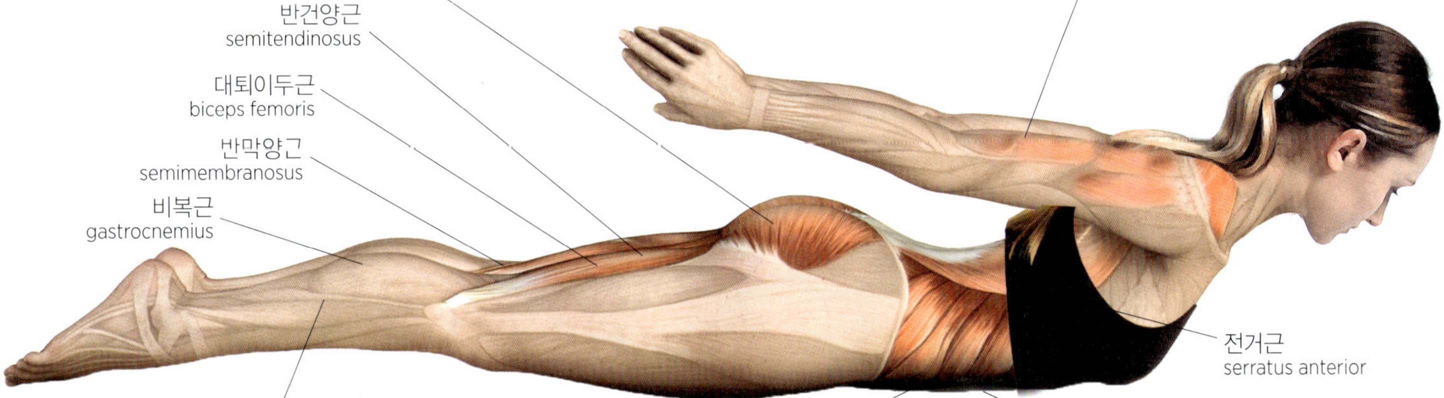

백 버너 Back Burner

백 버너는 허리 뿐만 아니라, 모든 복부 근육을 강화한다. 규칙적으로 운동한다면, 자세를 향상시킬 뿐만 아니라, 코어를 강하게 만들 수 있다.

운동 방법

- 엎드린 자세에서 양팔을 여러분의 앞쪽으로 뻗는다. 발끝을 뾰족하게 하고 양쪽 다리를 바닥 위에 내려놓는다. 배꼽을 척추 쪽으로 당기고 어깨를 등쪽으로 내린다.

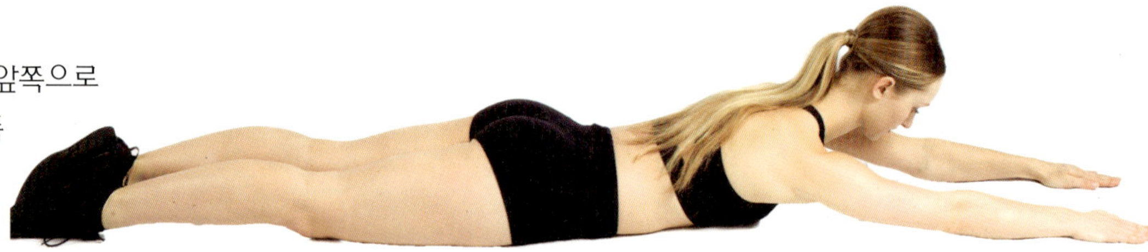

- 뻗은 양팔을 바닥으로 들어 올리고, 양팔을 권장 반복횟수만큼 펄스(pulse)*한다.

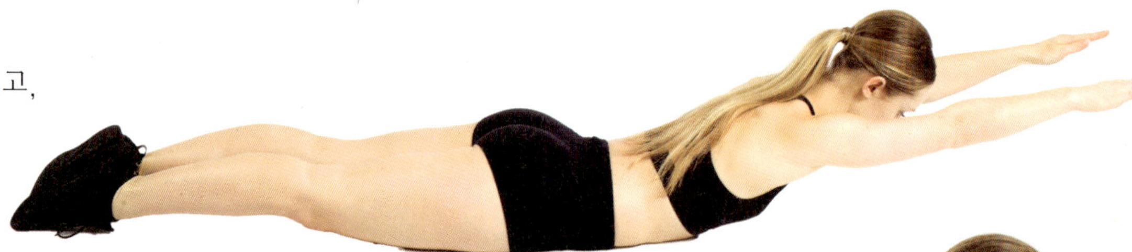

- 양팔을 재위치시키고, 좌우 팔을 각각 10시와 2시 방향으로 위치시킨다. 이 자세에서 권장 반복횟수만큼 양쪽 팔을 아래위로 펄스한다.

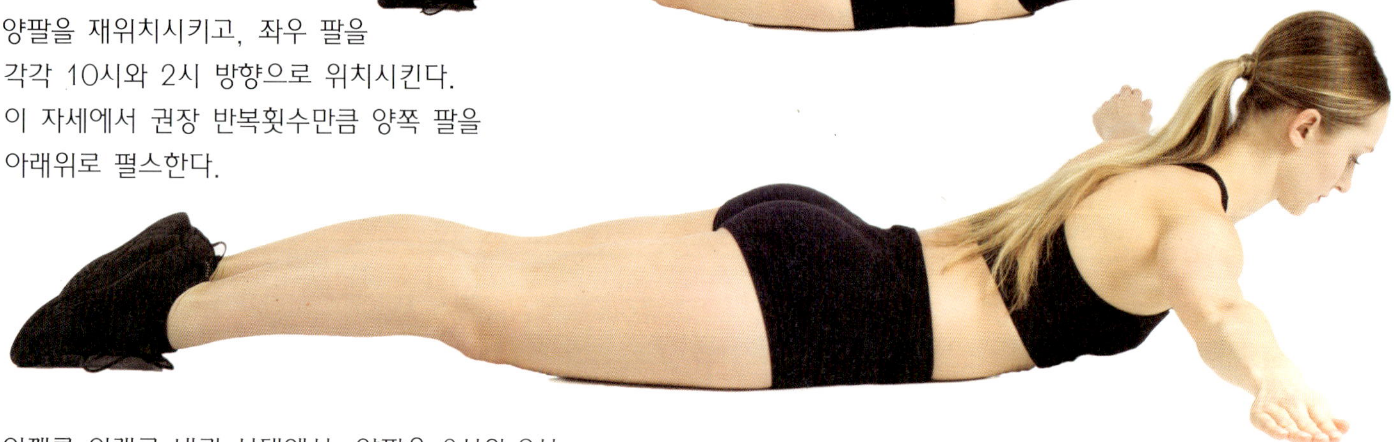

- 어깨를 아래로 내린 상태에서, 양팔을 3시와 9시 방향으로 위치시키고, 권장 반복횟수만큼 양쪽 팔을 아래위로 펄스한다.

- 손바닥을 안쪽으로 향하게 하고, 양쪽 팔을 여러분의 뒤쪽으로 가져간다. 어깨에서부터 시작하는 동작으로, 이 자세에서 권장 반복횟수만큼 양쪽 팔을 아래위로 펄스한다.

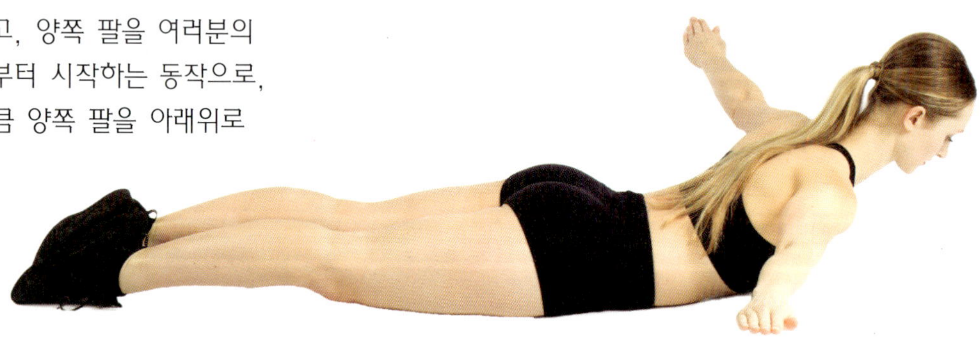

* 감수자의 설명: 펄스(pulse)는 최대 장력 지점 위 아래로 몇 인치의 작은 진폭으로 움직이는 동작임.

팩트 파일

목표 근육
- 허리 근육
- 복부 근육
- 둔부 근육

도구
- 없음

장점
- 허리 근육을 강화한다.
- 복부 근육을 강화한다.
- 자세를 향상시킨다.

주의사항
- 허리 문제
- 다른 등 문제
- 어깨 문제

올바른 수행의 팁

- 복부 근육을 강하게 유지하고 고관절의 안정성도 유지한다.
- 목을 늘이기 위해 바닥쪽으로 바라본다.
- 운동하는 동안 몸통과 다리를 움직이지 않는다.
- 양팔을 견갑골 아래로부터 움직인다.
- 어깨를 구부정하게 하지 않는다.
- 바닥으로부터 발을 들어 올리지 않는다.

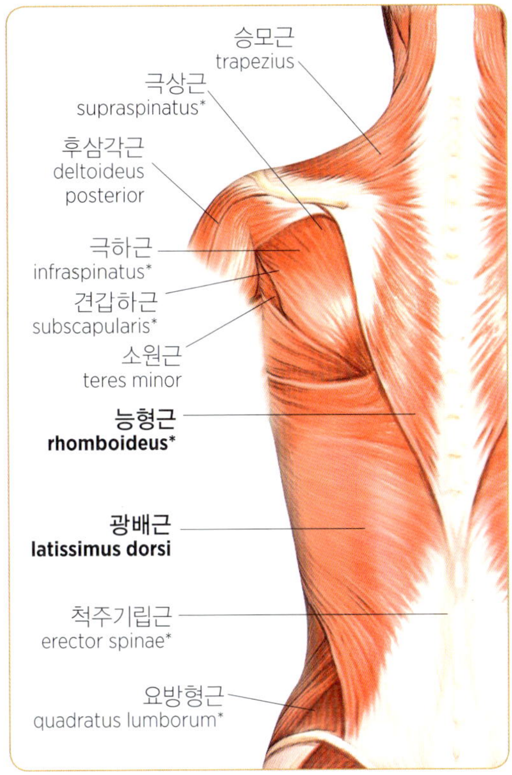

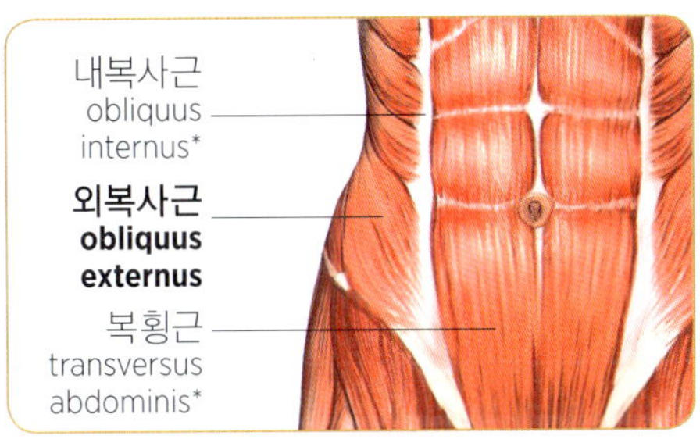

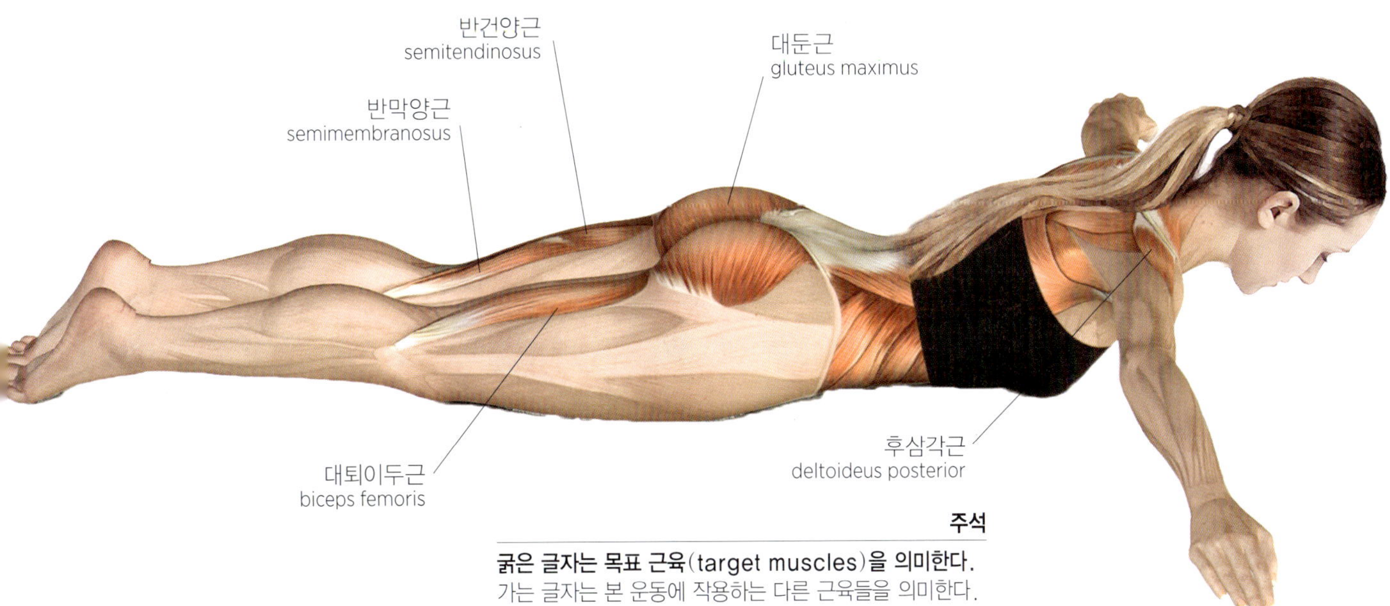

주석

굵은 글자는 목표 근육(target muscles)을 의미한다.
가는 글자는 본 운동에 작용하는 다른 근육들을 의미한다.
* 심부 근육(deep muscles)

앨리게이터 크롤(악어 기기) Alligator Crawl

재미있지만 어려운 앨리게이터 크롤에서, 여러분은 먹이를 살금살금 쫓아가는 악어의 동작을 흉내내어 본다. 이 운동은 가슴, 어깨, 등 및 팔에 영향을 준다.

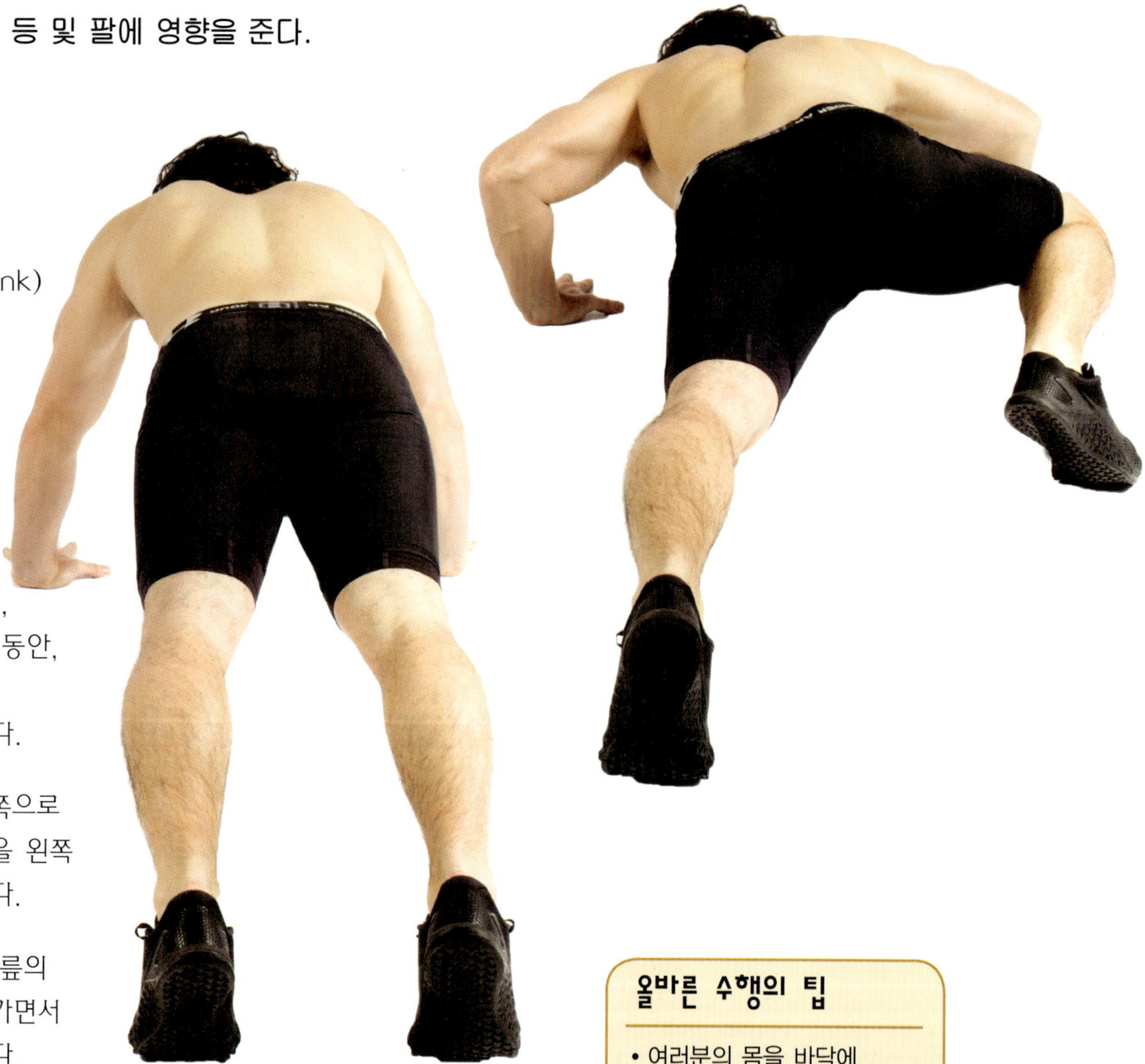

운동 방법

- 손바닥을 바닥에 짚고 등을 곧게 편 하이 플랭크(high plank) 자세에서 시작한다.
- 등을 곧게 유지한 채 푸쉬-업의 절반 자세로 몸통을 내린다.
- 낮은 자세를 유지한 채, 왼손을 앞쪽으로 걷는 동안, 오른쪽 무릎을 오른쪽 팔꿈치 쪽으로 가져간다.
- 이번에는 오른손을 앞쪽으로 걸음으로써 왼쪽 무릎을 왼쪽 팔꿈치 쪽으로 가져간다.
- 이런 방식으로 손과 무릎의 자세를 교대로 만들어가면서 계속 앞쪽으로 진전한다. 권장시간 동안 운동을 수행한다.

올바른 수행의 팁

- 여러분의 몸을 바닥에 가까운 호버 포지션(hover position)으로 유지한다. 운동하는 동안 팔꿈치를 90°로 유지한다.
- 엉덩이를 높이 들어 올려서는 안된다.
- 팔을 일자로 뻗어서도 안된다.

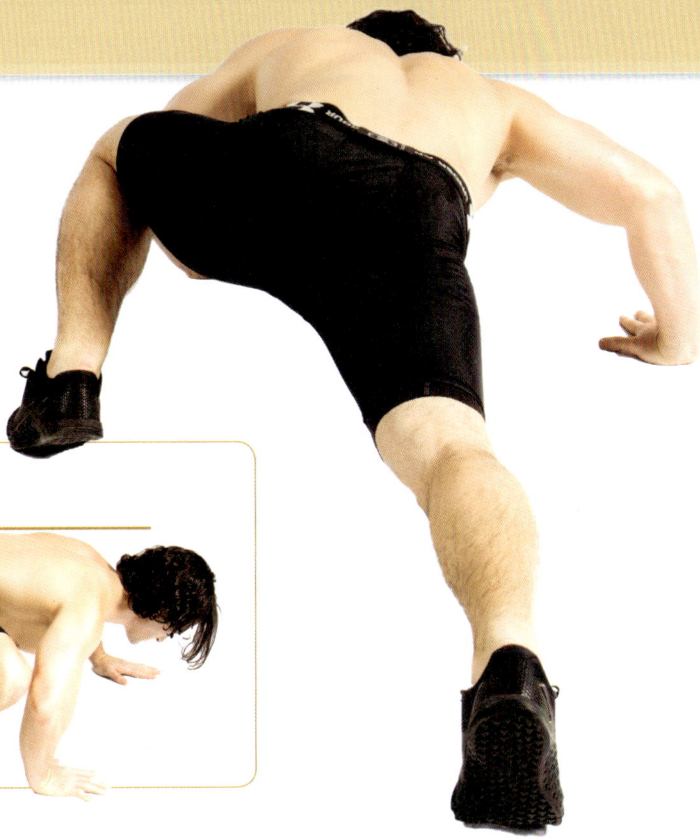

측면

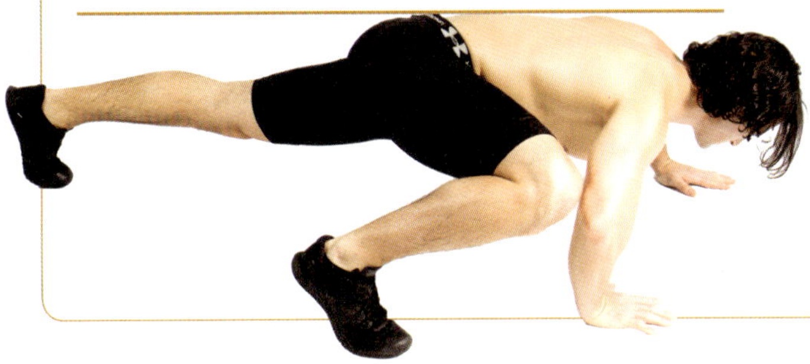

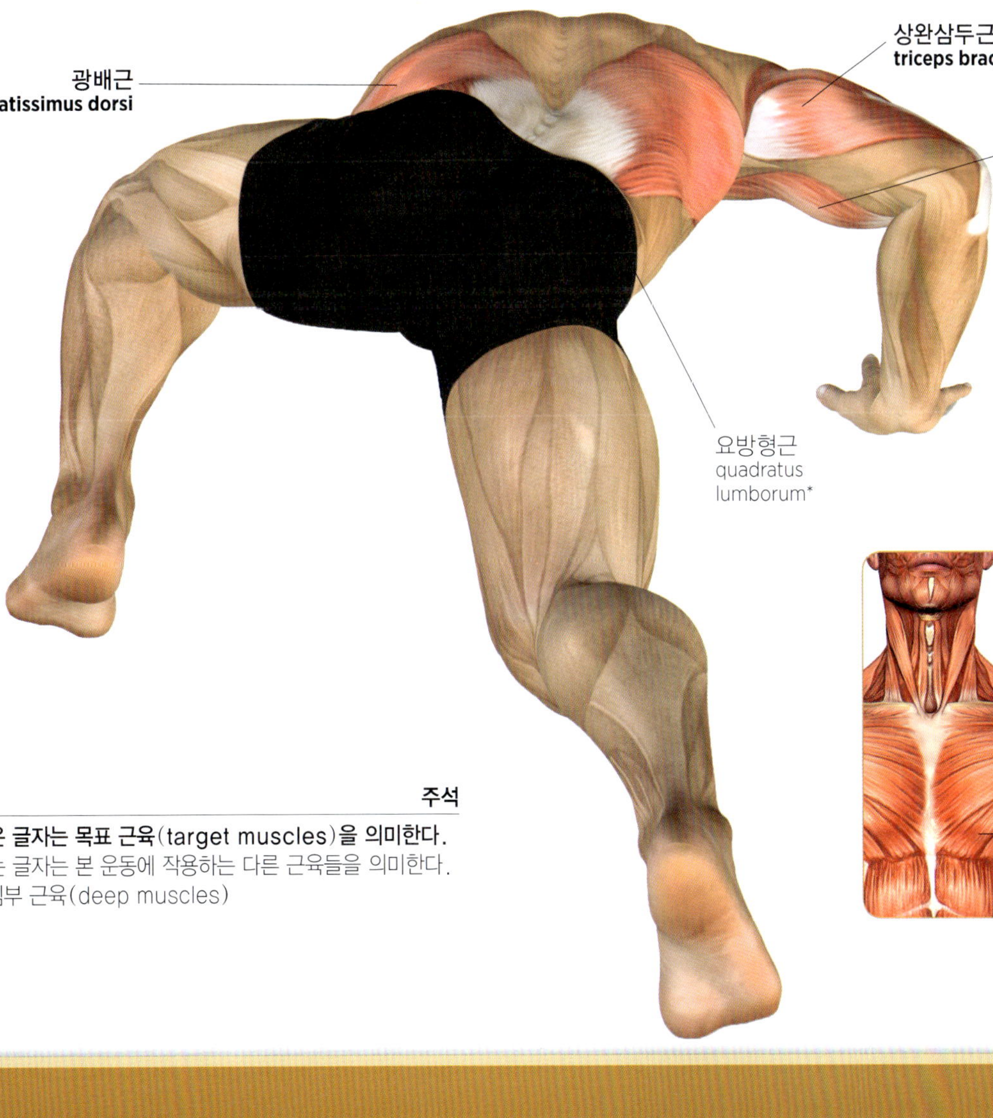

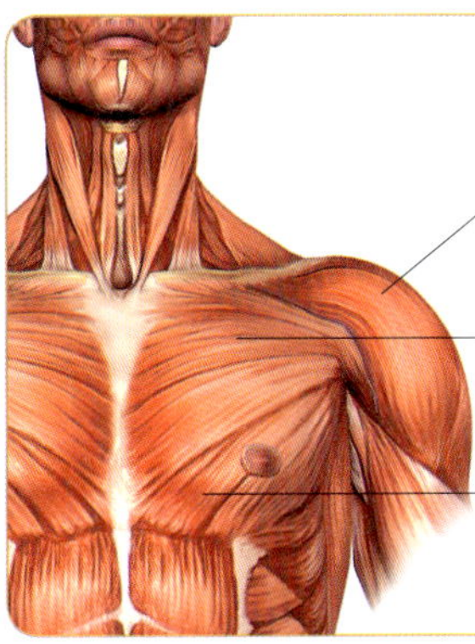

팩트 파일

목표 근육
- 가슴 근육
- 삼각근
- 등 근육
- 상완이두근
- 상완삼두근

도구
- 없음

장점
- 상체를 강화한다.
- 민첩성을 증가시킨다.
- 협응을 향상한다.

주의사항
- 어깨 문제
- 손목 문제
- 허리 문제

주석

굵은 글자는 목표 근육(target muscles)을 의미한다.
가는 글자는 본 운동에 작용하는 다른 근육들을 의미한다.
* 심부 근육(deep muscles)

베어 크롤(곰 기기) Bear Crawl

베어 크롤은 상체를 강화시키는 이상적인 운동이다.
이것은 무산소 운동으로서 강력한 근력 촉진 운동이다.

운동 방법

- 양손과 양발이 바닥에 닿은 자세로 시작한다. 왼팔과 오른다리를 움직여 앞으로 걷고, 그 다음 오른팔과 왼다리로 앞으로 걷는다.
- 이번에는 동일한 방법으로 뒤쪽으로 걷는다.
- 이 자세에서 앞쪽과 뒤쪽으로 움직이고, 양팔과 양쪽 다리에 체중을 균등하게 분배시킨다. 권장시간 동안 운동을 수행한다.

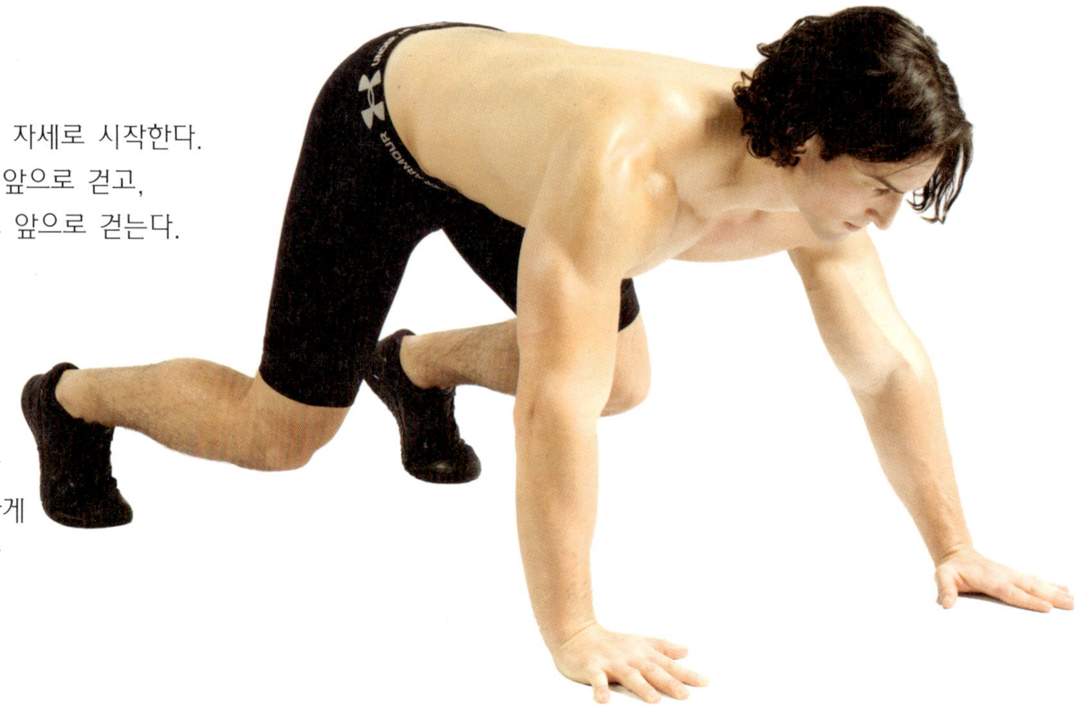

올바른 수행의 팁

- 부드럽고 안정적으로 움직인다.
- 팔과 어깨에 모든 체중을 싣지 않는다. 그렇지 않으면, 회전근개에 스트레스를 가할 수 있다.
- 무릎이 바닥에 닿지 않아야 한다.

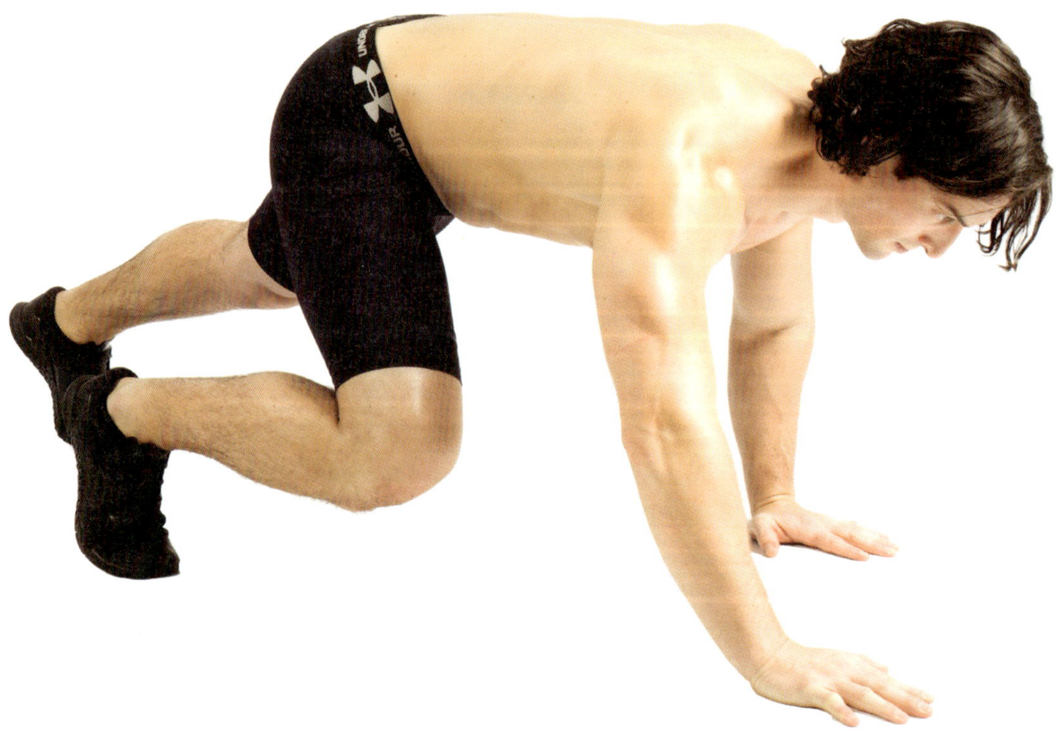

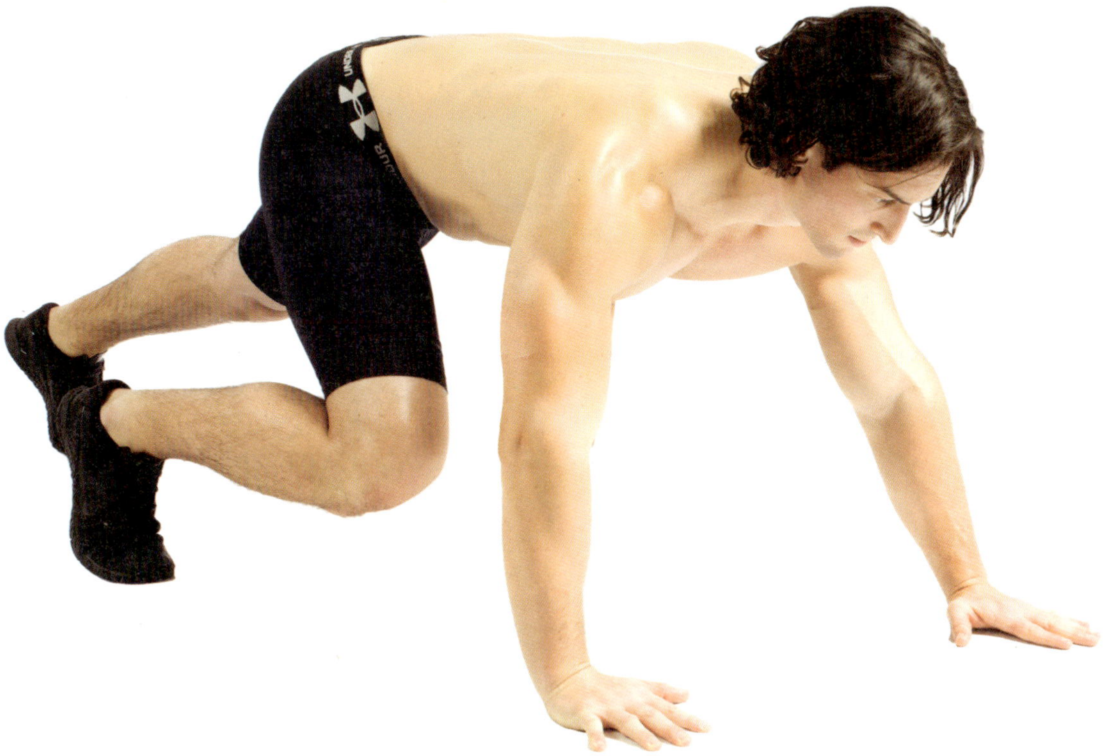

팩트 파일

목표 근육

- 가슴 근육
- 삼각근
- 상완이두근
- 상완삼두근

도구

- 없음

장점

- 상체를 강화한다.
- 민첩성을 증가시킨다.
- 협응을 향상시킨다.

주의사항

- 등 통증

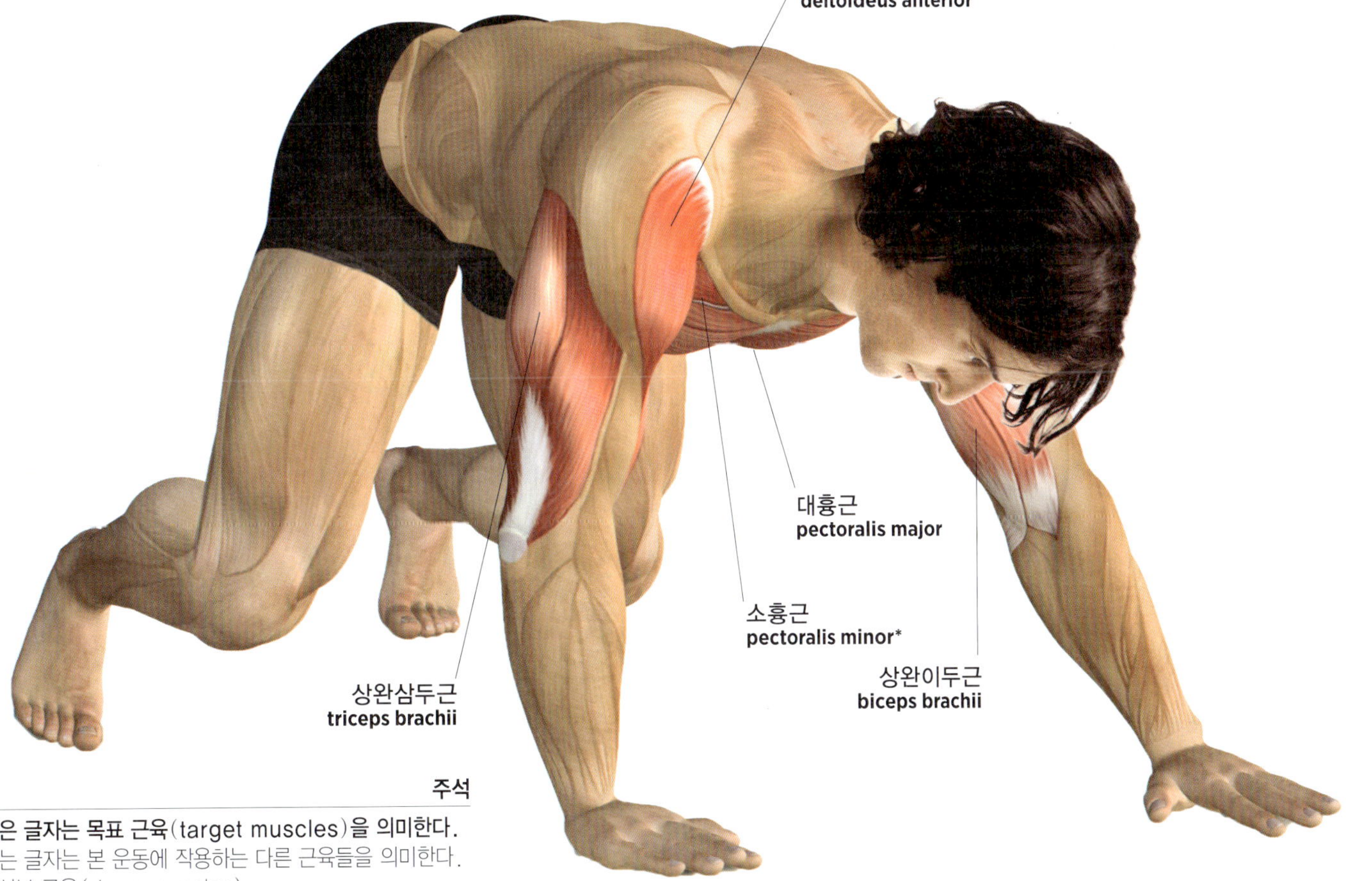

주석

굵은 글자는 목표 근육(target muscles)을 의미한다.
가는 글자는 본 운동에 작용하는 다른 근육들을 의미한다.
* 심부 근육(deep muscles)

크랩 크롤(꽃게 기기) Crab Crawl

크랩 크롤은 베어 크로얼과 반대되는 동작이고, 무산소 근력 강화 운동이다. 이 운동은 민첩성과 협응도 향상시킬 것이다.

운동 방법

- 양손과 양발을 바닥에 닿은 자세로 시작한다. 몸을 약간 들어 올려 둔부가 바닥에 닿지 않도록 한다.
- 오른발을 앞쪽으로 이동한다. 이때 양손을 움직이지 않는다.
- 이번에는 왼발을 앞으로 이동한다. 이때도 양손을 움직이지 않는다. 양쪽 다리를 교대로 몇 발짝 앞으로 이동시킨다.
- 그 다음, 양쪽 다리를 교대로 뒤쪽으로 이동시킨다. 권장시간 동안 양쪽 다리를 앞뒤로 움직인다.

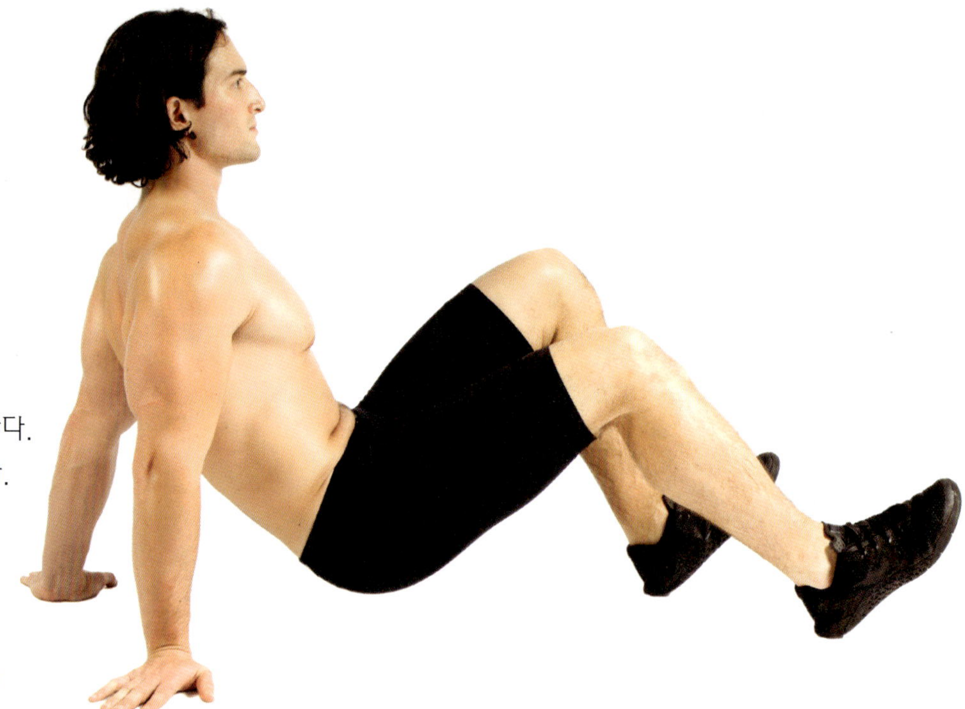

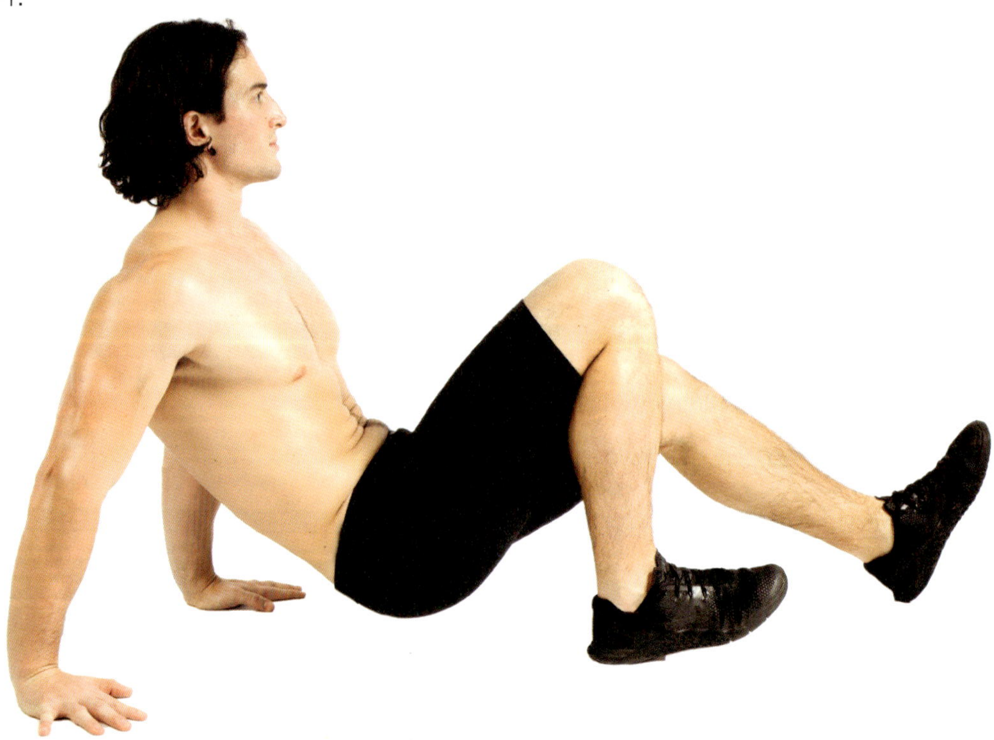

올바른 수행의 팁

- 양쪽 팔과 양쪽 다리에 체중을 균등하게 분배한다.
- 둔부를 바닥에 닿아서는 안된다.

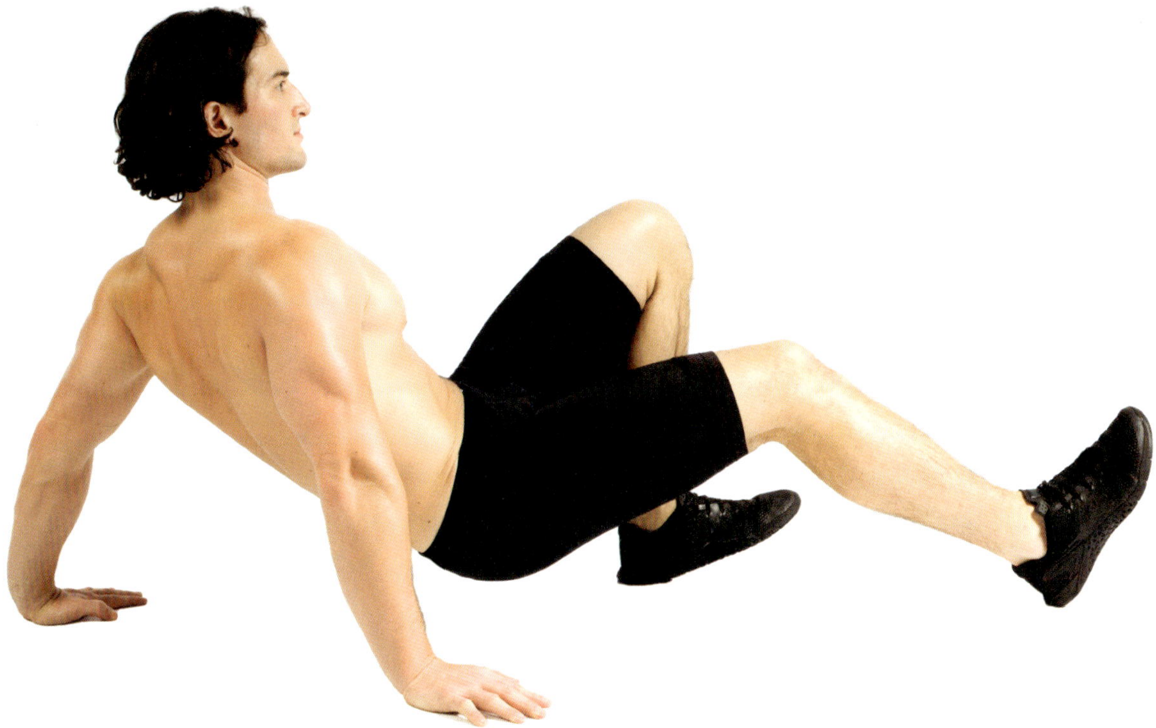

팩트 파일

목표 근육
- 삼각근
- 상완삼두근
- 상완이두근
- 허벅지 근육

도구
- 없음

장점
- 상체를 강화한다.
- 민첩성을 증가시킨다.
- 협응을 향상시킨다.

주의사항
- 어깨 문제
- 손목 문제
- 허리 문제

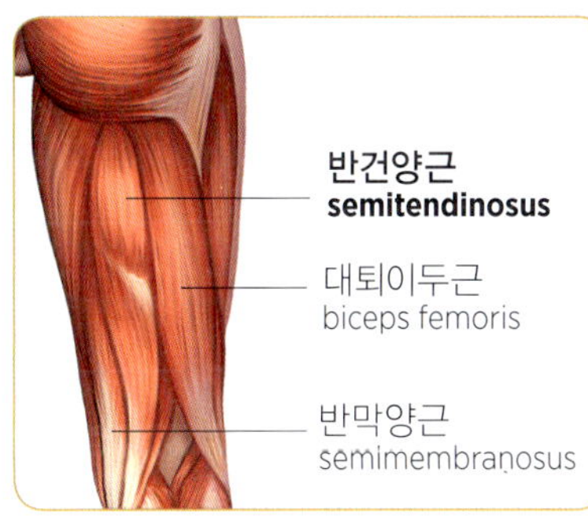

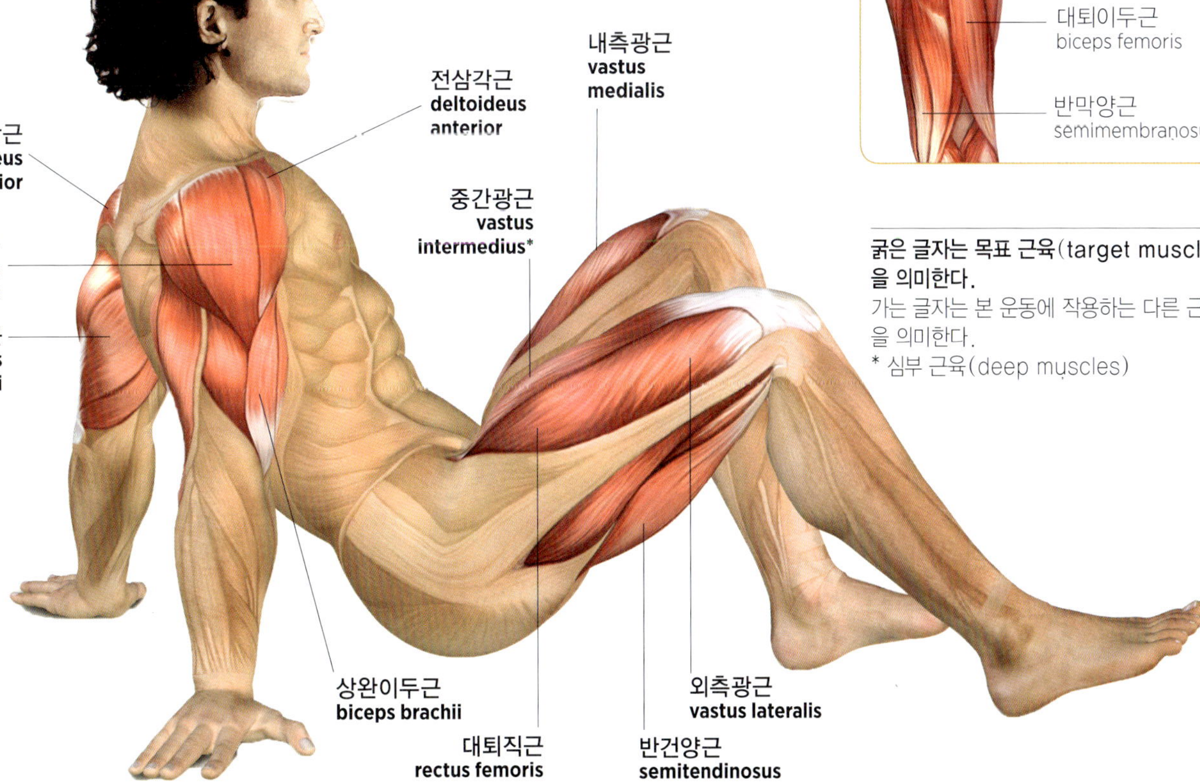

주석

굵은 글자는 목표 근육(target muscles)을 의미한다.

가는 글자는 본 운동에 작용하는 다른 근육들을 의미한다.

* 심부 근육(deep muscles)

파워 펀치 Power Punch

파워 펀치 운동은 상체에 좋은 워크아웃을 제공하고, 삼각근과 같은 큰 근육을 강화하고 단련시킨다.

운동 방법

- 어깨너비만큼 양발을 벌리고 선 자세를 취한다. 왼발을 오른발보다 앞쪽에 배치한다. 대부분의 체중을 뒷발에 싣는다. 양쪽 팔꿈치를 안쪽으로 유지하고, 양쪽 주먹을 들어 올린다.
- 체중을 앞다리로 이동하면서, 오른쪽 주먹을 앞쪽으로 뻗는다. 이때 파워가 실리도록 몸통을 회전시킨다.
- 권장 시간 동안 펀치를 뻗는다. 반대쪽을 반복하기 위해 팔과 다리를 바꾼다. 양쪽을 교대로 움직이면서 권장 반복횟수만큼 반복한다.

올바른 수행의 팁

- 일정하고 균등하지만, 조심성 있는 페이스로 운동한다.
- 좋은 움직임을 위해 몸통을 회전한다.
- 주먹을 위쪽으로 향하게 한다.
- 과도한 스피드를 내지 않는다.
- 엉성한 폼을 피한다.

팩트 파일

목표 근육
- 등 근육
- 어깨 근육
- 복부 근육

도구
- 없음

장점
- 등 근육과 어깨 근육을 강화한다.
- 지구력을 증가시킨다.

주의사항
- 어깨 문제

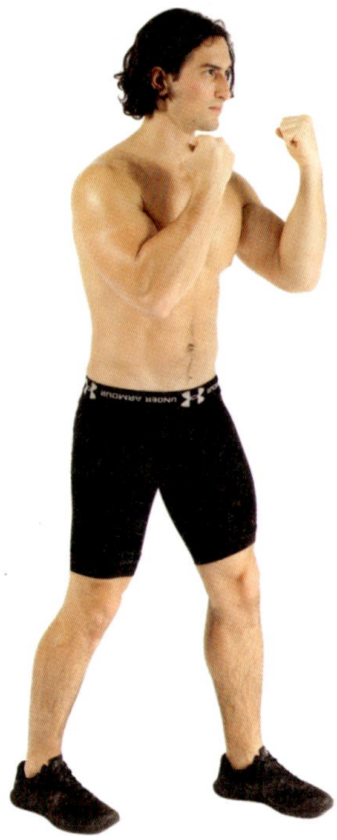

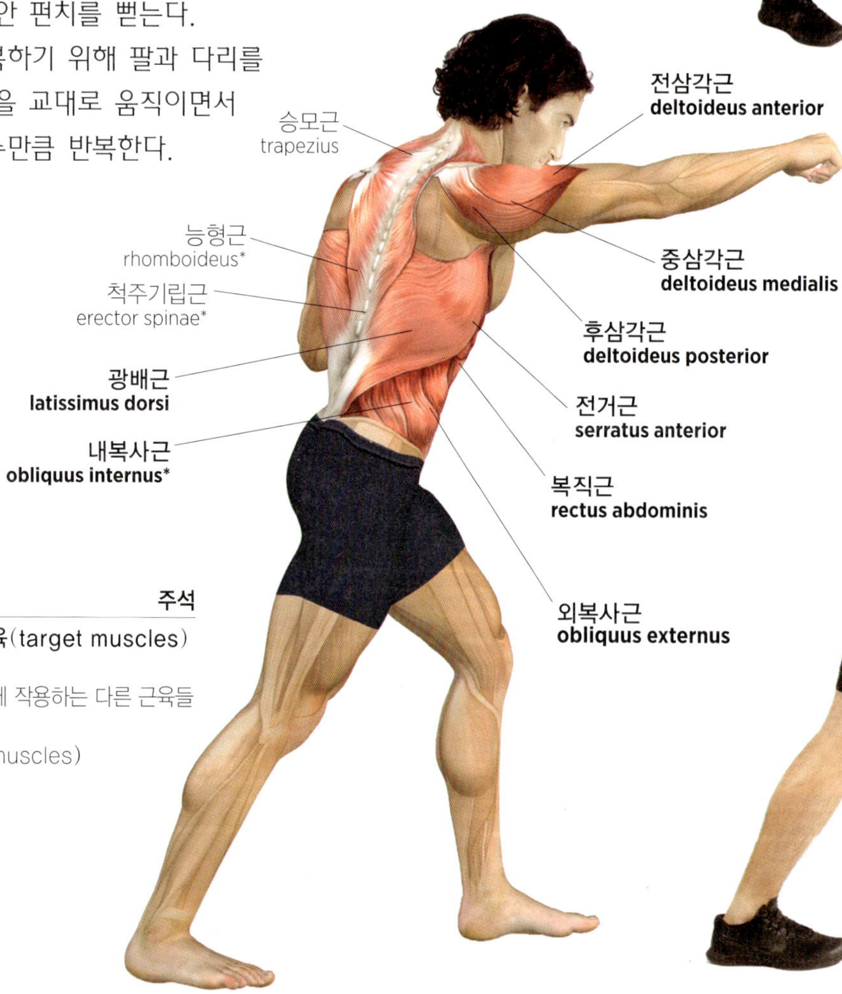

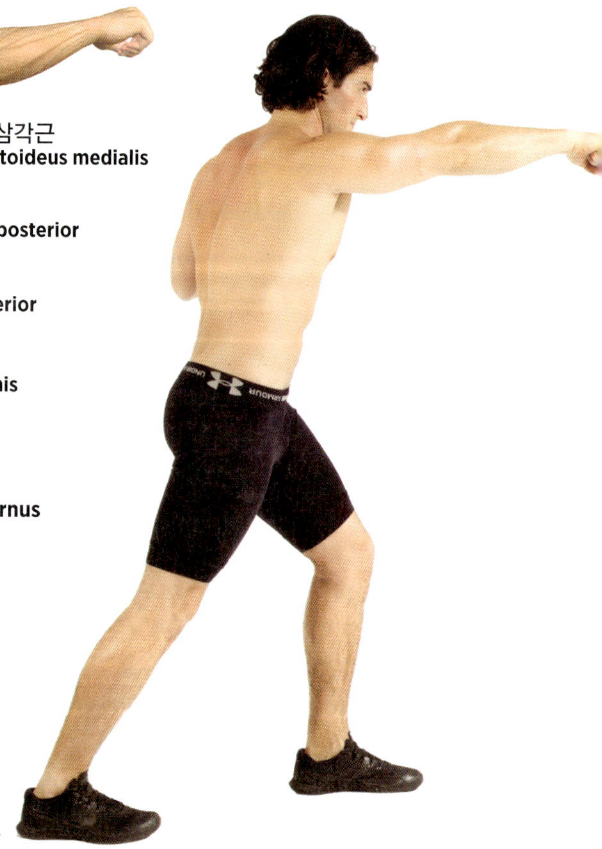

주석

굵은 글자는 목표 근육(target muscles)을 의미한다.
가는 글자는 본 운동에 작용하는 다른 근육들을 의미한다.
* 심부 근육(deep muscles)

어퍼컷 Uppercut

이 운동은 상체 근력(특히, 어깨 근육)을 강화시킨다. 또한 이 운동의 상승 동작 시, 양쪽 발과 다리도 가볍게 작용된다.

운동 방법

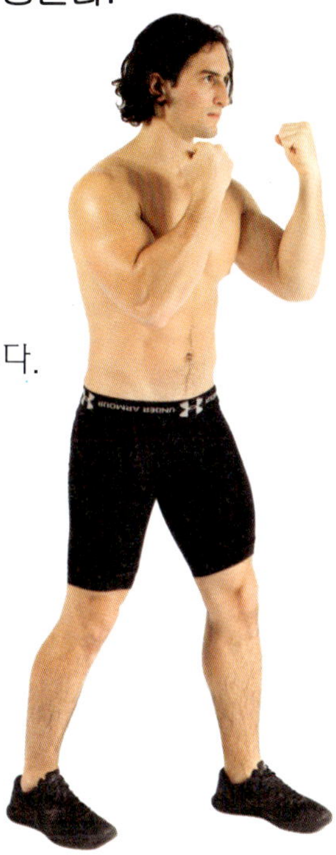

- 어깨너비만큼 양발을 벌리고 선 자세를 취한 후, 왼발을 오른발보다 앞쪽에 배치한다. 대부분의 체중을 뒷발에 싣는다. 양쪽 팔꿈치를 안쪽으로 유지하고, 양쪽 주먹을 들어 올린다.
- 그런 다음, 오른쪽 주먹을 하늘 쪽으로 뻗는다. 이때 몸통을 약간 왼쪽으로 회전하고 대부분의 체중을 앞발 쪽으로 이동시킨다.
- 권장 시간 동안 펀치를 뻗는다. 그런 다음 반대쪽을 하기 위해 나리와 팔을 바꾼다.

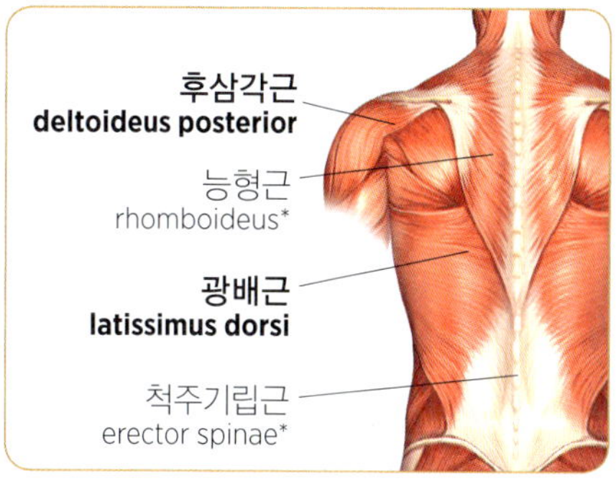

주석

굵은 글자는 목표 근육(target muscles)을 의미한다.
가는 글자는 본 운동에 작용하는 다른 근육들을 의미한다.
* 심부 근육(deep muscles)

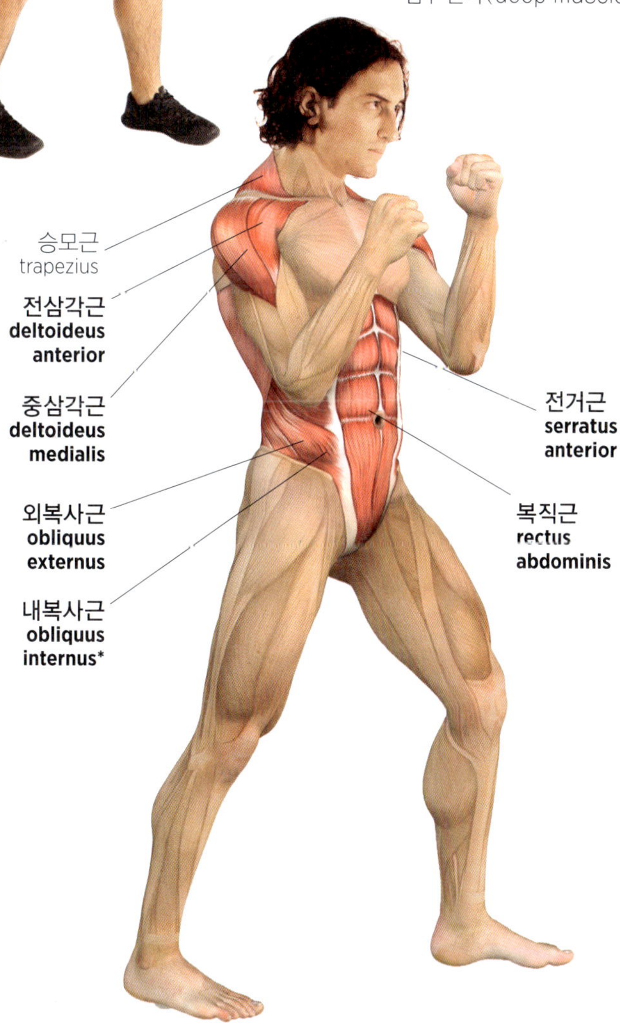

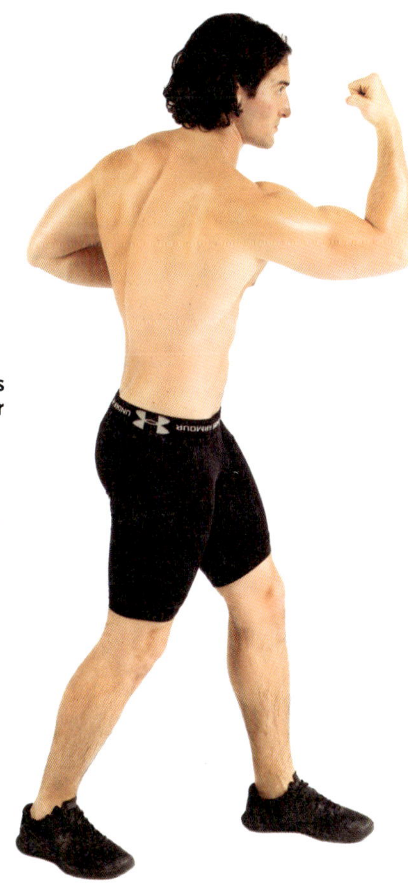

올바른 수행의 팁

- 일정하고 균등하지만, 조심성 있는 페이스로 운동한다.
- 좋은 움직임을 위해 몸통을 회전한다.
- 주먹을 위쪽으로 향하게 한다.
- 과도한 스피드를 내지 않는다.
- 엉성한 폼을 피한다.

팩트 파일

목표 근육
- 등 근육
- 어깨 근육
- 복부 근육

도구
- 없음

장점
- 등 근육과 어깨 근육을 강화한다.
- 지구력을 증가시킨다.

주의사항
- 어깨 문제

트라이셉스 딥 Triceps Dip

여러분은 팔의 뒤쪽면에서 트라이셉스 딥을 실제로 느껴야 한다. 이 자세를 유지하는 것만으로도 대부분의 다른 근육을 작용시킨다.

운동 방법

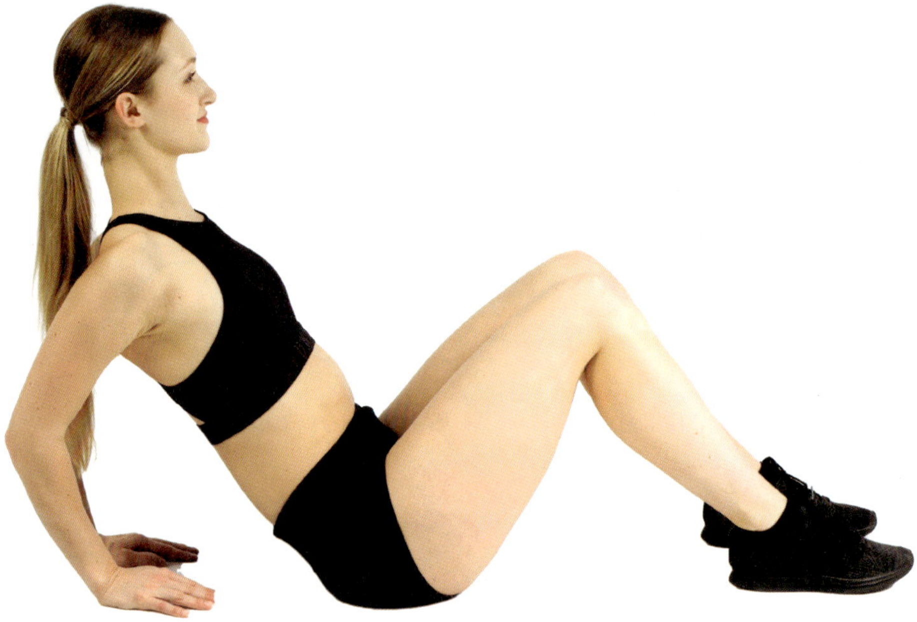

- 무릎을 굴곡하고 앉은 자세를 취한다. 양쪽 팔을 몸통 뒤쪽에 위치시키고, 팔꿈치를 굴곡해야 한다. 이때 손바닥으로 바닥을 짚고, 손가락은 전방을 향한다. 바닥으로부터 엉덩이를 몇 인치 들어 올릴 때 양쪽 팔을 쭉 뻗는다.
- 여러분의 체중을 뒤쪽 방향인 팔 쪽으로 이동시키고, 발꿈치로 바닥을 누르면서 발가락을 들어 올린다. 가슴을 펴고, 시선은 비스듬히 위로 향하게 한다.

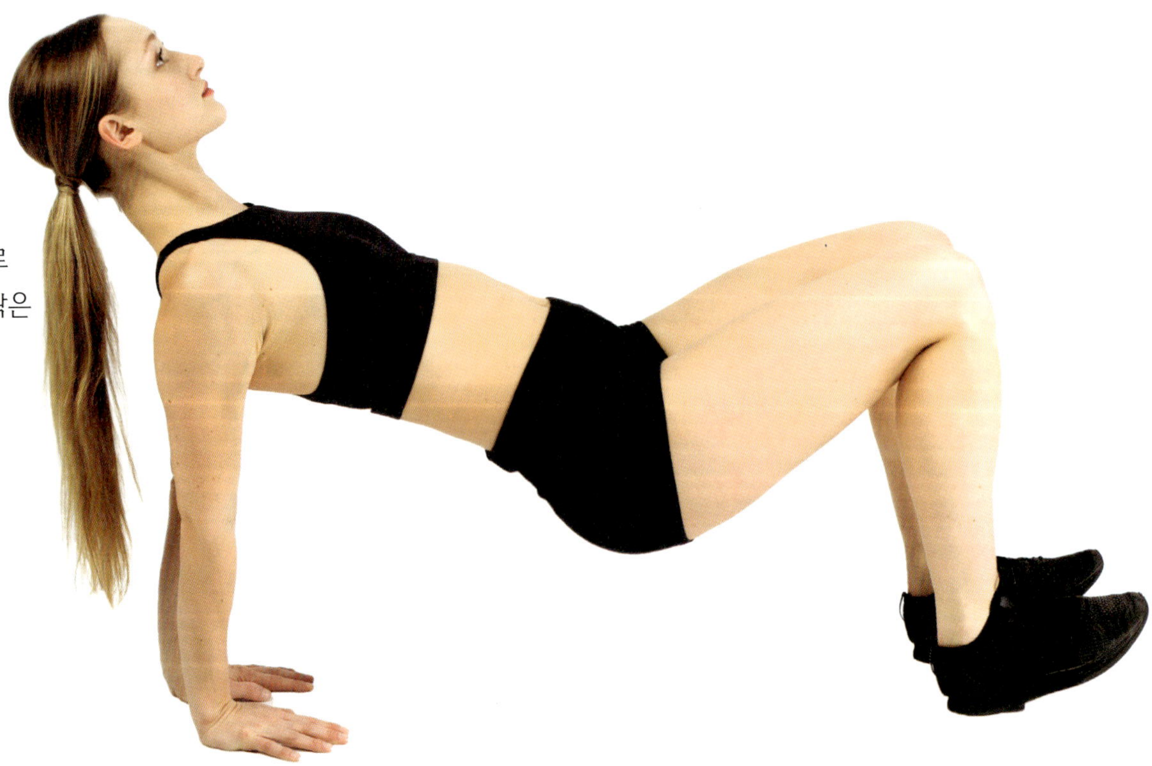

- 팔꿈치를 점진적으로 굴곡하면서, 몸통을 약간 아래로 내린다. 그러나 몸통이 바닥에 닿아서는 안된다. 그런 다음, 다시 팔을 쭉 뻗어서 몸을 위로 들어 올린다. 이때 발가락은 위쪽으로 향해야 한다. 권장 반복횟수만큼 몸을 위-아래로 반복적으로 움직인다.
- 시작자세로 돌아오고, 권장 반복횟수만큼 반복 실시한다.

팩트 파일

목표 근육
- 상완삼두근
- 삼각근
- 가슴 근육
- 광배근

도구
- 없음

장점
- 상완삼두근, 어깨 근육, 가슴 근육, 등 근육 및 코어 근육을 강화한다.
- 복부 근육을 단련시킨다.

주의사항
- 등 문제
- 어깨 문제

올바른 수행의 팁

- 가슴을 들어 올리고 넓게 편다.
- 어깨를 아래로 내린다.
- 등이 활처럼 휘어서는 안된다.
- 어깨가 올라가서는 안된다.
- 운동을 성급하지 않지 않는다.

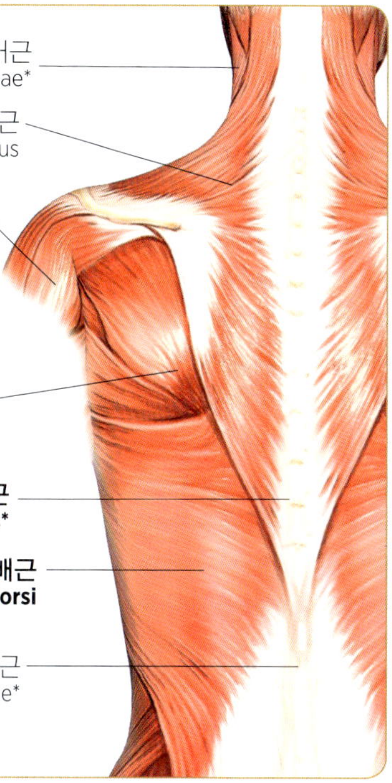

주석

굵은 글자는 목표 근육(target muscles)을 의미한다.
가는 글자는 본 운동에 작용하는 다른 근육들을 의미한다.
* 심부 근육(deep muscles)

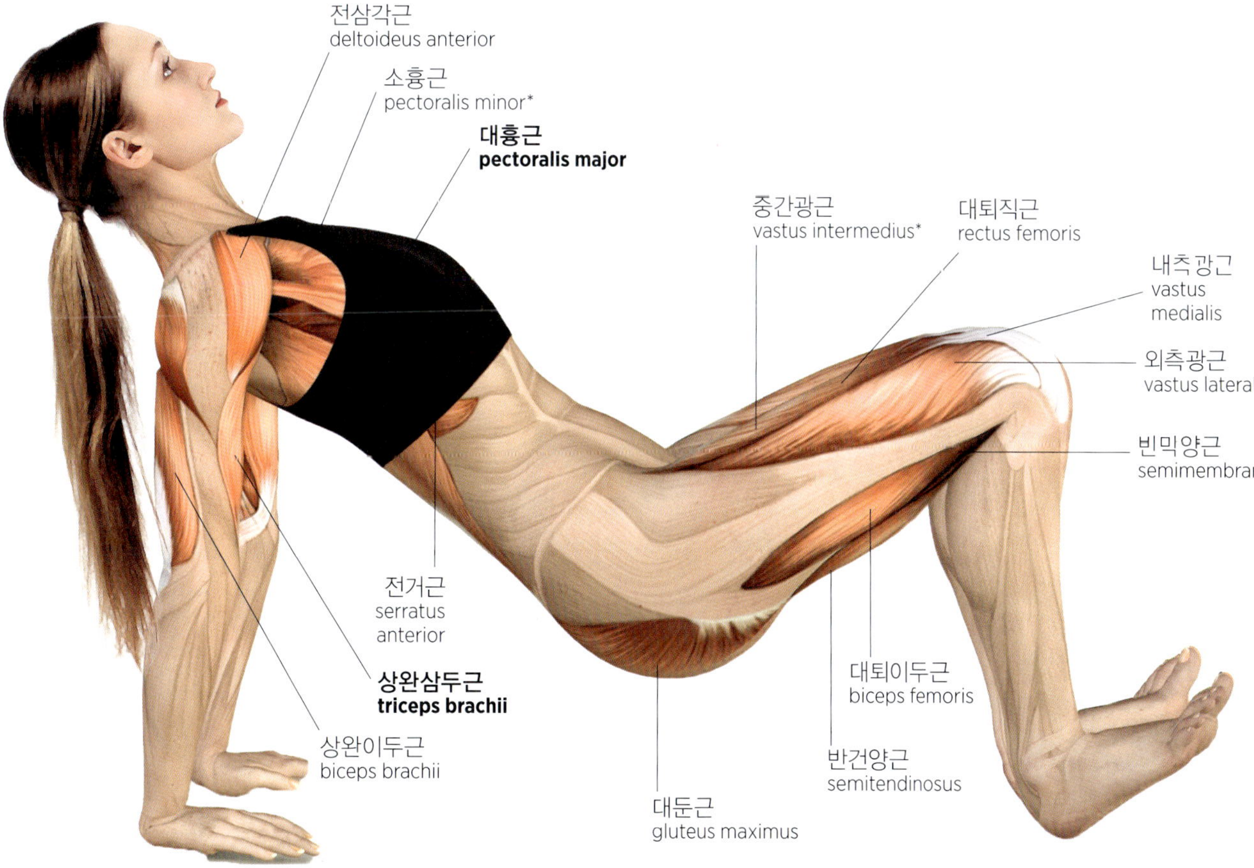

푸쉬-업(팔굽혀펴기) Push-Up

이것은 프레스-업으로도 불리고, 가장 잘 알려진 기본 운동으로서 어느 곳(신병 훈련소에서 필라테스 스튜디오까지)에서나 많이 사용된다. 이렇게 인기있는 이유는 운동의 효율성 때문이다-실제로 이것은 여러분의 코어와 상체의 근파워를 향상시킨다.

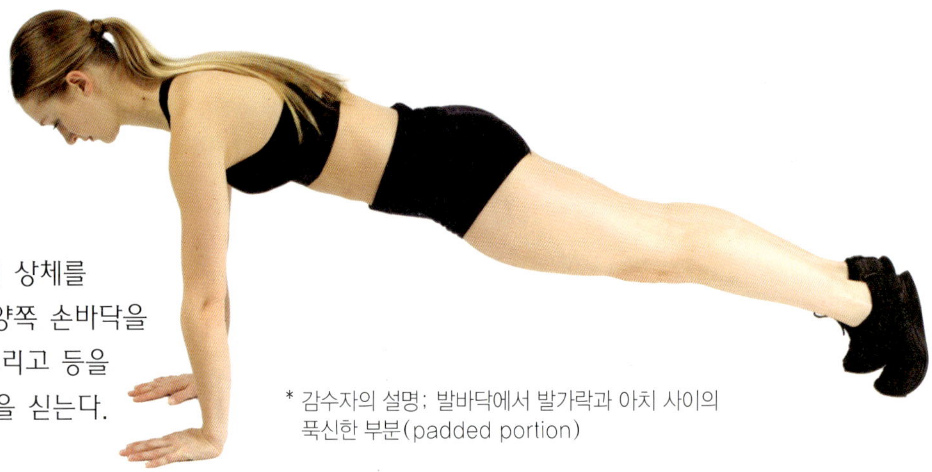

운동 방법

- 네발자세에서 시작하고, 양손을 어깨 너비보다 약간 넓게 벌린다.
- 하이 플랭크 자세가 되도록 양팔을 펴서 상체를 푸쉬하고, 양다리를 뒤쪽으로 뻗는다. 양쪽 손바닥을 바닥에 붙이고, 양발을 함께 모은다. 그리고 등을 곧게 펴고 발의 볼(ball)* 부위에 체중을 싣는다. 이것이 시작자세이다.

* 감수자의 설명: 발바닥에서 발가락과 아치 사이의 푹신한 부분(padded portion)

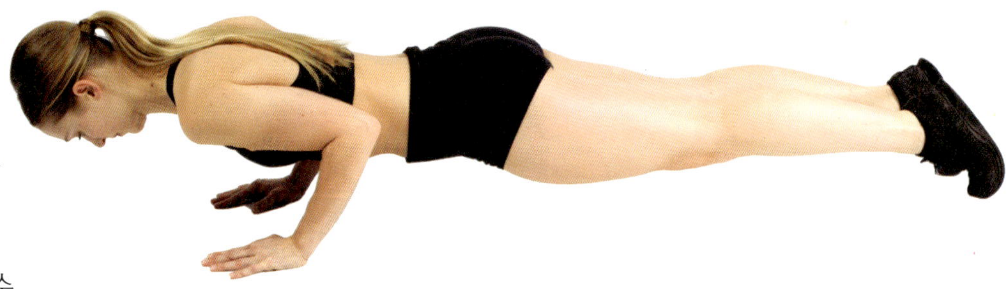

- 천천히 조절을 하면서 양팔을 굽히고, 몸통을 바닥쪽으로 내린다. 여러분은 편안하게 할 수 있는 범위에서 몸통을 내린다.—가슴이 바닥에 닿을 때까지 몸통을 내릴 수도 있다.
- 시작자세인 플랭크 자세까지 돌아갈 수 있도록 양팔을 다시 일자로 뻗는다. 권장 반복횟수만큼 반복 실시한다.

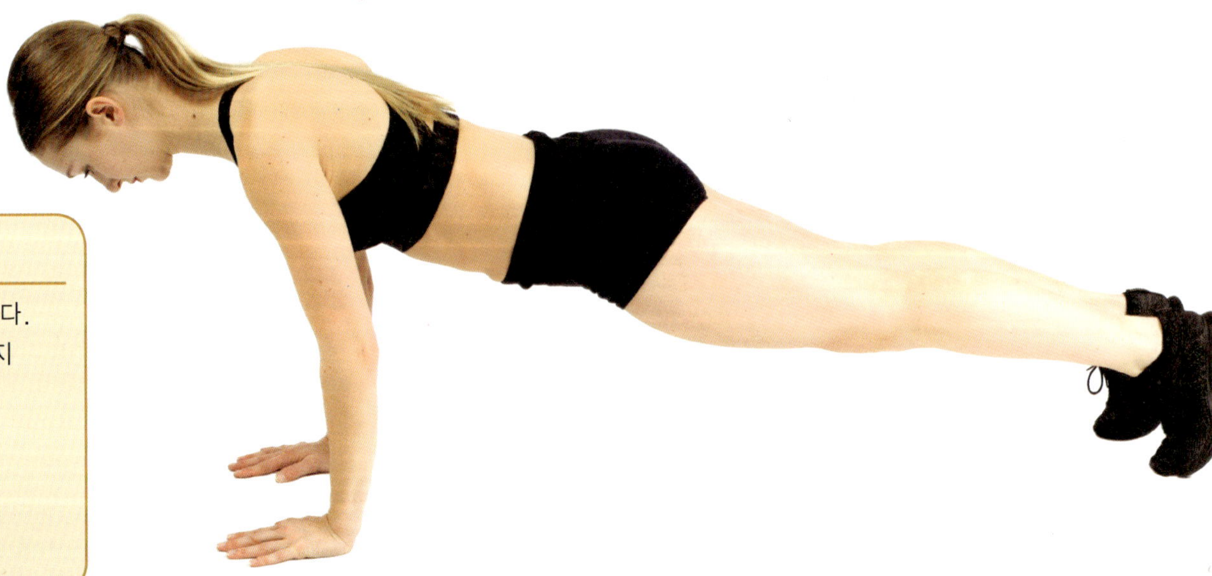

올바른 수행의 팁

- 어깨를 등쪽으로 내린다.
- 정수리에서 발꿈치까지 이어지는 일직선을 상상한다.
- 골반이나 척추의 중립 정렬을 훼손시켜서는 안된다.

팩트 파일

목표 근육
- 코어 근육
- 어깨 근육
- 가슴 근육
- 팔 근육

도구
- 없음

장점
- 상완이두근, 어깨 근육, 가슴 근육, 등 근육 및 코어 근육을 강화한다.
- 복부 근육을 단련시킨다.

주의사항
- 어깨 문제
- 손목 통증/문제

다른 버전

낮은 난이도: 네발자세에서 시작하고, 양손을 어깨 너비보다 약간 넓게 벌린다. 장딴지와 허벅지가 90°를 형성할 때까지 여러분의 양발을 엉덩이 쪽으로 들어 올린다.

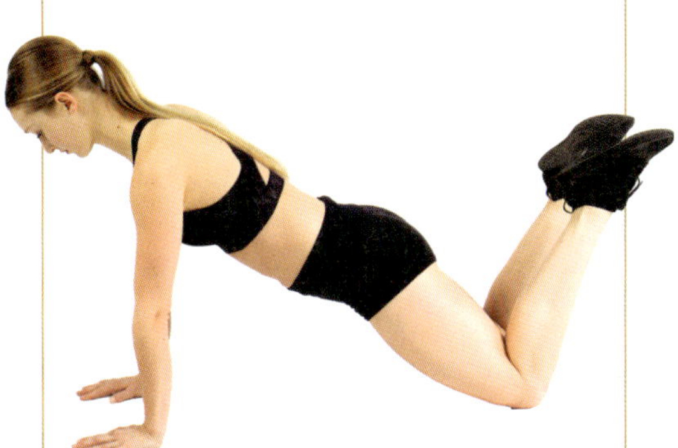

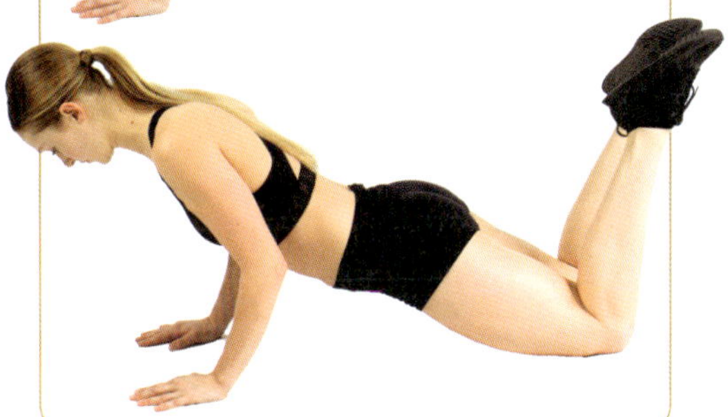

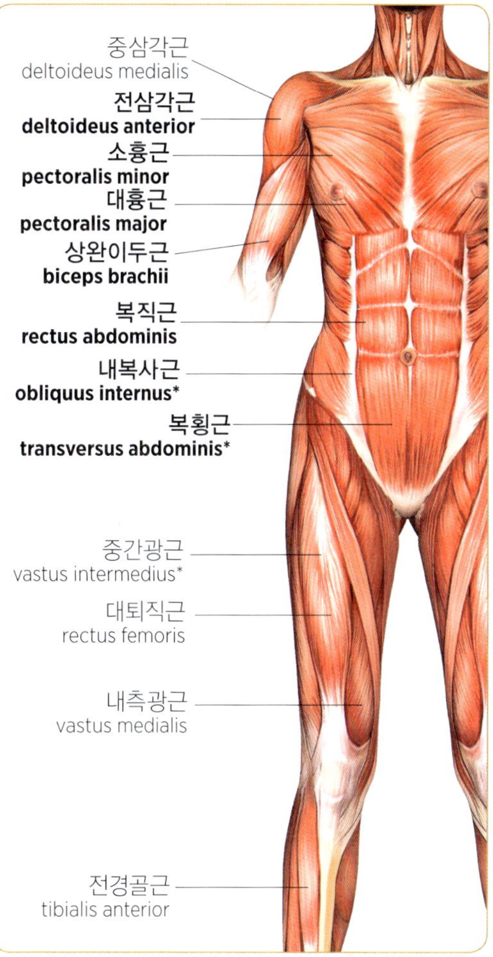

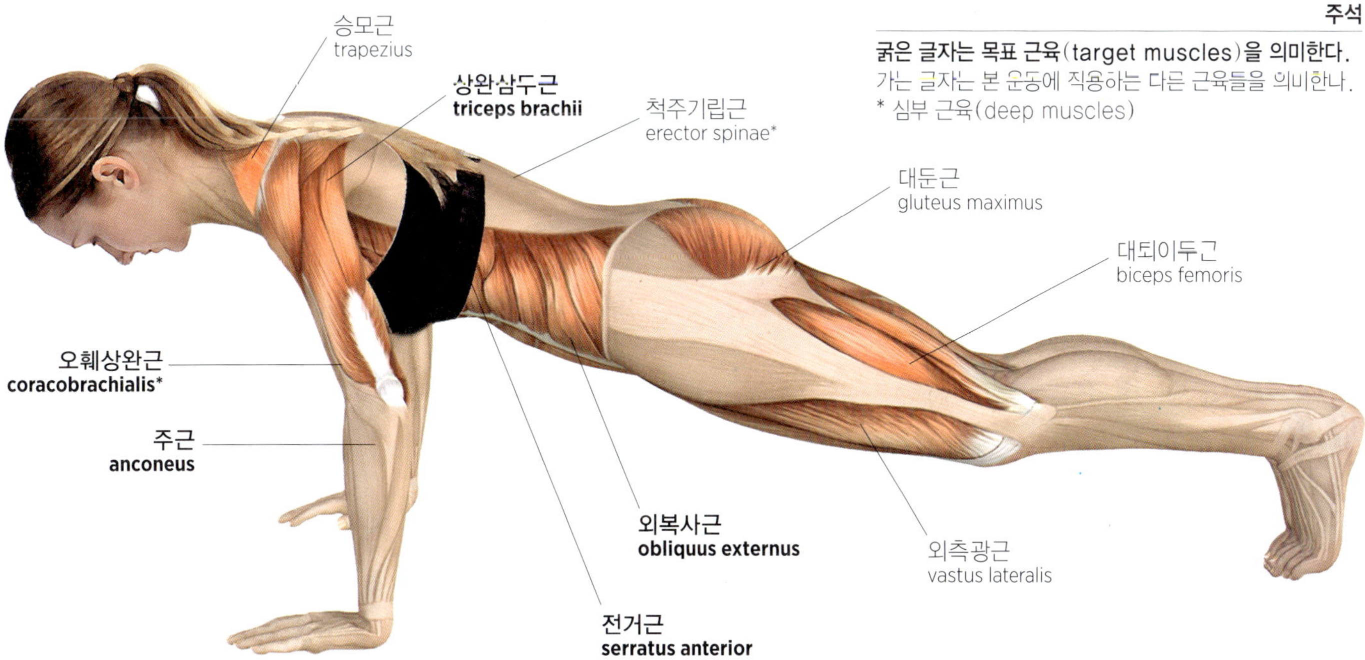

주석

굵은 글자는 목표 근육(target muscles)을 의미한다.
가는 글자는 본 운동에 작용하는 다른 근육들을 의미한다.
* 심부 근육(deep muscles)

와이드 푸쉬-업 Wide Push-Up

와이드 푸쉬-업은 기본 푸쉬-업과 다르게 근육을 강화한다.
이것은 특히 어깨와 가슴의 앞쪽 근육을 강화한다.

운동 방법

- 네발자세에서 시작하고, 양손을 어깨너비보다 훨씬 넓게 벌린다.
- 하이 플랭크 자세가 되도록 양팔을 펴서 상체를 푸쉬하고, 양다리를 뒤쪽으로 뻗는다. 양쪽 손바닥을 바닥에 붙이고, 양발을 함께 모은다. 그리고 등을 곧게 펴고 발의 볼(ball) 부위에 체중을 싣는다. 이것이 시작자세이다.
- 천천히 조절을 하면서 양팔을 굽히고, 몸통을 바닥쪽으로 내린다. 편안하게 할 수 있는 범위에서 몸통을 내린다. — 가슴이 바닥에 닿을 때까지 몸통을 내릴 수도 있다.
- 시작자세인 플랭크 자세까지 돌아갈 수 있도록 양팔을 다시 일자로 뻗는다. 권장 반복횟수만큼 반복 실시한다.

올바른 수행의 팁

- 바닥 쪽으로 여러분 자신을 낮출 때 팔꿈치가 고관절 쪽으로 향하도록 양손을 약간 바깥쪽으로 벌린다. 이것은 어깨 건염을 예방하는데 도움을 준다.
- 만약 여러분이 운동을 할 때 등을 일자로 곧게 유지할 수 없거나 허리 통증을 느낀다면, 양쪽 무릎을 꿇고 이 운동을 시작하고, 수정된 푸쉬-업을 실시한다.
- 엉덩이를 위쪽으로 들어 올려서는 안된다.
- 몸을 아래로 내리는 동안 팔꿈치가 측방으로 향해서는 안된다. 이것은 어깨 앞쪽 부위에 지나친 스트레스를 일으킨다.

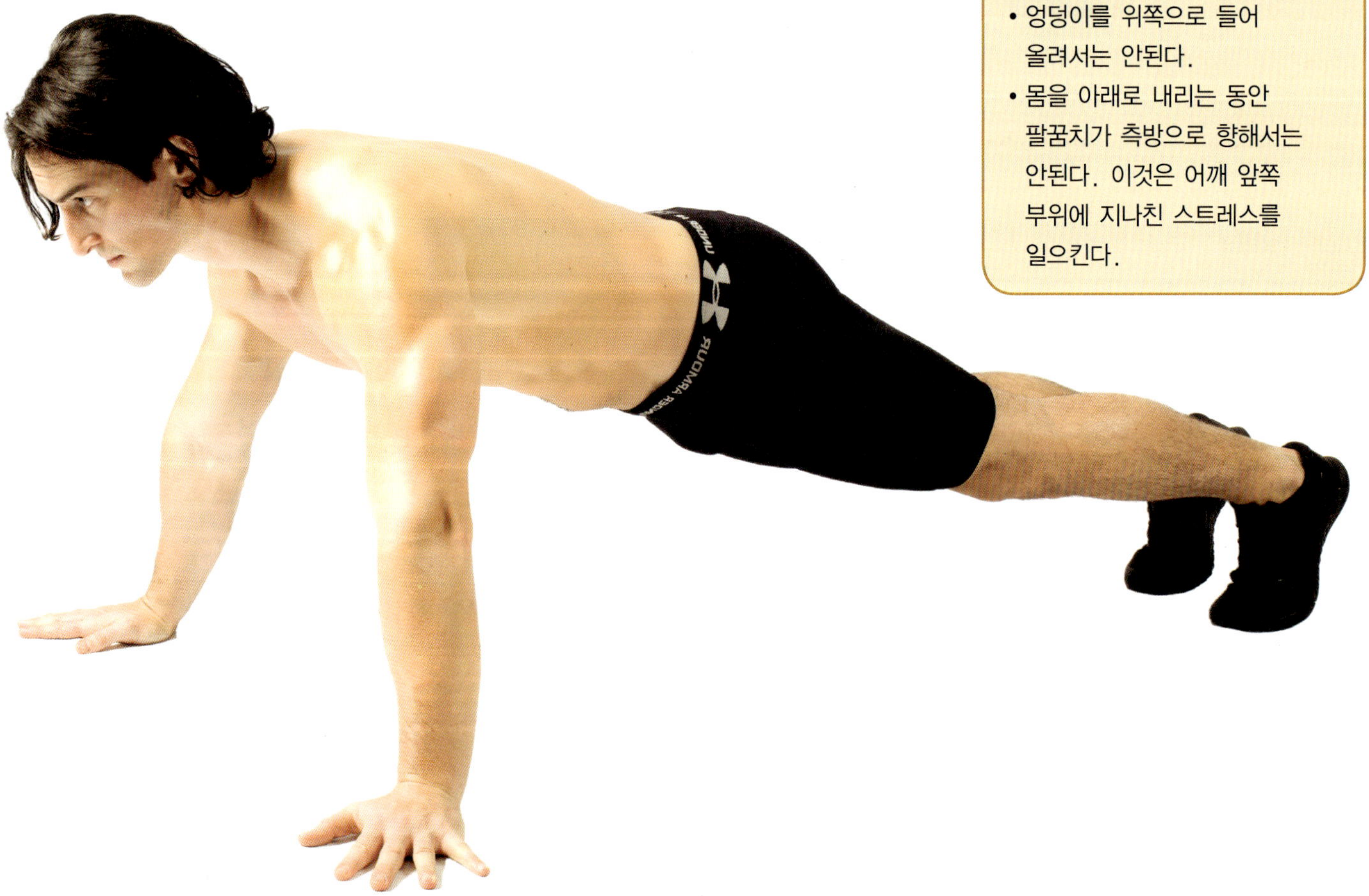

팩트 파일

목표 근육

- 가슴 근육
- 어깨 근육
- 복부 근육
- 등 근육
- 팔 근육
- 허벅지 앞쪽

도구

- 없음

장점

- 상체를 강화한다.
- 어깨를 강화한다.

주의사항

- 어깨 문제
- 손목 문제
- 허리 통증

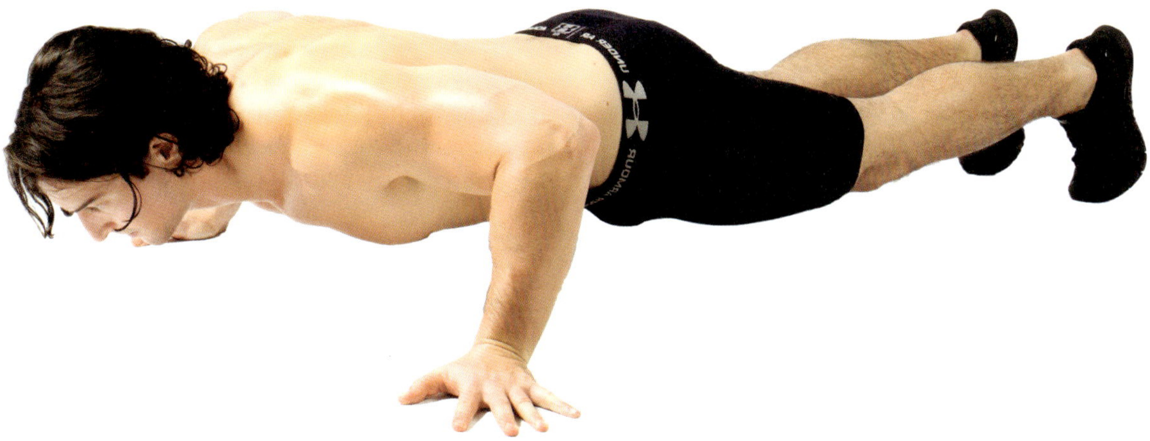

주석

굵은 글자는 목표 근육(target muscles)을 의미한다.
가는 글자는 본 운동에 작용하는 다른 근육들을 의미한다.
* 심부 근육(deep muscles)

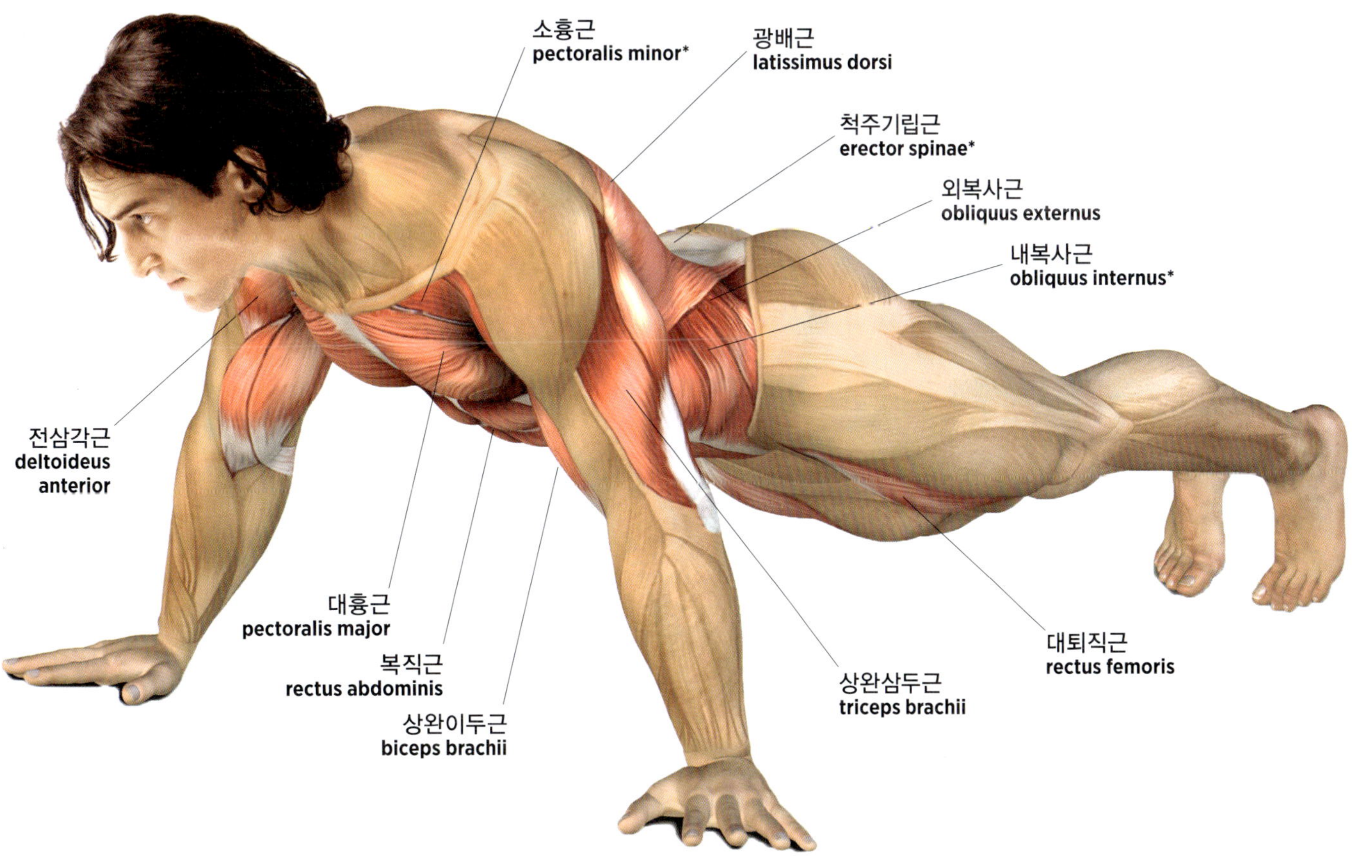

트라이셉스 푸쉬-업 Triceps Push-Up

손의 위치가 실제로 근육이 어떻게 작용하는지에 영향을 미친다. 기본 푸쉬-업에서는 가슴 근육이 크게 작용하지만, 양손을 가깝게 배치하는 이 버전의 운동은 어깨와 상완삼두근의 근력을 향상시킨다.

운동 방법

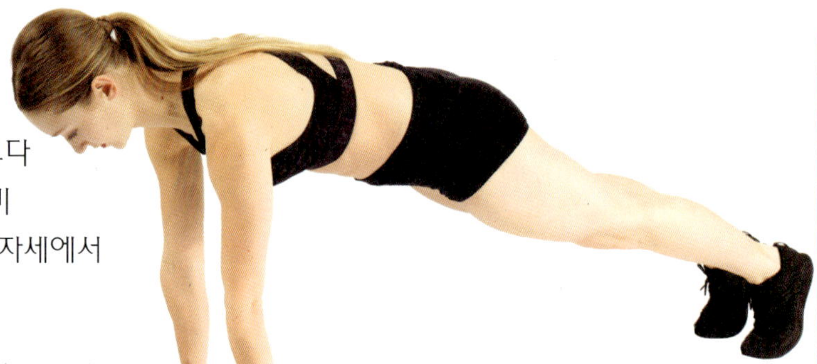

- 푸쉬-업(68-69페이지)보다 더 가깝게 양손을 어깨너비 정도로 가까이 대고, 네발자세에서 시작한다.
- 하이 플랭크 자세가 되도록 양팔을 펴서 상체를 푸쉬하고, 양다리를 뒤쪽으로 뻗는다. 양쪽 손바닥을 바닥에 붙이고, 양발을 함께 모은다. 그리고 등을 곧게 펴고 발의 볼(ball) 부위에 체중을 싣는다. 손목과 어깨를 수직 일직선에 배치한다. 이때 손가락은 전방으로 향한다. 이것이 시작자세이다.

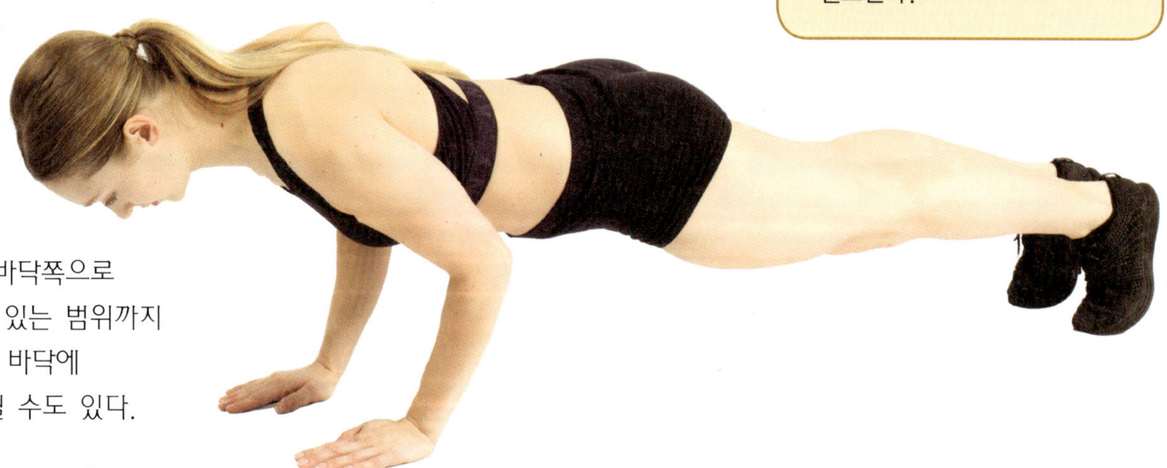

- 천천히 조절을 하면서 양팔을 굽히고, 몸통을 바닥쪽으로 내린다. 편안하게 할 수 있는 범위까지 몸통을 내린다—가슴이 바닥에 닿을 때까지 몸통을 내릴 수도 있다.
- 시작자세로 돌아가기 위해 양팔을 다시 일자로 뻗는다. 권장 반복횟수만큼 반복 실시한다.

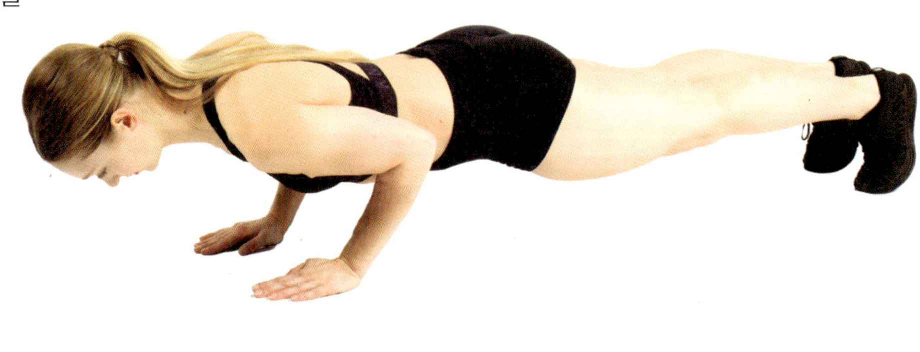

올바른 수행의 팁

- 가슴을 바닥 쪽으로 내릴 때 양쪽 팔꿈치를 흉곽 가까이에 위치시킨다.
- 척추를 곧게 펴고, 꼬리뼈에서 정수리까지 긴 일자의 직선을 형성한다.
- 엉덩이를 위로 들어 올려서는 안된다.
- 몸을 아래로 내리는 동안 팔꿈치가 측방으로 향해서는 안된다. 이것은 어깨 앞쪽 부위에 지나친 스트레스를 일으킨다.

팩트 파일

목표 근육
- 상완삼두근
- 상완이두근
- 어깨 근육
- 코어 근육

도구
- 없음

장점
- 상완이두근을 강화한다.
- 상체와 복부를 강화한다.
- 코어를 강화한다.

주의사항
- 어깨 문제
- 손목 문제
- 허리 통증

다른 버전

낮은 난이도: 네발자세에서 시작하고, 손과 어깨를 수직 일직선으로 배치한다. 장딴지와 허벅지가 90°를 형성할 때까지 여러분의 양발을 엉덩이 쪽으로 들어 올린다.

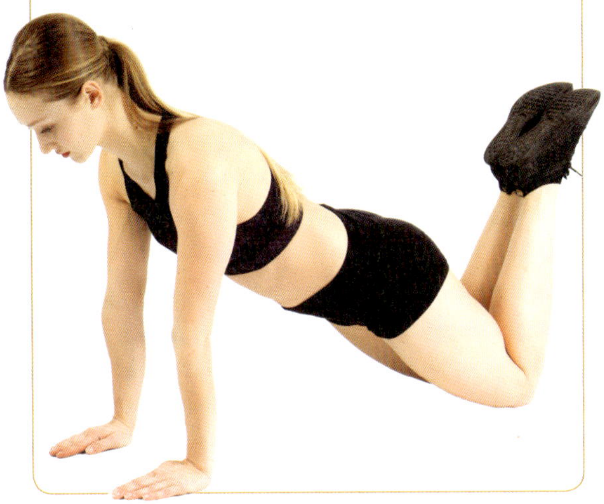

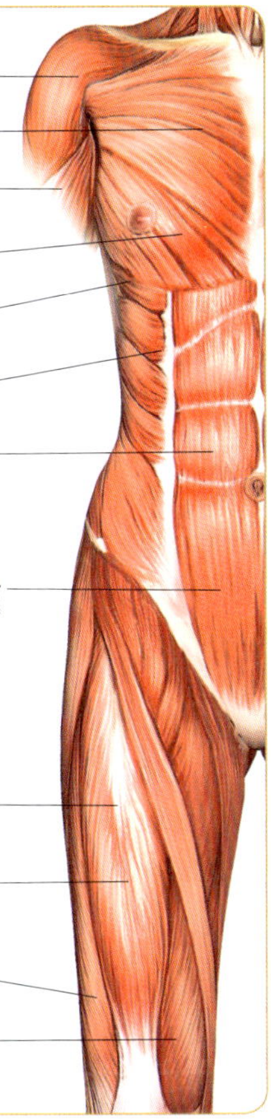

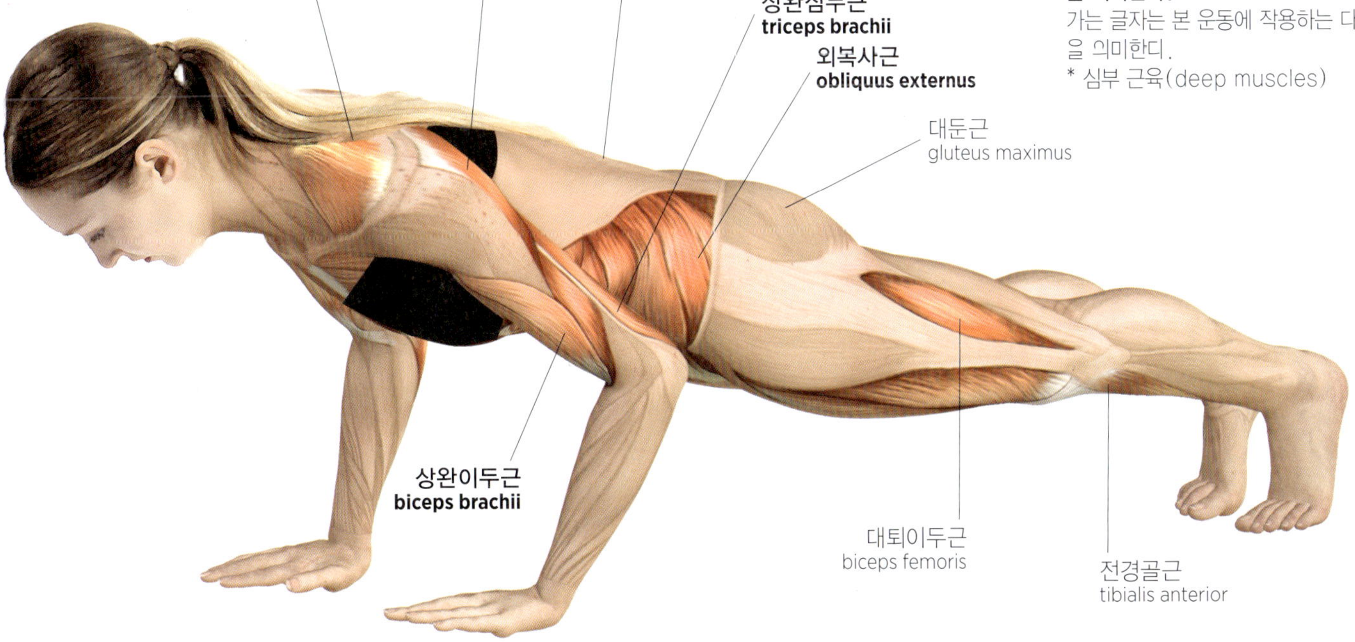

주석

굵은 글자는 목표 근육(target muscles)을 의미한다.

가는 글자는 본 운동에 작용하는 다른 근육들을 의미한다.

* 심부 근육(deep muscles)

다이어고날 리치(대각선 뻗기) Diagonal Reach

이런 선자세에서의 뻗기 동작은 몸통에 약간의 긴장을 주면서 강화시키는 간단한 방법이다. 이것은 전신 가동성을 강화하고 어깨에도 작용하는 비틀림 동작이다.

운동 방법

- 고관절 너비만큼 양발을 벌리고 선 자세를 취하고, 양팔을 몸통 옆에 붙인다.
- 양팔을 대각선 방향인 오른쪽의 위쪽 방향으로 들어 올린다. 그리고 양손을 응시한다. 시작자세로 돌아간다.
- 왼쪽 방향도 반복한다. 권장 반복횟수만큼 반복하다.

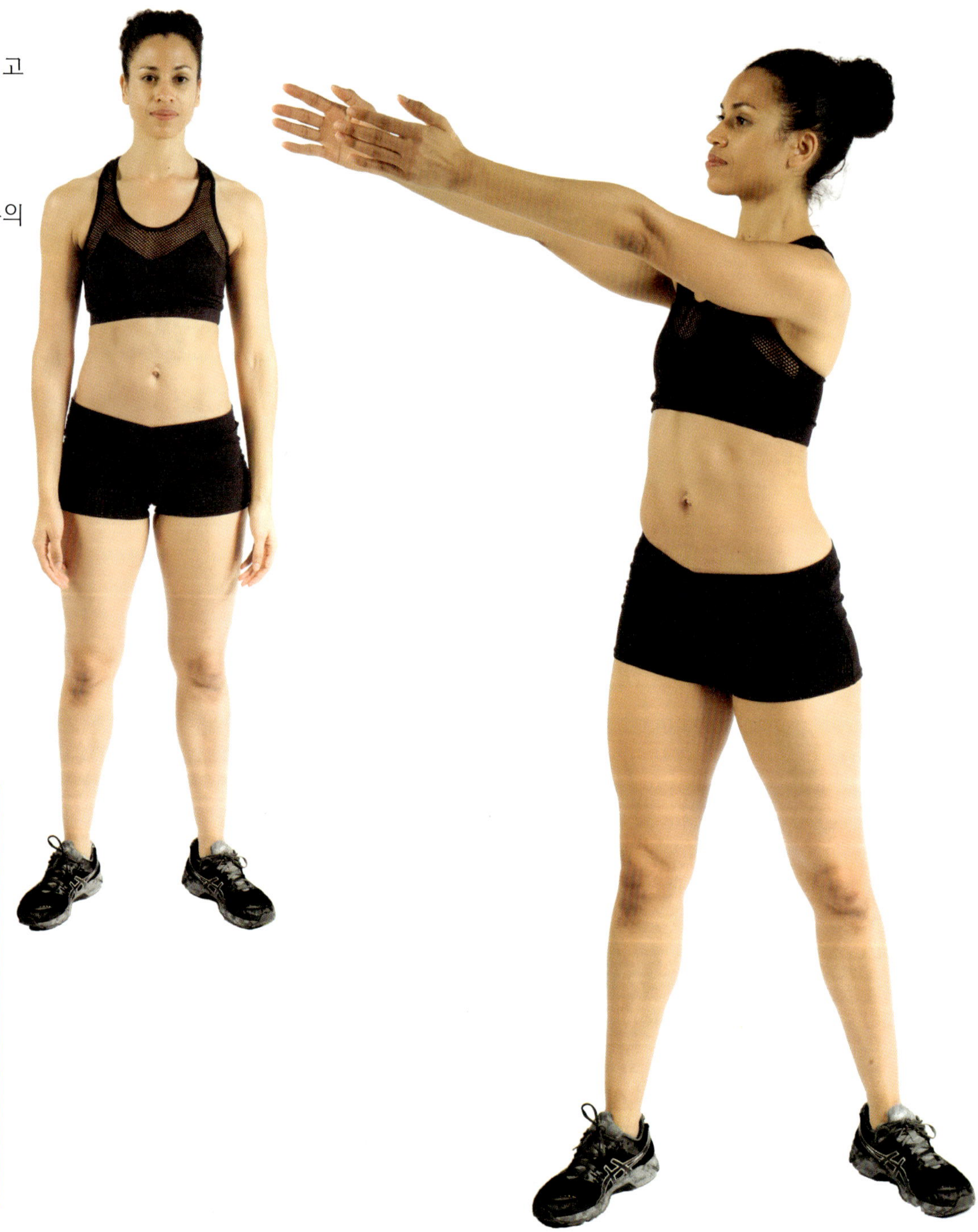

올바른 수행의 팁

- 복부 근육의 관여를 유지한다.
- 고관절을 전방으로 향한다.
- 어깨를 아래로 내린다.
- 고관절을 비틀지 않는다.
- 복부가 가쪽으로 팽창되지 않아야 한다.
- 어깨를 구부리지 않는다.
- 양팔을 들거나 내릴 때 목에 긴장을 주지 않는다.

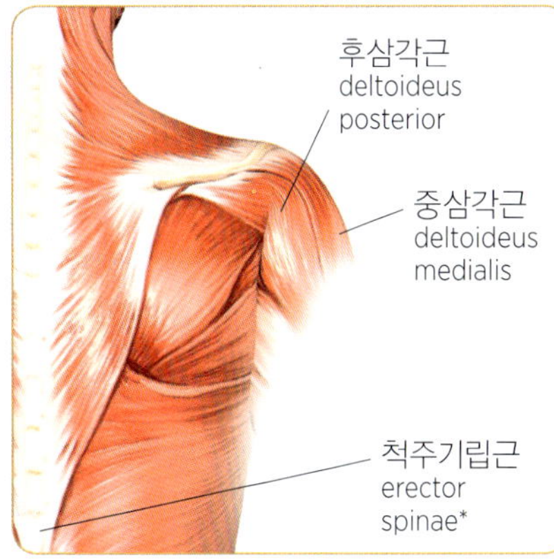

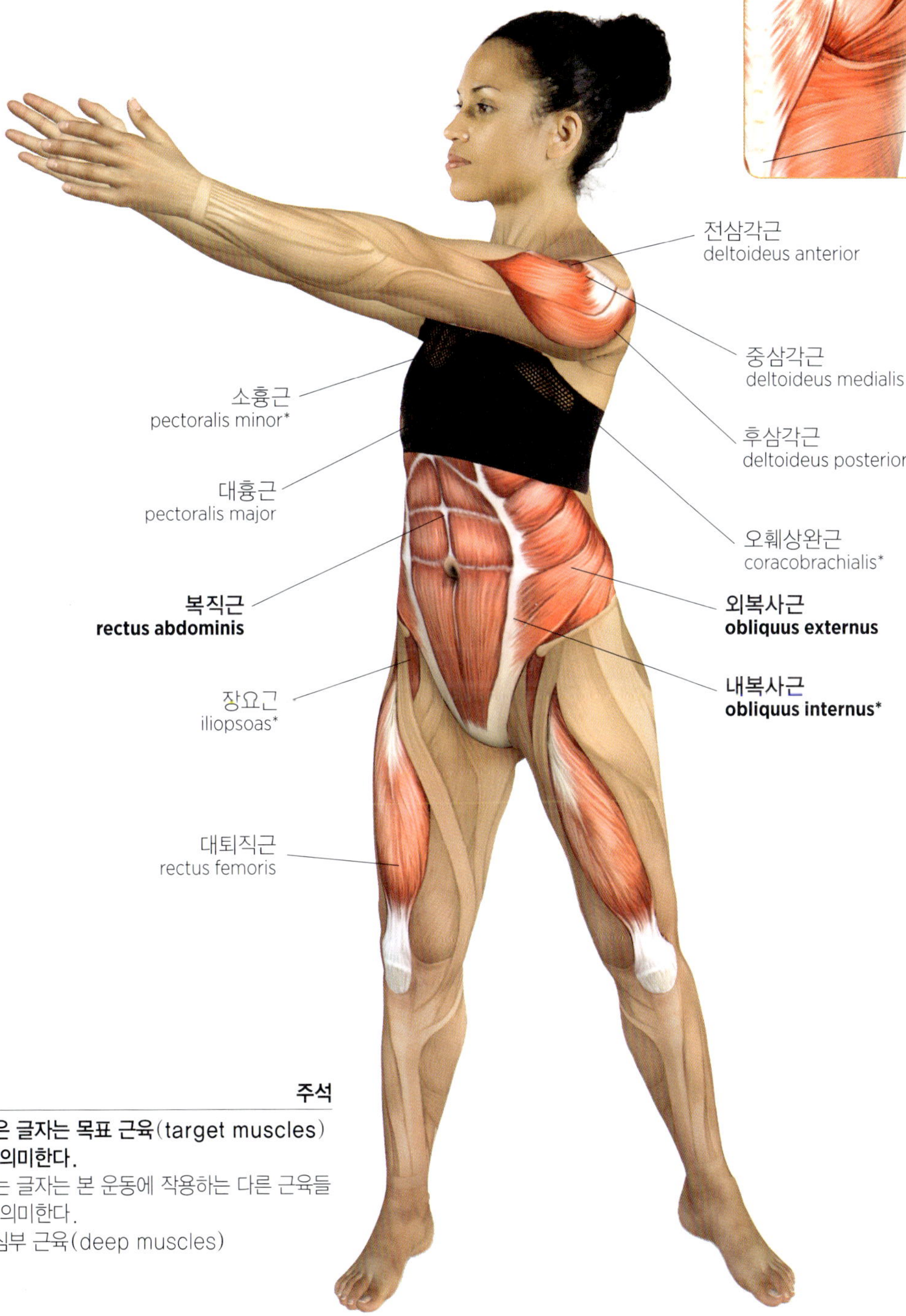

주석

굵은 글자는 목표 근육(target muscles)을 의미한다.

가는 글자는 본 운동에 작용하는 다른 근육들을 의미한다.

* 심부 근육(deep muscles)

팩트 파일

목표 근육
- 복부의 전면과 측면 근육

도구
- 없음

장점
- 회전하는데 작용하는 근육을 스트레칭하고 강화한다.
- 테니스와 골프의 수행능력을 향상시킨다.

주의사항
- 심한 어깨 통증

다른 버전

높은 난이도: 양쪽 팔을 한쪽 대각선 방향으로 이전 버전보다 더 높게 뻗고, 반대 발을 바닥으로 부터 들어 올린다.

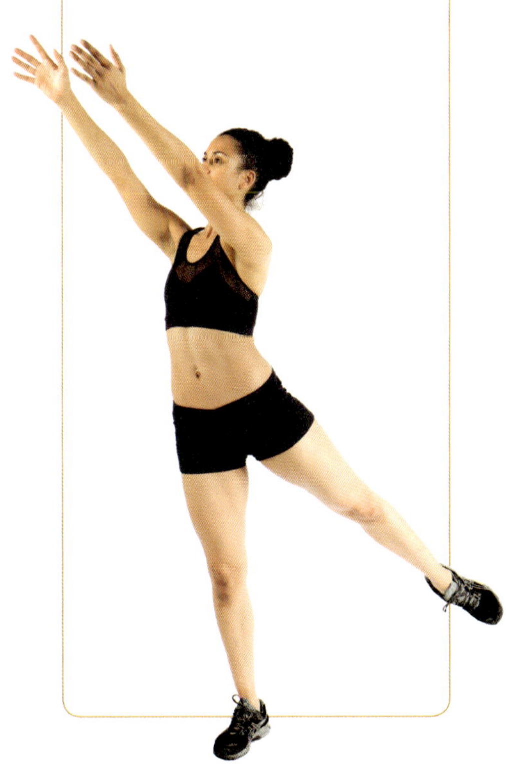

크런치 Crunch

일직선 리프트-업 크런치는 복부 근육을 긴장시키고 활성화시키는 가장 좋은 방법 중의 하나이다. 이것은 척추 안정화라는 부가적인 보너스를 제공하고, 허리 통증을 완화시킨다.

운동 방법

- 무릎세우고 누운 자세를 취하고, 양손을 머리 뒤에 배치한다. 그리고 팔꿈치를 측방으로 향하게 한다.
- 복부 근육을 수축하고, 머리와 어깨를 바닥으로부터 들어 올린다.
- 머리와 어깨를 바닥으로 내린다. 권장 반복횟수만큼 반복한다.

올바른 수행의 팁

- 배꼽에 연결된 줄로 상체를 들어 올리듯이, 복부를 끌어올린다.
- 양발을 바닥에 꽉 붙인다.
- 팔꿈치를 가쪽으로 벌리고, 그 자세를 유지한다.
- 움직임을 일으키는데 목을 사용해서는 안된다.

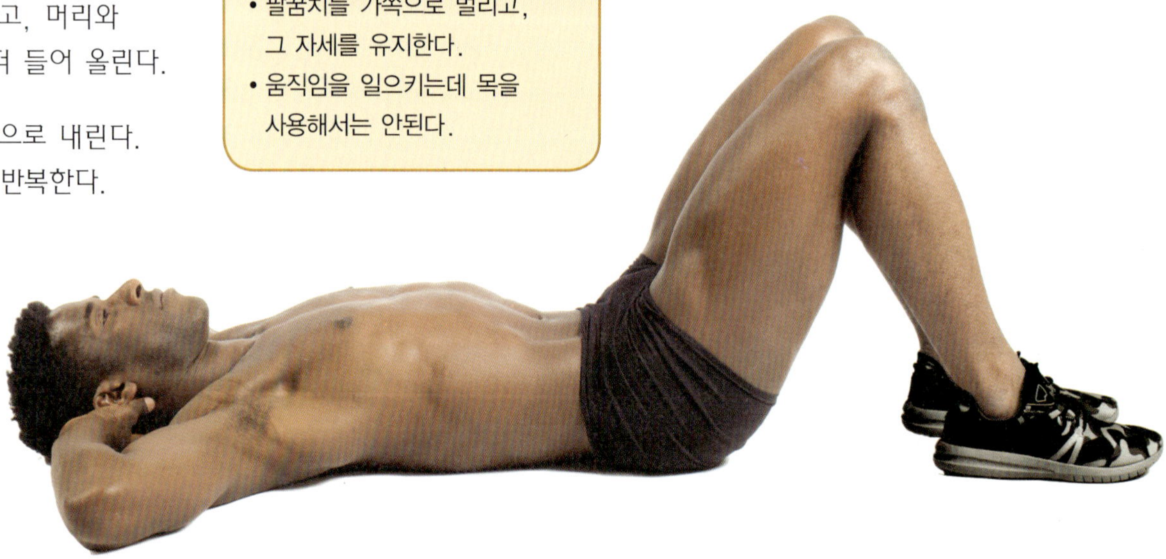

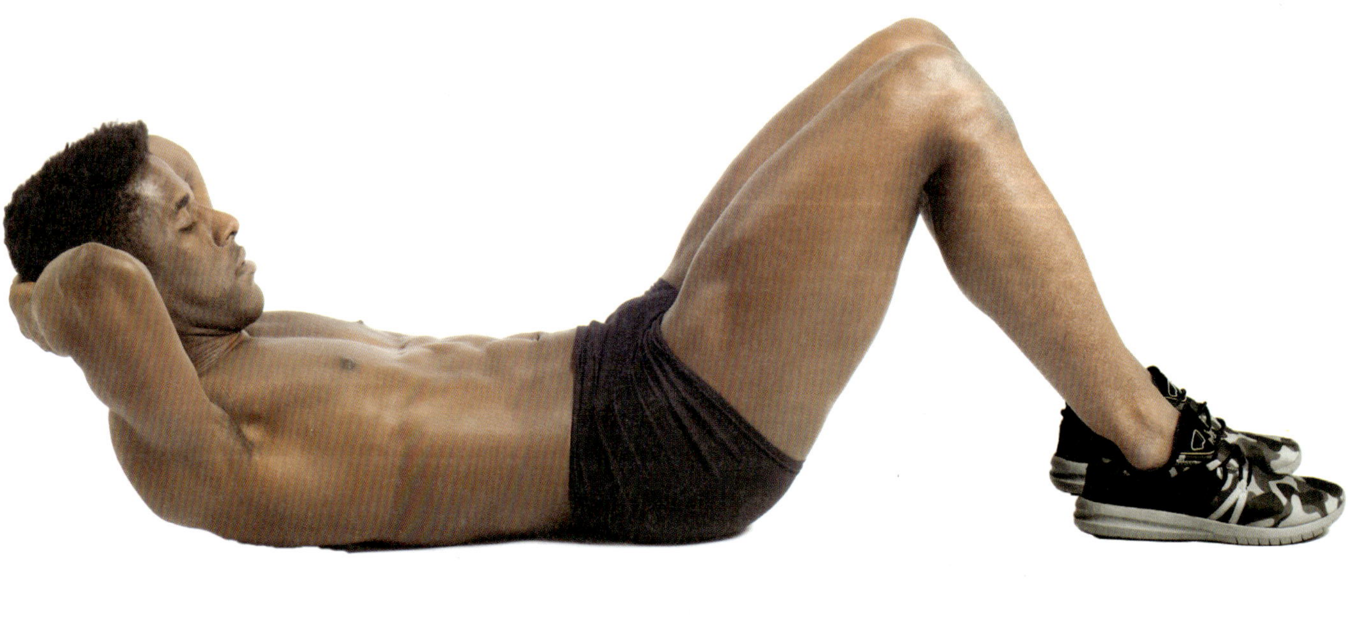

팩트 파일

목표 근육

- 복부의 전면과 측면 근육

도구

- 없음

장점

- 복부를 강화하고 복근을 선명하게 한다.

주의사항

- 허리 문제
- 목 통증

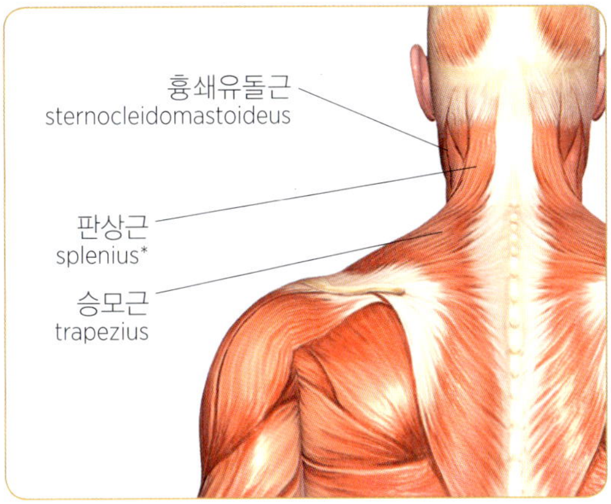

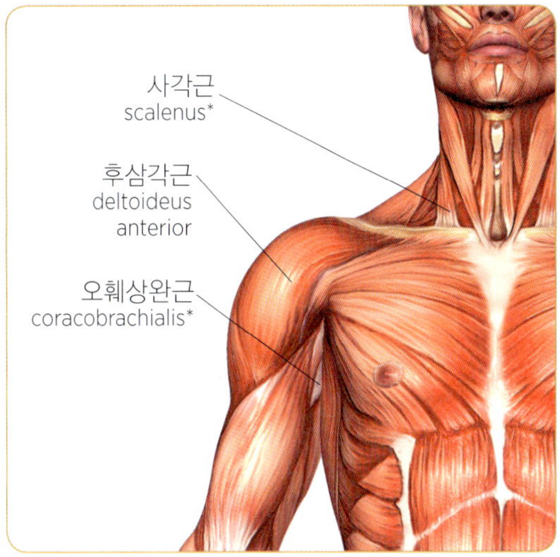

주석

굵은 글자는 목표 근육(target muscles)을 의미한다.
가는 글자는 본 운동에 작용하는 다른 근육들을 의미한다.
* 심부 근육(deep muscles)

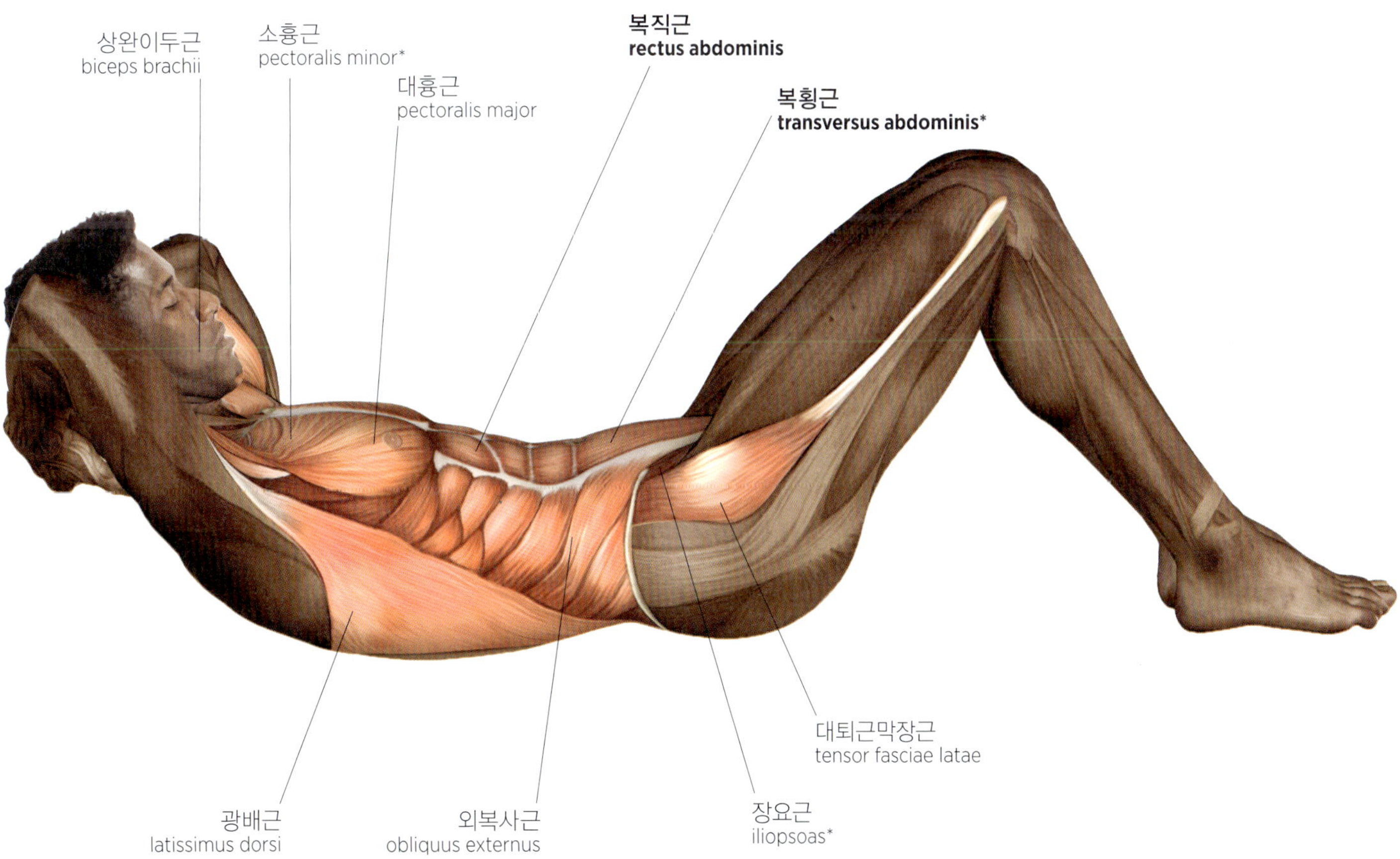

리버스 크런치 Riverse Crunch

리버스 크런치는 상체를 들어 올리는 단순 크런치에 비해 복부를 조금 더 힘들게 한다. 이것은 저항으로서 하체의 체중을 이용한다.

운동 방법

- 양팔을 몸통 옆에 위치시킨 바로 누운 자세를 취하고, 양쪽 무릎을 약간 굽히고 양발을 바닥으로부터 들어 올린다. 이것이 시작자세이다.

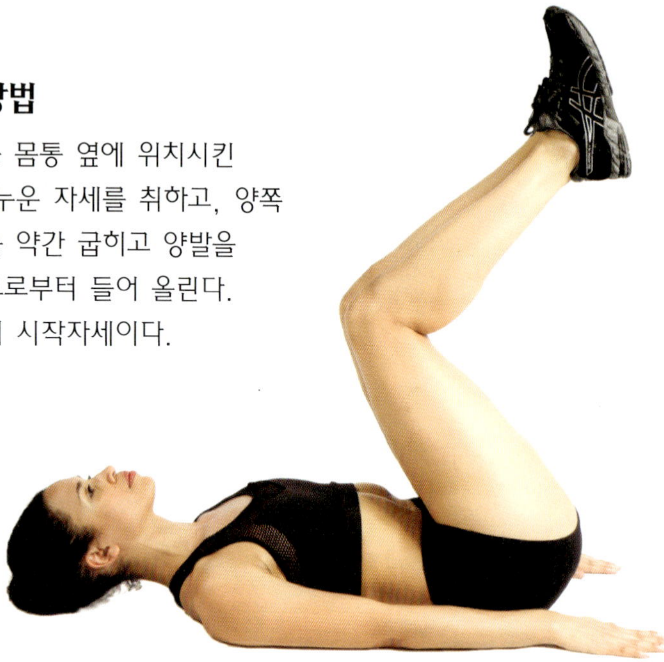

올바른 수행의 팁

- 하체를 움직이기 위해 복부 근육을 사용한다.
- 양쪽 팔을 바닥에 꽉 붙인다.
- 허리나 목을 들어서는 안된다.
- 움직임을 수행하는데 도움을 주기 위해 반동을 하지 않는다.

- 엉덩이를 들어 올릴 때, 양쪽 다리를 몸 쪽으로 당긴다. 그 다음 허리가 바닥으로부터 몇 인치 떨어지도록 허리를 들어 올린다.
- 시작자세로 돌아가기 위해 허리와 엉덩이를 천천히 내려놓는다. 권장 반복횟수만큼 반복 실시한다.

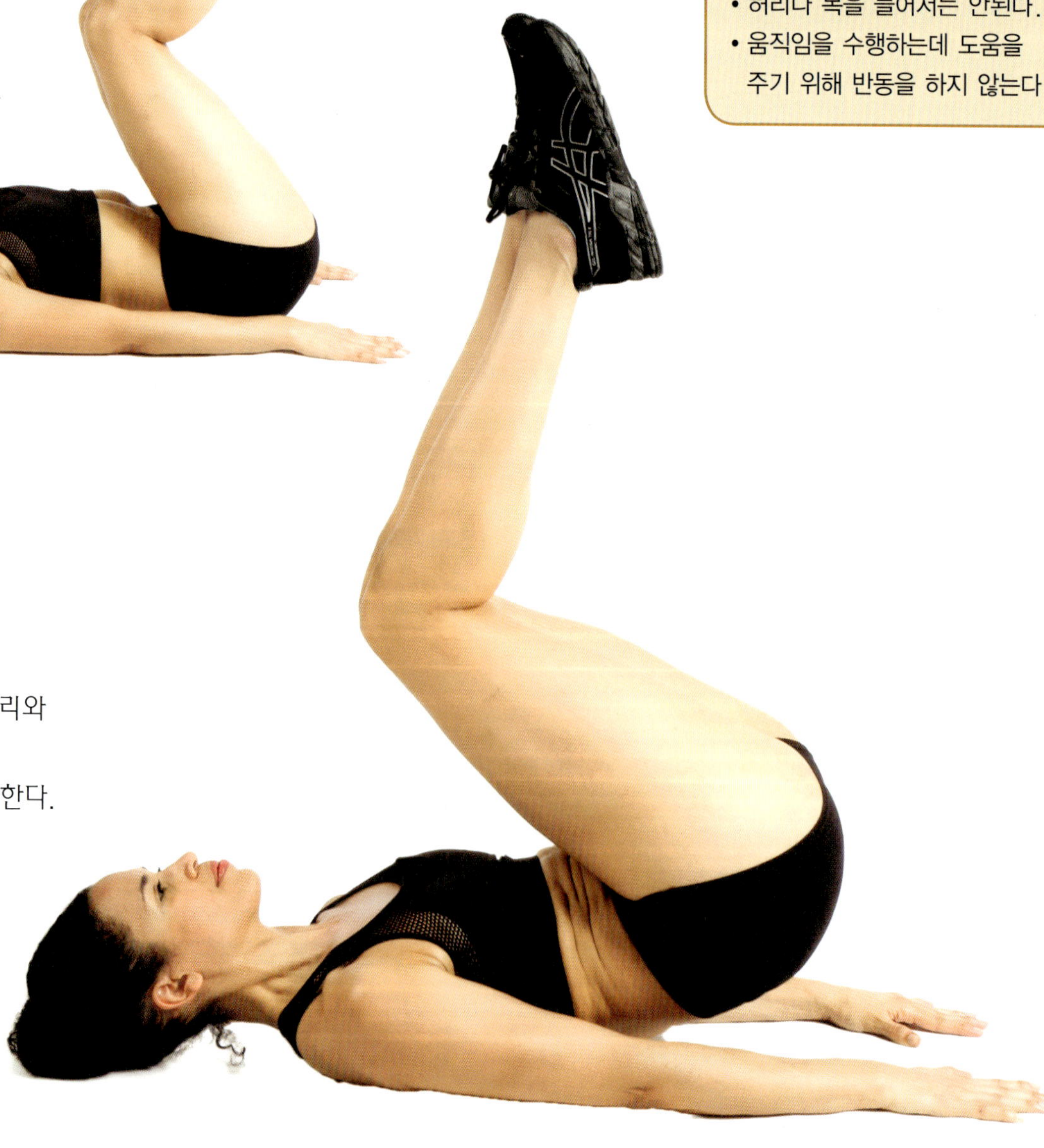

팩트 파일

목표 근육

- 복부 근육: 위쪽 전면과 측면

도구

- 없음

장점

- 복부를 강화하고 단련시킨다.

주의사항

- 고관절 문제
- 허리 문제

다른 버전

높은 난이도: 여러분이 어려움 없이 리버스 크런치를 할 수 있다면, 조금 더 높게 드는 크런치를 시도한다. 너무 높게 드는 크런치는 주의를 요하는데, 그 이유는 척추와 목이 손상을 입을 수 있기 때문이다.

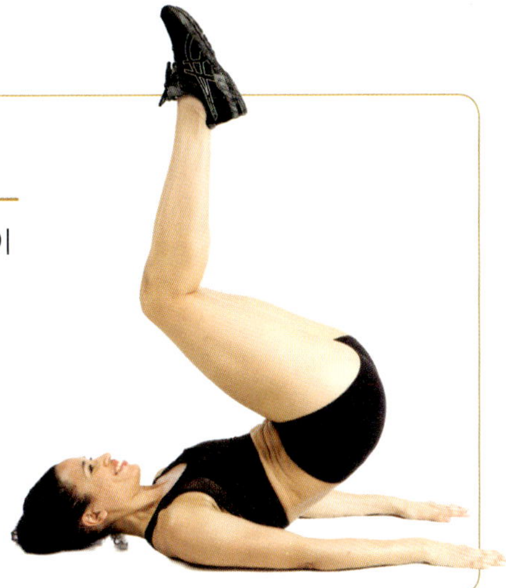

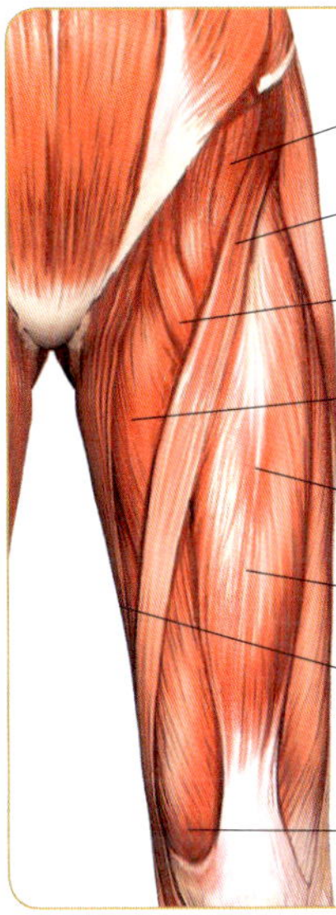

주석

굵은 글자는 목표 근육(target muscles)을 의미한다.

가는 글자는 본 운동에 작용하는 다른 근육들을 의미한다.

* 심부 근육(deep muscles)

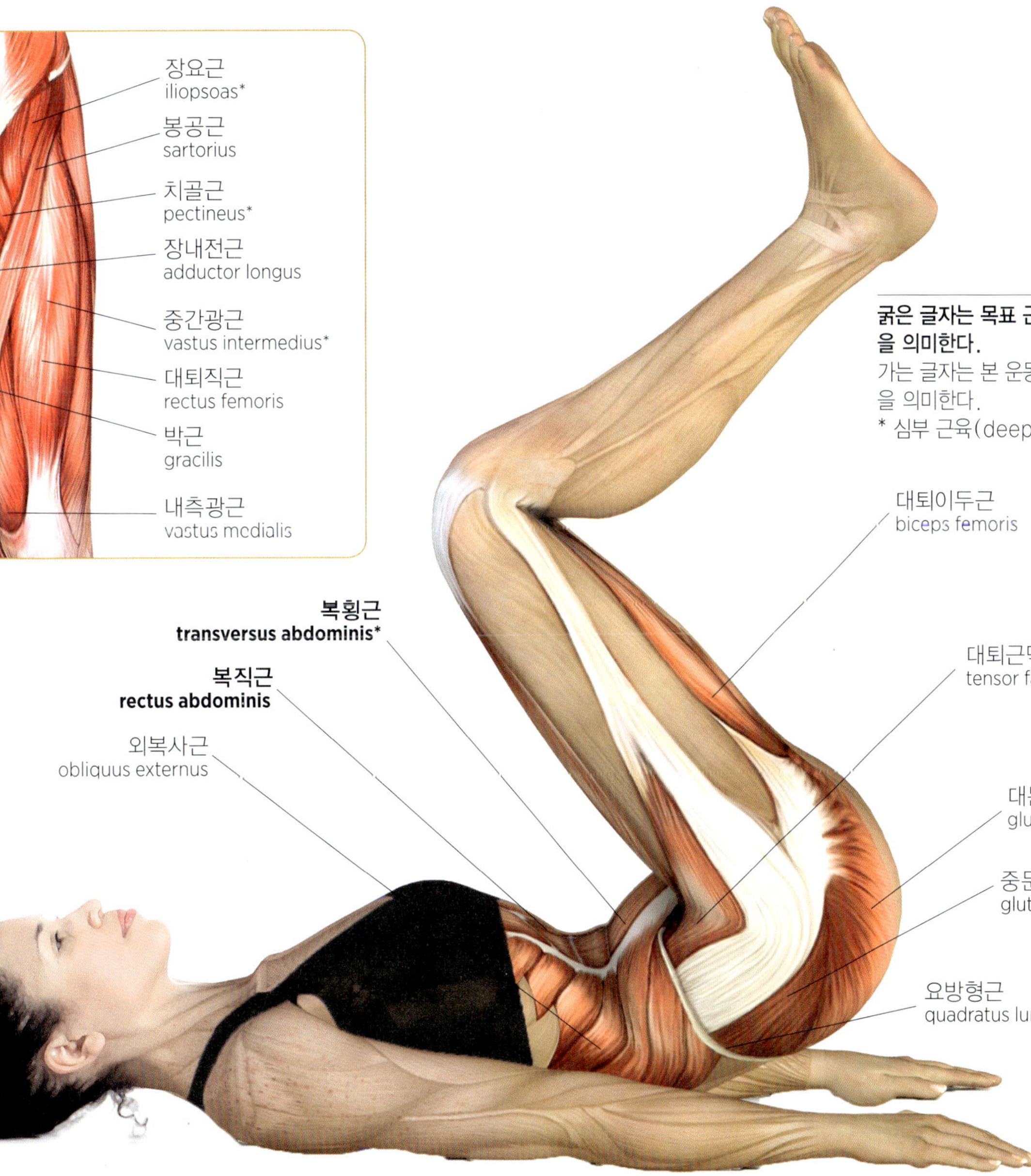

펭귄 크런치 Penguin Crunch

펭귄 크런치는 복사근과 상복부 근육을 자극한다. 이 운동이 복부의 가쪽 운동을 일으키기 때문에, 수영과 같은 회전 움직임을 필요로 하는 스포츠를 준비하는데 매우 좋은 방법이다.

운동 방법

- 무릎을 세우고 누운 자세에서 머리를 들고, 또 양팔을 몸통 옆에 쭉 편 상태에서 바닥으로부터 약간 들어 올린다.
- 몸통을 굴곡한 자세로 유지하고, 오른쪽으로 기울인다. 그 다음 오른손을 뻗는다. 권장시간 동안 이 자세를 유지한 후, 시작자세로 되돌아간다.
- 반대쪽도 반복한다. 권장 반복횟수만큼 좌우측을 교대로 실시한다.

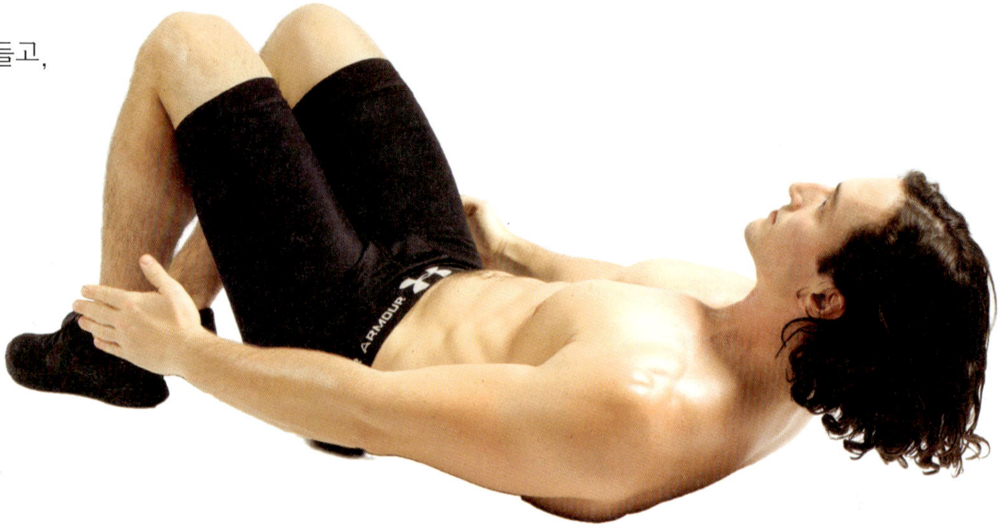

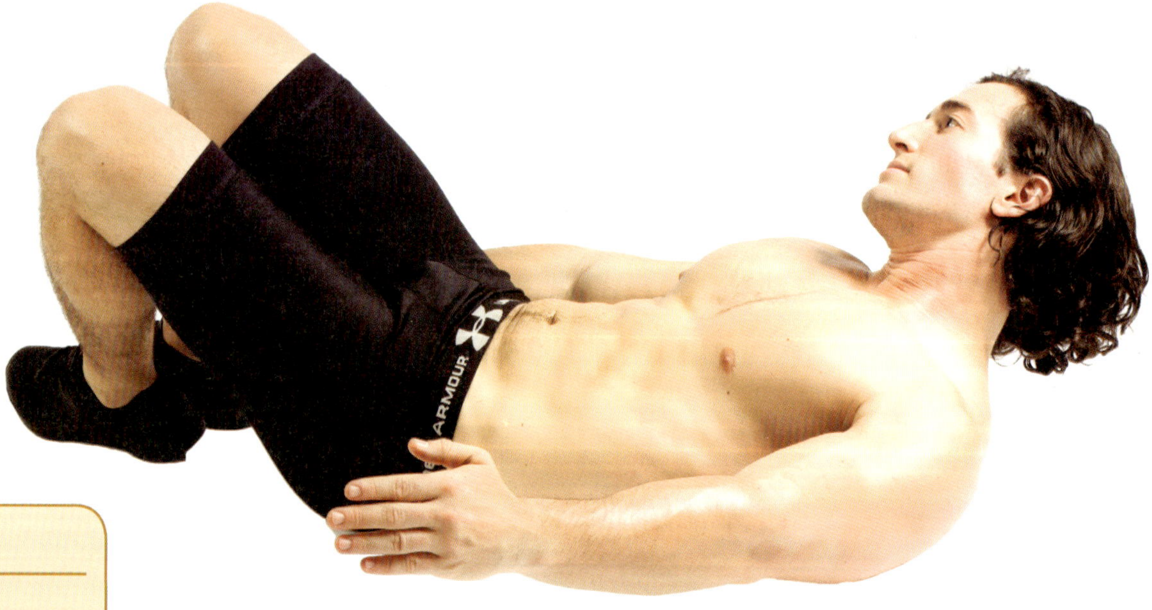

올바른 수행의 팁

- 복사근에 집중한다.
- 팔을 뻗으면서 복부를 안쪽으로 당긴다.
- 목이나 등 근육을 과도하게 사용하지 않는다.

팩트 파일

목표 근육
- 상복부와 깊은 복구 근육
- 복사근

도구
- 없음

장점
- 코어를 강화한다.
- 복부 근육 (특히 복사근)을 자극한다.

주의사항
- 허리 문제

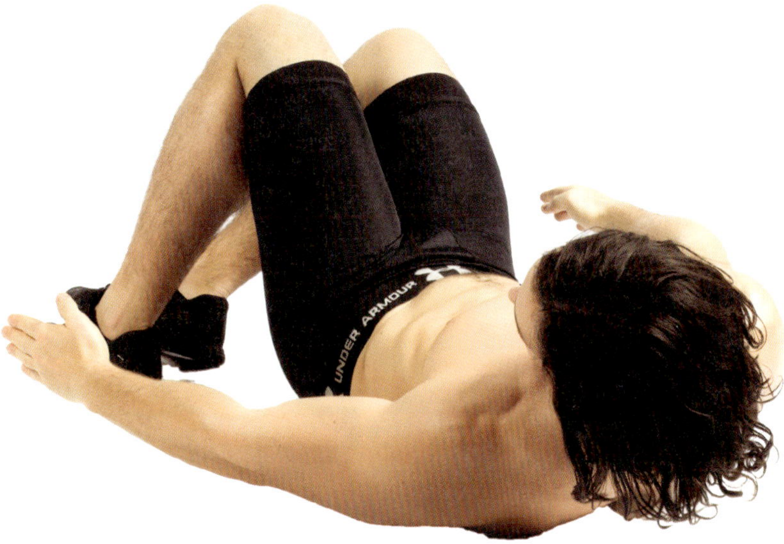

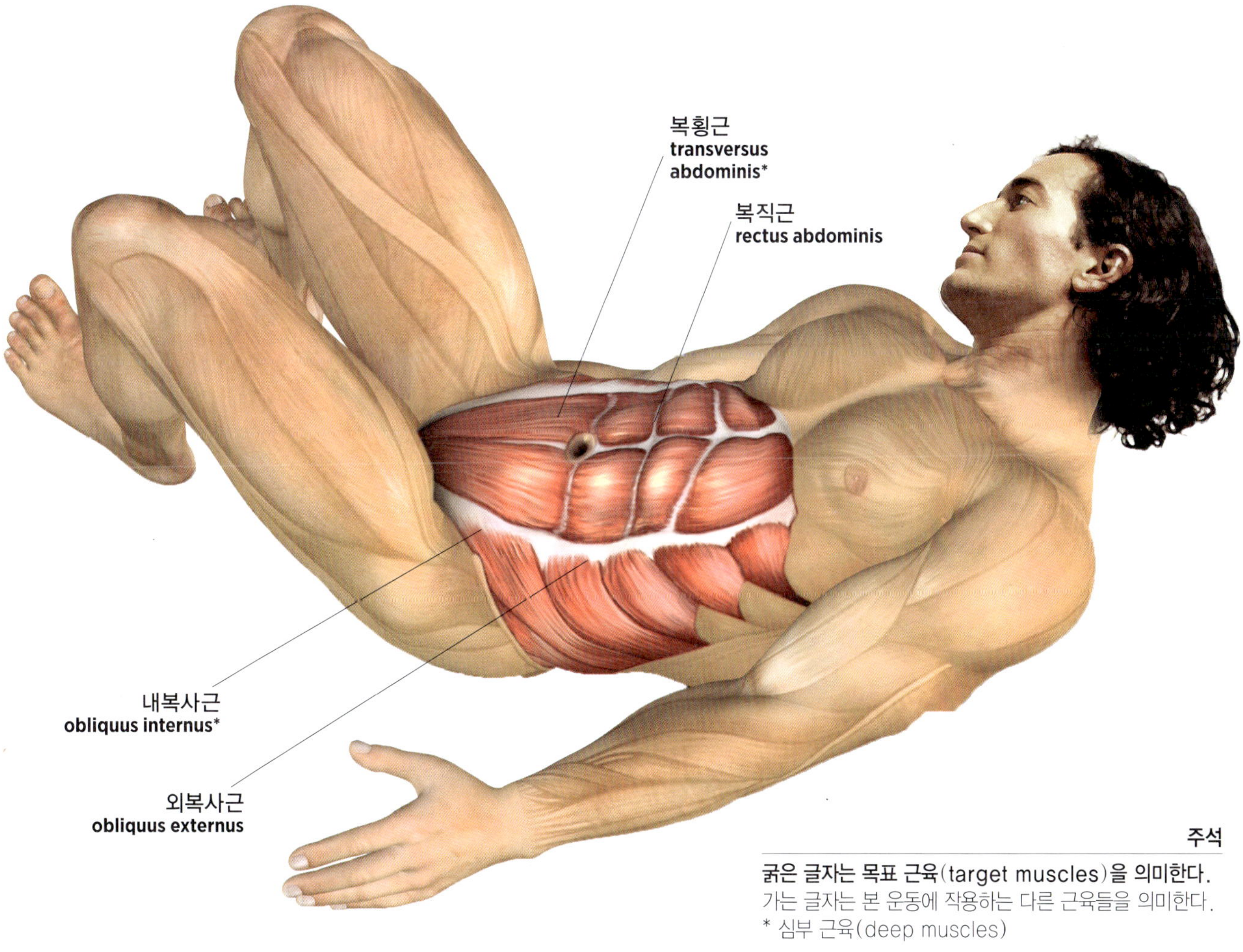

주석

굵은 글자는 목표 근육(target muscles)을 의미한다.
가는 글자는 본 운동에 작용하는 다른 근육들을 의미한다.
* 심부 근육(deep muscles)

바이사이클 크런치 Bicycle Crunch

이런 버전의 크런치는 실제로 코어의 파워와 탄력을 강화시킨다. 이 운동은 복부 근육에 좋을 뿐만 아니라, 여러분은 이 운동을 통해 양쪽 허벅지의 차이를 느끼고 보게 될 것이다.

운동 방법

- 양손을 머리 뒤로 가져가고, 양발을 바닥으로부터 들어 올린다. 양쪽 허벅지가 바닥과 수직을 이루고, 정강이가 바닥과 수평을 이룬다.
- 몸통을 위로 감듯이 들어 올린다. 오른 팔꿈치를 왼쪽 무릎 쪽으로 가져가고, 오른쪽 다리를 앞쪽으로 뻗는다. 양쪽 견갑골을 바닥으로부터 들어 올리고, 늑골과 복사근을 비튼다는 상상을 한다.
- 반대쪽도 반복한다. 권장 반복횟수만큼 교대로 수행한다.

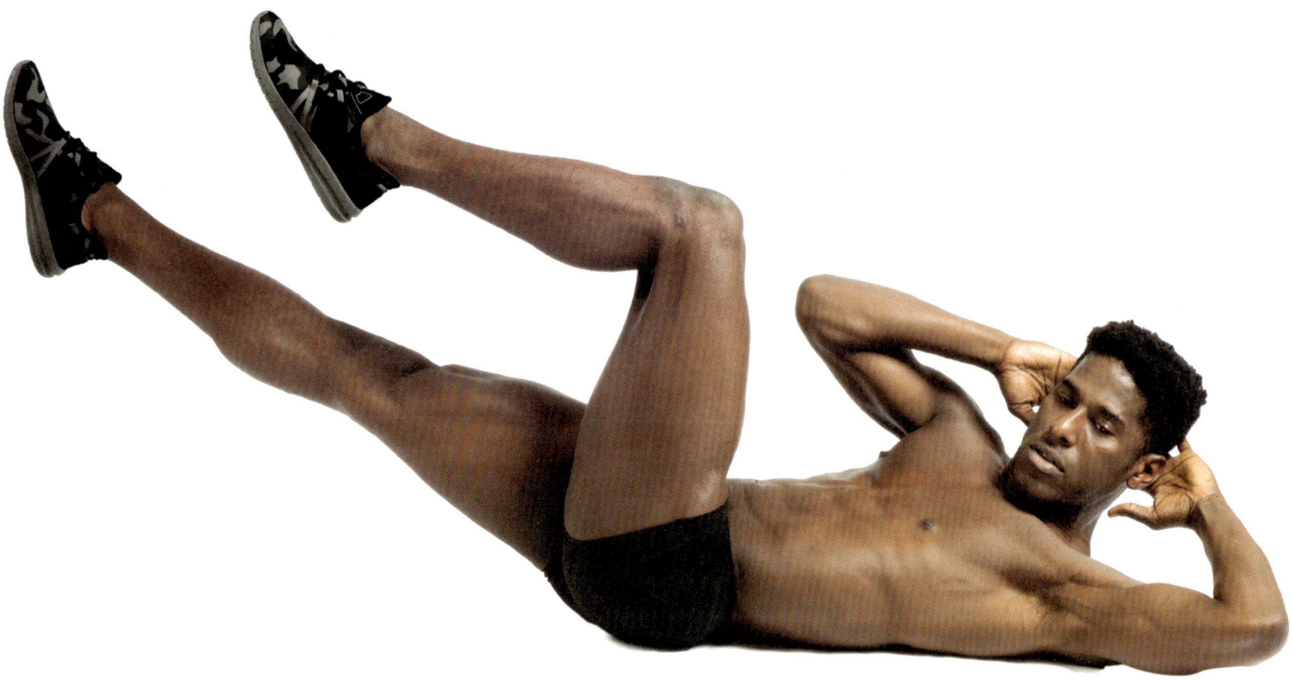

올바른 수행의 팁

- 목을 길게 늘이고 턱을 가슴에 부착하지 않는다.
- 엉덩이를 바닥에 꽉 붙인다.
- 양손을 당겨 턱을 가슴쪽으로 가져가서는 안되고, 또 등이 휘어져서도 안된다.
- 어깨보다 팔꿈치를 더 빠르게 움직이지 않아야 한다.

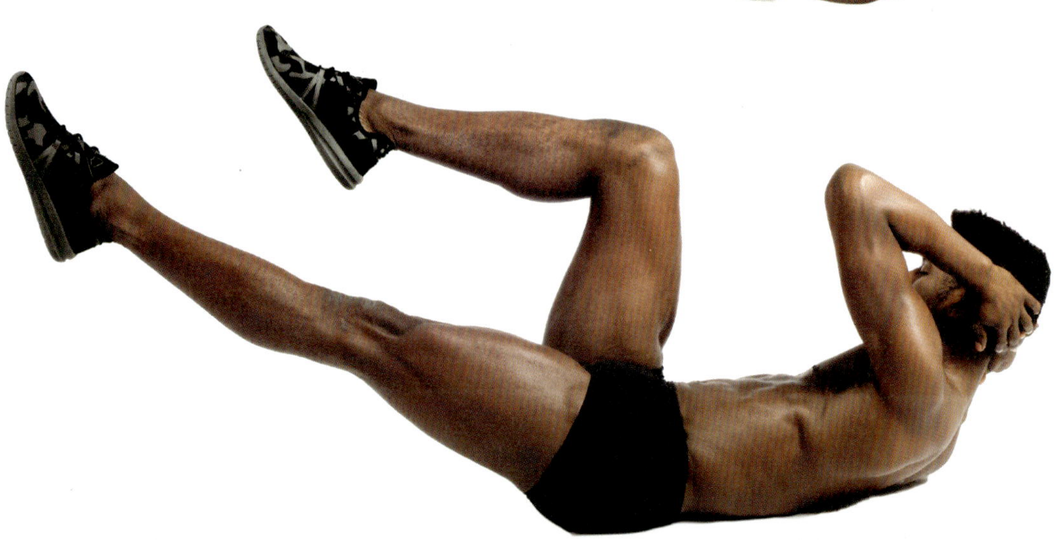

팩트 파일

목표 근육
- 복부 근육
- 허벅지 근육

도구
- 없음

장점
- 코어를 안정화시킨다.
- 복부 근육을 강화한다.

주의사항
- 목 문제
- 허리 통증

다른 버전

낮은 난이도: 양쪽 발을 바닥에 붙이고 시작한다. 왼발을 오른쪽 허벅지(무릎 부근) 위에 올린다. 오른쪽 팔꿈치를 왼쪽 무릎쪽으로 뻗는다. 권장 반복횟수만큼 반복한다. 반대쪽도 실시한다.

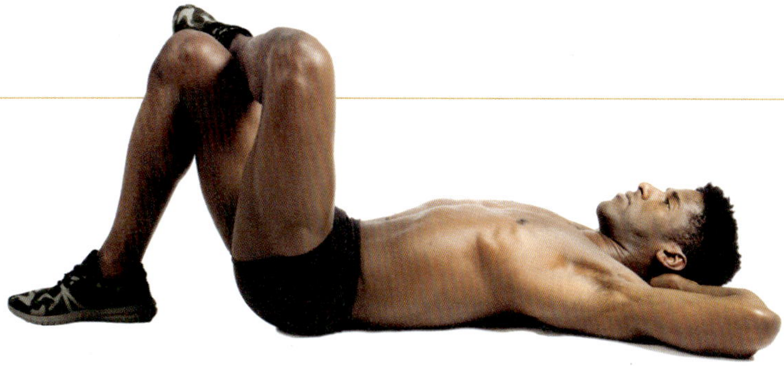

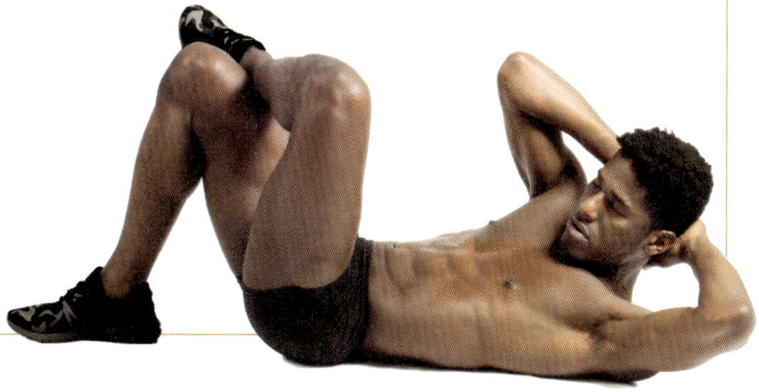

주석

굵은 글자는 목표 근육(target muscles)을 의미한다.
가는 글자는 본 운동에 작용하는 다른 근육들을 의미한다.
* 심부 근육(deep muscles)

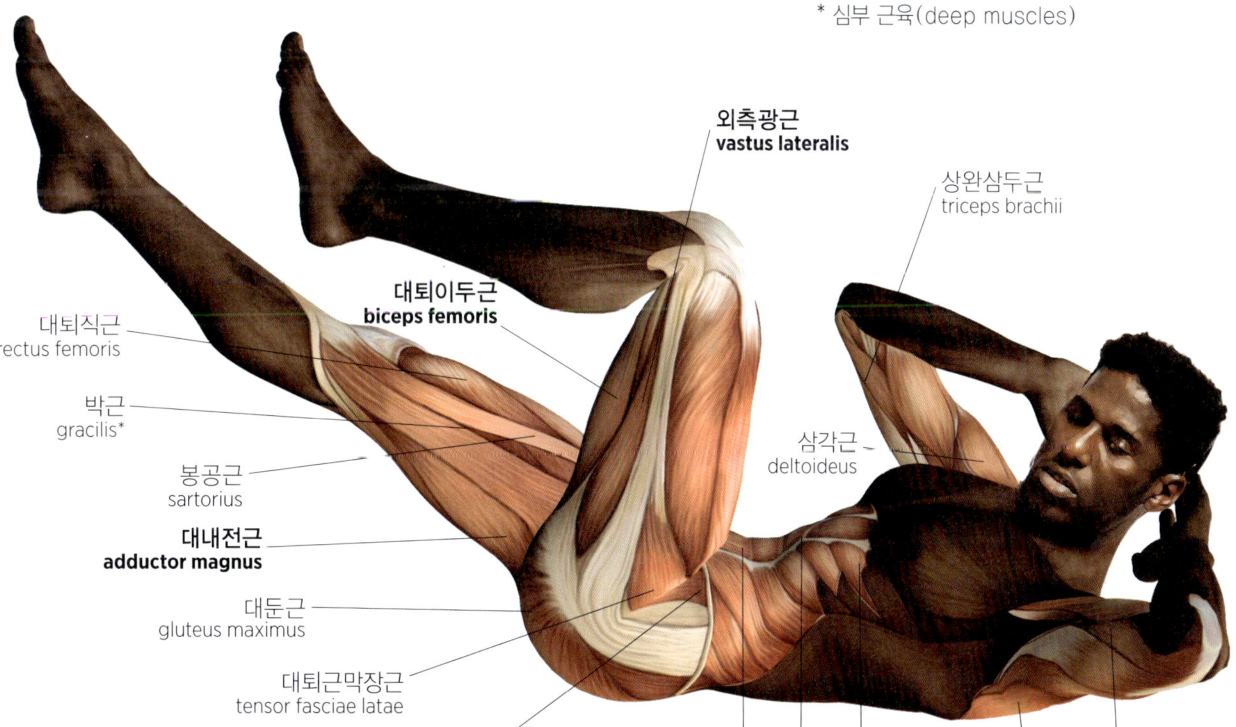

시저즈(가위질) Scissors

시저즈 운동을 할 때 여러분의 다리가 가윗날과 같고, 코어가 손잡이와 같다. 가윗날이 허공을 정확히 자르기 위해서는 손잡이가 안정되어야 한다. 이 운동은 코어를 향상시키기 좋은 방법이다.

운동 방법

- 바로 누운 자세를 취하고, 양팔을 몸통 옆에 위치시킨다. 그리고 가슴 쪽으로 양쪽 무릎을 접는다.
- 머리와 목을 바닥으로부터 들어 올리고, 양다리를 한번에 하나씩 천장 쪽으로 뻗는다. 운동하는 내내 양쪽 엉덩이를 바닥에 고정해야 한다.
- 다리를 일자로 유지하는 동안, 양손으로 그 다리를 잡을 수 있도록 양쪽 팔을 왼쪽 다리쪽으로 뻗는다.
- 천장 쪽으로 양쪽 다리를 뻗어 서로 교차하도록 양쪽 다리를 스위치한다.
- 뻗은 오른쪽 다리를 유지하고, 왼쪽 다리를 절반쯤 내린다.
- 권장 반복횟수만큼 양쪽 다리를 교대로 움직인다.

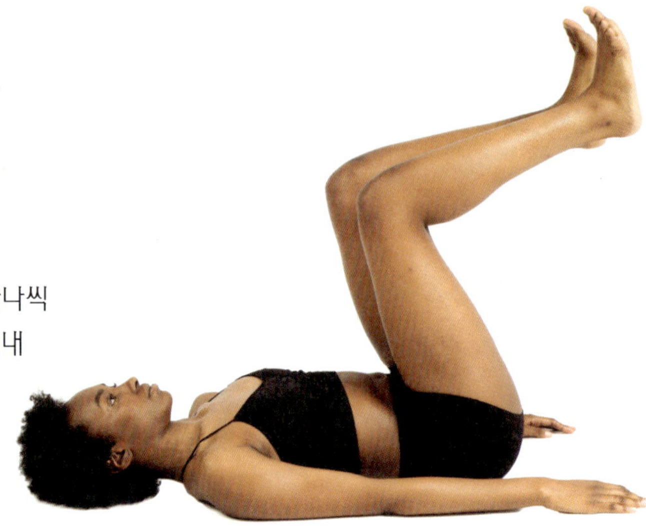

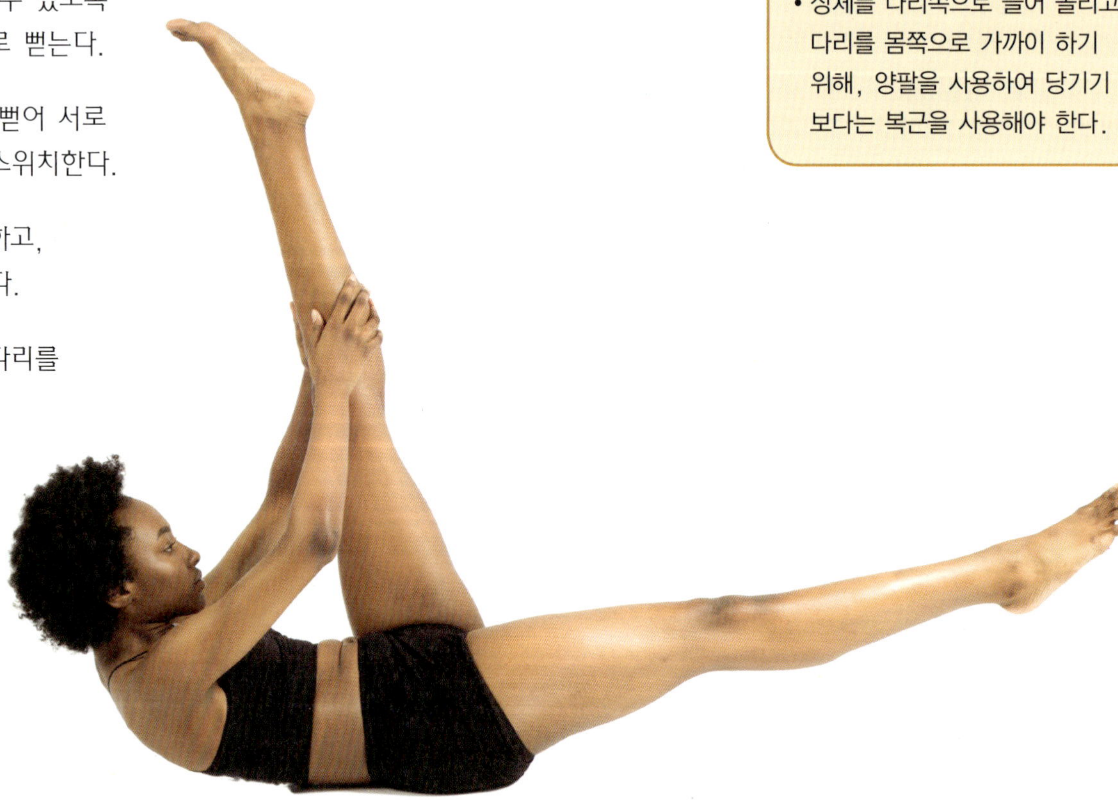

올바른 수행의 팁

- 코어 근육의 활성화를 유지한다.
- 양쪽 견갑골을 아래로 내림으로써 양쪽 어깨를 고정한다.
- 엉덩이를 바닥에 견고히 고정시킨다.
- 양쪽 다리를 길게 뻗어 유지한다.
- 다리를 잡는 동안 양쪽 어깨를 전방으로 당기지 않는다.
- 양쪽 무릎을 굽히지 않는다.
- 상체를 다리쪽으로 들어 올리고 다리를 몸쪽으로 가까이 하기 위해, 양팔을 사용하여 당기기 보다는 복근을 사용해야 한다.

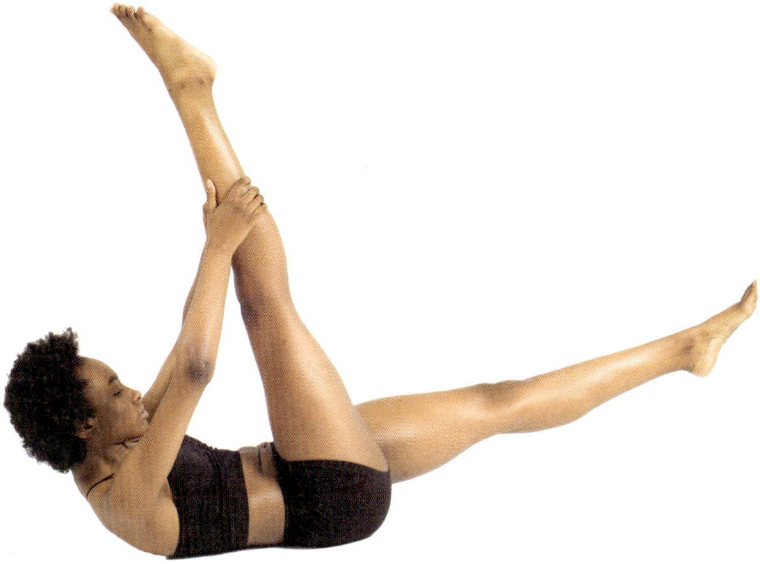

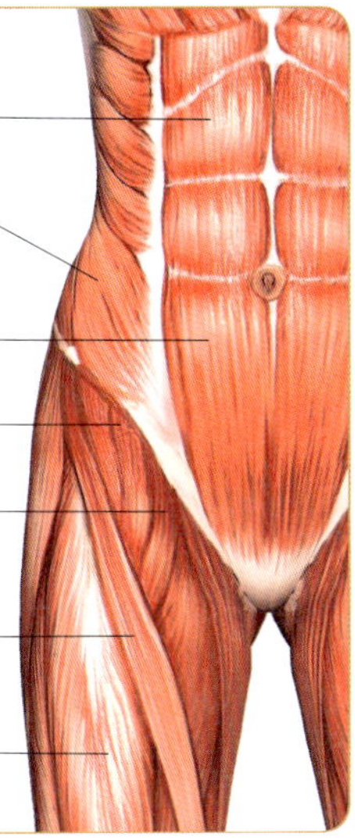

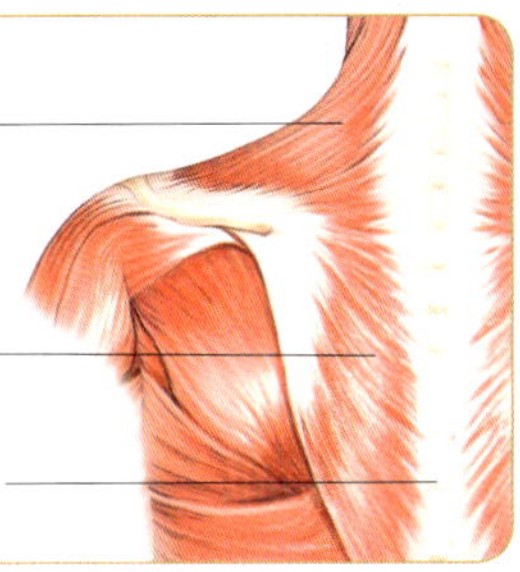

주석

굵은 글자는 목표 근육(target muscles)을 의미한다.
가는 글자는 본 운동에 작용하는 다른 근육들을 의미한다.
* 심부 근육(deep muscles)

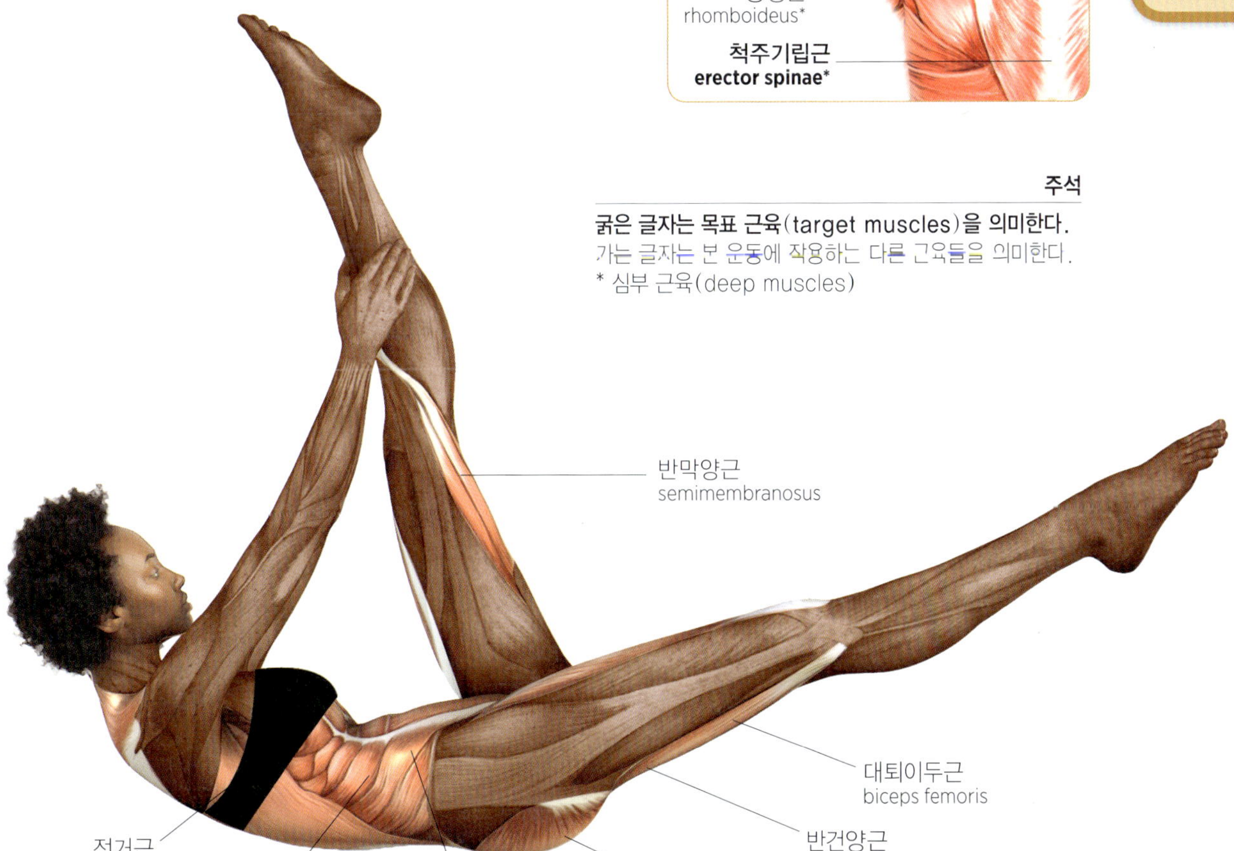

팩트 파일

목표 근육
- 복부 근육
- 등 근육
- 허벅지 전면 근육

도구
- 없음

장점
- 복근의 조절을 향상시킨다.
- 어깨 부위의 안정화를 향상시킨다.
- 슬괵근을 강화한다.
- 고관절 굴곡근을 작용시킨다.
- 협응을 향상시킨다.

주의사항
- 무릎 통증
- 목 문제
- 어깨 문제
- 손목 문제

레그 레벨러 Leg Levelers

레그 레벨러는 다양한 근육(어깨에서 허벅지까지)을 활성화시키는 직접적인 방법이다. 이것은 여러분의 코어를 위한 훌륭한 루틴이다.

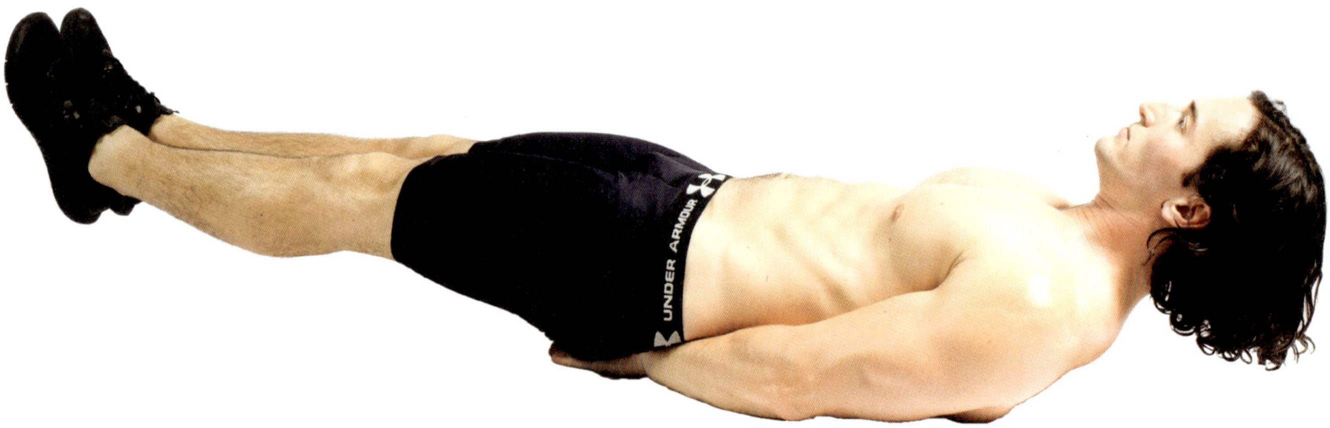

운동 방법

- 양쪽 다리를 쭉 뻗고 누운 자세를 취하고, 머리를 바닥으로부터 들어 올린다. 요추를 일자로 만들기 위해 엉덩이 밑에 양손을 배치하고, 그 다음 양발이 지면으로부터 6인치 정도 떨어지도록 양쪽 다리를 들어 올린다. 양쪽 무릎을 약간 굴곡해야 한다.
- 양쪽 다리를 함께 붙여 지면과 양쪽 다리가 45°를 형성할 때까지 들어 올린다. 권장시간 동안 그 자세를 유지한다.
- 다리를 지면으로부터 6인치 되는 지점까지 내리고, 권장시간 동안 그 자세를 유지한다. 권장 반복횟수만큼 이런 동작 순서(위쪽으로 다리를 들어 올린 후 자세를 유지하고, 그 다음 아래로 내리고 그 자세를 유지하는)를 반복한다.

올바른 수행의 팁

- 과도한 신전으로부터 허리를 보호하기 위해 양손을 엉덩이 밑에 유지시킨다.
- 머리가 바닥에 닿아서는 안된다.

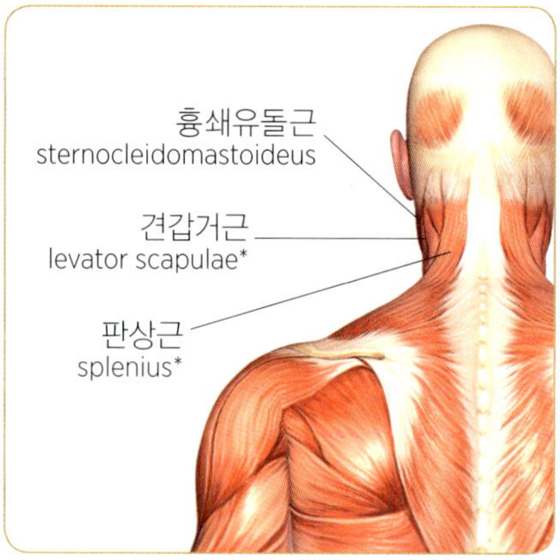

주석

굵은 글자는 목표 근육(target muscles)을 의미한다.
가는 글자는 본 운동에 작용하는 다른 근육들을 의미한다.
* 심부 근육(deep muscles)

팩트 파일

목표 근육
- 코어 근육
- 고관절 굴곡근
- 허벅지 근육

도구
- 없음

장점
- 복부 근육과 고관절 굴곡근을 강화한다.
- 달리기와 수영 등의 지구력을 향상시킨다.

주의사항
- 허리 문제/통증

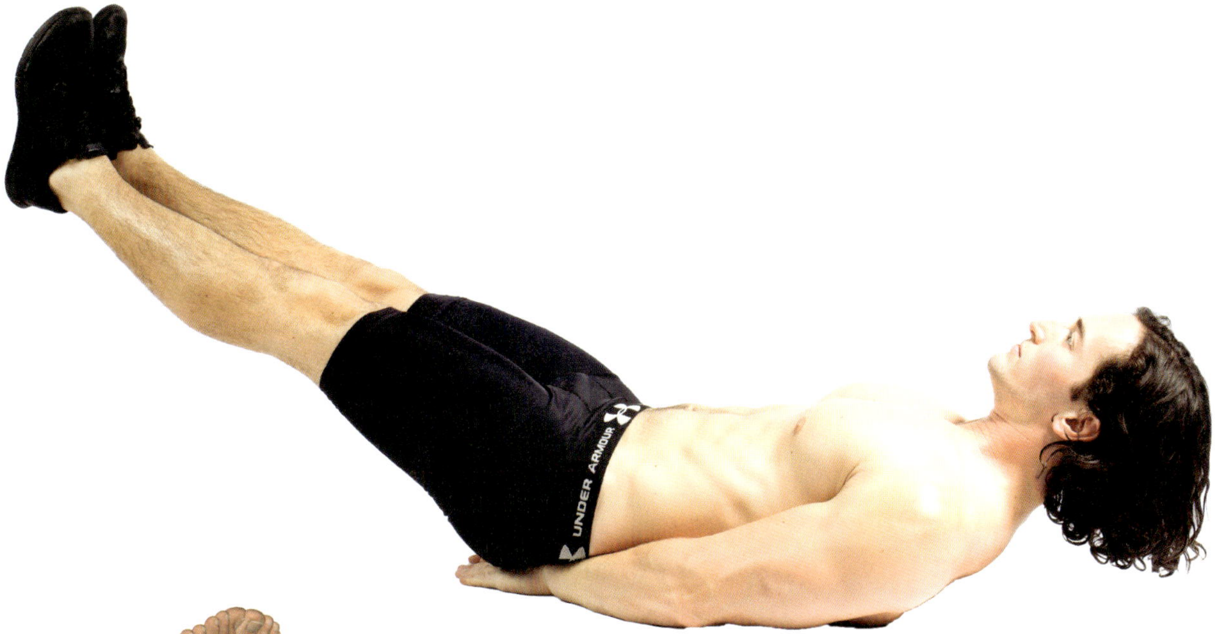

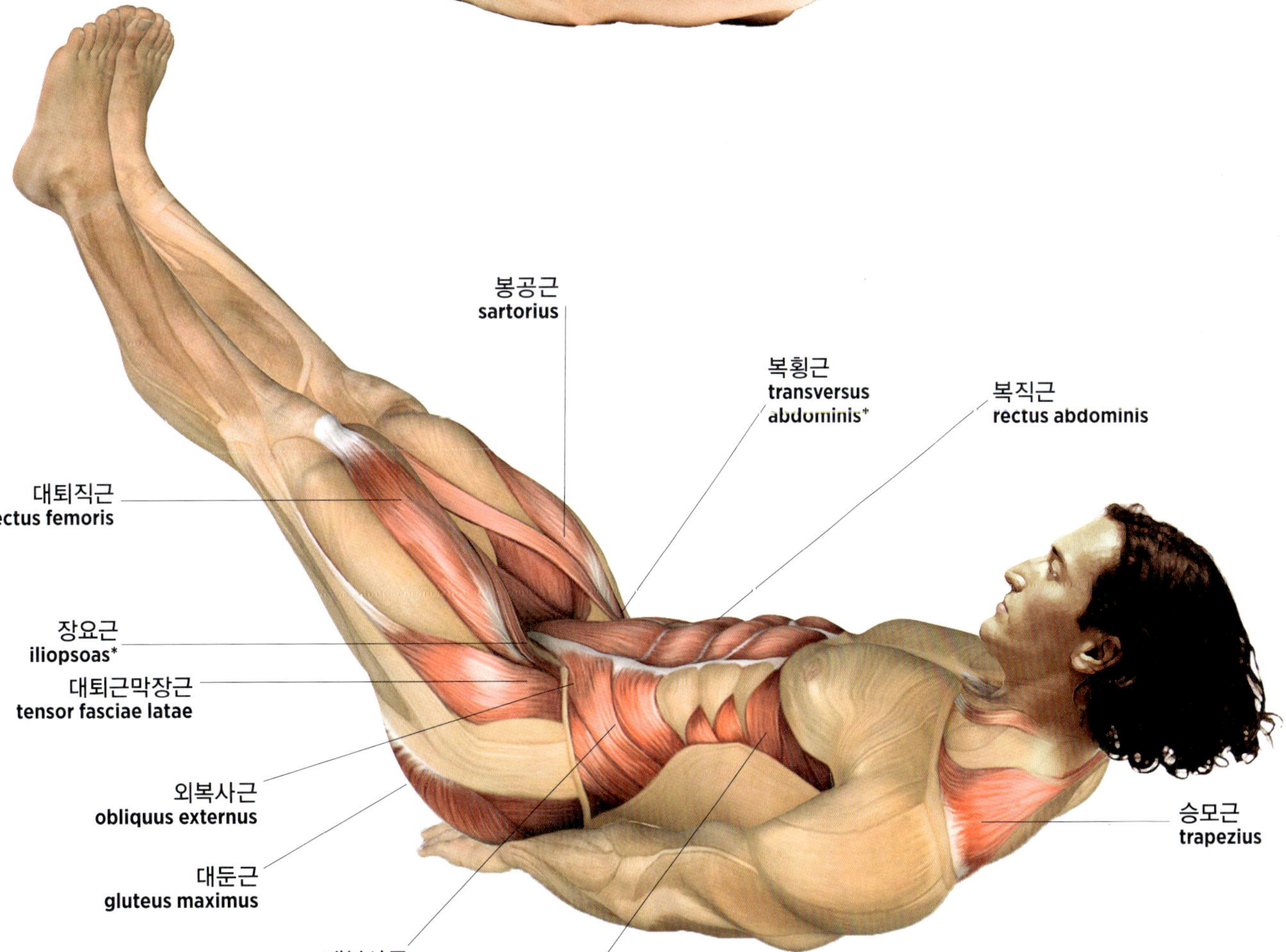

바디 쇼우 Body Saw

이름이 의미하듯이, 이 운동은 톱처럼 여러분의 몸을 앞뒤로 움직이는 것이다. 여러분의 몸이 일자를 더 잘 유지할수록, 복부와 허리의 파워가 더 커진다.

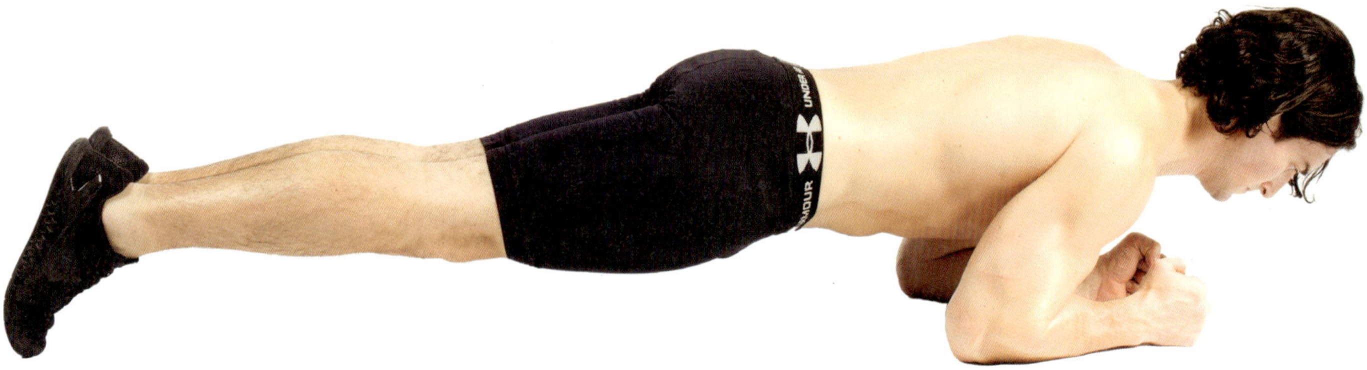

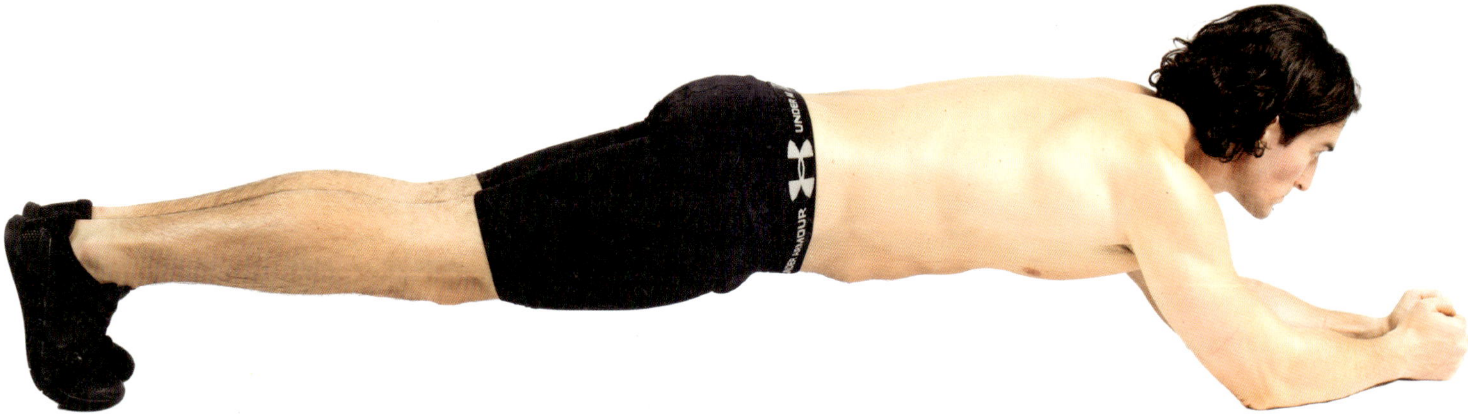

운동 방법

- 엎드린 자세에서 시작하고, 발가락과 전완으로 자세를 잡는다.
- 여러분의 몸을 뒤쪽으로 이동시킨다. 여러분의 발이 자세를 바꿀 때 전완으로 바닥을 압박한다.
- 시작자세로 돌아가기 위해 여러분의 몸을 앞쪽으로 이동시킨다. 권장 반복횟수만큼 몸을 앞뒤로 움직인다.

올바른 수행의 팁

- 몸을 일자로 유지한다.
- 바닥을 응시한다.
- 등이 구부정하거나, 앞쪽으로 활처럼 휘어서는 안된다.

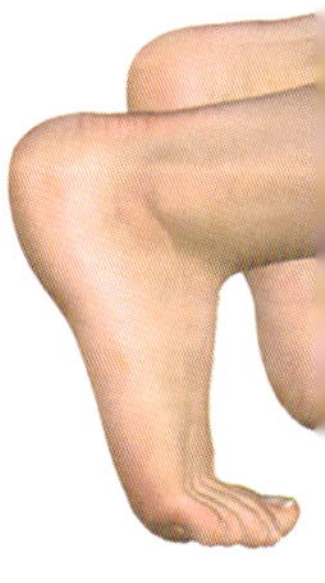

팩트 파일

목표 근육
- 복부 근육
- 등 근육
- 장경인대

도구
- 없음

장점
- 코어를 안정화시킨다.
- 복부 근육을 강화한다.

주의사항
- 어깨 문제
- 허리 문제

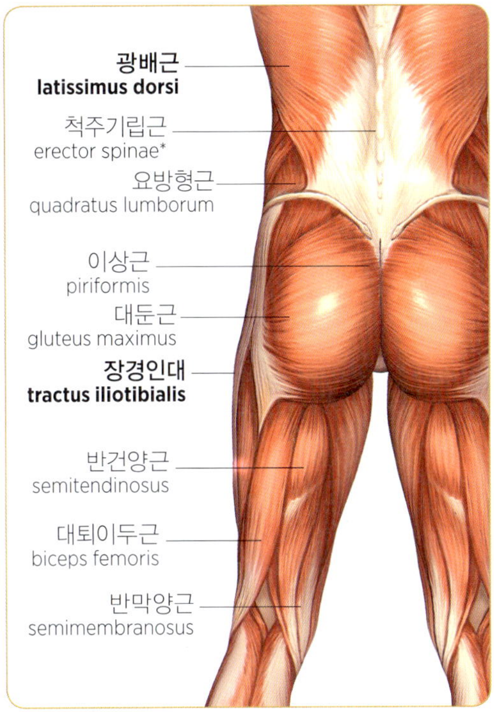

주석

굵은 글자는 목표 근육(target muscles)을 의미한다.
가는 글자는 본 운동에 작용하는 다른 근육들을 의미한다.
* 심부 근육(deep muscles)

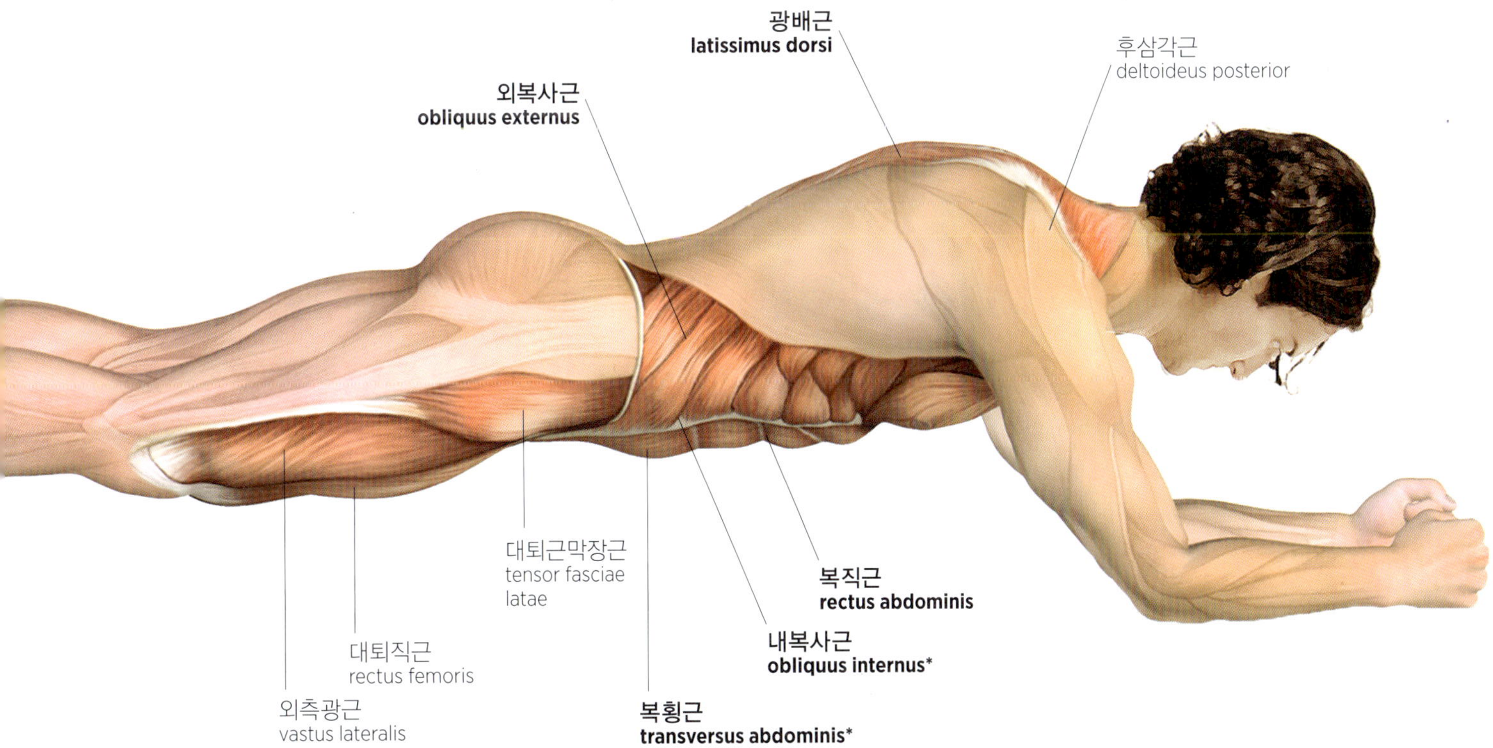

싸이 록-백 Thigh Rock-Back

싸이 록-백은 허벅지와 코어에 작용한다. 이것은 특히 대퇴사두근의 중앙 부위인 허벅지의 전면과 복부 중앙의 근력을 강화시킨다. 운동 시 몸을 일자로 유지하면 안정성과 집중력을 훈련시킬 수 있다.

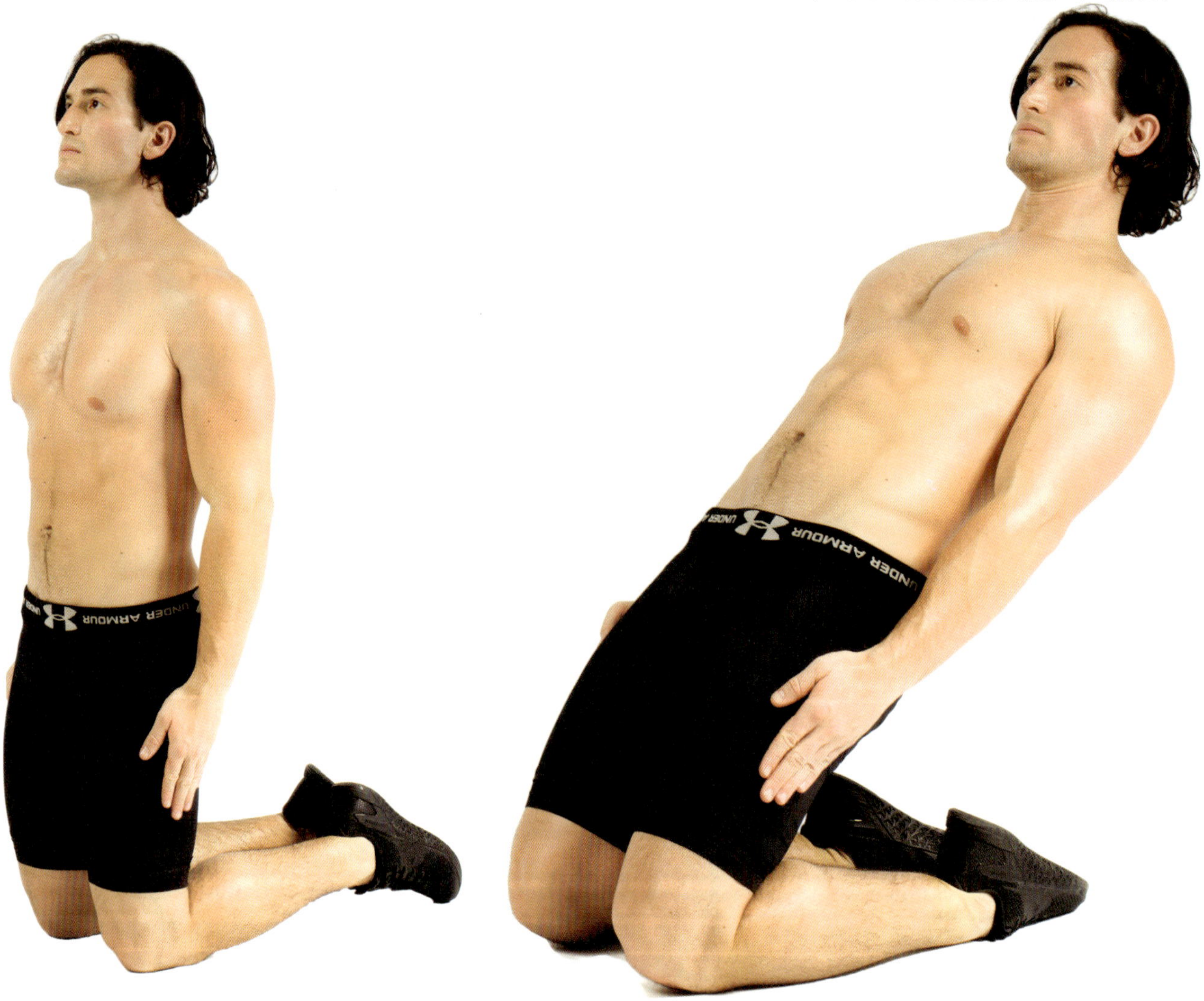

운동 방법

- 등을 곧게 편채로,무릎을 약간 벌리고 바닥에 무릎을 꿇는다. 그리고 양팔을 몸통 옆에 위치시킨다. 배꼽을 척추 쪽으로 당겨 복부를 안쪽으로 당긴다.
- 양쪽 고관절을 벌리고 어깨와 일자로 만든 다음, 몸을 뒤쪽으로 기울인다. 허벅지의 전면을 신장한다.
- 여러분이 할 수 있는 만큼 몸을 뒤쪽으로 기울이면서 둔근에 힘을 준다. 그 다음, 천천히 몸을 똑바른 기립 자세로 다시 가져간다. 권장 반복횟수만큼 실시한다.

올바른 수행의 팁

- 몸통과 양쪽 무릎을 일직선으로 유지한다.
- 복부 근육으로 움직임을 조절해야 한다.
- 둔부를 타이트하게 유지한다.
- 시작자세로 되돌아갈 수 없을 정도로 너무 많이 뒤쪽으로 몸을 기울여서는 안된다.
- 고관절을 굴곡해서는 안된다.

팩트 파일

목표 근육
- 허벅지 근육
- 복부 근육

도구
- 없음

장점
- 허벅지를 늘린다.
- 복부 근육을 강화한다.
- 발목의 가동범위를 증가시킨다.

주의사항
- 허리 문제

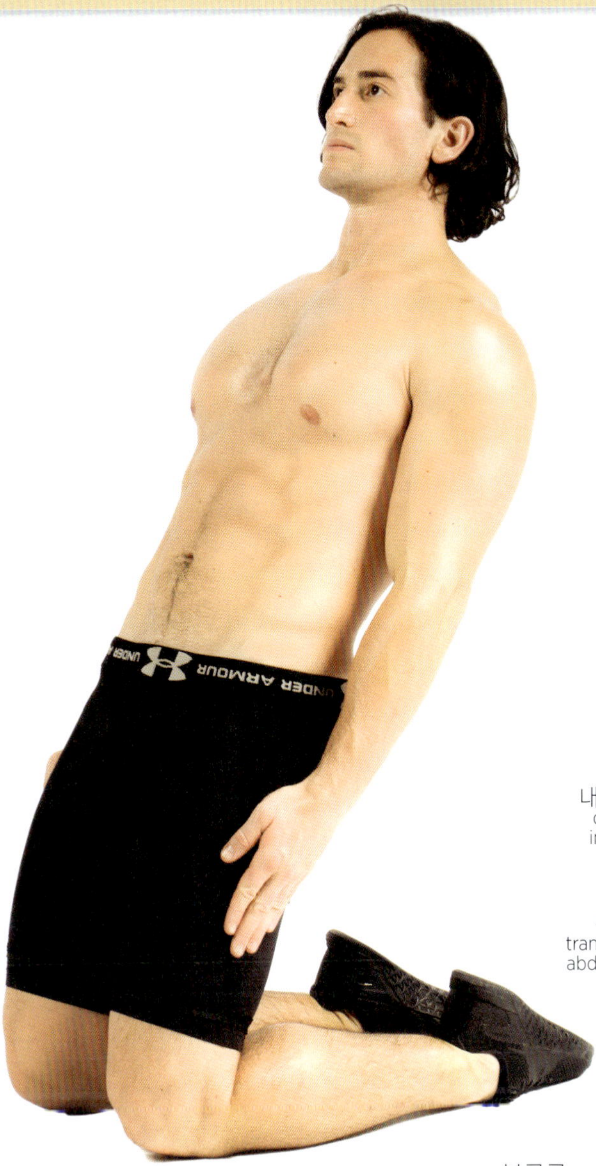

주석

굵은 글자는 목표 근육(target muscles)을 의미한다.
가는 글자는 본 운동에 작용하는 다른 근육들을 의미한다.
* 심부 근육(deep muscles)

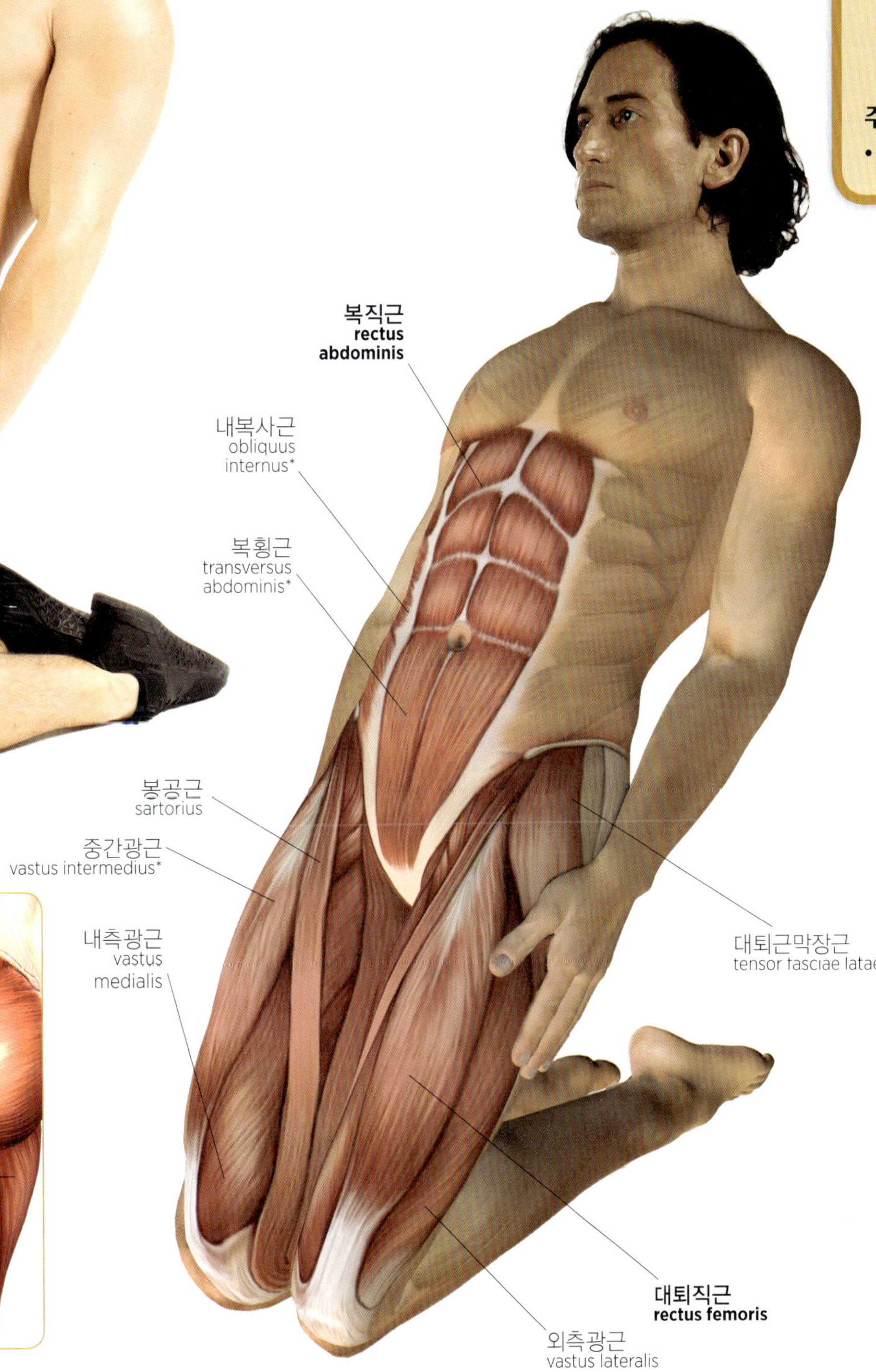

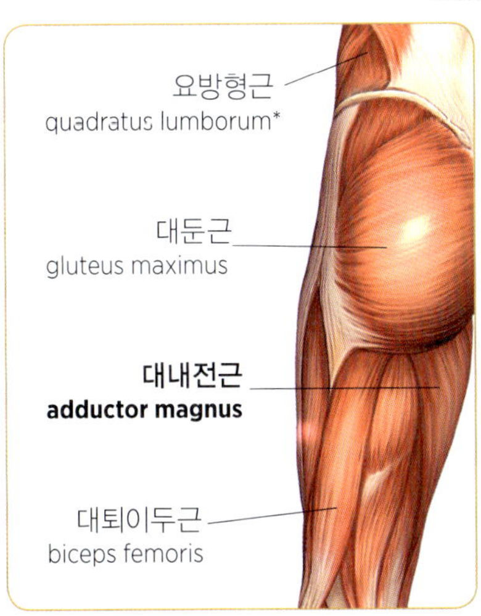

싱글-레그 브이-업 Single-Leg V-Up

싱글-레그 브이-업을 규칙적으로 시행한다면 복부 근육을 더 강하게 만들 수 있고, 운동의 위쪽 동작을 더 부드럽고 쉽게 만들 것이다. 이것은 모든 종류의 워크아웃을 위해 여러분의 코어 근육을 준비시키는 좋은 방법이다.

운동 방법

- 누운 자세에서 손바닥이 하늘 쪽을 향하도록 하고 양팔을 머리 위로 뻗는다. 그리고 양쪽 무릎을 굴곡하고 함께 붙인다. 양발을 바닥에 고정시킨다.
- 천천히 조절하면서, 오른쪽 다리를 일자로 쭉 뻗는다.

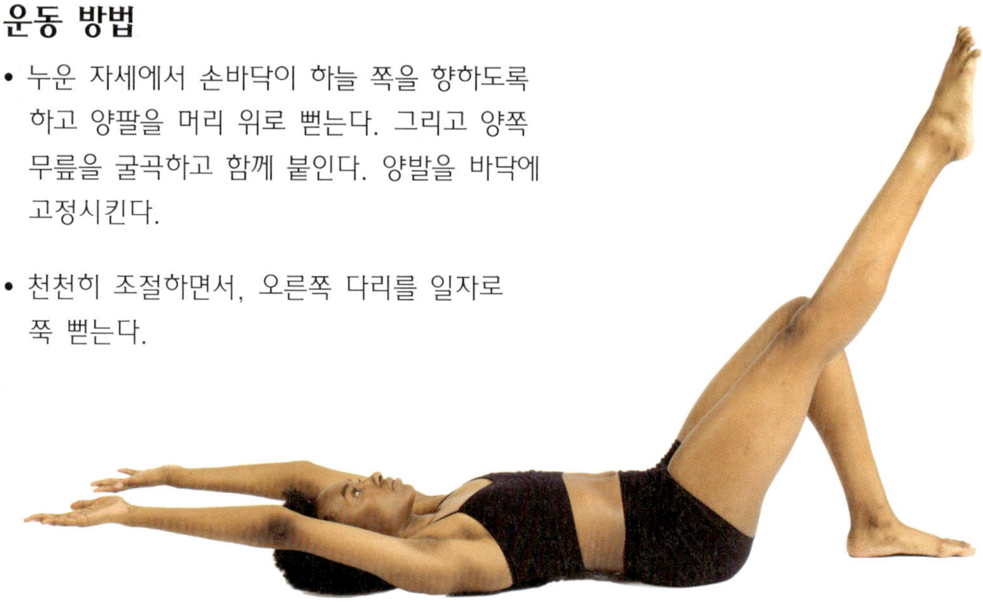

올바른 수행의 팁

- 목을 일자로 유지한다.
- 타이트한 코어와 평평한 골반을 유지한다.
- 균형을 잡을 때, 양팔을 뻗은 다리와 평행되게 한다.
- 허리가 활처럼 휘어져서는 안되고, 어깨가 전방으로 말려서도 안된다.
- 몸을 위아래로 움직일 때 반동을 이용해서는 안된다.
- 복부가 바깥으로 팽창해서는 안된다.

- 하복부부터 움직임을 시작하고, 양팔을 앞쪽으로 뻗기 위해 팔을 가져갈 때 몸통을 바닥과 45°의 각도를 형성하도록 들어 올린다.
- 양팔을 다시 여러분 뒤쪽으로 가져갈 때 조절하면서 척추를 바닥으로 내려놓는다. 이때 양쪽 무릎을 꽉 붙인다.
- 권장 반복횟수만큼 실시하고, 반대쪽도 반복한다.

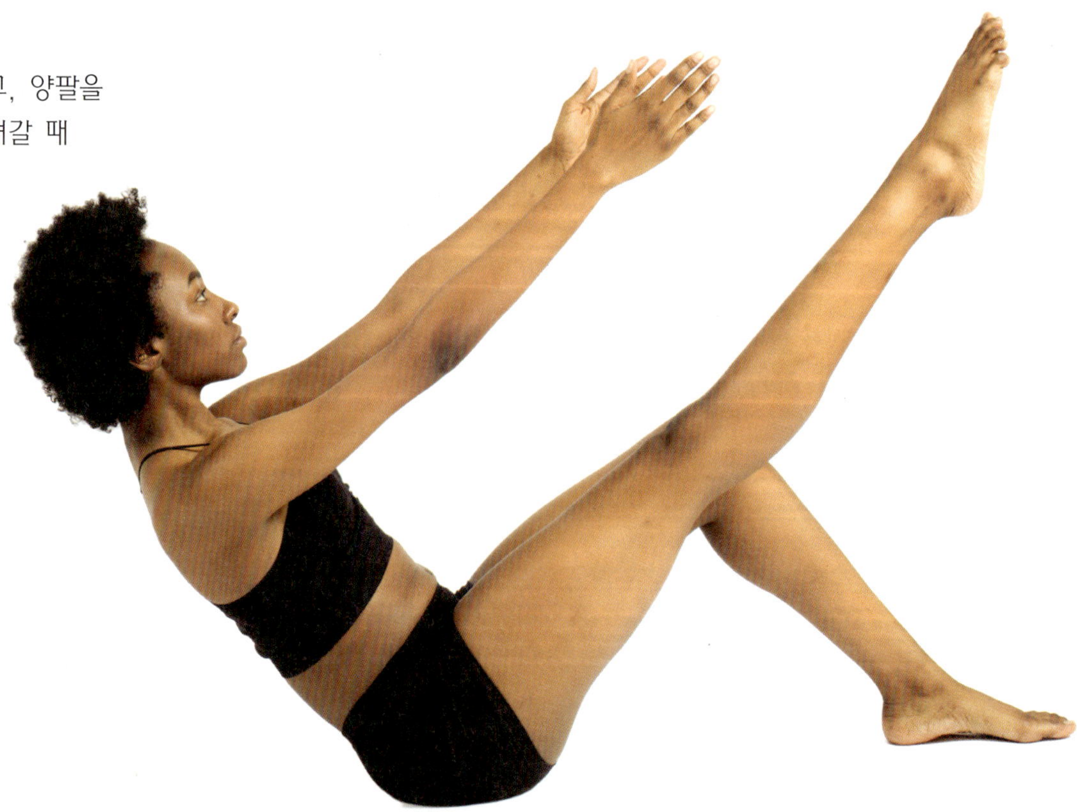

팩트 파일

목표 근육
- 복부 근육
- 허벅지 근육
- 고관절 굴곡근

도구
- 없음

장점
- 복부 근육을 강화한다.
- 척추를 가동시킨다.

주의사항
- 추간판 탈출증
- 허리 문제
- 골다공증

다른 버전

높은 난이도: 여러분의 코어를 위한 어려운 워크아웃을 하기 위해, 동시에 양쪽 다리를 들어 올리는 시도를 한다. 이것이 허리 문제를 일으키지 않도록 조심스럽게 진행한다.

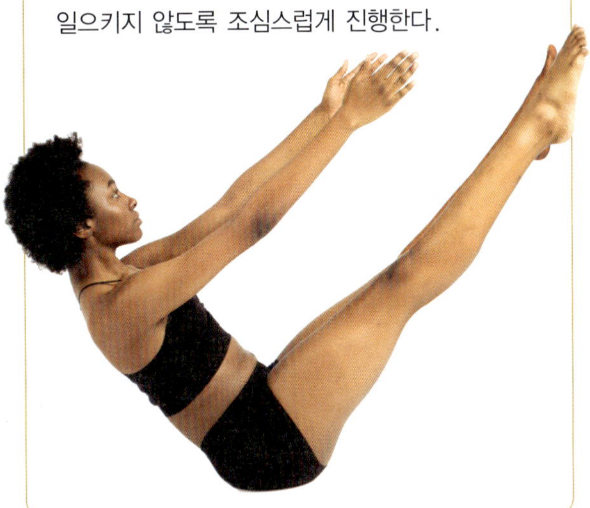

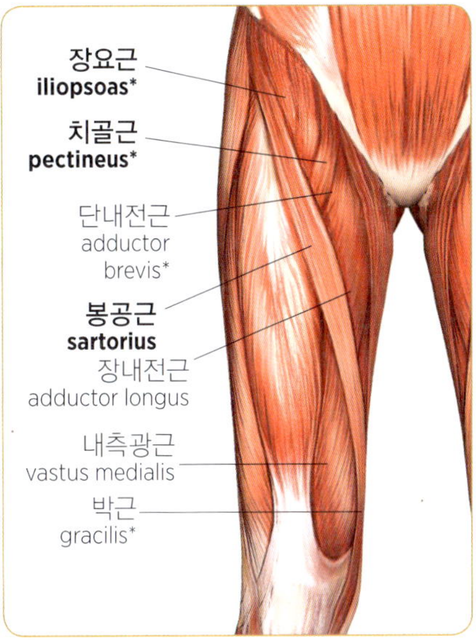

주석

굵은 글자는 목표 근육(target muscles)을 의미한다.
가는 글자는 본 운동에 작용하는 다른 근육들을 의미한다.
* 심부 근육(deep muscles)

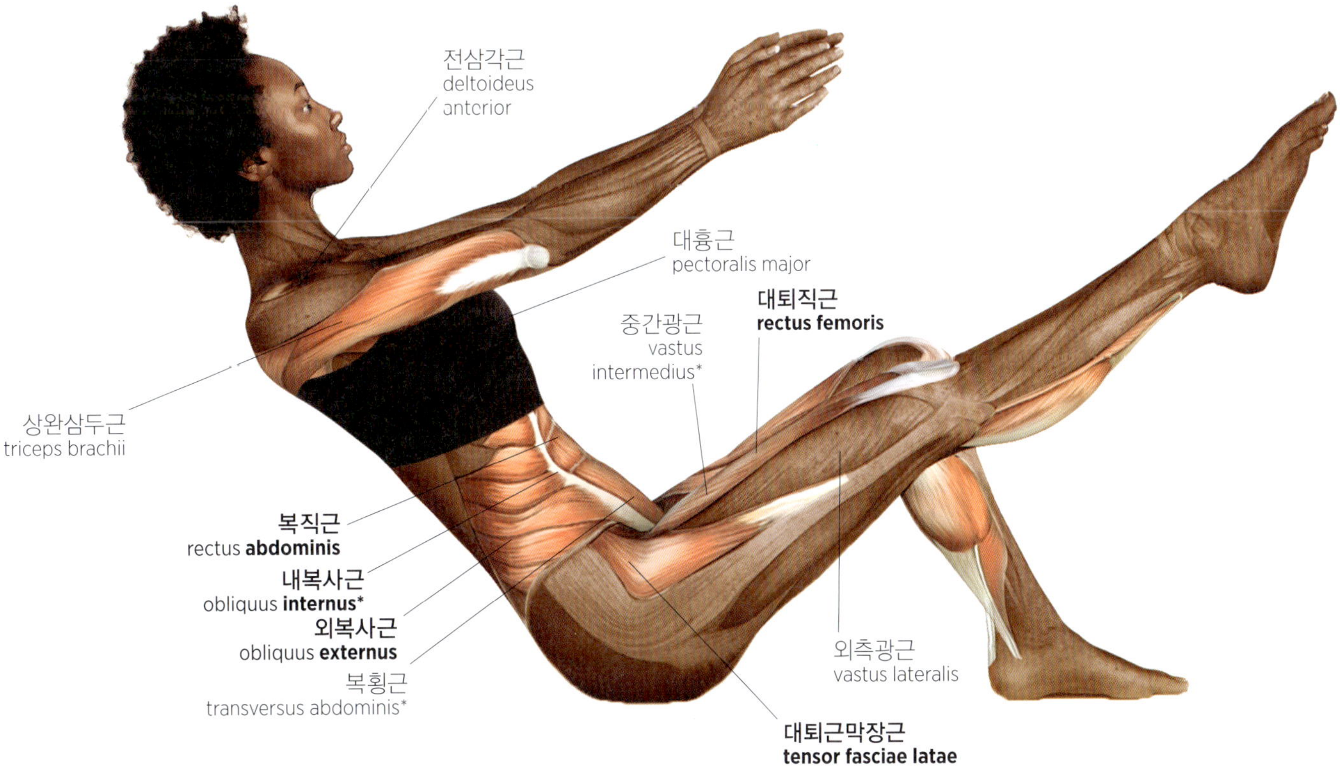

파이어 하이드런트 인-아웃 Fire Hydrant In-Out

파이어 하이드런트 인-아웃은 좋은 복부 강화 운동일 뿐만 아니라, 매우 강한 코어 안정화 운동이다. 이것은 둔부 근육과 복부 근육을 목표로 삼고, 또 안쪽 허벅지와 슬괵근의 파워를 증가시킨다.

운동 방법

- 네발자세에서 시작하고, 양손을 어깨너비만큼 벌리고 손바닥을 바닥에 짚는다. 척추는 중립위를 유지해야 한다: 척추가 일자를 형성하지만 이완되어야 한다.
- 오른 다리를 90°까지 굴곡하고, 옆으로 들어 올린다.
- 이번에는 오른다리가 완전히 펴질 때까지 뒤쪽 방향으로 쭉 뻗는다.
- 오른쪽 무릎을 굴곡하고, 90° 자세까지 다시 다리를 가져온다. 그 다음, 시작자세로 그 다리를 내린다. 권장 반복횟수만큼 반복하고, 반대쪽 다리도 실시한다.

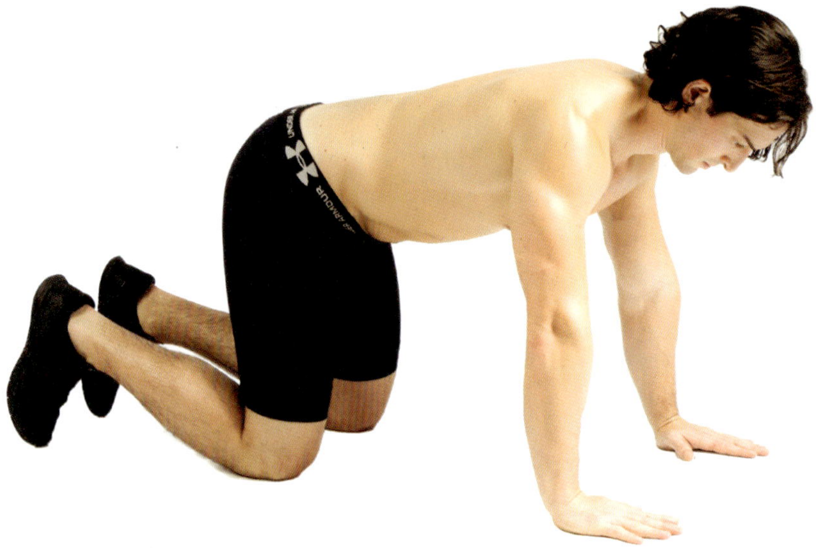

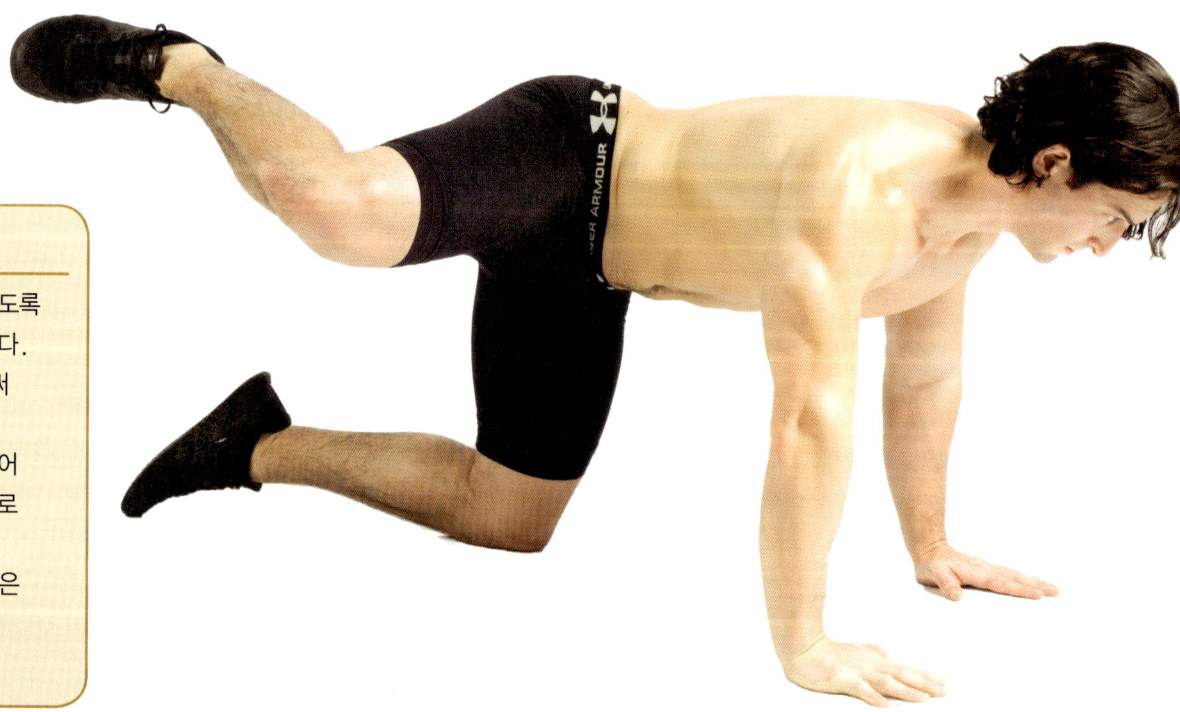

올바른 수행의 팁

- 양쪽 어깨가 내려가지 않도록 양손으로 바닥을 꽉 짚는다.
- 다리를 완전히 뻗음으로써 둔부를 수축한다.
- 굴곡된 다리를 옆으로 들어 올릴 때 엉덩이가 위쪽으로 들려서는 안된다.
- 서두르지 않는다; 여러분은 반복의 각 부분을 확실히 느껴야 한다.

팩트 파일

목표 근육
- 코어 근육
- 복부 근육
- 둔부 근육

도구
- 없음

장점
- 골반을 안정화시킨다.
- 둔부 근육을 강화한다.

주의사항
- 손목 통증
- 무릎 문제

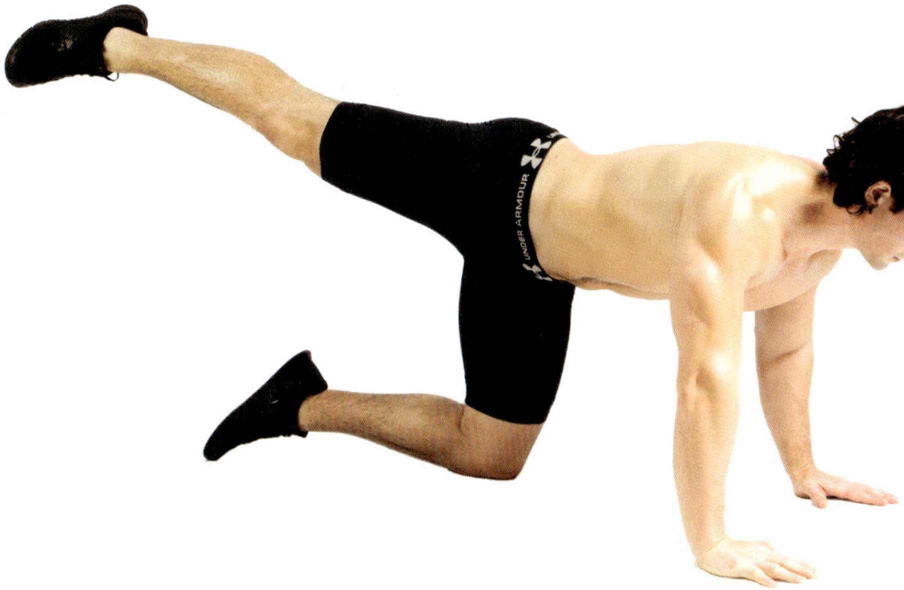

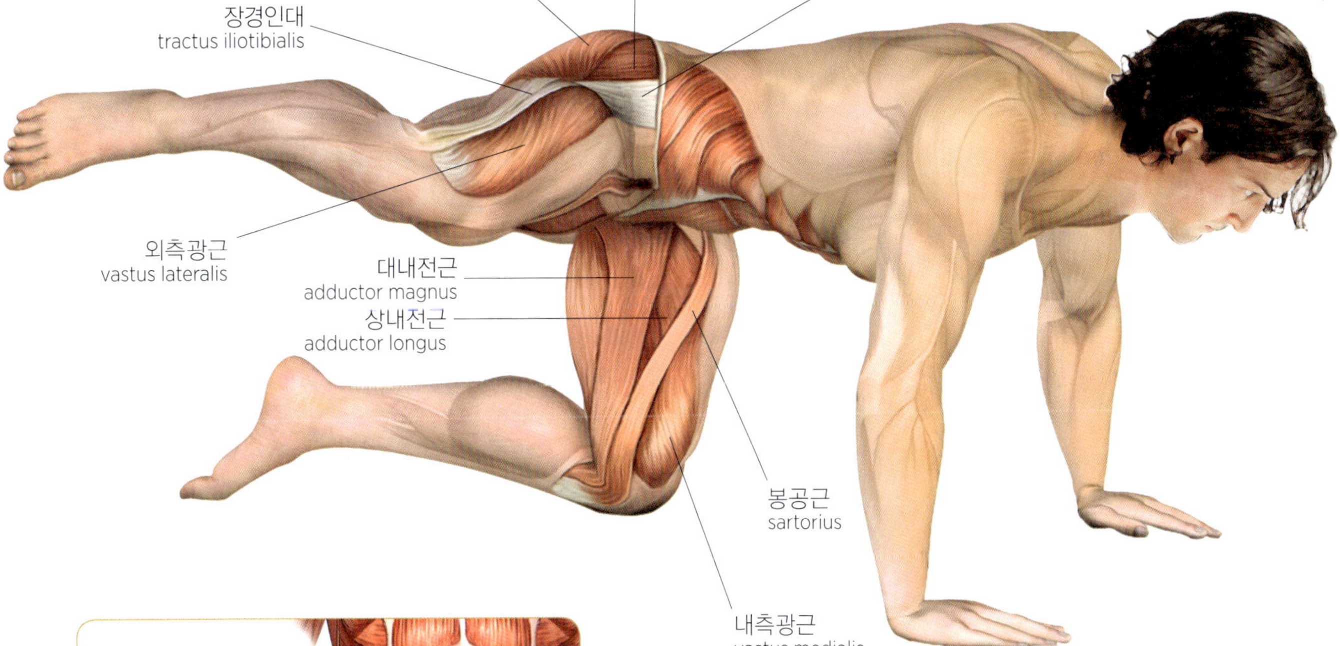

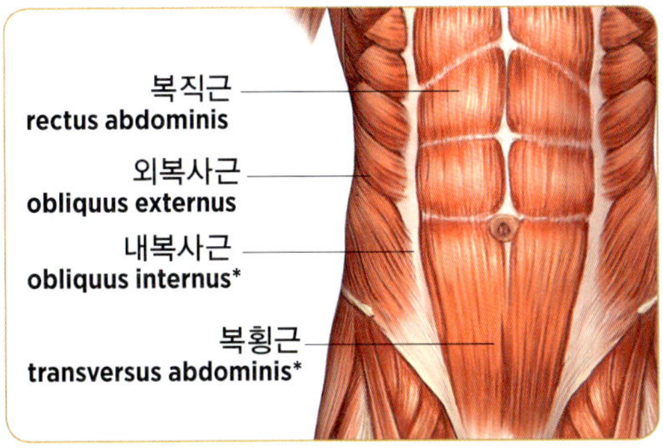

주석

굵은 글자는 목표 근육(target muscles)을 의미한다.
가는 글자는 본 운동에 작용하는 다른 근육들을 의미한다.
* 심부 근육(deep muscles)

브릿지(교각운동) bridge

브릿지 자세는 모든 운동 프로그램에 적용되는 운동인데, 그 이유는 매우 효율적으로 근력을 강화하기 때문이다. 이것은 상체와 하체 모두를 단련할 수 있는 좋은 운동이다.

운동 방법

- 골반과 척추를 잘 정렬하고 누운 자세를 취한다. 이 자세는 자연스러워야 하며, 척추가 바닥에 밀착되지 않아야 한다. 양쪽 다리를 굴곡하여 발바닥을 지면 바닥에 댄다. 고관절에서부터 양쪽 무릎과 발까지 일직선으로 정렬되야 한다. 발은 엉덩이로부터 너무 멀리 떨어져서는 안되고, 바닥에 발을 견고하게 부착한다. 양팔을 몸통 옆에 위치시키고, 손바닥을 아랫방향으로 향하게 하고, 견갑골을 안정화시키기 위해 어깨를 등쪽으로 내린다.

- 바닥으로부터 엉덩이를 들어 올려 어깨에서 무릎까지 안정적인 브릿지 자세를 만든다. 권장시간 동안 이 자세를 유지한다.

- 척추를 다시 바닥 쪽으로 내린다. 경추부터 시작하여 흉추 및 요추 순서로 척추를 둥굴게 말면서 바닥으로 내린다.

- 권장 반복횟수만큼 반복 실시한다.

올바른 수행의 팁

- 하복부의 강한 활성화를 유지한다.
- 양쪽 다리를 평행하게 유지하기 위해 허벅지 안쪽의 활성화를 유지한다.
- 고관절의 높이를 동일하게 유지한다.
- 턱이 가슴에 닿아서는 안된다.
- 흉곽이 전방과 상방으로 튀어나와서는 안된다.
- 브릿지를 하는 동안 허리가 활처럼 휘어져서는 안된다.

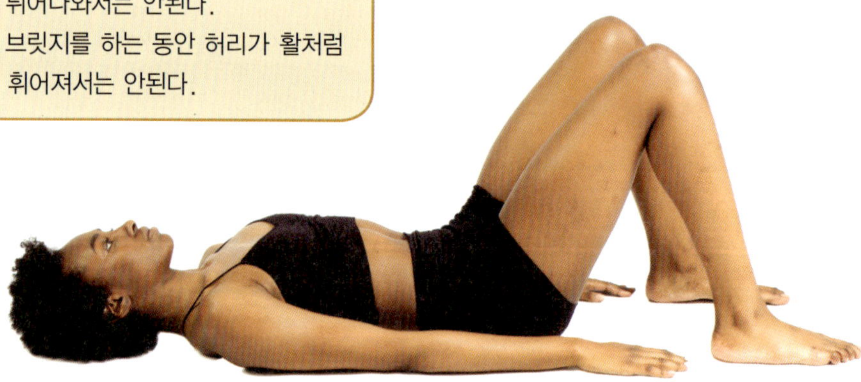

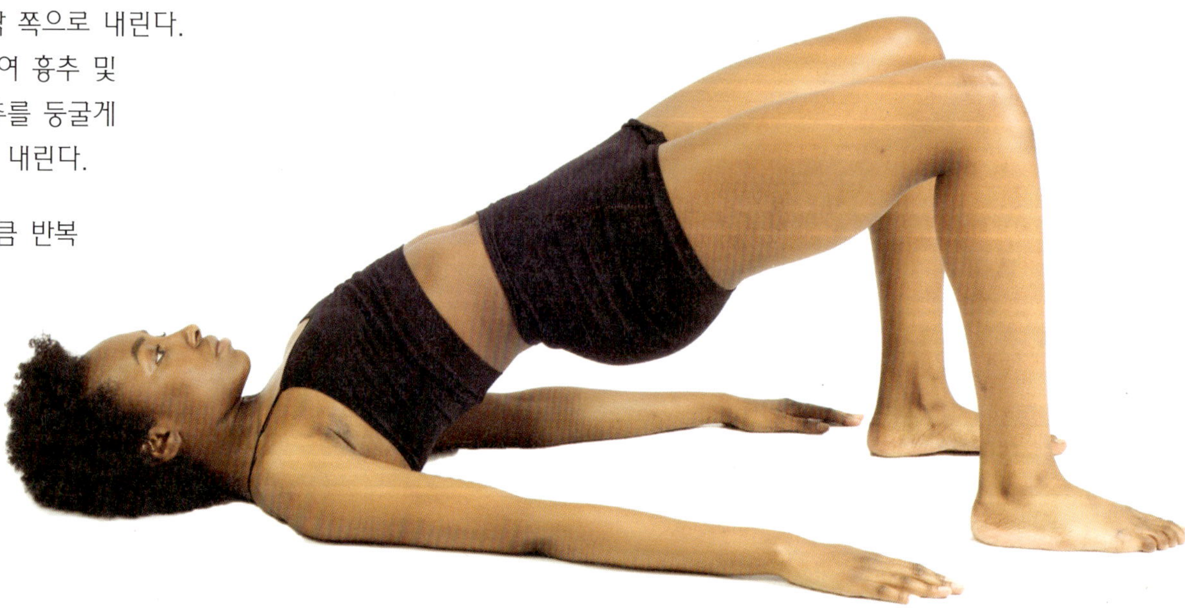

다른 버전

높은 난이도: 작은 메디신 볼을 양쪽 무릎 사이에 배치하고, 브릿지를 수행할 때 볼을 꽉 잡는다. 이것은 하체 저항을 증가시키고, 운동과 관련된 신체 상호연결의 자각을 강화한다.

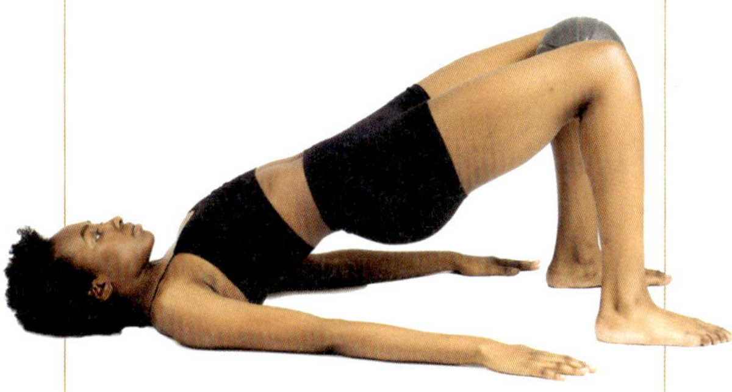

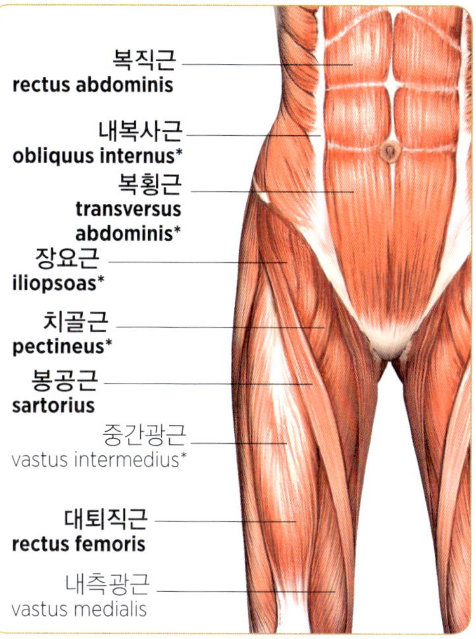

주석

굵은 글자는 목표 근육(target muscles)을 의미한다.
가는 글자는 본 운동에 작용하는 다른 근육들을 의미한다.
* 심부 근육(deep muscles)

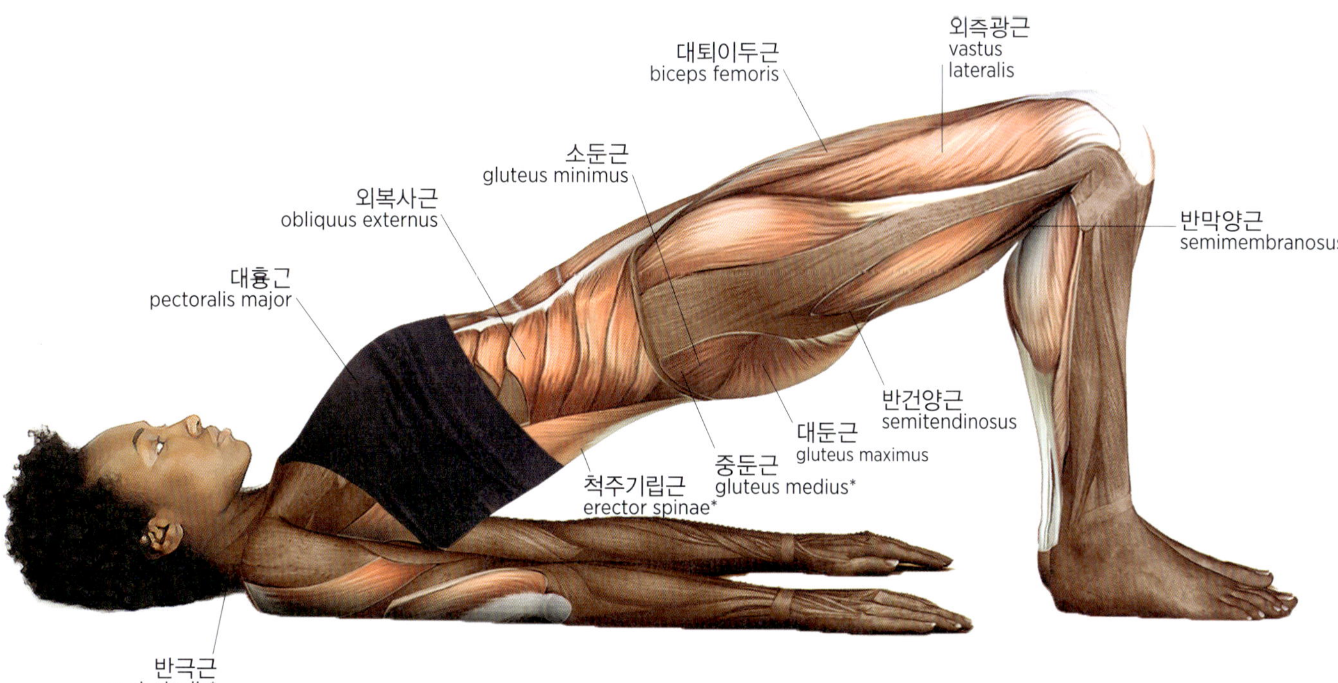

팩트 파일

목표 근육
- 복부 근육
- 고관절 굴곡근
- 가슴 근육
- 허벅지 근육
- 둔부 근육
- 등 근육
- 목 근육

도구
- 없음/메디신 볼 (다른 버전)

장점
- 어깨 안정성을 증가시킨다.
- 파워 하우스 근육을 강화한다.
- 가슴과 골반을 넓게 벌린다.
- 다리를 운동시킨다.

주의사항
- 등 손상
- 목 문제
- 어깨 문제

익스텐션 힐 비트 Extension Heel Beats

이 운동은 특히 둔부와 안쪽 허벅지(내전근)에 효과적이지만, 코어와 허벅지에도 영향을 준다. 엎드린 자세에서 수행되는 모든 운동과 마찬가지로, 복부의 활성화를 유지한다.

운동 방법

- 엎드린 자세에서 양손을 포개고 이마를 손 위에 댄다. 고관절을 약간 외회전하고, 다리와 발꿈치의 안쪽 부분으로 바닥을 누른다.

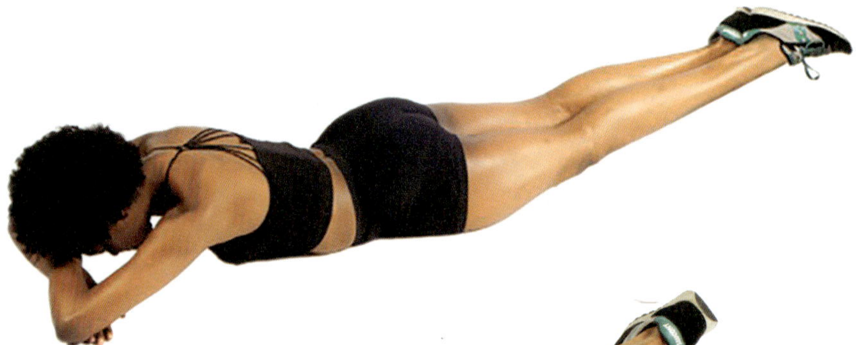

- 둔부를 완전히 참여시킨다. 쭉 뻗은 양쪽 다리를 바닥으로부터 약간 들어 올린다.

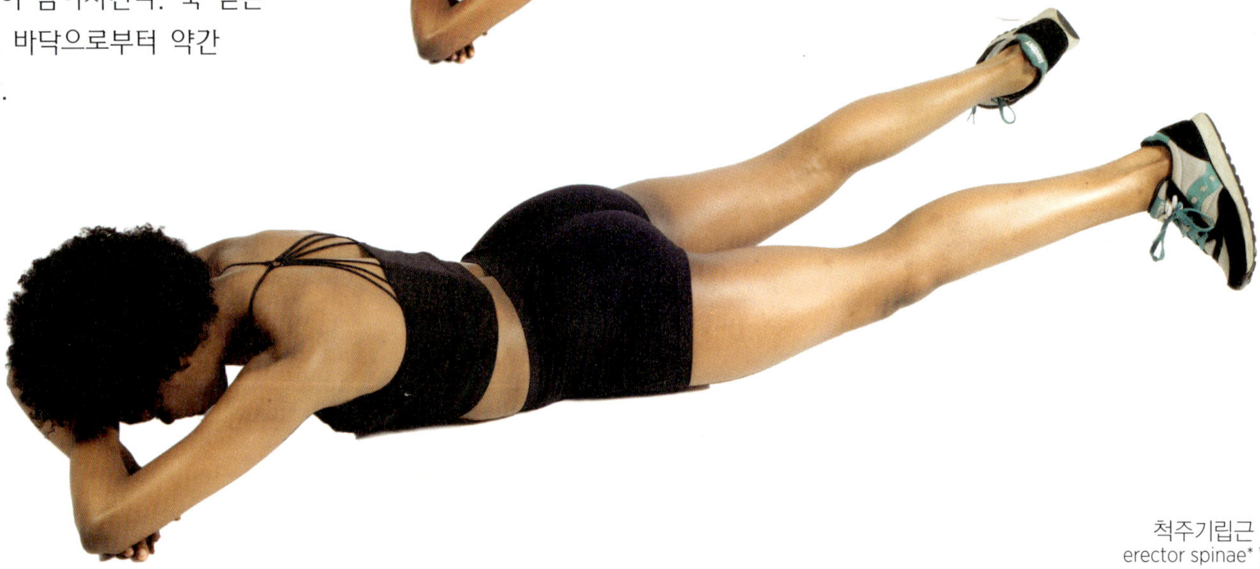

- 발끝을 뾰족하게 하고, 권장 횟수만큼 양쪽 발꿈치끼리 툭툭 붙였다 떼기(beat)를 반복한다.
- 발을 굴곡하고, 고관절너비만큼 양쪽 다리를 벌린채 권장시간 동안 자세를 유지한다.
- 그 후 다시 다음 세트의 양쪽 발끝을 뾰족하게 해서 양쪽 발꿈치끼리 툭툭 붙였다 떼기 동작을 시행한다. 권장 반복횟수만큼 실시한다.

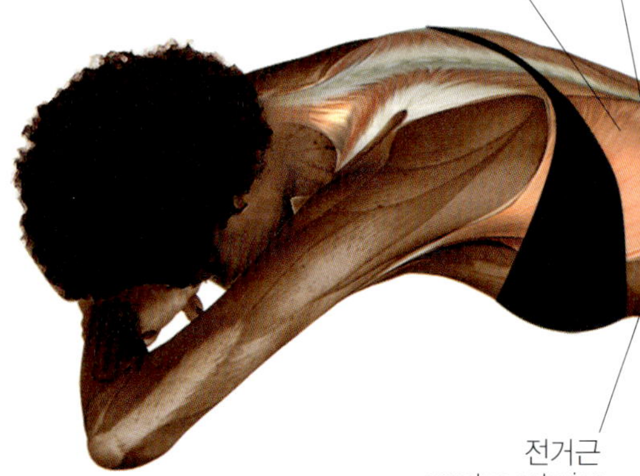

팩트 파일

목표 근육
- 내전근
- 둔부 근육

도구
- 없음

장점
- 다리 근육을 강화하고 신장한다.
- 고관절 가동성을 증가시킨다.
- 적절한 정렬을 촉진한다.

주의사항
- 허리 문제

올바른 수행의 팁

- 견갑대를 고정한다.
- 목을 길게 유지한다.
- 배꼽을 척추 쪽으로 압박할 때 양쪽 고관절로 바닥을 견고하게 누른다.
- 무릎이 잠김되지 않을 만큼 양쪽 다리를 완전히 뻗는다.
- 허리에 긴장이 강하게 느껴질 만큼 다리를 높이 들어 올리지 않는다.
- 약간 외회전된 다리 자세를 바꾸지 않아야 한다.

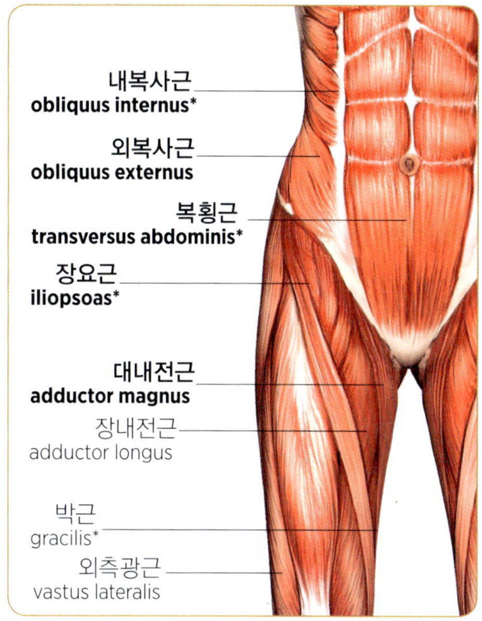

주석

굵은 글자는 목표 근육(target muscles)을 의미한다.
가는 글자는 본 운동에 작용하는 다른 근육들을 의미한다.
* 심부 근육(deep muscles)

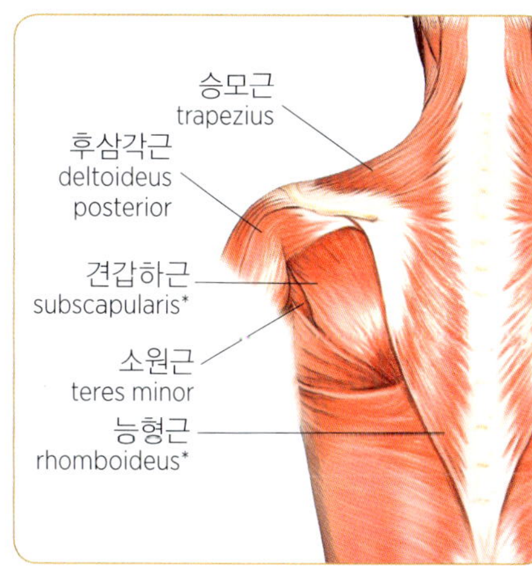

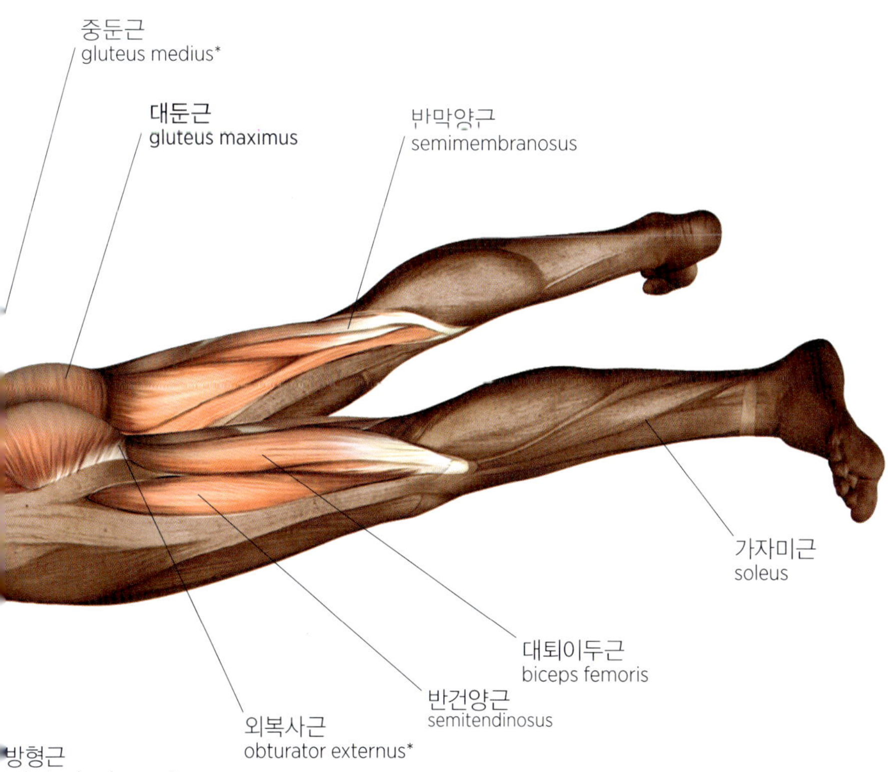

런지 Lunge

런지는 슬곽근, 허벅지, 둔부를 강화할 뿐만 아니라, 더 많은 역할을 한다. 이 운동은 고관절 굴곡근을 위한 동적 스트레칭이고, 고관절, 슬관절 및 족관절을 안정화시킨다.

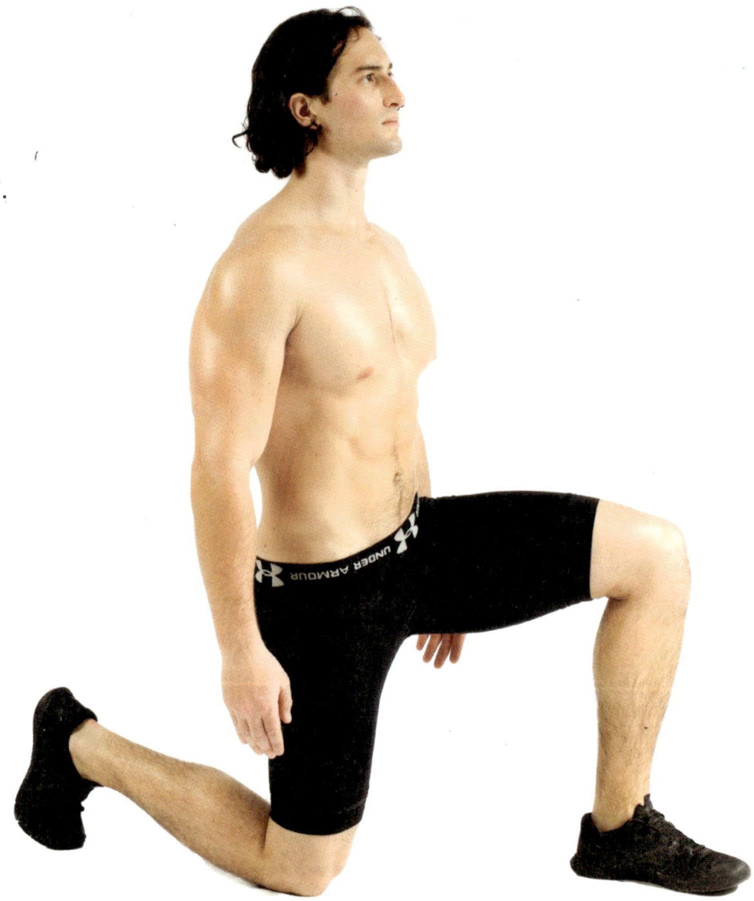

운동 방법

- 양발을 고관절 너비까지 약간 벌리고 선 자세를 취한다. 양팔을 몸통 옆에 붙이거나 양손을 엉덩이에 올려 놓는다.
- 왼발을 앞쪽으로 내딛는다. 왼쪽 무릎을 약간 굴곡한다.
- 런지 자세로 움직일 때 양쪽 무릎을 굴곡한다. 여러분의 상체를 낮추고, 오른쪽 무릎이 바닥에 가볍게 닿을 때까지 왼쪽 슬관절과 고관절을 굴곡한다.
- 다음, 오른쪽 다리를 편 후, 왼쪽 다리를 뒤로 움직여 오른쪽 다리 옆에 놓음으로써 시작자세로 되돌아온다.
- 반대쪽 다리도 실시한다. 권장 반복횟수만큼 교대로 실시한다.

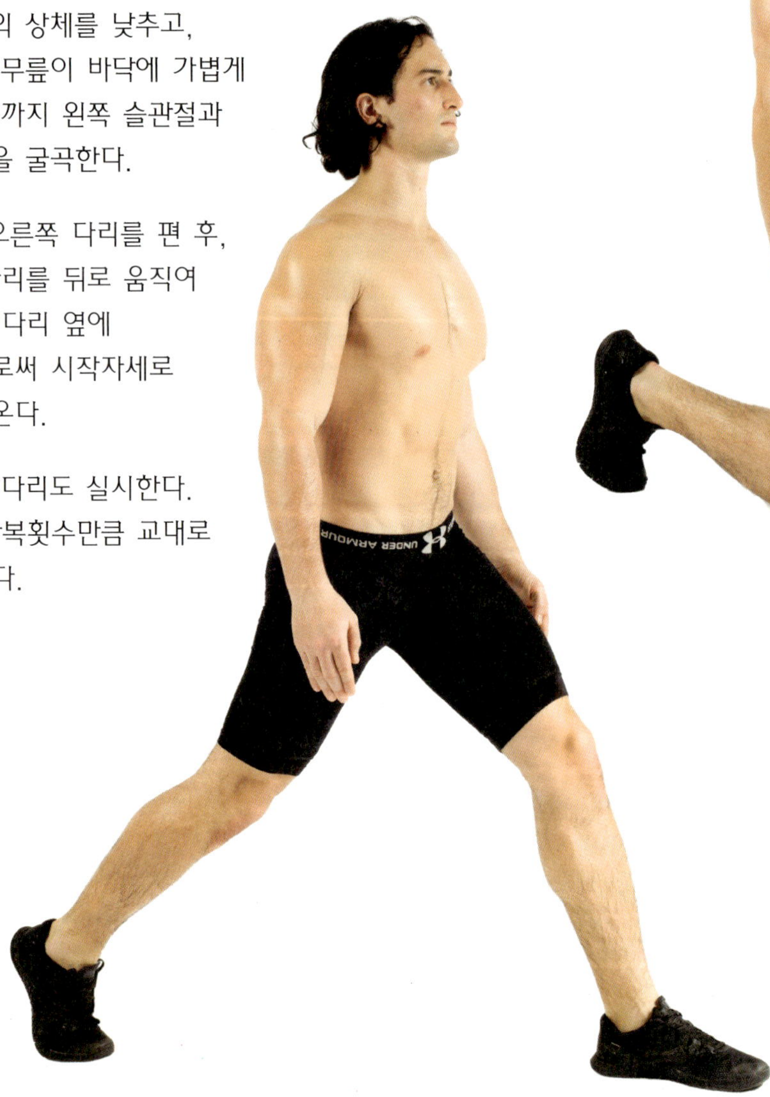

올바른 수행의 팁

- 뒤쪽 무릎을 바닥 쪽으로 내릴 때, 앞쪽 무릎이 발등 위에 유지되어야 한다.
- 앞쪽 무릎을 굴곡할 때, 무릎이 발끝을 벗어나지 않도록 주의한다.; 이것은 무릎에 스트레스를 가한다.

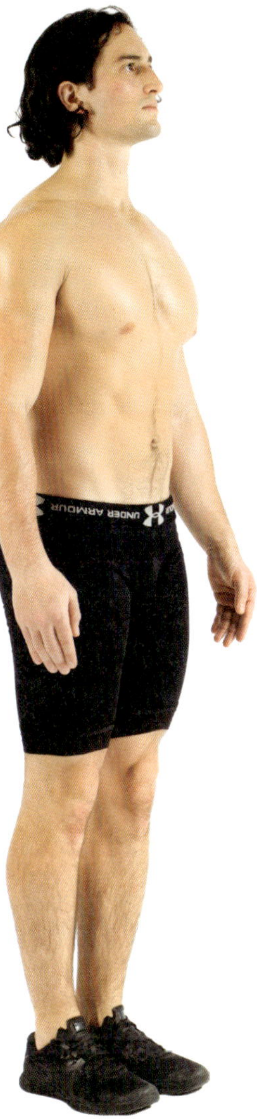

주석

굵은 글자는 목표 근육(target muscles)을 의미한다.
가는 글자는 본 운동에 작용하는 다른 근육들을 의미한다.
* 심부 근육(deep muscles)

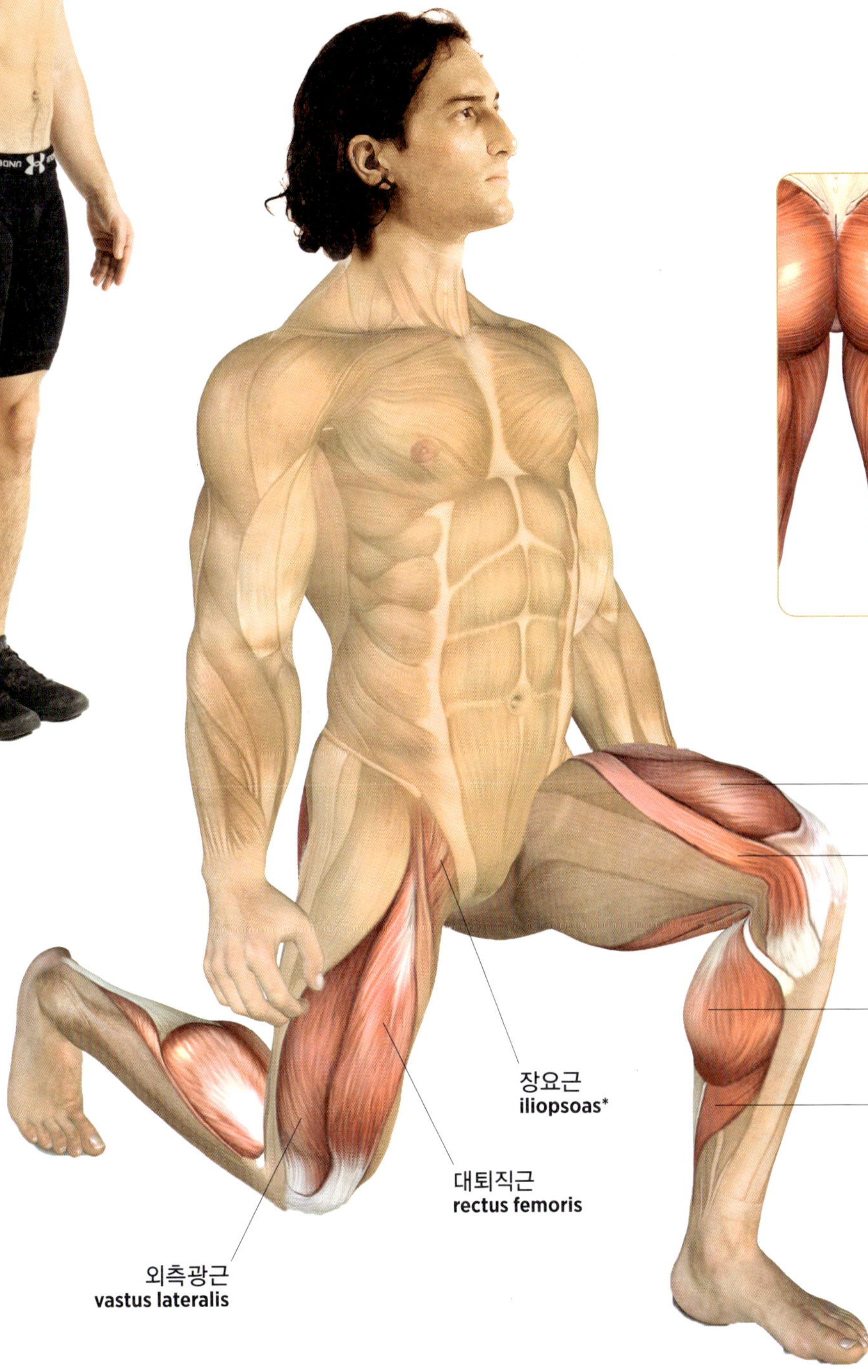

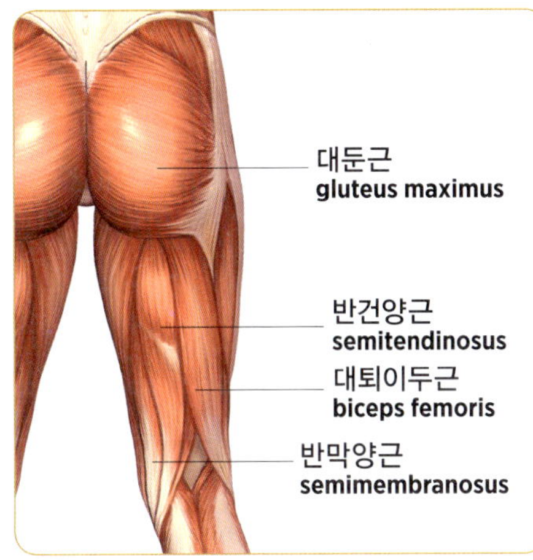

팩트 파일

목표 근육

- 둔부 근육
- 허벅지와 장딴지 근육
- 고관절 굴곡근

도구

- 없음

장점

- 대퇴사두근을 강화한다.
- 고관절을 안정화시킨다.

주의사항

- 무릎 문제

래터럴-익스텐션 리버스 런지

Lateral-Extension Reverse Lunge

후방 런지가 전방 런지보다 더 쉬운 편인데, 그 이유는 운동 시 양쪽 무릎에 걸리는 하중이 적고, 앞쪽 다리로 체중을 유지하는 것이 자세를 안정화시키기 때문이다.
이 운동은 둔부, 대퇴사두근 및 슬괵근에 특히 좋은 운동이다.

운동 방법

- 양발을 고관절 너비까지 약간 벌리고 선 자세를 취한다. 양팔을 몸통 옆에 붙이거나 양손을 엉덩이에 올려 놓는다.
- 오른쪽 다리를 뒤쪽으로 내딛는다. 오른쪽 무릎을 약간 굴곡하고, 발의 볼(ball) 부분을 바닥에 붙인다.
- 런지 자세로 움직일 때 양쪽 무릎을 굴곡한다. 여러분의 상체를 낮추고, 오른쪽 다리가 거의 바닥과 접촉할 때까지 왼쪽 슬관절과 고관절을 굴곡한다. 양쪽 팔이 어깨와 수평을 이룰 때까지 옆으로 들어 올린다.
- 왼쪽 다리를 펴면서, 왼쪽 다리와 만나기 위해 오른쪽 다리를 앞쪽으로 가져옴으로써 시작자세로 되돌아온다.
- 다리를 바꾸어 반대쪽 다리도 실시한다. 권장 반복횟수만큼 교대로 실시한다.

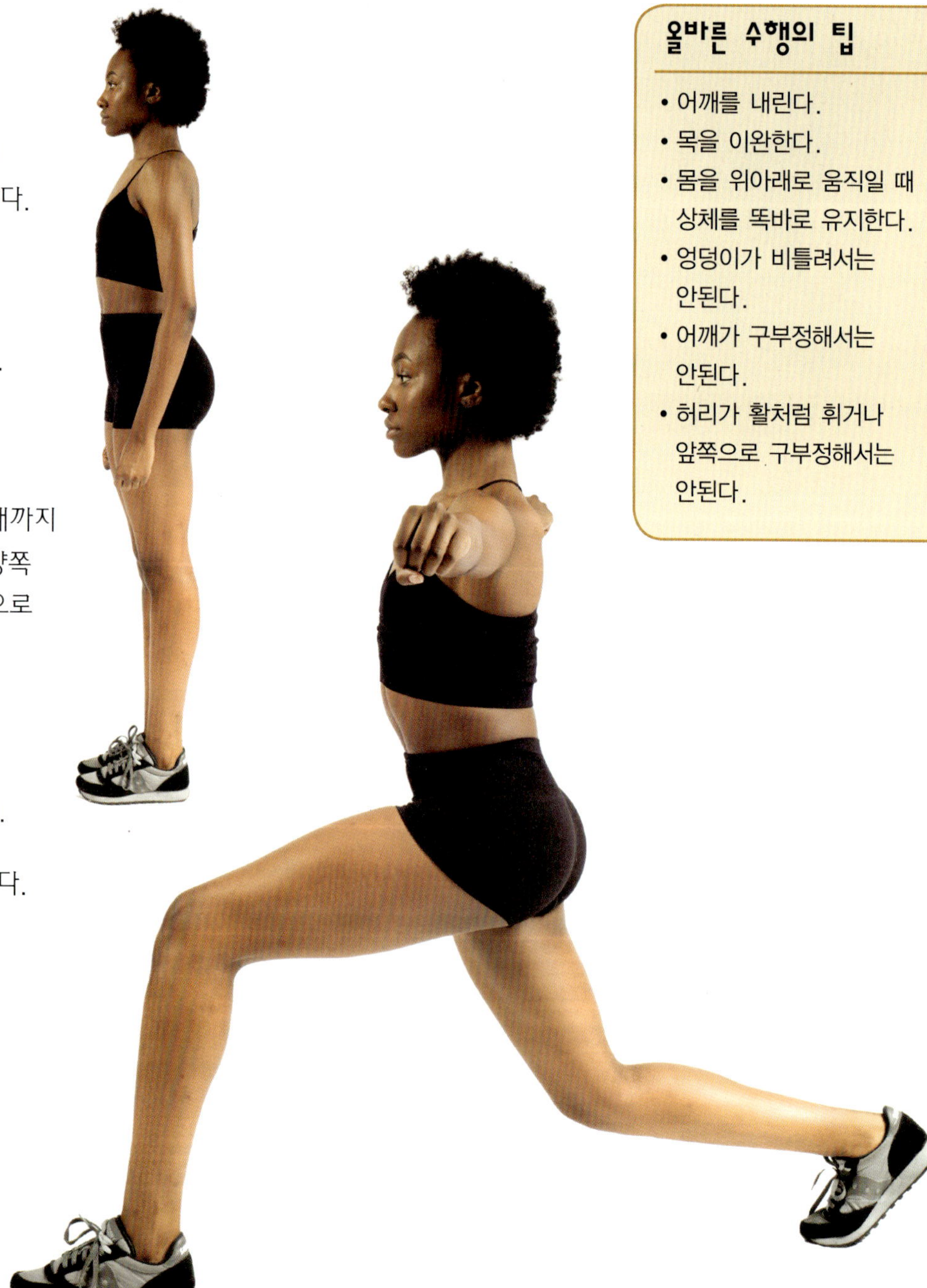

올바른 수행의 팁

- 어깨를 내린다.
- 목을 이완한다.
- 몸을 위아래로 움직일 때 상체를 똑바로 유지한다.
- 엉덩이가 비틀려서는 안된다.
- 어깨가 구부정해서는 안된다.
- 허리가 활처럼 휘거나 앞쪽으로 구부정해서는 안된다.

팩트 파일

목표 근육
- 둔부 근육
- 허벅지 근육
- 등 근육
- 어깨 근육

도구
- 없음/덤벨 (다른 버전)

장점
- 둔부와 다리 근육을 강화한다.
- 야구, 럭비 및 축구의 수행능력을 향상시킨다.

주의사항
- 발목 문제

다른 버전

높은 난이도: 덤벨을 사용하면 운동의 난이도가 증가된다.

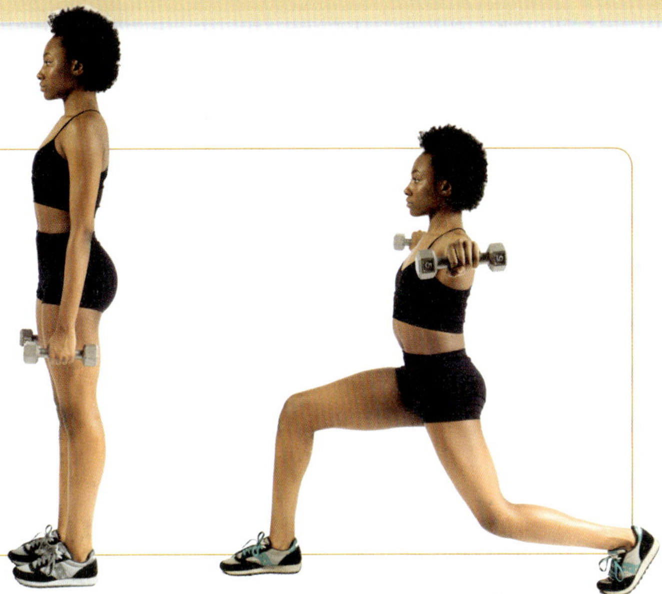

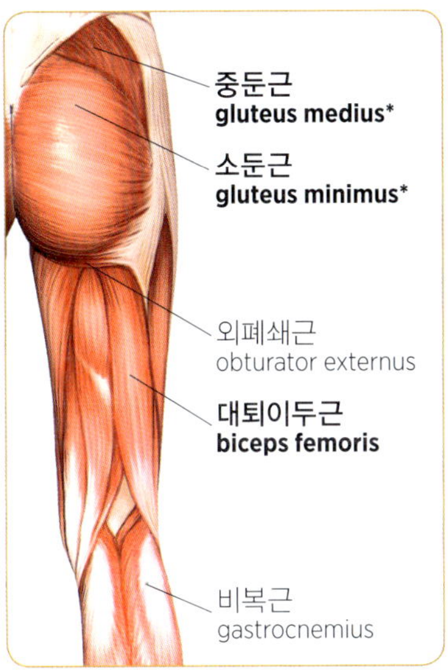

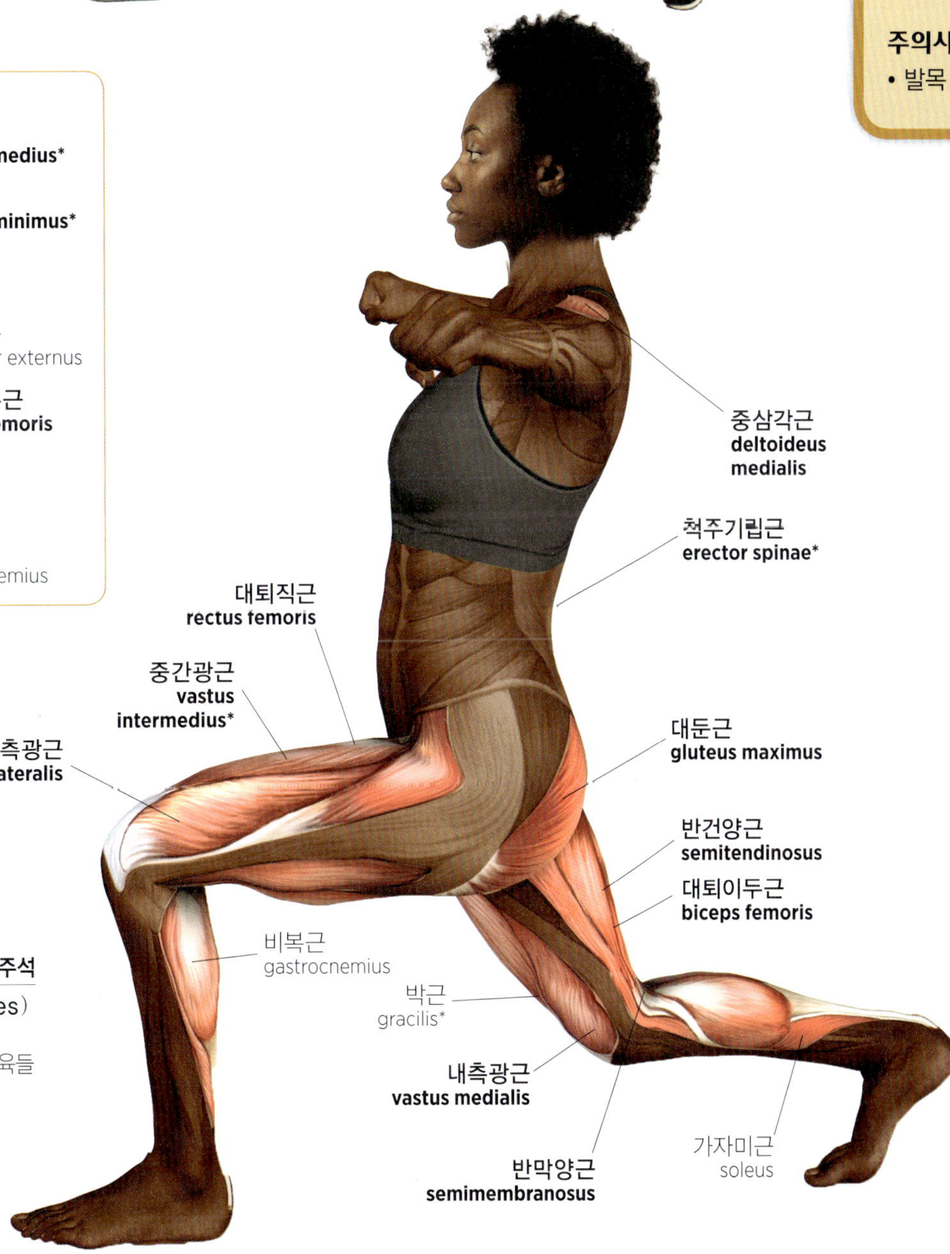

주석

굵은 글자는 목표 근육(target muscles)을 의미한다.
가는 글자는 본 운동에 작용하는 다른 근육들을 의미한다.
* 심부 근육(deep muscles)

스케이터 런지 Skater's Lunge

여러분이 둔부와 대퇴사두근의 강화를 원한다면, 이런 간단한 운동 대신에, 스케이터 런지를 수행하길 바란다. 스케이터 런지는 슬괵근에도 철저한 워크아웃을 제공할 것이다.

운동 방법

- 양쪽 다리를 어깨너비보다 더 넓게 벌리고 선 자세를 취한다. 이때 발가락은 전방을 향해야 한다.

- 몸통을 전방으로 약간 굴곡하면서 좌측을 사이드 런지 자세로 움직인다. 이때 양손을 왼쪽 허벅지 위에 배치하고, 오른쪽 다리를 뻗는다.

- 반대쪽도 실시한다. 권장시간 동안 양측을 교대로 실시한다.

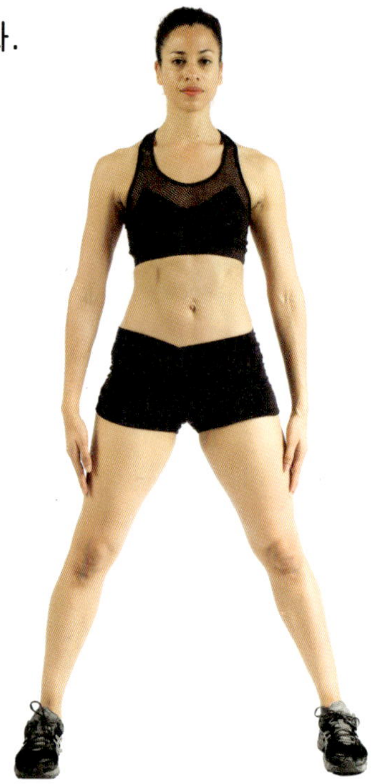

올바른 수행의 팁

- 동작 수행 시 발꿈치를 밀면서 추진력을 만든다.
- 움직임을 조절하면서, 일정한 빠른 속도를 유지한다.
- 굽혀진 무릎이 발끝을 벗어나 과도하게 굴곡되지 않도록 주의한다.

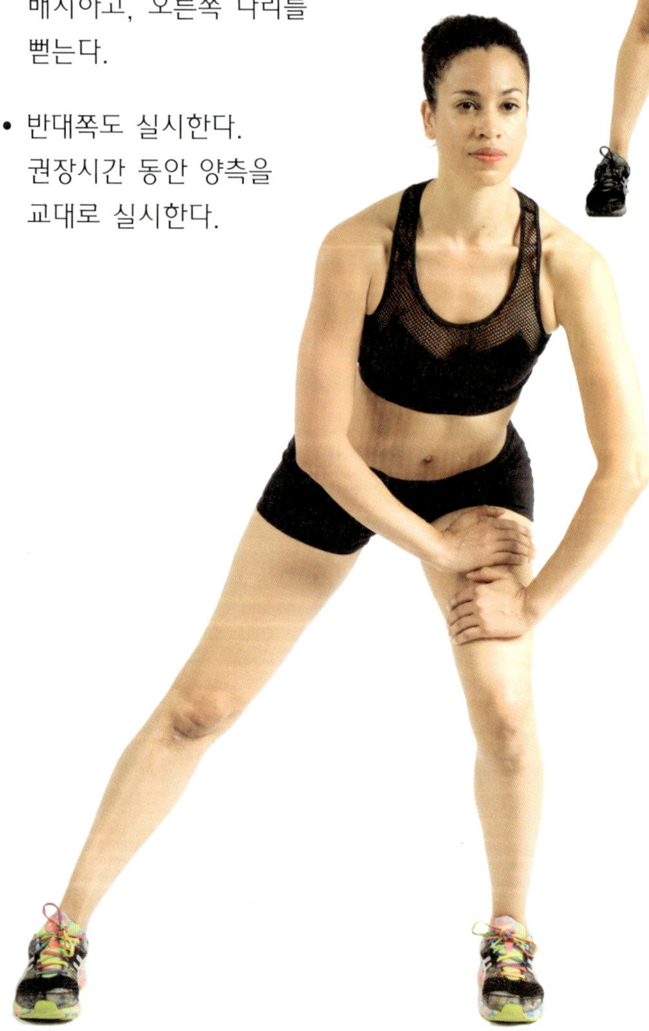

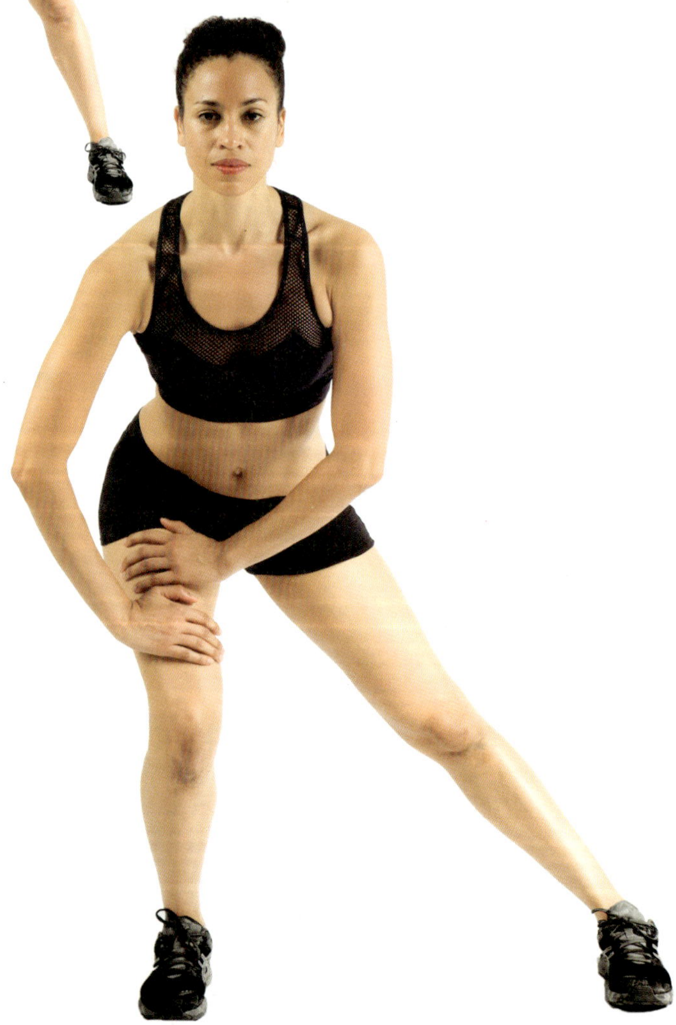

팩트 파일

목표 근육
- 둔부 근육
- 대퇴사두근
- 슬괵근

도구
- 없음/덤벨이나 케틀벨(다른 버전)

장점
- 다리 근육을 단련하고 강화한다.

주의사항
- 고관절 문제
- 무릎 통증

다른 버전

높은 난이도: 양손을 각각의 덤벨을 잡거나 어깨 위에 케틀벨을 올려놓고서 운동을 수행한다.

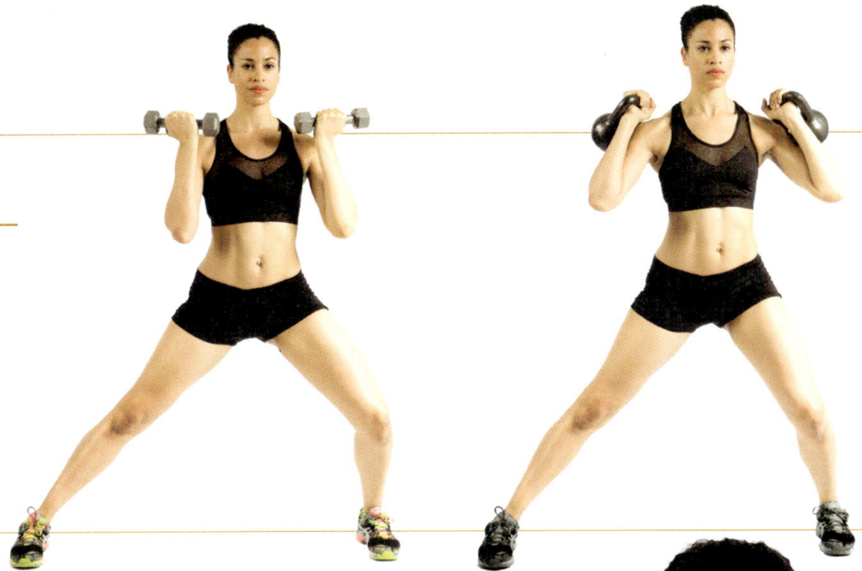

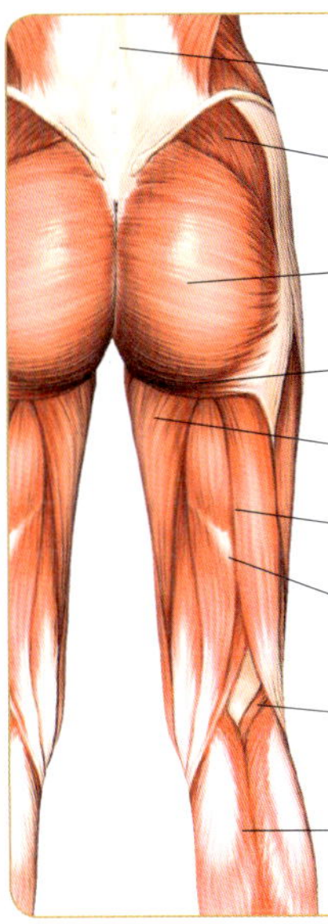

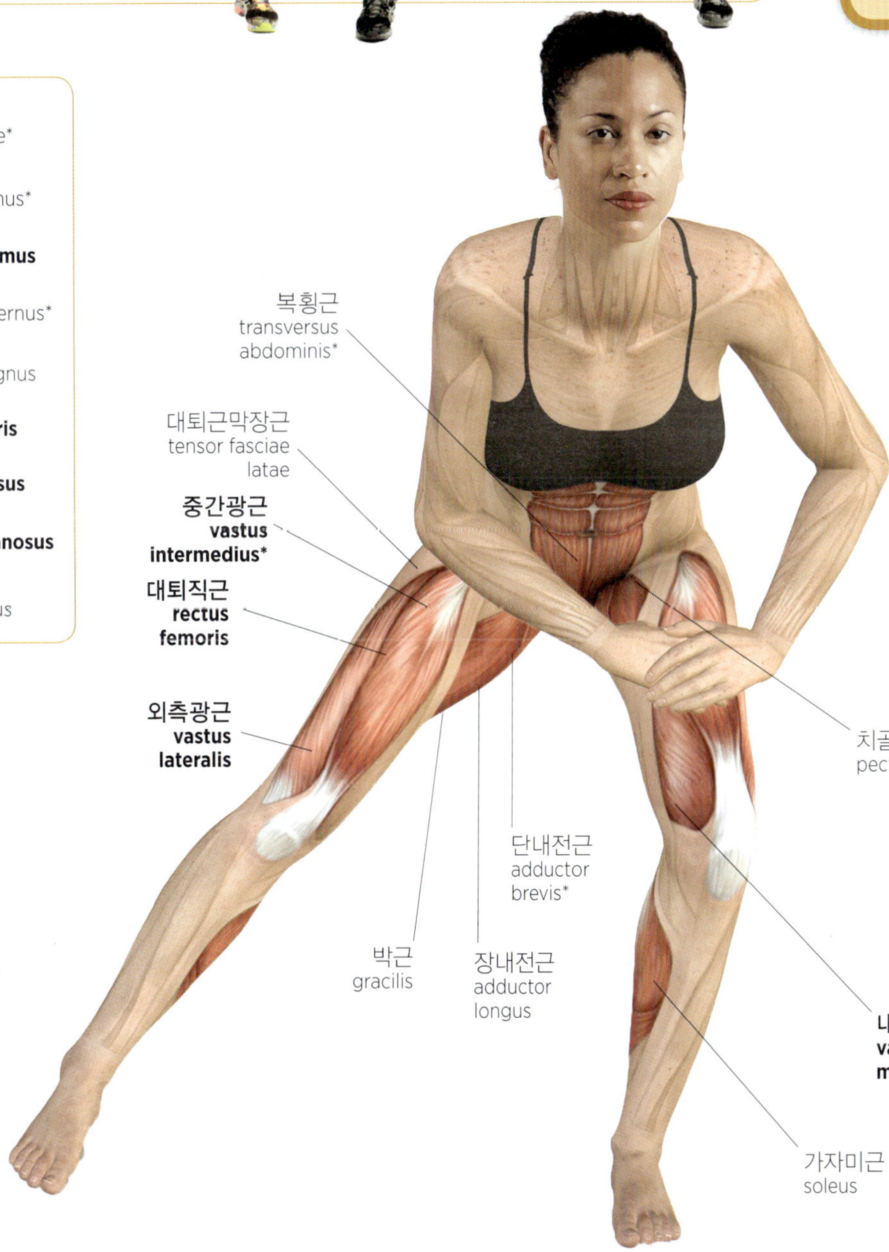

주석

굵은 글자는 목표 근육(target muscles)을 의미한다.

가는 글자는 본 운동에 작용하는 다른 근육들을 의미한다.

* 심부 근육(deep muscles)

스쿼트 Squat

스쿼트는 둔부와 다리를 동시 훈련할 수 있는 매우 간단한 운동이다. 스쿼트는 코어를 안정화 시킨 채 진행되는 운동이라 복부 강화에도 도움을 준다. 그리고 이 자세는 균형도 향상시킨다.

운동 방법

- 양쪽 다리를 어깨너비만큼 벌리고 선 자세를 취한다. 이때 발가락은 약간 바깥쪽을 향해서 지지한 채, 양팔을 앞쪽으로 뻗는다.
- 허리를 편평하게 유지하면서 양쪽 무릎을 굽힘한다. 양쪽 허벅지가 바닥과 수평을 이룰 때까지 여러분의 몸을 낮춘다.
- 발꿈치에 힘을 주면서 시작자세로 바로 선다. 권장 반복횟수만큼 반복 실시한다.

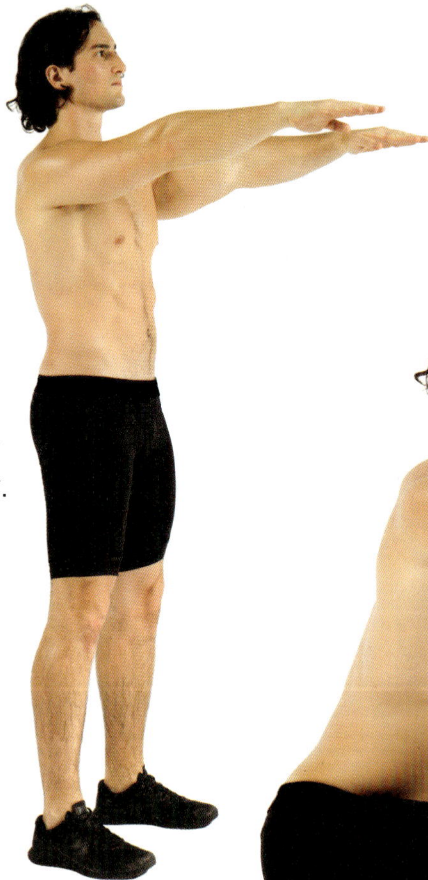

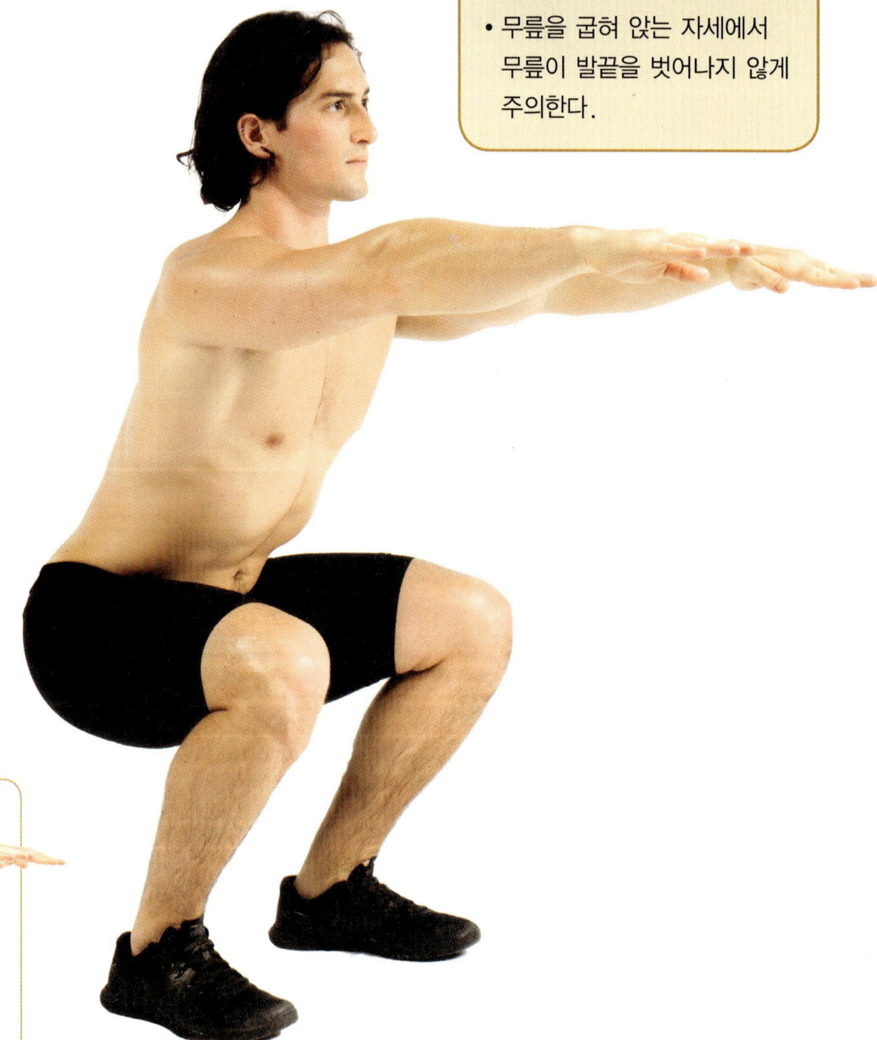

올바른 수행의 팁

- 허벅지가 바닥과 수평을 이룰 수 있도록 깊게 쭈그려 앉는다.
- 무릎을 굽혀 앉는 자세에서 무릎이 발끝을 벗어나지 않게 주의한다.

다른 버전

높은 난이도: 양쪽 발을 가까이 붙일수록, 더 많은 힘이 요구된다.

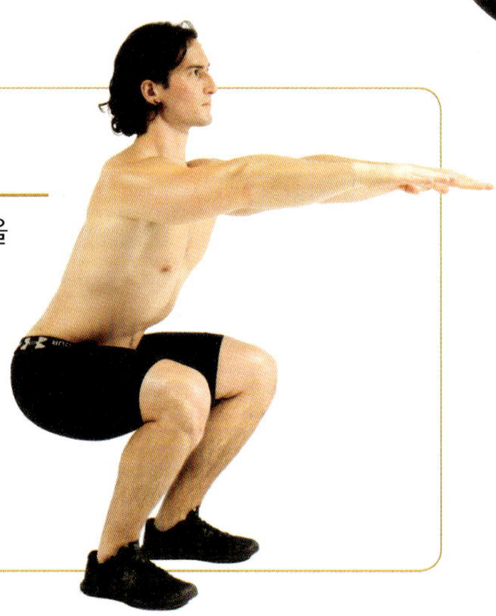

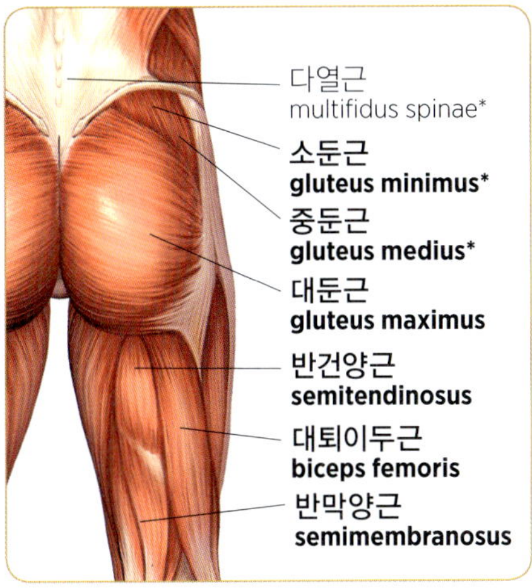

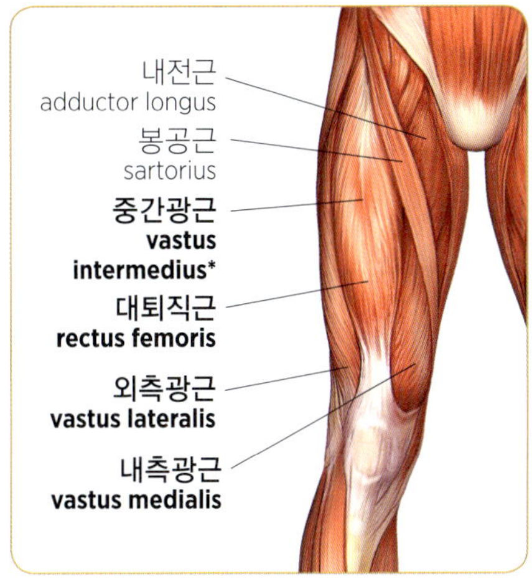

팩트 파일

목표 근육
- 대퇴사두근
- 슬괵근
- 둔부 근육

도구
- 없음

장점
- 허벅지의 파워와 근육량을 증가시킨다.

주의사항
- 무릎 문제
- 허리 통증

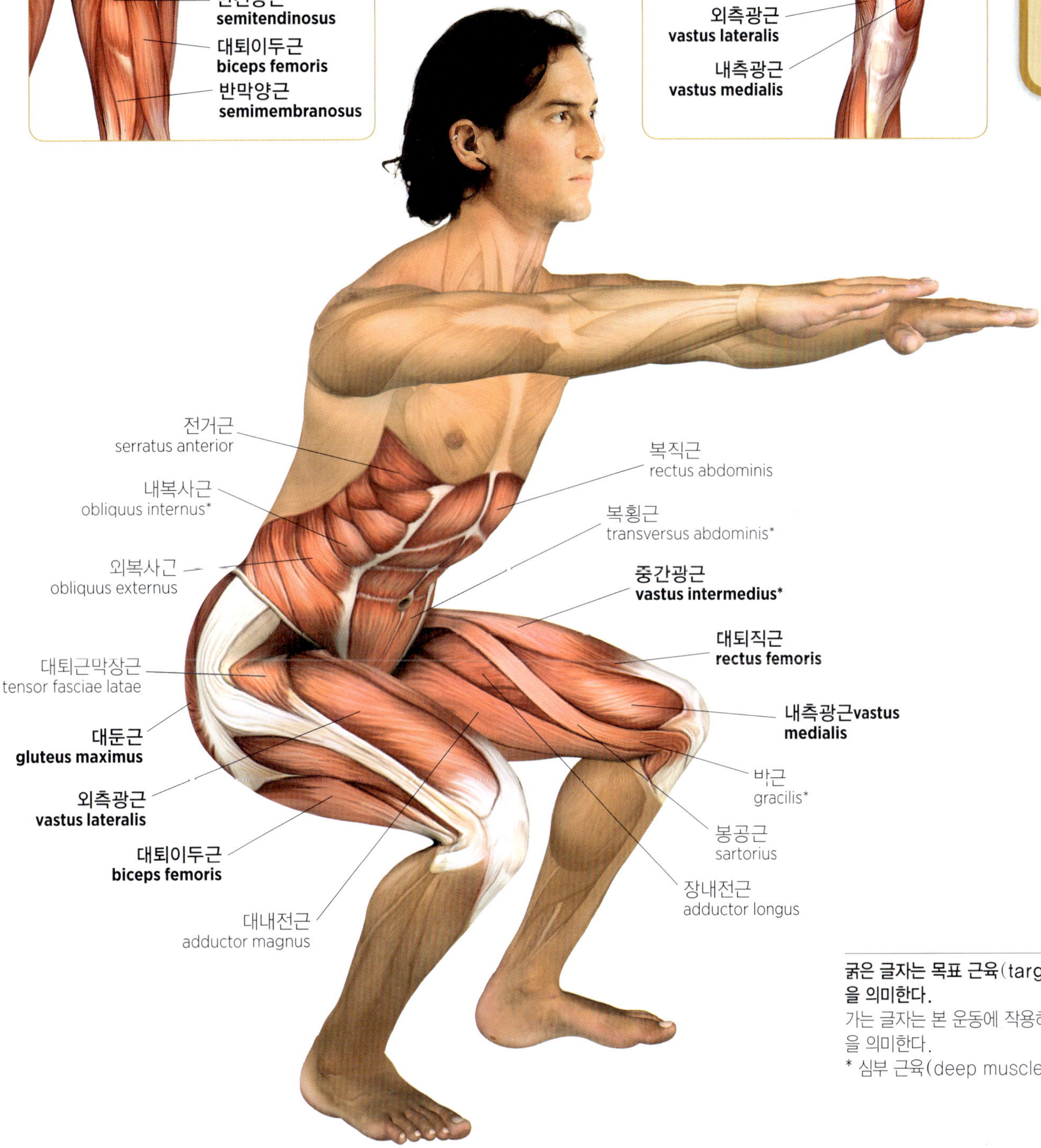

주석

굵은 글자는 목표 근육(target muscles)을 의미한다.

가는 글자는 본 운동에 작용하는 다른 근육들을 의미한다.

* 심부 근육(deep muscles)

싱글-레그 글루티얼 리프트

Single-Leg Gluteal Lift

싱글-레그 글루티얼 리프트는 많은 다른 주요 근육에 작용을 하지만, 둔부 근육을 강하게 발달시킨다. 여기에서 안전하게 운동을 성공적으로 수행하려면 상체를 들어 올릴 때 복부 근육을 사용해야 한다.

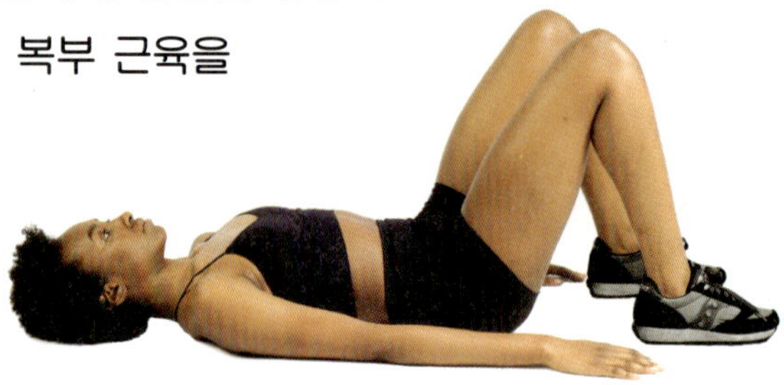

올바른 수행의 팁

- 둔부 근육을 활성화한다.
- 항상 고관절의 높이를 수평되게 유지한다.
- 들어 올리는 다리를 발끝까지 쭉 뻗는다.
- 허리가 휘어져서는 안된다.
- 상체를 들어 올릴 때 고관절이 비틀리거나 경사져서는 안된다.
- 허리 통증을 느낄 만큼 상체를 높이 들어 올리지 않는다.

운동 방법

- 무릎을 세우고 누운 자세에서 양쪽 팔을 몸통 옆에 붙인다. 이때 발이 무릎 밑에 위치해야 한다. 그런 다음, 발끝을 뾰족하게 하고 왼쪽 다리를 위쪽으로 뻗는다.

- 한쪽 다리로 안정된 브릿지 자세를 할 수 있도록 복부 근육을 활성화한다. 올바른 정렬을 유지할 수 있는 만큼 상체를 들어 올린다.

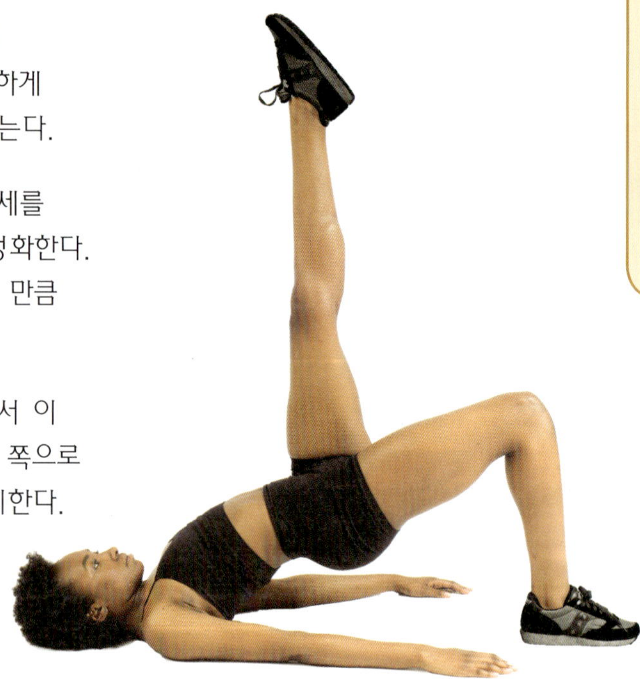

- 고관절이 수평되도록 집중하면서 이 자세를 유지한다. 배꼽을 척추 쪽으로 당기고, 들어 올린 다리를 유지한다.

- 상체를 다시 바닥으로 내려놓는다. 이때 뻗은 왼쪽 다리를 그대로 유지한다.

- 권장 반복횟수만큼 같은 다리를 들어 올린 채 브릿지 동작을 반복한다. 다리를 바꾸어 반대쪽 다리도 권장 반복횟수만큼 반복한다.

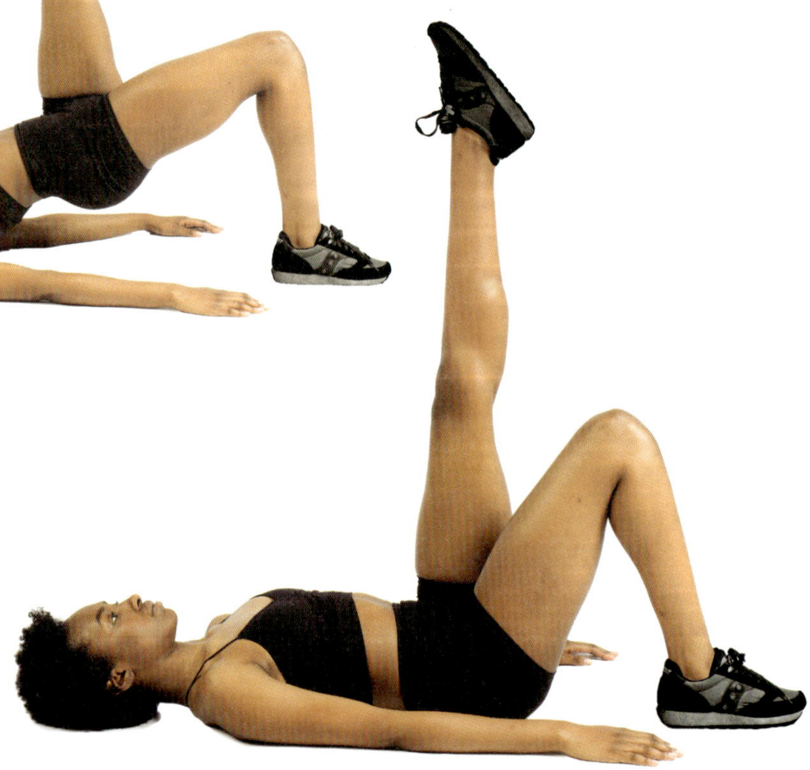

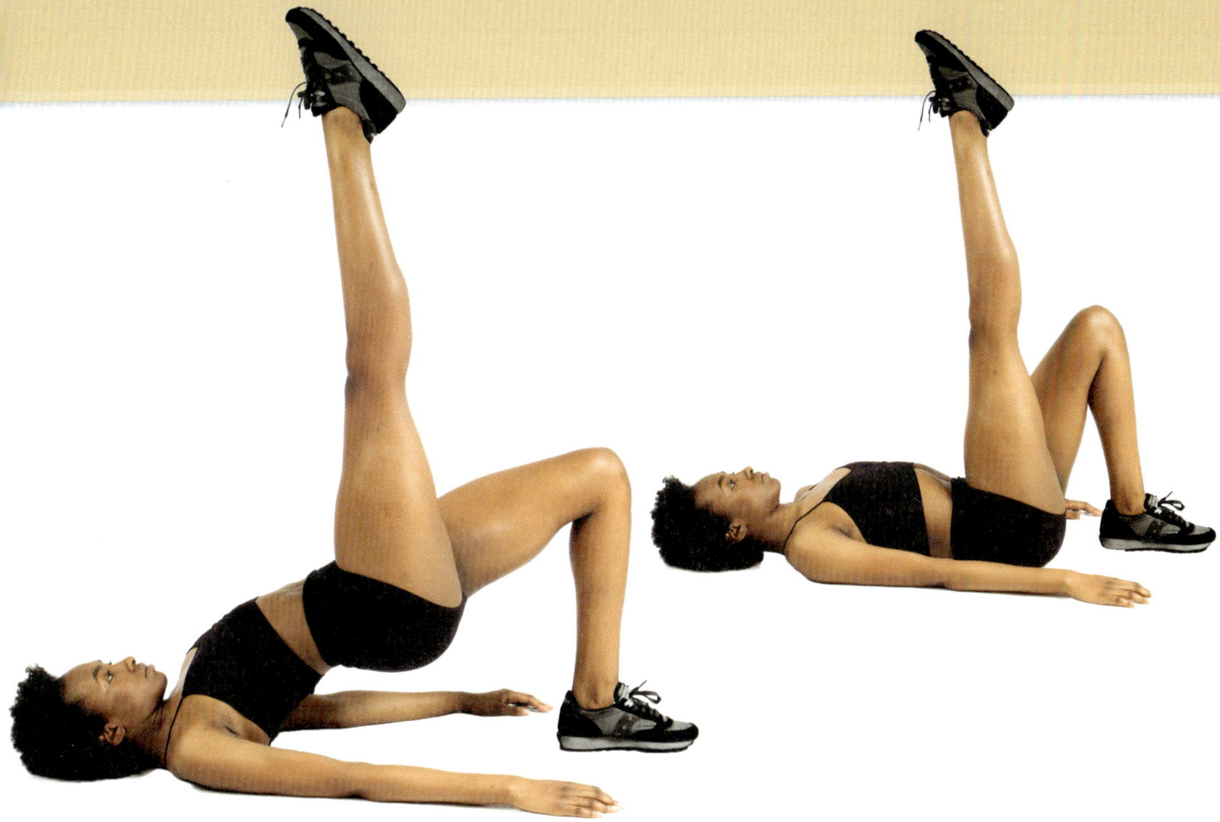

팩트 파일

목표 근육
- 둔부 근육
- 고관절 굴곡근
- 다리 근육
- 복부 근육
- 목, 어깨 및 등 근육

도구
- 없음

장점
- 둔부와 복부 근육을 단련시키고 강화한다.

주의사항
- 등 문제/통증

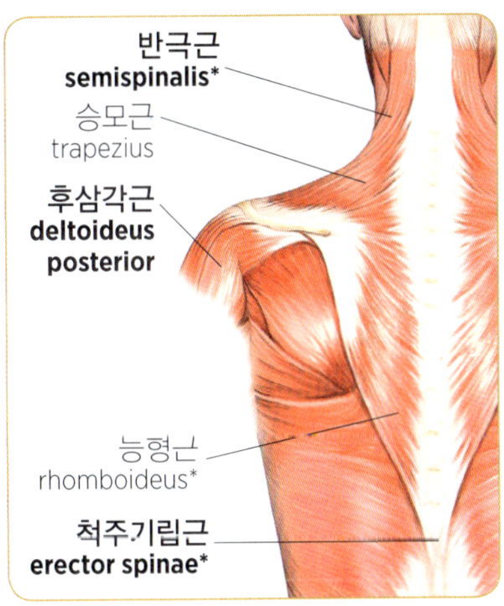

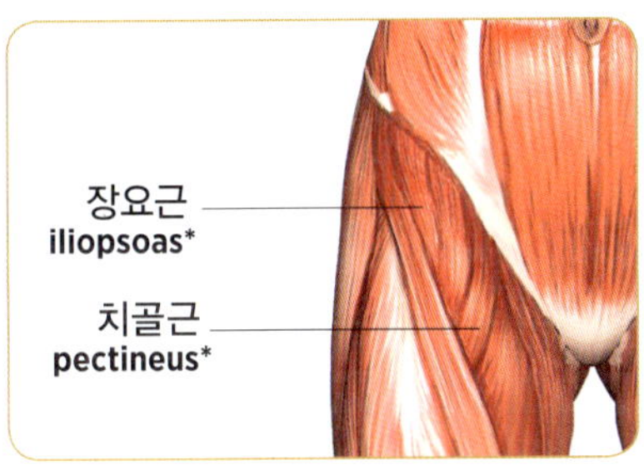

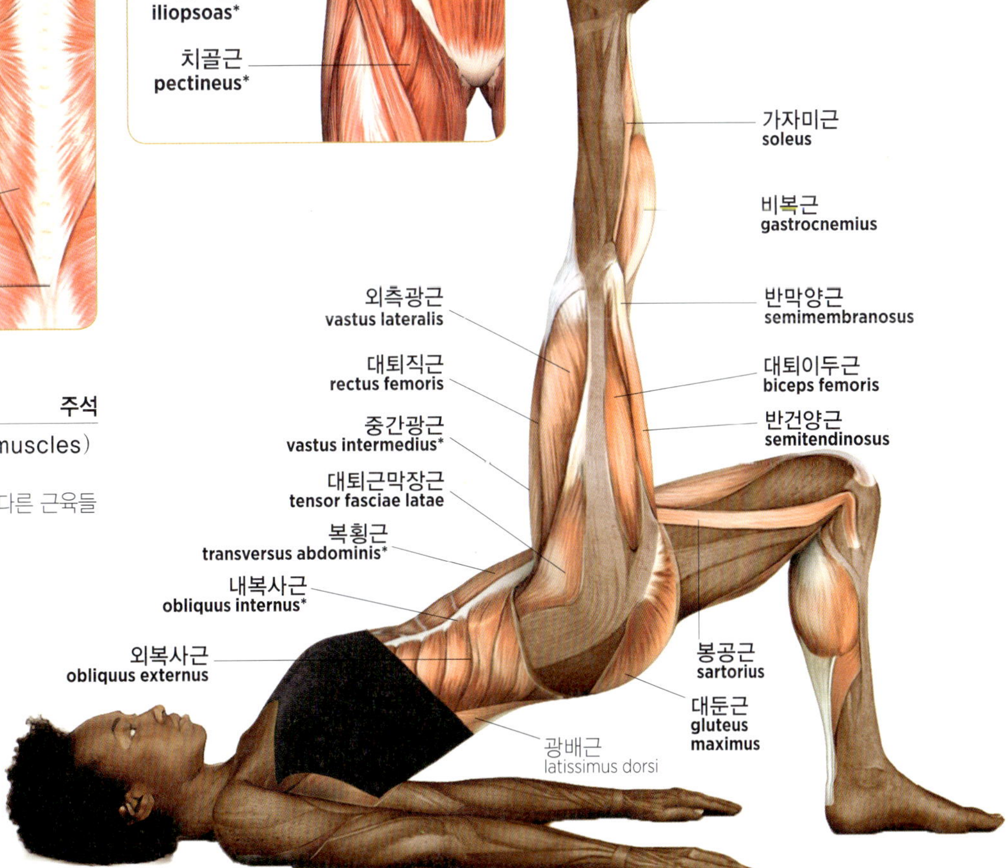

주석

굵은 글자는 목표 근육(target muscles)을 의미한다.

가는 글자는 본 운동에 작용하는 다른 근육들을 의미한다.

* 심부 근육(deep muscles)

버트 킥 Butt Kick

버트 킥 슬괵근을 더 강하게 만들어 많은 종류의 운동과 스포츠에 도움을 준다. 이 운동은 심혈관계에도 가벼운 자극을 제공한다.

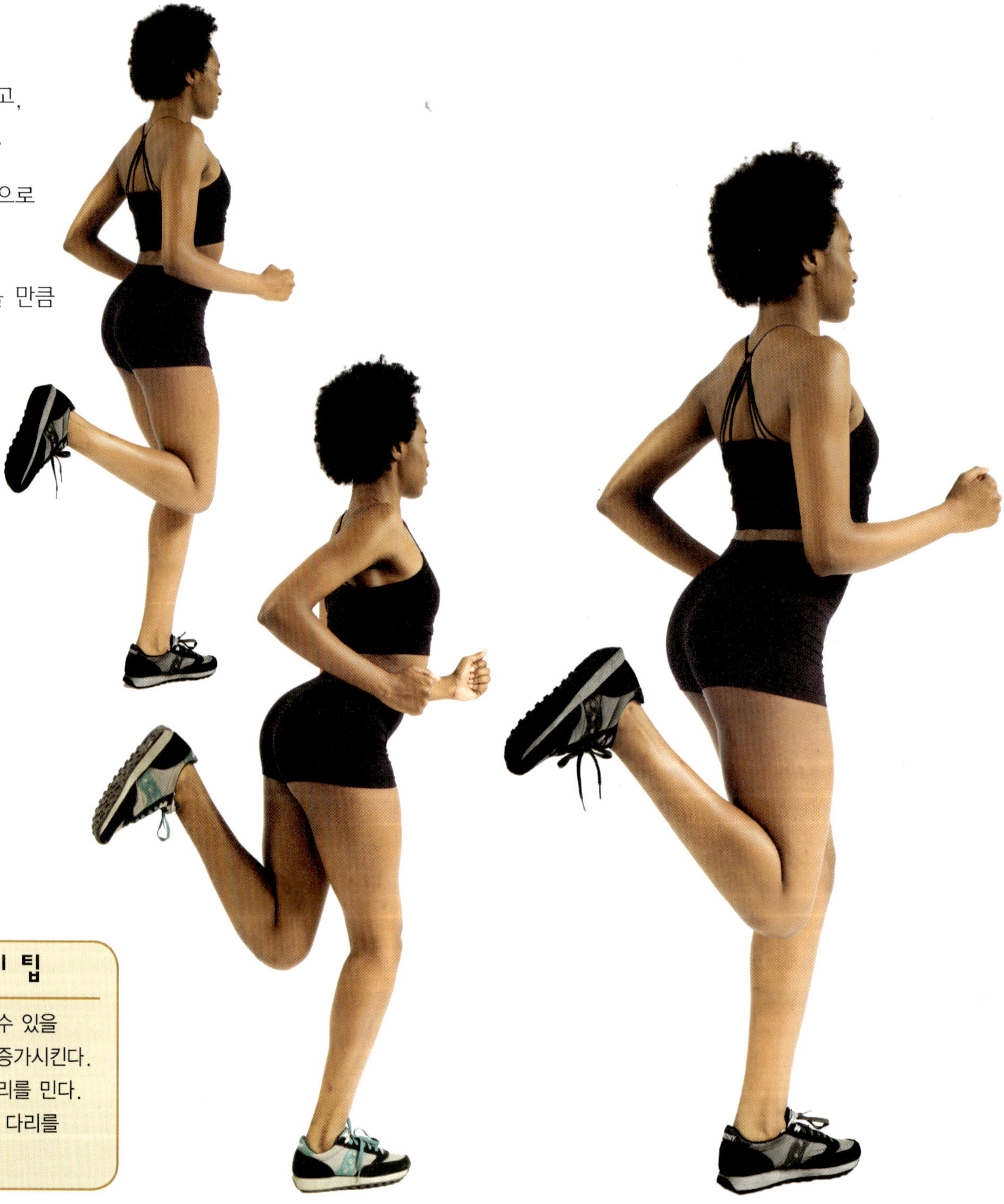

운동 방법

- 선 자세에서 시작하고, 제자리 뛰기를 한다.
- 발꿈치를 엉덩이 쪽으로 높이 찬다.
- 여러분이 할 수 있을 만큼 속도를 증가하면서, 권장시간 동안 발꿈치를 높이 들면서 계속 제자리 뛰기를 한다.

올바른 수행의 팁

- 여러분이 할 수 있을 만큼 속도를 증가시킨다.
- 발 전체로 다리를 민다.
- 발가락만으로 다리를 밀지 않는다.

팩트 파일

목표 근육
- 둔부 근육
- 대퇴사두근
- 슬괵근
- 장딴지근

도구
- 없음

장점
- 하체를 강화한다.
- 다른 운동을 위한 워밍-업 운동을 작용한다.
- 지구력을 향상시킨다.

주의사항
- 무릎 문제
- 발목 통증

주석

굵은 글자는 목표 근육(target muscles)을 의미한다.
가는 글자는 본 운동에 작용하는 다른 근육들을 의미한다.
* 심부 근육(deep muscles)

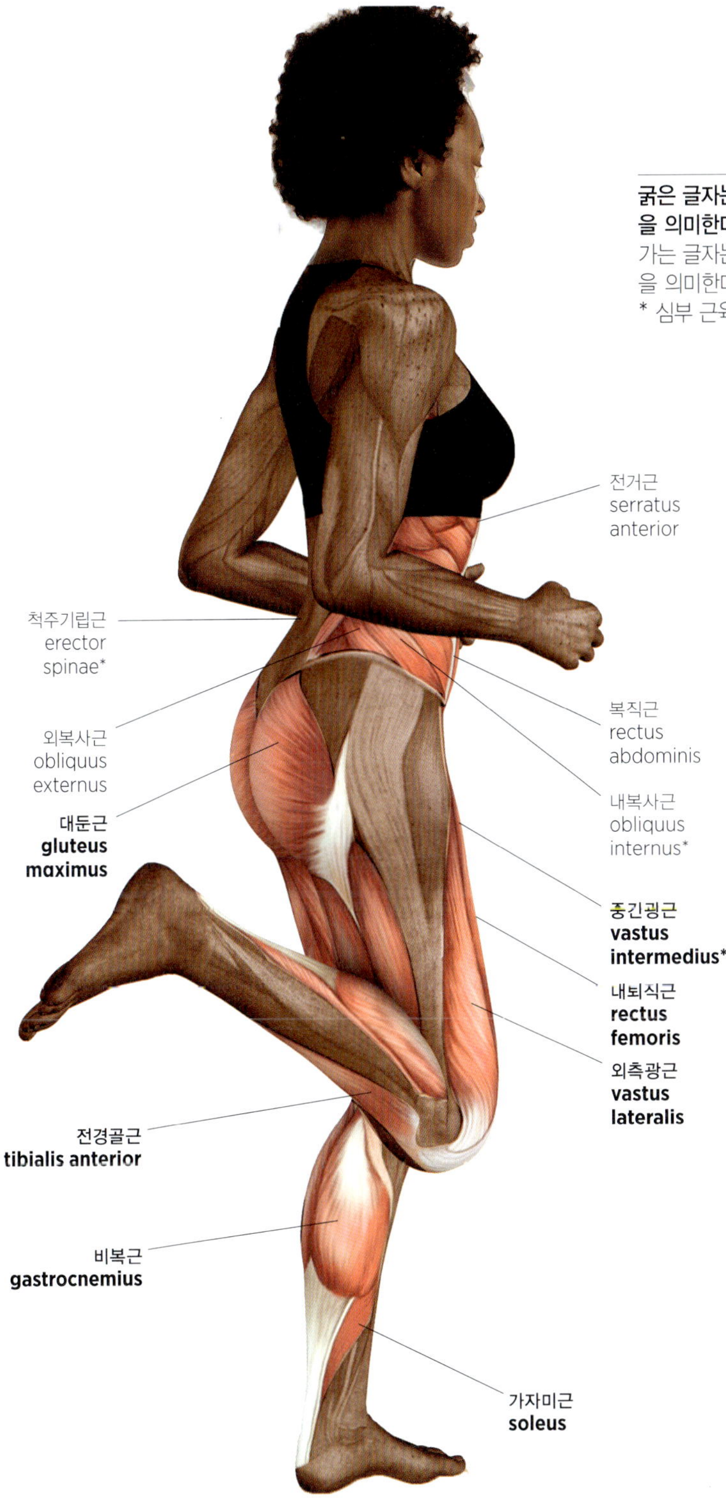

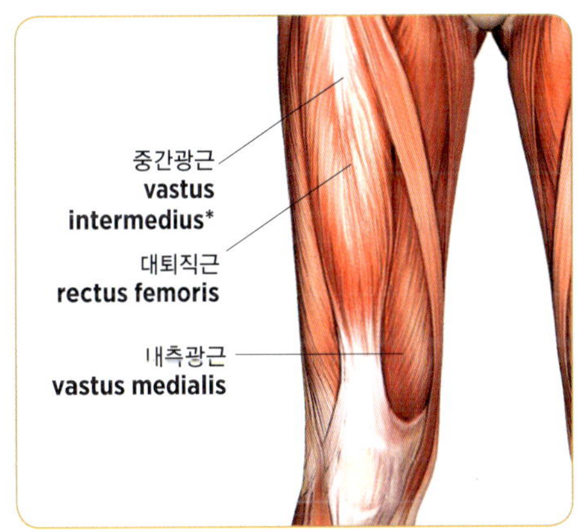

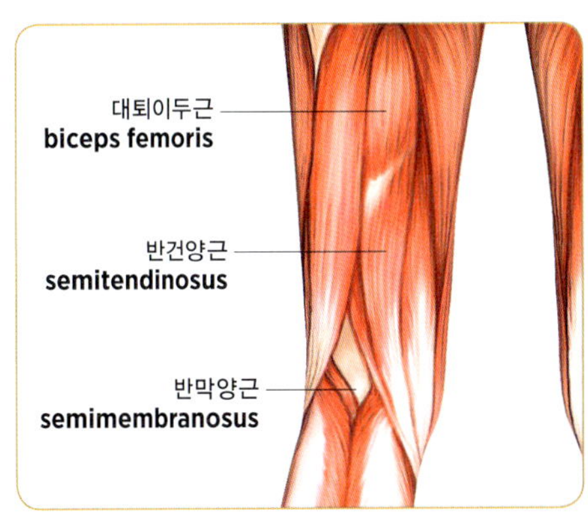

포어암 플랭크 Forearm Plank

이런 형태의 플랭크는 코어 강화와 안정화를 위한 전통적인 방법이다. 이것은 허리도 강화시킨다.

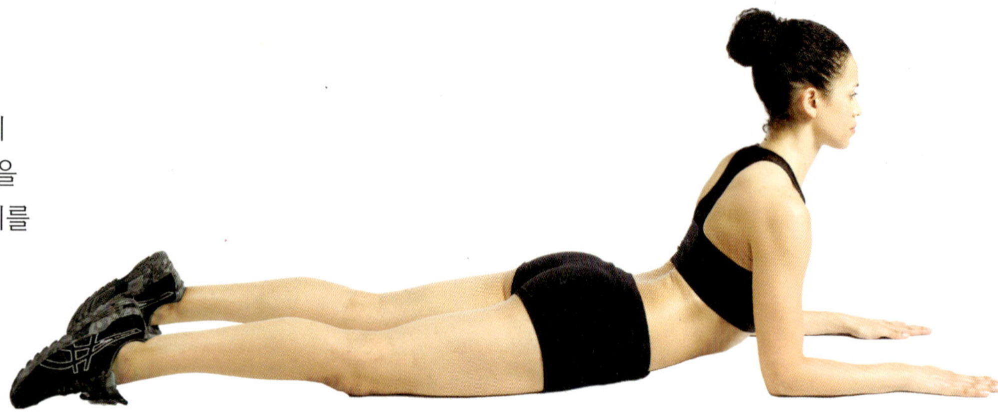

운동 방법

- 양쪽 다리를 뒤쪽으로 뻗고 바닥에 엎드린 자세를 취한다. 이때 몸통을 바닥으로부터 들어 올린다. 팔꿈치를 굴곡하여 전완과 손바닥을 바닥에 붙인다.
- 양쪽 무릎을 굴곡하고, 무릎과 전완 사이에 체중을 지지한다. 그런 다음 양쪽 다리를 뻗을 때 어깨가 위쪽으로 올라가도록 전완으로 민다. 발가락을 구부려 바닥에 붙인다.

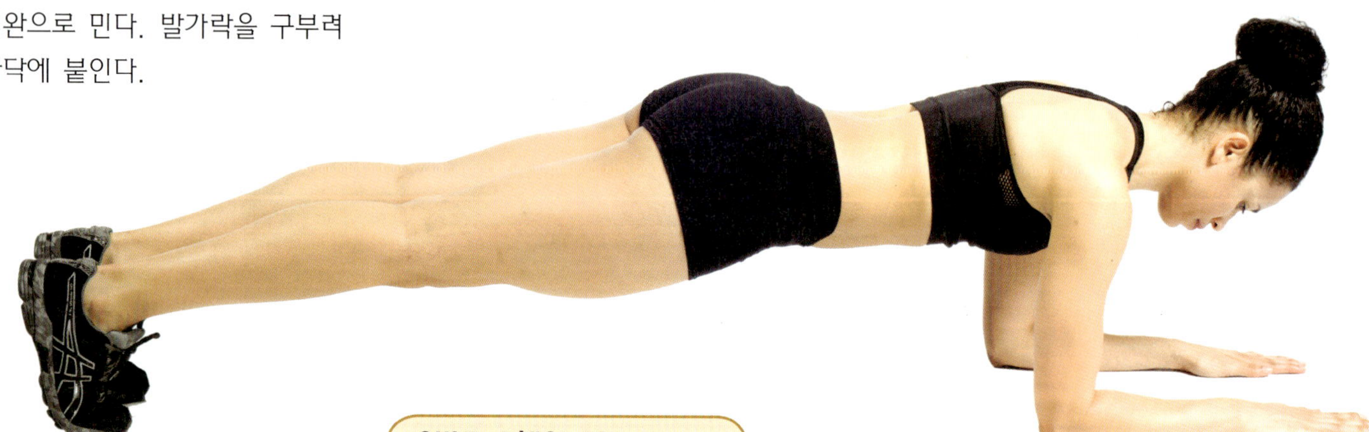

- 조절하면서, 등과 어깨가 일직선이 되는 느낌이 들 때까지 어깨를 낮춘다. 권장시간동안 들어 올린 자세를 유지한다.

올바른 수행의 팁

- 복부 근육을 타이트하게 유지한다.
- 상체를 일직선으로 유지한다.
- 목을 길게 유지한다.
- 어깨관절이 붕괴되어서는 안된다.
- 목이 활처럼 휘어져서는 안된다.
- 허리가 처지지 않아야 한다.

팩트 파일

목표 근육
- 복부 근육
- 코어 근육
- 등 근육

도구
- 없음

장점
- 코어를 강화하고 안정화시킨다.

주의사항
- 어깨 문제
- 심한 허리 통증

다른 버전

높은 난이도: 플랭크 자세를 취하고, 양쪽 다리를 차례로 하나씩 들어 올렸다 내린다. 나머지 신체를 그대로 유지하고 복부 근육을 관여시킨다.

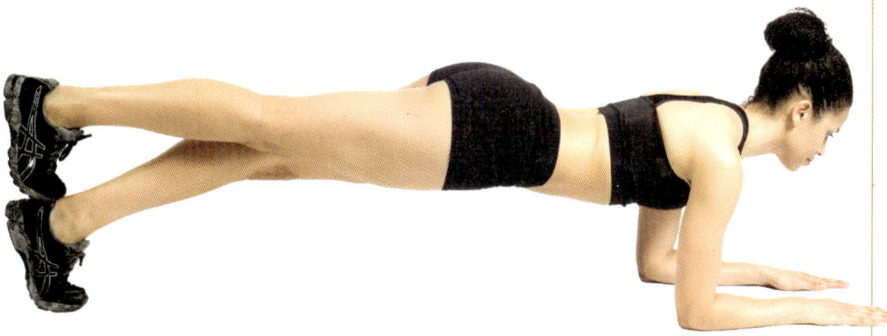

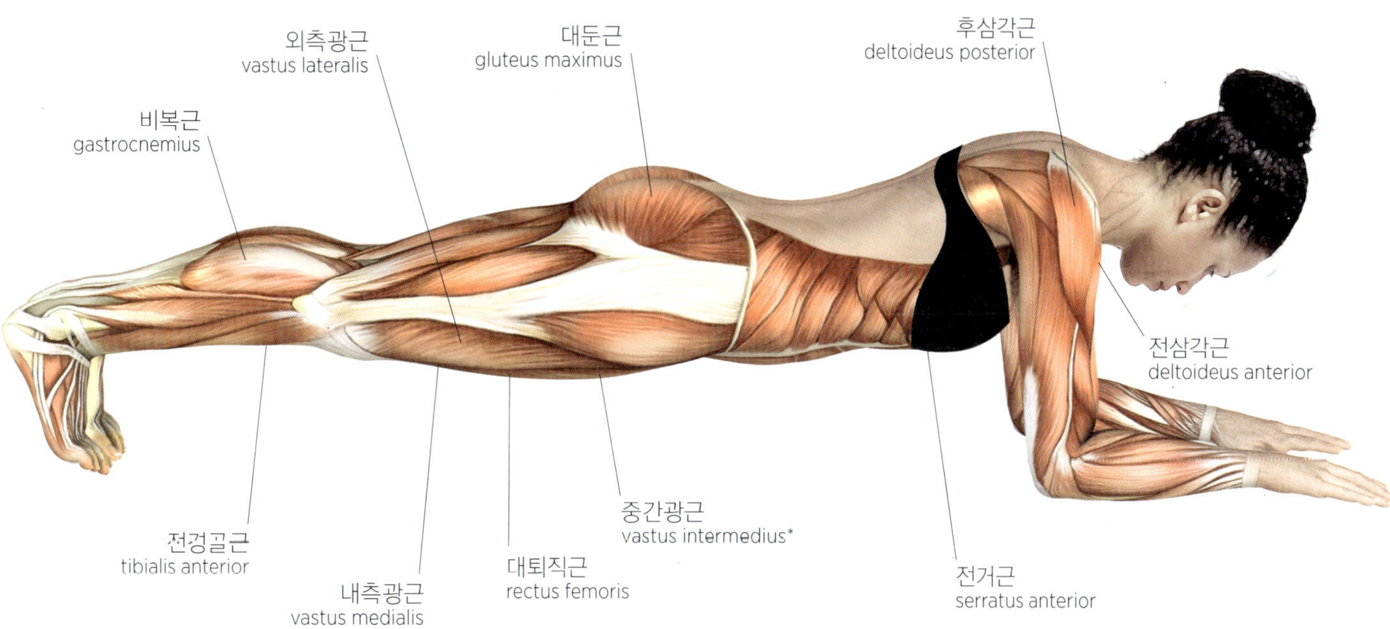

주석

굵은 글자는 목표 근육(target muscles)을 의미한다.
가는 글자는 본 운동에 작용하는 다른 근육들을 의미한다.
* 심부 근육(deep muscles)

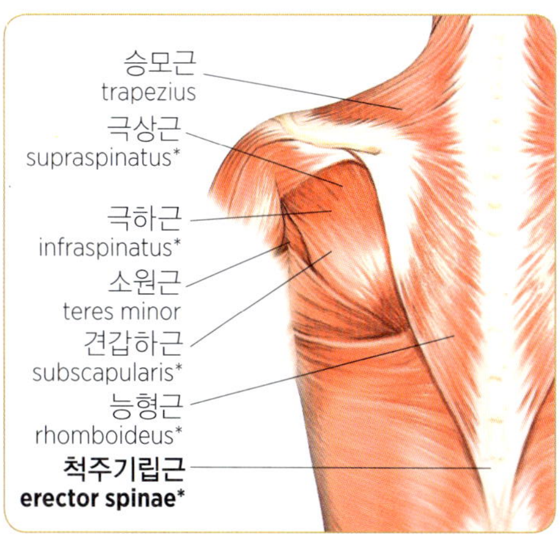

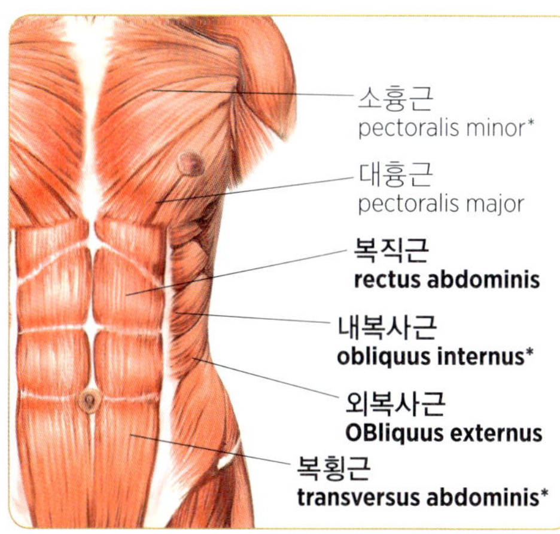

플랭크 Plank

플랭크는 여러분의 신체를 견고하고 안정되게 유지하게 할 수 있는 상체 안정화 운동이다. 이것은 상부 등과 어깨의 근력과 안정성을 촉진함으로써, 손상을 예방하는 중요한 운동이다.

운동 방법

- 양손과 양쪽 무릎을 바닥에 대고 시작한다. 이때 양손을 어깨너비 만큼 벌린다.
- 하이 플랭크 자세가 되도록 양팔이 쭉 펴질 때까지 상체를 들어 올리고, 양쪽 다리를 뒤쪽으로 뻗는다. 손바닥으로 바닥을 짚고, 양쪽 발을 함께 모으고, 등을 일자로 만들고, 발의 볼 부위로 체중을 지지한다.
- 권장시간 동안 들어 올린 자세를 유지한다.

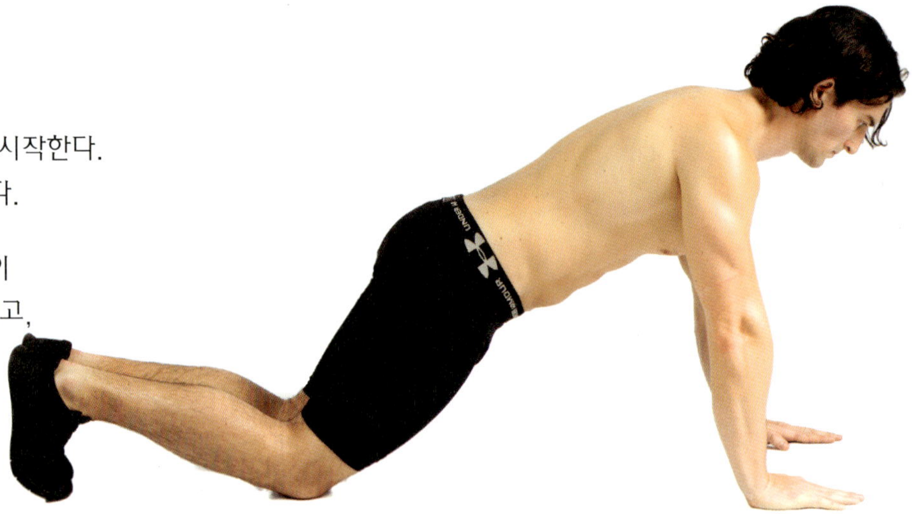

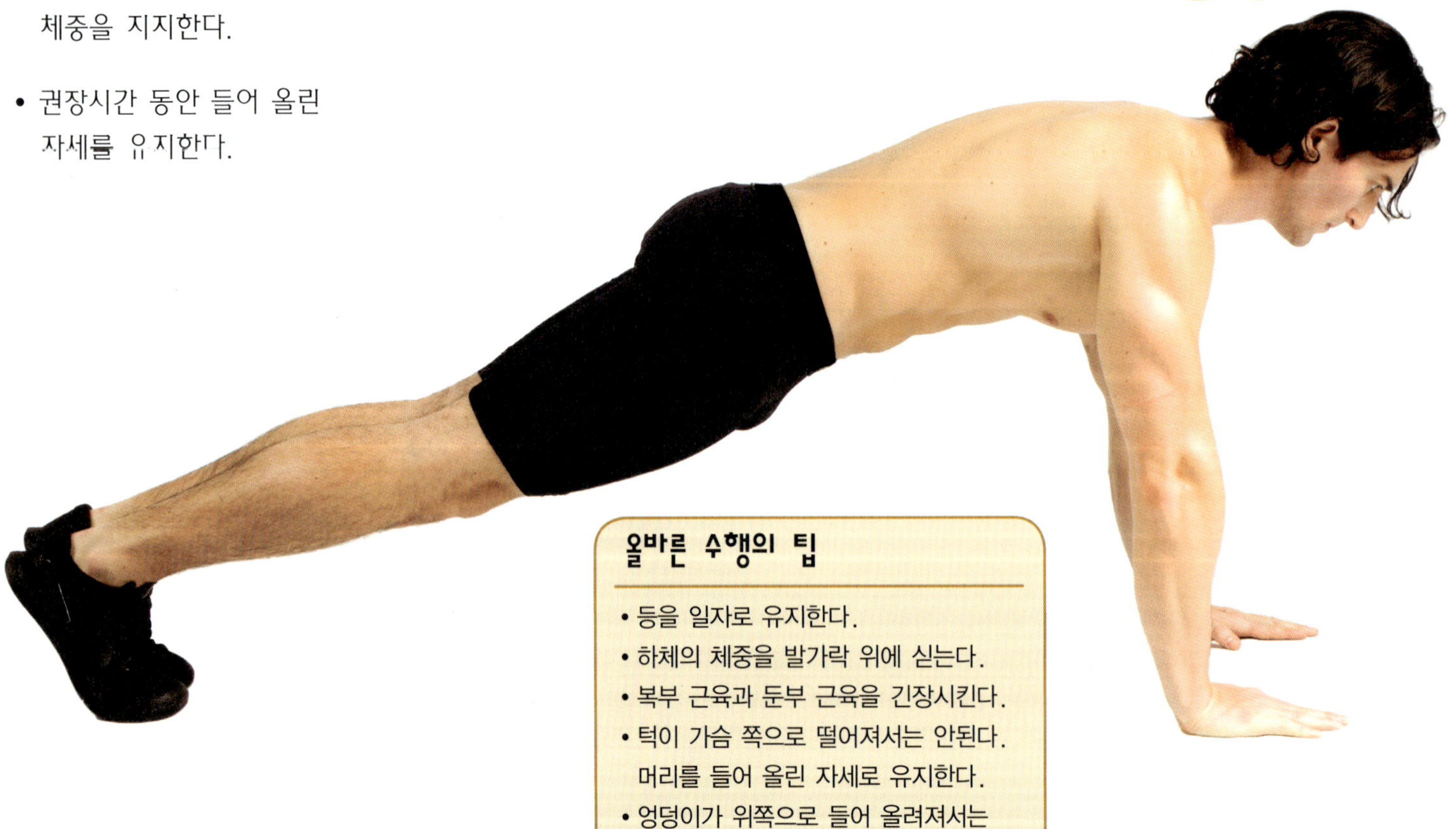

올바른 수행의 팁

- 등을 일자로 유지한다.
- 하체의 체중을 발가락 위에 싣는다.
- 복부 근육과 둔부 근육을 긴장시킨다.
- 턱이 가슴 쪽으로 떨어져서는 안된다. 머리를 들어 올린 자세로 유지한다.
- 엉덩이가 위쪽으로 들어 올려져서는 안된다.

팩트 파일

목표 근육
- 어깨 근육
- 가슴 근육
- 다리 근육
- 둔부 근육
- 상완삼두근

도구
- 없음

장점
- 코어를 강화하고 안정화시킨다.

주의사항
- 어깨 문제
- 허리 문제
- 손목 문제

다른 버전

높은 난이도: 안정화는 여러분의 균형과 안정성을 더욱 향상시킬 것이다. 플랭크 자세에서, 체중을 왼발과 왼발의 가쪽면으로 이동한다. 고관절을 오른쪽으로 돌리면서, 오른쪽 어깨를 뒤로 들어 올린다. 오른쪽 팔을 천장쪽으로 들어 올리고, 상체를 길게 늘인다. 머리에서 발끝치까지 일직선을 형성한다. 권장시간 동안 이 자세를 유지한 후, 자세를 푼다. 그리고 반대쪽도 실시한다.

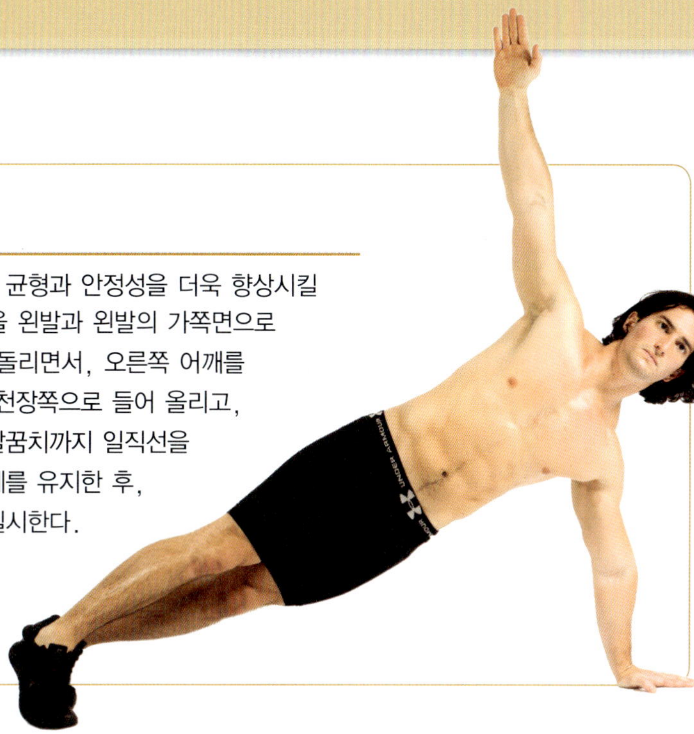

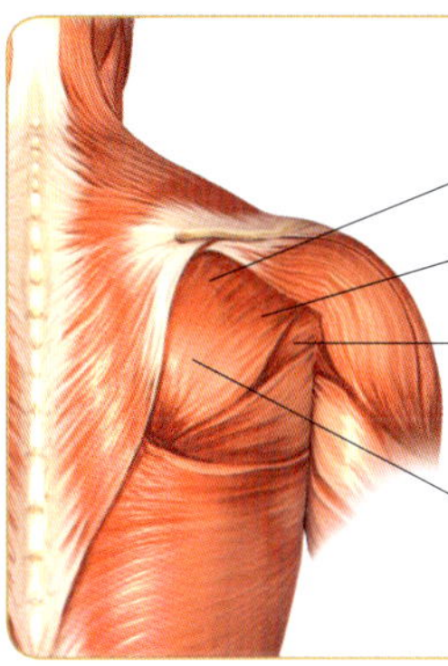

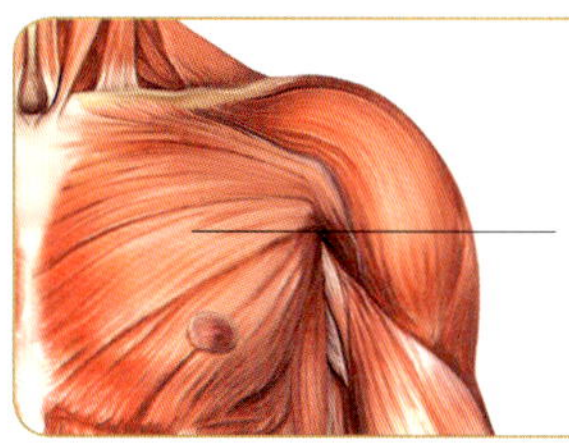

주석

굵은 글자는 목표 근육(target muscles)을 의미한다.
가는 글자는 본 운동에 작용하는 다른 근육들을 의미한다.
* 심부 근육(deep muscles)

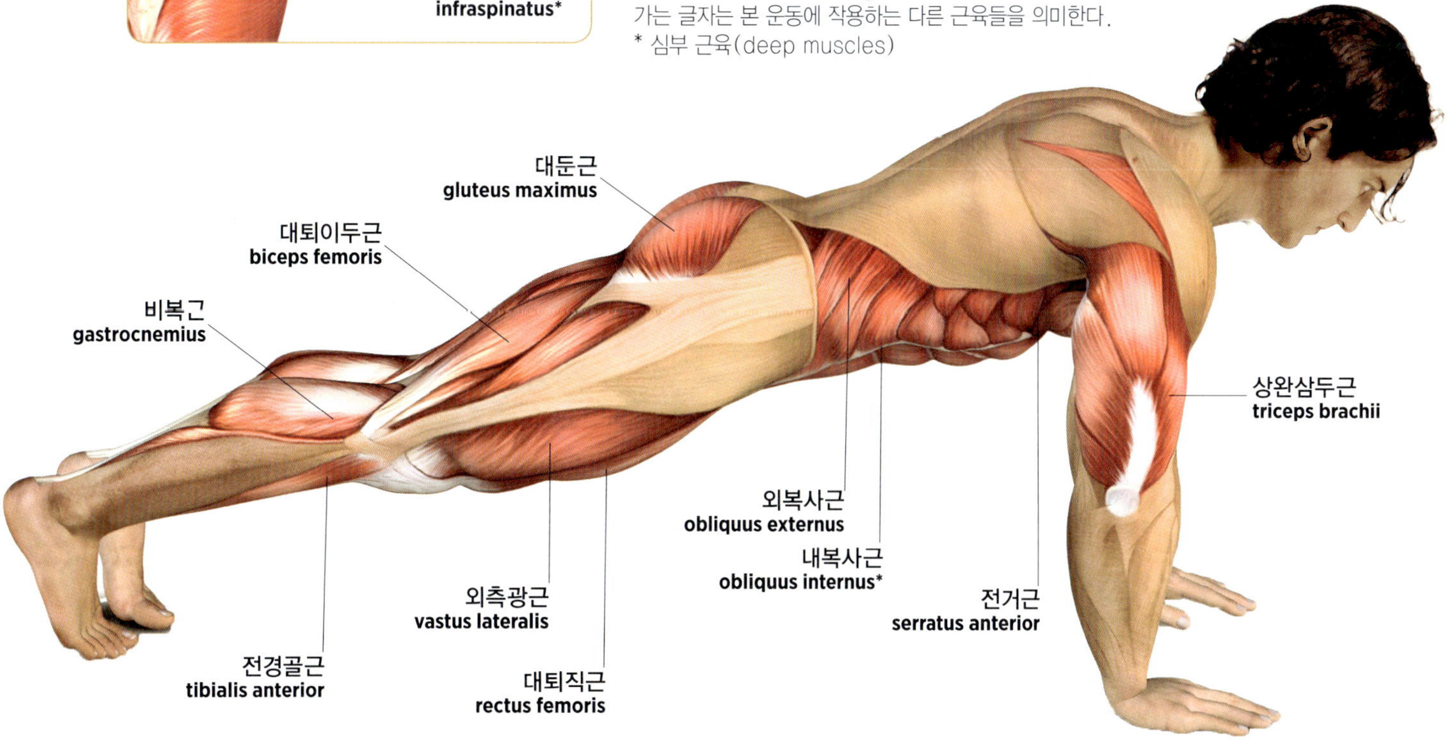

플랭크-업 Plank-Up

플랭크-업은 복부 근육과 팔 근육의 파워를 향상시키기 좋은 운동이다. 몸을 위아래로 움직일 때 코어 근육의 관여를 유지하는 것이 중요하다.

운동 방법

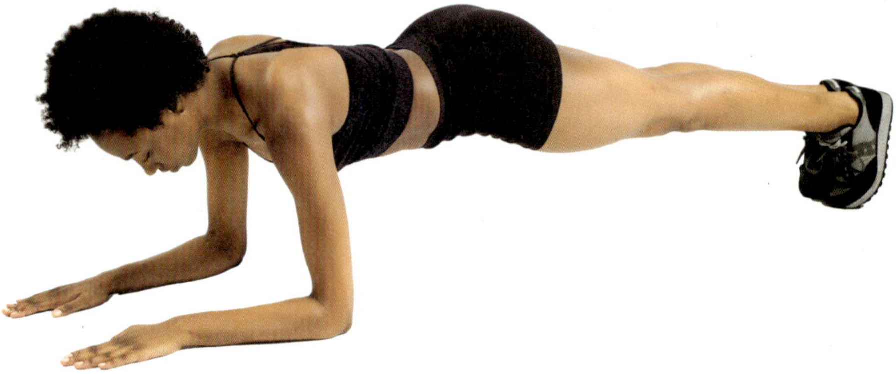

- 체중을 전완과 발가락 위에 균등하게 분배하는 포어암 플랭크 자세에서 시작한다. 고관절을 안정화시키고, 복부 근육을 활성화시킨다.
- 왼쪽 어깨 밑에 왼손이 놓여지도록 왼쪽 팔을 옮기고, 다음 오른쪽 어깨 밑에 오른손이 놓여지도록 오른팔을 위치시킨다. 이후 몸을 하이 플랭크 자세로 들어 올린다.

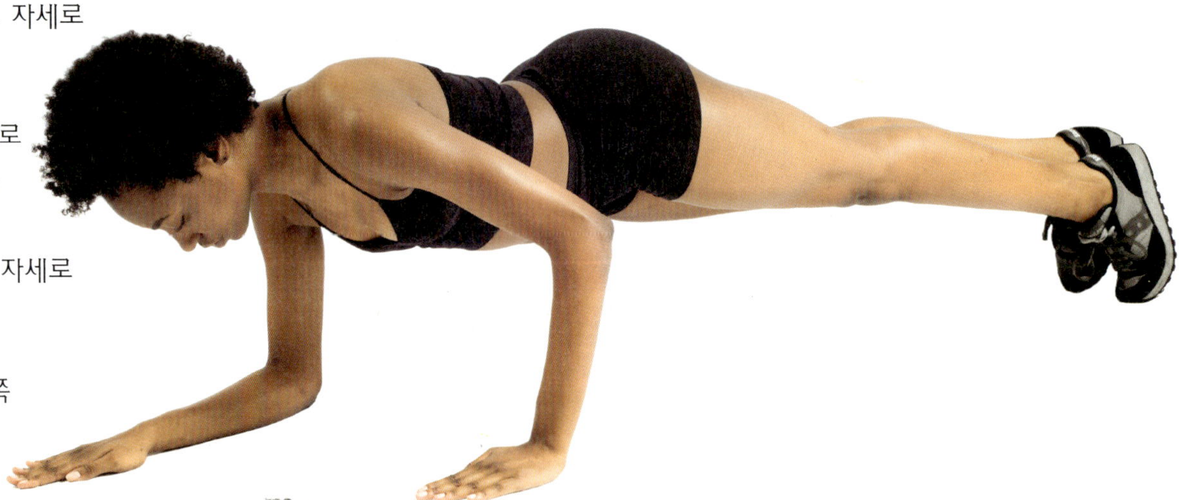

- 왼팔을 먼저 처음 자세로 재위치시키고, 그 다음 오른팔을 재위치시킴으로써 포어암 플랭크 자세로 돌아온다.
- 권장 반복횟수만큼 한쪽 팔부터 먼저 움직이고, 그 다음 다른쪽 팔을 움직이는 동작을 교대로 한다.

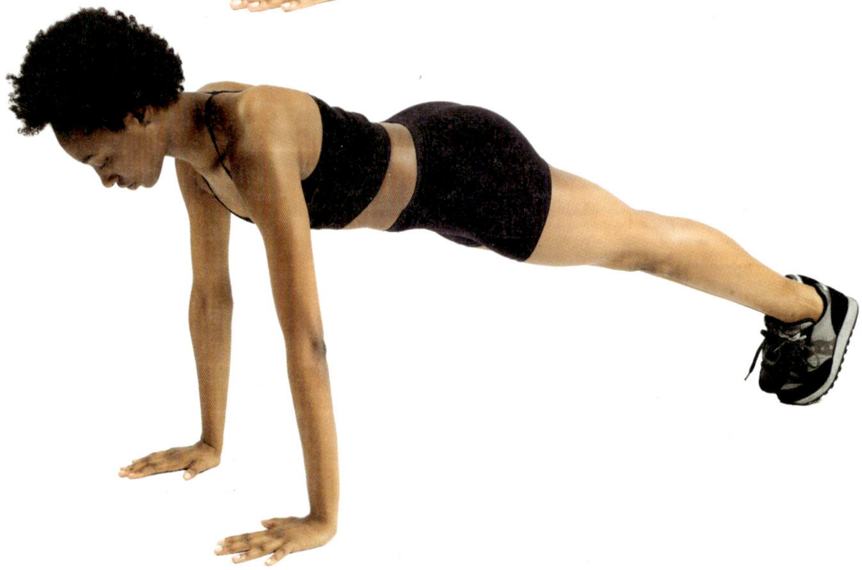

올바른 수행의 팁

- 복부 근육을 활성화시키기 위해 배꼽을 척추쪽으로 당긴다.
- 배나 흉곽이 아래로 처져서는 안된다.
- 어깨가 위쪽이나 전방으로 들려져서는 안된다.
- 레벨을 변화시킬 때 체중을 이동하지 않아야 한다.

팩트 파일

목표 근육
- 상완삼두근
- 복부 근육
- 어깨 근육

도구
- 없음

장점
- 코어를 안정화시킨다.
- 복부 근육을 강화한다.
- 상완삼두근을 강화한다.

주의사항
- 어깨 문제
- 등 문제
- 손목 문제

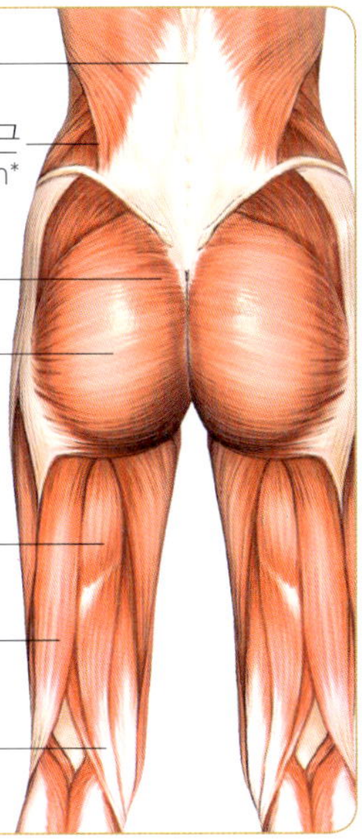

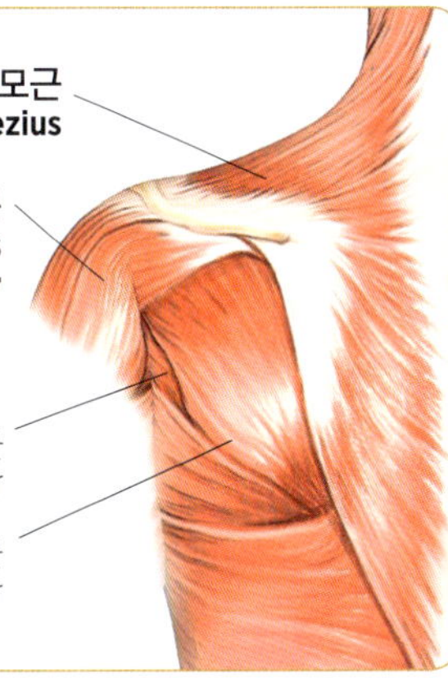

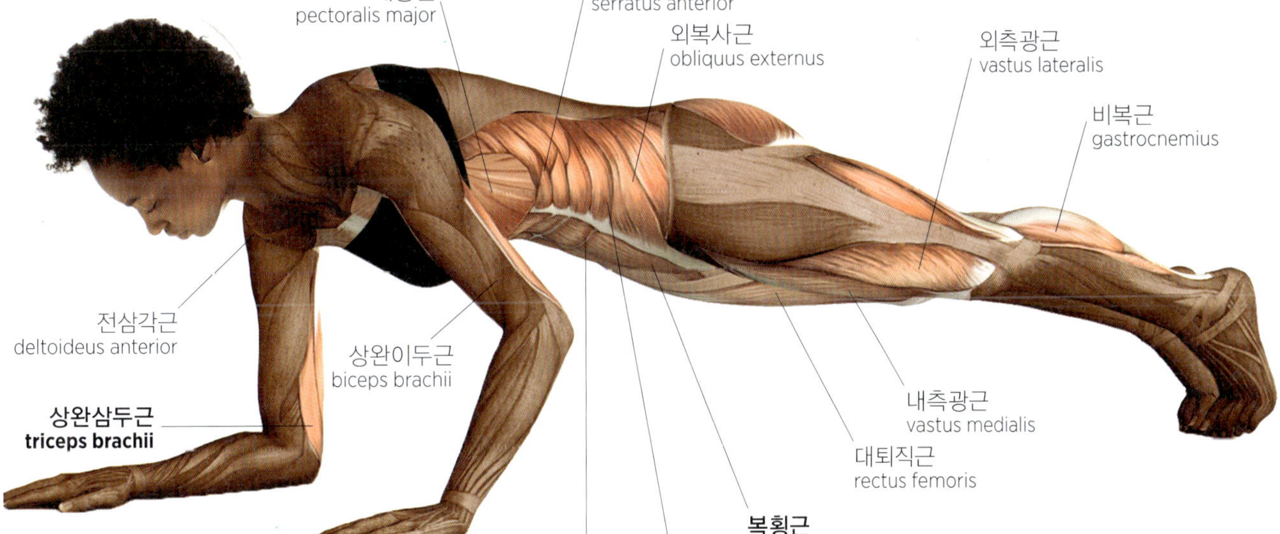

주석

굵은 글자는 목표 근육(target muscles)을 의미한다.
가는 글자는 본 운동에 작용하는 다른 근육들을 의미한다.
* 심부 근육(deep muscles)

암-리치 플랭크 Arm-Reach Plank

이 운동은 몸통, 다리 및 팔의 근력과 지구력을 향상시킬 뿐만 아니라, 전반적인 균형을 향상시킬 수도 있다.

운동 방법

- 전완과 무릎을 바닥에 대고 엎드린 자세를 취한다.
- 포어암 플랭크 자세를 취하기 위해 한 번에 하나씩, 발을 뒤쪽으로 내딛는다. 복부 근육을 활성화하고, 척추가 일자로 똑바르게 이완되어 있는지를 확인한다. 이것이 시작자세이다.
- 적절한 플랭크 자세를 유지하고, 천천히 오른쪽 팔을 바닥으로부터 들어 올린다. 권장시간 동안 자세를 유지한 후, 자세를 풀고 시작자세로 돌아온다. 반대쪽도 실시한다.

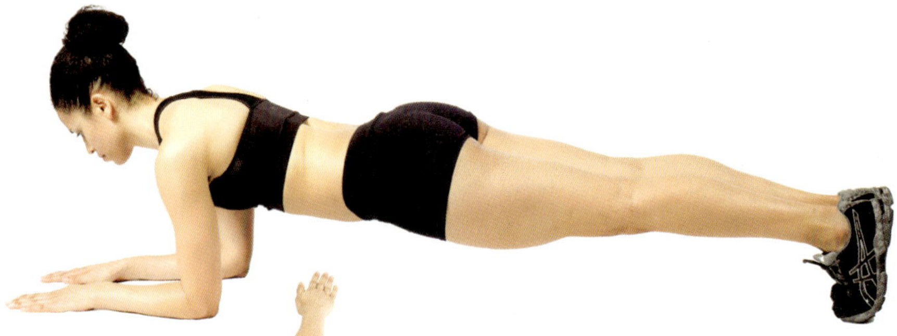

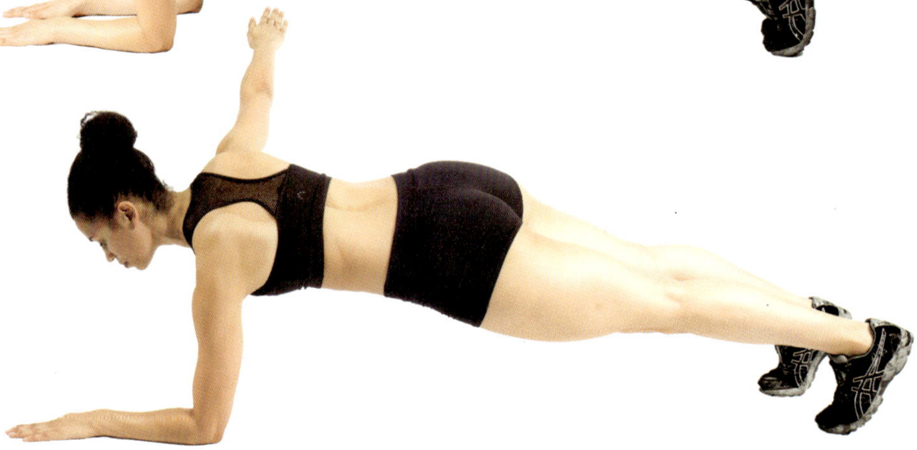

올바른 수행의 팁

- 복부 근육을 수축한다.
- 척추를 바닥과 평행하게 유지한다.
- 엉덩이가 아래로 처지거나 위로 솟구쳐서는 안된다.
- 복부가 가쪽으로 팽창해서는 안된다.

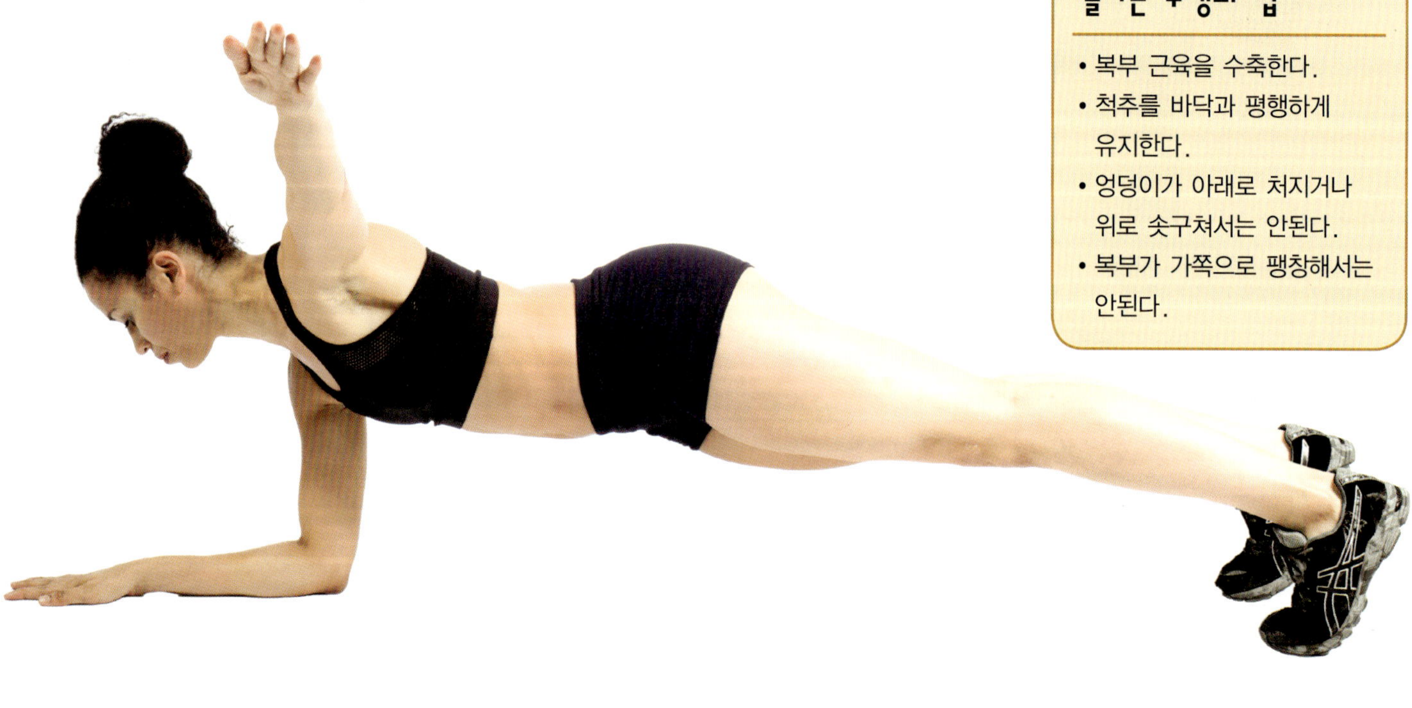

팩트 파일

목표 근육
- 복부 근육
- 등 근육
- 대퇴사두근
- 장경인대
- 주관절 굴곡근

도구
- 없음

장점
- 균형을 향상시킨다.
- 팔, 다리 및 복부 근육을 강화한다.
- 수영, 체조 및 댄스의 수행능력을 향상시킨다.

주의사항
- 등 문제
- 어깨/팔 문제

다른 버전

낮은 난이도: 운동의 난이도를 줄이기 위해서는, 복부를 바닥에 붙인 후 양쪽 무릎을 접어 올린 변형된 포어암 플랭크 자세를 취한다. 다음 측면으로 팔 전체를 들어 올리기 보다는 전방으로 전완만 들어 올린다.

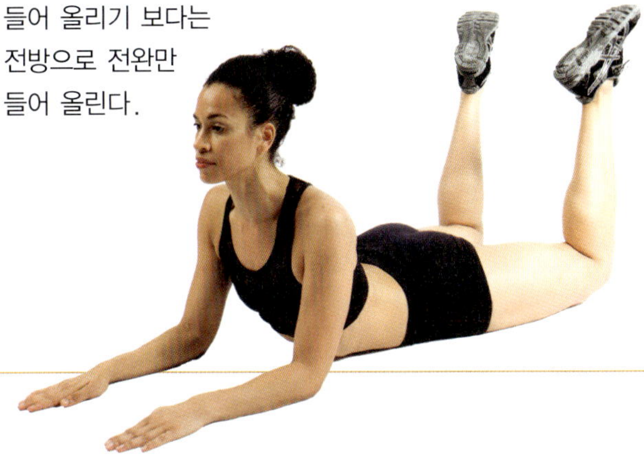

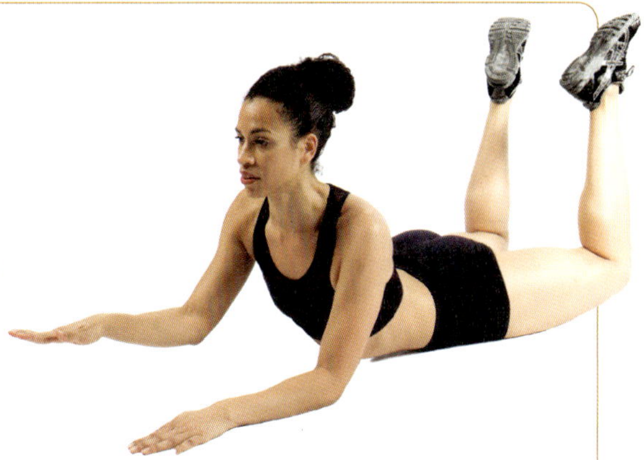

주석

굵은 글자는 목표 근육(target muscles)을 의미한다.
가는 글자는 본 운동에 작용하는 다른 근육들을 의미한다.
* 심부 근육(deep muscles)

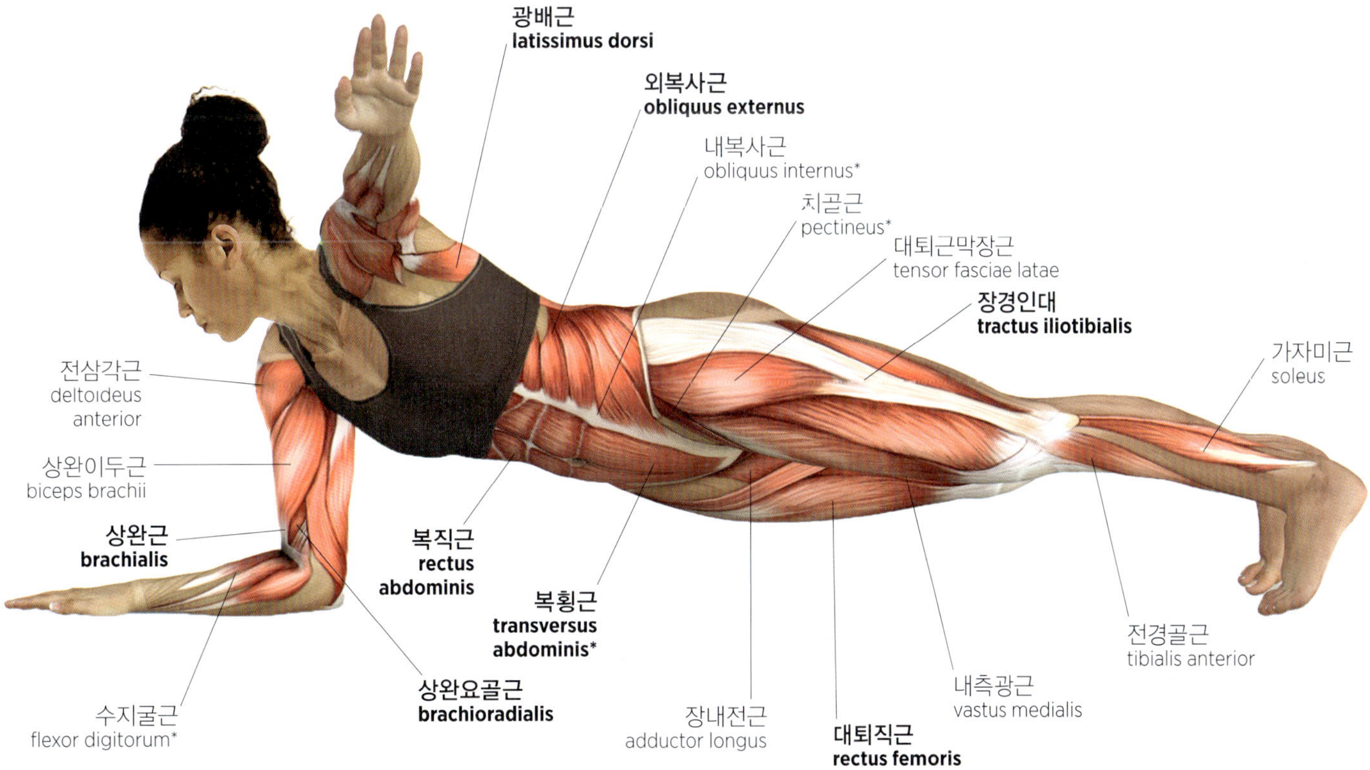

사이드 플랭크 Side Plank

사이드 플랭크는 복부 근육(특히 복사근)의 지구력을 향상시킨다. 이것은 척추의 안정화를 돕고, 허리 문제의 발생 가능성을 줄인다.

운동 방법

- 왼쪽 다리를 오른쪽 다리 위로 올려놓은 채 양쪽 다리를 쭉 뻗고, 오른쪽으로 옆으로 눕는다.
- 오른쪽 팔을 90°까지 굴곡하고, 전완을 바닥에 댄다. 이때 손가락은 전방을 향한다. 신체의 측면을 따라 왼쪽 팔을 몸 위에 올려 놓는다.
- 오른쪽 손과 전완으로 바닥을 밀고, 몸이 일자로 정렬되도록 양쪽 고관절을 바닥으로부터 들어 올린다.
- 권장시간 동안 자세를 유지한 후, 상체를 내린다. 반대쪽도 실시한다.

올바른 수행의 팁

- 상체를 들어 올릴 수 있을 만큼 전완과 고관절로 균등하게 민다.
- 상체를 안정되게 유지하고 가능하면 일자로 정렬한다.
- 양쪽 발을 굴곡하고 아래위로 쌓는다.
- 허리가 활처럼 휘어져서는 안된다.
- 엉덩이가 아래로 가라앉아서는 안된다.
- 목이 활처럼 휘어져서는 안된다.
- 어깨가 구부정해서는 안된다.

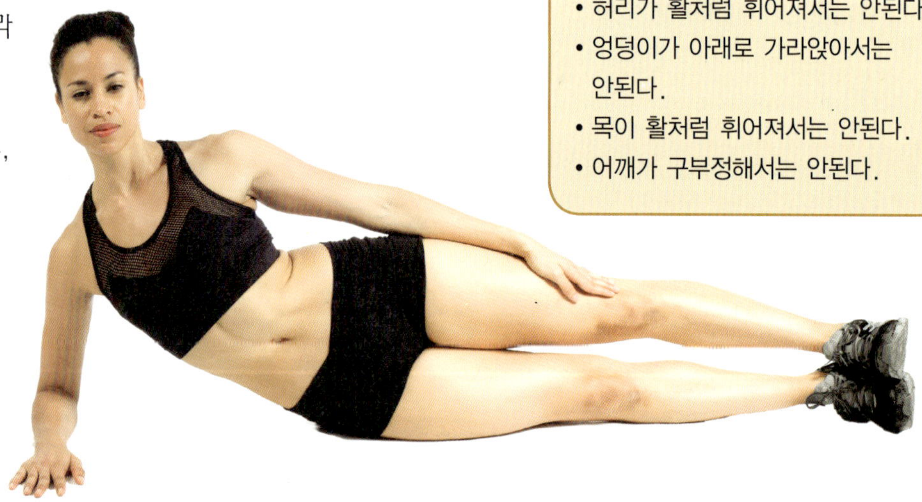

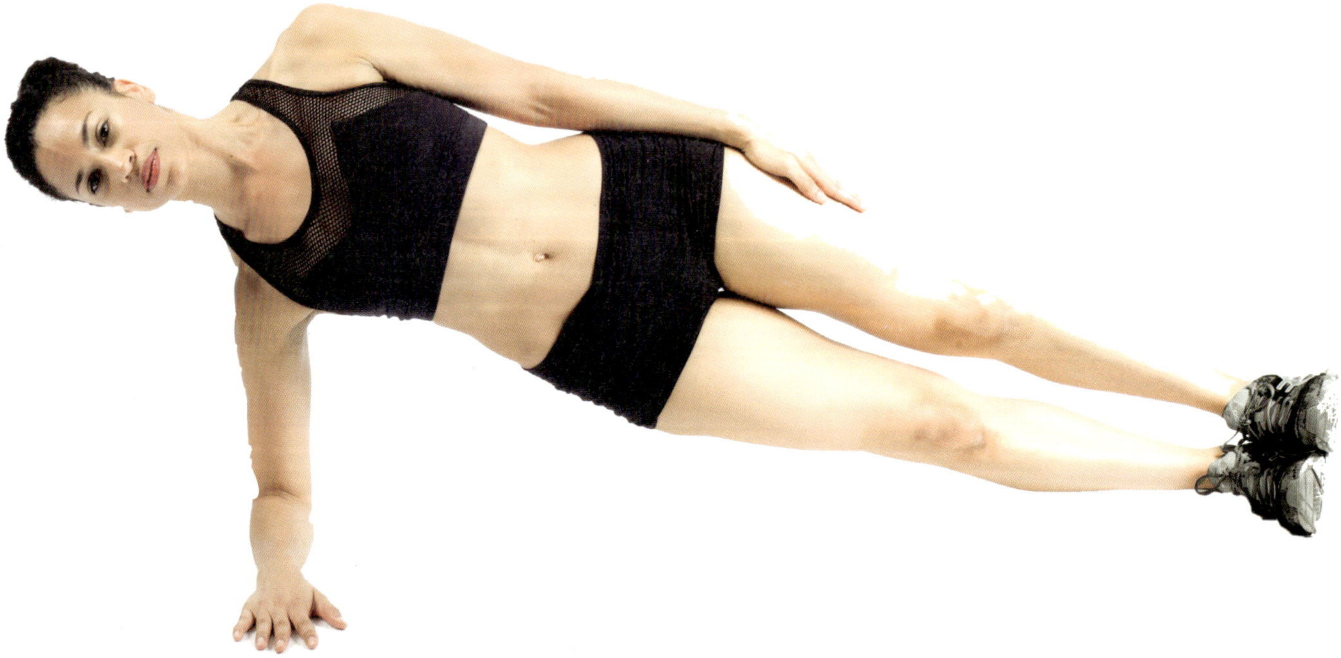

팩트 파일

목표 근육
- 복부 근육(특히 복사근)
- 둔부 근육
- 가슴 근육
- 허벅지 내측 근육
- 어깨 근육

도구
- 없음

장점
- 상체, 둔부, 코어 및 허벅지 근육을 강화한다.
- 몸통을 안정화시킨다.

주의사항
- 회전근개 손상
- 목 문제
- 허리 통증

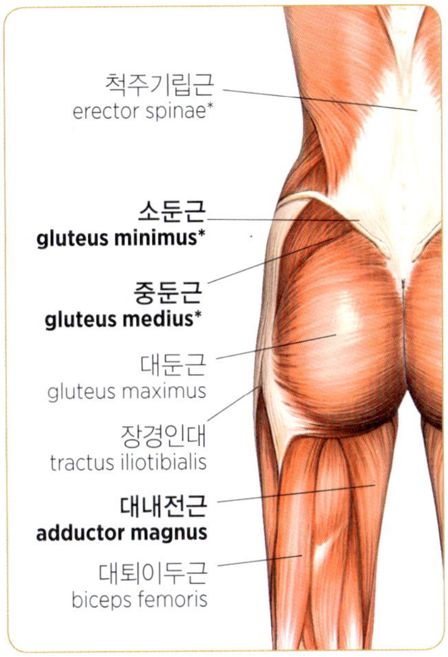

다른 버전

비슷한 난이도: 양발을 쌓는 것이 아니라, 발목 부위에서 양쪽 다리를 교차한다.

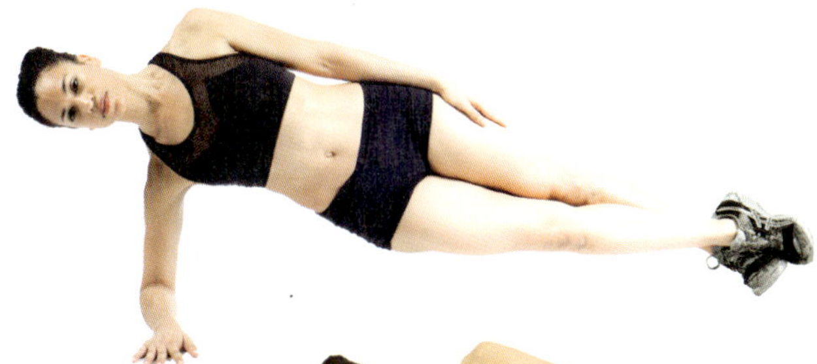

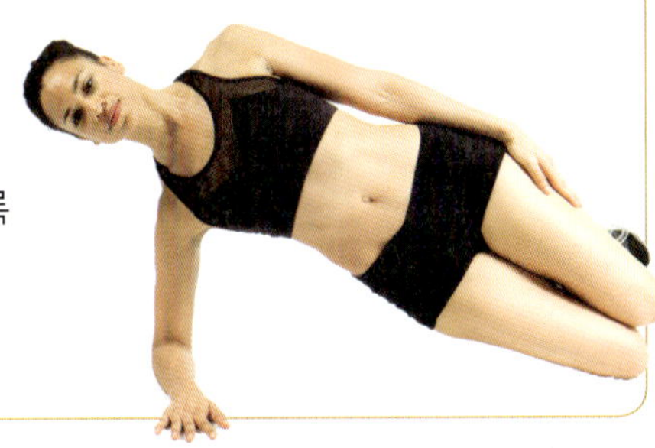

낮은 난이도: 양쪽 다리가 90°를 형성하도록 양쪽 무릎을 굽히고, 엉덩이를 들어 올린다.

주석

굵은 글자는 목표 근육(target muscles)을 의미한다.
가는 글자는 본 운동에 작용하는 다른 근육들을 의미한다.
* 심부 근육(deep muscles)

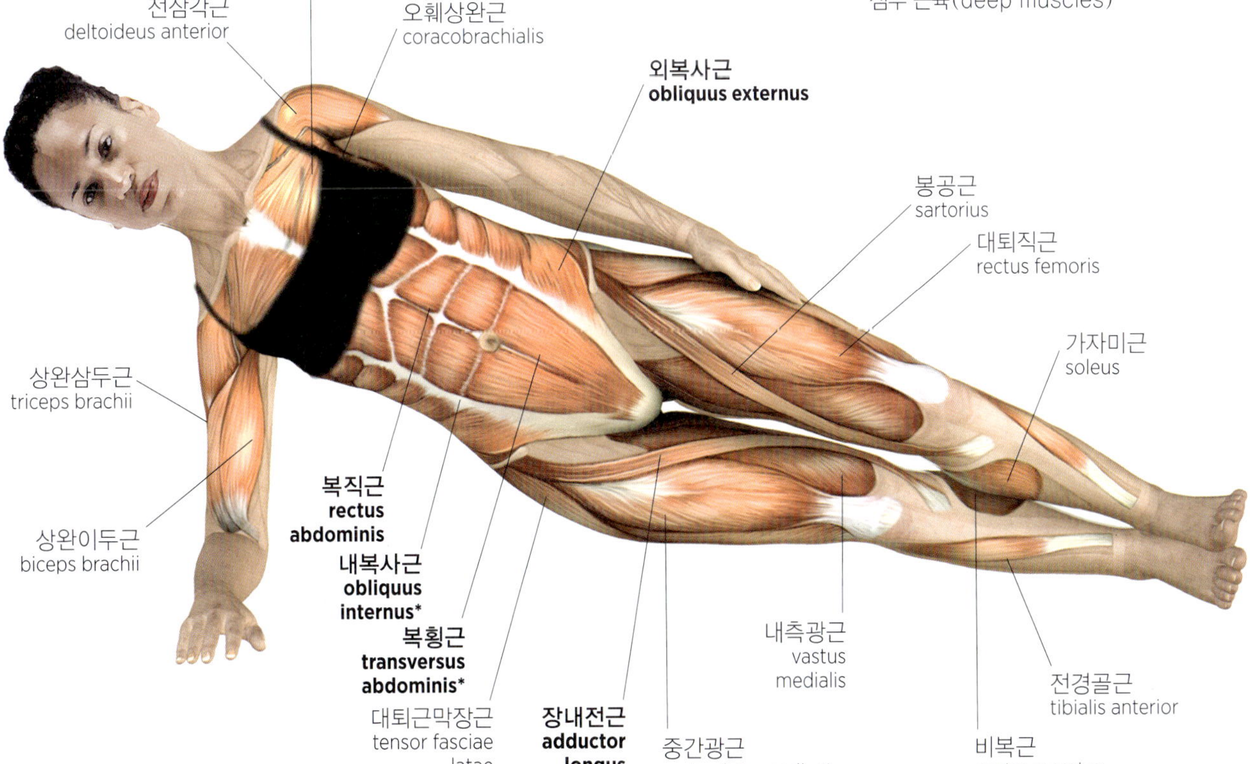

사이드 플랭크 위드 리치-언더

Side Plank With Reach-Under

이 운동의 경우, 움직임 때보다는 정적 자세를 유지할 때 근력이 많이 작용한다. 몸통과 다리의 정적 자세를 유지하면서 한쪽 팔을 움직일 때, 복부 근육, 허리 근육 및 어깨 근육이 효율적으로 강화된다.

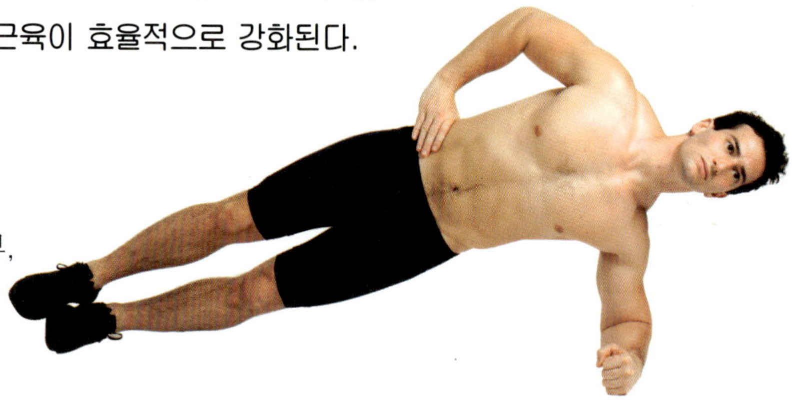

운동 방법

- 오른쪽 다리를 왼쪽 다리 위에 올려놓은 채 양쪽 다리를 쭉 뻗고, 왼쪽 옆으로 눕는다.
- 왼쪽 팔을 90°까지 굴곡하고, 주먹을 쥐고 왼손이 전방으로 향하게 한 채 바닥에 댄다. 오른팔을 몸통 옆에 붙이거나 오른손으로 허리를 잡는다.

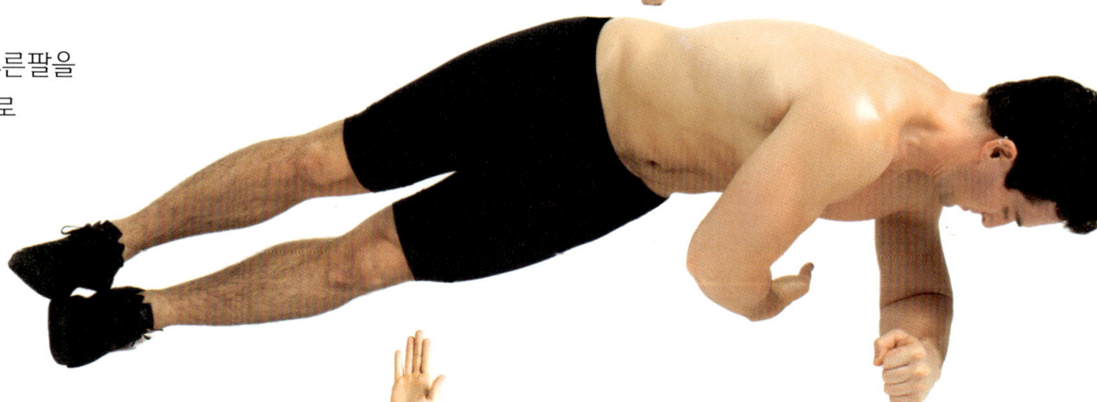

- 왼쪽 손과 전완으로 바닥을 밀고, 몸이 일자로 정렬되도록 양쪽 고관절을 바닥으로부터 들어 올린다.
- 위쪽(오른쪽) 몸통을 바닥쪽으로 비틀어 오른쪽 팔이 왼쪽 가슴 밑을 지나도록 최대한 뻗는다.
- 다음, 위쪽 몸통을 앞쪽으로 다시 비틀면서, 오른팔을 천장 쪽으로 뻗는다.
- 권장시간 동안 자세를 유지한 후, 상체를 내린다. 반대쪽도 실시한다.

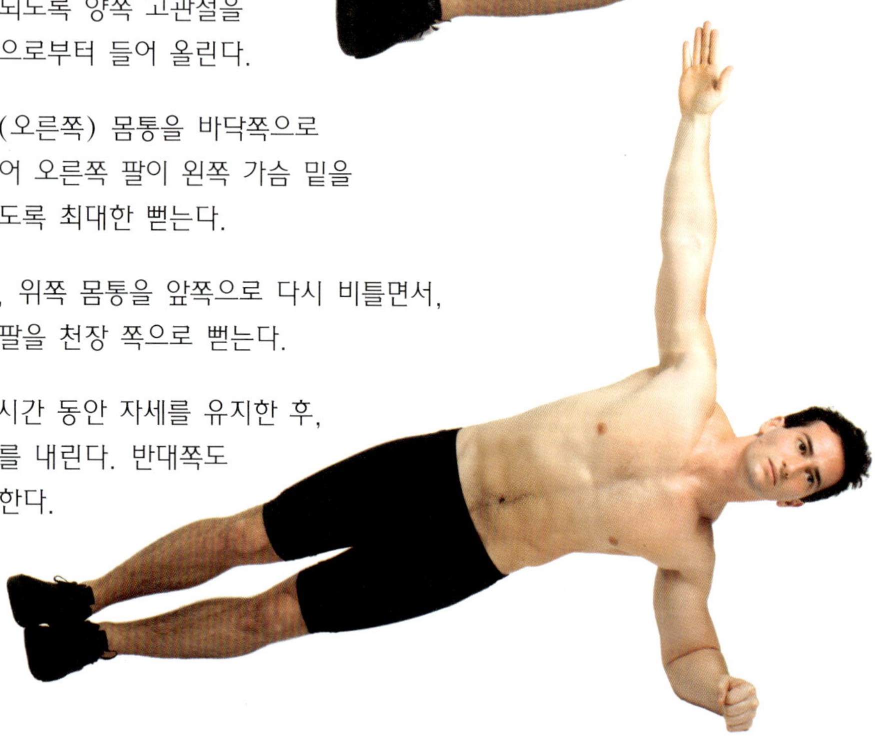

올바른 수행의 팁

- 상체를 들어 올릴 수 있을 만큼 전완과 엉덩이로 몸을 균등하게 민다.
- 머리와 목이 움직임을 따르도록 한다. 뻗은 위쪽 팔로 다른 팔의 밑을 통과해 마지막 자세를 취할 때 바닥쪽을 쳐다본다.
- 양쪽 발을 굴곡하고 아래 위로 겹쳐지도록 쌓아야 한다.
- 어깨에 너무 많은 스트레스가 가해져서는 안된다.
- 위쪽 팔을 뻗을 때 여러분의 정렬을 유지해야 한다.

팩트 파일

목표 근육
- 복부 근육
- 등 근육
- 장경인대
- 주관절 굴곡근

도구
- 없음

장점
- 코어를 강화하고, 안정화시킨다.
- 지구력을 향상시킨다.
- 어깨를 강화한다.

주의사항
- 목 문제
- 회전근개 손상

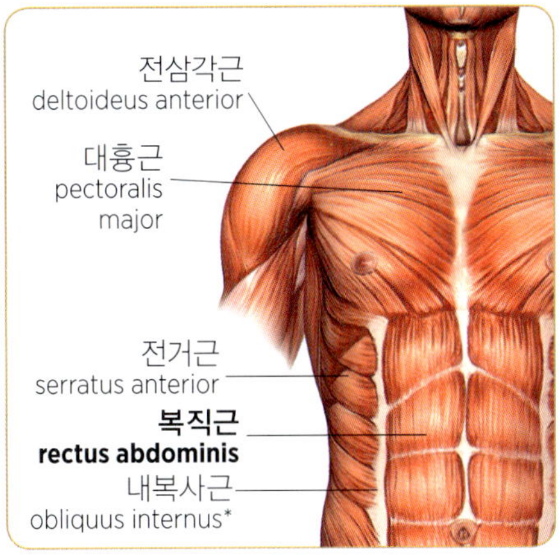

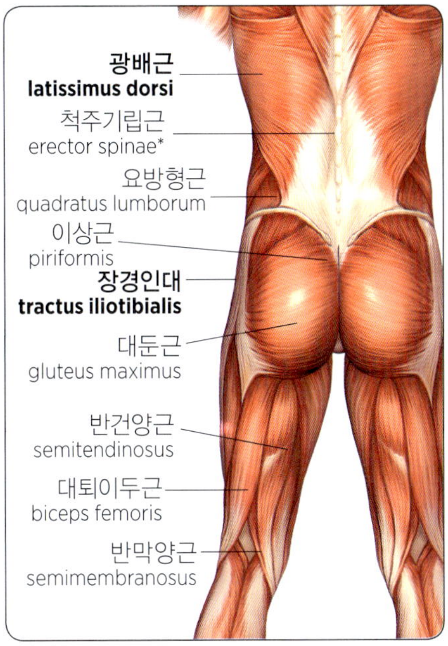

주석

굵은 글자는 목표 근육(target muscles)을 의미한다.
가는 글자는 본 운동에 작용하는 다른 근육들을 의미한다.
* 심부 근육(deep muscles)

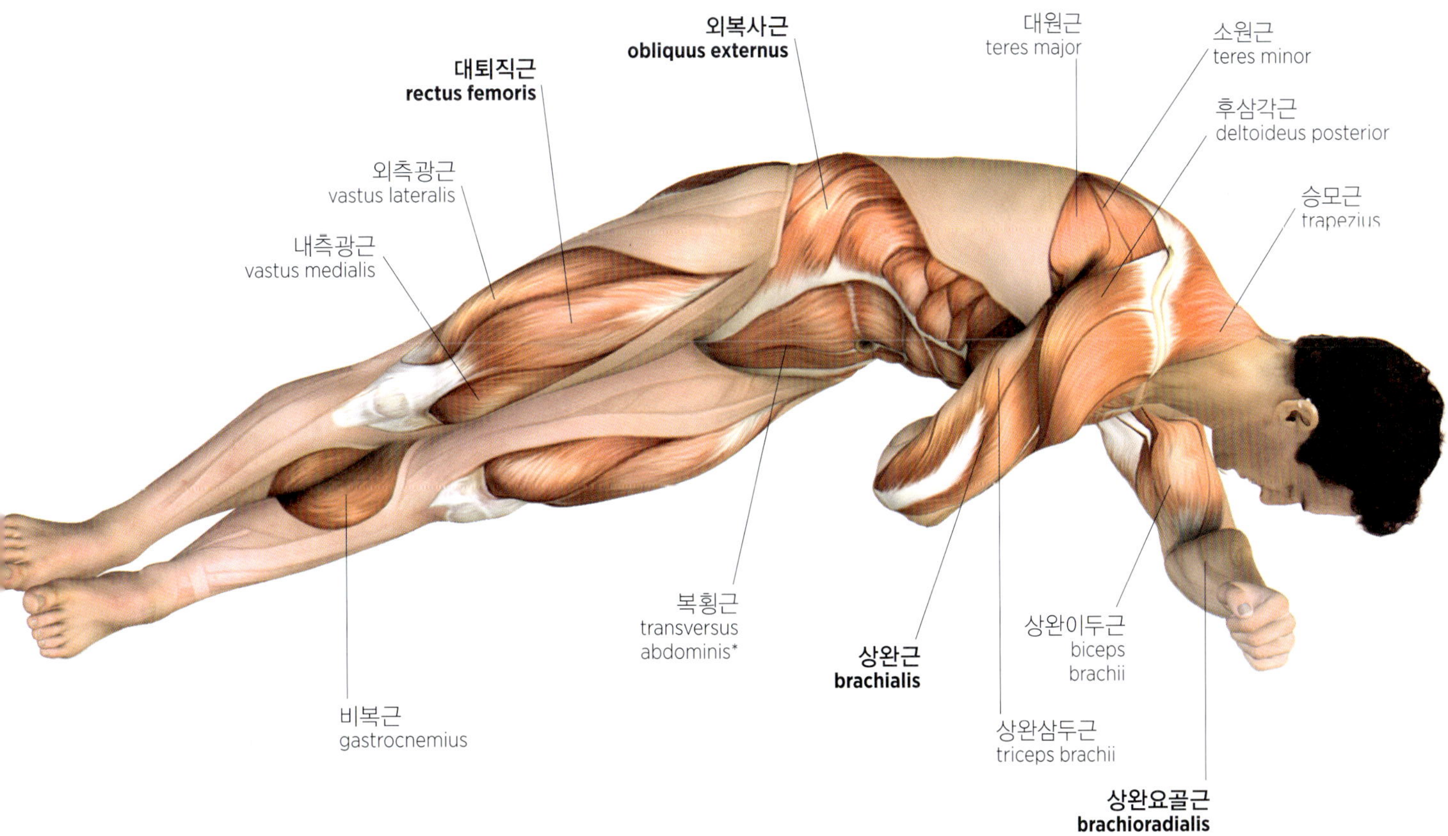

T-자세 T-Stabilization

이 운동은 전통적인 플랭크의 다른 버전으로써, 고관절과 허리 근육뿐만 아니라, 복사근을 포함한 복부 근육을 목표로 하는 운동이다.

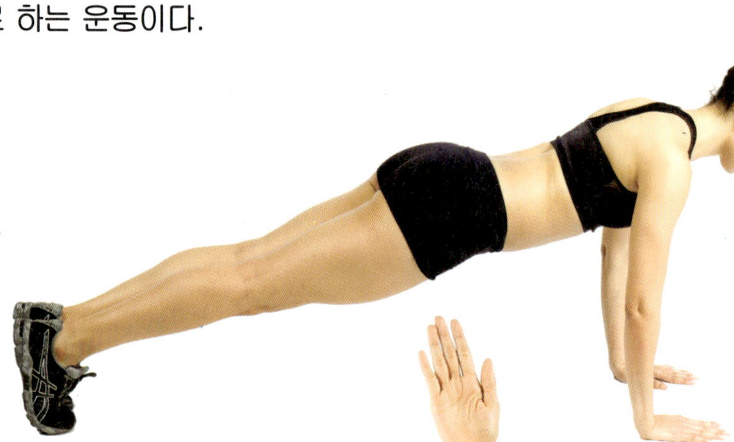

운동 방법

- 플랭크 자세에서 시작한다. 양손을 어깨너비로 벌리고, 손가락을 전방으로 향하게 하고, 손바닥으로 바닥을 짚는다. 그리고 양쪽 발을 붙이고, 등을 일자로 만든다.
- 엉덩이를 오른쪽으로 돌리고, 오른발을 왼발 위에 쌓고, 천장 쪽을 향할 때까지 상체를 가로질러 오른쪽 팔을 들어 올린다.
- 권장시간 동안 자세를 유지한 후, 플랭크 자세로 돌아오기 위해 몸통과 팔을 내린다. 그리고 권장 반복횟수만큼 반대쪽도 실시한다.

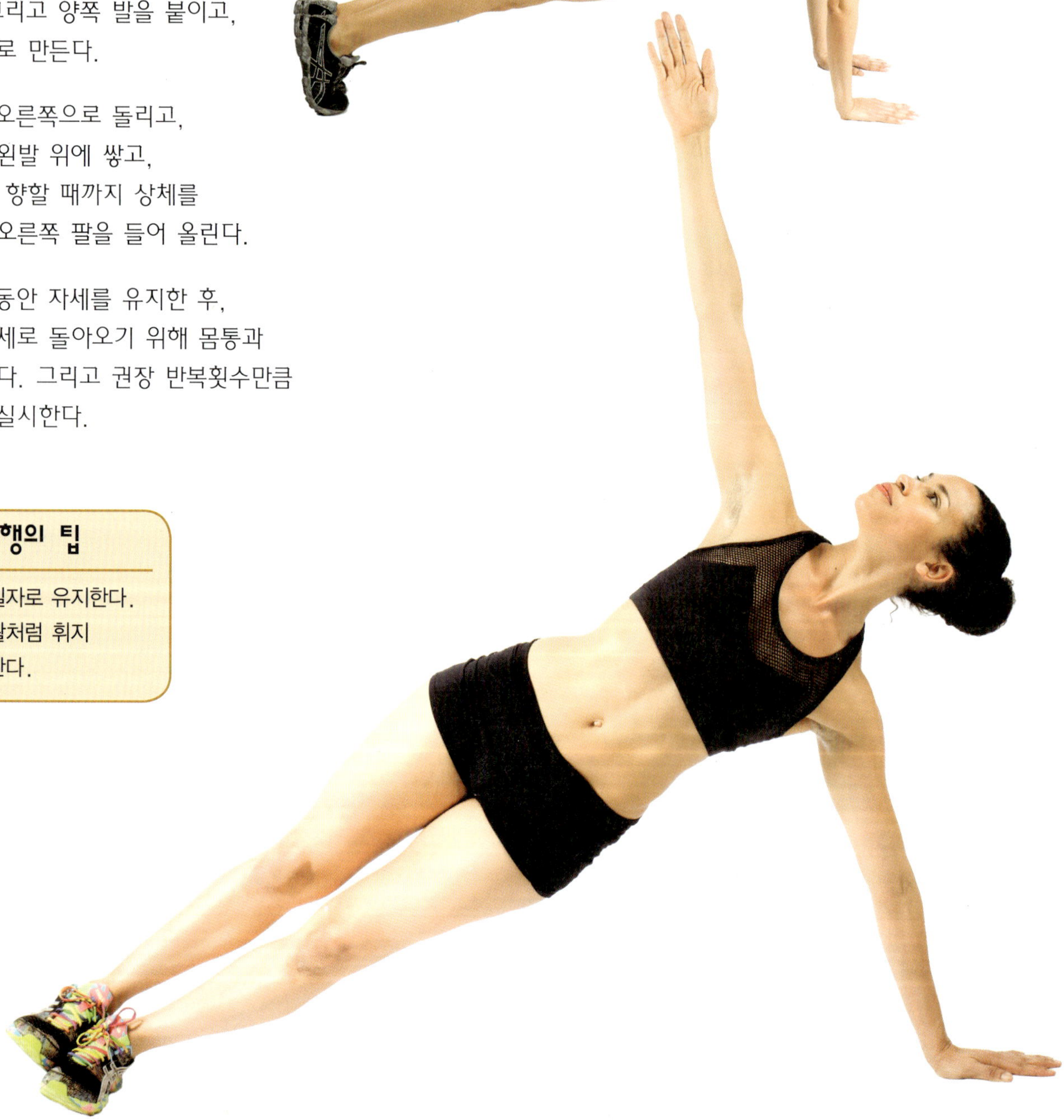

올바른 수행의 팁

- 상체를 일자로 유지한다.
- 허리가 활처럼 휘지 않아야 한다.

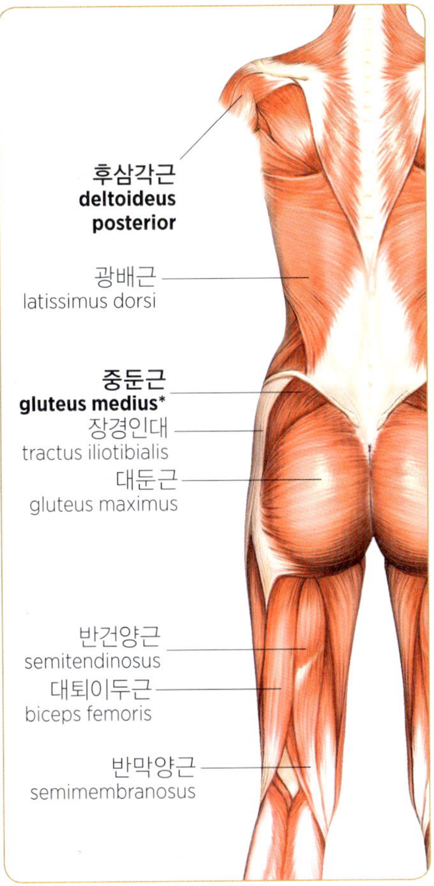

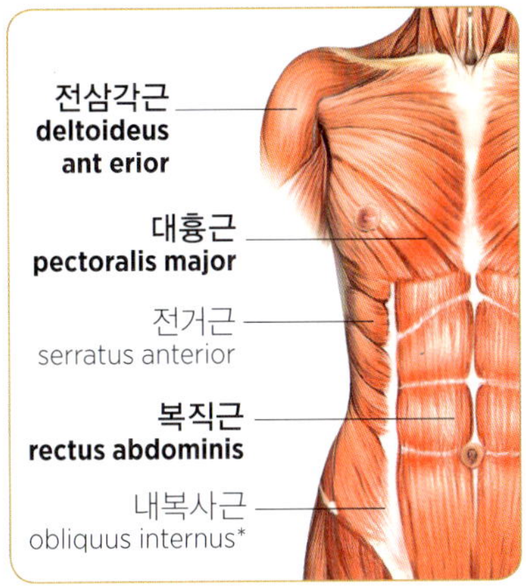

주석

굵은 글자는 목표 근육(target muscles)을 의미한다.

가는 글자는 본 운동에 작용하는 다른 근육들을 의미한다.

* 심부 근육(deep muscles)

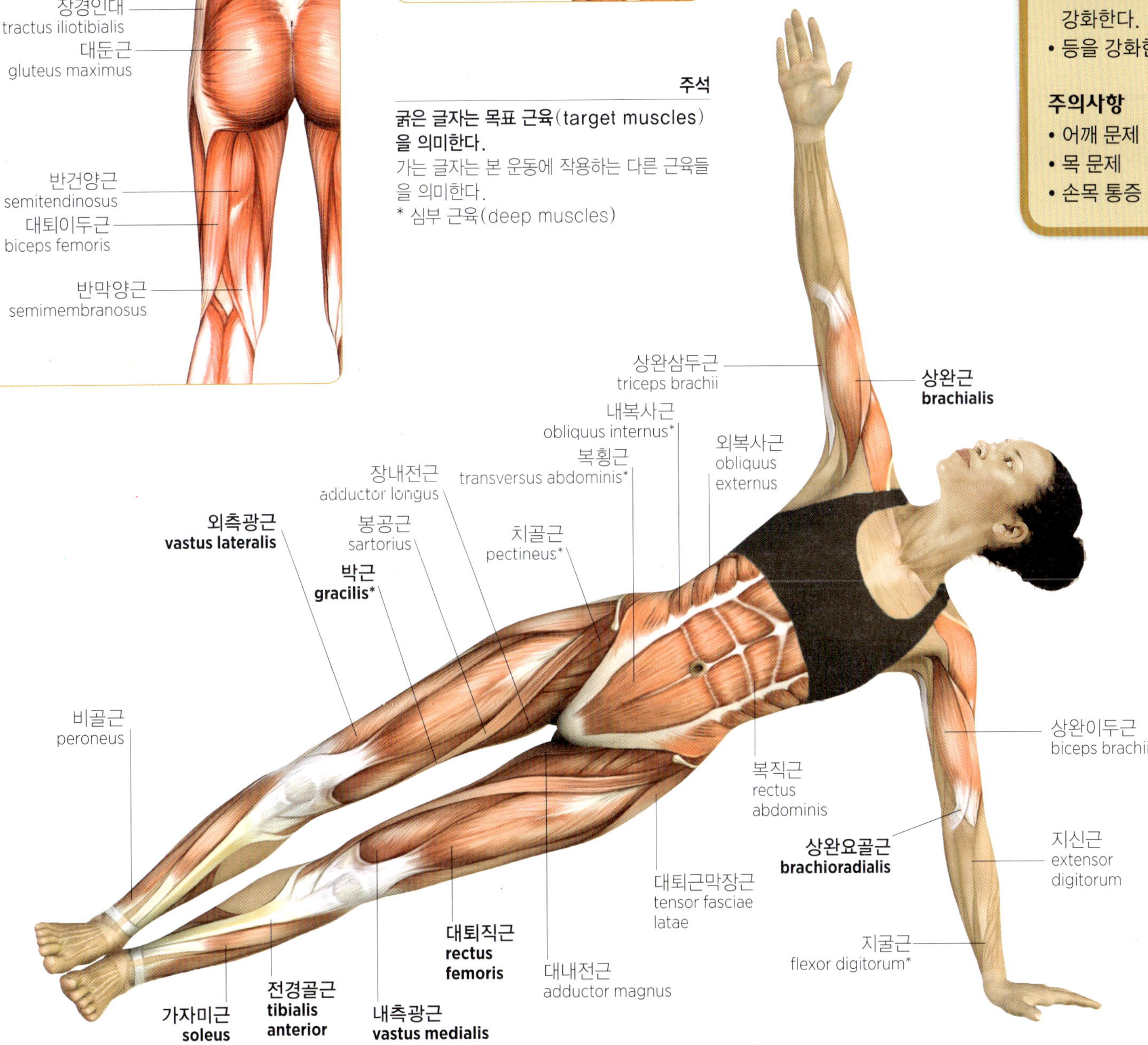

팩트 파일

목표 근육
- 어깨와 가슴 근육
- 상완삼두근과 주관절 굴곡근
- 등 근육
- 복부 근육
- 둔부 근육
- 다리 근육

도구
- 없음

장점
- 척추와 코어를 안정화시킨다.
- 다리 외전근과 내전근을 강화한다.
- 등을 강화한다.

주의사항
- 어깨 문제
- 목 문제
- 손목 통증

마운틴 클라이머 Mountain Climber

마운틴 클라이머는 심혈관계에 강한 자극을 주고, 상체 근력을 강화한다. 이것은 균형, 협응 및 민첩성을 돕는다.

운동 방법

- 플랭크 자세에서 시작한다. 양손을 어깨너비로 벌리고, 손가락을 전방으로 향하게 하고, 손바닥으로 바닥을 짚는다. 그리고 양쪽 발을 붙이고, 등을 일자로 만든다.
- 오른쪽 무릎을 가슴 쪽으로 가져가고, 오른쪽 발의 볼 부위를 바닥에 댄다.
- 양쪽 발을 바꾸기 위해 점프를 하고, 왼발을 앞쪽으로, 오른발을 뒤쪽으로 가져간다.
- 권장시간 동안 안전하게 할 수 있을 만큼 빠르게 양쪽 발을 교대로 계속 실시한다.

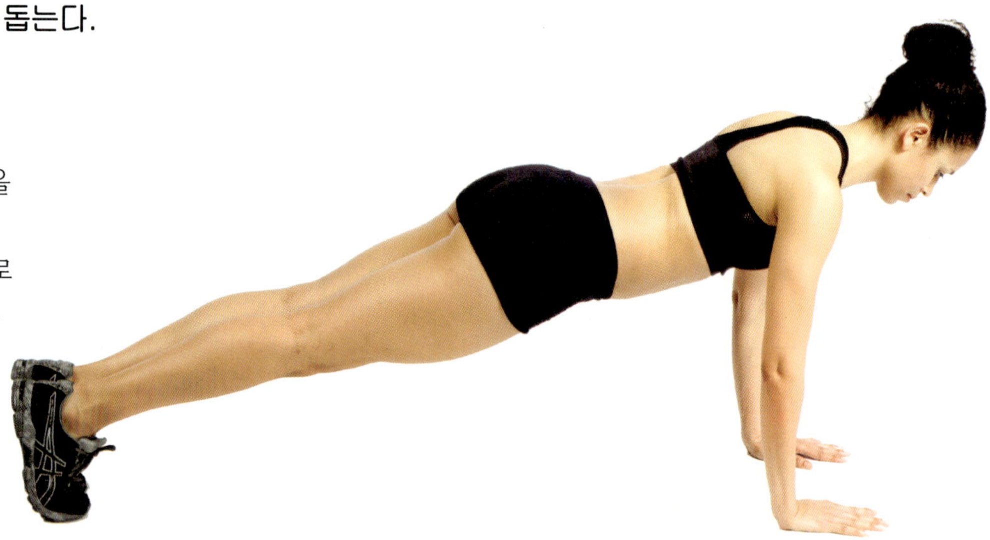

올바른 수행의 팁

- 등을 일자로 유지한다.
- 어깨 스트레스를 줄이기 위해 양손을 바깥쪽으로 벌린다.
- 작은 다리 움직임을 피한다; 상체 쪽으로 무릎을 가져가는 시도를 한다.

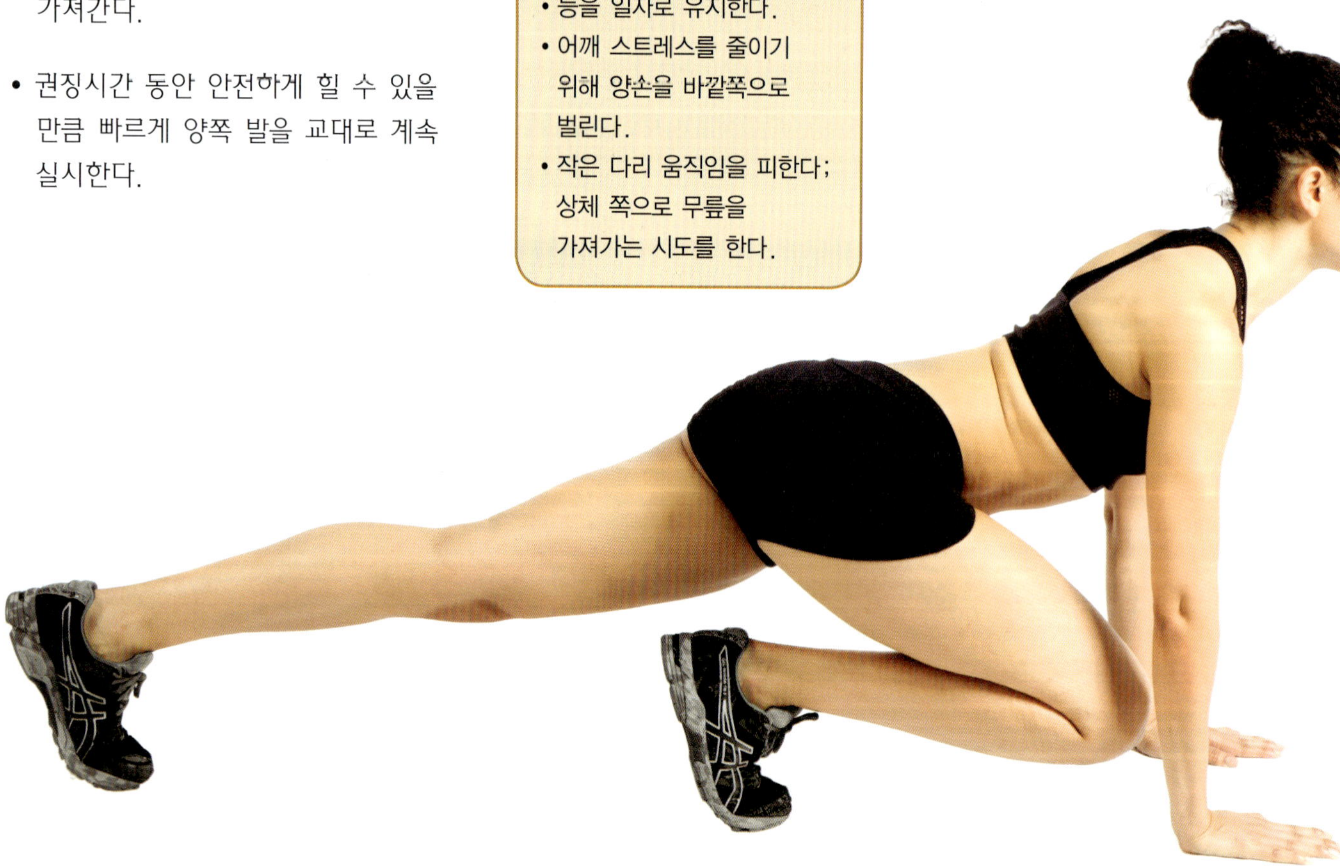

팩트 파일

목표 근육
- 목 근육
- 어깨 근육
- 둔부 근육
- 다리 근육

도구
- 없음

장점
- 근육을 워밍-업한다.
- 협응을 향상시킨다.
- 상체와 다리 근육을 강화한다.
- 심혈관 지구력을 향상시킨다.

주의사항
- 손목 문제

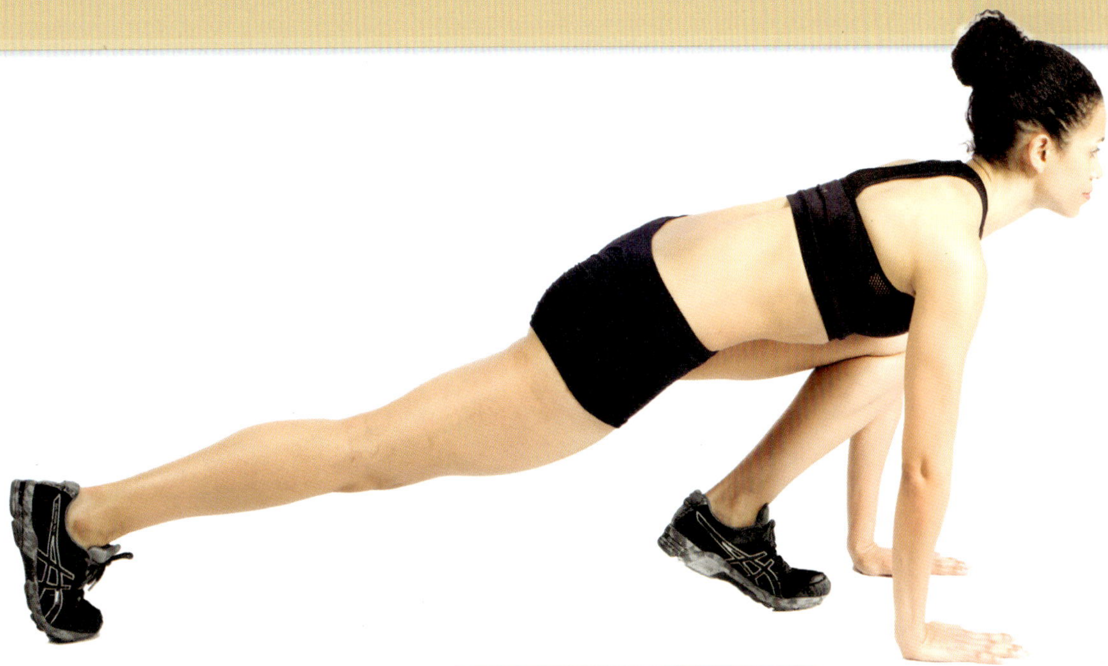

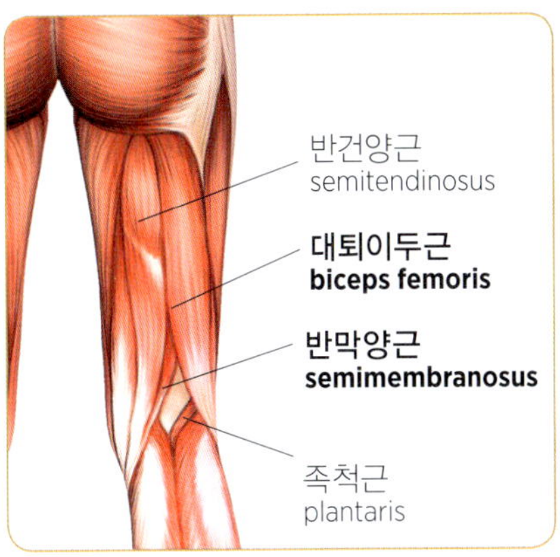

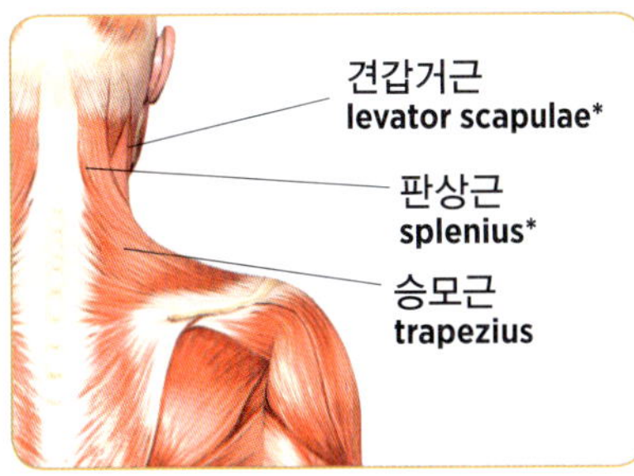

주석

굵은 글자는 목표 근육(target muscles)을 의미한다.
가는 글자는 본 운동에 작용하는 다른 근육들을 의미한다.
* 심부 근육(deep muscles)

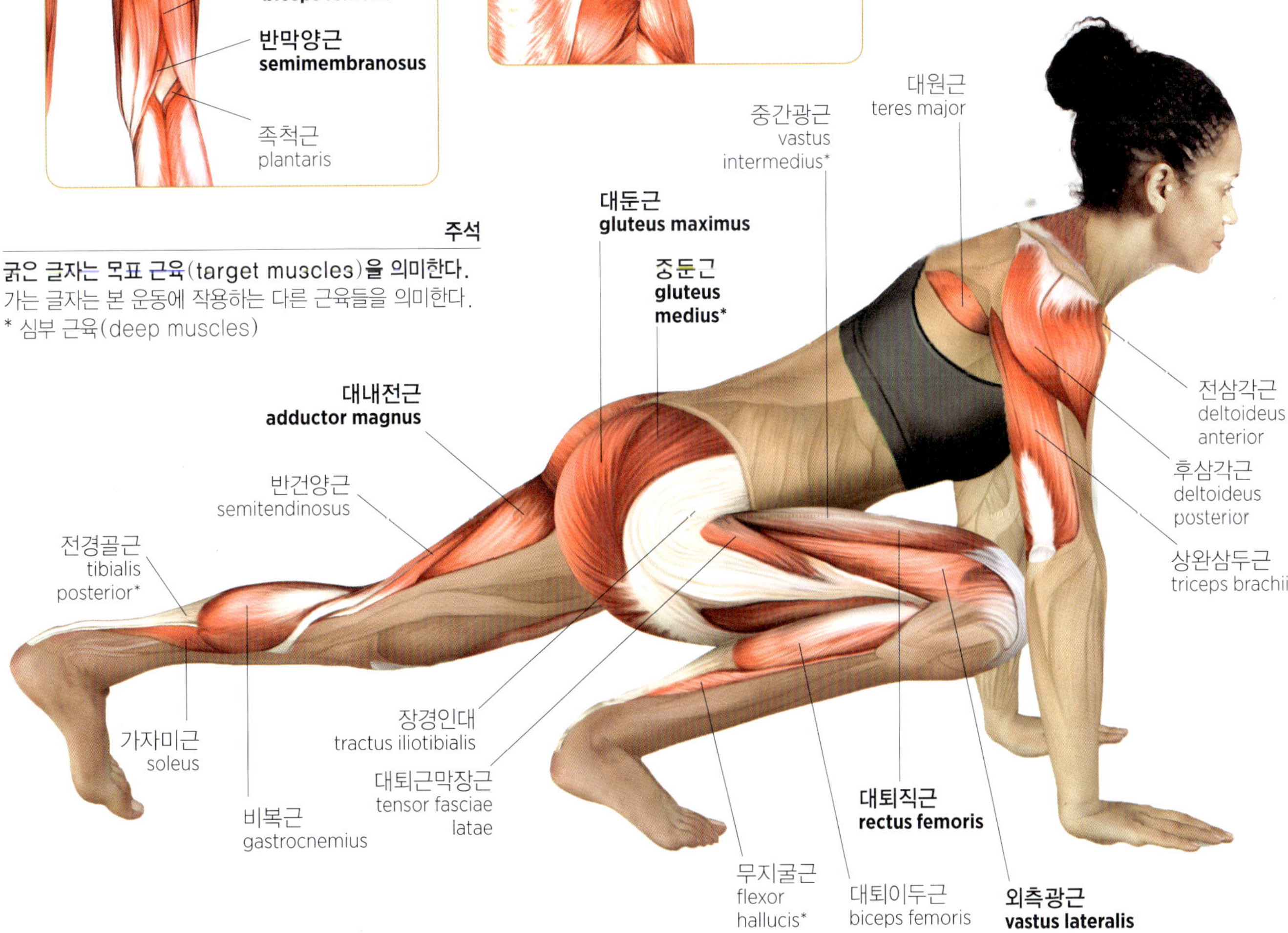

업-다운 Up-Down

업-다운은 거의 모든 근육을 사용하여 심혈관계를 자극할 수 있는 복합관절 운동이다. 이 운동은 협응과 민첩성도 증가시키는 장점을 가진다.

운동 방법

- 양쪽 무릎을 허리 높이까지 가져가는 제자리 뛰기를 한다.
- 바닥으로 엎드려 가슴을 바닥에 댄다.
- 즉시 다시 일어서고, 다시 할 수 있을 만큼 빠르게 양쪽 무릎을 높이 들면서 달리기를 계속한다.
- 권장 반복횟수만큼 반복한다.

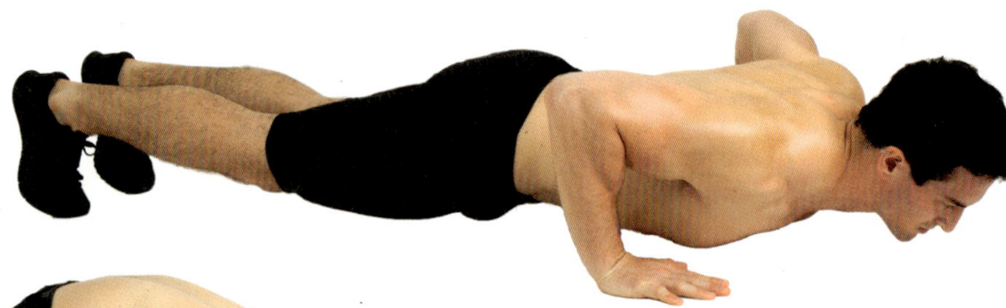

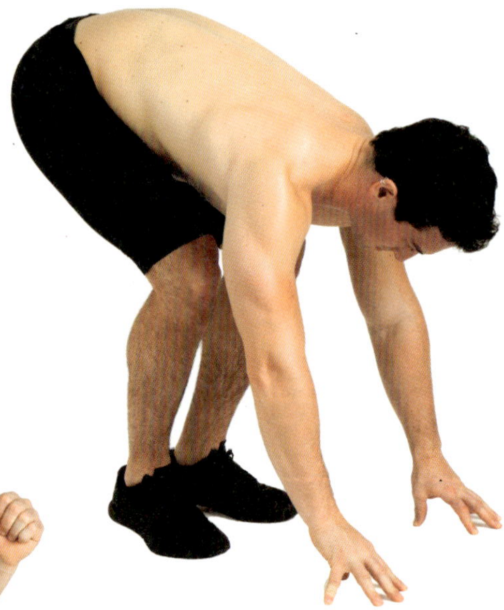

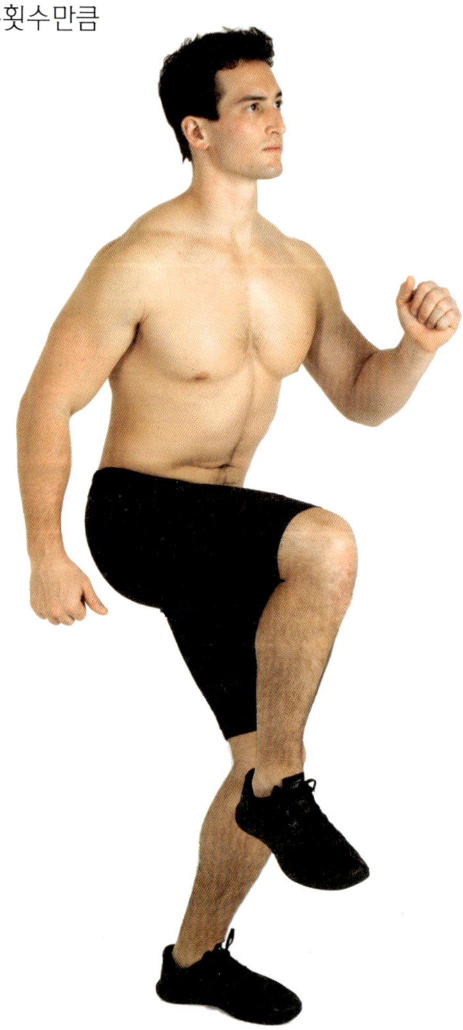

올바른 수행의 팁

- 제자리 달리기를 할 때 무릎을 허리 높이까지 유지한다.
- 엎드릴 때 가슴을 먼저 바닥에 대지 않고, 양손으로 먼저 바닥을 짚는다.
- 움직임을 조절하여 바닥에 털썩 닿지 않도록 한다.

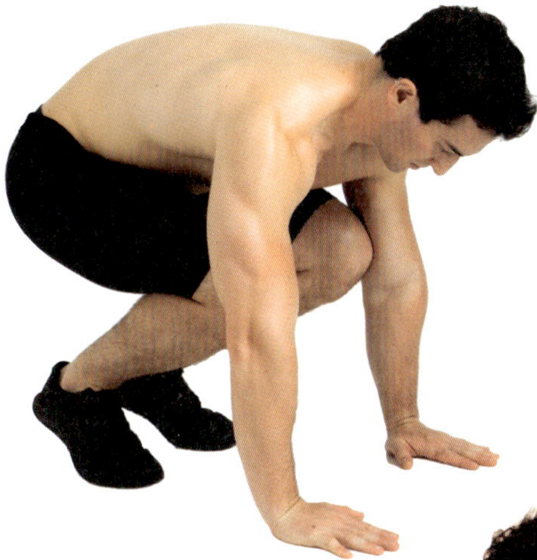

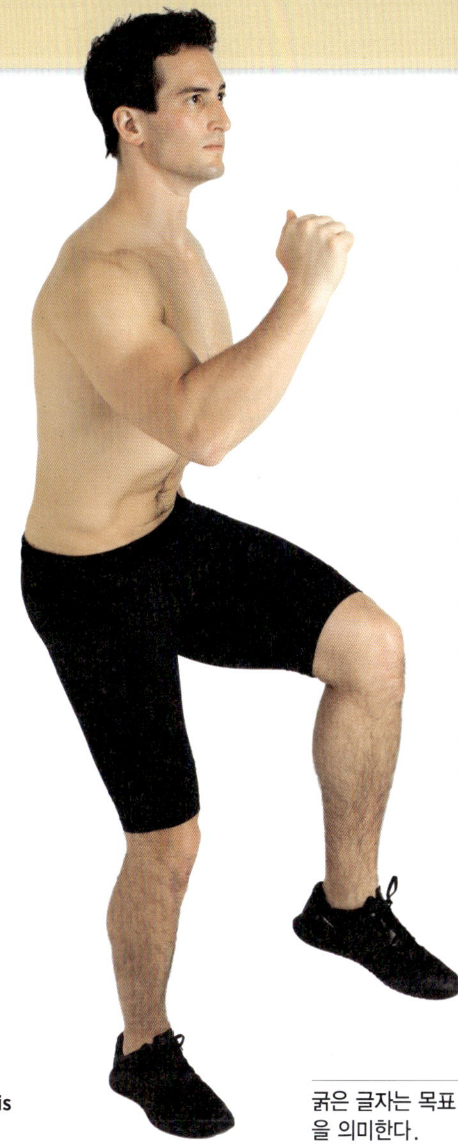

팩트 파일

목표 근육

- 등 근육
- 어깨 근육
- 가슴 근육
- 팔 근육
- 복부 근육
- 둔부 근육
- 다리 근육

도구

- 없음

장점

- 상체와 코어를 강화한다.
- 민첩성을 증가시킨다.
- 협응을 향상시킨다.
- 심혈관 지구력을 향상시킨다.

주의사항

- 손목 문제

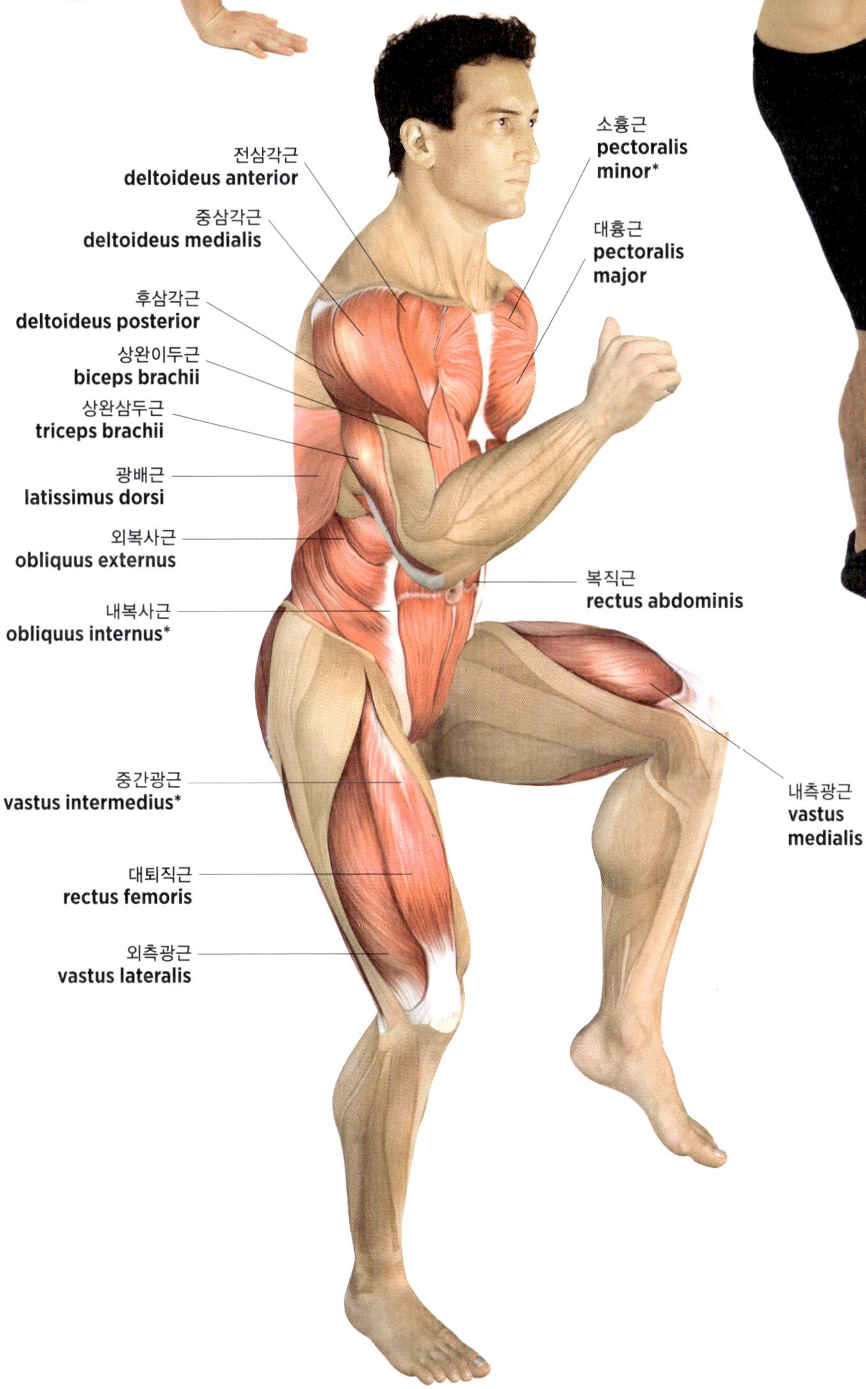

주석

굵은 글자는 목표 근육(target muscles)을 의미한다.

가는 글자는 본 운동에 작용하는 다른 근육들을 의미한다.

* 심부 근육(deep muscles)

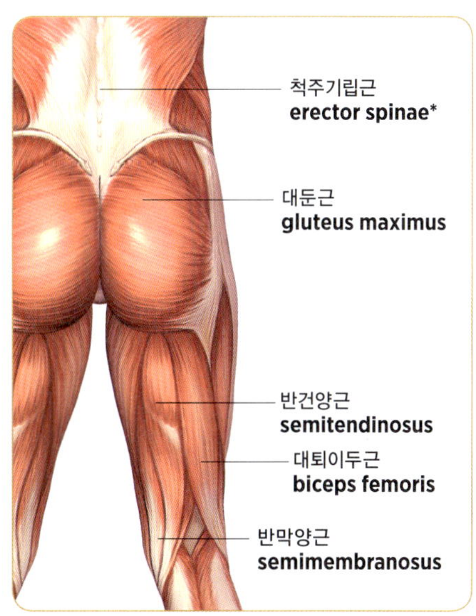

버피 Burpee

이것은 '스쿼트 쓰러스트(squat thrust)'라는 이름과 혼용되지만, 다른 점은 끝부분에서 점프가 추가되는 것이다. 이것은 심혈관 수준과 근력 수준을 한 단계 향상시킨다.

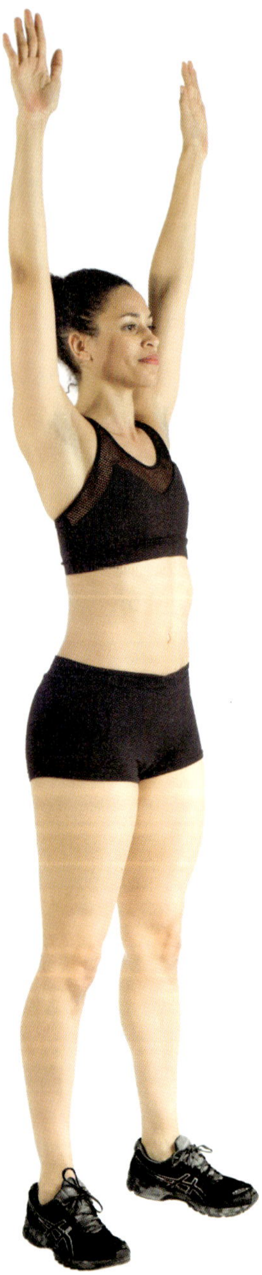

운동 방법

- 양발을 약간 벌리고 선 자세를 취하고, 양팔을 머리 위로 들어 올린다.
- 스쿼트 자세로 내려가서, 양손으로 바닥을 짚는다.
- 플랭크 자세를 취하기 위해 빠르고 폭발적인 움직임으로 발을 뒤쪽으로 차고, 푸쉬-업을 수행한다.
- 다른 빠르고 폭발적인 움직임으로 공중으로 점프한다. 그리고 시작자세로 돌아온다. 권장시간 동안 할 수 있을 만큼 반복을 수행한다.

올바른 수행의 팁

- 푸쉬-업을 할 때처럼, 가슴을 바닥에 댄다.
- 스쿼트 자세에서 올라갈 수 있을 만큼 높게 점프한다.
- 급하게 덜컥거리는 동작이나 흐트러진 움직임을 하지 않는다. 여러분의 움직임은 부드럽고 조절되어야 한다.

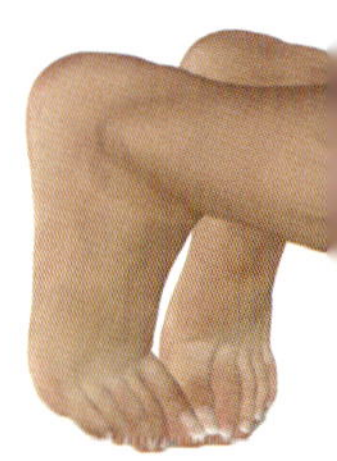

주석

굵은 글자는 목표 근육(target muscles)을 의미한다.
가는 글자는 본 운동에 작용하는 다른 근육들을 의미한다.
* 심부 근육(deep muscles)

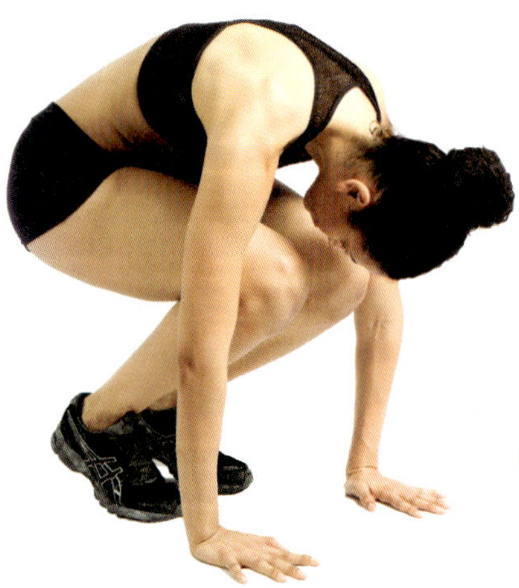

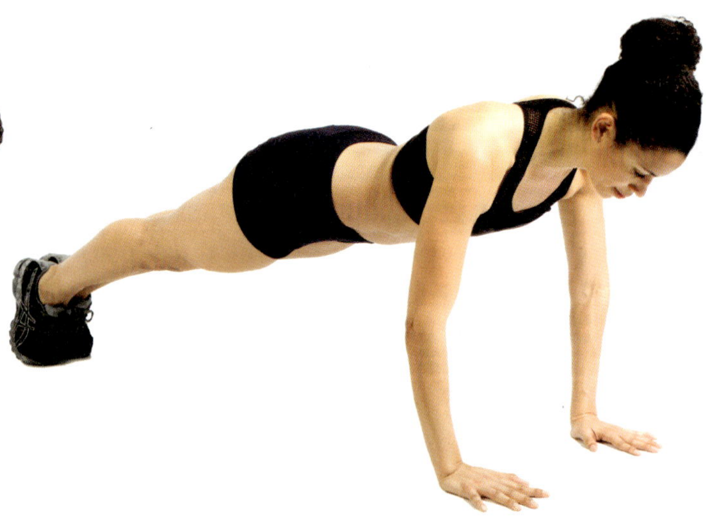

팩트 파일

목표 근육
- 복부 근육
- 어깨 근육
- 가슴 근육
- 상완삼두근과 주관절 굴곡근

도구
- 없음

장점
- 심폐능력을 향상시킨다.
- 여러 근육군을 강화한다.

주의사항
- 손목 문제

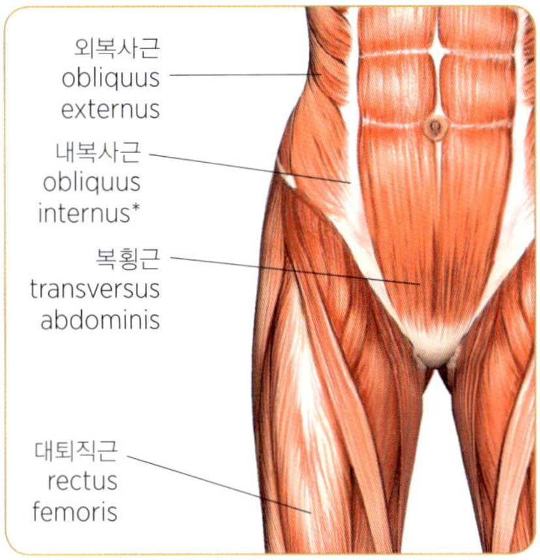

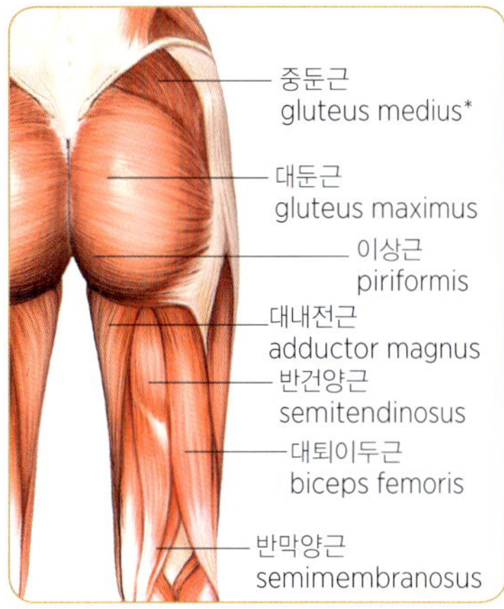

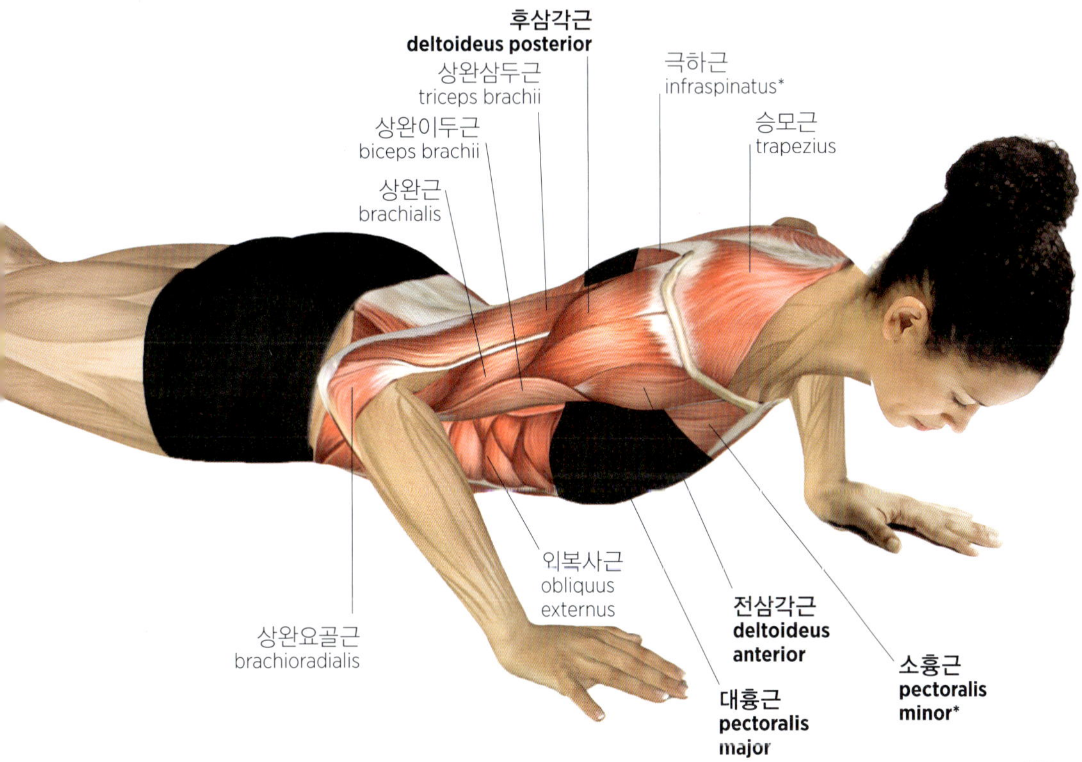

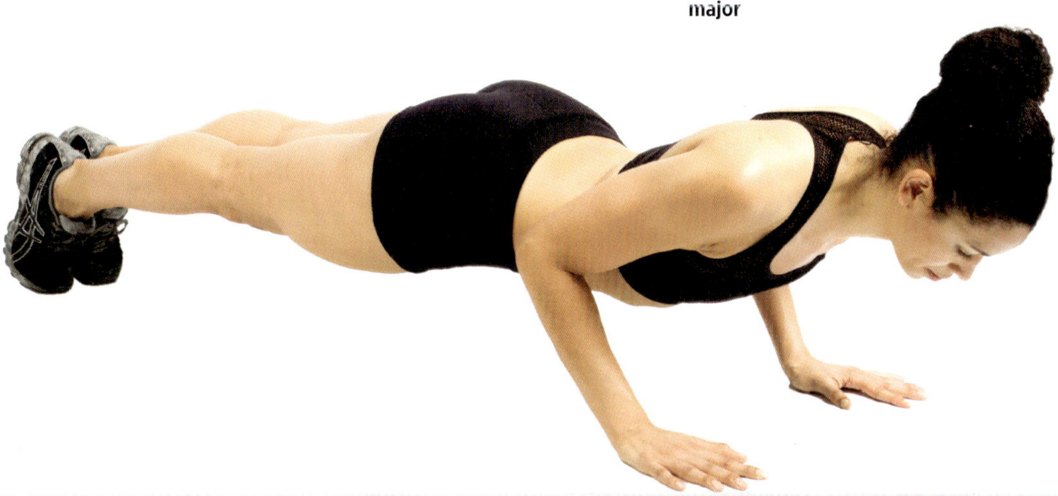

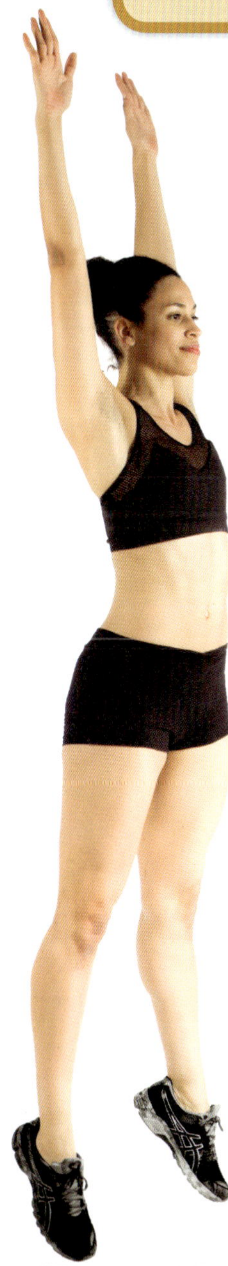

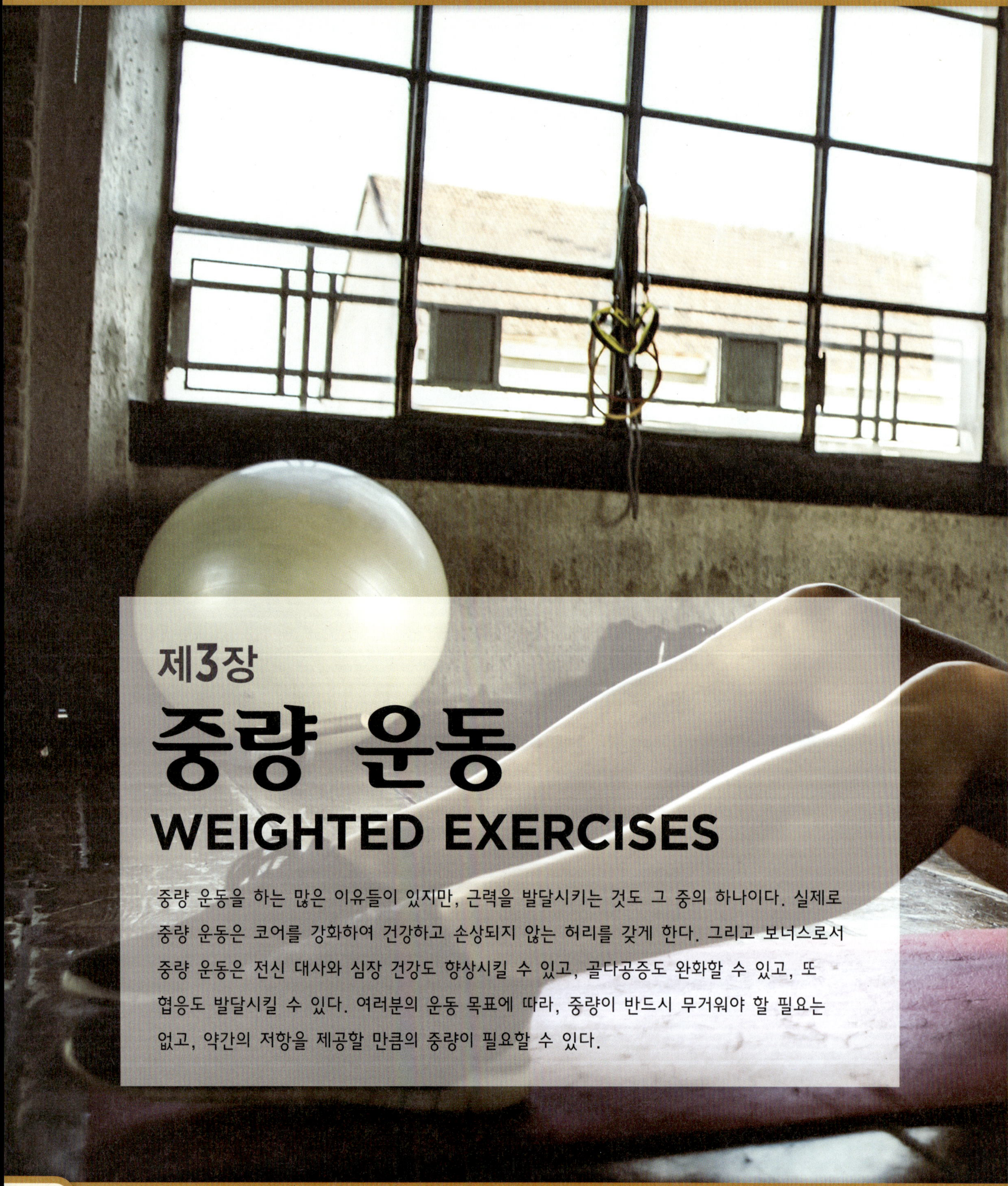

제3장

중량 운동

WEIGHTED EXERCISES

중량 운동을 하는 많은 이유들이 있지만, 근력을 발달시키는 것도 그 중의 하나이다. 실제로 중량 운동은 코어를 강화하여 건강하고 손상되지 않는 허리를 갖게 한다. 그리고 보너스로서 중량 운동은 전신 대사와 심장 건강도 향상시킬 수 있고, 골다공증도 완화할 수 있고, 또 협응도 발달시킬 수 있다. 여러분의 운동 목표에 따라, 중량이 반드시 무거워야 할 필요는 없고, 약간의 저항을 제공할 만큼의 중량이 필요할 수 있다.

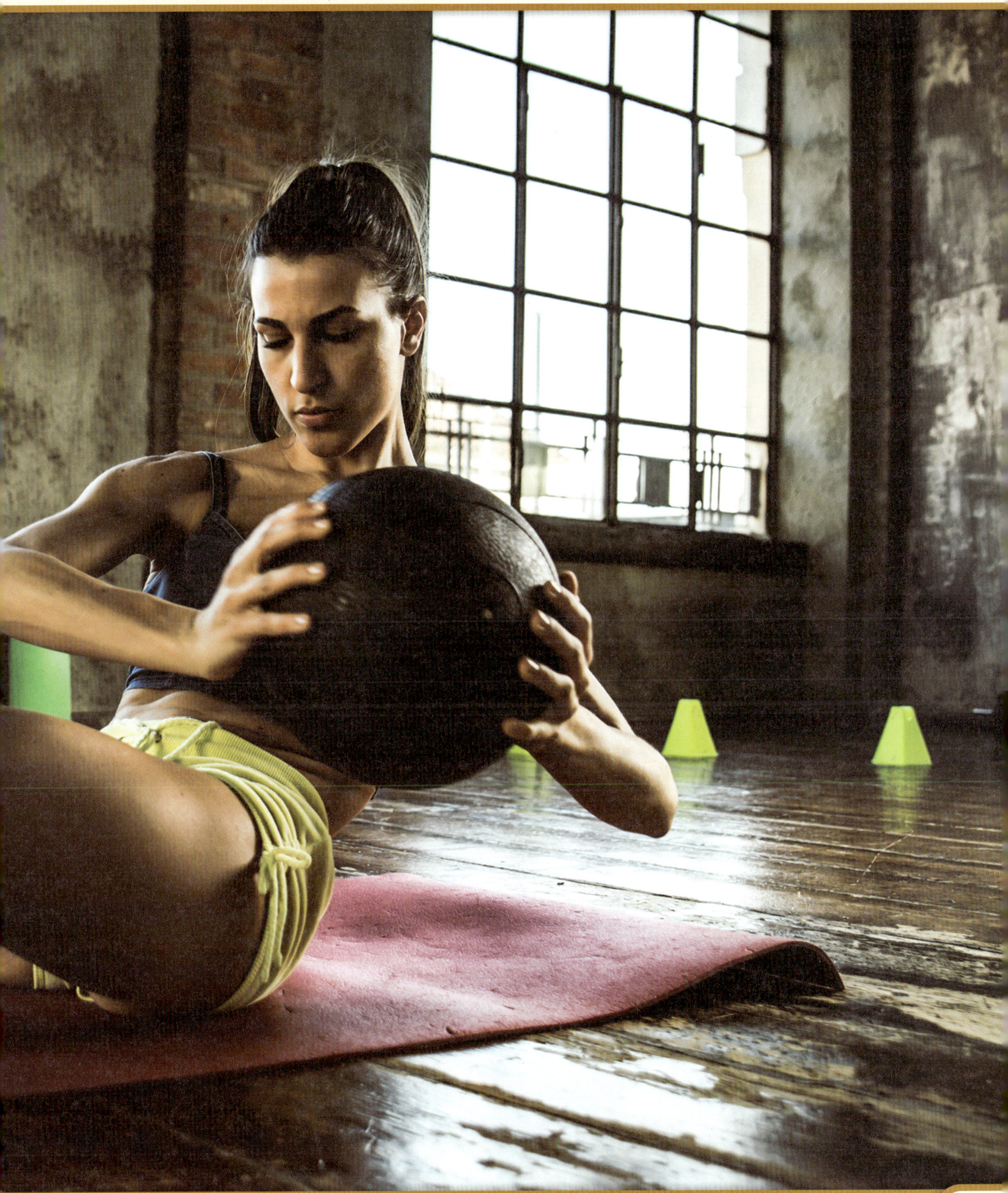

덤벨 슈러그 Dumbell Shrug

여러분의 등 건강은 덤벨의 사용으로 향상될 수 있다. 이 운동은 다른 등, 목 및 견갑대 등의 근육뿐만 아니라, 커다란 승모근을 강화하고, 상부 등의 긴장을 감소시킨다.

운동 방법

- 양손에 각각 덤벨을 잡고 양팔을 몸통 옆에 붙이고 선 자세를 취한다. 양쪽 발을 어깨너비만큼 벌리고 무릎을 약간 굽힌다.
- 양쪽 어깨를 귀쪽으로 들어 올린다.
- 시작자세로 어깨를 천천히 내린다. 권장 반복횟수만큼 실시한다.

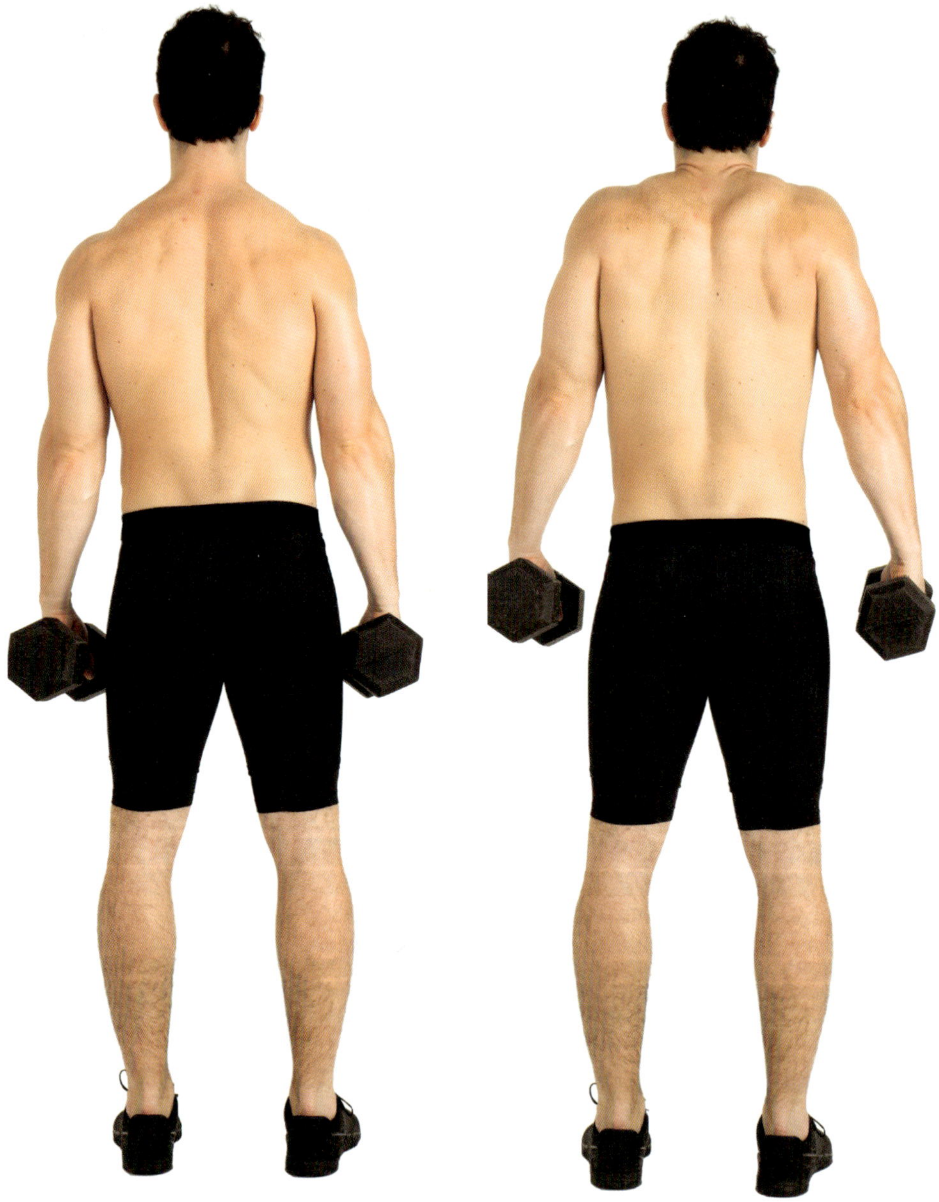

올바른 수행의 팁

- 상방 움직임 동안 가슴을 든 채로 유지한다.
- 운동을 시행하는 동안 지속적으로 턱을 이완한다.
- 양쪽 팔꿈치를 뒤쪽으로 향하게 한다.
- 팔꿈치를 굽히지 않는다- 어깨를 귀 쪽으로 들어 올린다.
- 운동을 끝내고 덤벨을 내려놓을 때 허리를 사용하지 않고, 무릎을 굽혀 내려 놓는다.

팩트 파일

목표 근육
- 상부 등 근육

도구
- 덤벨

장점
- 상부 등을 강화한다.
- 상체, 목 및 팔을 작용시킨다.

주의사항
- 등 문제
- 어깨 문제

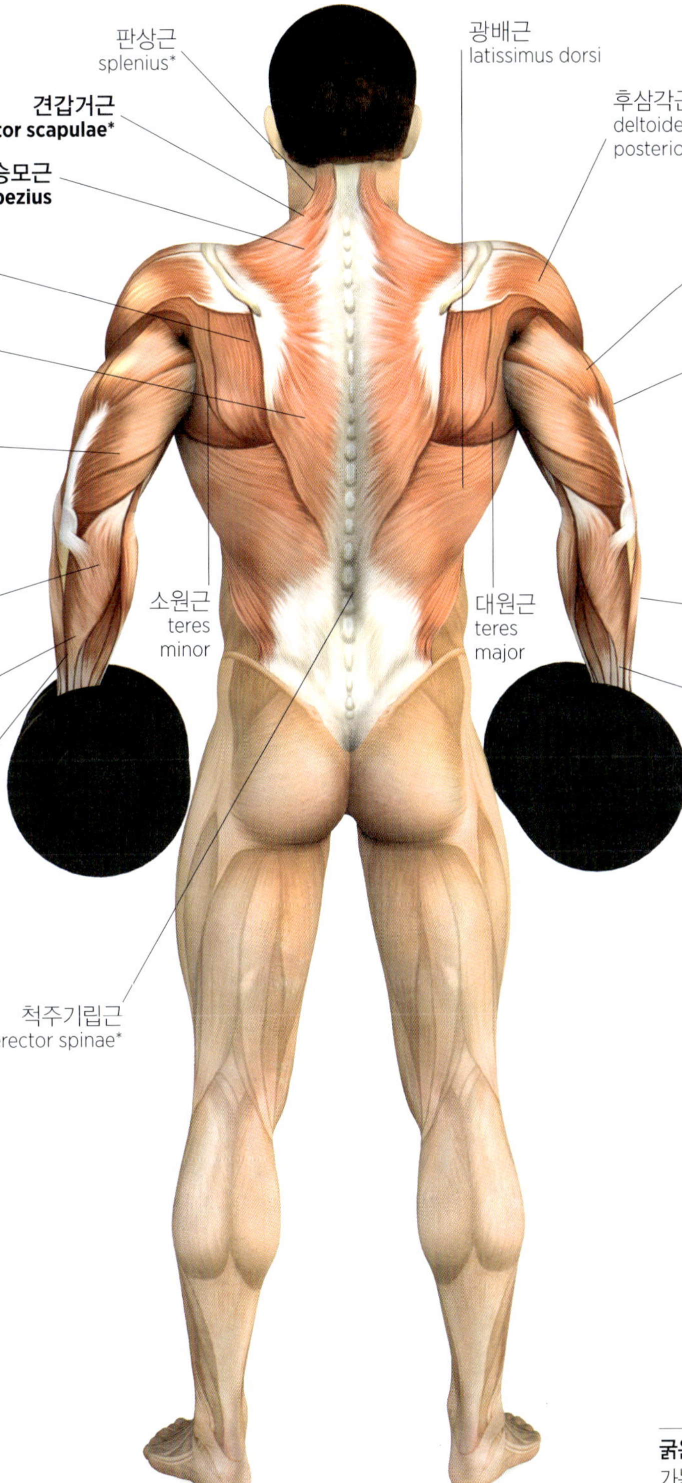

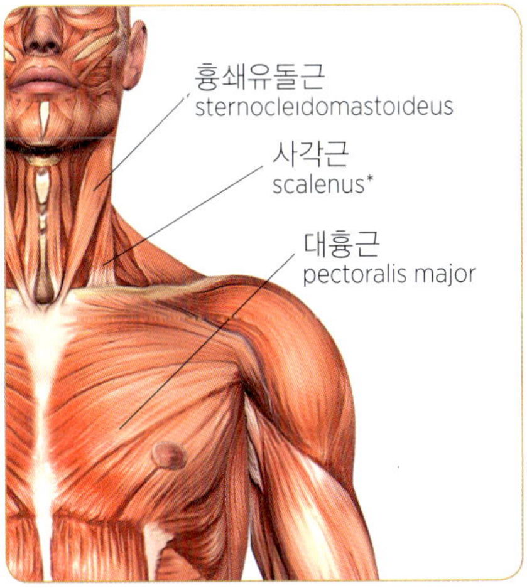

주석

굵은 글자는 목표 근육(target muscles)을 의미한다.
가는 글자는 본 운동에 작용하는 다른 근육들을 의미한다.
* 심부 근육(deep muscles)

스티프-레그드 덤벨 데드리프트
Stiff-Legged Dumbbell Deadlift

데드리프트는 전통적으로 등을 강화하는 운동이다.
무릎을 편 상태로 실시하는 이 버전의 데드리프트는 척주기립근을 목표로 하며, 척추를 일자로 만들고, 가동성을 유지하고, 둔근과 슬괵근에도 작용한다.

운동 방법

- 양쪽 발을 어깨너비로 벌려 양쪽 무릎을 굴곡하고, 한 쌍의 덤벨을 허벅지 앞쪽에서 잡는다. 그리고 둔부를 약간 뒤쪽으로 내민다.
- 등을 일자로 유지하고, 덤벨을 바닥 쪽으로 내린다.
- 무릎 위로 덤벨을 가져갈 때 몸통을 들어 올린다. 권장 반복횟수만큼 실시한다.

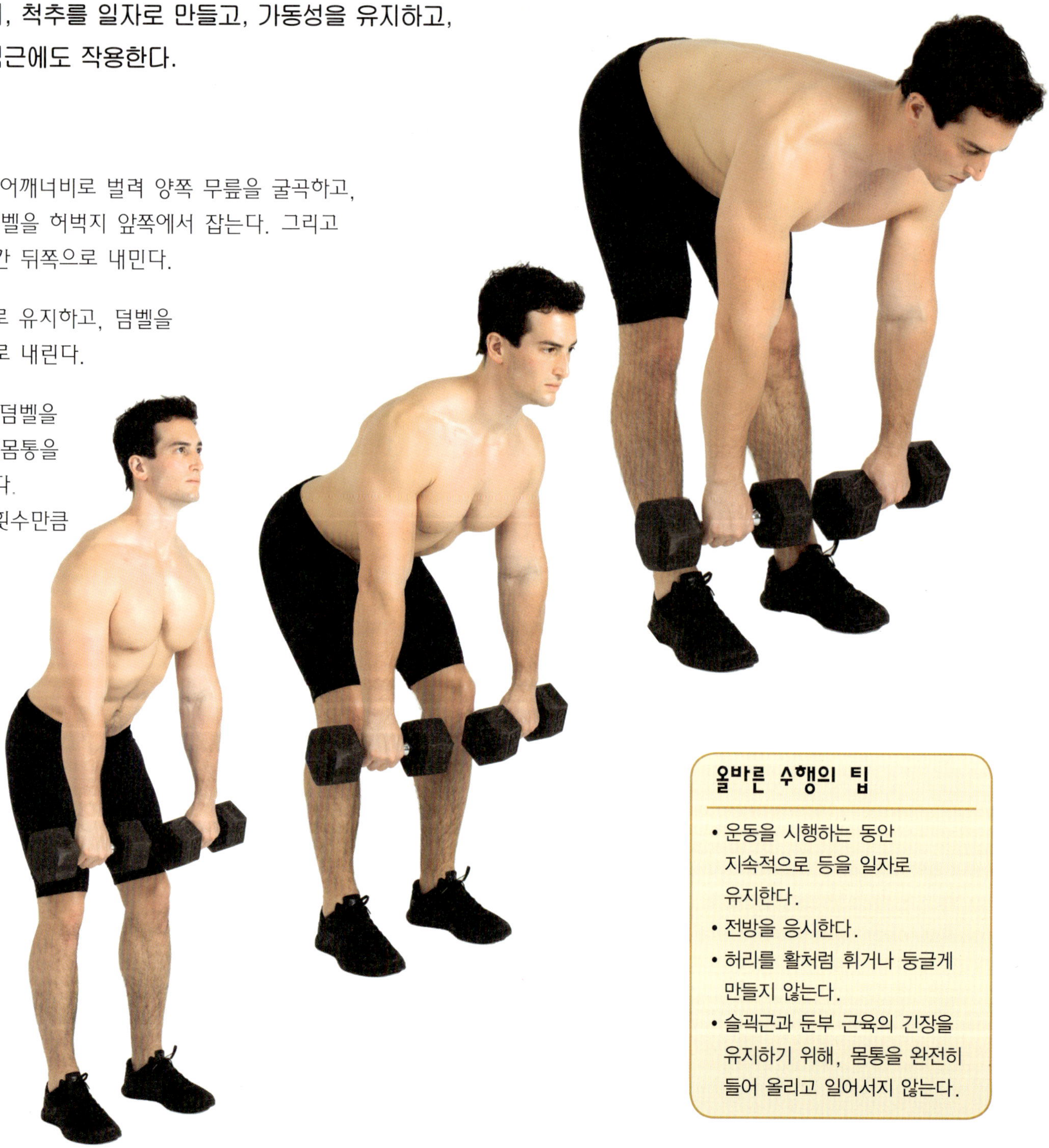

올바른 수행의 팁

- 운동을 시행하는 동안 지속적으로 등을 일자로 유지한다.
- 전방을 응시한다.
- 허리를 활처럼 휘거나 둥글게 만들지 않는다.
- 슬괵근과 둔부 근육의 긴장을 유지하기 위해, 몸통을 완전히 들어 올리고 일어서지 않는다.

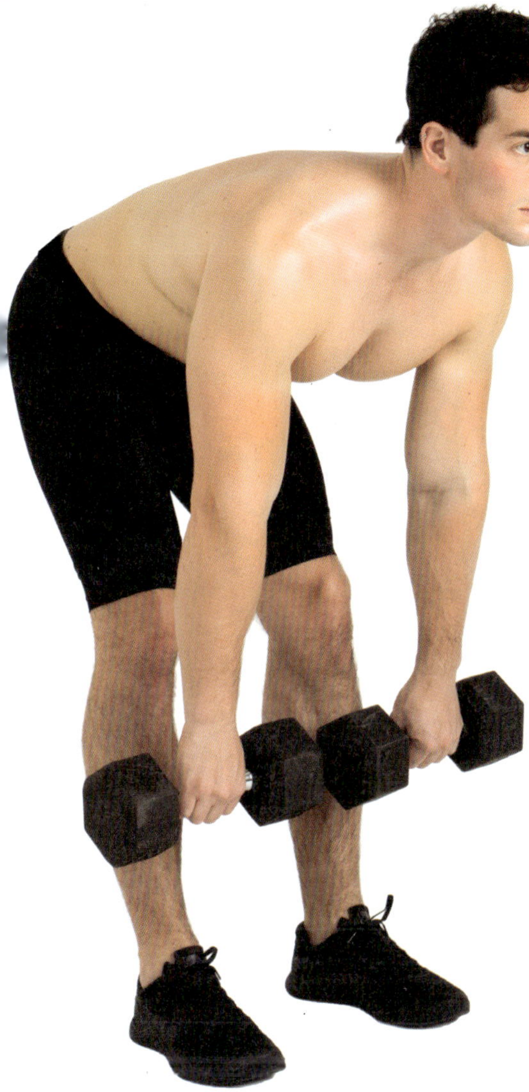

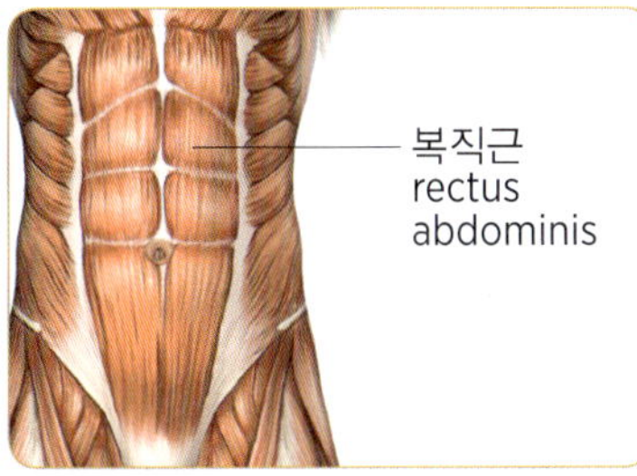

주석

굵은 글자는 목표 근육(target muscles)을 의미한다.
가는 글자는 본 운동에 작용하는 다른 근육들을 의미한다.
* 심부 근육(deep muscles)

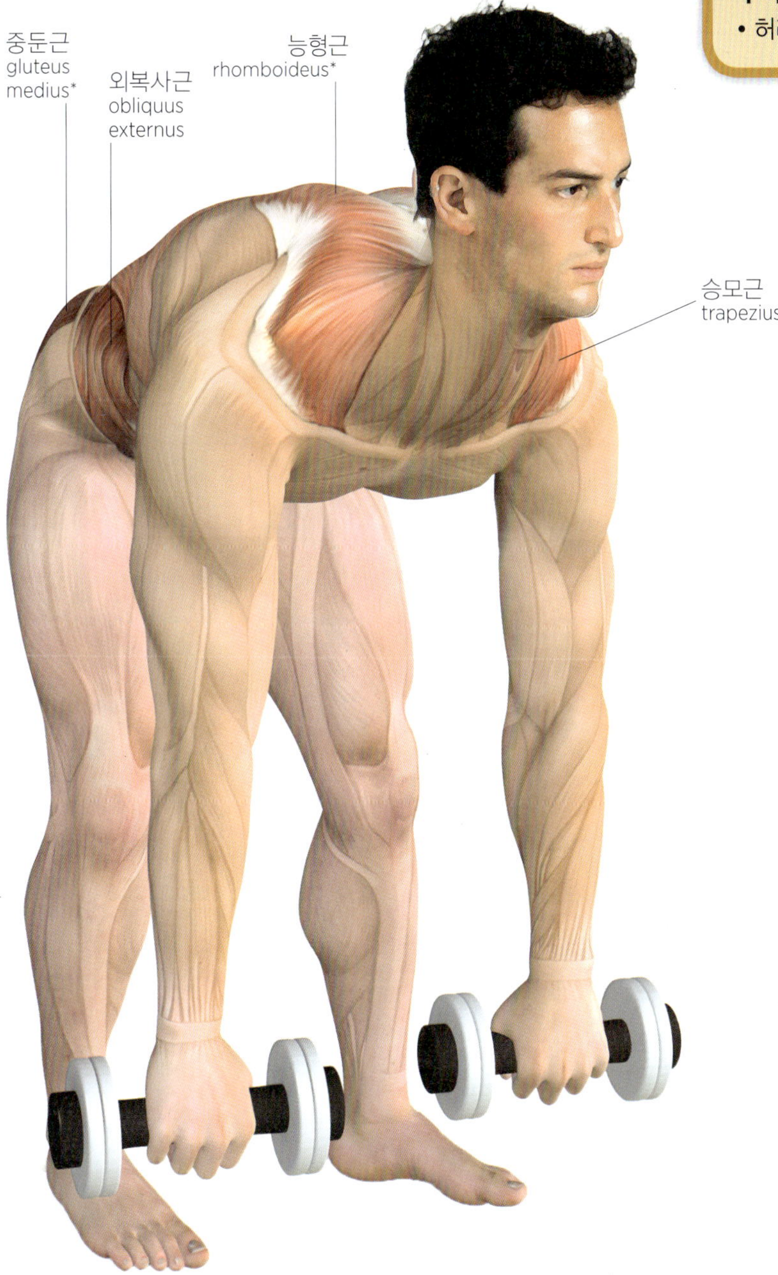

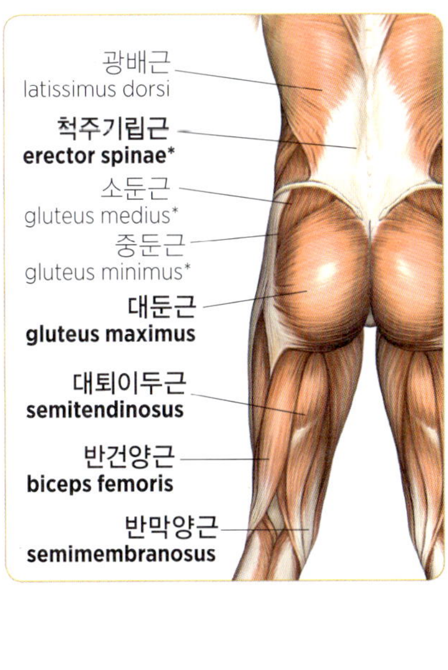

팩트 파일

목표 근육
- 척주기립근
- 둔부 근육
- 슬괵근

도구
- 덤벨

장점
- 등을 신장하고 강화한다.
- 슬괵근과 둔부 근육을 작용시킨다.
- 하체 유연성을 향상시킨다.

주의사항
- 허리 문제

덤벨 업라이트 로우 Dumbell Upright Row

이 운동은 승모근을 위한 또 다른 좋은 운동 방법이다. 이것은 마치 노를 젓는 동작이고, 깊은 등 근육, 삼각근 및 상완이두근도 강화시킨다.

운동 방법

- 양발을 어깨너비만큼 벌리고 선 자세를 취하고, 양손으로 덤벨을 잡고 허벅지 앞쪽에 위치시킨다.
- 여러분이 어깨높이까지 중량을 들어 올릴 때 팔꿈치를 옆으로 굽힌다.
- 덤벨을 시작자세로 내린다. 권장 반복횟수만큼 반복한다.

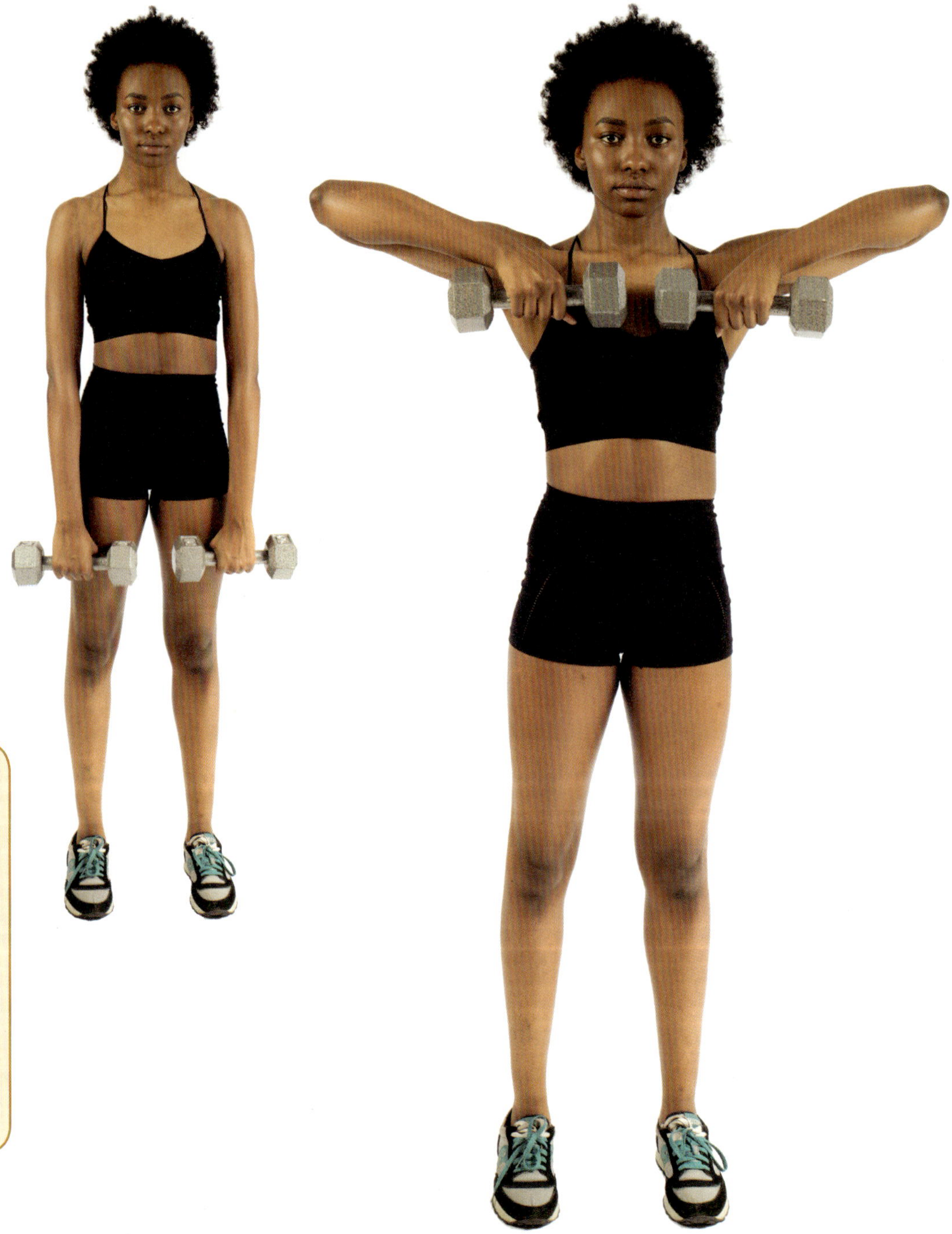

올바른 수행의 팁

- 몸통을 안정되게 유지하고, 등을 일자로 만들고 복부 근육을 활성화시킨다.
- 양쪽 팔꿈치로 리드한다.
- 중량을 흔들지 않고, 그 대신 천천히 조절하면서 움직인다.
- 등이 활처럼 휘지 않아야 하고, 또 앞쪽으로 구부정해서도 안된다.

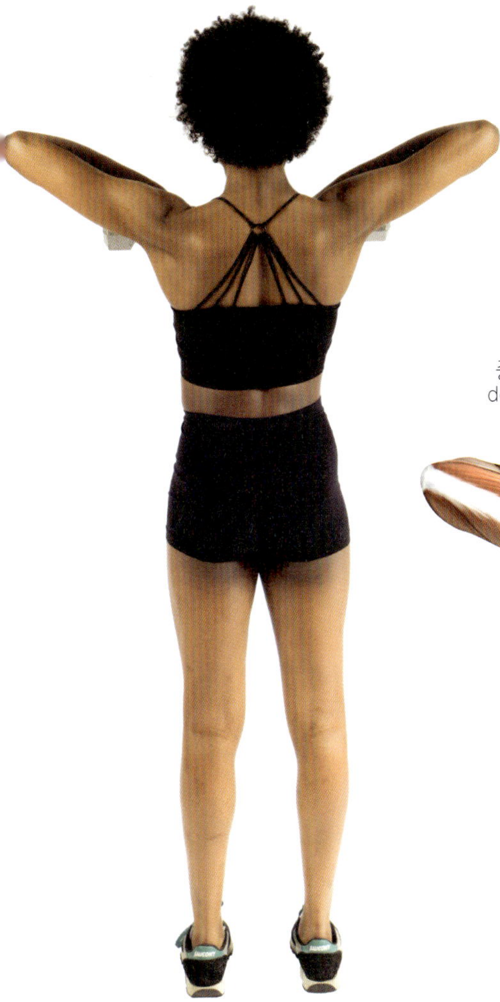

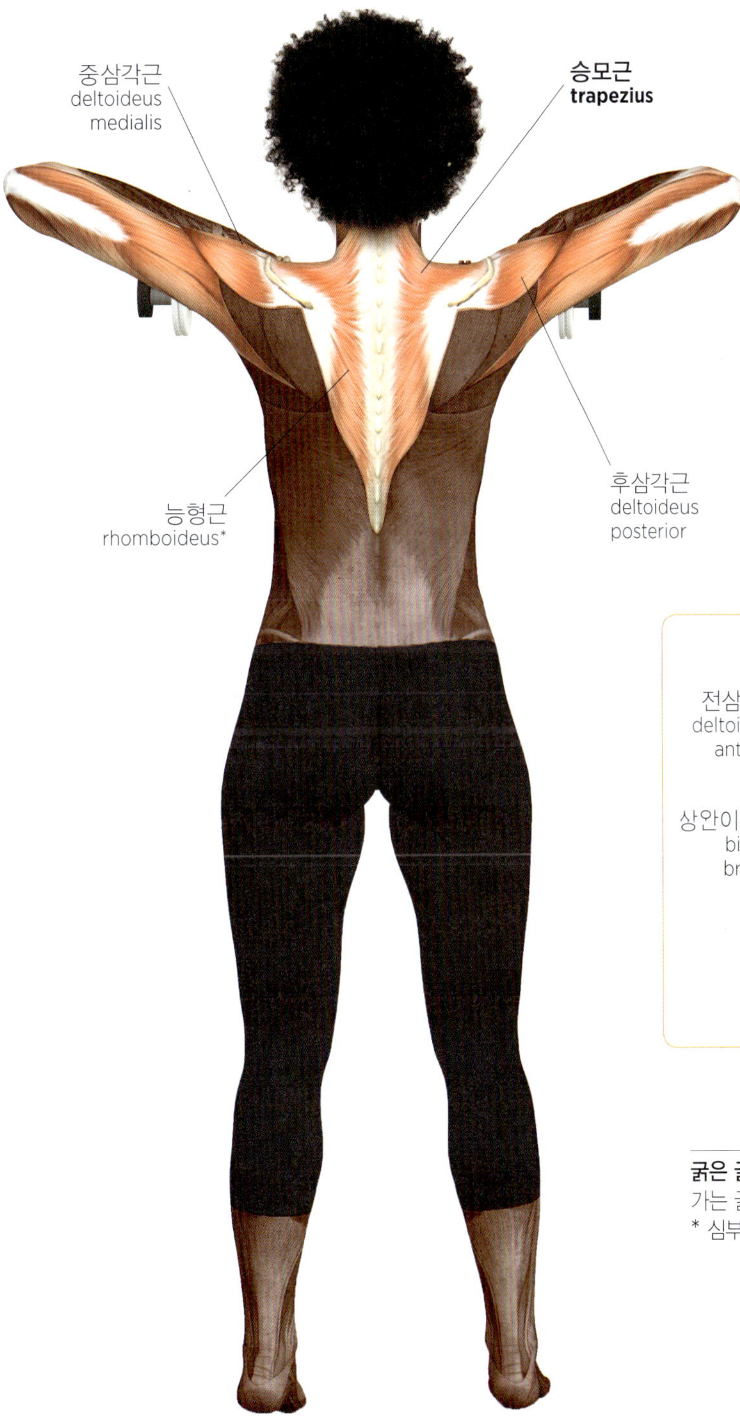

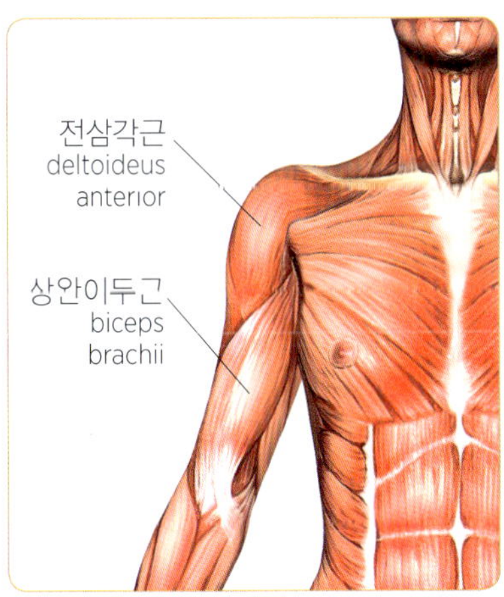

팩트 파일

목표 근육
- 상부 등 근육
- 어깨 근육

도구
- 덤벨

장점
- 상부 등과 어깨 근육을 강화한다.

주의사항
- 어깨 문제

주석

굵은 글자는 목표 근육을 의미한다.
가는 글자는 다른 작용 근육을 의미한다.
* 심부 근육

스탠딩 싱글-레그 로우 Standing Single-Leg Row

스탠딩 싱글-레그 로우는 등을 가로지르는 큰 근육인 광배근에 작용하고, 또한 여러분의 신체 부분에 큰 이점을 가져다 준다. 이 운동은 등에 도움을 주는 어깨관절을 안정화시킨다.

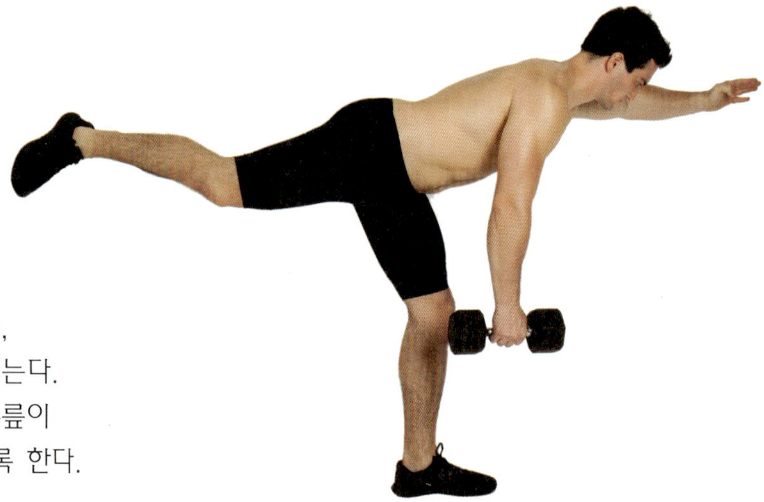

운동 방법

- 양발을 어깨너비만큼 벌리고 서서, 오른손으로 덤벨을 잡는다.
- 오른 다리를 뒤쪽으로 뻗는다. 이와 동시에, 몸을 앞쪽으로 기울이고, 균형을 잡기 위해 왼팔을 앞쪽으로 뻗는다. 왼쪽 다리를 약간 굴곡하거나 만약 무릎이 펴져 있다면 뻣뻣하게 잠김되지 않도록 한다.
- 노젓는 자세(뒤쪽으로 당긴 자세)로 중량을 위쪽으로 들어 올릴 때, 오른쪽 팔꿈치를 굴곡한다.

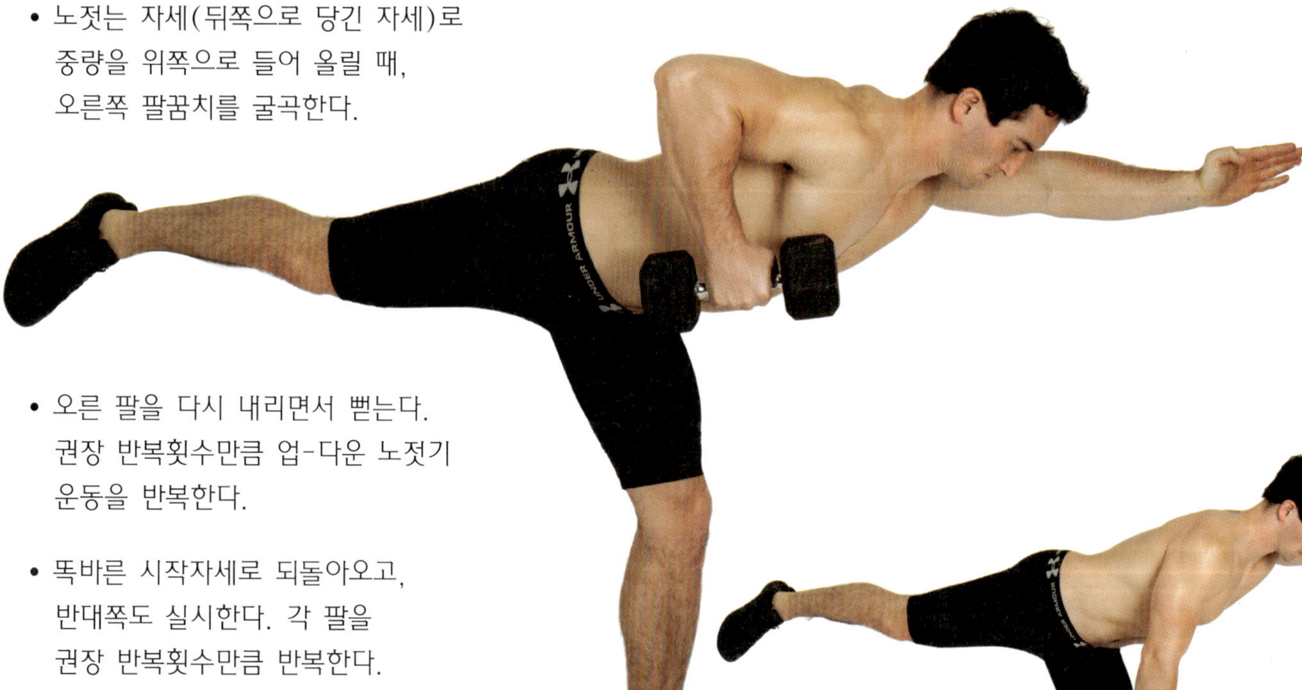

- 오른 팔을 다시 내리면서 뻗는다. 권장 반복횟수만큼 업-다운 노젓기 운동을 반복한다.
- 똑바른 시작자세로 되돌아오고, 반대쪽도 실시한다. 각 팔을 권장 반복횟수만큼 반복한다.

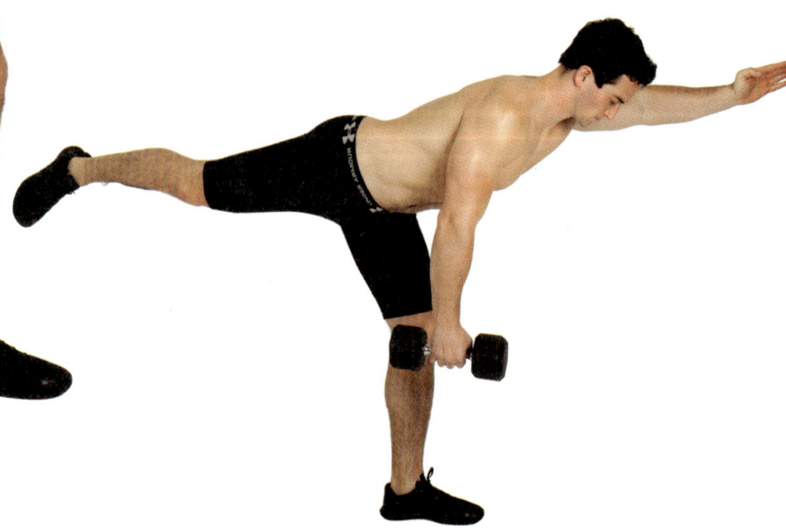

팩트 파일

목표 근육
- 광배근
- 회전근개
- 주관절 굴곡근

도구
- 덤벨/스위스 볼 (다른 버전)

장점
- 등을 강화한다.
- 어깨, 몸통 및 팔을 안정화하고 강화한다.
- 균형을 향상한다.

주의사항
- 허리 문제

올바른 수행의 팁

- 등을 일자로 유지한다.
- 천천히 조절하면서 움직인다.
- 바닥을 응시한다.
- 중량을 들고 노젓는 자세에서 팔 근육을 수축한다.
- 발을 바닥에 고정시킨다.
- 허리가 활처럼 휘지 않아야 하고, 또 앞쪽으로 구부정하지 않아야 한다.
- 균형을 유지해야 한다.
- 전방을 쳐다봄으로서 목의 부담을 줄여 준다.

다른 버전

낮은 난이도: 균형을 돕기 위해, 한쪽 팔을 스위스 볼 위에 올려놓고 노 젓기를 수행한다.

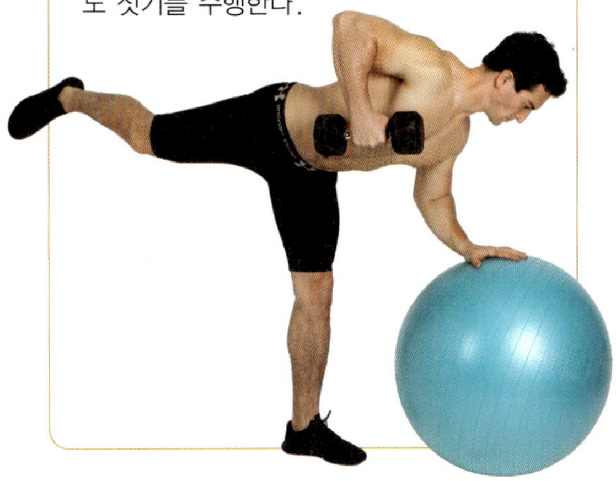

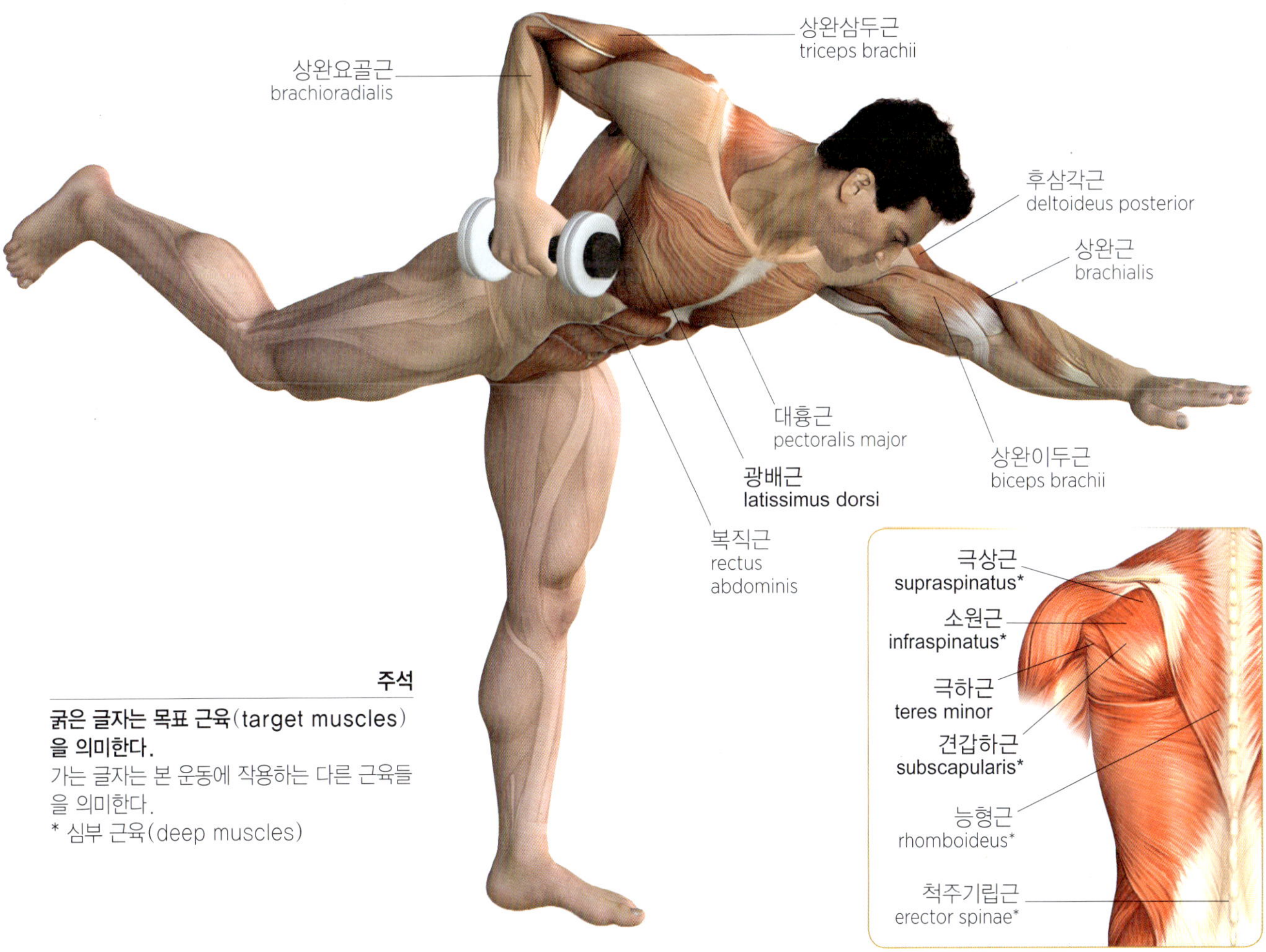

주석

굵은 글자는 목표 근육(target muscles)을 의미한다.
가는 글자는 본 운동에 작용하는 다른 근육들을 의미한다.
* 심부 근육(deep muscles)

얼터네이팅 플로우 로우 Alternating Floor Row

바닥에서 이루어지는 이런 노젓기 운동을 수행할 때, 집중을 유지하고 균형을 이루어야 한다. 이 운동이 중간등을 목표로 설계되어 있기 때문에, 어깨와 코어를 상호연결하는 주요 근육을 작용시킨다.

운동 방법

- 양손에 각각 덤벨을 잡고 플랭크 자세에서 시작한다. 양손을 어깨너비만큼 벌리고 손바닥을 서로 마주 보게 한다.
- 뒤쪽으로 당기는 노젓기 운동을 이용하여 오른손의 덤벨을 가슴쪽으로 당긴다.
- 오른손을 바닥으로 내리고, 반대팔을 이용해 운동을 실시한다. 각 팔을 이용해 권장 반복횟수만큼 실시한다.

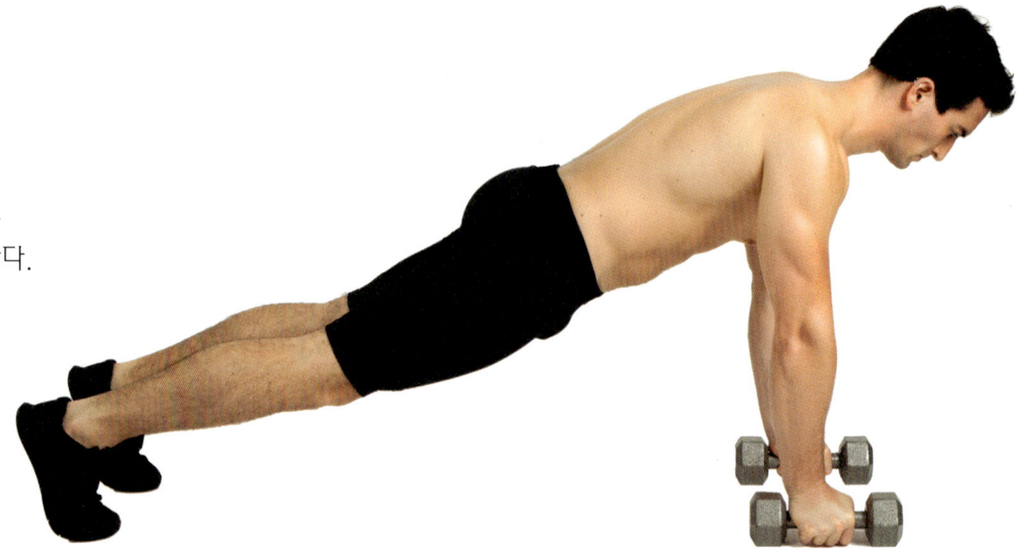

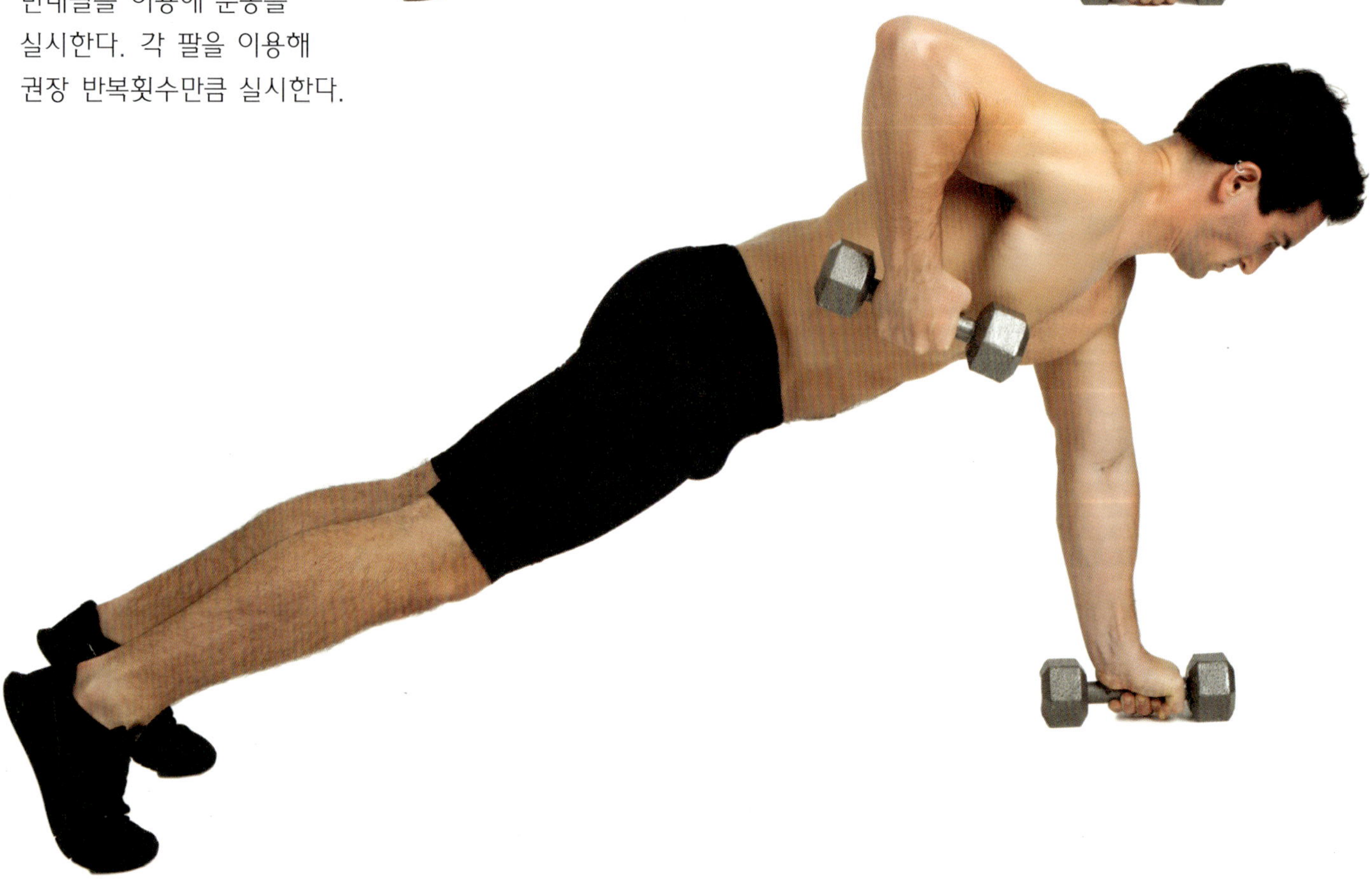

팩트 파일

목표 근육
- 중간등 근육
- 코어 근육
- 어깨 근육

도구
- 덤벨

장점
- 중간등을 강화한다.
- 어깨를 강화한다.
- 코어를 안정화시킨다.

주의사항
- 허리 문제

올바른 수행의 팁

- 코어를 일자로 유지한다.
- 팔을 부드럽게 조절하면서 움직인다.
- 복부 근육을 활성화하고, 몸통을 안정되게 유지한다.
- 목을 길게 유지하고, 아래쪽을 응시한다.
- 급하게 운동하지 않는다.
- 움직임을 일으키려고 반동을 이용해서는 안된다.
- 허리가 아래로 처져서는 안된다.

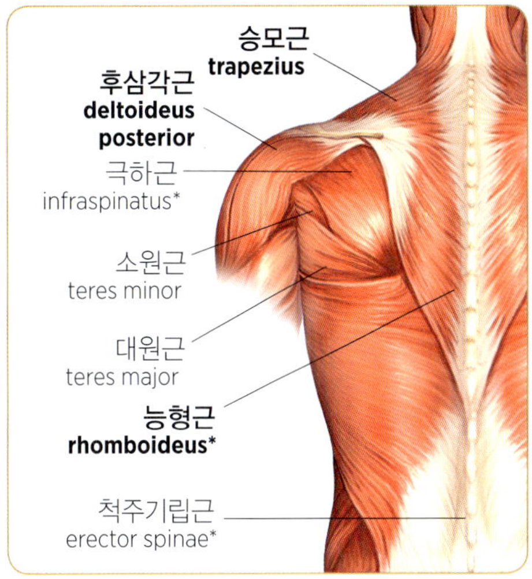

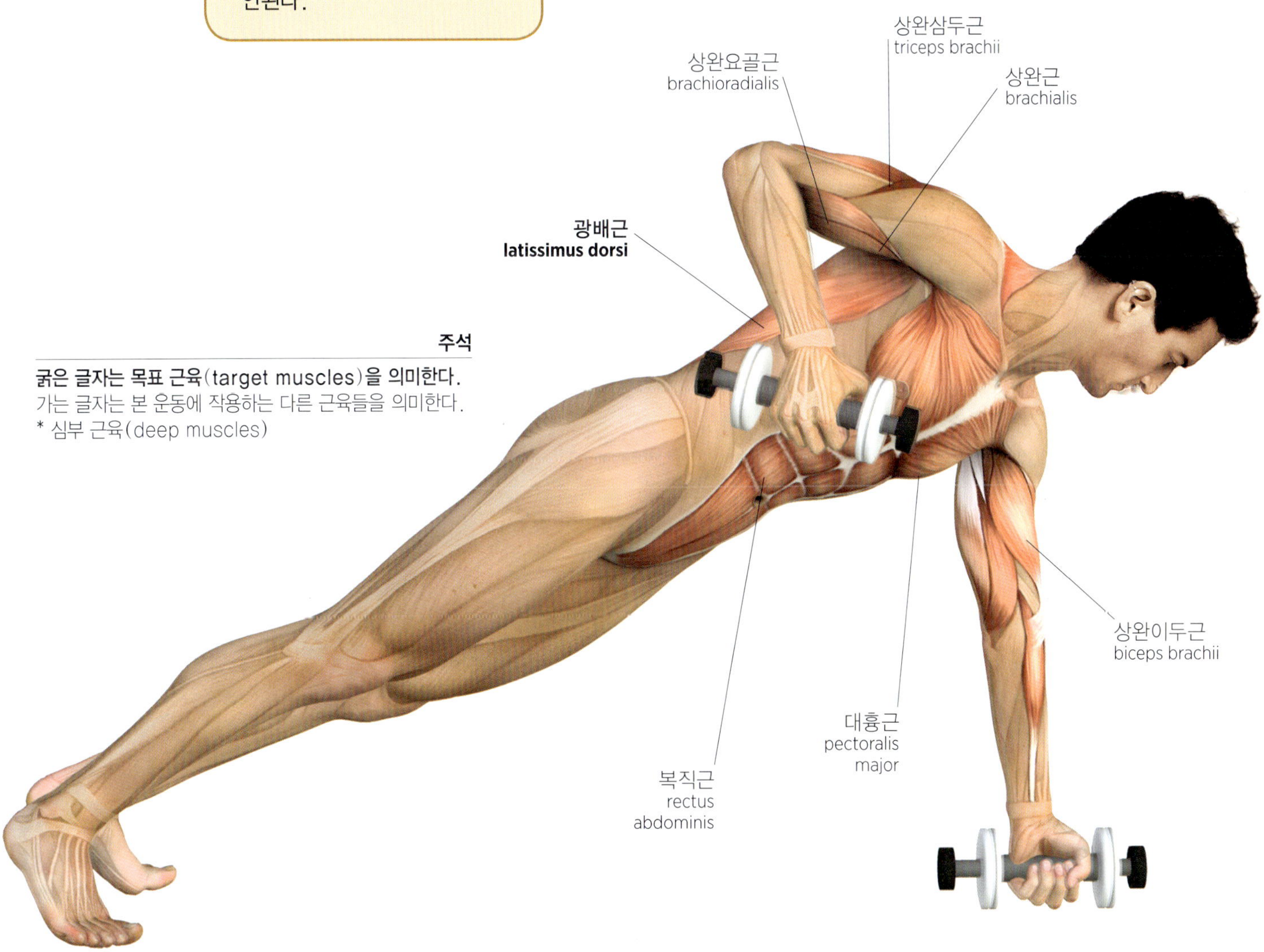

주석

굵은 글자는 목표 근육(target muscles)을 의미한다.
가는 글자는 본 운동에 작용하는 다른 근육들을 의미한다.
* 심부 근육(deep muscles)

스위스 볼 풀오버 Swiss Ball Pullover

풀오버는 등, 어깨, 가슴 및 팔에 좋은 운동이고, 실제로 이 버전의 운동은 특히 광배근을 목표로 하여 상부 등의 지구력을 향상시킨다. 스위스 볼 사용으로 불안정성이 어느 정도 초래되기 때문에, 운동을 할 때 안정성에 집중해야 한다.

운동 방법

- 상부 등, 목 및 머리를 잘 지지하고, 스위스 볼 위에 등대고 눕는다. 몸통은 곧게 펴져야 하고, 양쪽 무릎을 거의 90°까지 굴곡한다. 양발을 어깨너비보다 약간 넓게 벌린다.
- 각 손으로 덤벨을 잡고, 양팔을 편안한 범위 내에서 가능하면 뒤쪽으로 많이 뻗는다. 무릎에서 손까지 몸이 일직선을 형성하고, 양팔을 어깨와 수평되는 지점까지만 뻗는다.
- 나머지 신체 부분을 안정되게 유지하고, 가능하면 양팔을 곧게 유지한다. 양팔이 몸과 수직될 수 있도록 양팔을 위쪽으로 들어 올린다.
- 양팔은 시작자세로 돌아간다. 권장 반복횟수만큼 반복한다.

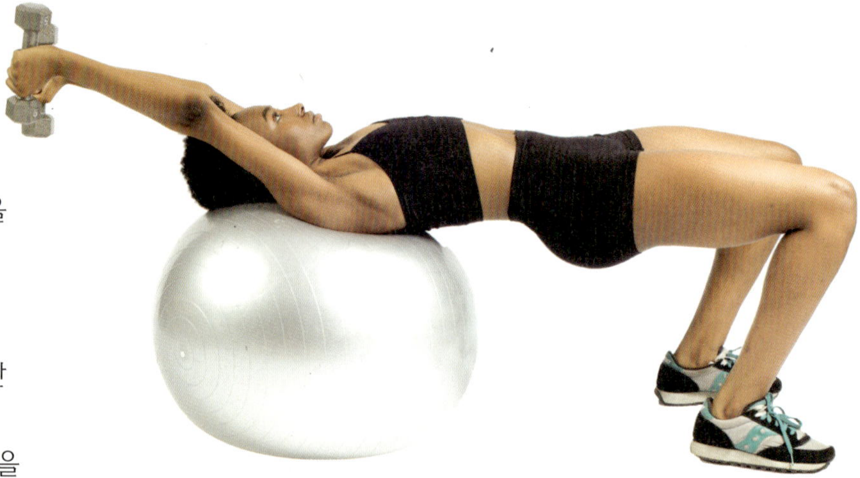

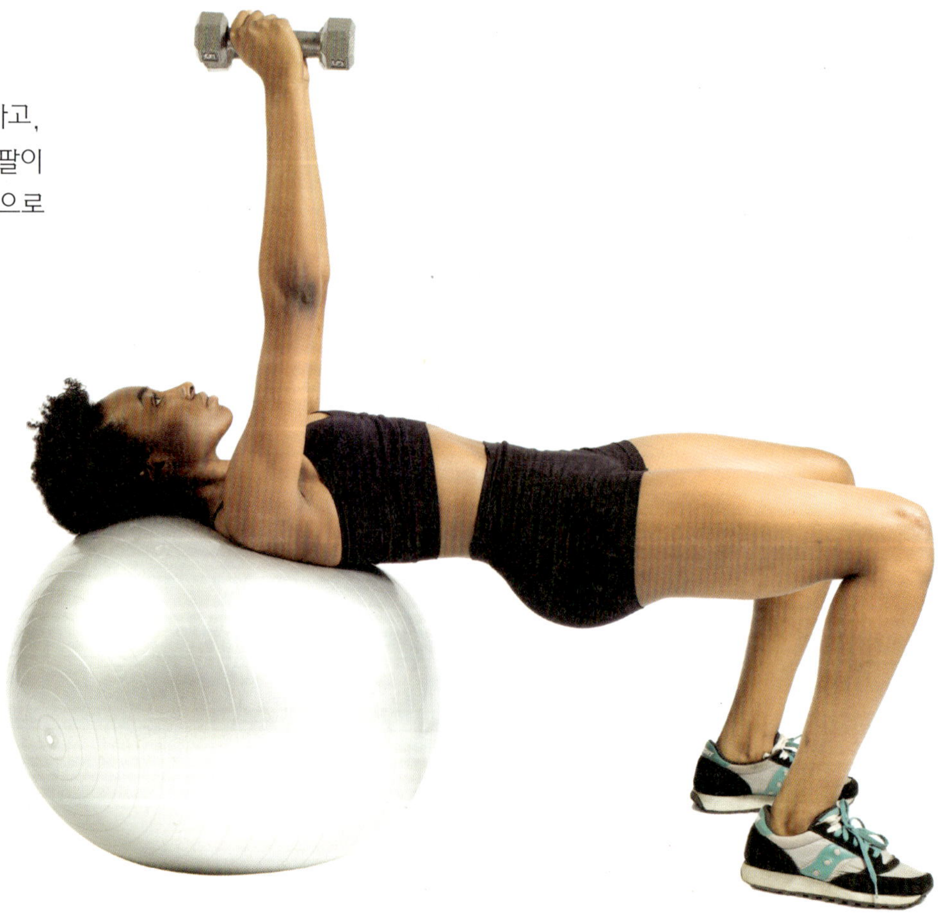

팩트 파일

목표 근육
- 상부 등 근육
- 코어 근육

도구
- 덤벨
- 스위스 볼
- 메디신 볼 (다른 버전)

장점
- 상부 등을 강화한다.
- 코어를 안정화시킨다.

주의사항
- 어깨 문제

올바른 수행의 팁

- 움직임을 편안하게 진행한다.
- 머리 위로 중량을 들어 올릴 때 양팔을 어깨 바로 위에 유지한다.
- 몸통을 안정되게 유지하고, 발을 바닥에 잘 고정한다.
- 복부 근육을 관여시킨다.
- 대퇴, 몸통 및 목이 일자를 이룰 수 있도록 둔부와 골반을 잘 유지한다.
- 양팔을 부드럽게 조절하면서 움직인다.
- 머리 뒤로 양팔을 뻗을 때, 팔이 잠김 되어서는 안된다.
- 허리가 활처럼 휘지 않는다.
- 운동을 서두르지 않는다.

다른 버전

비슷한 난이도: 덤벨을 사용하는 것 대신에, 운동을 수행할 때 메디신 볼을 잡는다.

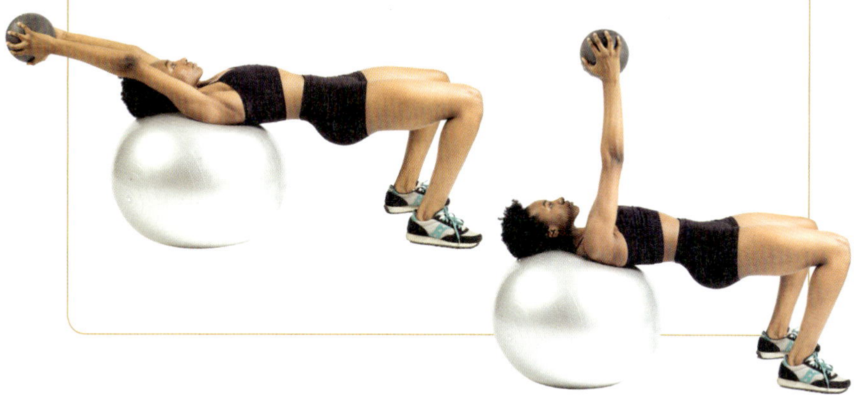

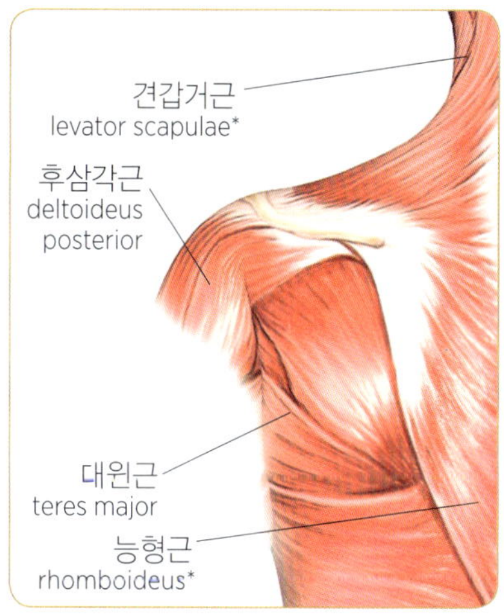

주석

굵은 글자는 목표 근육(target muscles)을 의미한다.
가는 글자는 본 운동에 작용하는 다른 근육들을 의미한다.
* 심부 근육(deep muscles)

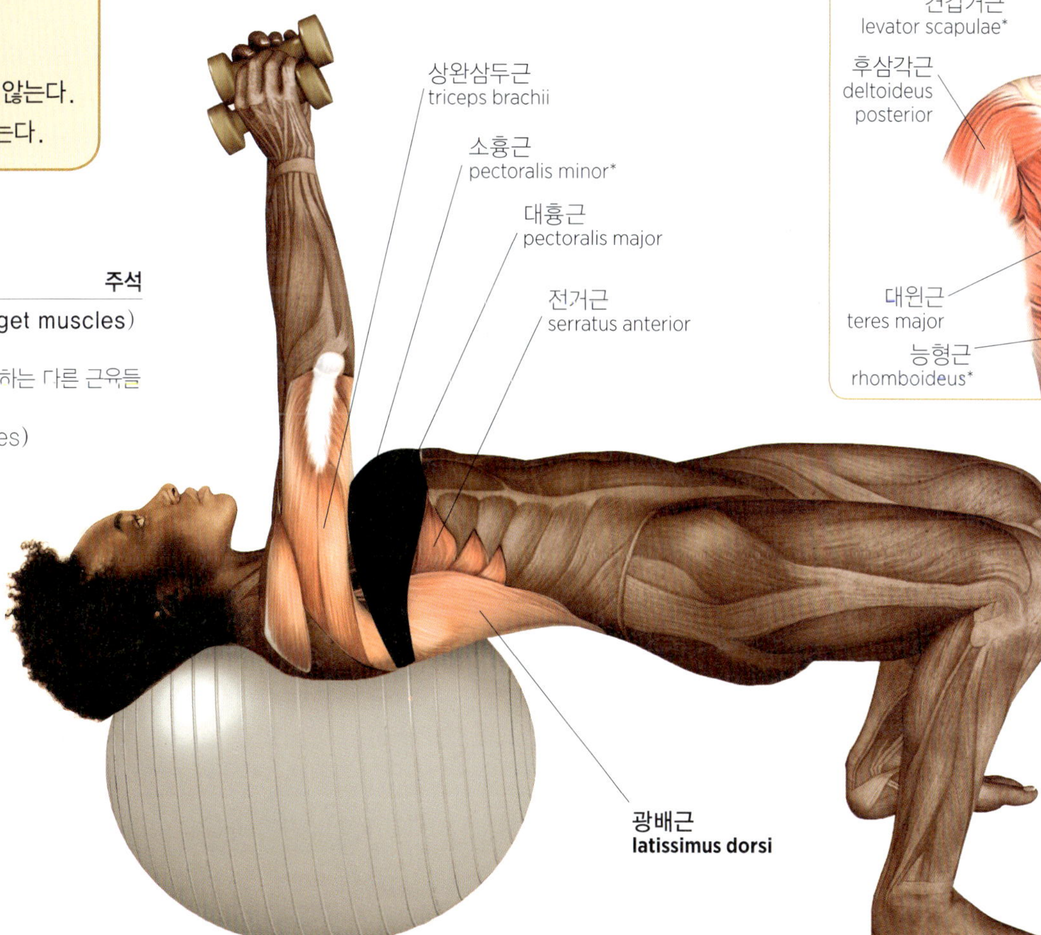

얼터네이팅 케틀벨 로우 Alternating Kettlebell Row

이 운동은 벤트-오버 로우(Bent-Over Row), 케틀벨 얼터네이팅 로우(Kettlebell Alternating Row), 얼터네이팅 벤트-오버 로우(Alternating Bent-Over Row)로 알려져 있고, 등 근육(특히, 중간등)을 목표로 한다. 그리고 이것은 코어, 어깨, 팔 및 허벅지 근육의 근력을 향상시킨다.

운동 방법

- 각 손으로 케틀벨을 잡고, 양발을 어깨너비만큼 벌리고 선 자세를 취한다. 등을 일자로 유지하고 허리를 약간 앞쪽으로 굴곡한다.
- 복부 쪽으로 오른손을 당겨 팔꿈치를 굴곡한다. 그런 다음 다시 팔을 아래쪽으로 내린다.
- 왼손을 위쪽으로 당긴 후 다시 내려 놓는다. 권장 반복횟수만큼 양팔을 계속 교대로 움직인다.

올바른 수행의 팁

- 운동을 하는 동안 등을 편평하게 유지한다.
- 코어를 회전하지 않는다.

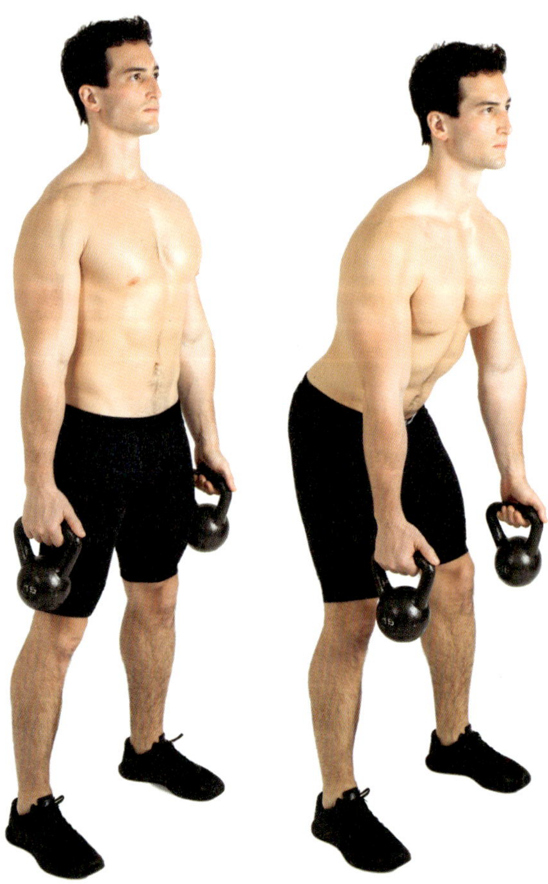

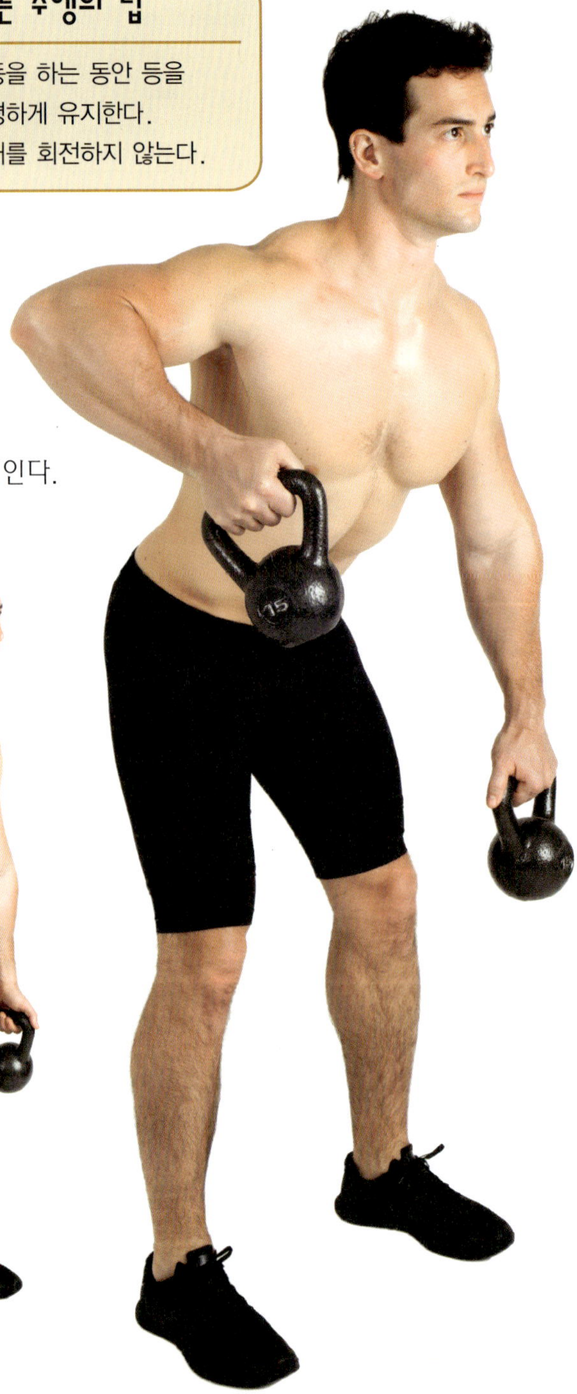

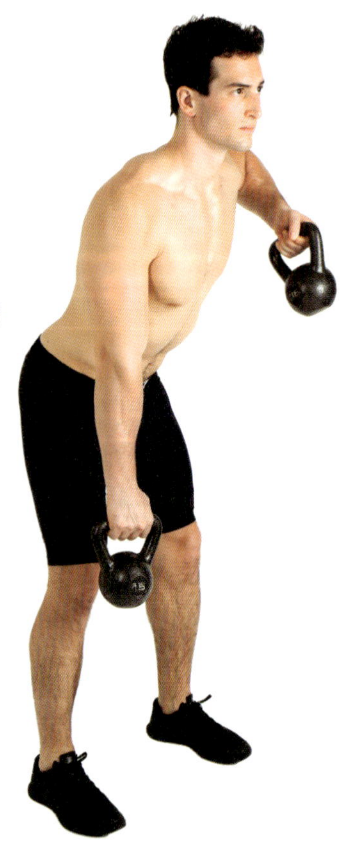

팩트 파일

목표 근육
- 중간등 근육
- 광배근

도구
- 케틀벨

장점
- 중간등을 강화한다.

주의사항
- 여러분이 케틀벨로 운동을 처음 한다면, 피트니스 전문가의 조언을 구한다.

다른 버전

낮은 난이도: 동시에 양팔을 들어 올린다. (아래 그림)

높은 난이도: 한 다리를 바닥으로부터 들어 올린다.

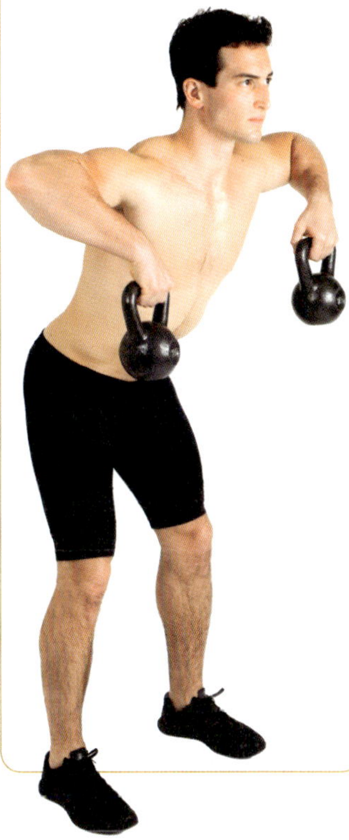

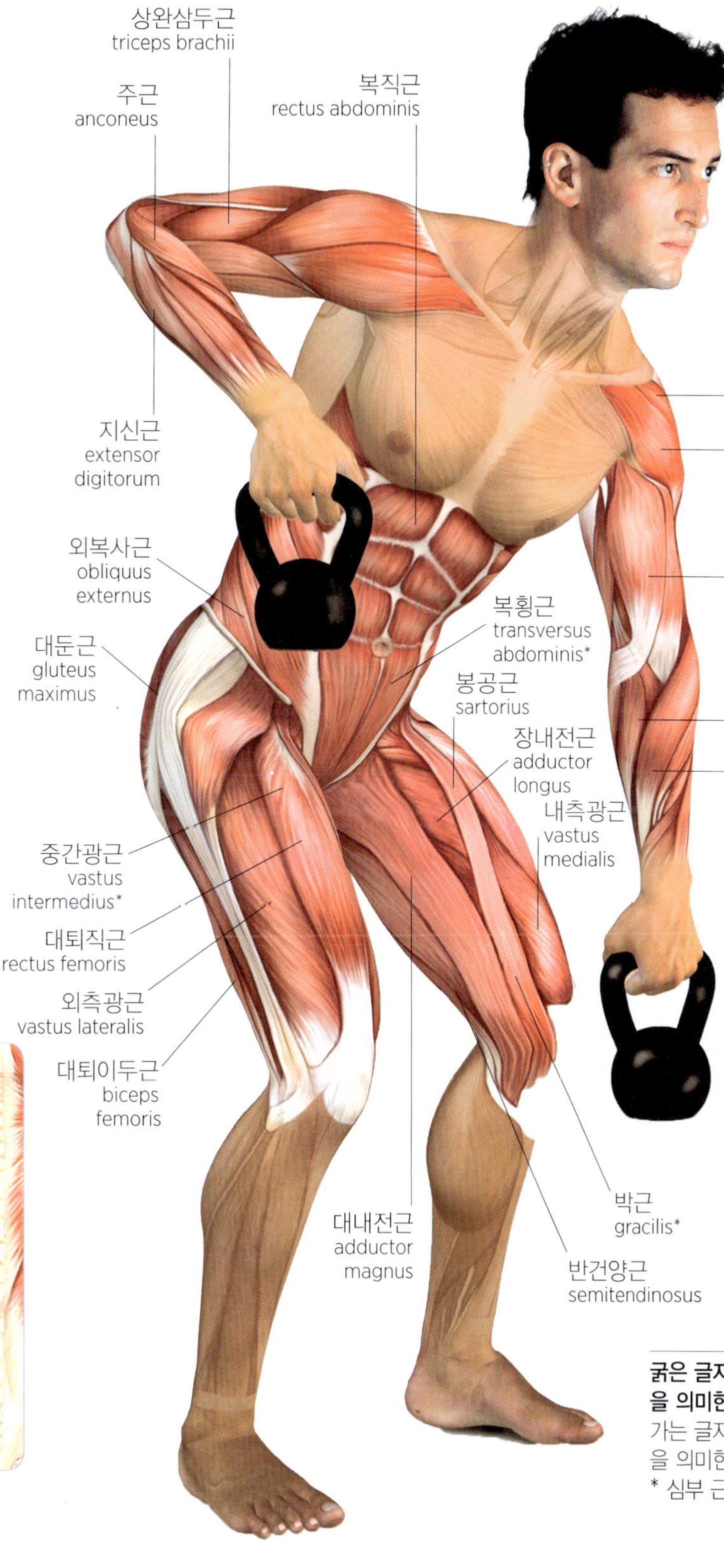

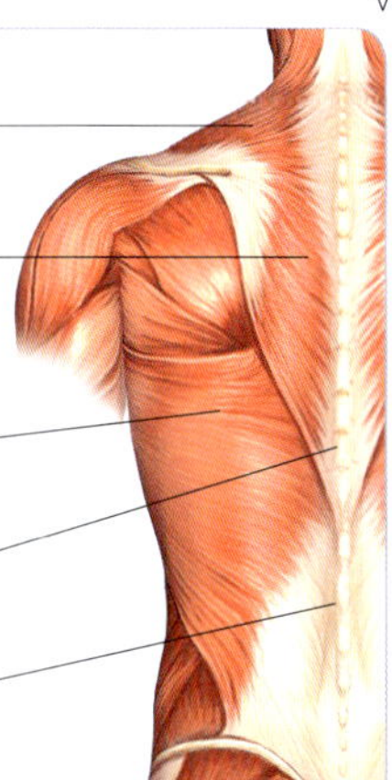

주석

굵은 글자는 목표 근육(target muscles)을 의미한다.

가는 글자는 본 운동에 작용하는 다른 근육들을 의미한다.

* 심부 근육(deep muscles)

바벨 데드리프트 Barbell Deadlift

바벨 데드리프트는 척추를 움직이고 곧게 하는 깊은 척주기립근을 강화한다. 이것은 나머지 신체 부분(둔부, 대퇴사두근 및 슬괵근에서 코어와 팔까지 이르는)에도 도움이 된다.

운동 방법

- 양발을 어깨너비만큼 벌리고 바벨 뒤에 선다. 정면을 바라보고, 쪼그리고 앉아 양손을 양 어깨 너비보다 넓게 벌리고 손바닥을 아래로 향하게 하여 바벨을 잡는다(와이드 오버핸드 그립). 양쪽 다리를 바벨 가까이에 붙인다.
- 바벨을 잡은 양 팔을 편 채 유지하면서 발꿈치를 밀면서 일어난다. 운동을 시행하는 동안 등을 일자로 유지한다.
- 완전한 움직임을 유지하면서 똑바로 일어선다. 그 다음, 바벨을 조심스럽게 바닥으로 내려놓는다. 권장 반복횟수만큼 반복한다.

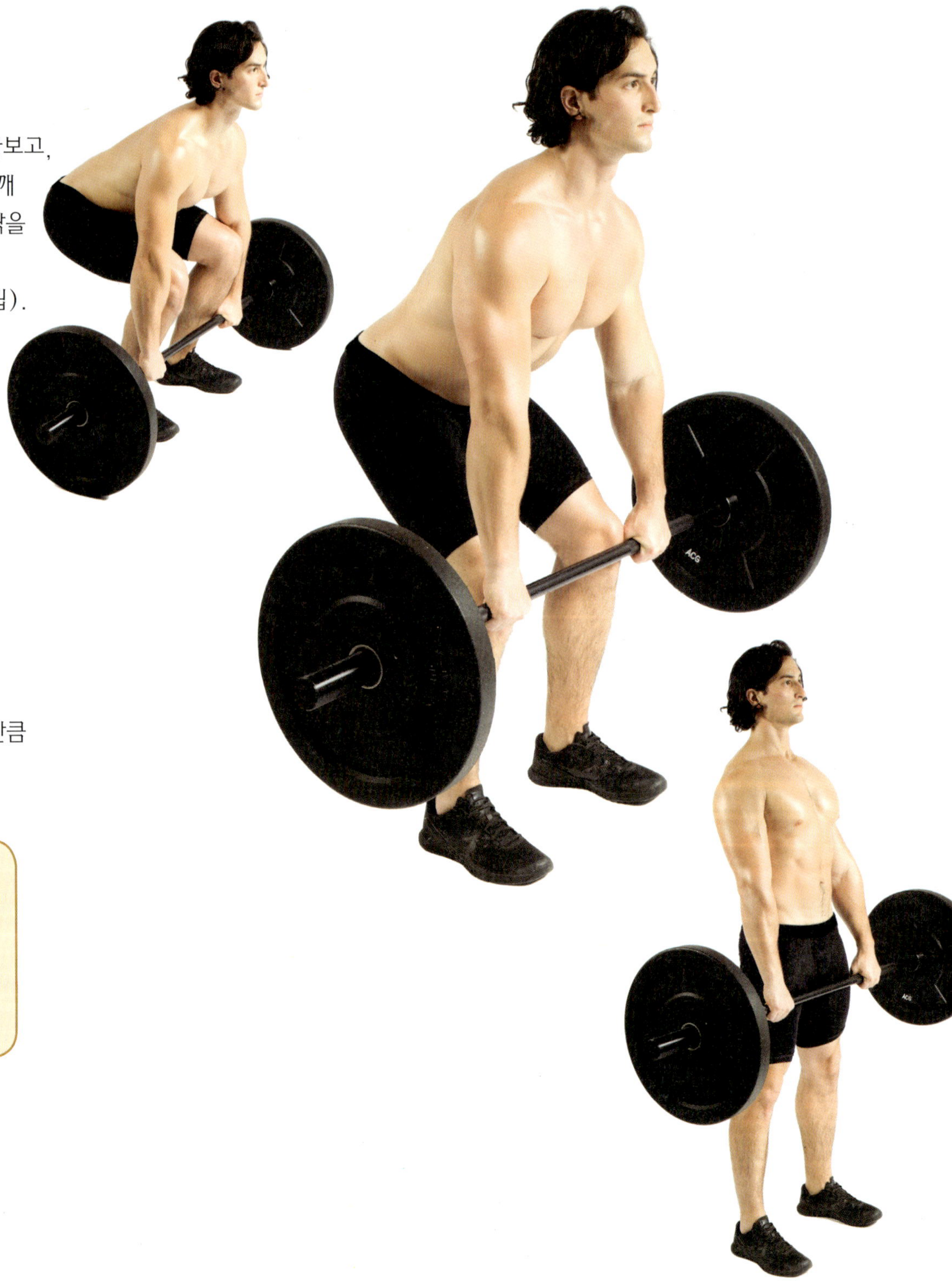

올바른 수행의 팁

- 움직임을 돕기 위해 둔부를 사용한다.
- 등을 과도하게 활처럼 휘지 않는다.

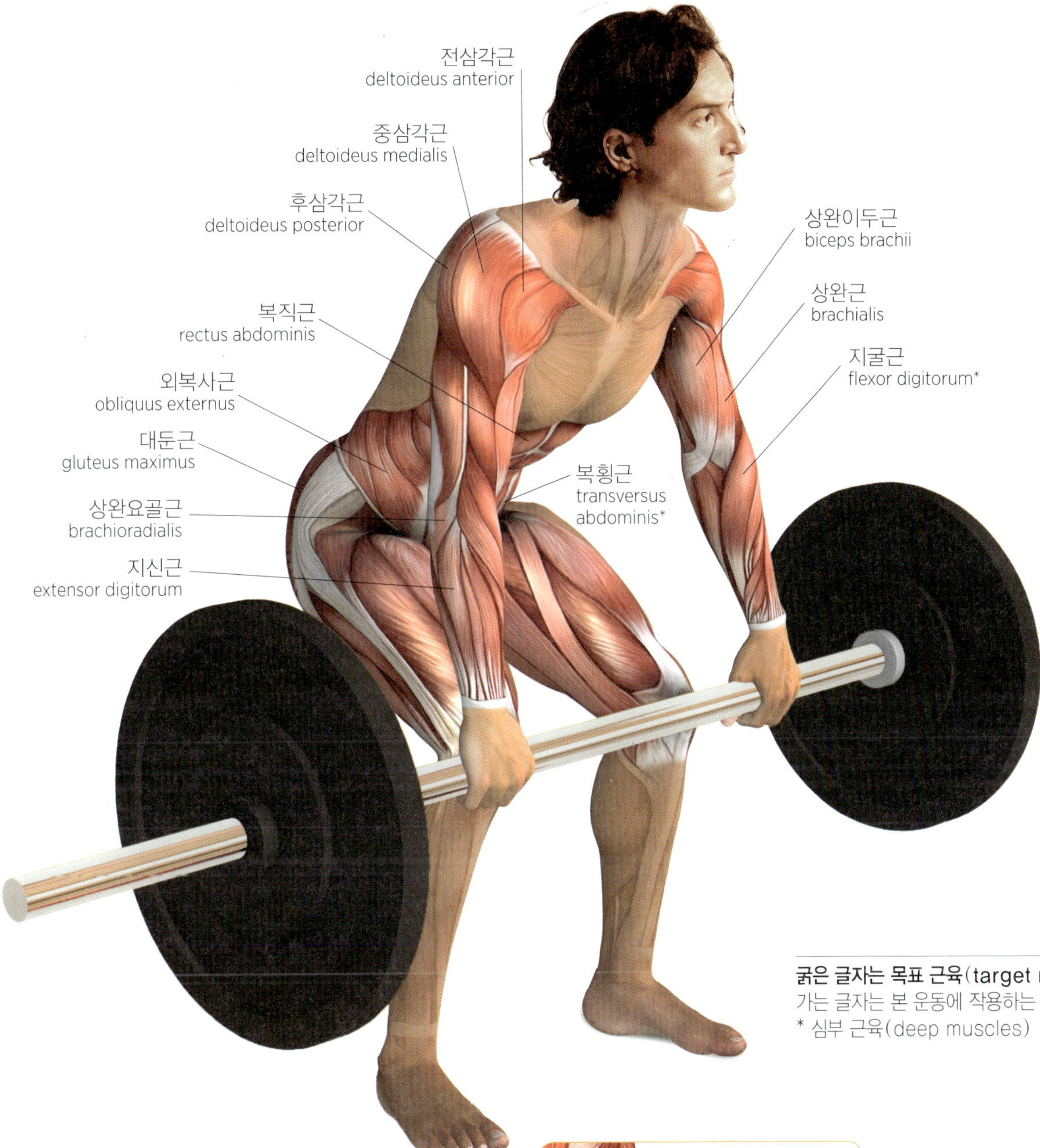

팩트 파일

목표 근육

- 척주기립근

도구

- 바벨

장점

- 등과 몸통의 근력, 파워 및 근육량을 증가시킨다.

주의사항

- 중요: 운동을 수행하기 전에 의사로부터 체크를 받는다.
- 등 문제
- 적은 무게부터 시작해 점진적으로 무거운 무게로 진행한다.

주석

굵은 글자는 목표 근육(target muscles)을 의미한다.
가는 글자는 본 운동에 작용하는 다른 근육들을 의미한다.
* 심부 근육(deep muscles)

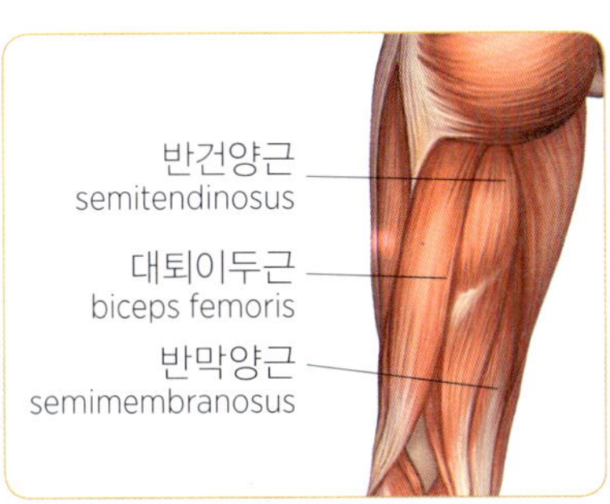

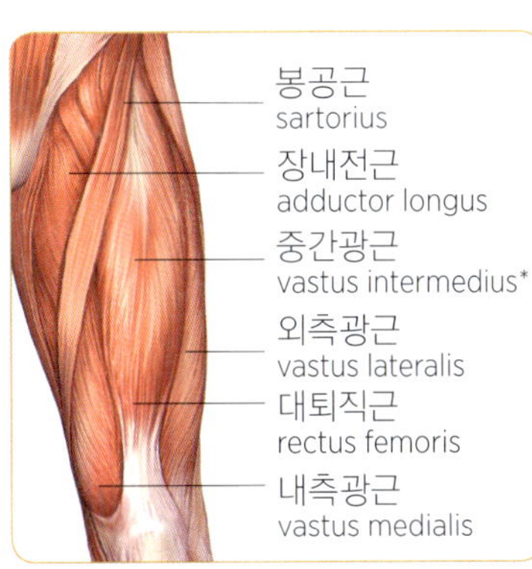

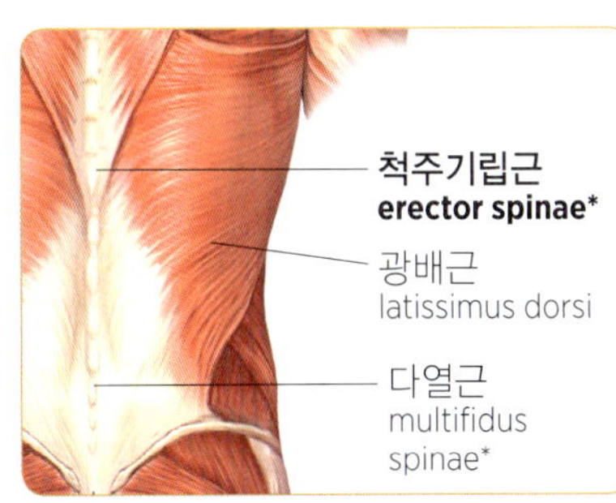

로어-백 익스텐션 Lower-Back Extension

운동을 할 때 허리 문제는 일반적이다. 그러므로 여러분의 피트니스 루틴 안에 로어-백-아이소레이션 운동을 포함시키는 것이 현명하다. 로어-백 익스텐션은 허리와 둔부 근육을 강화시킴으로써 허리 문제를 완화시킨다. 또한 이것은 허리 건강을 지지하는 다른 영역에도 작용한다.

운동 방법

- 각 손으로 덤벨을 잡고 선 자세를 취한다.
- 양쪽 다리를 일자로 유지하면서, 몸을 앞쪽으로 숙이고, 발가락 쪽으로 뻗는다. 다리를 쭉 펴고 덤벨을 바닥에 접촉시킨다.
- 시작자세로 다시 일어선다. 권장 반복횟수만큼 반복한다.

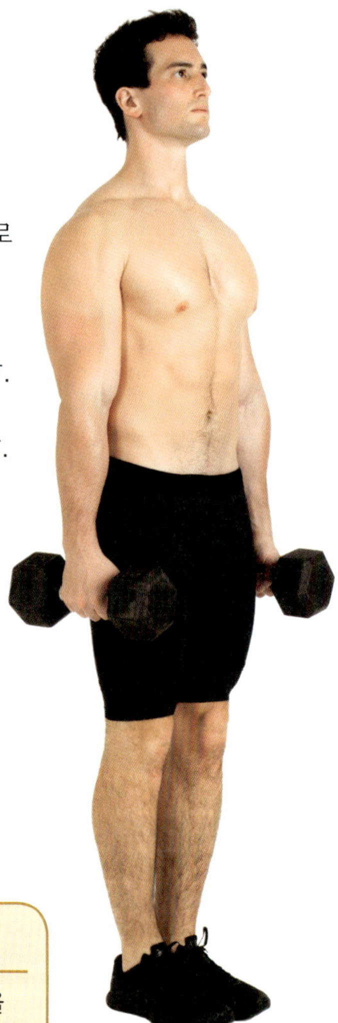

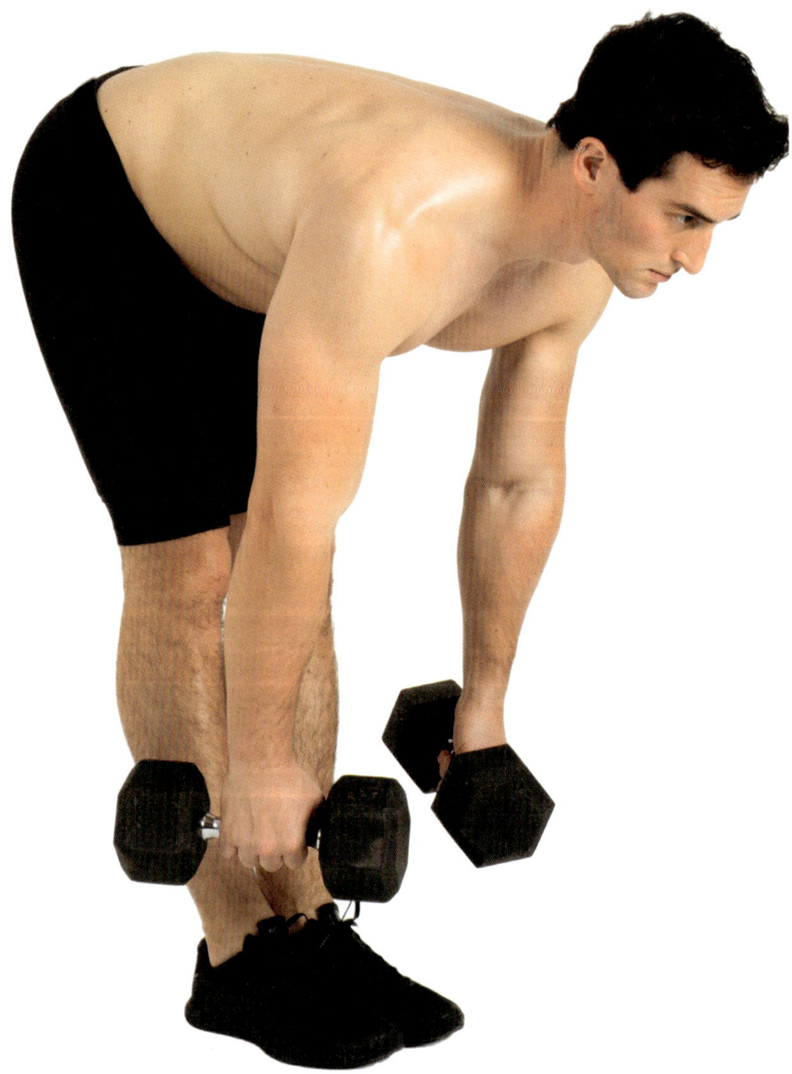

올바른 수행의 팁

- 앞쪽으로 숙일 때, 체중을 발꿈치 쪽으로 이동시킨다.
- 앞쪽으로 굴곡하고 다시 일어설 때, 복부 근육을 수축한다.
- 돌발 움직임을 피한다.- 부드럽게 조절하면서 움직인다.

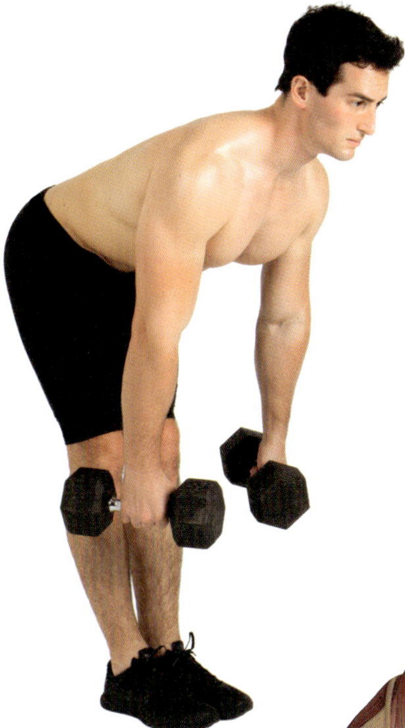

다른 버전

낮은 난이도: 덤벨 없이 운동을 수행한다. 여러분이 할 수 있을 만큼 손가락을 바닥에 닿도록 시도한다.

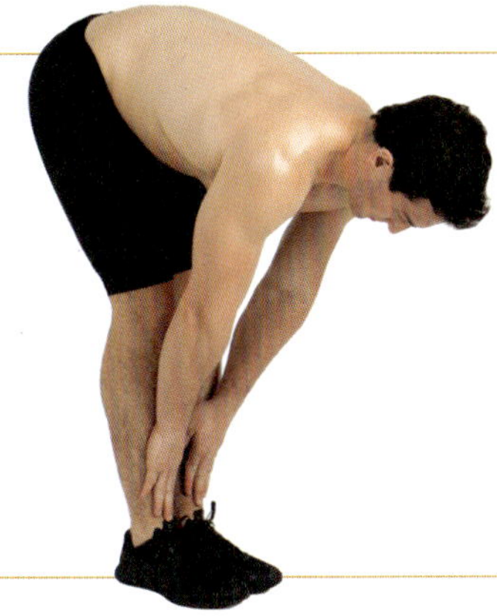

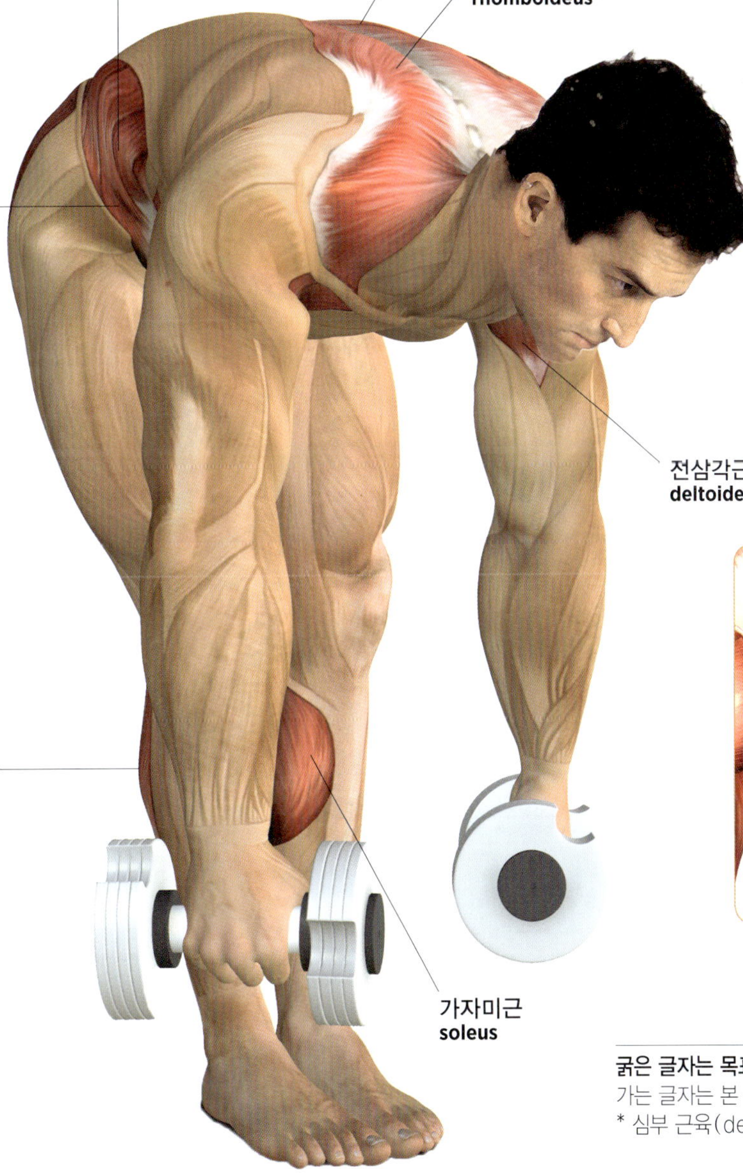

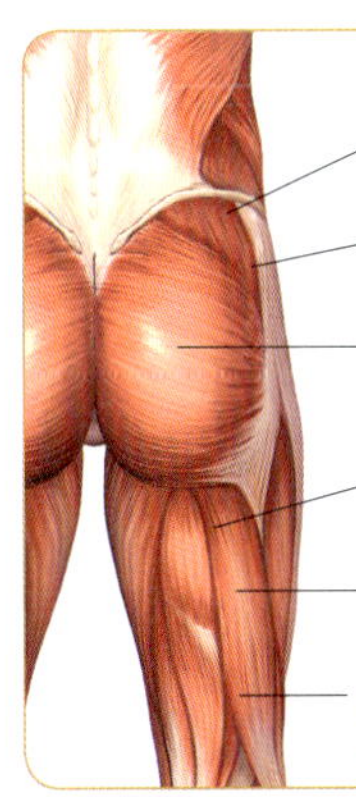

팩트 파일

목표 근육

- 허리 근육
- 둔부 근육
- 슬괵근
- 상체와 코어 근육
- 장딴지 근육

도구

- 덤벨

장점

- 허리 근육을 강화한다.
- 둔부 근육을 강화한다.
- 슬괵근 유연성을 증가시킨다.

주의사항

- 허리 문제
- 중요: 운동을 수행하기 전에 의사로부터 체크를 받는다.

주석

굵은 글자는 목표 근육(target muscles)을 의미한다.
가는 글자는 본 운동에 작용하는 다른 근육들을 의미한다.
* 심부 근육(deep muscles)

숄더 프레스 Shoulder Press

숄더 프레스는 삼각근과 상완삼두근을 집중적으로 자극하고, 또 팔의 위쪽 부분과 상체를 강화하는 좋은 운동 방법이다.

운동 방법

- 각 손에 덤벨을 들고 선 자세를 취한다. 이때 양쪽 다리와 발을 붙이고, 척추와 골반을 중립위(구부정하지 않은 똑바른 자세이지만 편안한 상태여야 한다)로 한다.
- 양팔을 어깨높이에서 옆으로 뻗는다.
- 양팔이 90°를 형성하도록 팔꿈치를 굴곡하고, 손바닥은 정면을 향한다. 이것이 시작자세이다.
- 견갑골을 등쪽으로 견고하게 내린 상태를 유지하고, 양쪽 덤벨이 서로 만날 수 있도록 양팔을 머리 위로 들어 올린다.
- 그 다음, 양팔을 벌리고 내리면서 시작자세로 돌아간다. 권장 반복횟수만큼 반복한다.

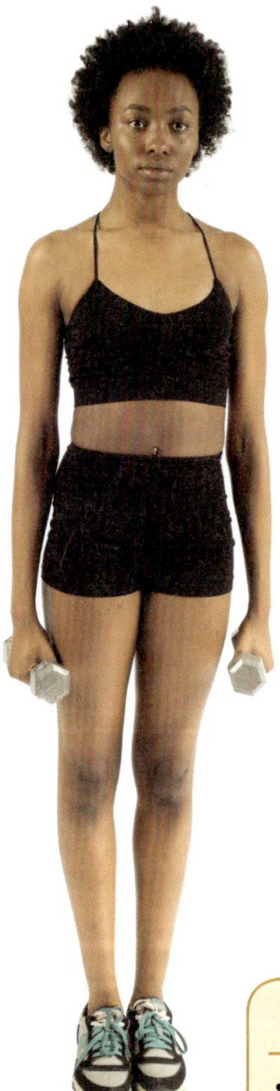

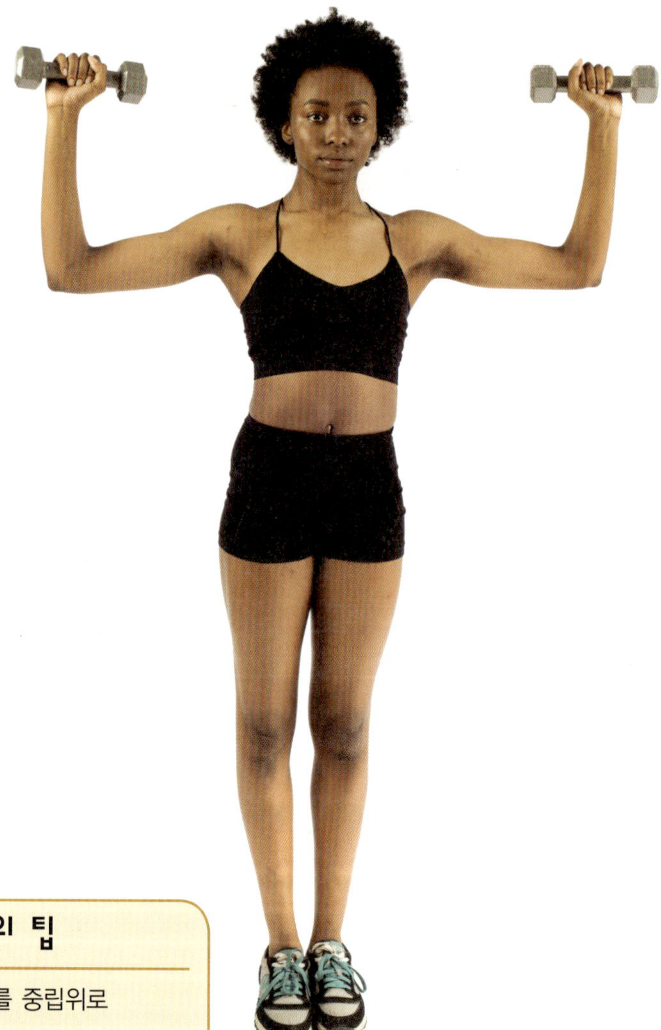

올바른 수행의 팁

- 골반과 척추를 중립위로 유지한다.
- 견갑골을 등쪽으로 내린다.
- 등에서부터 양팔이 움직이는 감각을 느낀다.
- 목 근육을 긴장시키지 않는다.
- 턱을 앞쪽으로 내밀지 않는다.
- 양쪽 팔꿈치가 어깨높이 밑으로 떨어져서는 안된다.

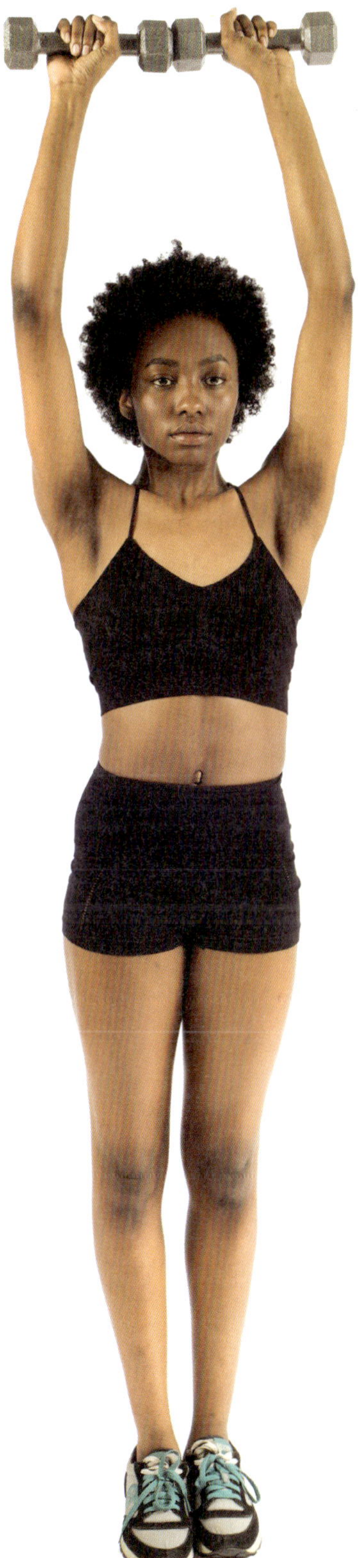

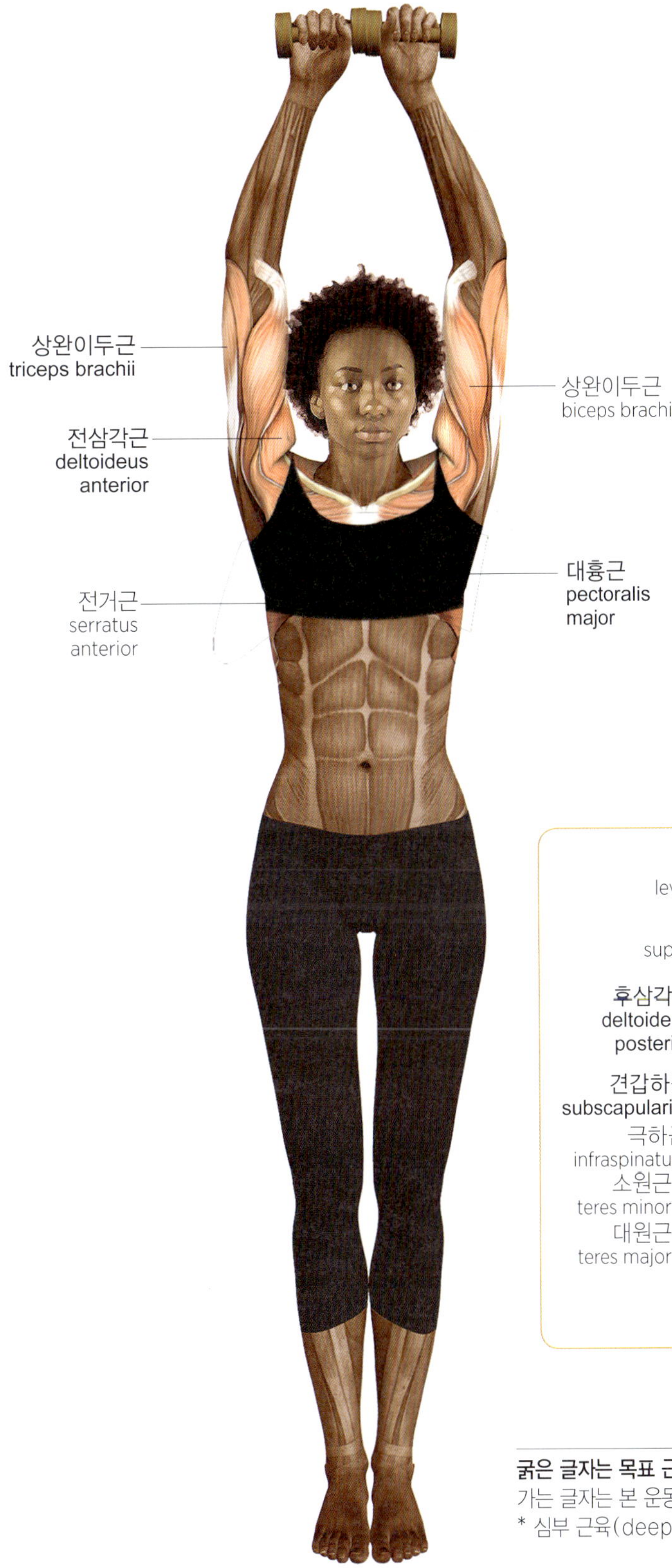

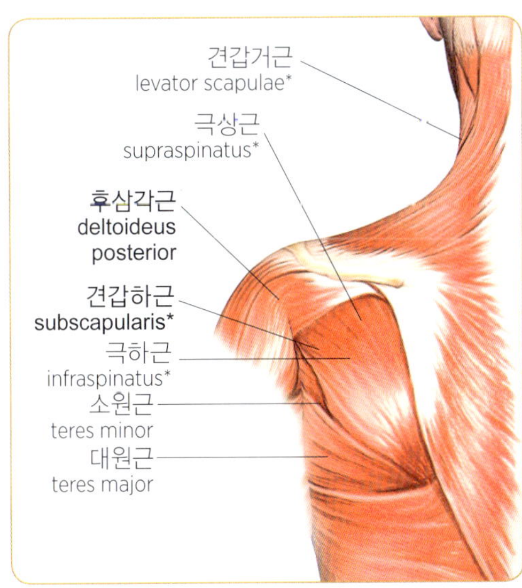

팩트 파일

목표 근육
- 삼각근
- 상완삼두근
- 가슴 근육

도구
- 덤벨

장점
- 팔근육을 강화한다.
- 어깨 근육을 발달시킨다.
- 가슴을 벌리고 신장한다.

주의사항
- 팔꿈치 문제
- 어깨 손상

주석

굵은 글자는 목표 근육(target muscles)을 의미한다.
가는 글자는 본 운동에 작용하는 다른 근육들을 의미한다.
* 심부 근육(deep muscles)

숄더 플렉싱 Shoulder Flexing

숄더 플렉싱은 견관절을 굴곡할 때 양팔을 앞쪽으로 들어 올리는 것을 말한다.
숄더 플렉싱은 어깨를 강화하는 저항운동으로서 견관절의 가동범위도 증가시킨다.

운동 방법

- 선 자세에서 양발을 붙이고, 각 손으로 덤벨을 잡고, 몸통 앞쪽으로 양팔을 내린다.
- 양팔을 쭉 뻗어서 어깨높이까지 앞쪽으로 들어 올린다.
- 시작자세로 양팔을 천천히 내린다. 권장 반복횟수만큼 반복한다.

올바른 수행의 팁

- 덤벨을 여러분의 몸 가까이까지 내리지만, 몸에 닿아서는 안된다.
- 어깨높이까지 덤벨을 들어 올리기 위해 허리를 사용해서는 안된다.

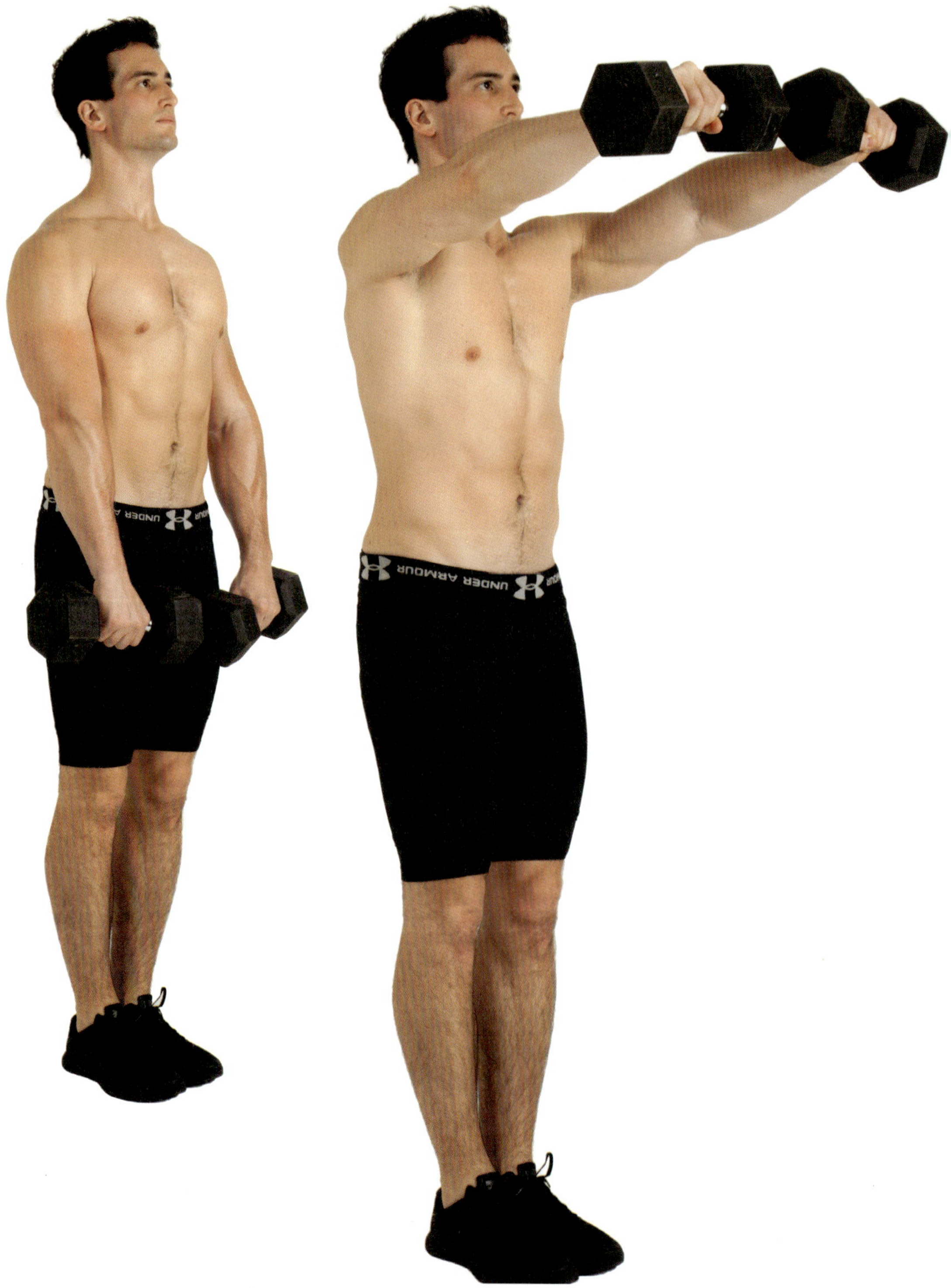

팩트 파일

목표 근육

- 삼각근
- 상부 등 근육

도구

- 덤벨

장점

- 어깨 근육을 안정화하고 강화시킨다.
- 상부 등 근육을 안정화시킨다.
- 푸쉬-업 근력을 증가시킨다.

주의사항

- 허리 문제

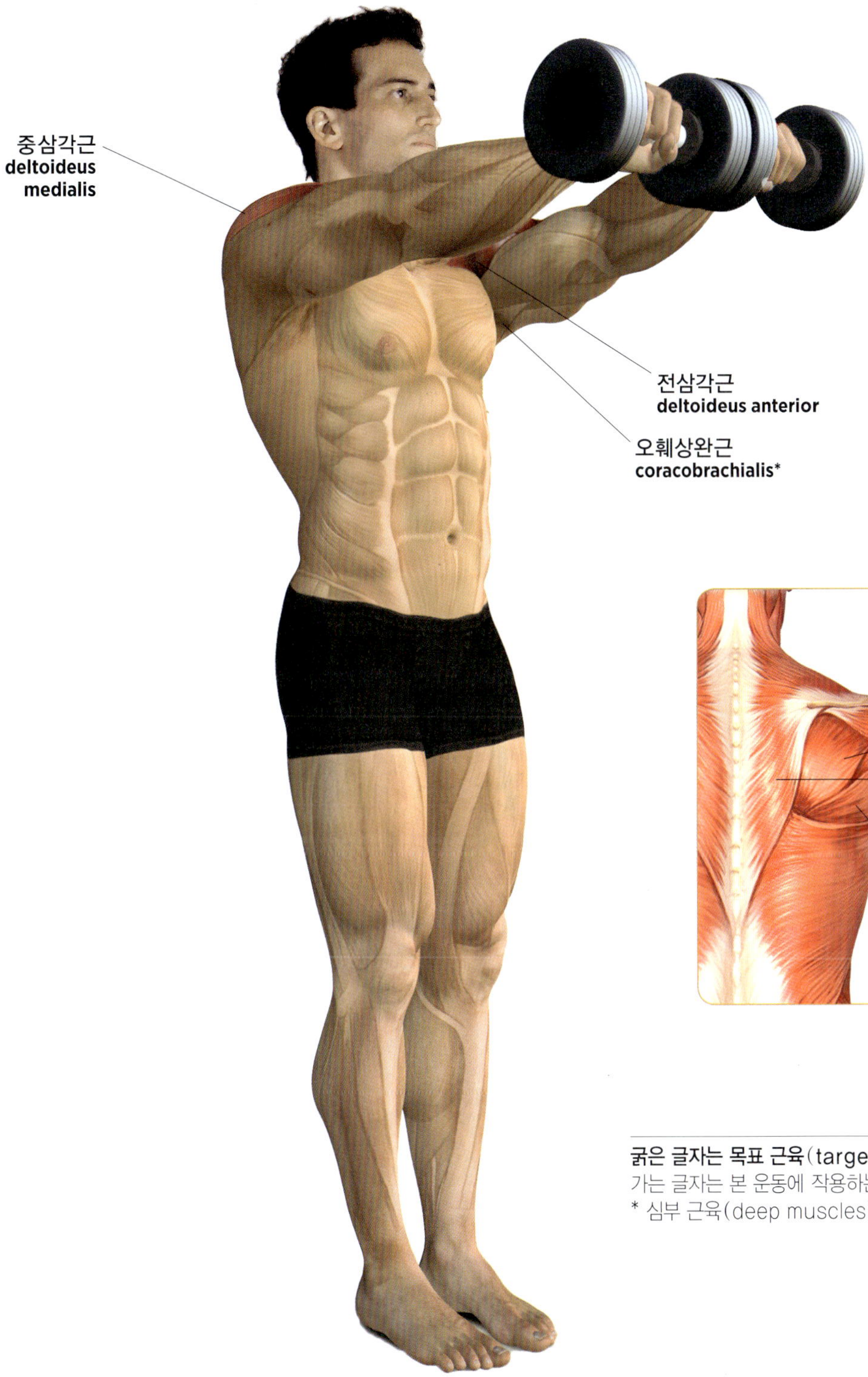

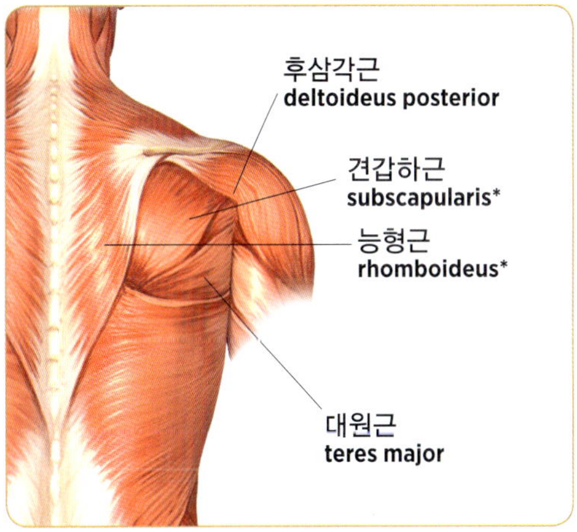

주석

굵은 글자는 목표 근육(target muscles)을 의미한다.
가는 글자는 본 운동에 작용하는 다른 근육들을 의미한다.
* 심부 근육(deep muscles)

래터럴 숄더 레이즈 Lateral Shoulder Raise

이 운동은 중삼각근을 주로 자극한다. 이름이 의미하듯이, 중삼각근은 어깨를 옆으로 들어 올리는 근육이다.

운동 방법

- 양발을 어깨너비로 벌리고 선 자세에서 덤벨을 양손으로 잡고 그 팔을 몸통 옆에 붙인다.
- 양팔을 어깨높이만큼 옆으로 들어 올린다. 이때 팔꿈치를 매우 조금만 굴곡한다. 전삼각근보다 중삼각근을 더 자극할 수 있도록 양팔을 어깨와 일직선되게 만든다. 이때 팔꿈치가 너무 아래로 떨어져서는 안된다.
- 덤벨을 천천히 내리면서 시작자세로 돌아간다. 권장 반복횟수만큼 반복한다.

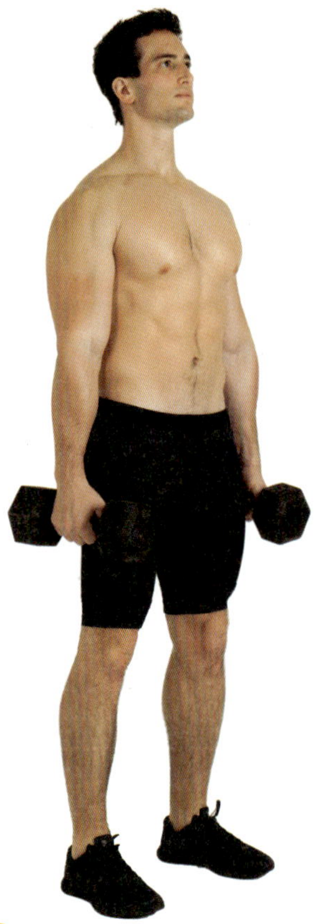

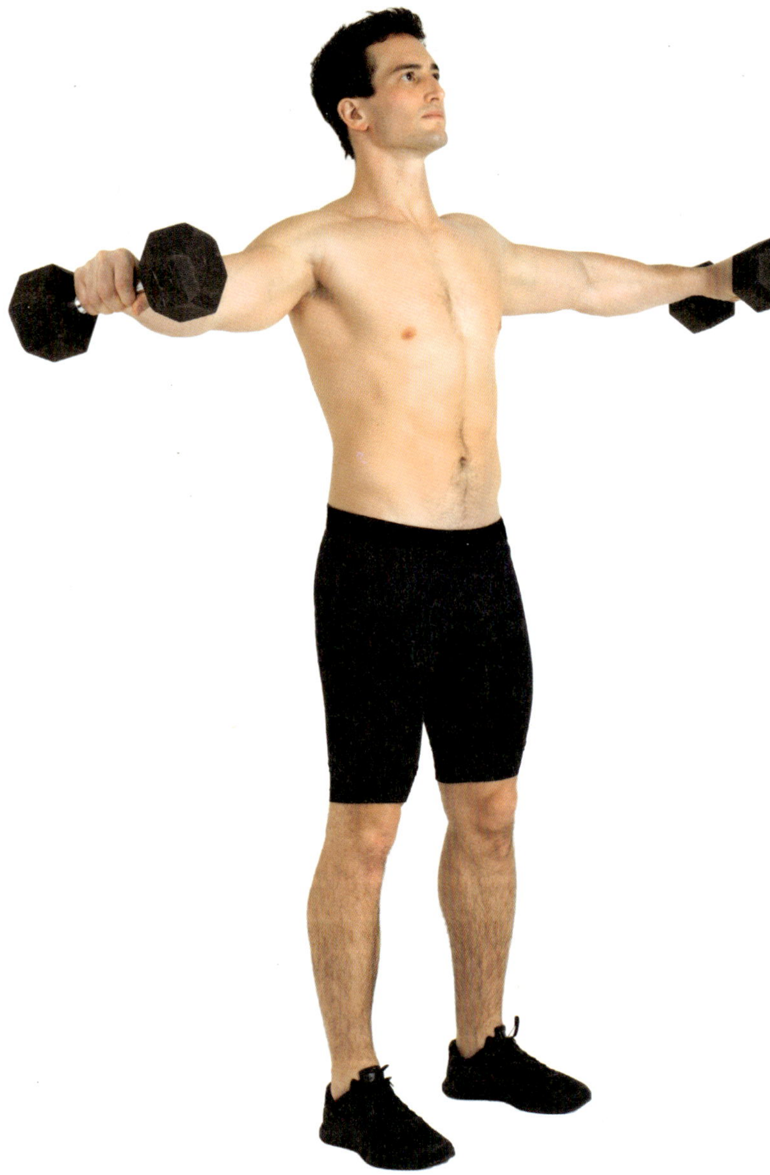

올바른 수행의 팁

- 운동을 수행하는 동안 팔꿈치를 약간 굴곡한 채로 고정한다.
- 팔을 들어 올렸을 때 팔꿈치와 어깨가 일직선을 이루어야 한다.
- 가슴을 들어 올리고, 어깨가 귀에서 멀어지도록 내린다.
- 덤벨을 들어 올릴 때 반동을 사용하지 않는다.
- 팔을 들어 올렸을 때 팔꿈치가 손목보다 아래로 떨어져서는 안된다.

팩트 파일

목표 근육

- 중삼각근
- 어깨, 가슴 및 등

도구

- 덤벨

장점

- 중삼각근을 강화한다.
- 상부 몸통, 팔 및 등을 안정화시킨다.

주의사항

- 어깨 문제/통증

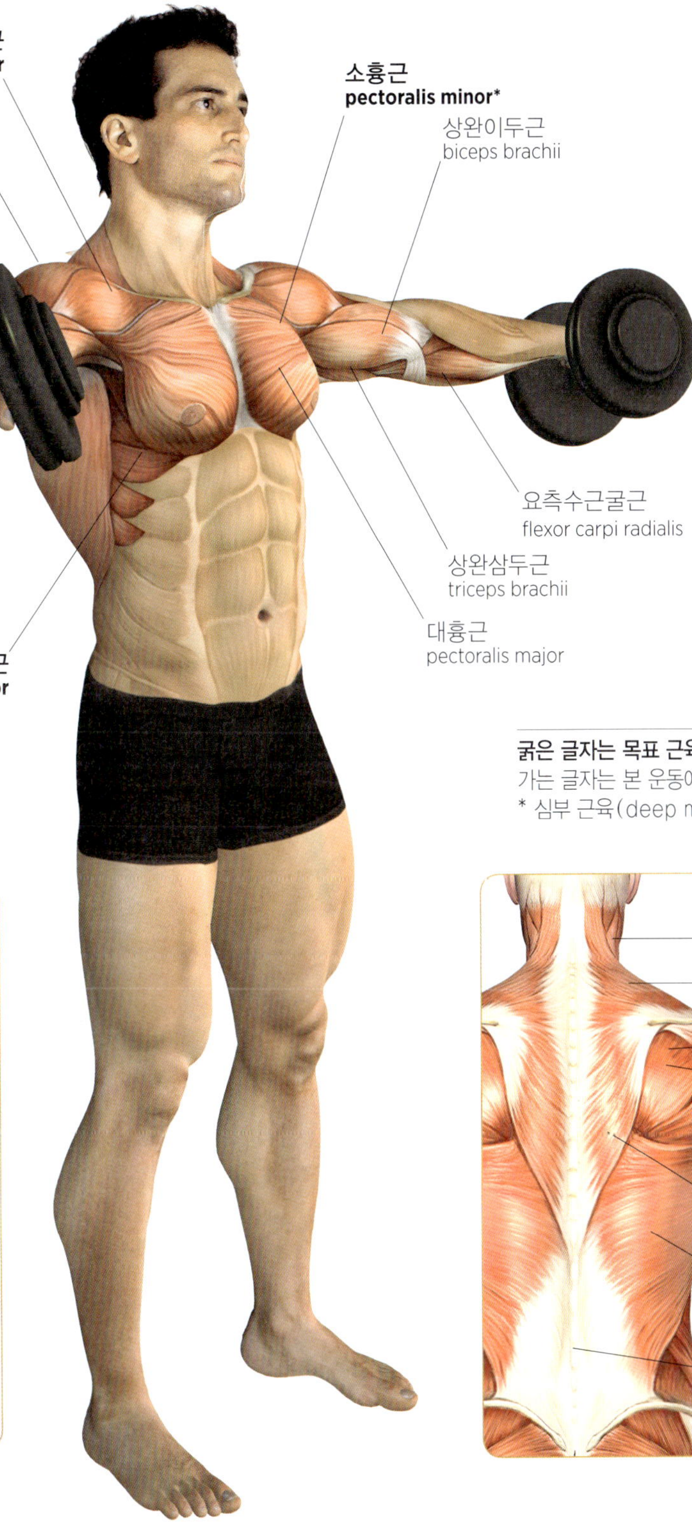

주석

굵은 글자는 목표 근육(target muscles)을 의미한다.
가는 글자는 본 운동에 작용하는 다른 근육들을 의미한다.
* 심부 근육(deep muscles)

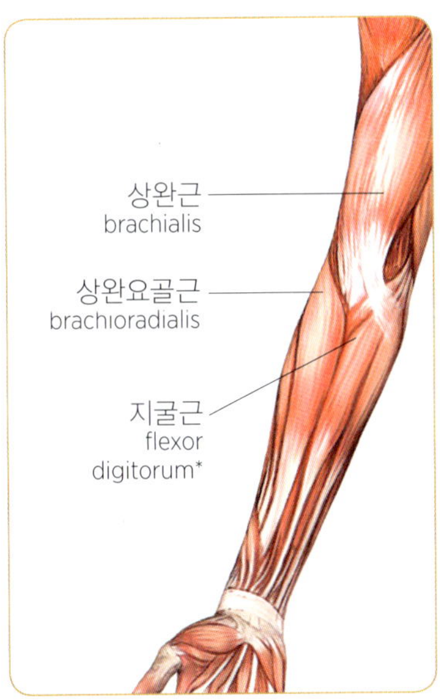

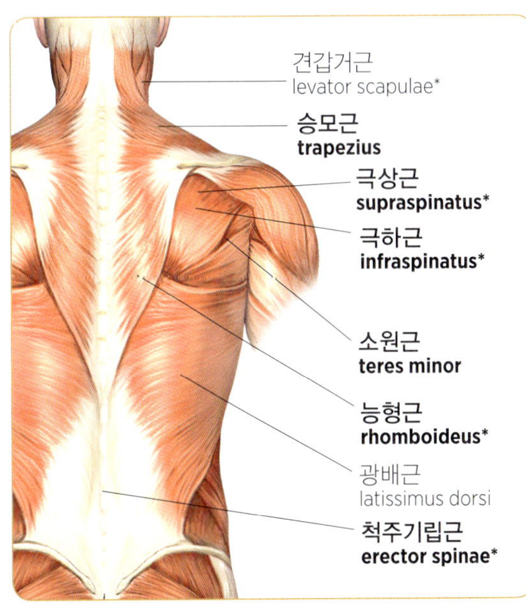

발레 바이셉스 Ballet Biceps

발레 바이셉스는 숄더 프레스(152-153페이지)의 다른 버전이다. 위쪽으로 팔을 들어 올릴 때 각을 형성하기 보다는 둥글게 해서 팔을 들어 올린다. 여러분의 상반신 자세는 발레의 5번째 자세와 비슷해야 한다.

운동 방법

- 양손으로 바벨을 잡고 선 자세를 취한다. 이때 양발을 붙이고, 척추와 골반을 중립위로 유지한다.
- 손바닥을 하늘 쪽으로 향하게 하고, 양팔을 편채로 어깨높이까지 옆으로 들어 올린다. 이것이 시작자세이다. 양팔이 부드럽지만 강한 곡선을 그리도록 팔꿈치를 살짝 이완한다.
- 견갑골을 등에 견고하게 고정시킨다. 양쪽 덤벨이 머리 위에서 만날 때까지 부드러운 원호를 그리면서 양팔을 들어 올린다.
- 양팔을 벌리면서 아래로 내려 시작자세로 되돌아간다. 권장 반복횟수만큼 반복한다.

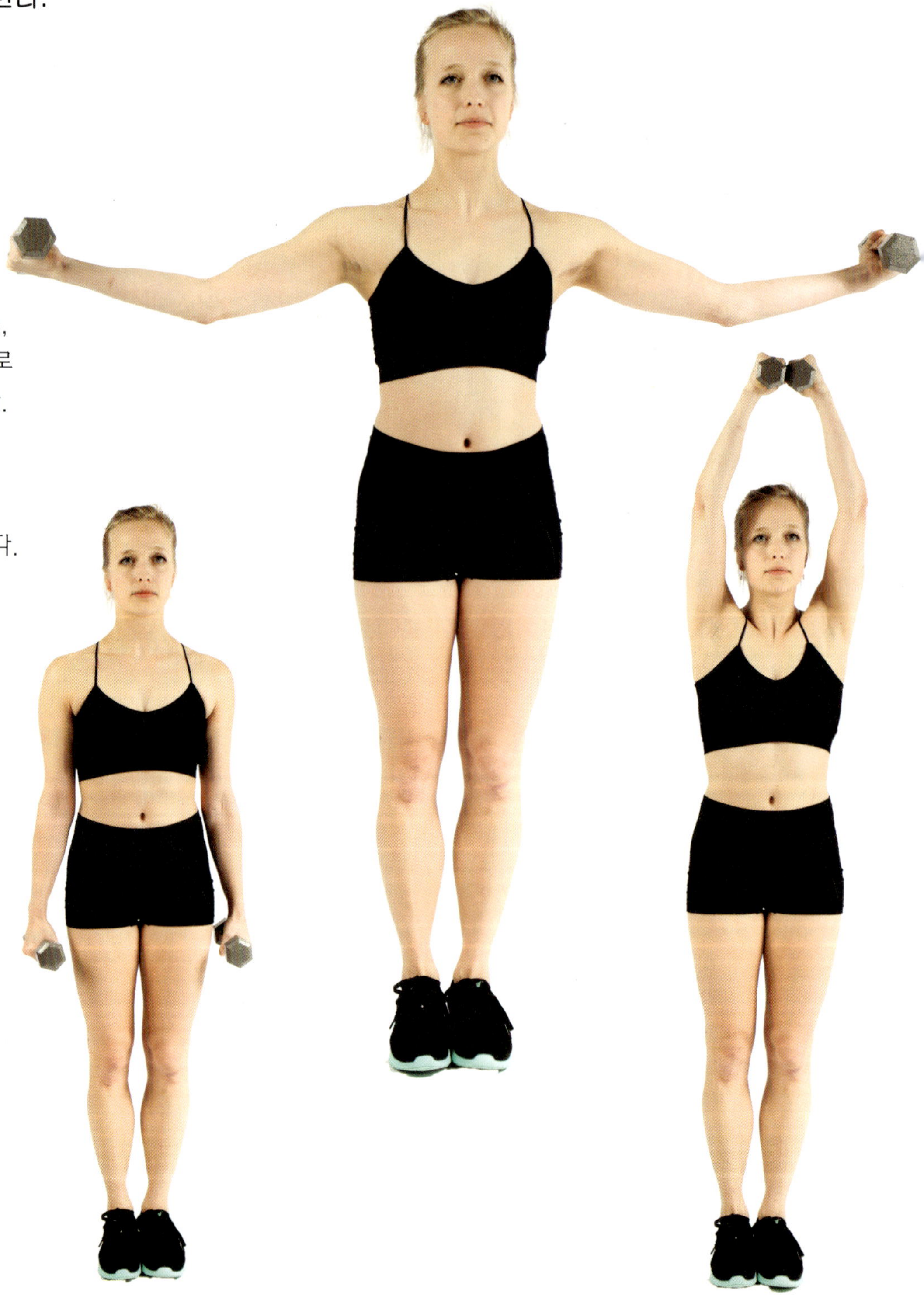

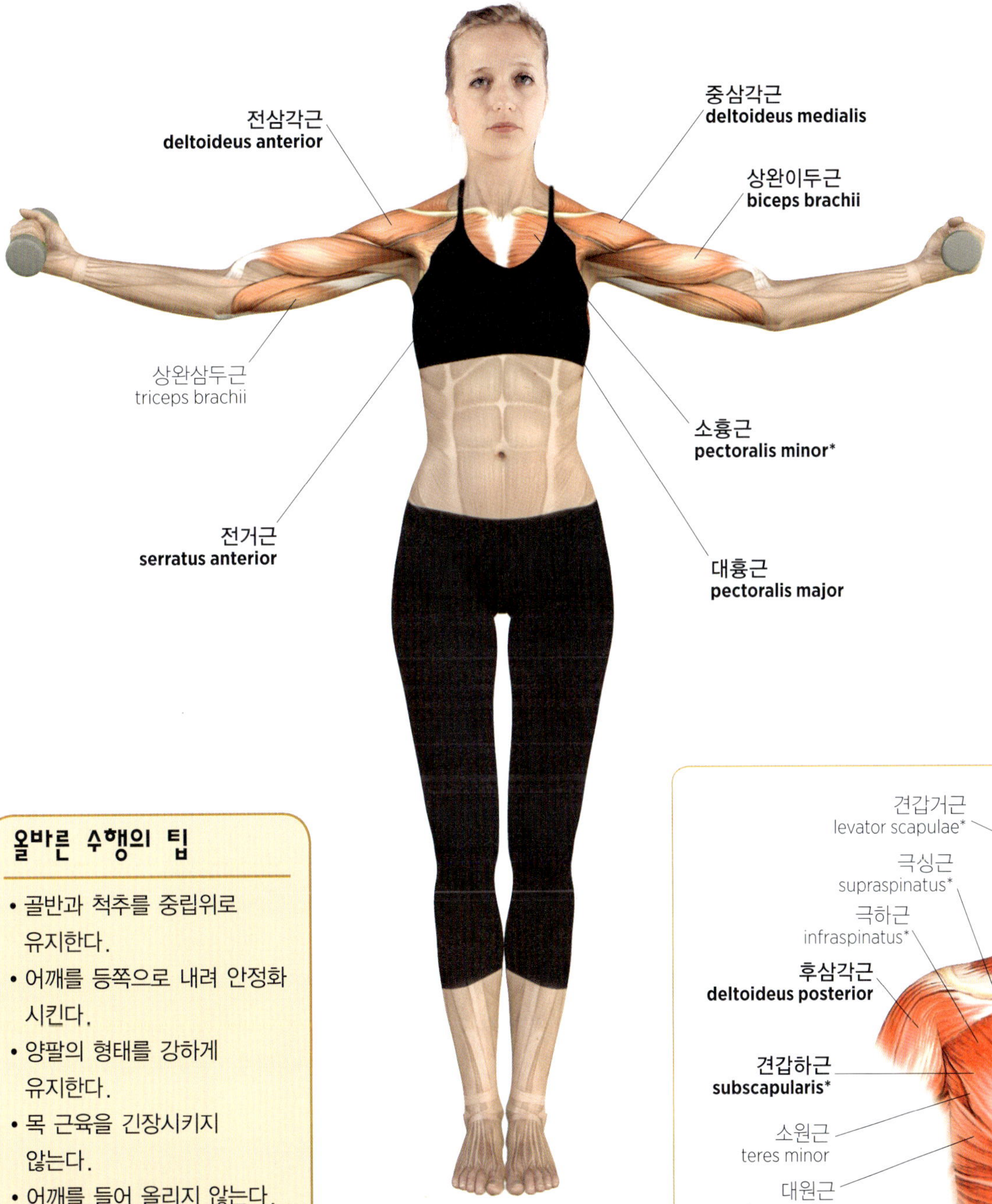

팩트 파일

목표 근육
- 상완이두근
- 삼각근
- 상부 몸통 근육
- 깊은 어깨 내전근/회전근

도구
- 덤벨

장점
- 팔 근육을 강화하고 신장한다.
- 어깨 근육을 발달시킨다.
- 상체 근력을 증가시키고, 관절의 압박을 해소한다.

주의사항
- 팔꿈치 문제
- 어깨 손상

올바른 수행의 팁

- 골반과 척추를 중립위로 유지한다.
- 어깨를 등쪽으로 내려 안정화시킨다.
- 양팔의 형태를 강하게 유지한다.
- 목 근육을 긴장시키지 않는다.
- 어깨를 들어 올리지 않는다.
- 어깨를 전방으로 둥글게 만들지 않는다.

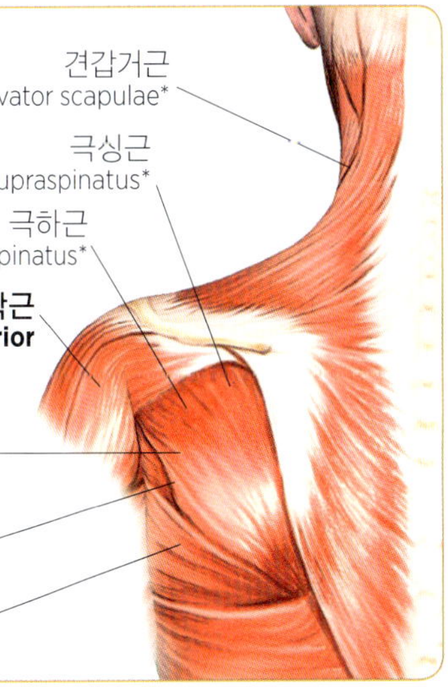

주석

굵은 글자는 목표 근육(target muscles)을 의미한다.
가는 글자는 본 운동에 작용하는 다른 근육들을 의미한다.
* 심부 근육(deep muscles)

얼터네이팅 해머 컬 Alternating Hammer Curl

해머 운동은 작업할 때 망치를 잡는 방법에서 이름이 유래되었고, 이것은 양손바닥을 서로 마주보게 하는 중립 그립이고, 언더핸드 그립과 반대로, 망치의 손잡이를 잡듯이 잡는다. 해머 컬은 언더핸드 컬과 다른 방법으로 팔을 사용한다.

운동 방법

- 양손에 덤벨을 잡고 선 자세를 취한다. 양발은 어깨너비로 벌리고 골반을 약간 후방경사한다. 그리고 양쪽 무릎을 약간 굴곡한다.
- 양손바닥을 마주보게 하고 덤벨을 해머 그립으로 잡고 있는지를 체크한다. 팔꿈치를 몸통에 가까이 유지한다.
- 상완을 고정한 채, 오른쪽 덤벨이 가슴 쪽으로 향하도록 팔꿈치를 굴곡한다.
- 덤벨을 다시 천천히 내리면서 시작자세로 돌아간다. 반대쪽도 실시한다. 권장 반복횟수만큼 양팔을 교대로 운동한다.

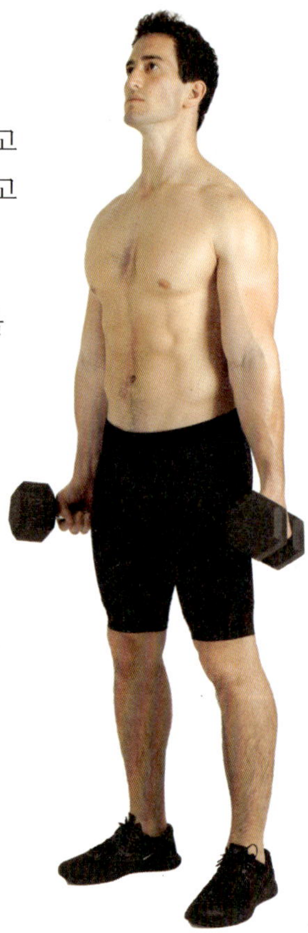

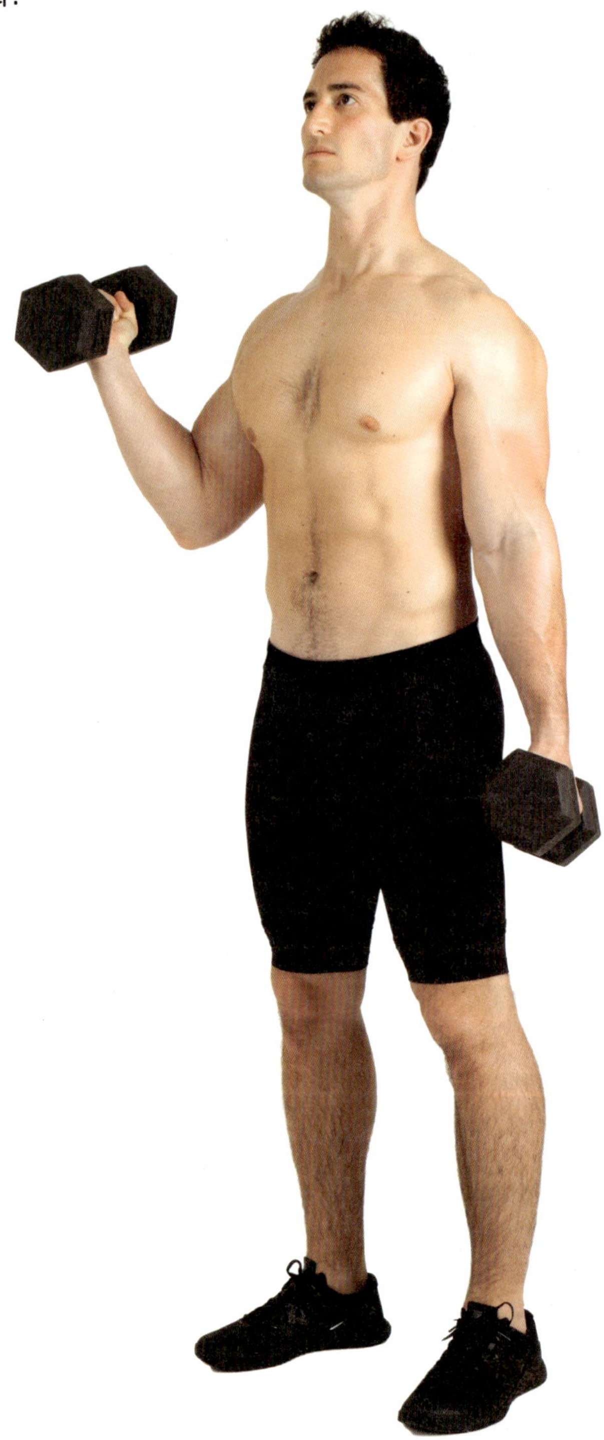

올바른 수행의 팁

- 최대로 들어 올렸을 때, 상완이두근을 완전히 수축한다.
- 덤벨을 들어 올릴 때 반동을 사용해서는 안된다. 몸통을 똑바로 유지하고 상완이두근을 활성화시킨다.
- 손목이 꺾이지 않아야 한다. 손목과 전완을 일자로 유지한다.

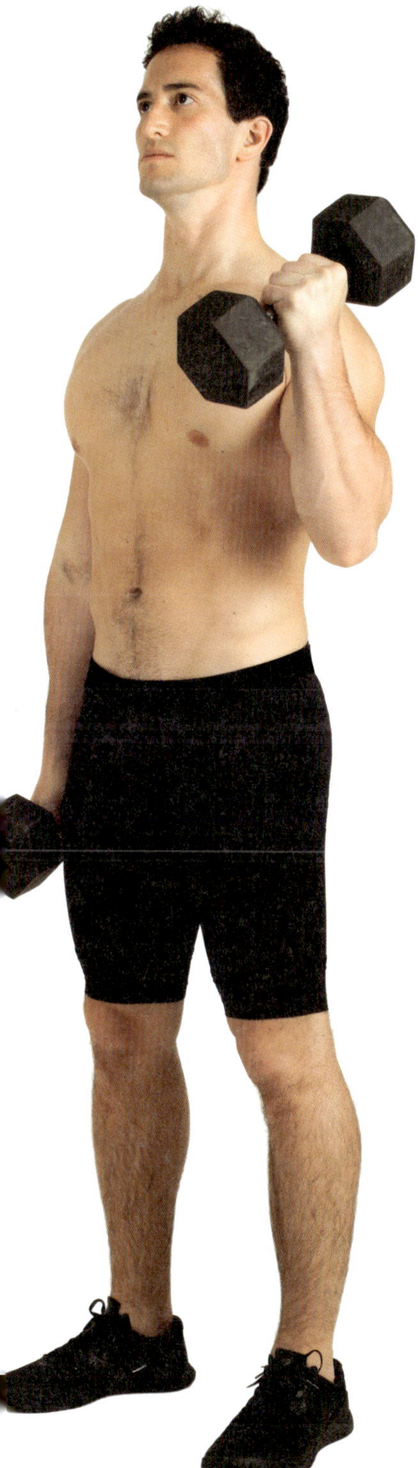

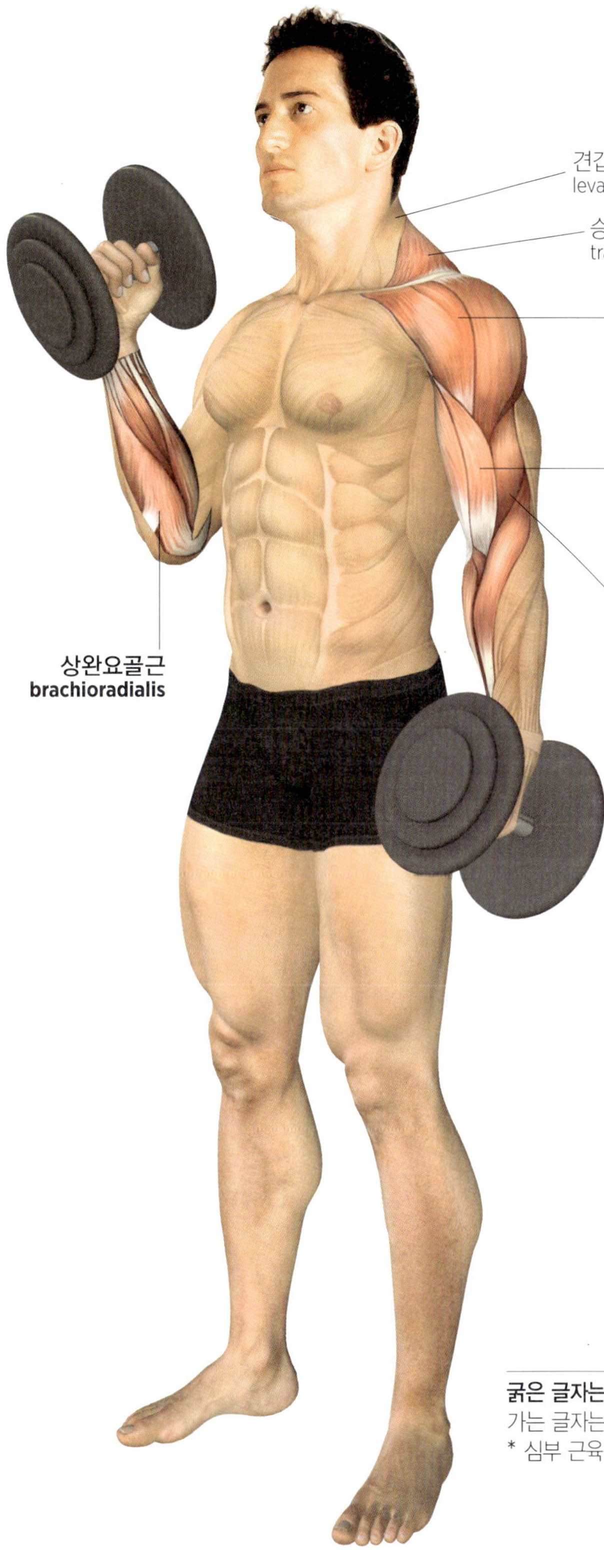

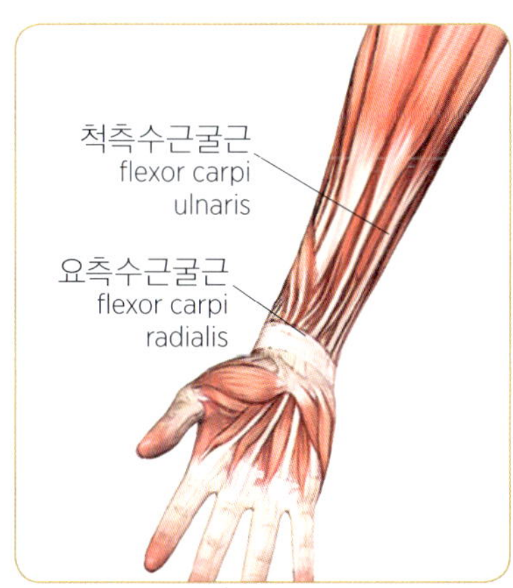

팩트 파일

목표 근육

- 상완이두근
- 주관절 굴곡근

도구

- 덤벨

장점

- 상완이두근과 주관절 굴곡근을 강화한다.
- 어깨와 손목 굴곡근을 안정화시킨다.

주의사항

- 팔꿈치 손상/문제
- 팔, 손목 또는 어깨 문제/통증

주석

굵은 글자는 목표 근육(target muscles)을 의미한다.
가는 글자는 본 운동에 작용하는 다른 근육들을 의미한다.
* 심부 근육(deep muscles)

싱글-암 컨센트레이션 컬

Single-Arm Concentration Curl

상완 근육인 상완근과 전완 근육인 상완요골근이 팔꿈치를 굴곡할 때 주로 작용한다. 비록 이 운동이 특히 상완근을 크게 작용시키지만, 상완이두근에도 효과적이다.

운동 방법

- 양다리를 어깨너비보다 넓게 벌리고 벤치 위에 앉는다. 양다리 사이에 오른손을 위치시키고 덤벨을 잡는다.
- 오른쪽 상완의 뒤쪽면을 오른쪽 허벅지 안쪽면에 붙인다.
- 오른쪽 상완을 고정하고, 오른손바닥을 위쪽으로 향하게 한다. 덤벨을 얼굴 쪽으로 들어 올리다가 어깨높이에 도달했을 때 그 움직임을 중단하고, 상완이두근의 수축에 집중한다.
- 천천히 덤벨을 내리면서 시작자세로 돌아간다. 권장 반복횟수만큼 반복한다. 그리고 반대쪽도 실시한다.

올바른 수행의 팁

- 시작자세에서 팔을 아래로 내렸을 때, 덤벨이 바닥으로부터 몇 인치 떨어져야 한다.
- 위치상으로 볼 때 엄지보다 새끼손가락이 더 높아야 하고, 새끼손가락을 강하게 쥔다.
- 운동을 할 때 스윙 동작이 일어나서는 안된다.
- 손목이 꺾이지 않아야 한다. 손목과 전완을 일자로 유지한다.
- 어깨가 안쪽으로 말리지 않아야 한다.

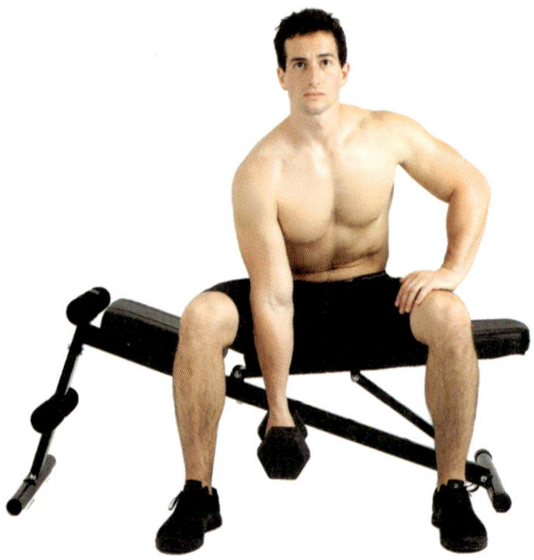

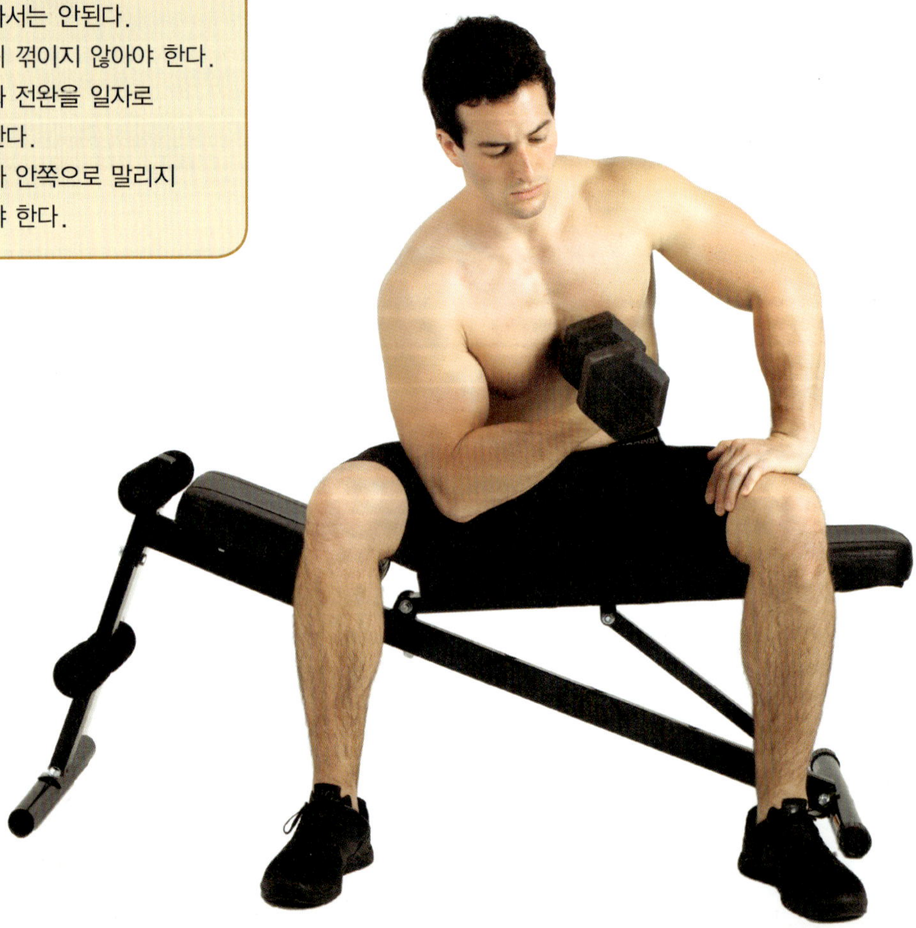

팩트 파일

목표 근육

- 주관절 굴곡근
- 상완이두근

도구

- 덤벨
- 벤치/의자

장점

- 주관절 굴곡근과 상완이두근을 강화한다.
- 어깨, 등, 복사근 및 손목을 안정화시킨다.

주의사항

- 팔꿈치 손상/문제
- 손목 문제

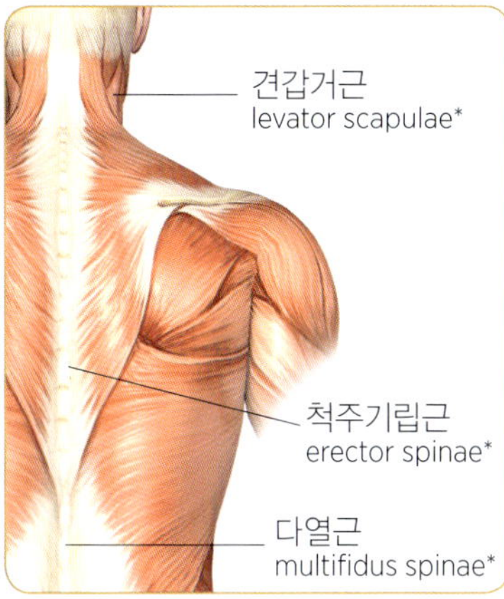

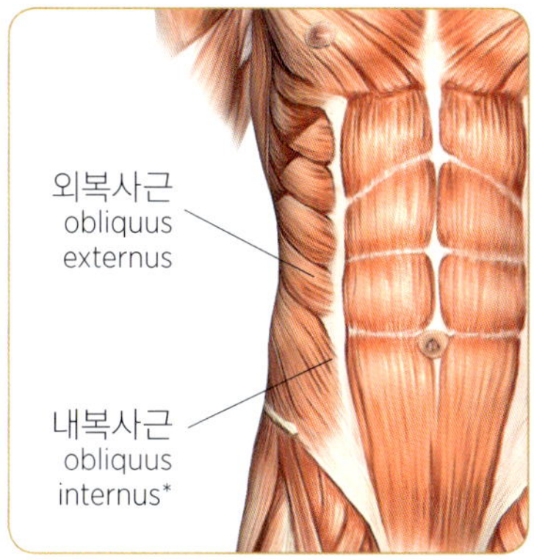

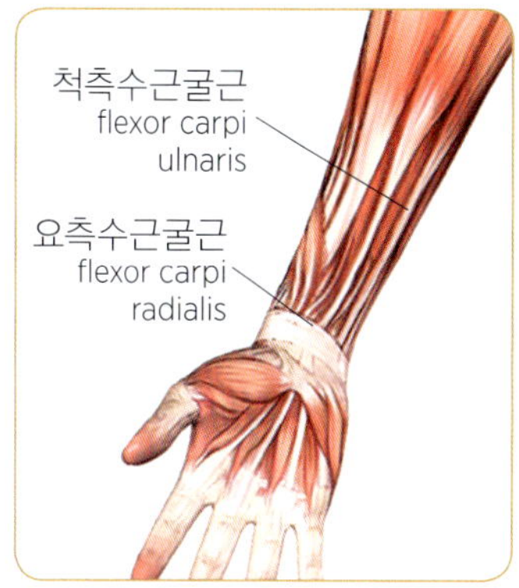

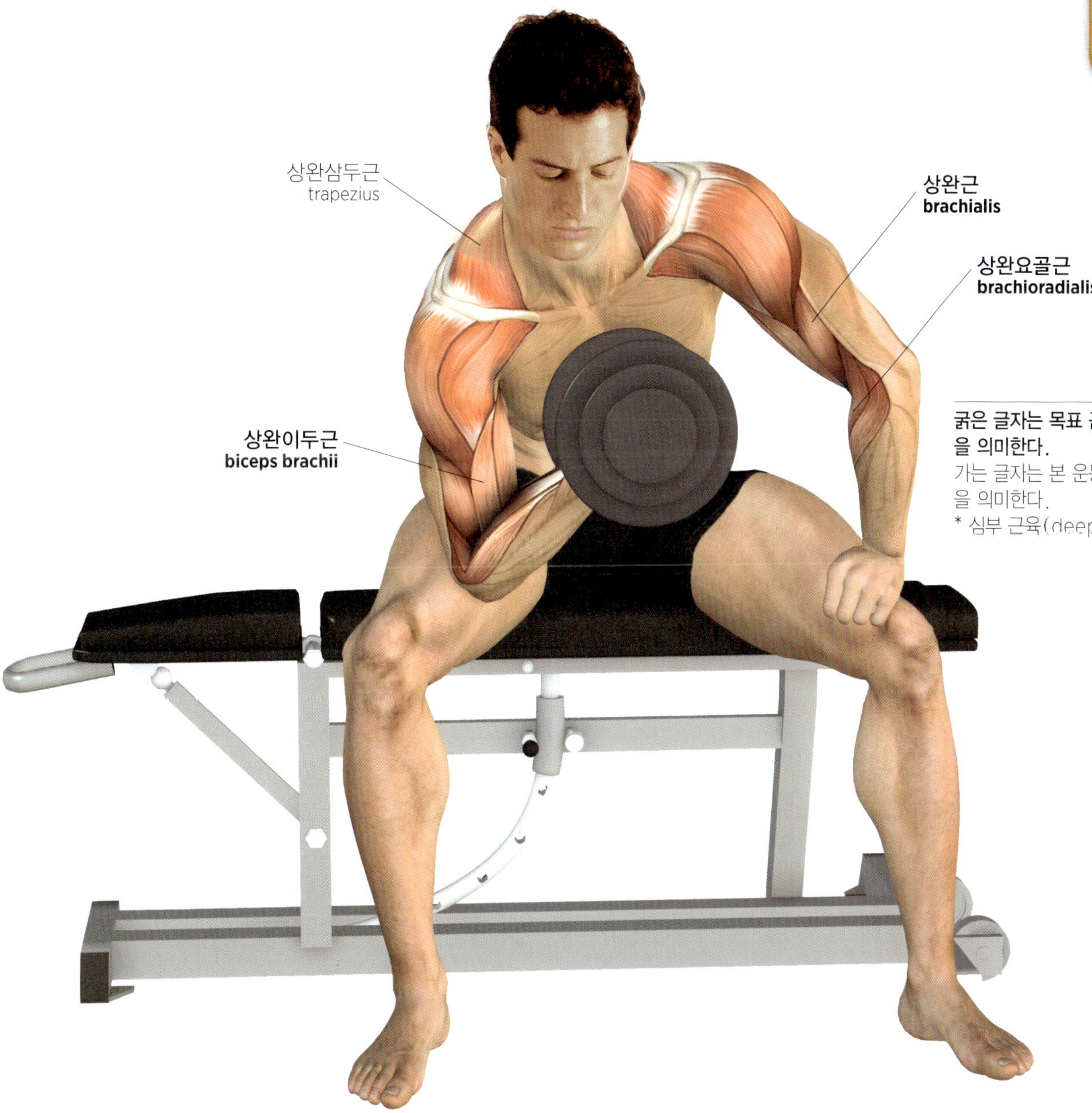

주석

굵은 글자는 목표 근육(target muscles)을 의미한다.

가는 글자는 본 운동에 작용하는 다른 근육들을 의미한다.

* 심부 근육(deep muscles)

덤벨 트라이셉스 킥백 Dumbbell Triceps Kickback

덤벨 트라이셉스 킥백은 상완삼두근을 강화시키는 단순하지만 훌륭한 운동이다. 양쪽 다리와 한 팔로 균형을 잡을 때, 코어를 강하게 활성화하고, 전신을 안정되게 유지해야 한다.

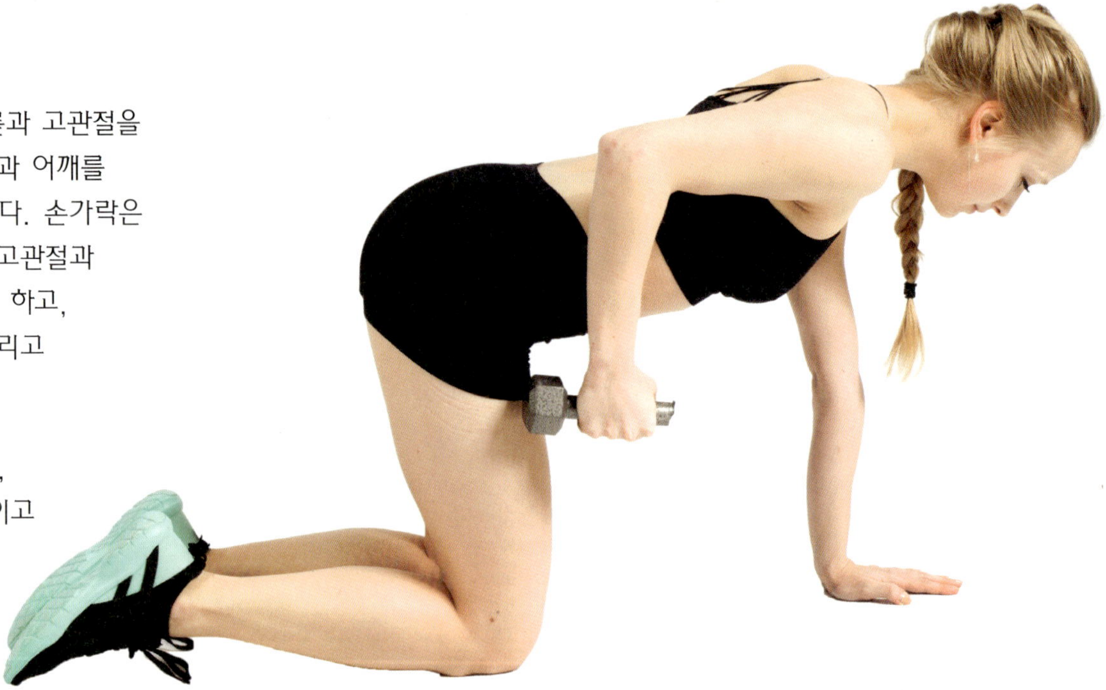

운동 방법

- 네발자세를 취한다. 무릎과 고관절을 수직 일직선으로, 또 손과 어깨를 수직 일직선으로 배치한다. 손가락은 앞쪽으로 향한다. 이때 고관절과 척추는 중립위를 취해야 하고, 발등을 바닥에 댄다. 그리고 바닥을 응시한다.
- 오른손으로 덤벨을 잡고, 팔꿈치를 몸통 옆에 붙이고 굴곡한다. 그리고 어깨를 등 쪽으로 내린다.
- 마치 앞쪽 벽에 연결된 고무줄을 당기듯이, 오른팔을 천천히 뒤쪽으로 뻗는다.
- 다시 팔꿈치를 앞쪽으로 천천히 조절하면서 굴곡하고, 권장 반복횟수만큼 반복한다. 반대쪽 팔도 권장 반복횟수만큼 반복한다.

올바른 수행의 팁

- 골반과 척추를 중립위로 유지한다.
- 시선을 바닥 쪽으로 유지함으로써, 경추를 길게 유지한다.
- 덤벨을 어깨선 아래까지만 움직인다.
- 한 지점에서 다른 지점으로 덤벨을 움직일 때 팔을 스윙해서는 안된다.
- 팔꿈치를 과도하게 신전시키지 않는다.
- 운동을 수행하는 동안 복부 근육을 활성화한다.

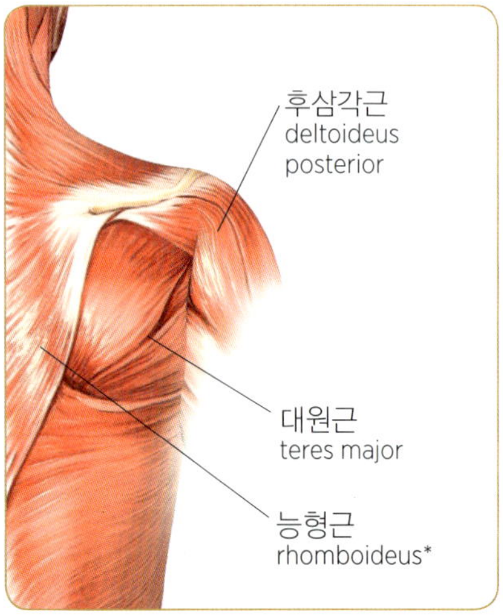

팩트 파일

목표 근육
• 상완삼두근

도구
• 덤벨

장점
• 상완삼두근을 강화한다.
• 상체의 조절을 발달시킨다.

주의사항
• 팔꿈치 손상/문제
• 허리 문제

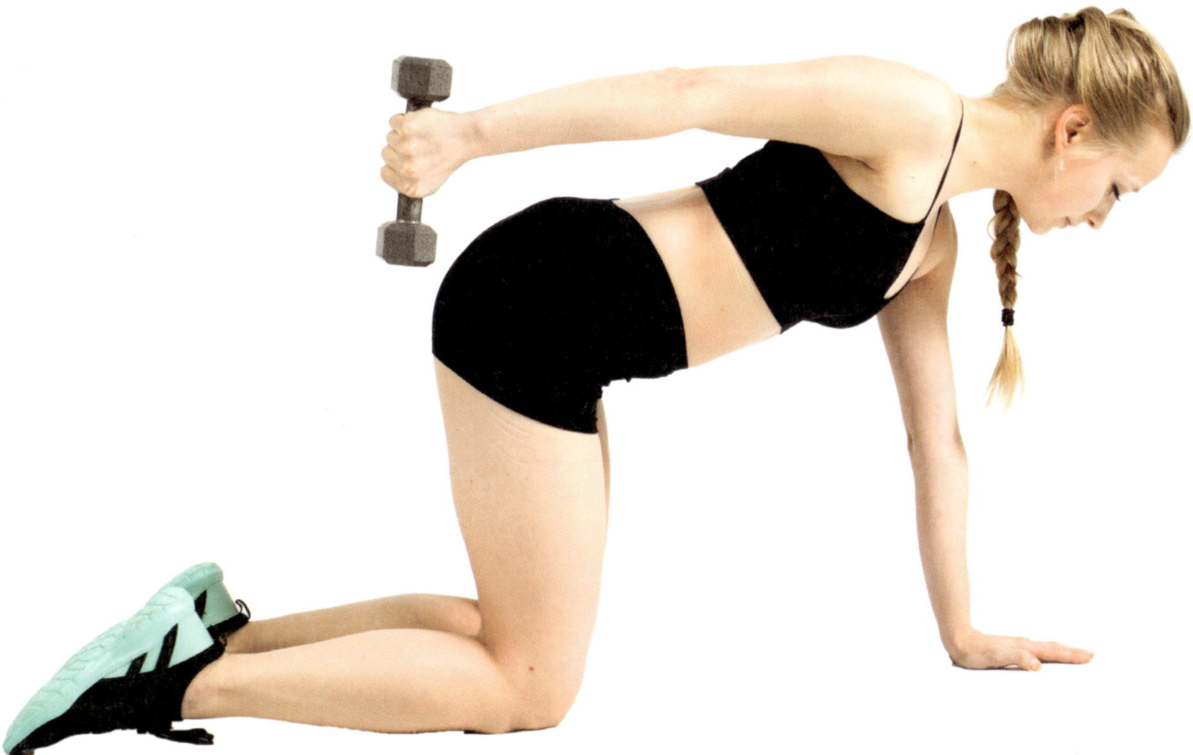

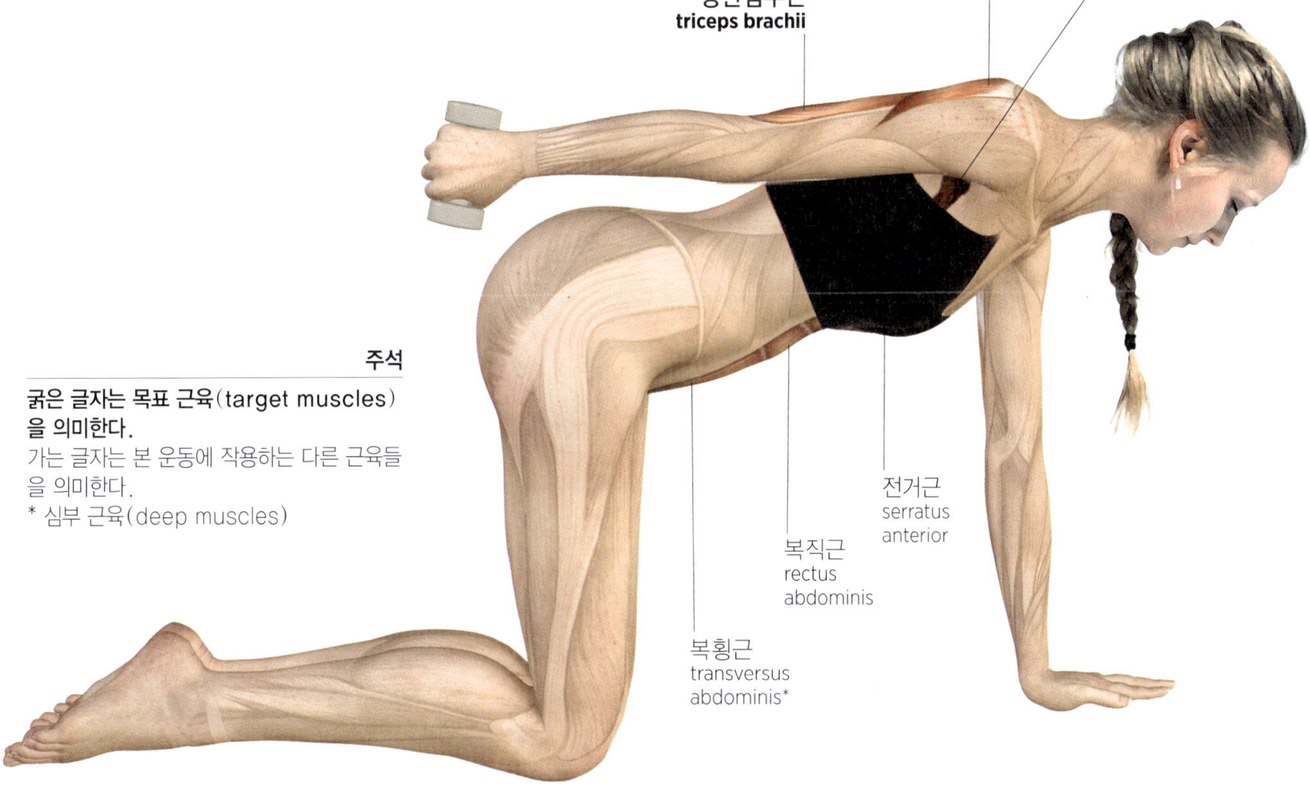

주석

굵은 글자는 목표 근육(target muscles)을 의미한다.
가는 글자는 본 운동에 작용하는 다른 근육들을 의미한다.
* 심부 근육(deep muscles)

얼터네이팅 케틀벨 프레스 Alternating Kettlebell Press

얼터네이팅 케틀벨 프레스로 어깨, 등 및 팔 근육을 자극해 보자. 이 운동은 케틀벨 숄더 프레스(Kettlebell Shoulder Press)와 케틀벨 얼터네이팅 밀리터리 프레스(Kettlebell Alternating Military Press)로도 알려져 있으며, 심혈관을 강화할 뿐만 아니라, 효율적인 어깨 안정성 운동을 제공한다.

운동 방법

- 양발을 어깨너비로 벌리고 서서 무릎을 약간 굽힌다. 한쌍의 케틀벨을 여러분 앞쪽의 바닥에 배치한다. 양팔을 바닥쪽으로 뻗어 케틀벨을 집어 든다.
- 케틀벨을 어깨 측면으로 들어 올리면서 양쪽 다리와 고관절을 신전한다. 모든 동작은 부드럽지만 정확하게 이루어져야 한다.
- 왼팔이 잠길 때까지 케틀벨을 머리 위로 들어 올린다. 이때 손바닥이 전방을 향하도록 손목을 돌려야 한다. 다른 케틀벨을 가능하면 그대로 유지한다.
- 왼팔을 내리면서 손바닥을 여러분 쪽으로 돌린다. 반대쪽도 실시한다. 권장 반복횟수만큼 계속 양팔을 교대로 실시한다.

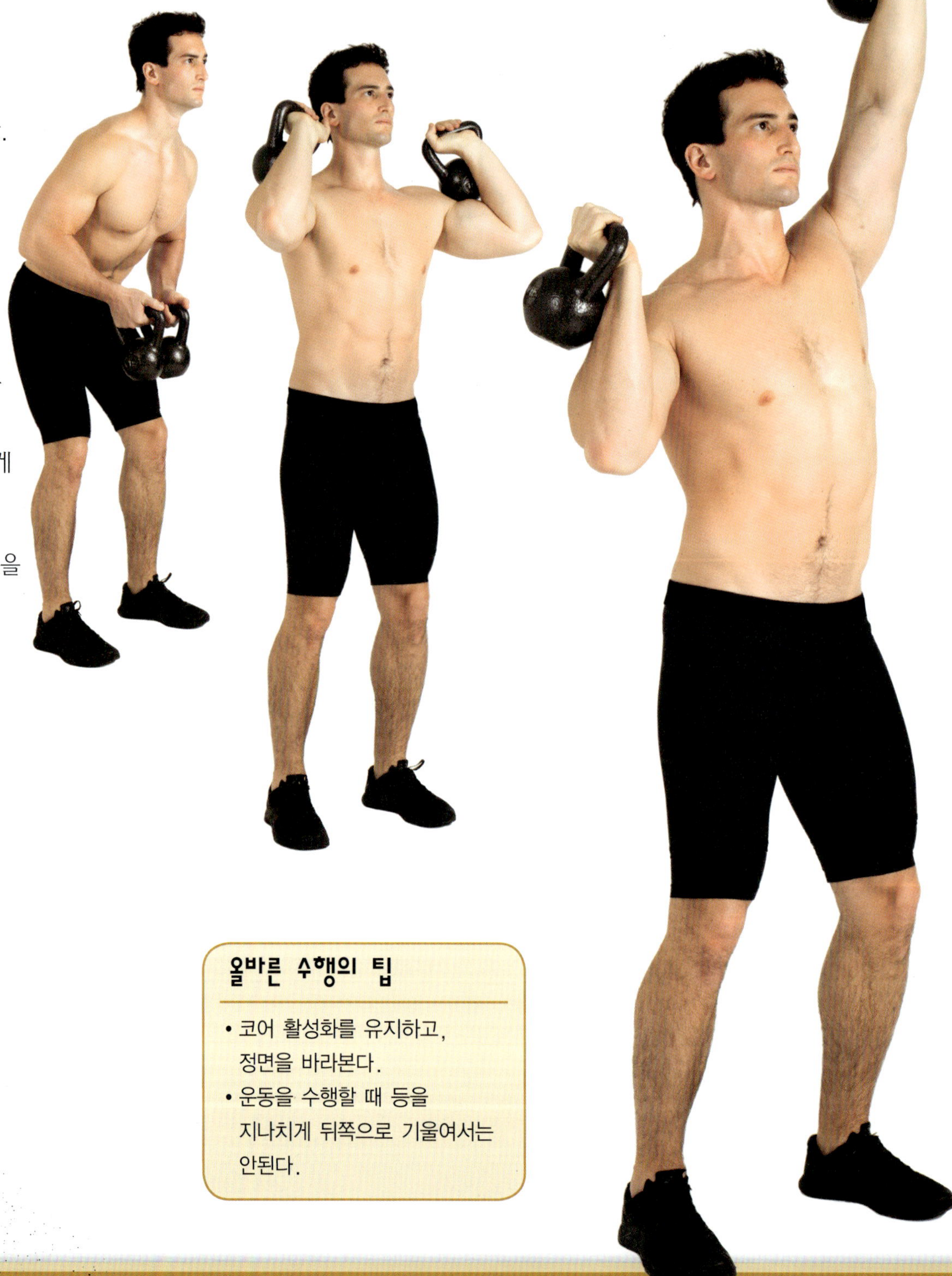

올바른 수행의 팁

- 코어 활성화를 유지하고, 정면을 바라본다.
- 운동을 수행할 때 등을 지나치게 뒤쪽으로 기울여서는 안된다.

팩트 파일

목표 근육
- 삼각근

도구
- 케틀벨

장점
- 어깨를 강화한다.
- 팔, 가슴, 복사근 및 등에 작용한다.

주의사항
- 어깨 문제
- 손목 문제

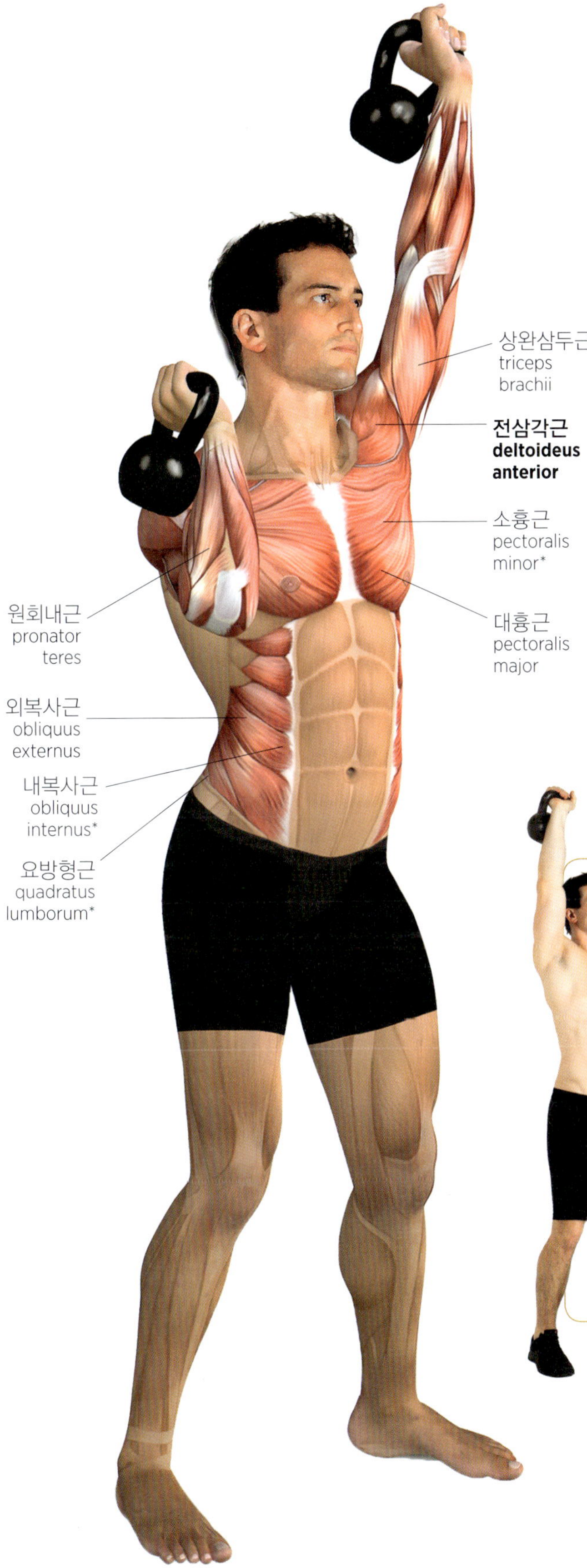

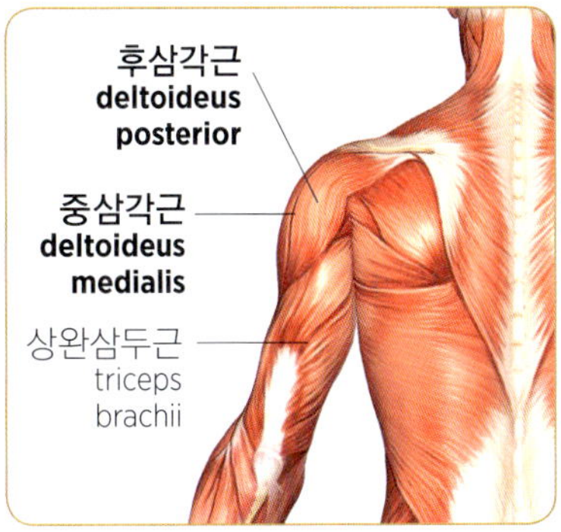

주석

굵은 글자는 목표 근육(target muscles)을 의미한다.
가는 글자는 본 운동에 작용하는 다른 근육들을 의미한다.
* 심부 근육(deep muscles)

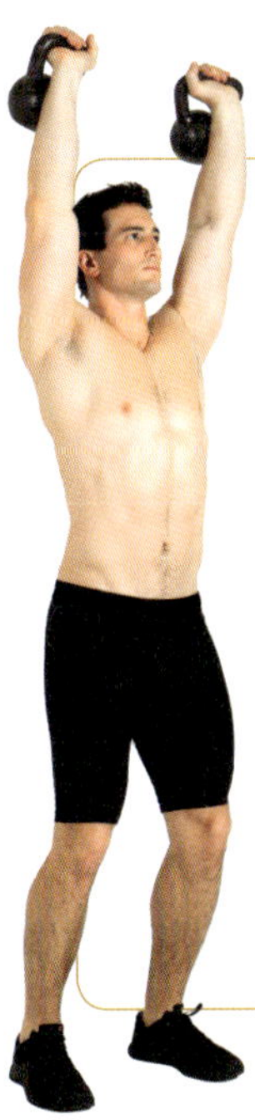

다른 버전

낮은 난이도: 동시에 양팔을 위로 들어 올린다.

높은 난이도: 한쪽 다리를 들고 실시한다.

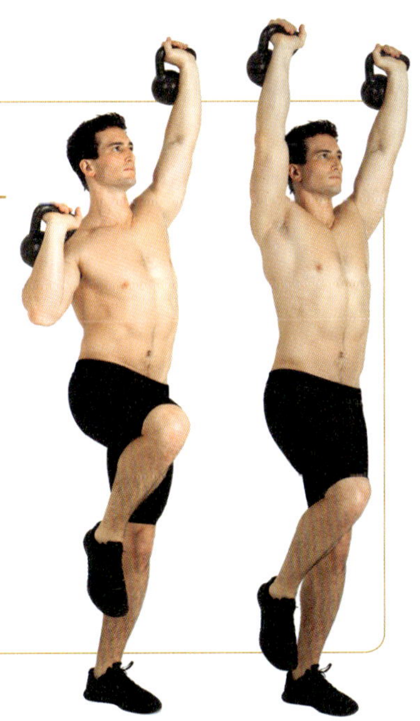

바텀-업 케틀벨 클린 Bottom-Up Kettlebell Clean

이 운동은 전완을 위한 운동이다. 좋은 가동범위로 팔과 상체를 움직여 케틀벨을 뒤쪽, 앞쪽과 위쪽으로 흔든다. 이 동작은 훌륭한 전완 강화 운동이다.

운동 방법

- 왼손에 케틀벨을 잡고 양쪽 팔을 몸통 옆에 붙이고 선 자세를 취한다. 이때 양발은 어깨너비만큼 벌리고, 무릎을 약간 굽힘한다.
- 케틀벨을 뒤쪽으로 스윙하고, 다시 앞쪽과 위쪽으로 강하게 스윙한다. 이런 동작할 때 케틀벨 손잡이를 견고하게 잡는다.
- 일단 상완이 바닥과 평행을 이루면 그 자세를 유지한 후, 다시 아래로 내리고 권장 반복횟수만큼 반복한다. 반대쪽 팔도 권장 반복횟수만큼 실시한다.

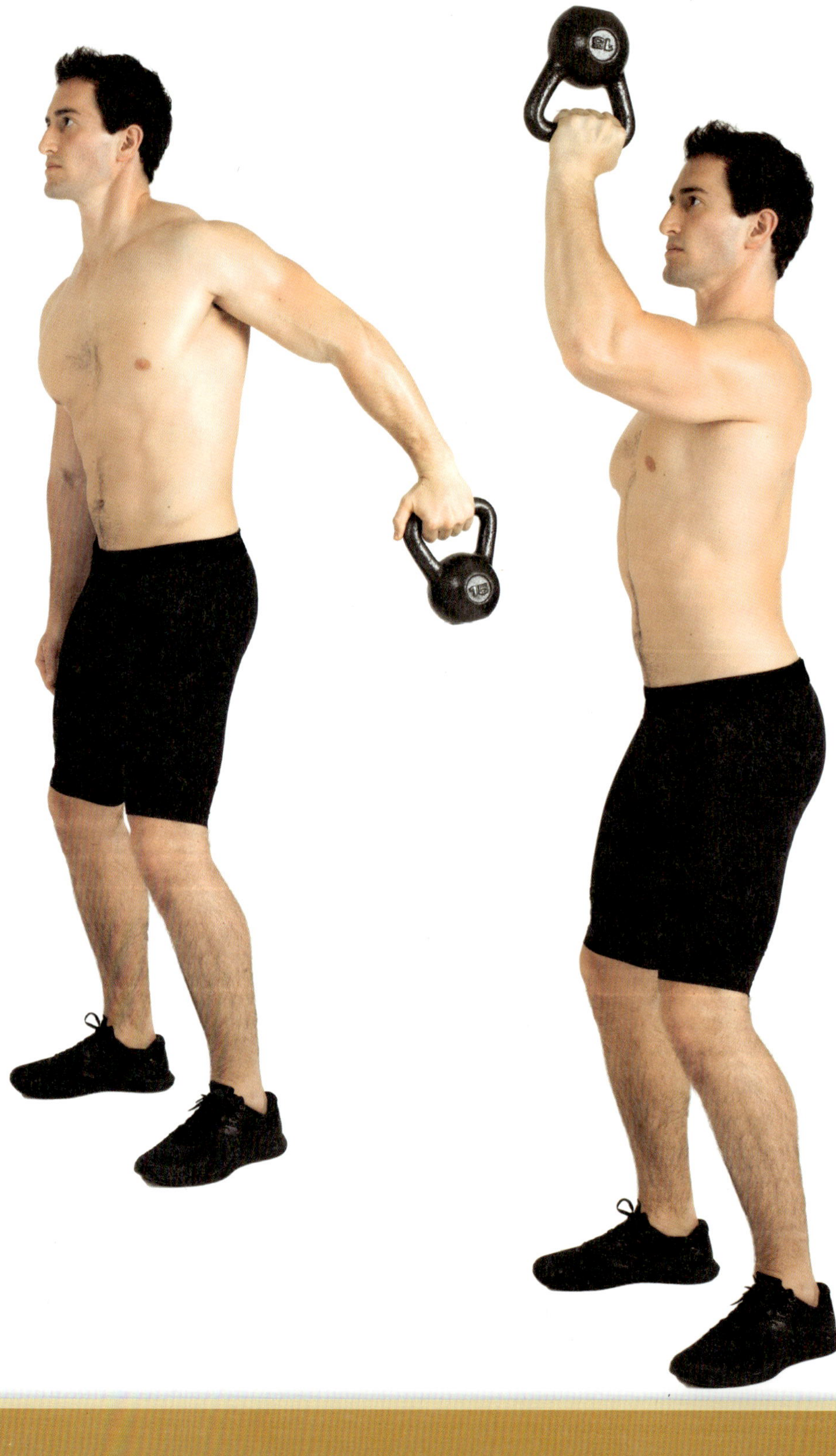

올바른 수행의 팁

- 등을 일자로 유지한다.
- 케틀벨 잡기를 견고하게 한다.

팩트 파일

목표 근육
- 전완 근육

도구
- 케틀벨

장점
- 전완을 강화한다
- 어깨, 상완 및 가슴에 작용한다.

주의사항
- 팔이나 손목 문제/통증
- 어깨 문제

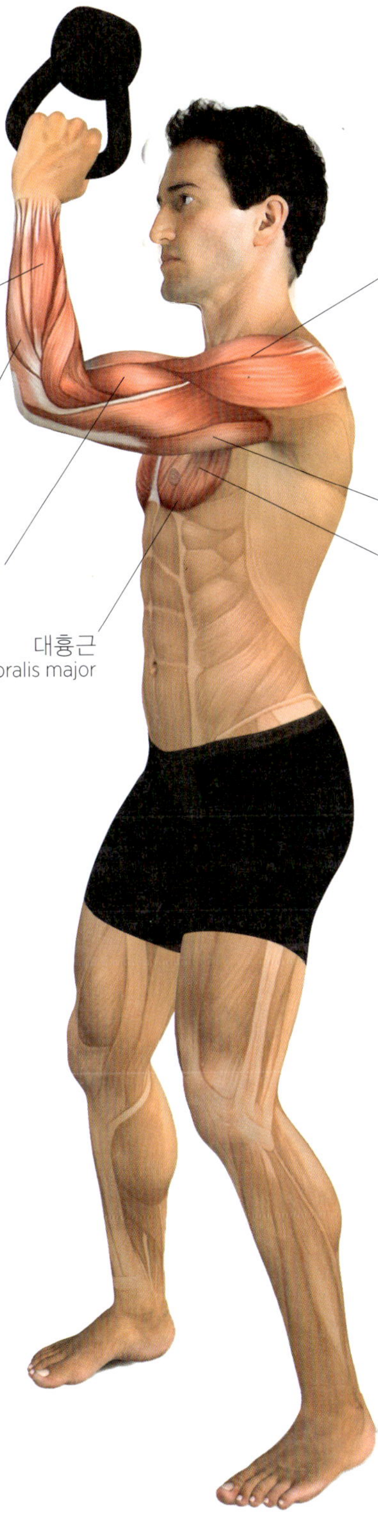

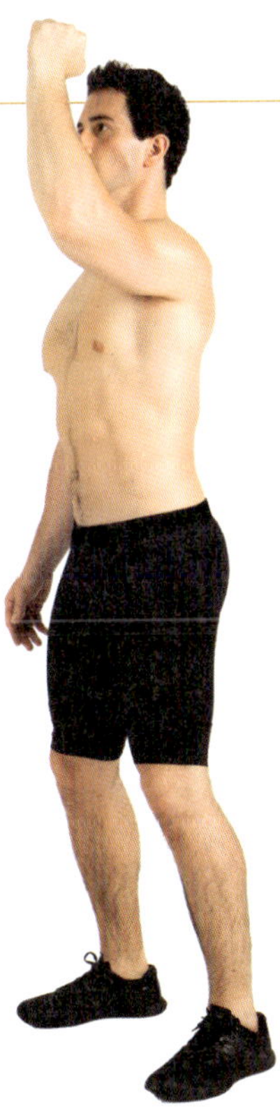

다른 버전

낮은 난이도: 케틀벨 없이 운동을 시도한다.

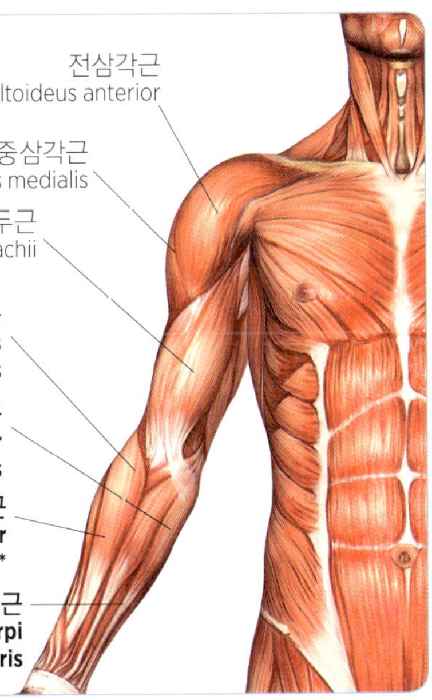

주석

굵은 글자는 목표 근육(target muscles)을 의미한다.
가는 글자는 본 운동에 작용하는 다른 근육들을 의미한다.
* 심부 근육(deep muscles)

스탠딩 바벨 로우 Standing Barbell Row

바벨로 오버핸드 로우를 수행하면, 어깨 근육, 상부 등 근육 및 상완 근육을 분리하고 파워를 증가시킬 것이다. 또한 이것은 어깨를 안정화시키는 회전근개의 소원근과 극상근도 강화한다.

운동 방법

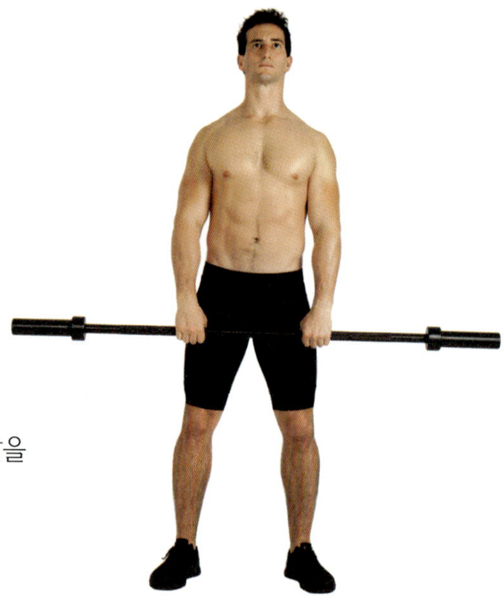

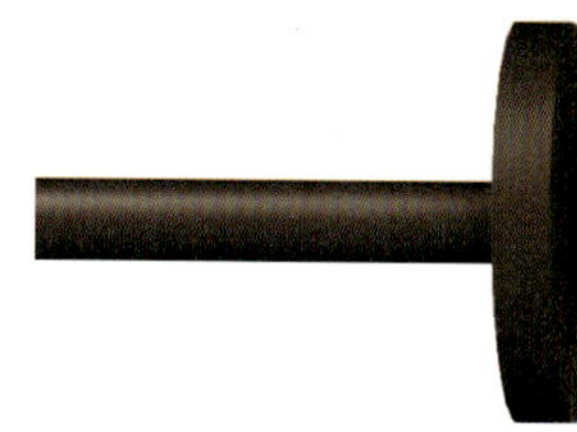

- 선 자세에서 앞쪽에 놓인 바벨을 오버핸드 그립으로 잡는다. 양손을 어깨너비보다 약간 좁게 하거나 어깨너비만큼 배치하고, 양발은 어깨너비만큼 벌어져야 한다. 이때 무릎을 살짝 굽히고, 골반을 약간 후방경사한다.
- 바벨을 허벅지 위에 올려놓고, 양팔을 쭉 편다. 양 무릎과 양팔을 약간 굴곡한다. 이것이 시작자세이다.
- 바벨을 가슴높이까지 들어 올리기 위해 삼각근의 활성화에 집중한다. 가슴높이까지 바벨을 들어 올렸으면 일단 멈추고, 다시 시작자세로 되돌아간다. 권장 반복횟수만큼 반복한다.

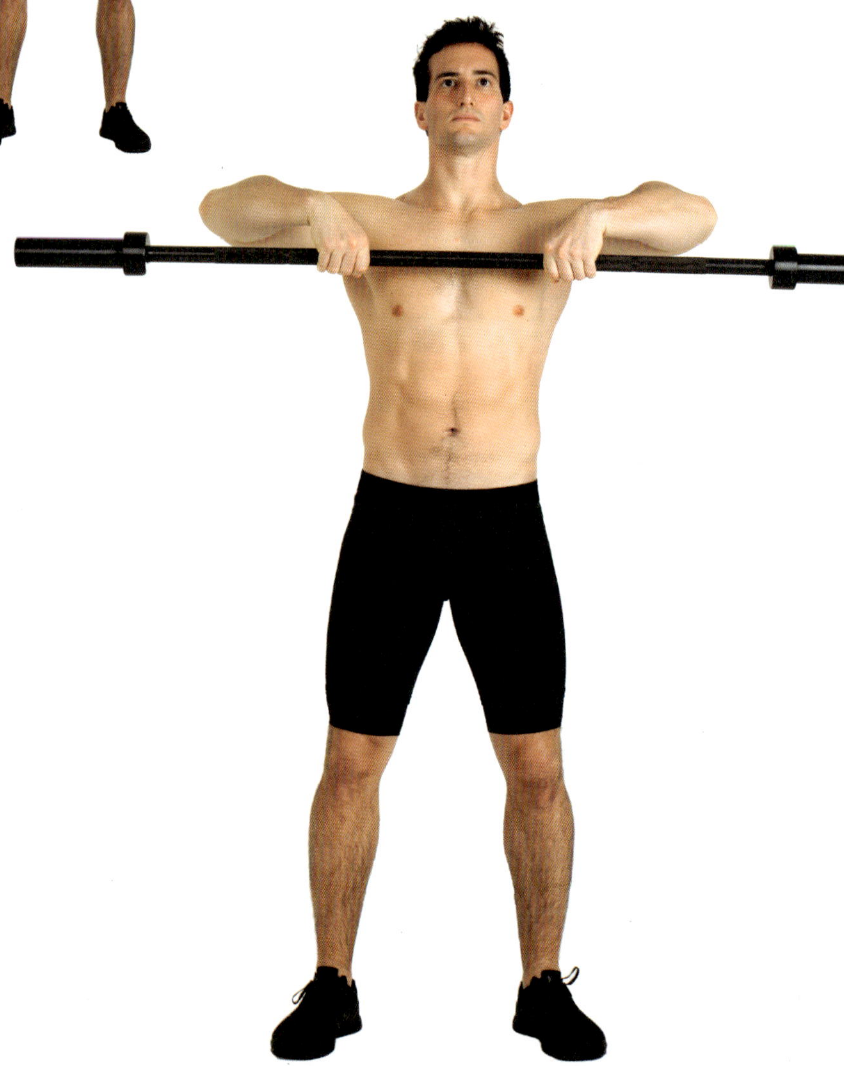

올바른 수행의 팁

- 팔꿈치로 운동을 시작한다.
- 팔꿈치를 전완보다 높게 들어 올린다.
- 바벨을 들어 올릴 때 바벨을 몸통에 가깝게 위치 시킨다.
- 몸통을 움직여서는 안된다.
- 이 운동을 할 때 너무 무거운 무게를 사용하지 않는다.– 무게가 너무 무거우면 자세가 나빠지고 어깨 손상이 일어날 수 있다.

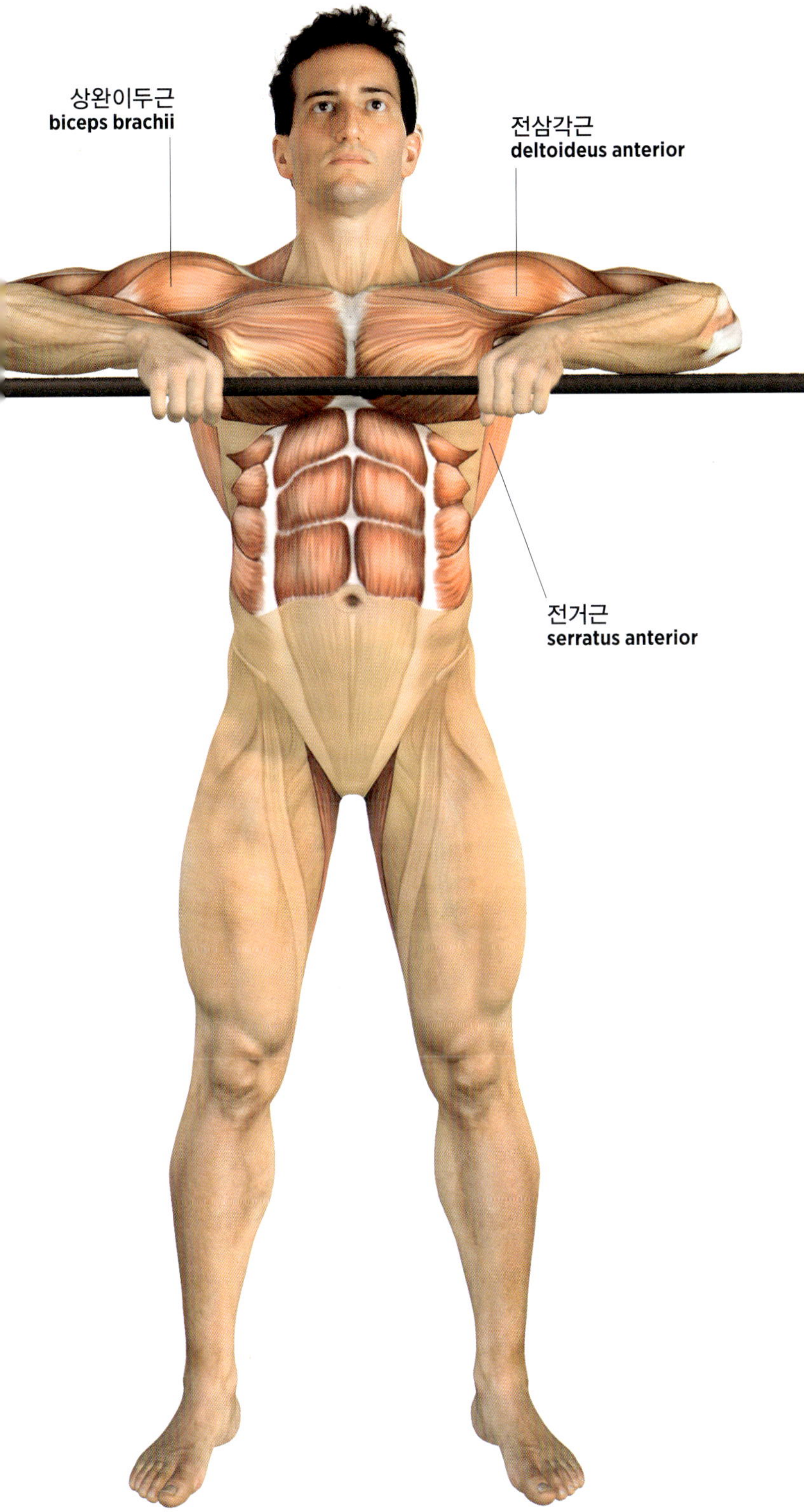

주석

굵은 글자는 목표 근육(target muscles)을 의미한다.

가는 글자는 본 운동에 작용하는 다른 근육들을 의미한다.

* 심부 근육(deep muscles)

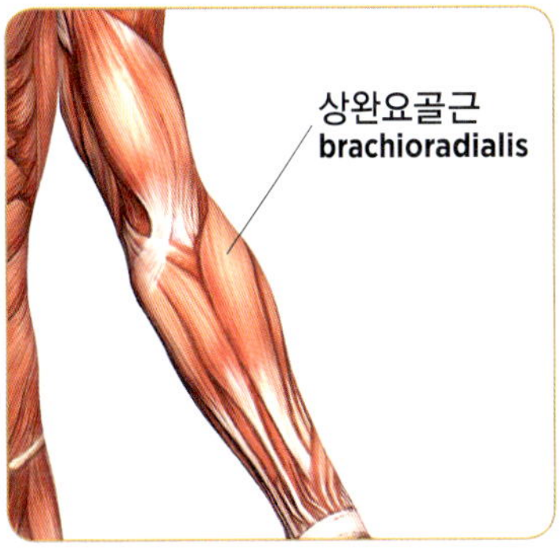

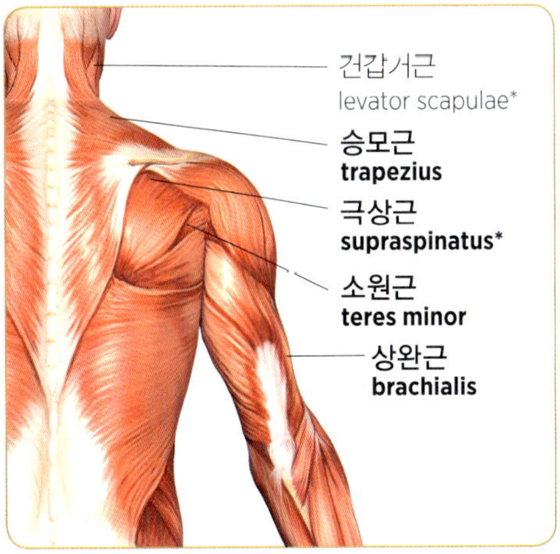

팩트 파일

- 삼각근
- 상승모근
- 상완이두근
- 회전근개
- 주관절 굴곡근

도구

- 바벨

장점

- 어깨와 상부 등을 강화하고 안정화시킨다.
- 상완이두근과 주관절 굴곡근을 강화한다.
- 가슴 측면을 안정화시킨다.

주의사항

- 어깨 통증/문제
- 손목 문제
- 팔꿈치나 상부 등 문제

바벨 컬 Barbell Curl

여러분은 전통적인 바벨 컬이 많은 팔 운동에 사용됨을 알게 될 것이다. 이것은 상완이두근을 목표로 하고, 다른 팔 근육과 어깨 근육을 고정 장치로 사용한다.

운동 방법

- 선 자세에서 앞쪽에 놓인 바벨을 손바닥이 위로 향하게(언더핸드 그립) 잡는다. 양손과 양발을 어깨너비만큼 벌려야 한다. 이때 무릎을 살짝 굽히고, 골반을 약간 후방경사한다.
- 가능한한 양쪽 팔꿈치를 몸통과 가깝게 위치 시킨다. 상완을 고정한 채, 팔꿈치를 굴곡하여 바벨을 여러분의 가슴 쪽으로 들어 올린다.
- 바벨을 가슴 쪽으로 들어 올렸으면 일단 멈춘 후, 다시 천천히 내린다. 권장 반복횟수만큼 반복한다.

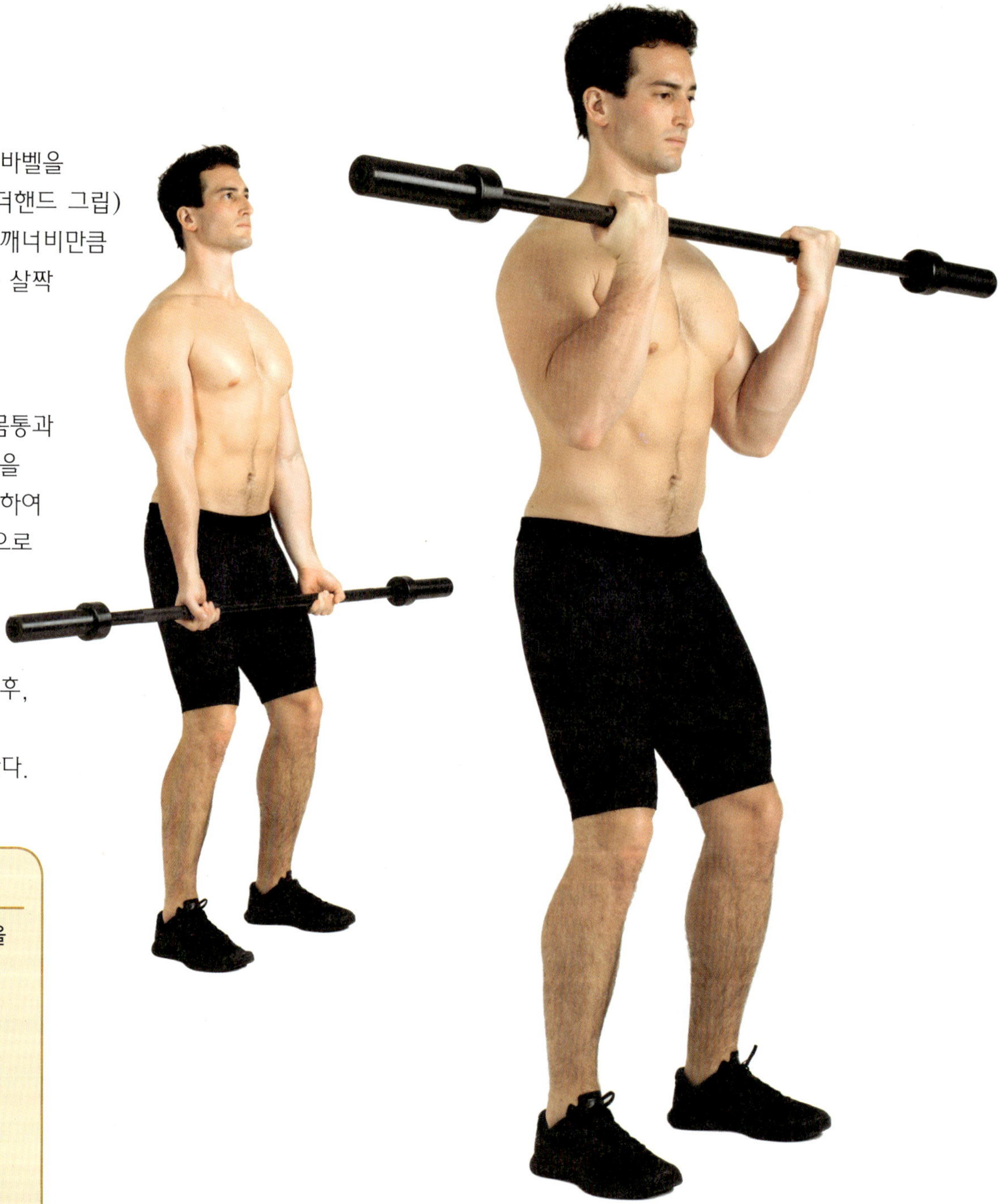

올바른 수행의 팁

- 운동을 수행하는 동안 상완을 고정해야 한다.
- 만약 뒤로 흔들리거나 기울어지면, 벽에 기대고 운동을 실시한다.
- 손목이 꺾이지 않아야 한다; 손목과 전완을 일자로 유지한다.
- 어깨를 들어서는 안된다.

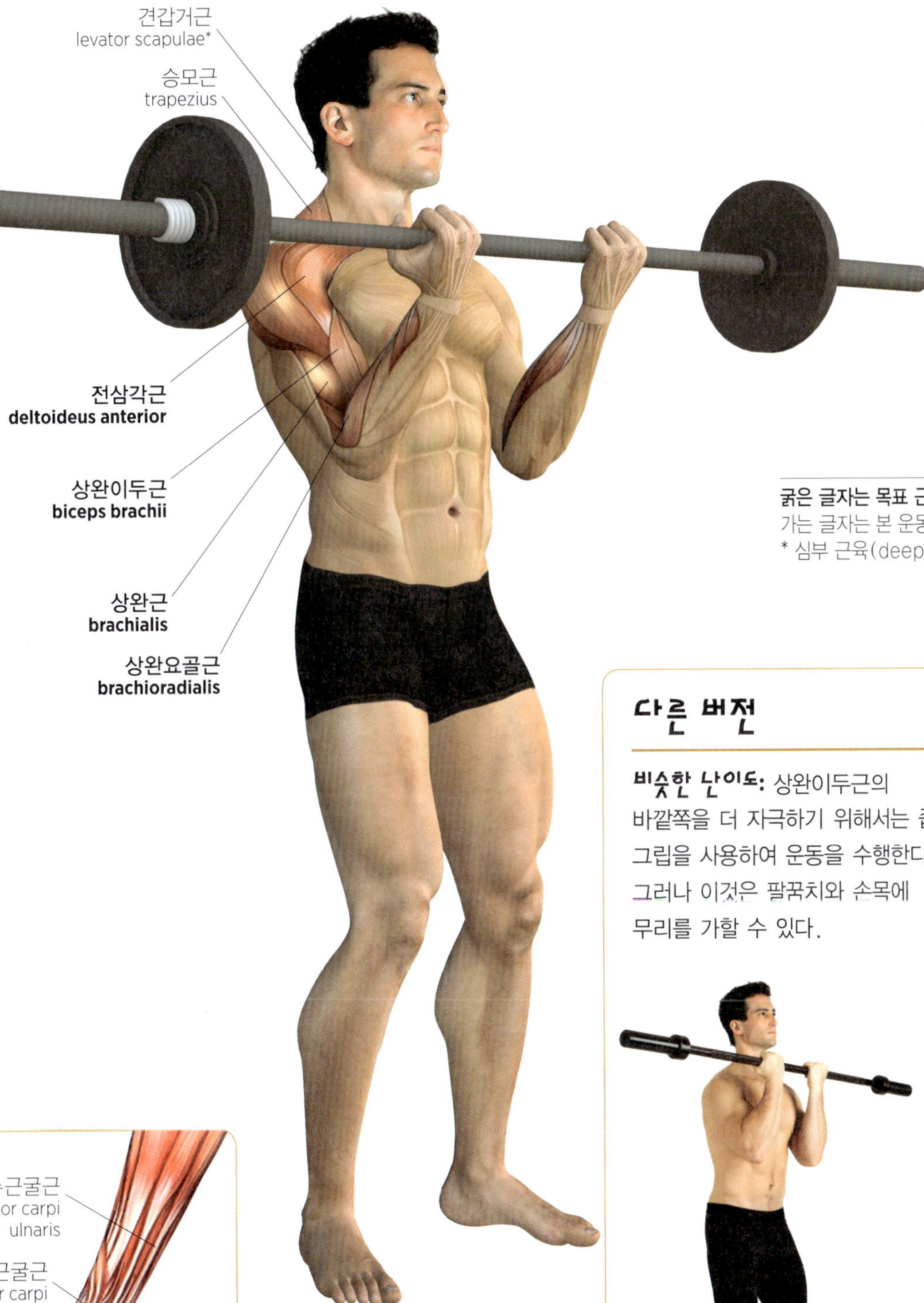

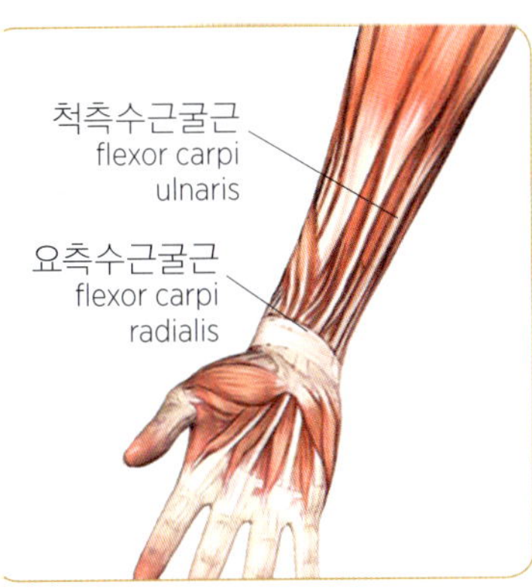

팩트 파일

목표 근육
- 상완이두근
- 주관절 굴곡근

도구
- 바벨

장점
- 상완이두근 근력과 근육량을 증가시킨다.

주의사항
- 손목 문제

주석

굵은 글자는 목표 근육(target muscles)을 의미한다.
가는 글자는 본 운동에 작용하는 다른 근육들을 의미한다.
* 심부 근육(deep muscles)

다른 버전

비슷한 난이도: 상완이두근의 바깥쪽을 더 자극하기 위해서는 좁은 그립을 사용하여 운동을 수행한다. 그러나 이것은 팔꿈치와 손목에 무리를 가할 수 있다.

높은 난이도: 넓은 그립을 사용하여 운동을 시도한다. 이것은 여러분의 가동범위를 감소시킨다.

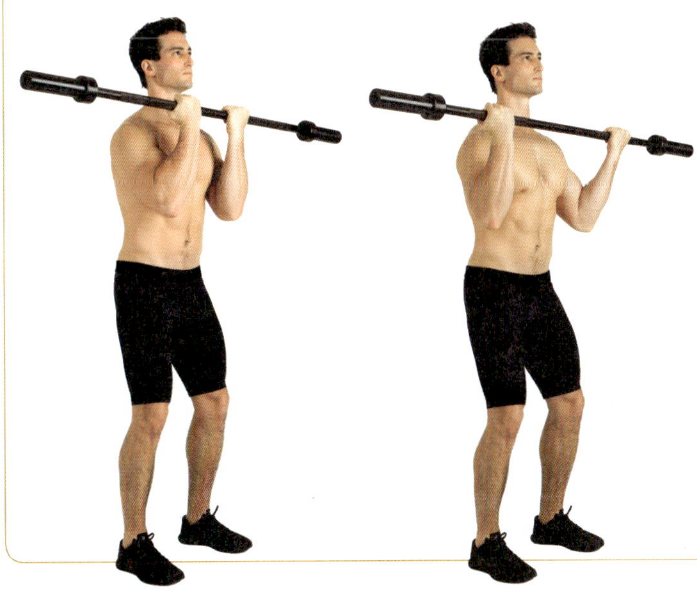

지퍼 Zipper

지퍼는 가슴, 어깨 및 상완삼두근의 근력을 강화시키는 완벽한 운동이다. 이것은 상체 근력과 하체 안정성 사이의 연결을 보강한다. 이 동작은 자켓의 지퍼를 내리고 옷을 펼치는 동작을 묘사한 것이다.

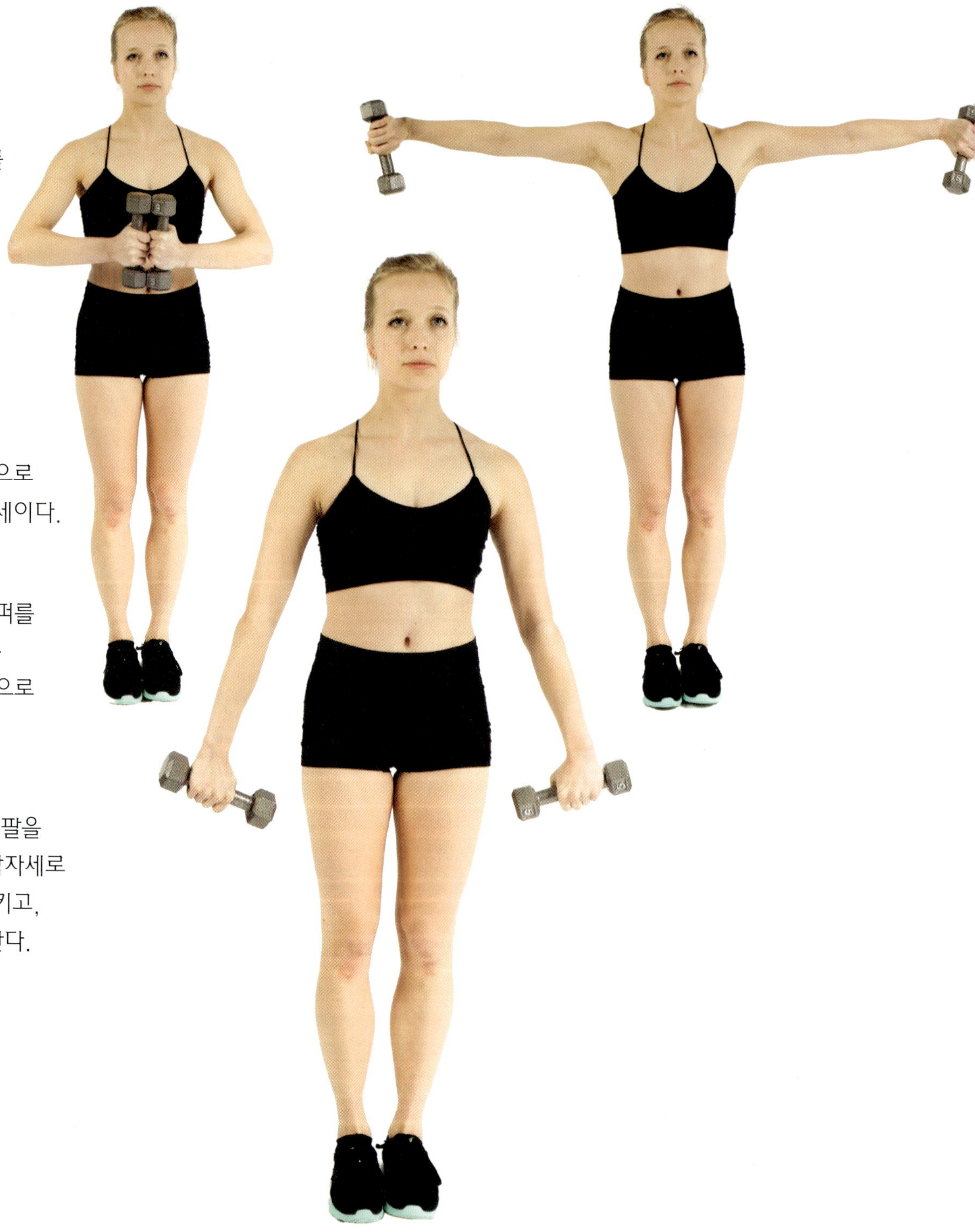

운동 방법

- 양손으로 덤벨을 잡고, 양발을 모은 채 선 자세를 취한다. 이때 척추와 골반을 중립위로 유지한다.
- 양쪽 팔꿈치를 굴곡하여 아래쪽 늑골의 중심에서 양손을 붙인다.
- 양쪽 팔꿈치를 몸통 측면으로 가져간다. 이것이 시작자세이다.
- 양쪽 주먹을 함께 붙이고, 신체의 중심선을 따라 지퍼를 내리듯이 내린다. 그 다음 어깨 높이까지 양팔을 옆으로 스윙한다. 이때 손바닥을 뒤쪽으로 향하게 한다.
- 견갑골을 하강하고, 양쪽 팔을 측면으로 스윙하면서 시작자세로 돌아간다. 속도를 유지시키고, 권장 반복횟수만큼 실시한다.

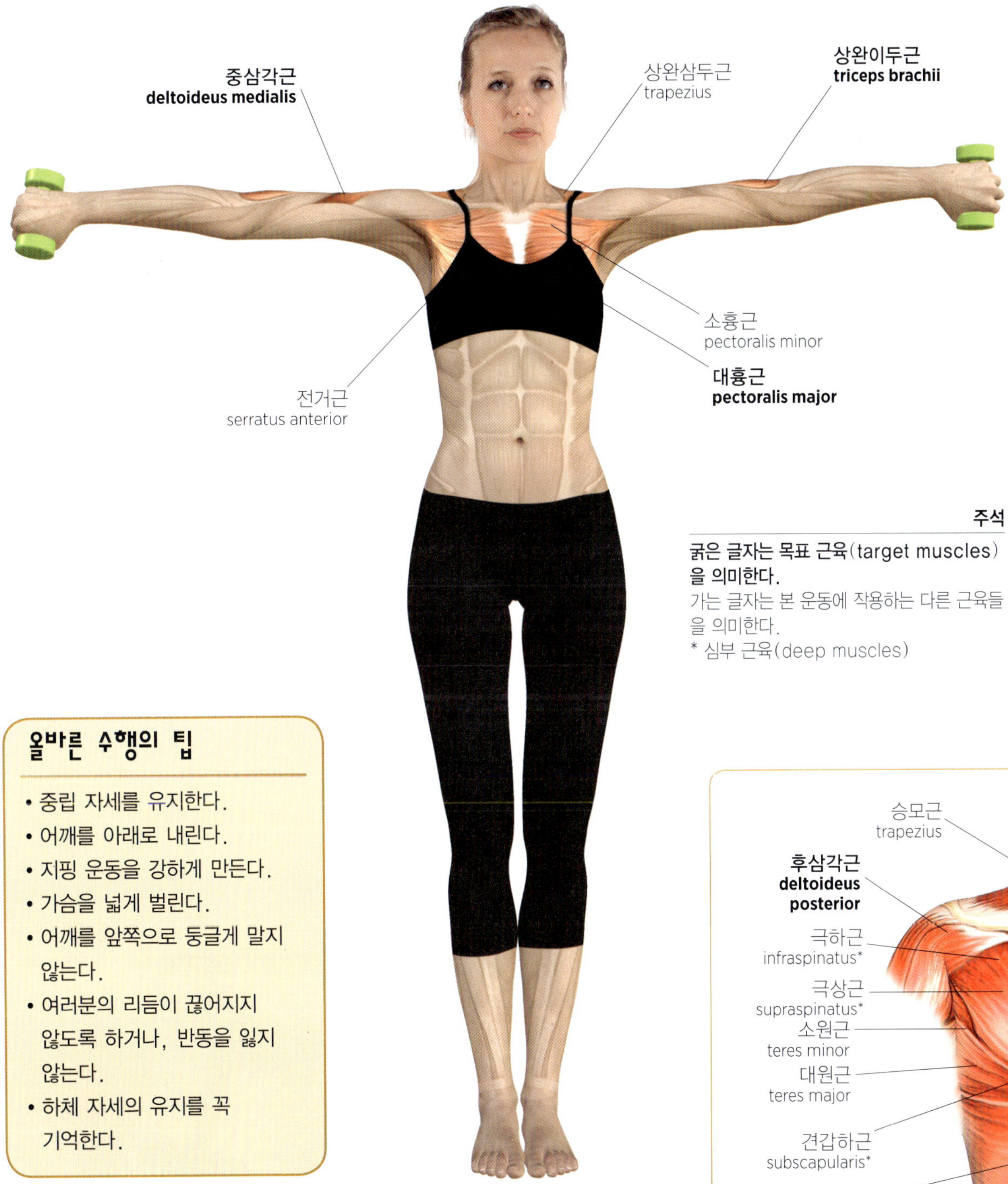

팩트 파일

목표 근육
- 가슴 근육
- 어깨 근육
- 상완삼두근

도구
- 덤벨

장점
- 가슴을 강화하고 단련시킨다.
- 상완과 어깨를 강화하고 단련시킨다.
- 좋은 자세를 촉진한다.

주의사항
- 경추 만곡
- 심한 목 긴장

주석

굵은 글자는 목표 근육(target muscles)을 의미한다.
가는 글자는 본 운동에 작용하는 다른 근육들을 의미한다.
* 심부 근육(deep muscles)

올바른 수행의 팁

- 중립 자세를 유지한다.
- 어깨를 아래로 내린다.
- 지핑 운동을 강하게 만든다.
- 가슴을 넓게 벌린다.
- 어깨를 앞쪽으로 둥글게 말지 않는다.
- 여러분의 리듬이 끊어지지 않도록 하거나, 반동을 잃지 않는다.
- 하체 자세의 유지를 꼭 기억한다.

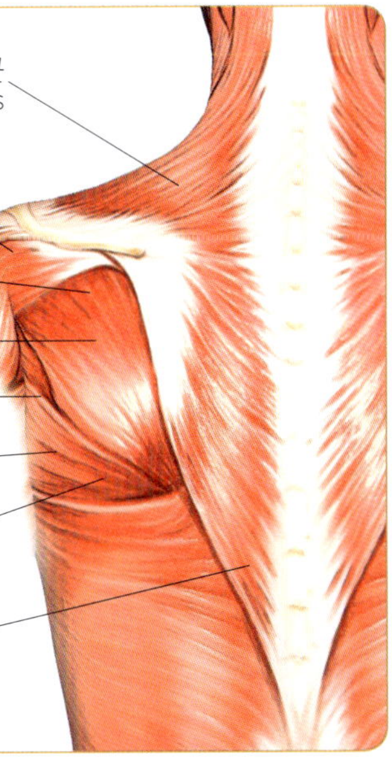

해머-그립 프레스 Hammer-Grip Press

이 운동은 가슴 근육(특히 상부 가슴)에 집중하기 위해 해머 그립(손바닥을 마주보게 하는)을 사용한다. 어깨 근육과 상완삼두근도 이 운동으로 효과를 볼 수 있다.

운동 방법

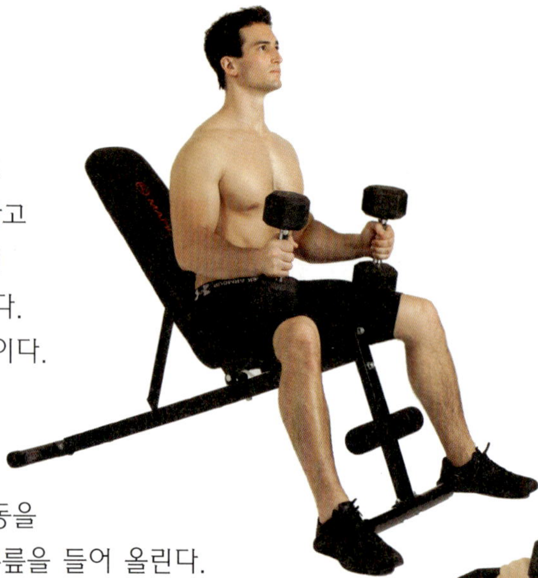

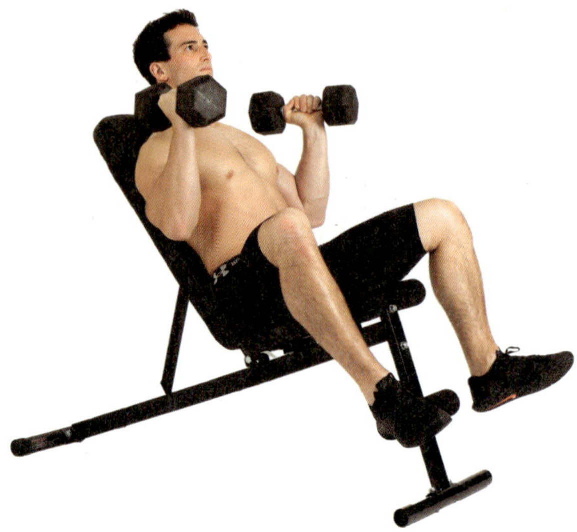

- 인클라인 벤치에 앉는다. 양손으로 덤벨을 하나씩 잡고 양쪽 허벅지 위에 하나씩 올려놓는다. 이것이 시작자세이다.
- 벤치 위에서 뒤로 기울이는 동안, 약간의 반동을 제공하기 위해 무릎을 들어 올린다. 그리고 가슴 위로 덤벨을 들어 올린다. 양쪽 손바닥은 해머 그립에서 서로 마주 봐야 한다. 팔꿈치 굴곡을 유지하고, 견갑골을 벤치에 접촉시킨다.
- 덤벨이 어깨 바로 위에 위치할 때까지 덤벨을 천장 쪽으로 들어 올린다. 양발을 바닥에 붙여야 한다. 권장시간 동안 이런 자세를 유지한다.
- 덤벨을 어깨까지 천천히 내리고, 그 다음 덤벨을 시작자세로 가져간다. 권장 반복횟수만큼 반복한다.

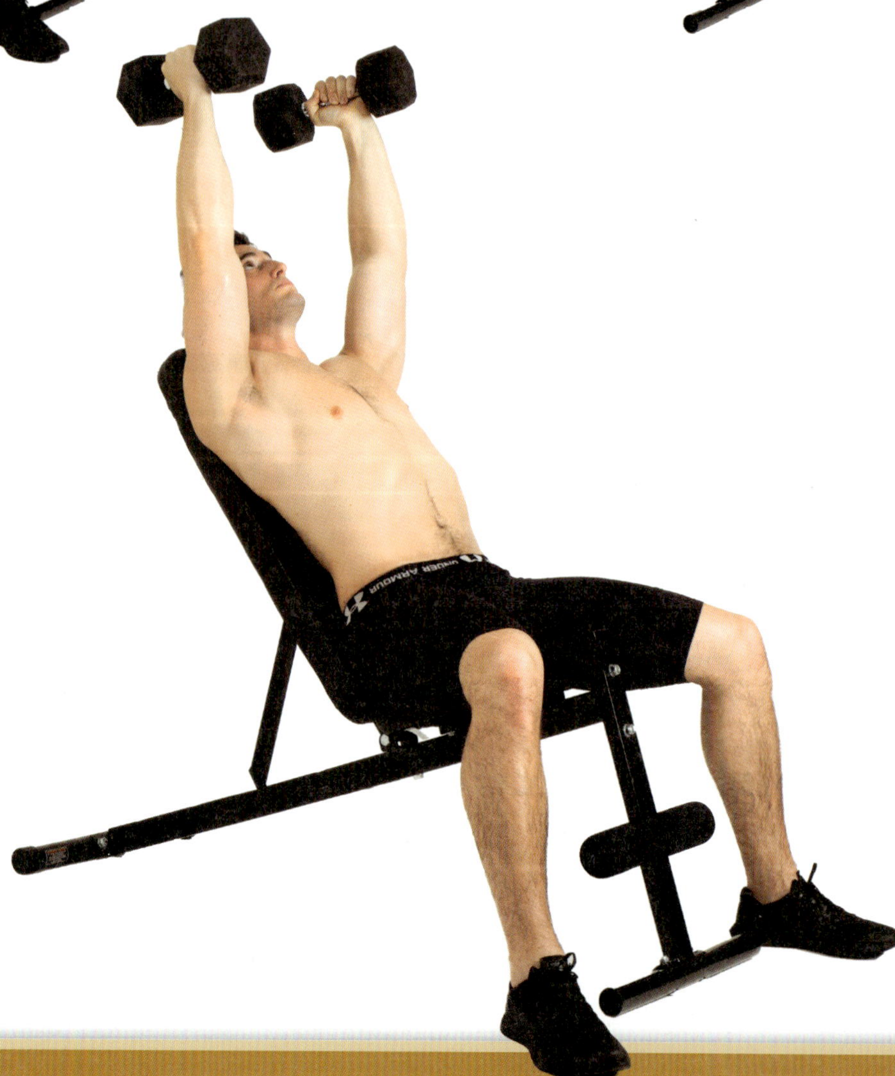

팩트 파일

목표 근육

- 상부 가슴 근육

도구

- 덤벨
- 인클라인 벤치

장점

- 상부 가슴을 강화한다.
- 어깨와 상완을 안정화시킨다.

주의사항

- 어깨 문제
- 손목 문제
- 상부 등 문제

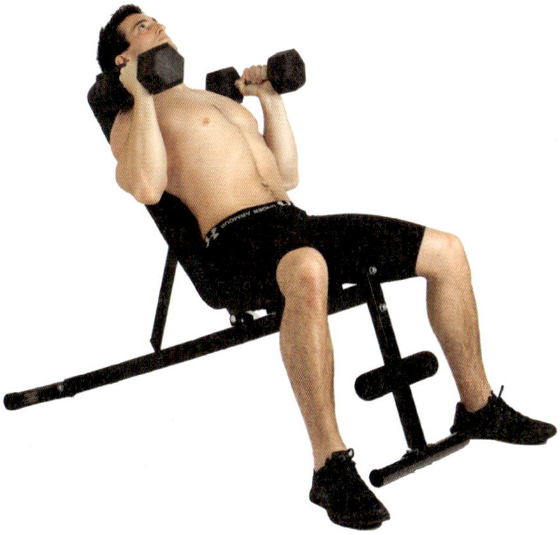

주석

굵은 글자는 목표 근육(target muscles)을 의미한다.
가는 글자는 본 운동에 작용하는 다른 근육들을 의미한다.
* 심부 근육(deep muscles)

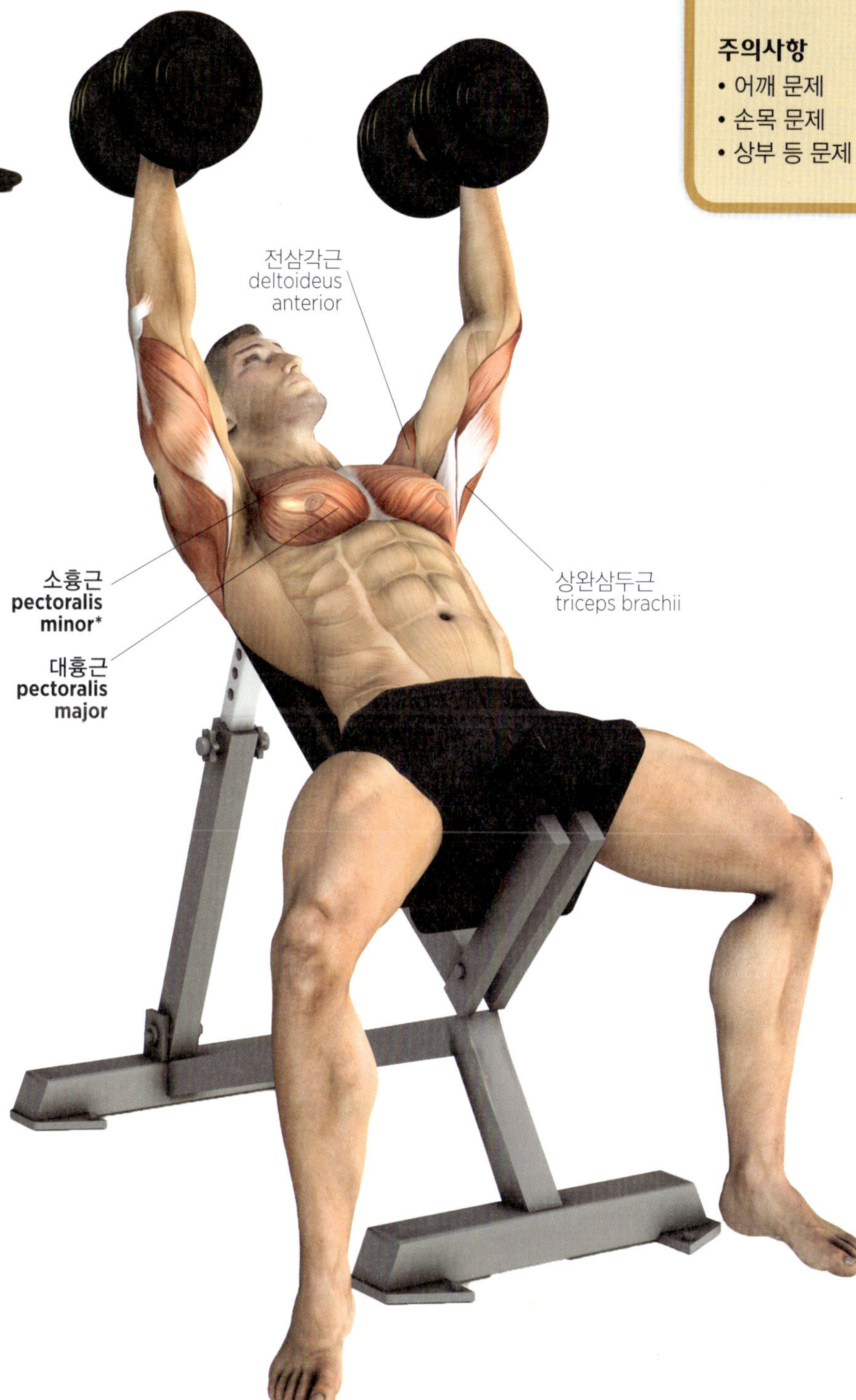

올바른 수행의 팁

- 운동을 할 때 가슴 근육만 사용한다.
- 덤벨을 위로 올릴 때 내쉬고, 다시 내릴 때 들이쉰다.
- 들어 올릴 때 양쪽 덤벨이 서로 마주 보고 있어야 한다.
- 팔꿈치가 흔들려서는 안된다.
- 들어 올릴 때 양발을 지면으로부터 들어 올려서는 안된다.
- 운동을 할 때 둔부와 등을 들어 올려서는 안된다.
- 완전히 들어 올렸을 때 팔이 과신전되지 않아야 한다.

벤트-암 덤벨 풀오버 Bent-Arm Dumbbell Pullover

벤트-암 덤벨 풀오버는 등 근육의 도움으로 주로 가슴 근육의 파워를 향상시킨다.
약간의 팔꿈치 굴곡을 유지해야 하거나, 가슴 근육 대신 상완삼두근으로 이 운동을 수행할 수 있다.

운동 방법

- 덤벨을 벤치 위에 수직으로 배치하고, 상체를 벤치 위로 내린다.
- 덤벨의 윗부분을 잡고 들어 올린다. 이때 덤벨을 수직 자세로 유지한다.
- 덤벨을 가슴 위로 들어 올린다. 그리고 머리, 목 및 상부 등을 벤치로 지지하기 위해 몸을 벤치 위로 내려놓는다.
- 덤벨의 윗부분 밑에 양손바닥을 배치하고, 가슴 위로 들어 올린다. 이것이 시작자세이다.
- 팔꿈치를 약간 굴곡한 채, 덤벨을 뒤쪽을 내린다. 덤벨을 머리보다 낮게 내리지 않는다.
- 주의깊게 시작자세로 되돌아오고, 권장 반복횟수만큼 반복한다.

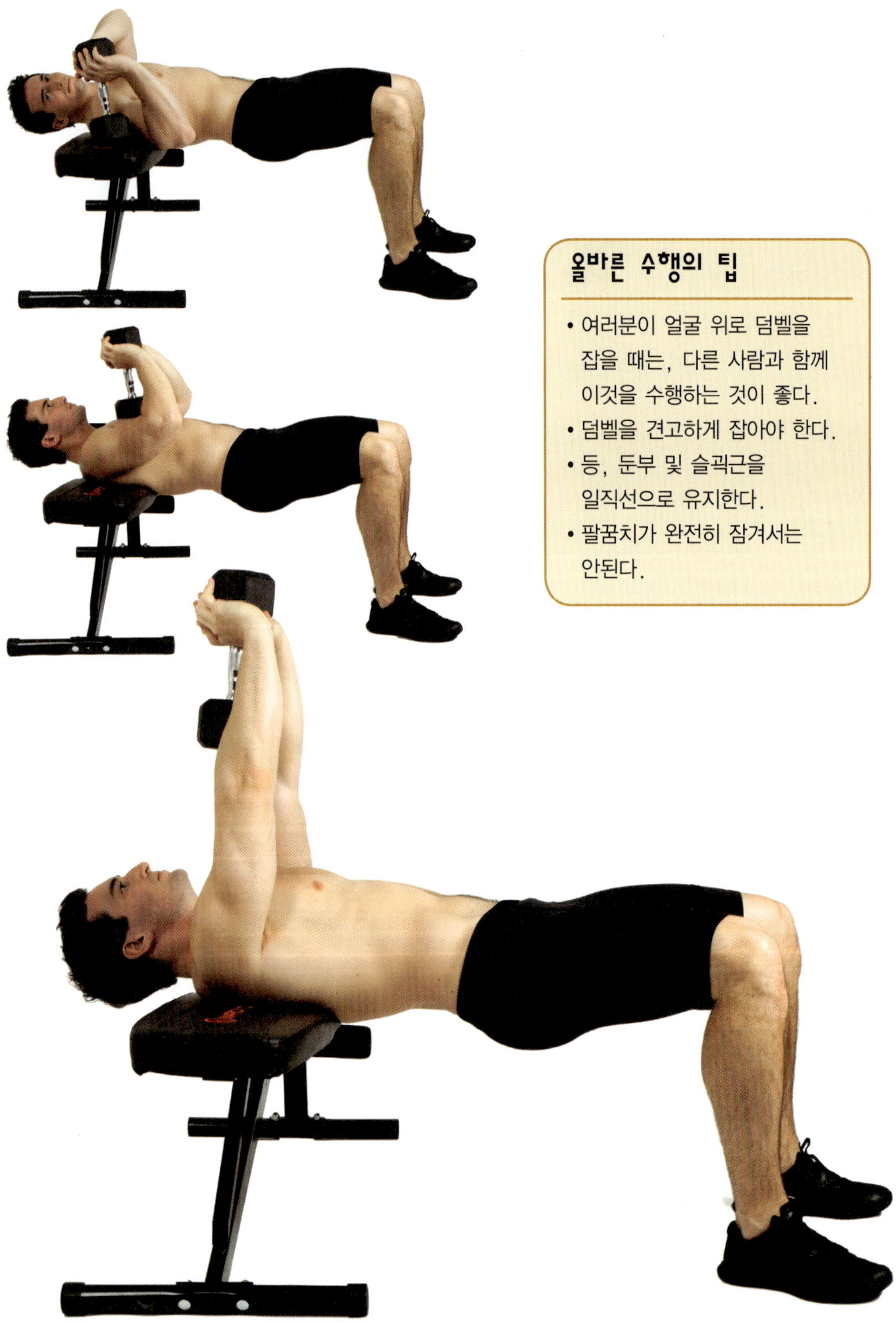

올바른 수행의 팁

- 여러분이 얼굴 위로 덤벨을 잡을 때는, 다른 사람과 함께 이것을 수행하는 것이 좋다.
- 덤벨을 견고하게 잡아야 한다.
- 등, 둔부 및 슬괵근을 일직선으로 유지한다.
- 팔꿈치가 완전히 잠겨서는 안된다.

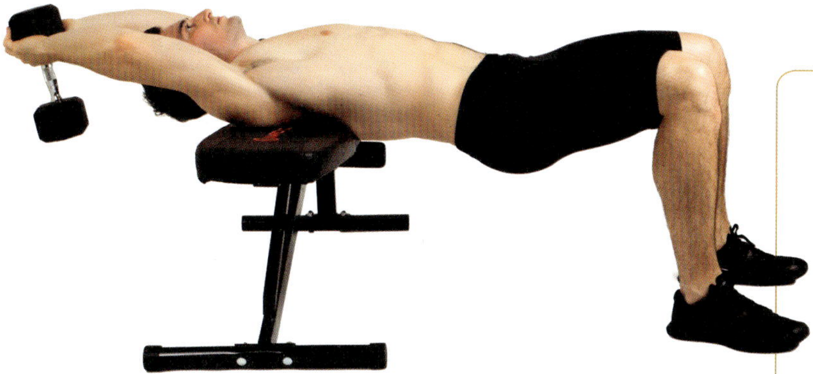

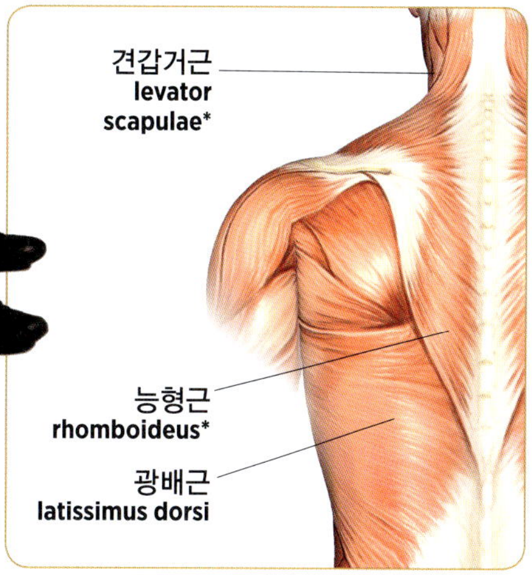

팩트 파일

목표 근육

- 상부, 중간 및 아래 가슴 금육
- 등 근육

도구

- 덤벨
- 플랫 벤치

장점

- 가슴을 강화한다.
- 등을 안정화하고 강화한다.
- 어깨, 팔을 강화한다.

주의사항

- 어깨 문제
- 등 문제

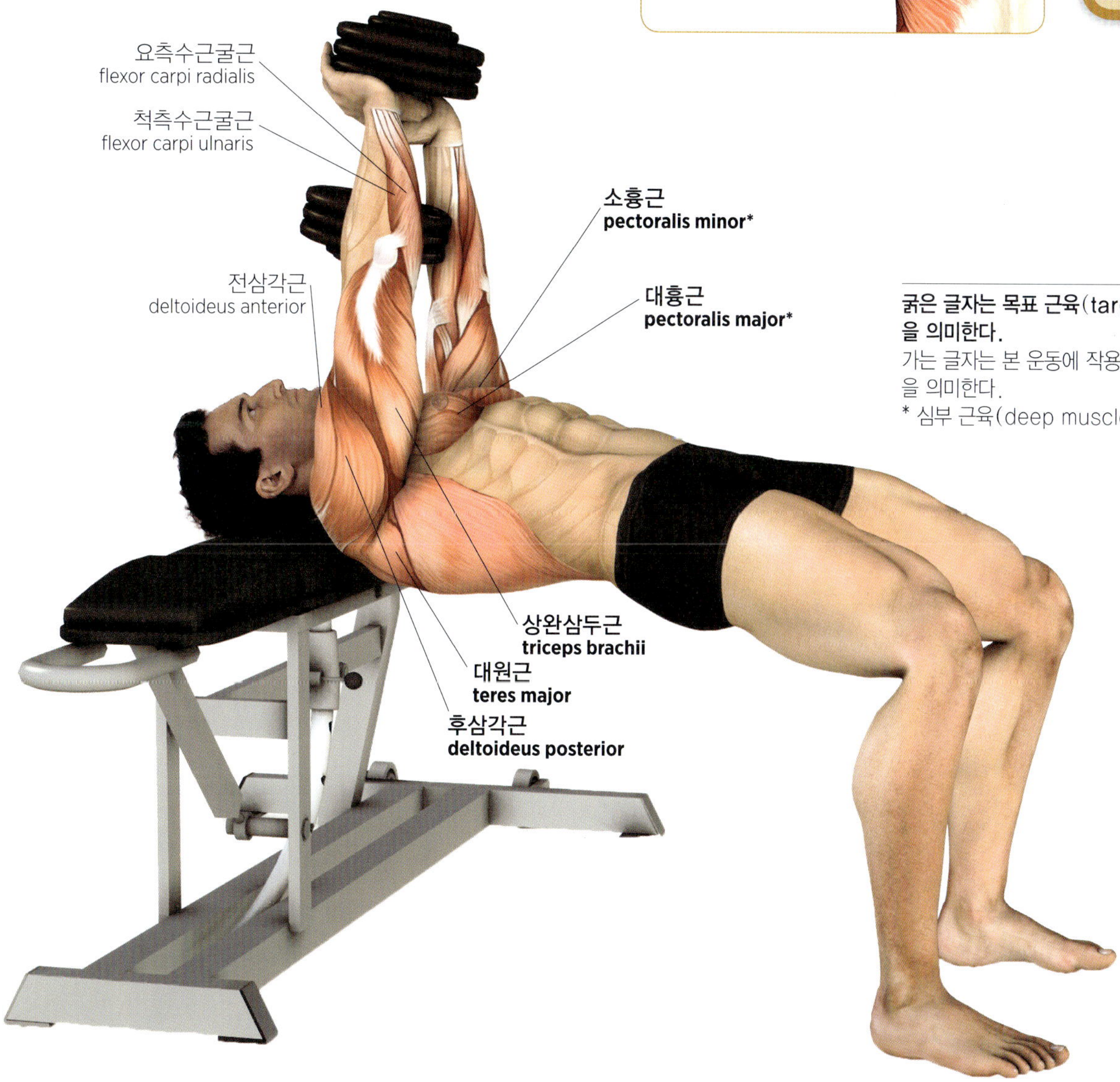

주석

굵은 글자는 목표 근육(target muscles)을 의미한다.

가는 글자는 본 운동에 작용하는 다른 근육들을 의미한다.

* 심부 근육(deep muscles)

덤벨 플라이 Dumbell Fly

이 운동은 팔을 벌리고 실시하는 해머-그립 프레스(176-177페이지)이다.
이것은 어깨 근육과 상완이두근 뿐만 아니라 가슴 근육을 강화하는 운동이다.

운동 방법

- 인클라인 벤치에 앉아서, 좌우 허벅지 위에 덤벨을 하나씩 올려놓고 잡는다. 이것이 시작자세이다.
- 벤치 위에서 뒤쪽으로 몸을 기울이고 덤벨을 가슴 위로 들어 올릴 때, 반동을 주기 위해 무릎을 위로 들어 올린다. 해머-그립을 잡고 있는 손바닥을 서로 마주 보게 한다. 팔꿈치를 굴곡하고 견갑골을 벤치에 붙힌다.
- 덤벨이 어깨 바로 위에 위치할 때까지 덤벨을 천장 쪽으로 들어 올린다. 이때 양발을 바닥에 밀착시켜야 한다. 권장시간 동안 이 자세를 유지한다.
- 팔꿈치 굴곡을 유지한 채, 양손이 가슴높이 아래로 떨어질 때까지 양손을 벌린다. 덤벨을 하강시킨 경로와 동일하게 다시 가져옴으로써 시작자세로 돌아간다. 권장 반복횟수만큼 반복한다.

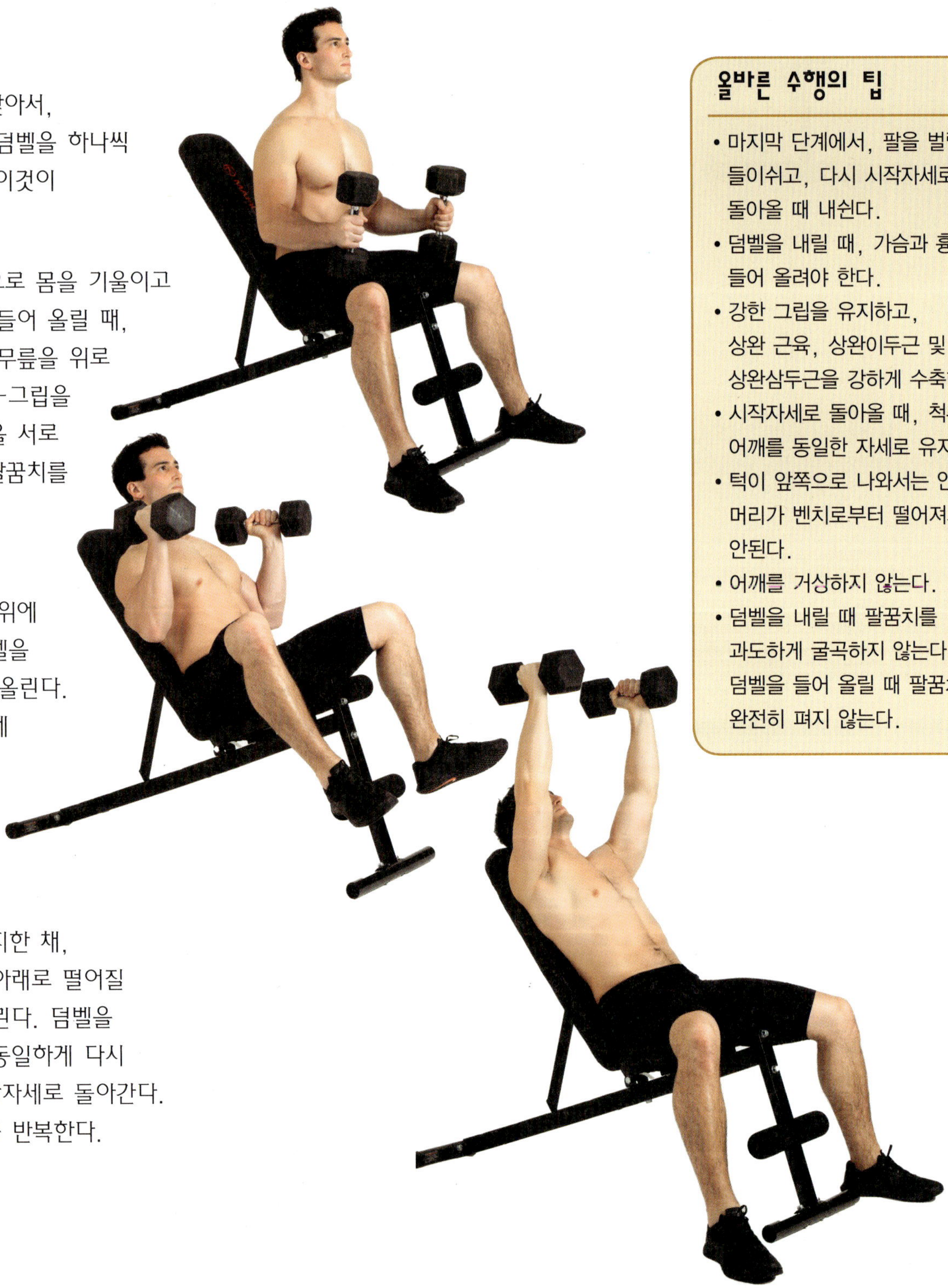

올바른 수행의 팁

- 마지막 단계에서, 팔을 벌릴 때 들이쉬고, 다시 시작자세로 돌아올 때 내쉰다.
- 덤벨을 내릴 때, 가슴과 흉곽을 들어 올려야 한다.
- 강한 그립을 유지하고, 상완 근육, 상완이두근 및 상완삼두근을 강하게 수축한다.
- 시작자세로 돌아올 때, 척추와 어깨를 동일한 자세로 유지한다.
- 턱이 앞쪽으로 나와서는 안되고, 머리가 벤치로부터 떨어져서도 안된다.
- 어깨를 거상하지 않는다.
- 덤벨을 내릴 때 팔꿈치를 과도하게 굴곡하지 않는다. 또는 덤벨을 들어 올릴 때 팔꿈치를 완전히 펴지 않는다.

팩트 파일

목표 근육
- 중간 가슴 근육

도구
- 덤벨
- 인클라인 벤치

장점
- 가슴을 강화한다.
- 어깨, 상완 및 코어를 안정화시킨다.

주의사항
- 어깨 문제
- 등 문제
- 손목 문제

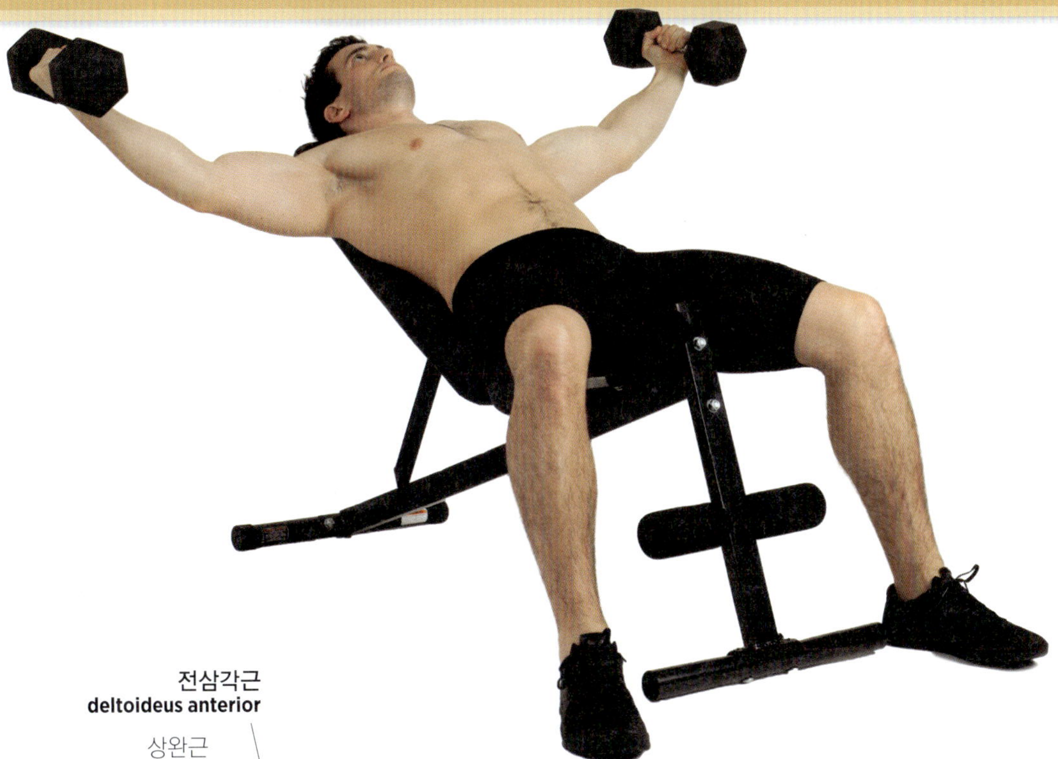

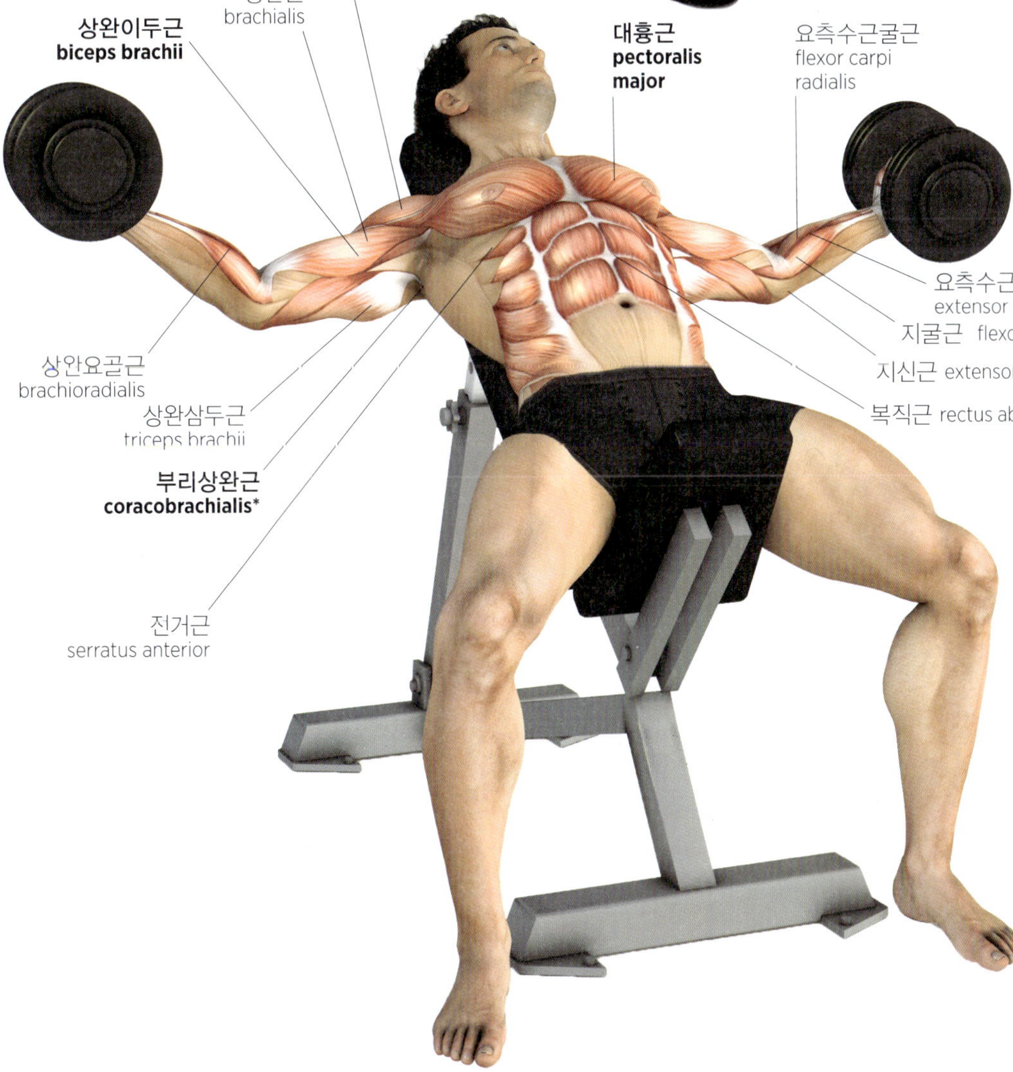

주석

굵은 글자는 목표 근육(target muscles)을 의미한다.

가는 글자는 본 운동에 작용하는 다른 근육들을 의미한다.

* 심부 근육(deep muscles)

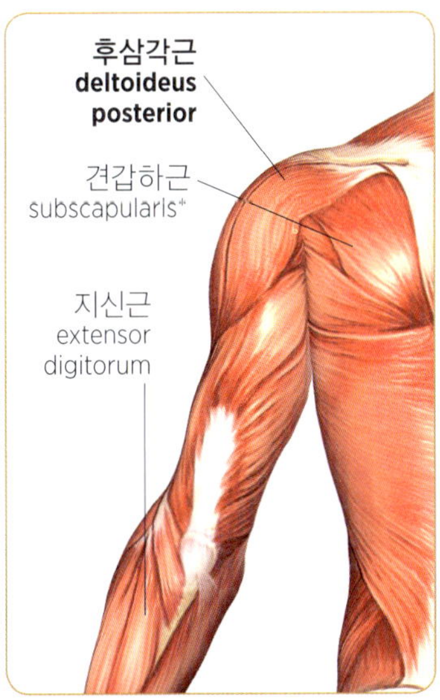

스위스 볼 플라이 Swiss Ball Fly

이 운동은 가슴 근육만 운동시키기 좋은 방법이다. 스위스 볼 위에서 실시하는 이런 운동은 실제로 여러분께 좋은 가동범위(여러분의 팔이 크게 원호를 그린다)를 제공한다. 이 운동은 복부 근육도 관여시킨다.

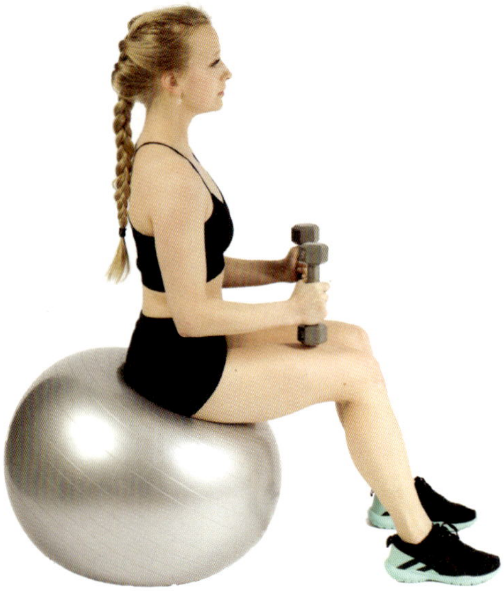

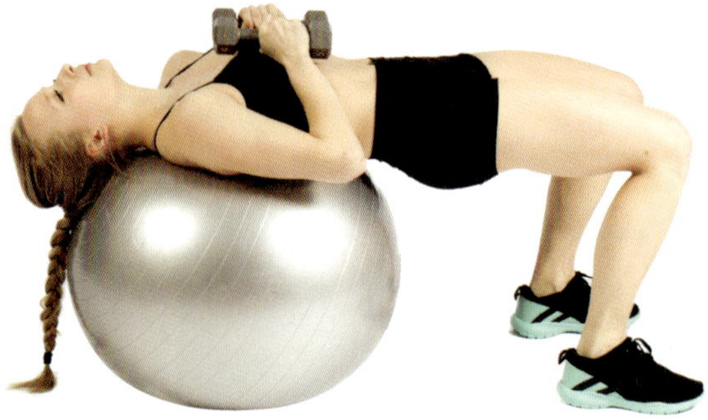

올바른 수행의 팁

- 덤벨을 위로 들어 올릴 때, 양팔이 어깨 바로 위에서 수직으로 위치해야 한다.
- 운동을 하는 동안, 몸통을 안정되게 유지하고, 양발을 바닥에 고정한다.
- 운동을 수행하는 동안 복부 근육을 관여시킨다.
- 대퇴, 몸통 및 목이 일자를 형성하도록 둔부와 고관절을 들어 올린다.
- 양팔을 부드럽게 조절하면서 움직인다.
- 허리가 활처럼 휘지 않아야 한다.
- 양팔을 스윙하지 않는다.

운동 방법

- 덤벨을 양손에 쥐고, 스위스 볼 위에 앉는다.
- 머리, 목 및 상부 등이 스위스 볼 위에 놓이고 적절하게 지지될 때까지 조심스럽고 천천히 몸을 내려놓는다. 얼굴은 천장 쪽을 바라본다. 여러분의 상체는 길게 쭉 펴져야 하고, 무릎은 90° 가까이 굴곡되어야 한다. 이때 양발을 어깨너비보다 약간 넓게 벌리고 바닥에 고정시킨다.
- 양팔을 가슴 위로 뻗고, 손바닥을 서로 마주보게 한다. 복부 근육의 활성화를 유지한다. 이것이 시작자세이다.
- 나머지 신체 부위를 안정되게 유지하고, 부드럽게 조절하면서 양쪽 팔을 옆으로 벌린다.
- 팔을 시작자세로 되돌리고, 권장 반복횟수만큼 실시한다.

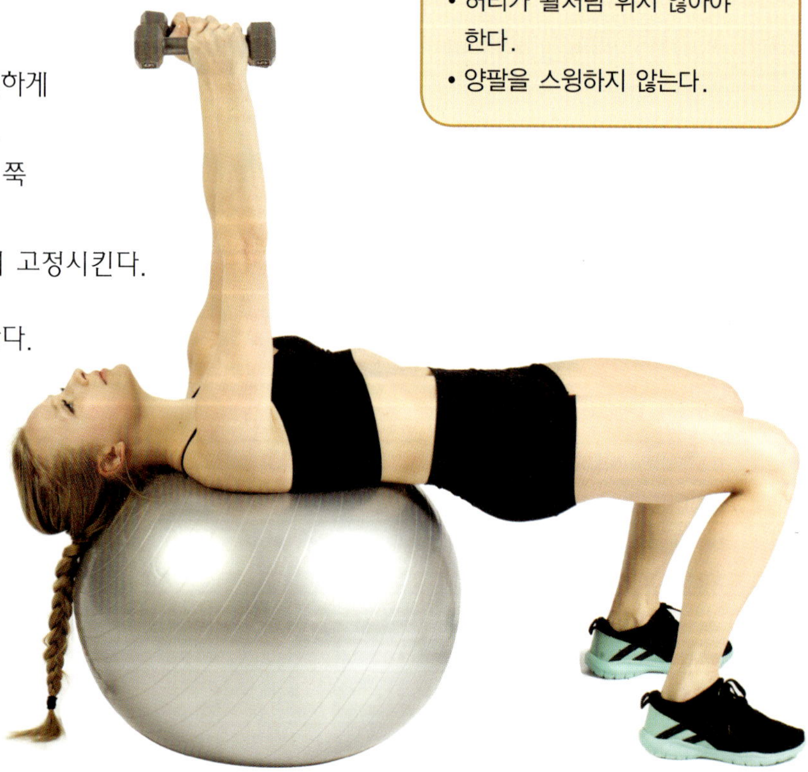

팩트 파일

목표 근육
- 가슴 근육

도구
- 덤벨
- 스위스 볼

장점
- 가슴 근육을 강화한다.
- 어깨, 코어 및 상완삼두근을 작용시키고 안정화시킨다.

주의사항
- 어깨 문제
- 안정성 문제

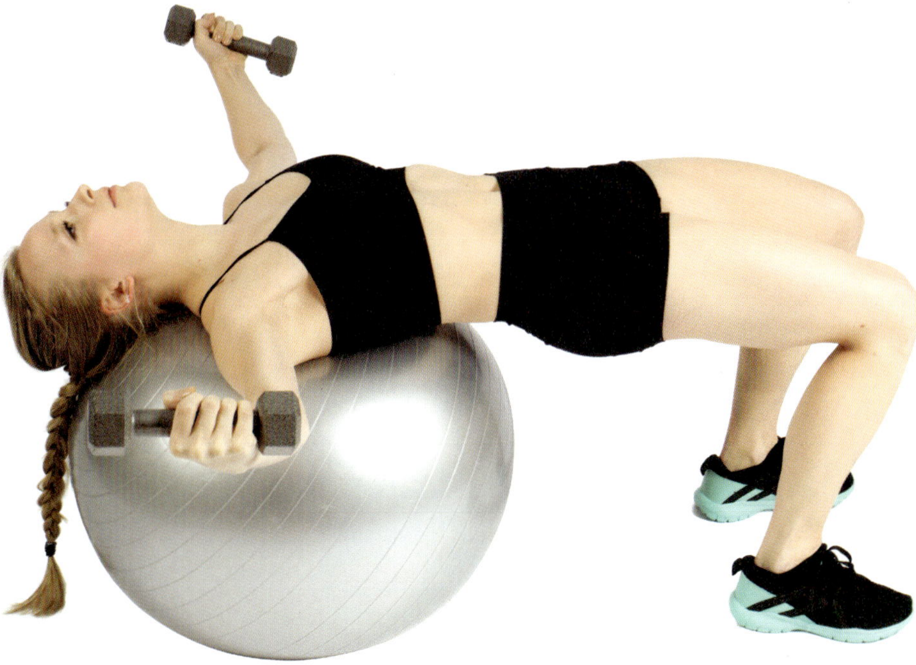

주석

굵은 글자는 목표 근육(target muscles)을 의미한다.
가는 글자는 본 운동에 작용하는 다른 근육들을 의미한다.
* 심부 근육(deep muscles)

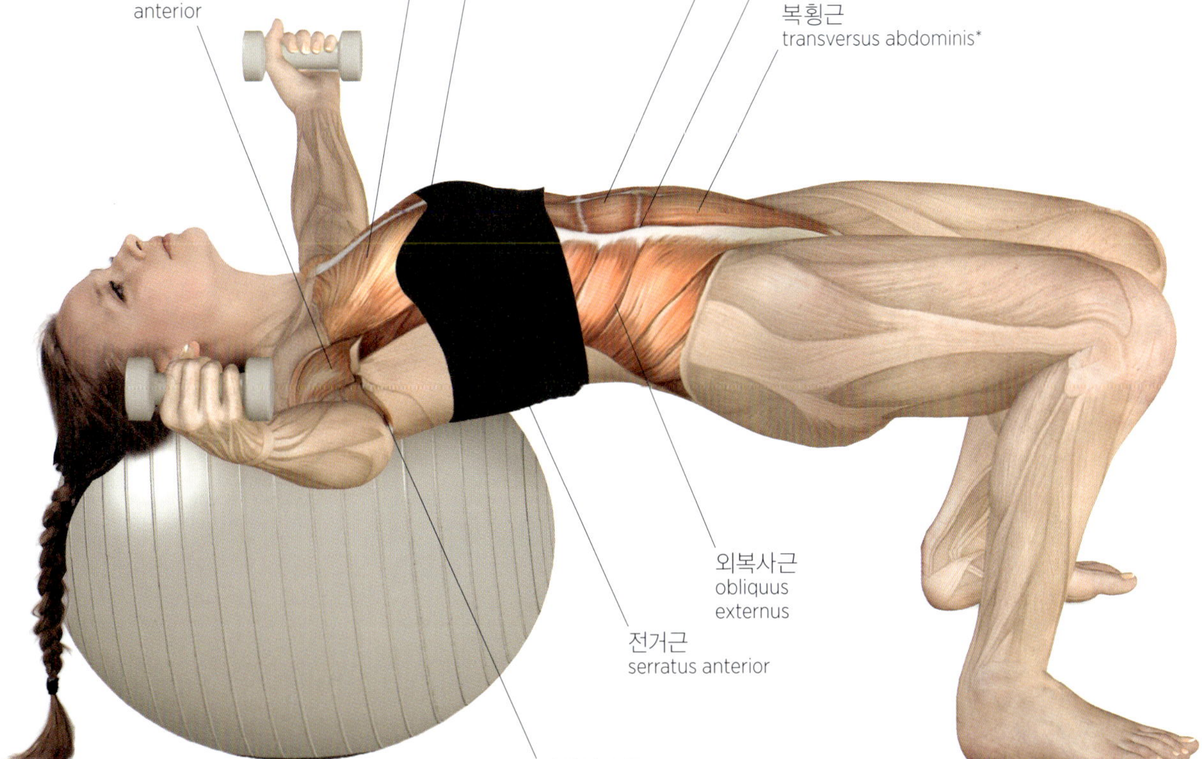

시티드 덤벨 러시안 트위스트

Seated Dumbbell Russian Twist

코어 지구력을 발달시키는 몸통 비틀기 운동으로써 이것보다 좋은 운동은 없다. 시티드 덤벨 러시안 트위스트는 복부 근육 뿐만 아니라, 등 근육, 대퇴사두근 및 상완 근육도 활성화하고 강화시킨다.

운동 방법

- 양손으로 덤벨을 잡고, 다리를 앞쪽으로 뻗어서 앉는다. 이때 무릎을 굴곡하고, 양발은 고관절너비만큼 벌린다. 그리고 약간 몸을 뒤로 기울인다.

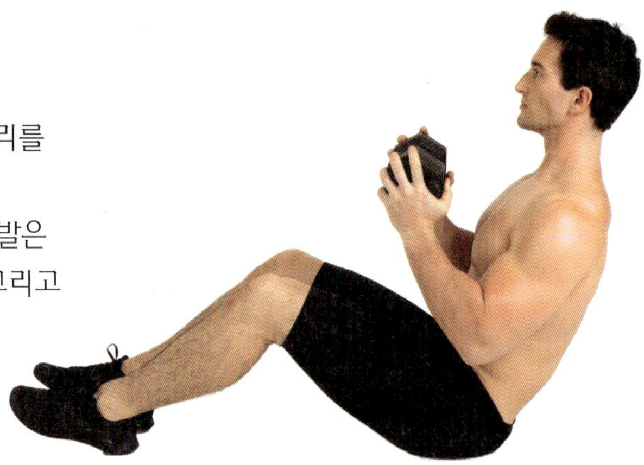

- 덤벨을 오른쪽으로 가져가면서 코어 근육을 활성화한다. 머리는 전방을 바라보지만, 몸통은 오른쪽으로 비틀린다.

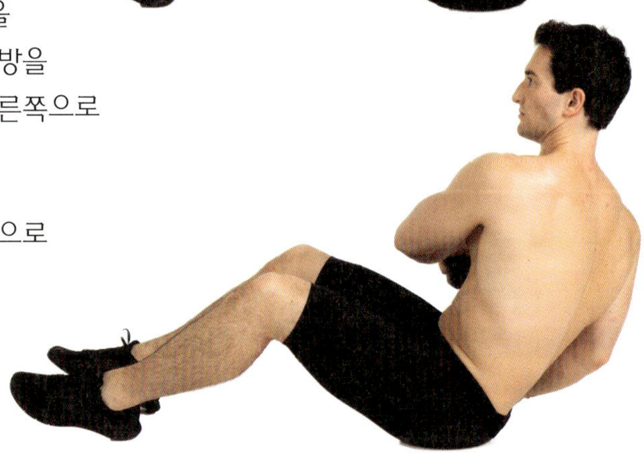

- 덤벨을 다시 몸통 중앙으로 가져간 후, 이번에는 왼쪽으로 가져간다. 이때도 전방을 응시해야 한다. 권장 반복횟수만큼 실시한다.

올바른 수행의 팁

- 코어를 활성화시킨다.
- 발꿈치를 바닥에 견고히 고정한다.
- 부드럽게 움직인다.
- 허리가 활처럼 휘어지거나 둥글게 말려서는 안된다.
- 어깨가 구부정하지 않아야 한다.
- 양팔을 스윙하지 않아야 하거나 갑작스럽게 움직이지 않아야 한다.
- 발꿈치가 바닥으로 들려서는 안된다.
- 몸을 비틀 때 목에 긴장이 가해져서는 안된다.

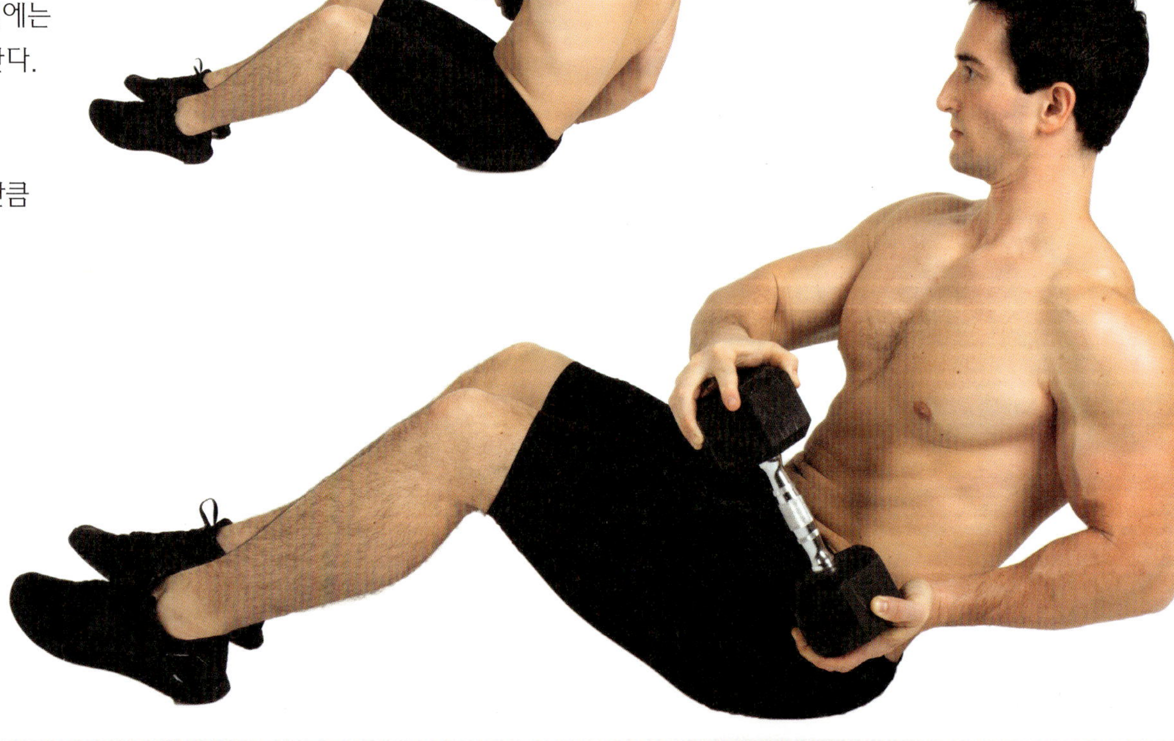

다른 버전

비슷한 난이도: 몸을 비틀 때 전방을 응시하지 않고, 몸을 비튼 쪽으로 바라본다. 목이 과도하게 긴장되어서는 안되고, 너무 빠르게 또는 너무 많이 몸을 비틀지 않아야 한다. 근육이 어떻게 작용하고 몸이 어떻게 움직이는지를 조심스럽게 관찰한다.

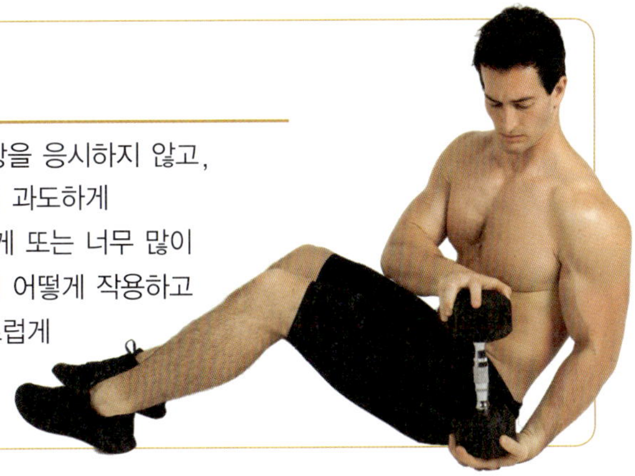

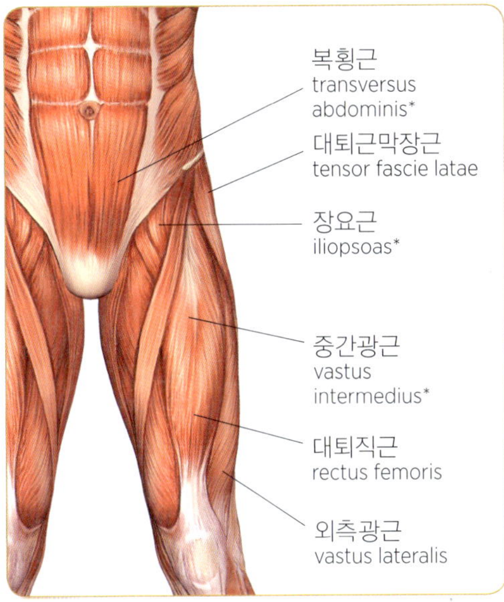

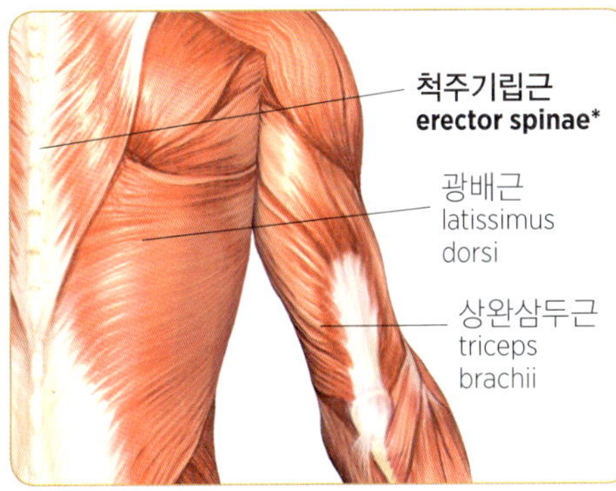

팩트 파일

목표 근육
- 코어 근육
- 등 근육

도구
- 덤벨

장점
- 코어(특히, 복사근), 허리 신전근 및 깊은 코어 고정근을 강화한다.
- 테니스, 야구 및 볼링의 수행능력을 향상시킨다.

주의사항
- 등 문제

주석

굵은 글자는 목표 근육(target muscles)을 의미한다.
가는 글자는 본 운동에 작용하는 다른 근육들을 의미한다.
* 심부 근육(deep muscles)

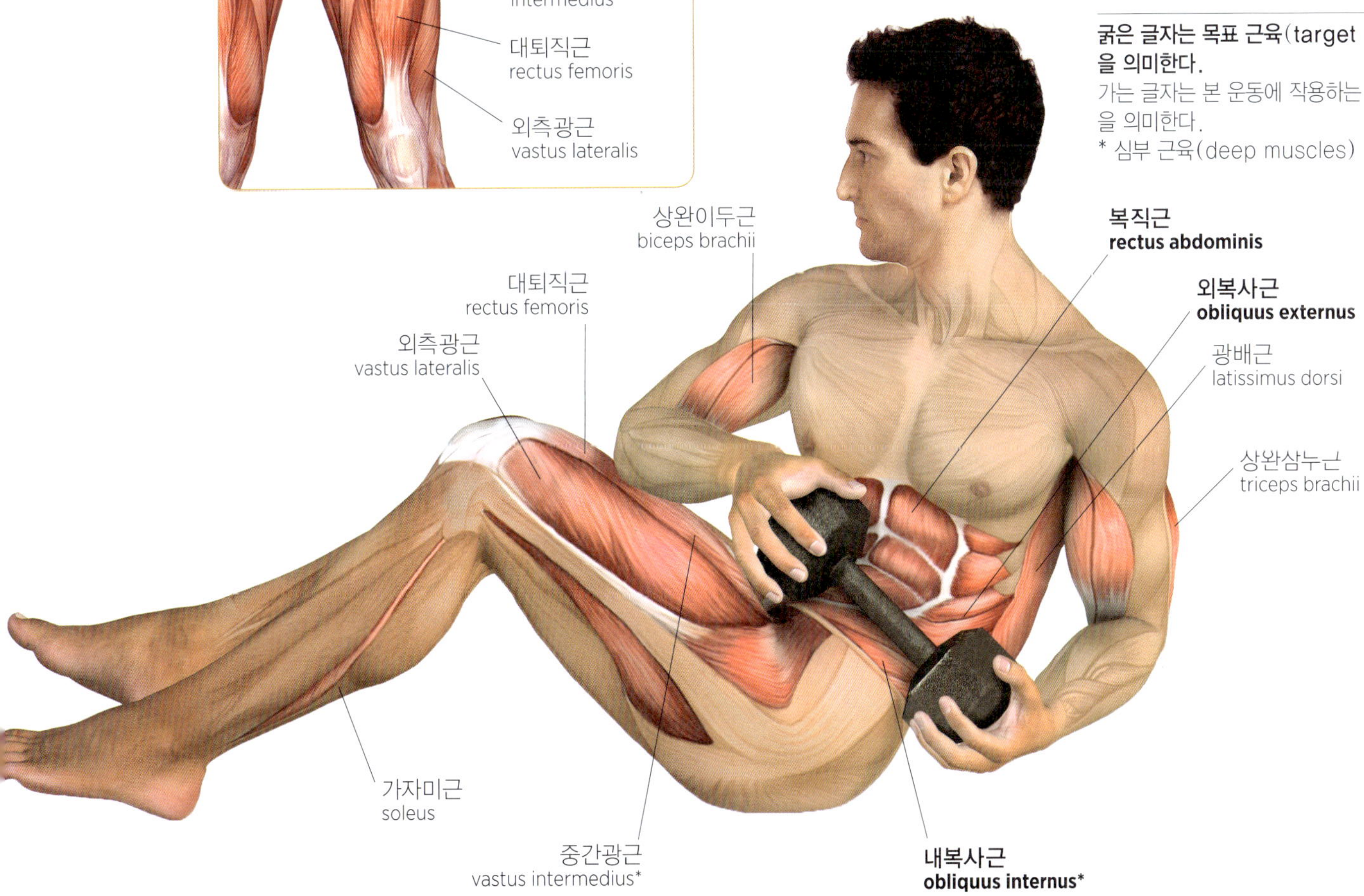

C-커브 암 크로스 C-Curve Arm Cross

이 운동은 필라테스의 C 커브 운동에서 이름이 붙여졌고, 척추와 복부 사이에 강한 연결을 제공한다. 작은 덤벨의 사용으로도 상체에 강한 저항을 줄 수 있다.

운동 방법

- 밸런스 볼 위에 자세를 취한다. 양쪽 다리를 굴곡하고 양발을 붙여서 바닥에 대고 앉는다. Bosu/스위스 볼을 가까이에 배치한다. 양팔을 앞쪽으로 뻗고, 다리도 쭉 뻗는다. 몸통을 뒤쪽으로 45°까지 기울인다. 등을 지지하기 위해 밸런스 볼을 뒤에 배치한다. 양손으로 덤벨을 하나씩 집어든다.
- 복부 근육을 활성화하고, 양쪽 다리를 모으고 발끝을 뾰족하게 만들어, 바닥으로 들어 올린다. 불편함을 느끼기 직전까지 양다리를 들어 올린다.
- 손바닥을 아래쪽으로 향하게 하고, 오른팔을 왼팔 위에 교차시키고, 그 다음 왼팔을 오른팔 위에 교차시킨다. 이때 빠르지만 조절하면서 움직인다.
- 권장 반복횟수만큼 양팔을 교대로 움직인다.

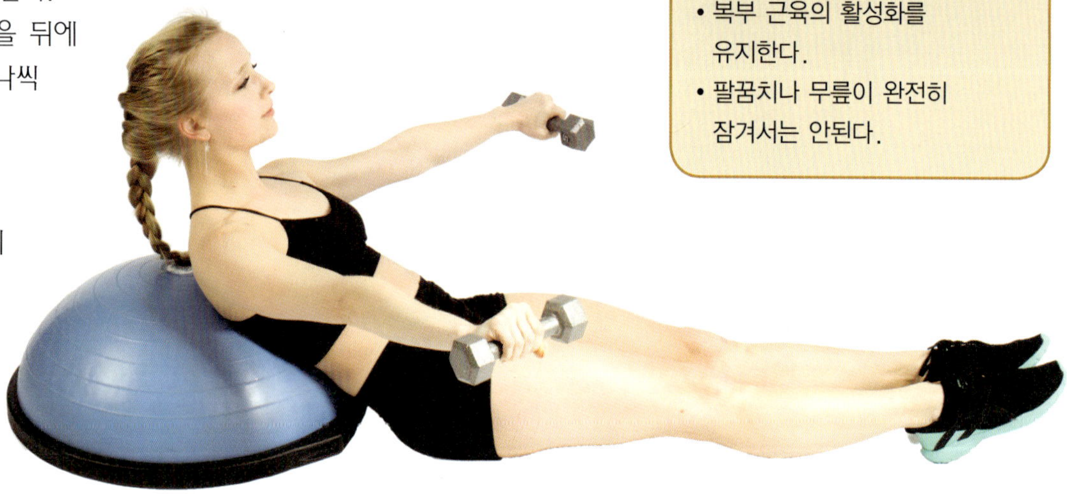

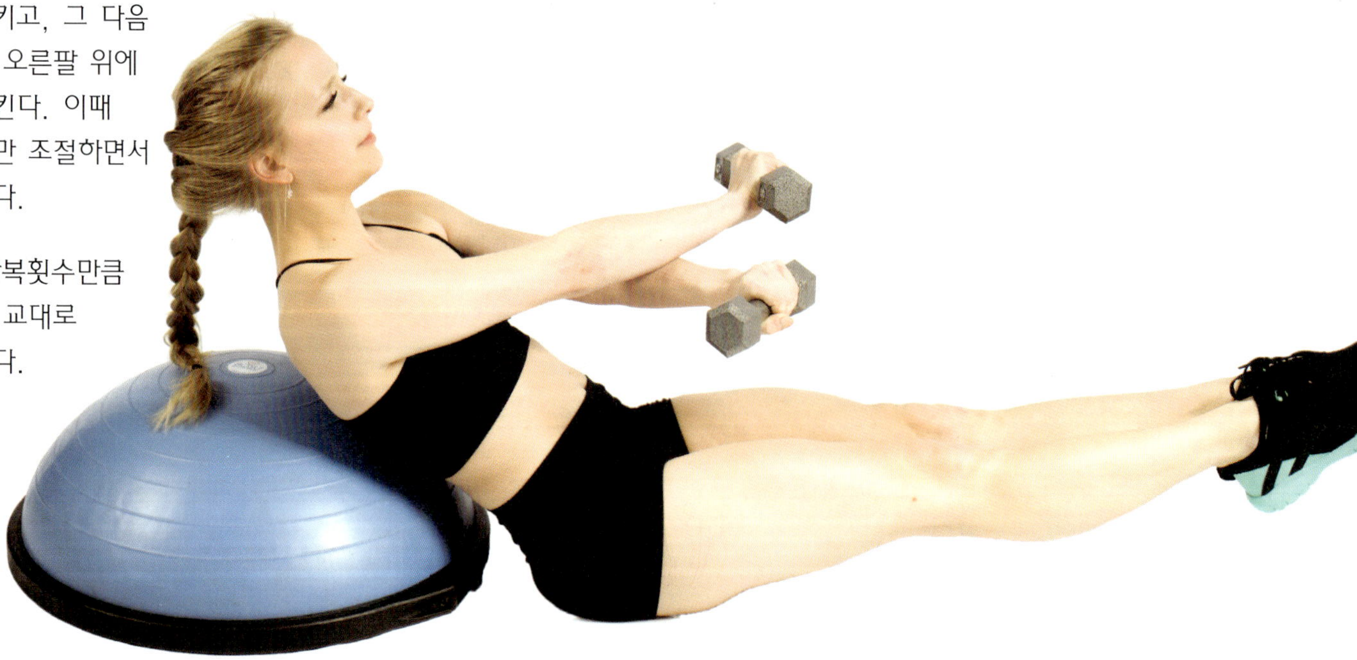

올바른 수행의 팁

- 양팔의 움직임을 조절하면서 유지한다.
- 견갑골를 등 쪽으로 하강한다.
- 복부 근육의 활성화를 유지한다.
- 팔꿈치나 무릎이 완전히 잠겨서는 안된다.

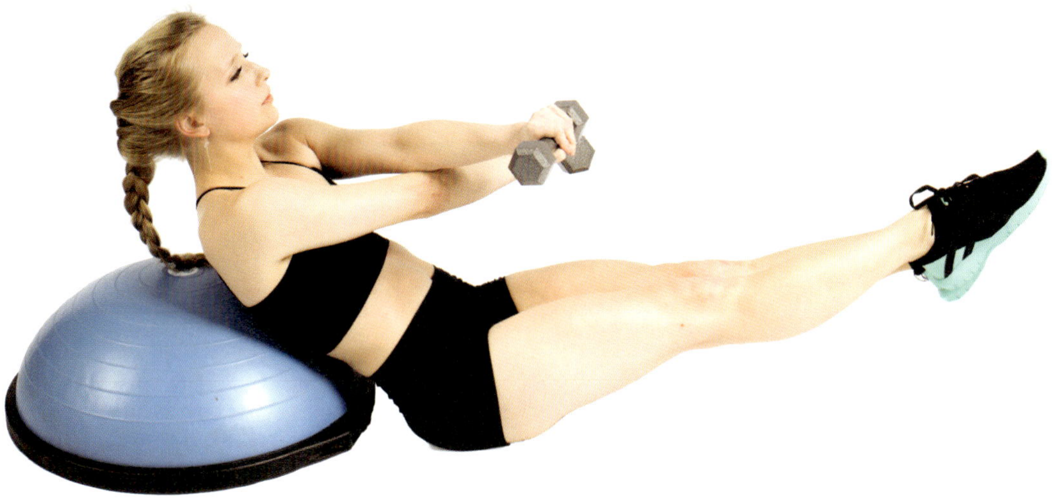

팩트 파일

목표 근육
- 복부 근육
- 승모근

도구
- 하프-돔 밸런스 볼
- 덤벨

장점
- 복부 근력을 증가시킨다.
- 상체를 강화한다.
- 견갑대를 안정화시킨다.

주의사항
- 등 문제
- 어깨 문제

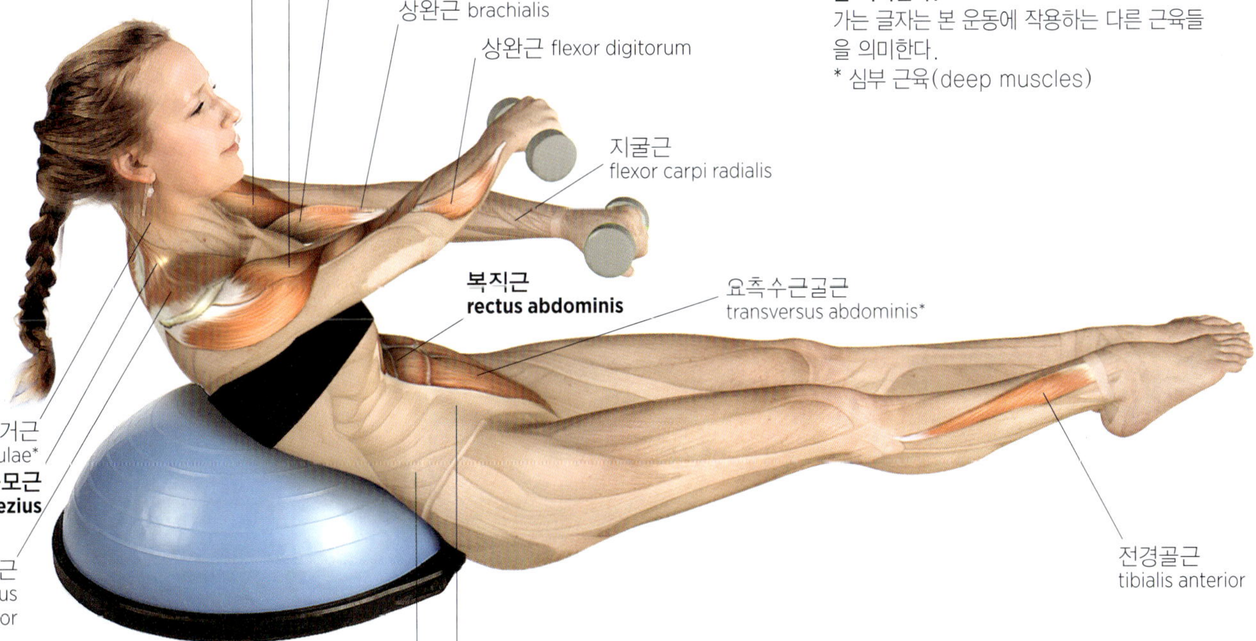

주석

굵은 글자는 목표 근육(target muscles)을 의미한다.
가는 글자는 본 운동에 작용하는 다른 근육들을 의미한다.
* 심부 근육(deep muscles)

싱글-암 T-로우 Single-Arm T-Row

싱글-암 T-로우는 코어와 상체 근육을 강화하고 안정화시키는 강한 운동이다. 적절한 폼을 유지할 수 없을 만큼 무거운 무게를 사용하지 않는다.

운동 방법

- 플랭크 자세에서 시작한다. 양손으로 덤벨을 하나씩 잡는다.
- 양쪽 다리 사이의 간격이 적절한 서기 자세를 취한다. 서기 자세는 안정되고 견고한 느낌이 들어야 한다; 양발의 간격이 꽤 넓을 수도 있다.
- 오른손 덤벨을 가슴 높이까지 당긴다.
- 오른팔을 천장 쪽으로 들어 올릴 때 몸통을 오른쪽으로 돌린다.
- 천천히 덤벨을 바닥으로 내려놓으면서 플랭크 자세로 돌아간다. 반대쪽 팔도 반복한다. 권장 반복횟수만큼 양쪽 팔을 교대로 운동한다.

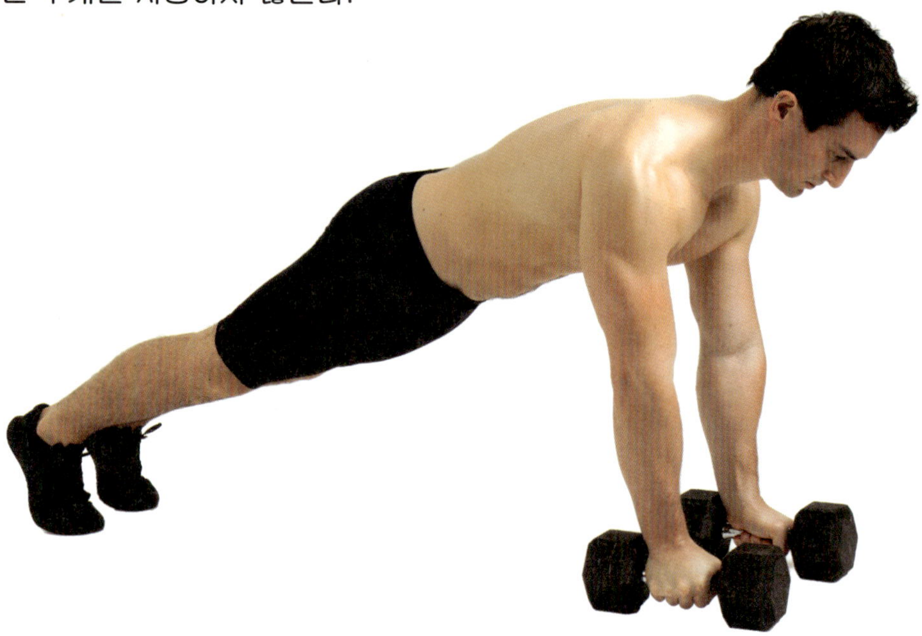

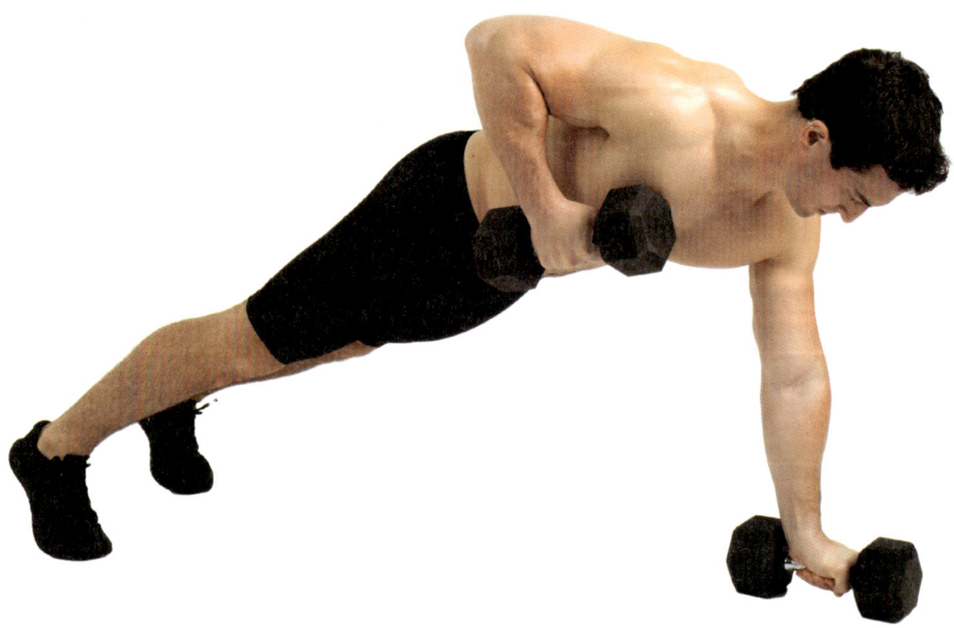

올바른 수행의 팁

- 안정성을 위해 양쪽 다리를 충분히 벌려야 한다.
- 균형이 깨어지지 않도록 덤벨을 천천히 움직인다.
- 머리 위로 편안하게 들어 올릴 수 없을 만큼 무거운 무게를 사용하지 않는다.
- 여러분이 통증 없이 플랭크(114-115 페이지), 얼터네이팅플로우 로우(142-143페이지), 그리고 스탠딩 싱글-레그 로우(140-141 페이지) 등을 수행하기 전에 이런 운동을 시도하지 않는다.

팩트 파일

목표 근육
- 복부 근육
- 가슴 근육
- 등 근육
- 어깨 근육

도구
- 덤벨

장점
- 코어와 상체를 강화한다.
- 코어와 어깨를 안정화시킨다.

주의사항
- 등 통증
- 어깨 문제
- 손목 문제

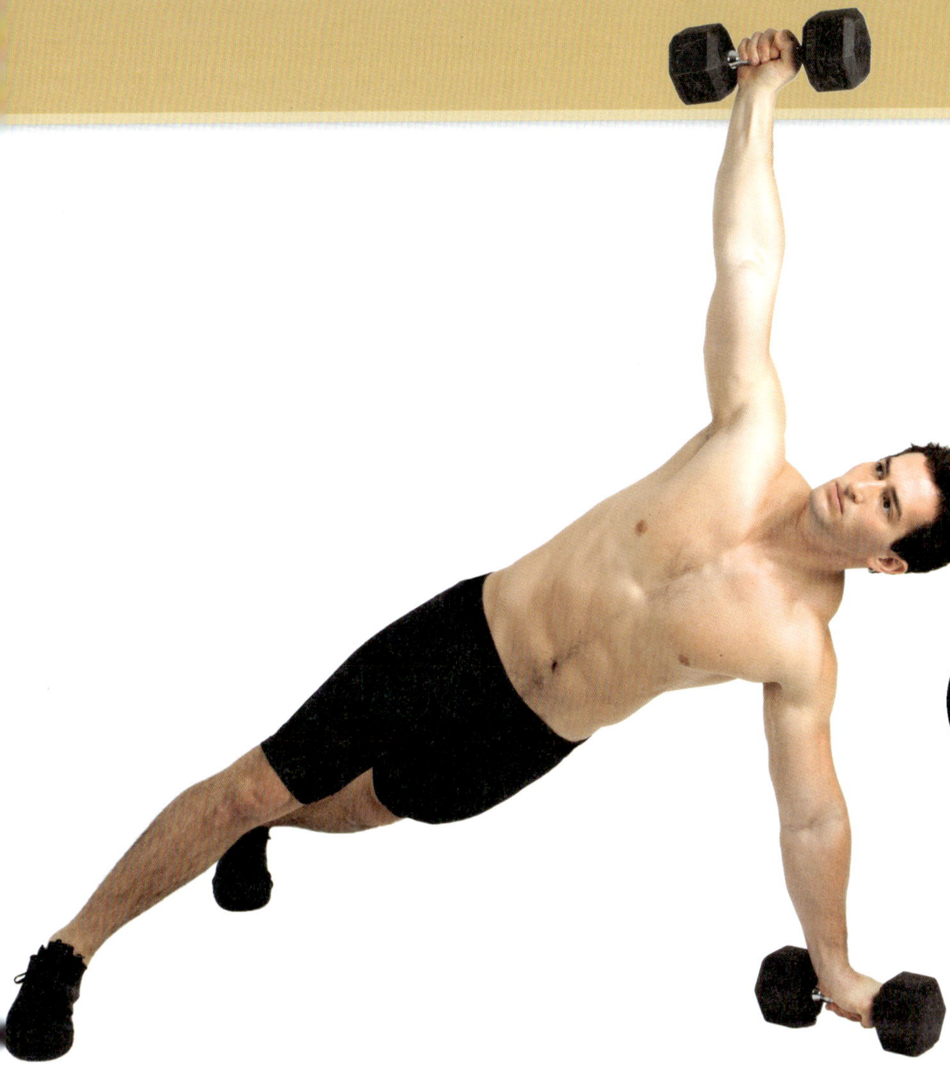

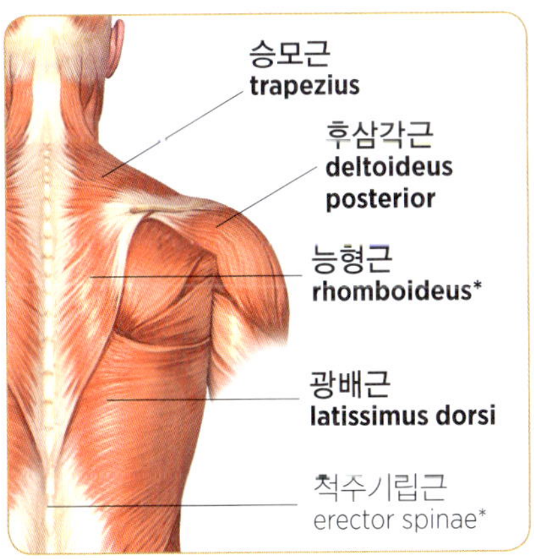

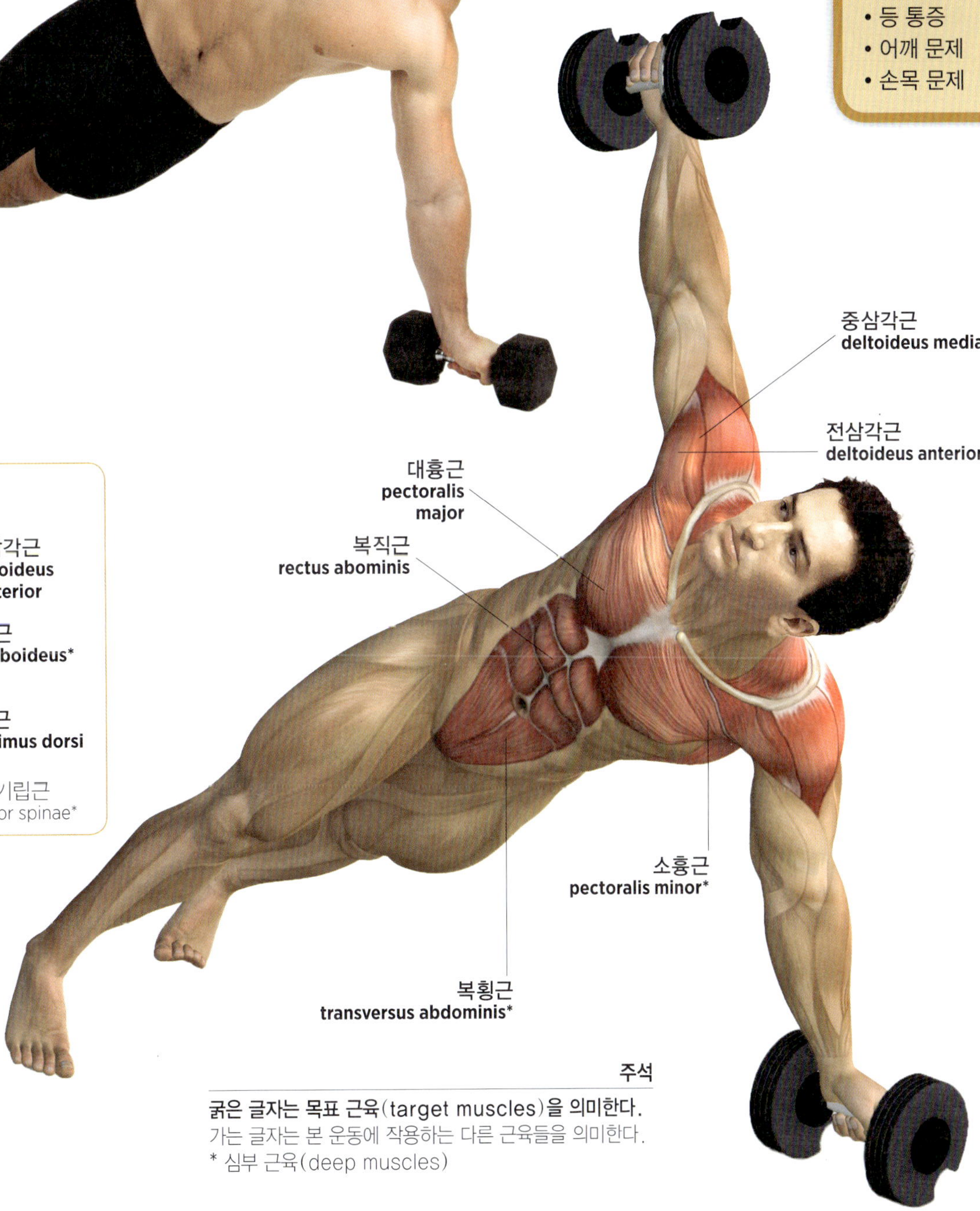

주석

굵은 글자는 목표 근육(target muscles)을 의미한다.
가는 글자는 본 운동에 작용하는 다른 근육들을 의미한다.
* 심부 근육(deep muscles)

얼터네이팅 레니게이드 로우

Alternating Renegade Row

이 운동은 코만도 로우(Commando Row)로 알려져 있으며, 근육의 가동범위를 향상시키고, 웨이티드 로우(weighted row)와 플랭크의 장점을 제공한다. 이것은 특히 코어에 좋지만, 팔과 등 근육에도 좋다.

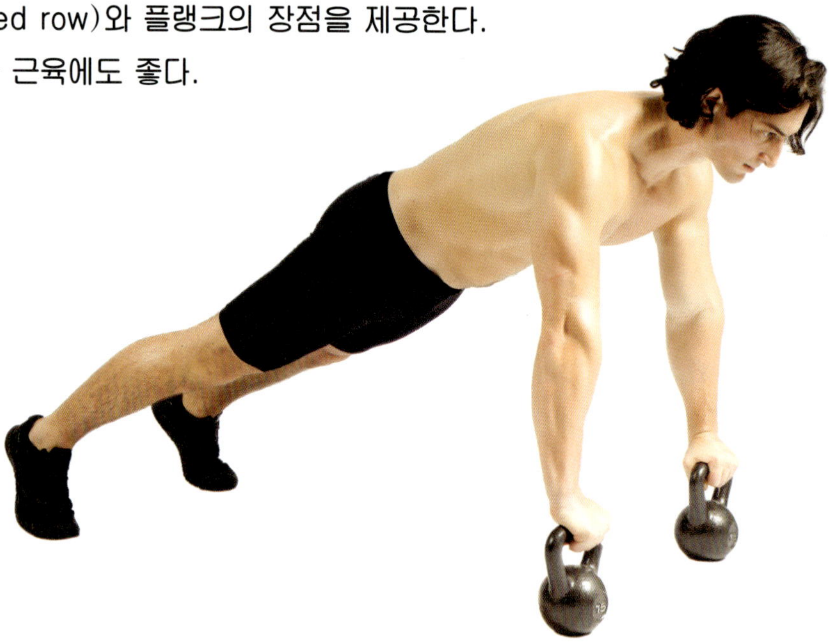

운동 방법

- 각 손에 케틀벨을 하나씩 잡고, 플랭크 자세를 취한다.
- 발가락으로 바닥을 지탱하고 코어를 안정되게 유지하면서, 오른손의 케틀벨을 가슴 쪽으로 당긴다. 이때 왼팔을 쭉 뻗고, 케틀벨을 바닥으로 민다.
- 오른팔을 바닥으로 내리고, 반대쪽 팔도 실시한다. 권장 반복횟수만큼 교대로 팔을 계속 운동한다.

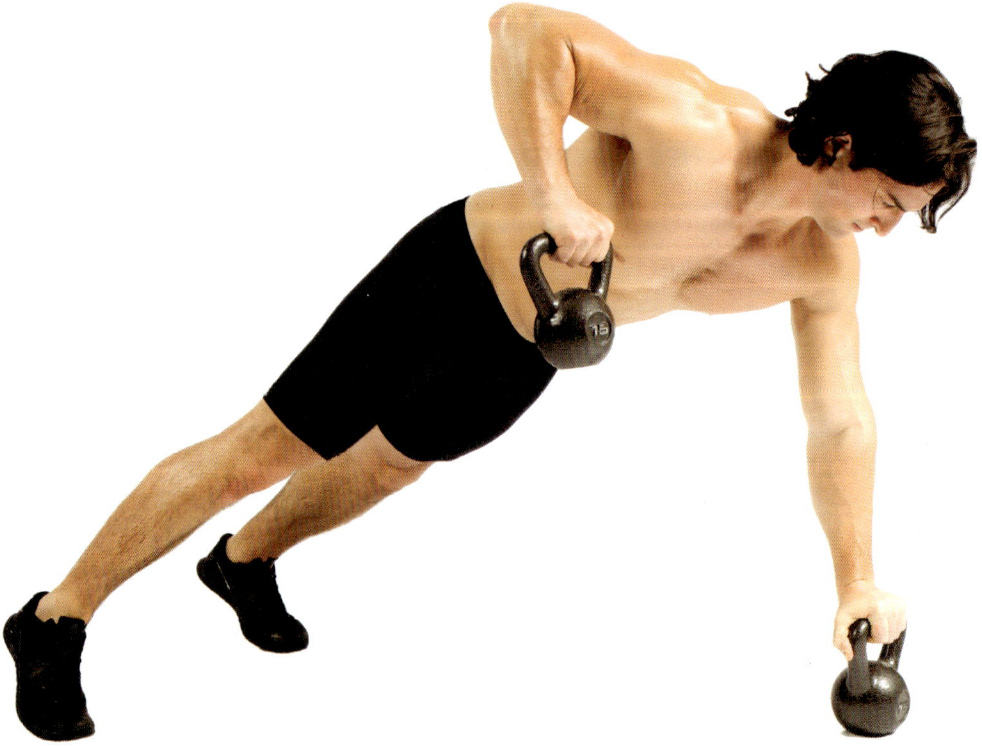

올바른 수행의 팁

- 케틀벨은 안정성을 위해 바닥이 편평해야 한다.
- 코어를 안정되게 유지하고, 등을 일자로 유지한다.
- 엉덩이가 아래로 처져서는 안된다.
- 덤벨을 떨어뜨리거나 덤벨로 바닥을 세게 때려서는 안된다.

팩트 파일

목표 근육
- 광배근
- 복부 근육
- 팔 근육
- 승모근

도구
- 케틀벨/덤벨 (다른 버전)

장점
- 코어와 등의 근력을 증가시킨다.

주의사항
- 등 문제
- 어깨 문제

다른 버전

낮은 난이도: 한쪽 손으로만 케틀벨이나 덤벨을 잡고 로우 동작을 한다. 이때 반대쪽 손은 맨손으로 바닥을 짚는다. 몇 번 반복한 후에 손을 바꾼다.

높은 난이도: 한 팔을 들어 올릴 때, 반대쪽 다리도 들어 올린다.
케틀벨 대신에, 덤벨을 이용할 수도 있다.

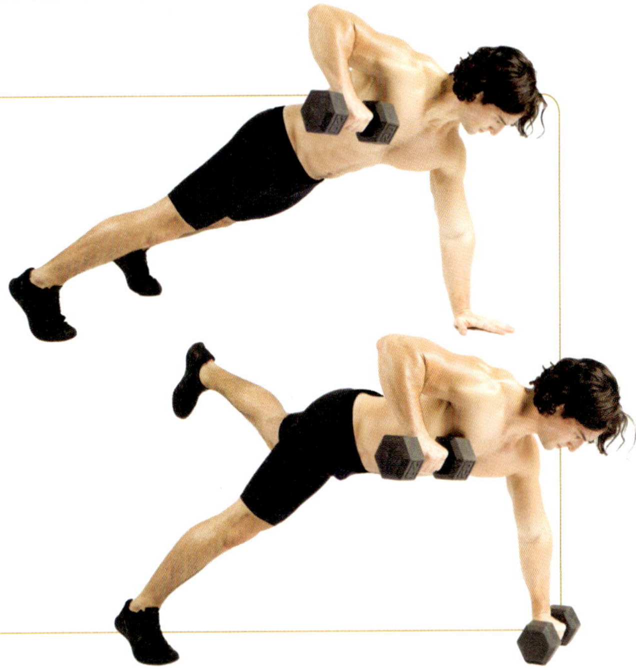

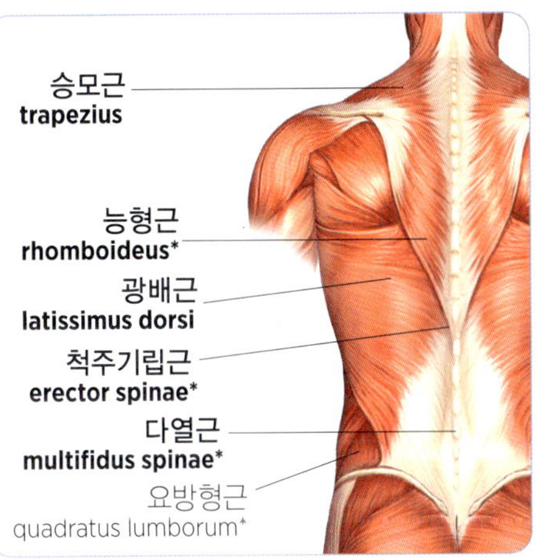

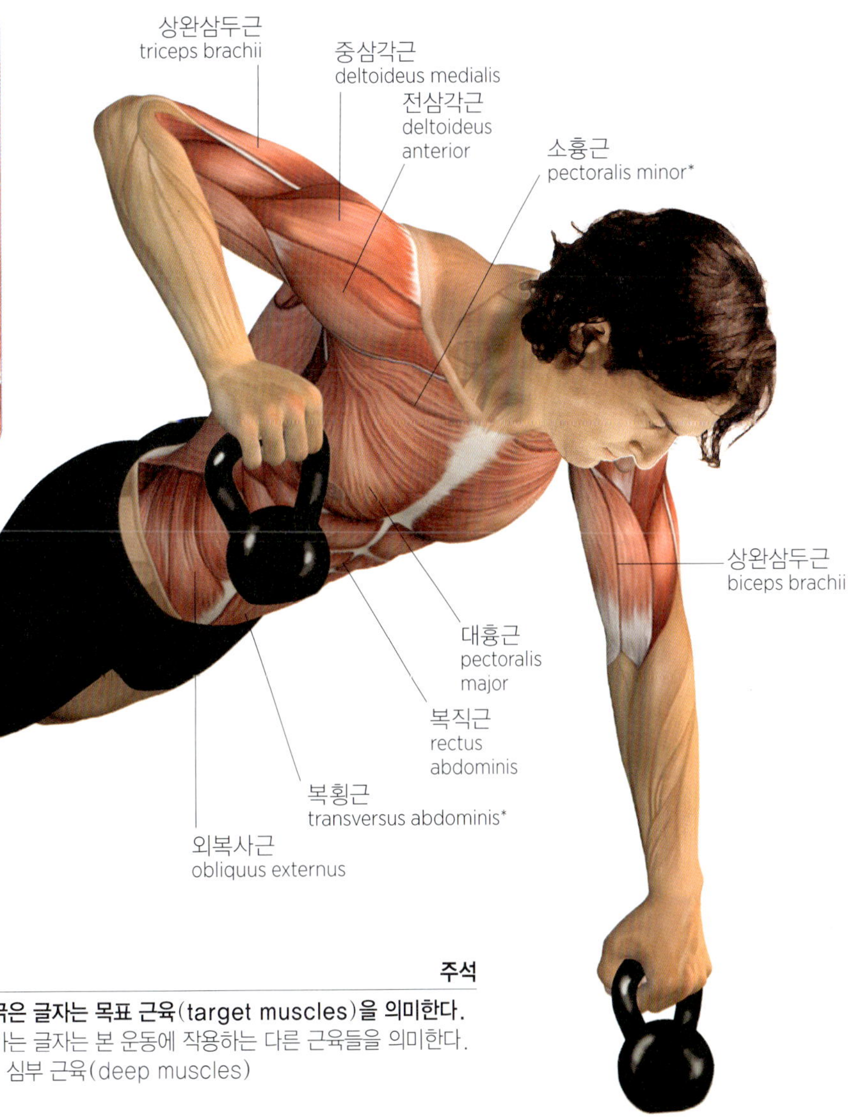

주석

굵은 글자는 목표 근육(target muscles)을 의미한다.
가는 글자는 본 운동에 작용하는 다른 근육들을 의미한다.
* 심부 근육(deep muscles)

덤벨 쉰 레이즈 Dumbbell Shin Raise

덤벨 쉰 레이즈는 발목 굴곡에 중요한 역할을 하는 정강이 근육인 전경골근을 강화한다. 발끝을 뾰족하게 할 때, 이 근육이 신장된다.

운동 방법

- 플랫 벤치의 앞쪽 끝에 앉고, 여러분의 앞쪽에 덤벨을 배치한다. 양발로 덤벨을 잡는다.
- 양발이 벤치에 닿지 않도록 벤치 뒤로 이동한다. 양쪽 다리를 일자로 유지하고, 몸통을 일으켜 세운다. 양쪽 발끝을 천천히 뾰족하게 만든다.
- 양쪽 다리를 쭉 뻗고 몸통을 똑바른 자세로 세운다. 그리고 발을 천천히 굴곡한다. 권장 반복횟수만큼 실시한다.

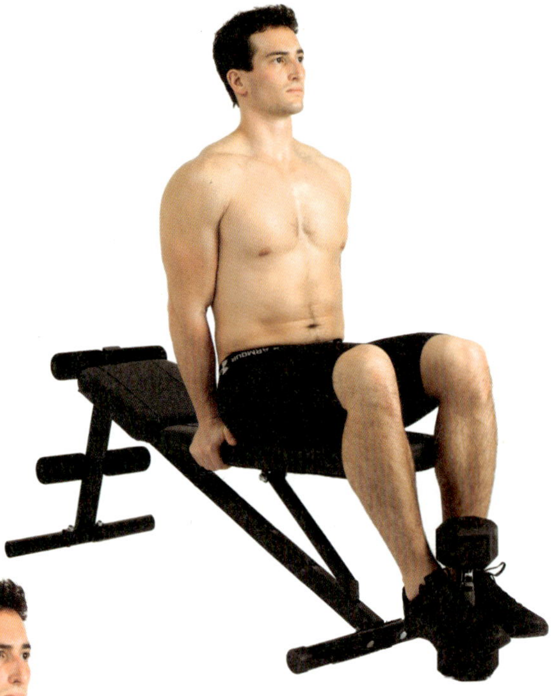

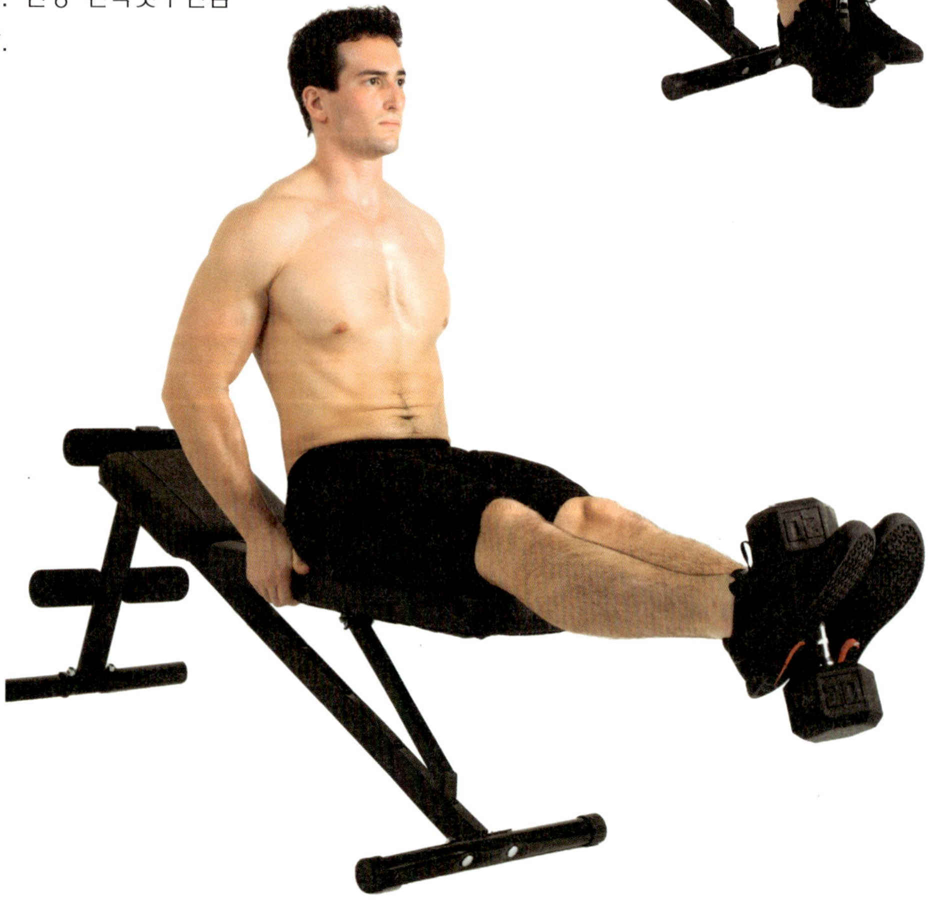

올바른 수행의 팁

- 발끝을 뾰족하게 하고 굴곡할 때 가능한 완전가동범위내에서 운동을 실시한다.
- 운동을 수행하는 동안 목과 턱을 이완한다.
- 이 운동을 수행할 때 무릎을 굴곡해서는 안된다.

팩트 파일

목표 근육
- 주요 정강이 근육

도구
- 덤벨
- 플랫 벤치/의자

장점
- 정강이 근육을 강화한다.

주의사항
- 발목 문제

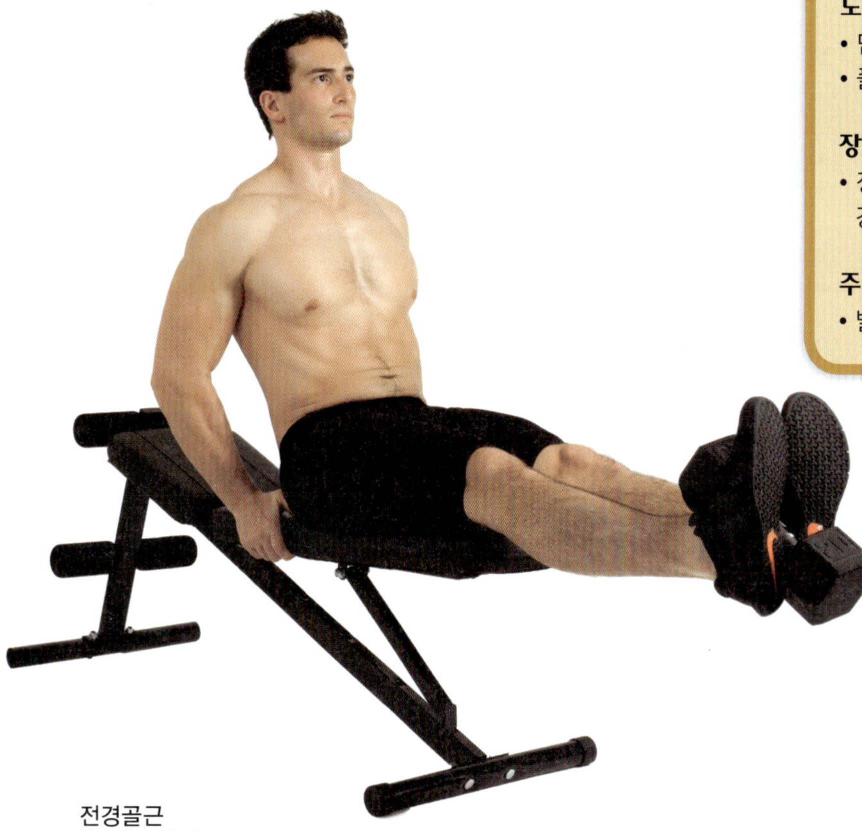

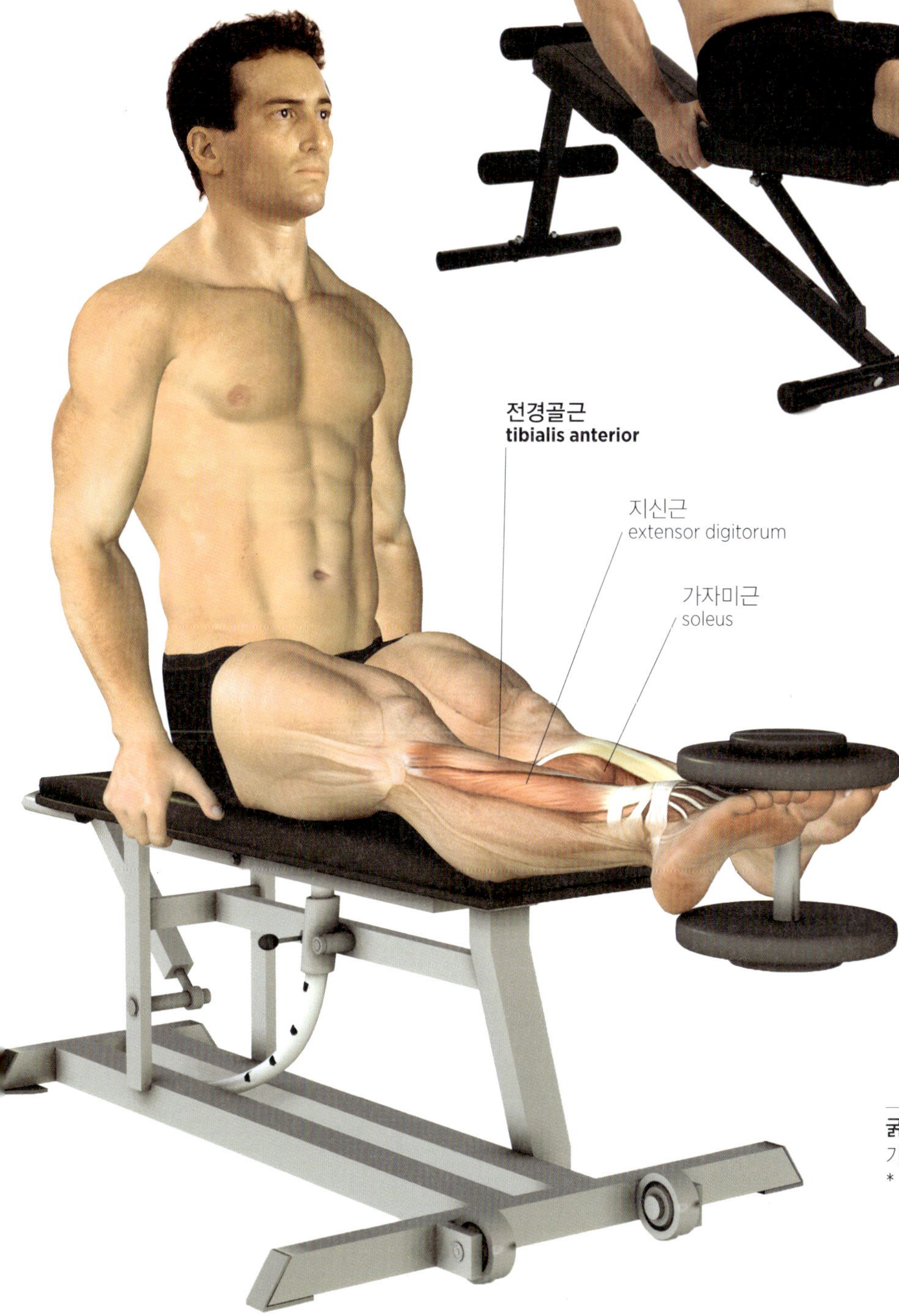

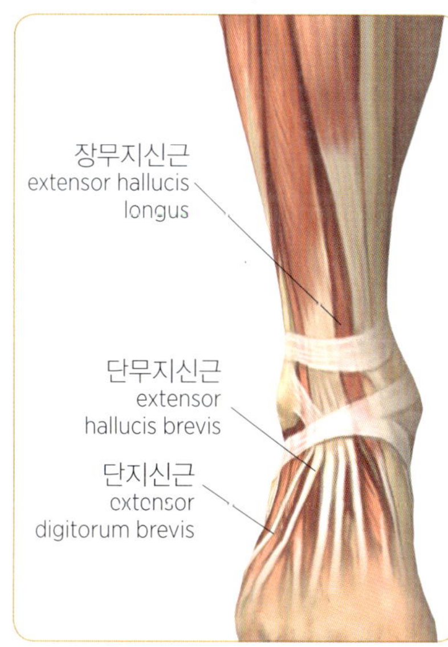

주석

굵은 글자는 목표 근육(target muscles)을 의미한다.
가는 글자는 본 운동에 작용하는 다른 근육들을 의미한다.
* 심부 근육(deep muscles)

덤벨 카프 레이즈 Dumbbell Calf Raise

이것은 간단하지만 주요 장딴지 근육인 비복근과 가자미근을 강화시키는 좋은 운동이다. 덤벨을 사용하면, 저항을 더 많이 줄 수 있다.

운동 방법

- 양손으로 덤벨을 하나씩 잡고 플랫폼 끝에 발가락을 올려놓고 선 자세를 취한다.
- 장딴지 근육을 수축함으로써 발가락으로 몸을 위로 들어 올린다. 그런 다음 플랫폼 아래로 발꿈치를 내려놓음으로써 완전한 신장을 얻는다. 권장 반복횟수만큼 실시한다.

올바른 수행의 팁

- 위아래 움직임의 완전 가동범위를 유지한다.
- 운동을 수행하는 동안 발가락 끝을 뾰족하게 유지한다.
- 반복할 때마다 장딴지 근육을 강하게 수축한다.
- 바운딩되는 동작을 피한다.

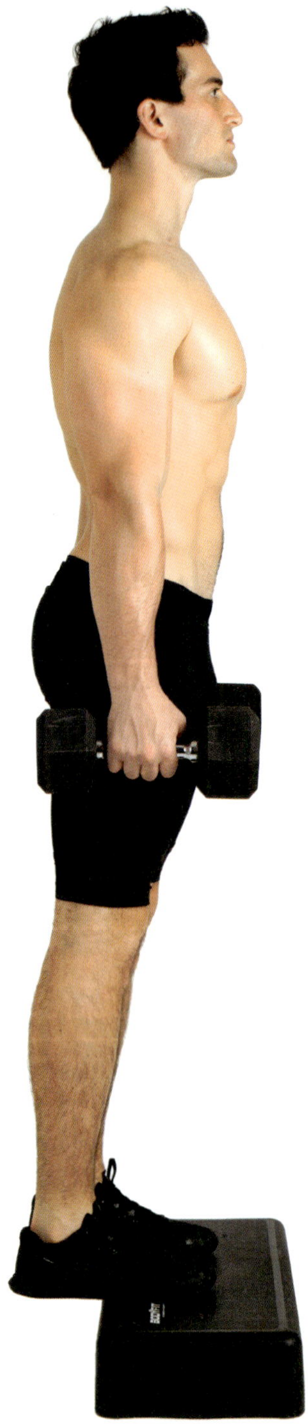

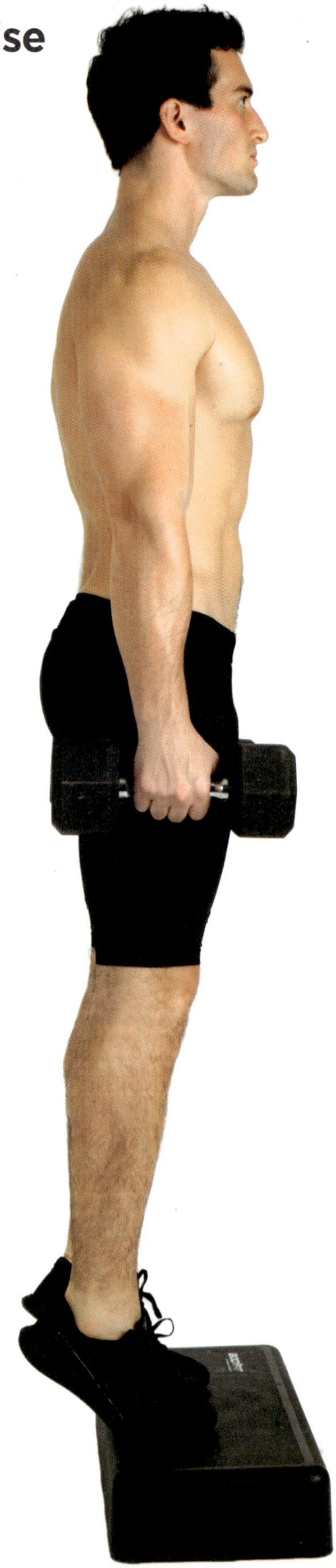

팩트 파일

목표 근육
- 장딴지 근육

도구
- 덤벨
- 플랫폼, 스텝 또는 고정 블럭

장점
- 장딴지 근육을 강화한다.

주의사항
- 발목 문제

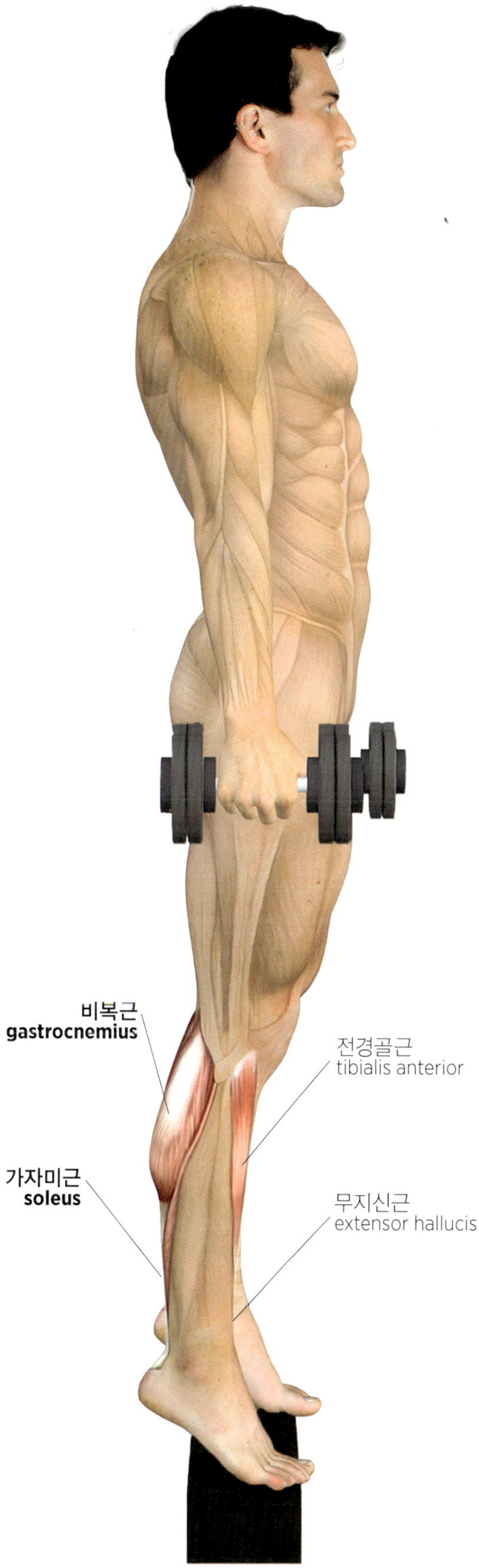

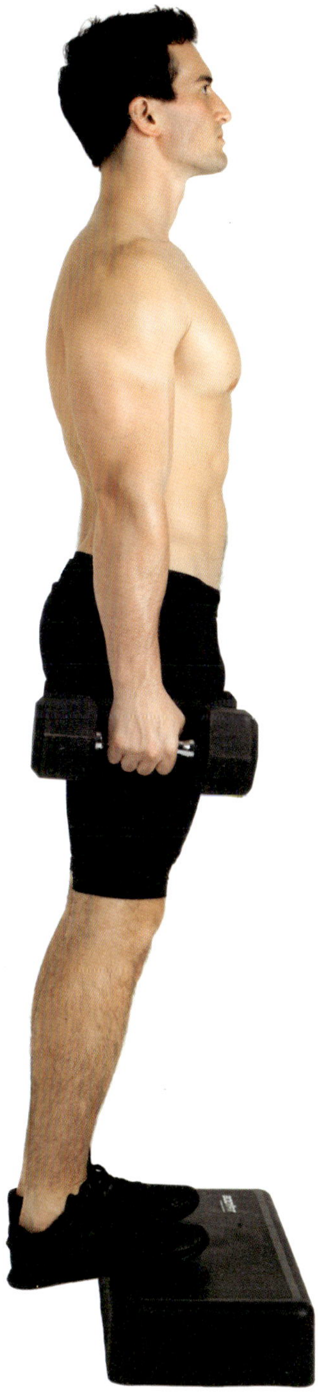

다른 버전

비슷한 난이도: 운동을 수행하는 동안 발끝을 안쪽으로 뾰족하게 만든다.

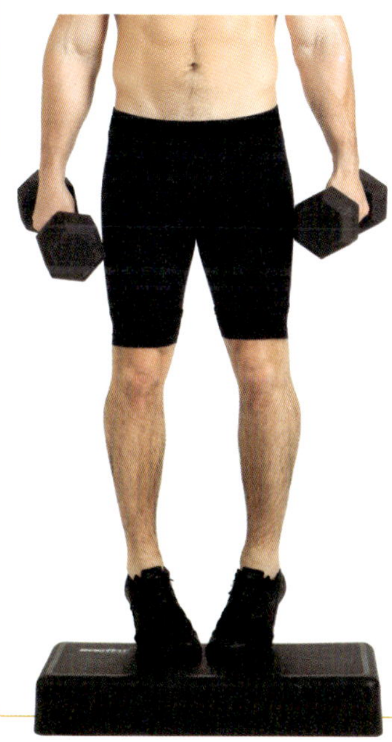

주석

굵은 글자는 목표 근육(target muscles)을 의미한다.
가는 글자는 본 운동에 작용하는 다른 근육들을 의미한다.
* 심부 근육(deep muscles)

덤벨 라잉 힙 애브덕션

Dumbbell Lying Hip Abduction

고관절 가동성은 매우 중요하고 복잡하게 얽힌 근육들이 다리를 몸통의 중심에서 멀어지도록 움직일 뿐만 아니라(외전, abduction), 고관절을 굴곡하고 회전시킨다. 이들 근육에는 대퇴근막장근과 특정 둔부 근육도 포함된다.

운동 방법

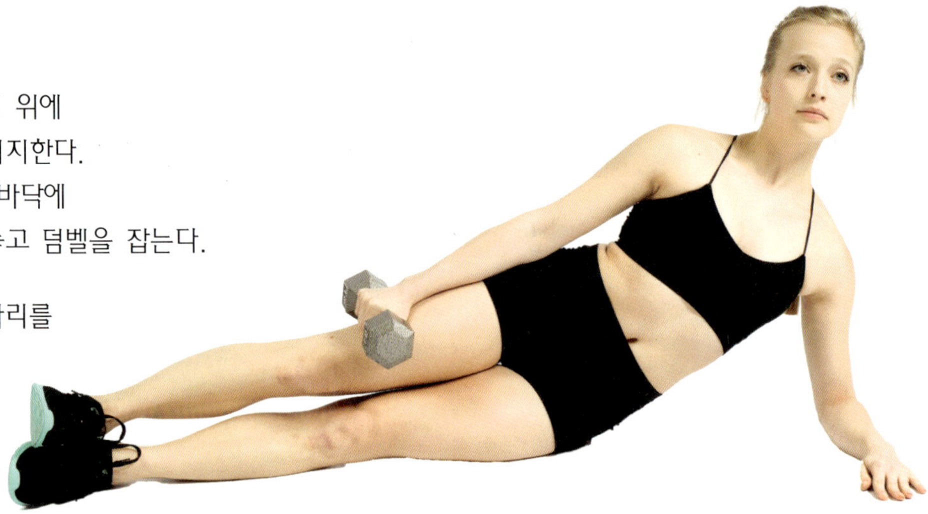

- 왼쪽으로 눕고, 오른쪽 다리가 왼쪽 다리 위에 놓이도록 한다. 그리고 왼팔로 상체를 지지한다. 이때 손바닥은 아래쪽을 향하고 전완을 바닥에 댄다. 오른팔은 뻗어서 몸통 옆에 올려놓고 덤벨을 잡는다.
- 나머지 신체는 자세를 유지하고, 위쪽 다리를 부드럽게 들어 올린다. 오른팔도 약간 들어 올린다. 필요하다면, 그 자세를 짧은 시간동안 유지한다.
- 오른쪽 다리를 다시 내려놓으면서 시작자세로 돌아간다. 권장 반복횟수만큼 실시한다. 반대쪽 다리도 권장 반복횟수만큼 실시한다.

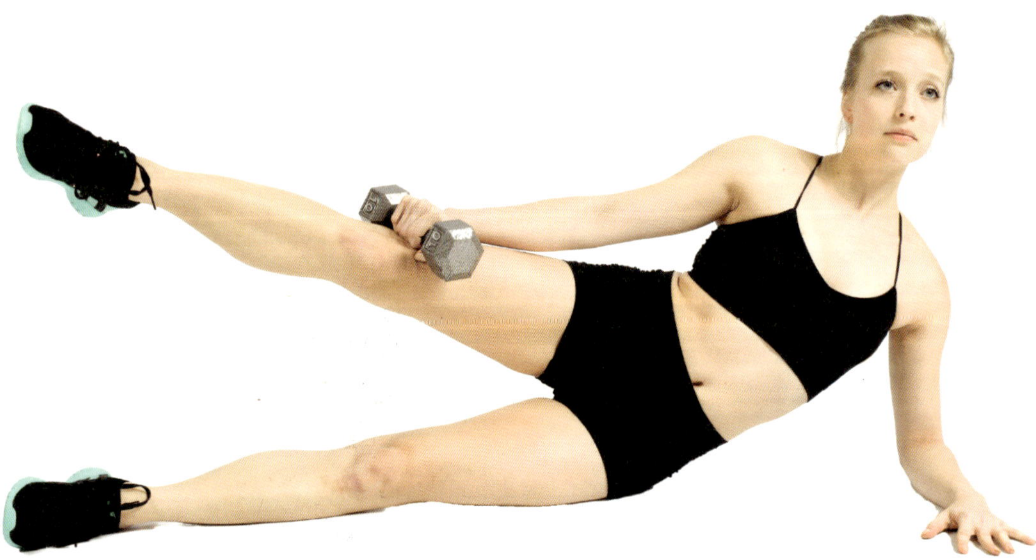

올바른 수행의 팁

- 몸통은 전방으로 향해야 한다.
- 양쪽 다리를 쭉 뻗는다.
- 아래쪽 팔과 다리로 바닥을 지탱한다.
- 전방을 응시한다.
- 다리를 들어 올릴 때, 고관절이 비틀리거나 경사져서는 안된다.
- 목에 긴장이 가거나 비틀리지 않아야 한다.
- 어깨가 구부정해서는 안된다.

팩트 파일

목표 근육
- 허벅지/고관절 가동근

도구
- 덤벨

장점
- 허벅지 가쪽 근육을 강화한다.
- 고관절 가동성을 증가시킨다.
- 테니스와 모든 필드 스포츠의 수행능력을 향상시킨다.

주의사항
- 고관절 문제
- 어깨 문제

다른 버전

높은 난이도: 사이드 플랭크 자세로 움직인다. 자세를 유지할 때 상체를 일자로 유지하는데 집중한다.

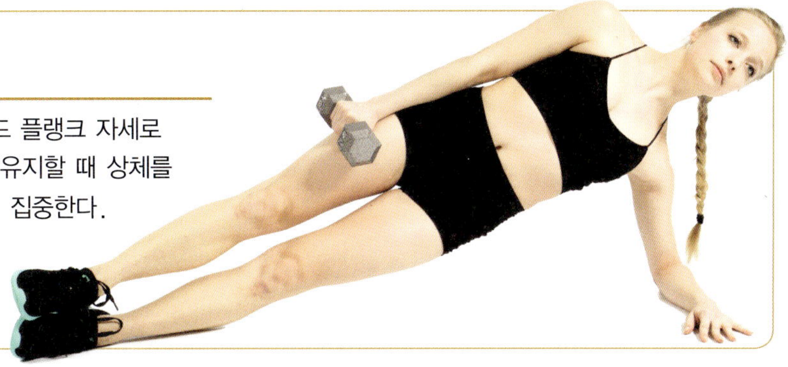

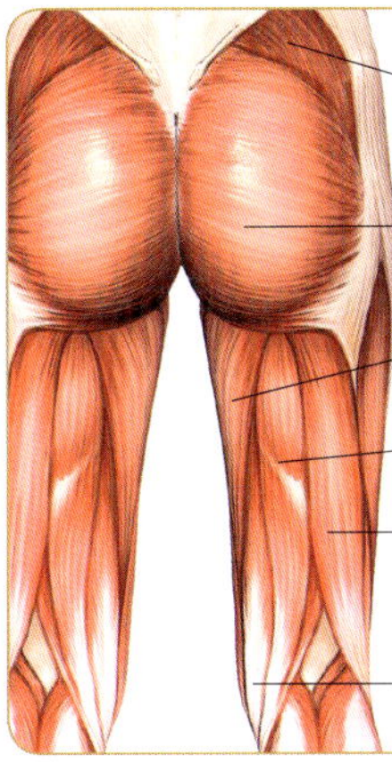

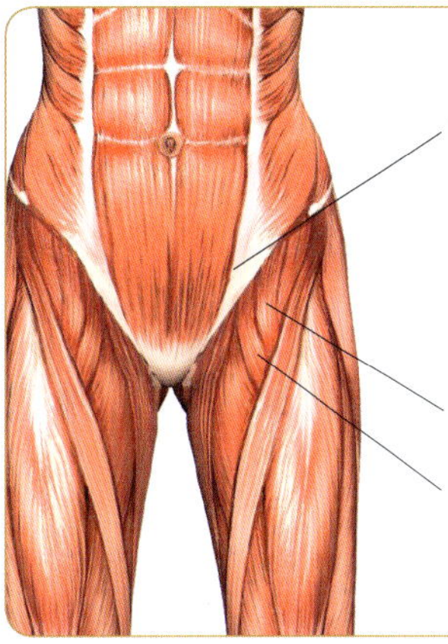

주석

굵은 글자는 목표 근육(target muscles)을 의미한다.
가는 글자는 본 운동에 작용하는 다른 근육들을 의미한다.
* 심부 근육(deep muscles)

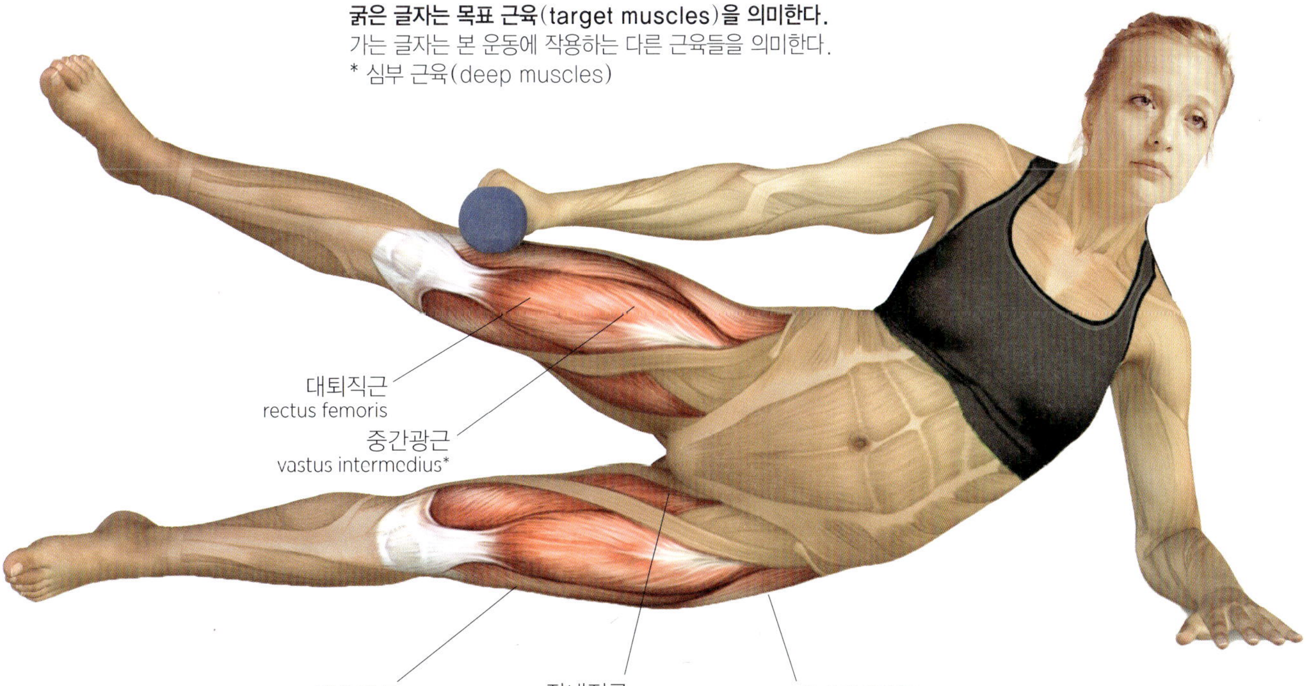

덤벨 런지 Dumbbell Lunge

이 운동은 덤벨을 이용해 둔부 근육과 대퇴사두근을 강화하는 또 다른 전통적인 운동이다. 여러분은 부드러운 흐름으로 운동을 해야 한다.

운동 방법

- 양손으로 덤벨을 하나씩 잡고 선 자세를 취한다. 이때 양쪽 다리를 붙이거나 약간 벌린 자세를 취한다.
- 머리를 똑바로 들고, 척추를 중립위로 유지한다. 왼쪽 다리를 크게 앞쪽으로 내딛는다.
- 앞쪽으로 발을 내디딜 때, 앞쪽 무릎을 90°정도로 굴곡하고, 허벅지가 바닥과 평행을 이룰 때까지 앞쪽 허벅지를 내린다. 뒤쪽 발가락으로 균형을 잡을 수 있도록 뒤쪽 다리인 오른쪽 무릎을 아래쪽으로 내린다. 척추에서 뒤쪽 무릎까지 일자를 형성한다.
- 똑바로 일어서기 위해 앞쪽 발꿈치로 상체를 밀면서, 시작자세로 돌아온다. 반대쪽도 실시한다. 권장 반복횟수만큼 양쪽 다리를 교대로 움직인다.

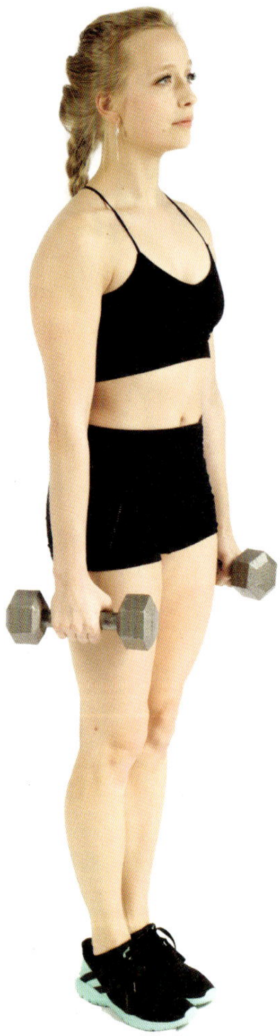

올바른 수행의 팁

- 한쪽 다리를 전방으로 내디딜 때, 상체는 정면을 향해야 한다.
- 똑바로 서기 자세를 취한다.
- 전방을 응시한다.
- 편안하게 런지한다.
- 앞쪽 무릎이 전방을 향해야 한다.
- 몸통이 한쪽으로 돌아가서는 안된다.
- 무릎이 발가락을 지나서까지 앞으로 나가지 않아야 한다.
- 허리가 활처럼 휘어져서는 안된다.

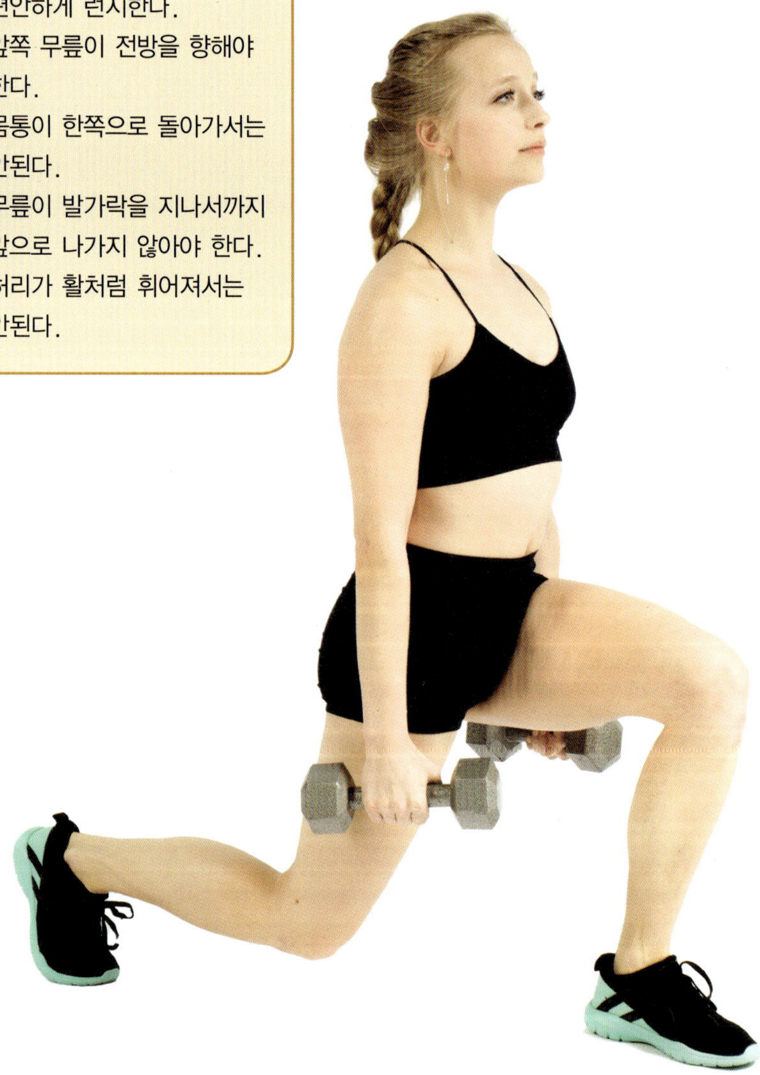

팩트 파일

목표 근육
- 둔부 근육
- 대퇴사두근

도구
- 덤벨

장점
- 둔부 근육과 대퇴사두근을 강화한다.
- 코어, 슬괵근, 안쪽 허벅지 근육 및 하퇴 근육을 안정화시킨다.

주의사항
- 무릎 문제

주석

굵은 글자는 목표 근육(target muscles)을 의미한다.
가는 글자는 본 운동에 작용하는 다른 근육들을 의미한다.
* 심부 근육(deep muscles)

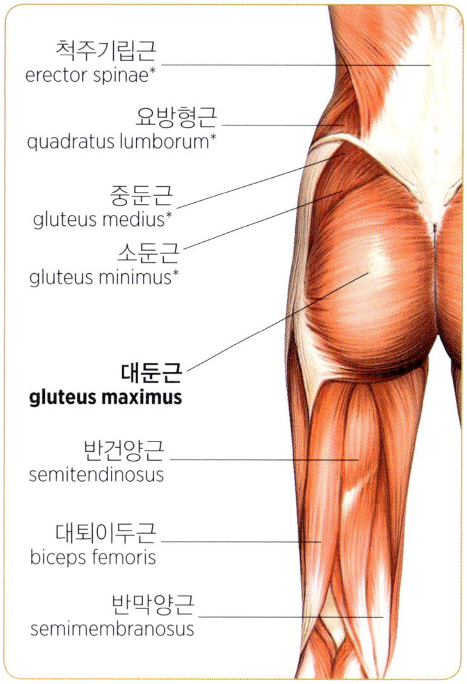

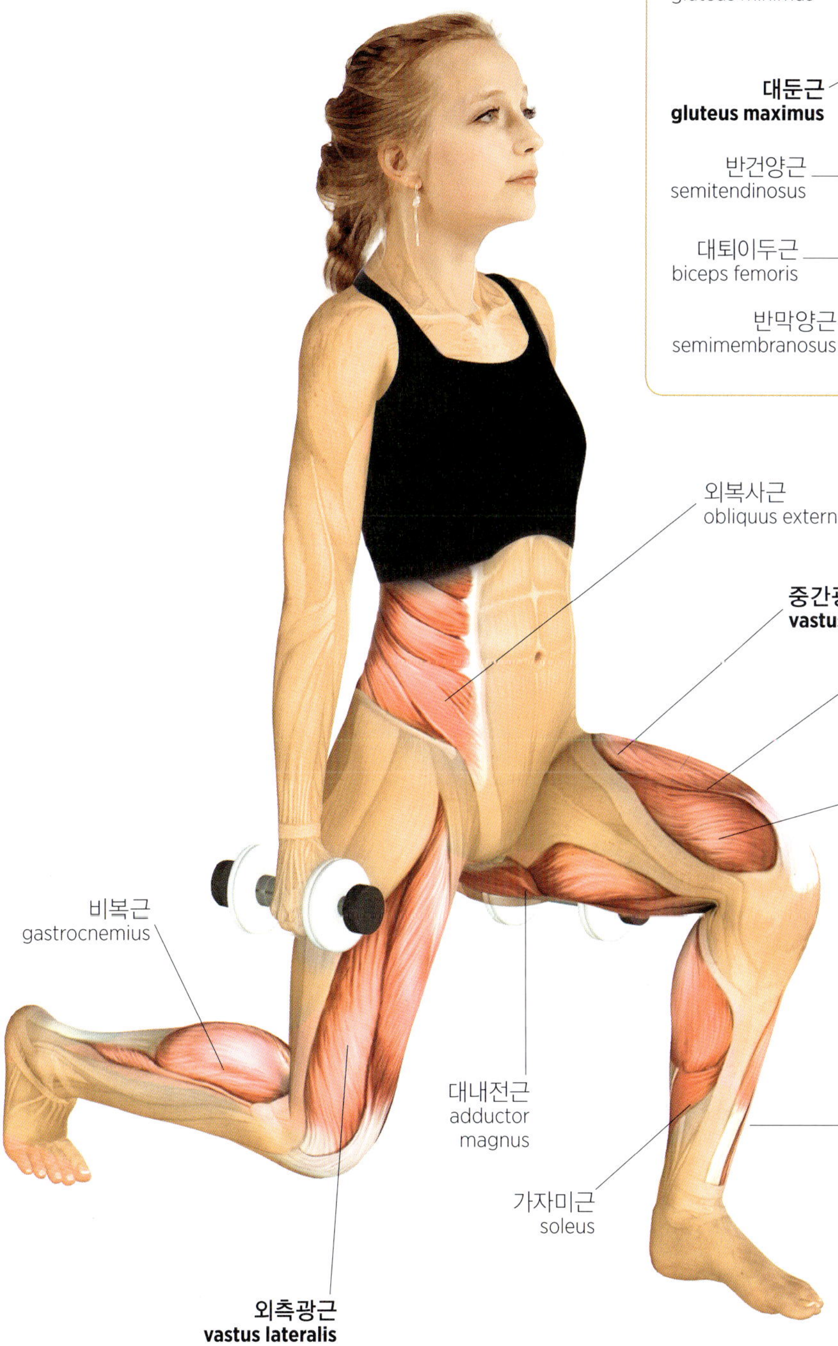

덤벨 워킹 런지 Dumbbell Walking Lunge

이 운동을 똑바로 수행하기 어렵지만, 정기적인 연습을 통해 하체의 지구력과 근력을 상당히 강화시킬 수 있다. 이 운동은 코어 근육을 안정화하고 균형잡는데 도움을 준다.

운동 방법

- 양발을 고관절너비만큼 벌리고 선 자세를 취한다. 양손에 덤벨을 하나씩 해머-그립으로 잡는다(손바닥이 서로 마주 본다). 팔을 몸통 옆에 붙인다.
- 왼발이 오른발로부터 2 피트될 때까지 왼쪽 다리를 앞쪽으로 내딛는다. 상체를 내릴 때 몸통이 똑바로 유지되어야 한다.
- 왼쪽 발꿈치로 상체를 위쪽과 앞쪽으로 밀면서 시작자세로 돌아온다.
- 반대쪽 다리도 실시한다. 권장 반복횟수만큼 앞쪽으로 양쪽 다리를 런지하면서 걸어간다.

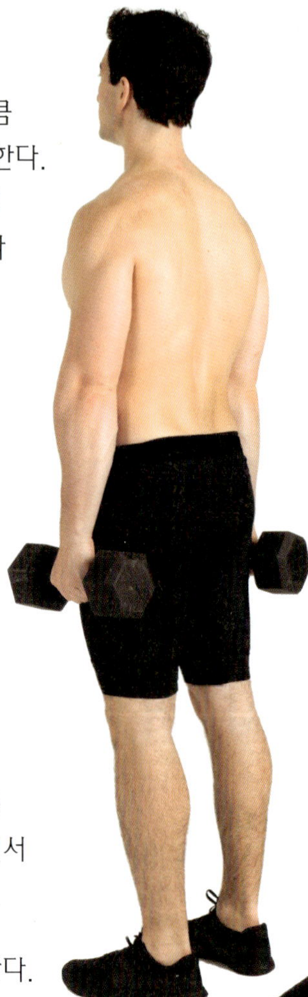

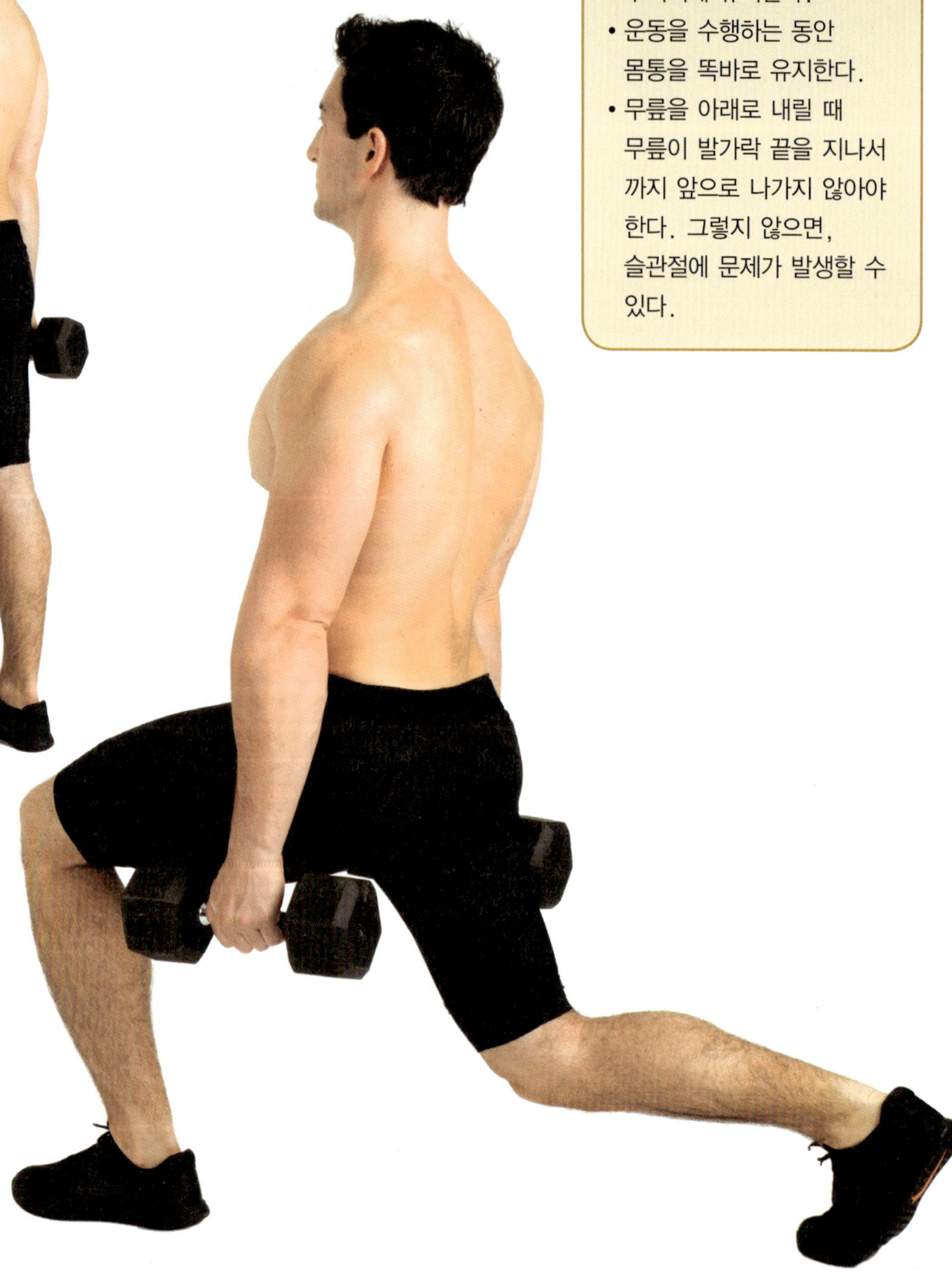

올바른 수행의 팁

- 앞쪽 정강이를 바닥과 수직되게 유지한다.
- 운동을 수행하는 동안 몸통을 똑바로 유지한다.
- 무릎을 아래로 내릴 때 무릎이 발가락 끝을 지나서까지 앞으로 나가지 않아야 한다. 그렇지 않으면, 슬관절에 문제가 발생할 수 있다.

팩트 파일

목표 근육
- 대퇴사두근
- 둔부 근육
- 허벅지 안쪽과 장딴지 근육

도구
- 덤벨

장점
- 다리와 둔부의 근력을 강화하고 지구력을 증가시킨다.

주의사항
- 등 문제
- 무릎 문제

주석

굵은 글자는 목표 근육(target muscles)을 의미한다.
가는 글자는 본 운동에 작용하는 다른 근육들을 의미한다.
* 심부 근육(deep muscles)

다른 버전

낮은 난이도: 덤벨 대신에, 상체의 체중만을 이용한다. 덤벨을 잡지 않고, 양손을 고관절에 올려 두고 실시한다.

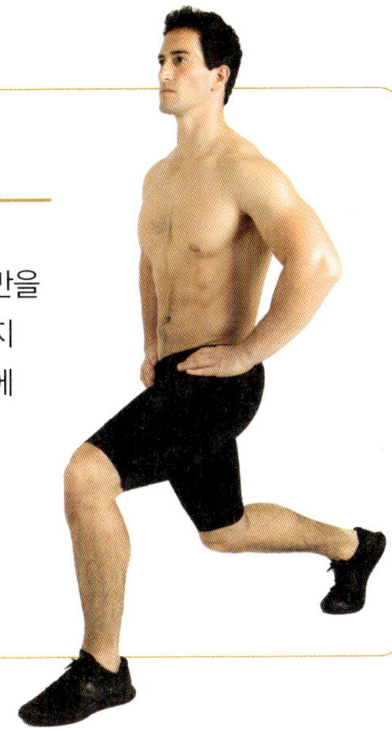

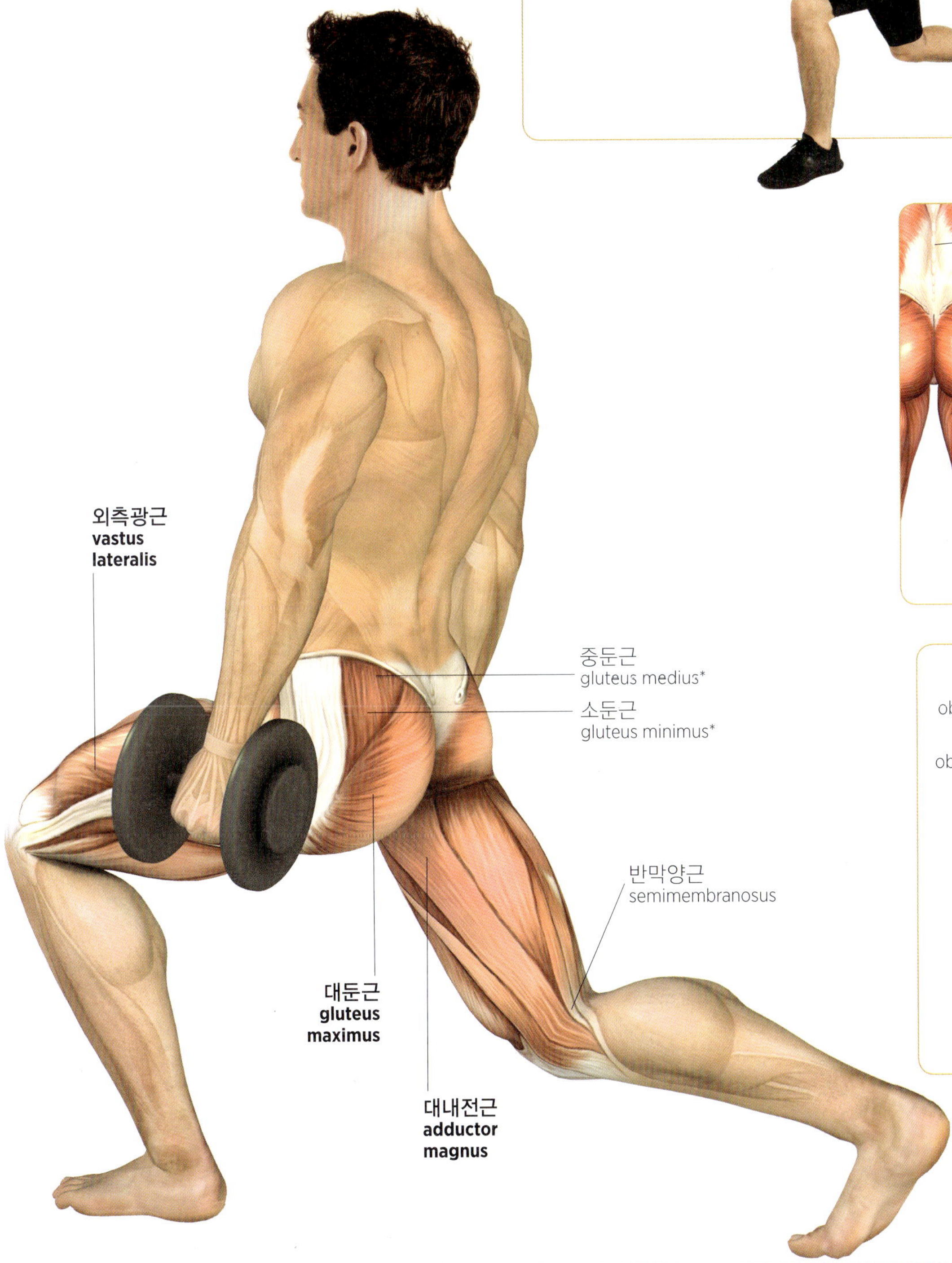

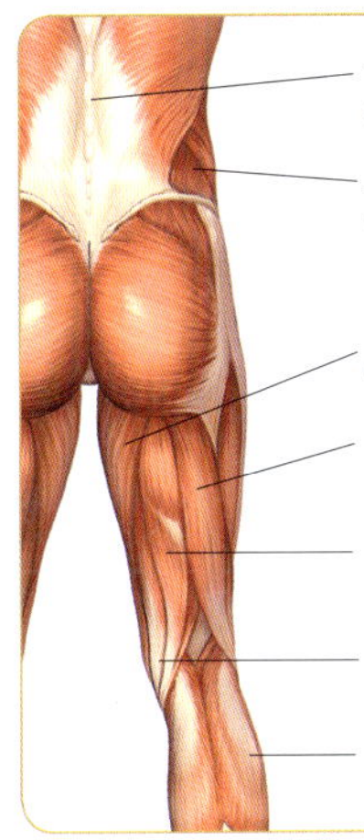

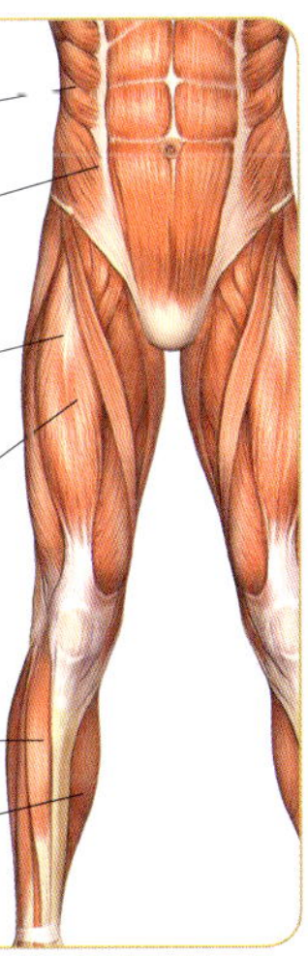

사이드 런지 앤드 프레스 Side Lunge and Press

비록 사이드 런지 프레스가 상체와 하체를 위한 복합 운동이지만, 사이드 런지는 다리를 강화시키는 환상적인 운동이다. 이 운동은 대퇴사두근 뿐만 아니라, 고관절과 둔부 영역을 가동시킨다.

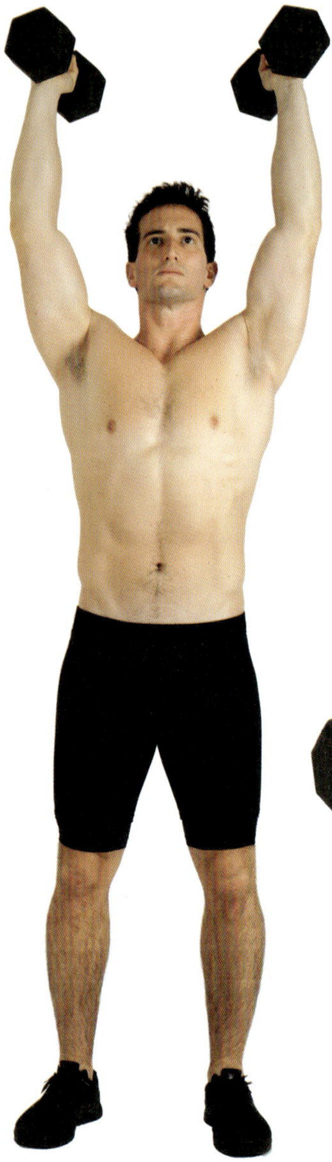

운동 방법

- 양쪽 다리를 고관절너비만큼 벌리고 선 자세를 취한다. 양손으로 덤벨을 하나씩 잡는다. 이때 손바닥은 서로 마주 본다.
- 양팔을 쭉 뻗으면서 덤벨을 머리 위로 들어 올린다.
- 오른쪽으로 런지를 할 때 오른쪽 다리를 굴곡한다. 이와 동시에, 덤벨을 어깨높이까지 내리기 위해 오른팔을 굴곡한다.
- 오른팔을 들어 올리면서, 굴곡된 다리를 중심으로 가져온다. 반대쪽도 실시한다. 권장 반복횟수만큼 양쪽을 교대로 실시한다.

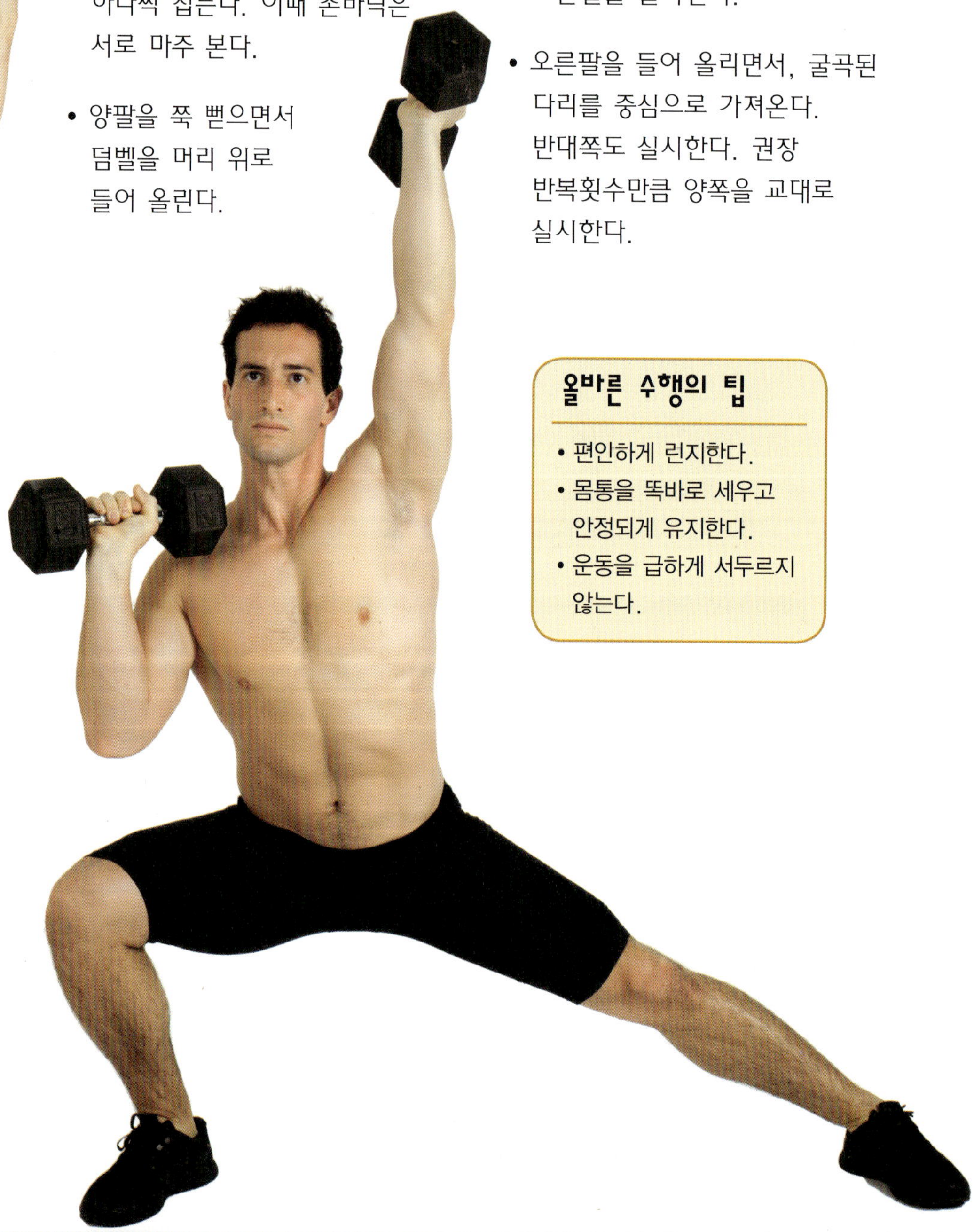

올바른 수행의 팁

- 편안하게 런지한다.
- 몸통을 똑바로 세우고 안정되게 유지한다.
- 운동을 급하게 서두르지 않는다.

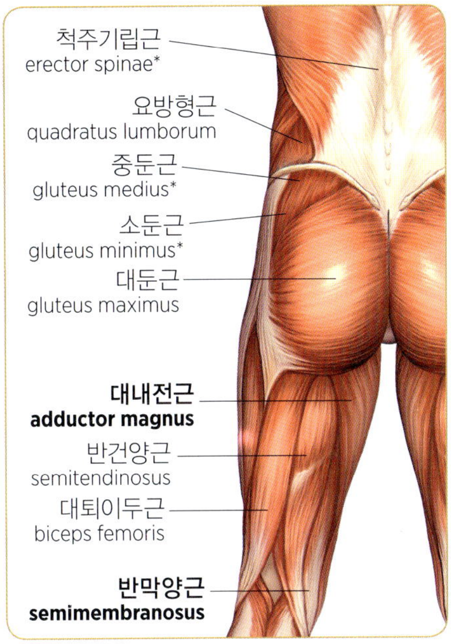

주석

굵은 글자는 목표 근육(target muscles)을 의미한다.
가는 글자는 본 운동에 작용하는 다른 근육들을 의미한다.
* 심부 근육(deep muscles)

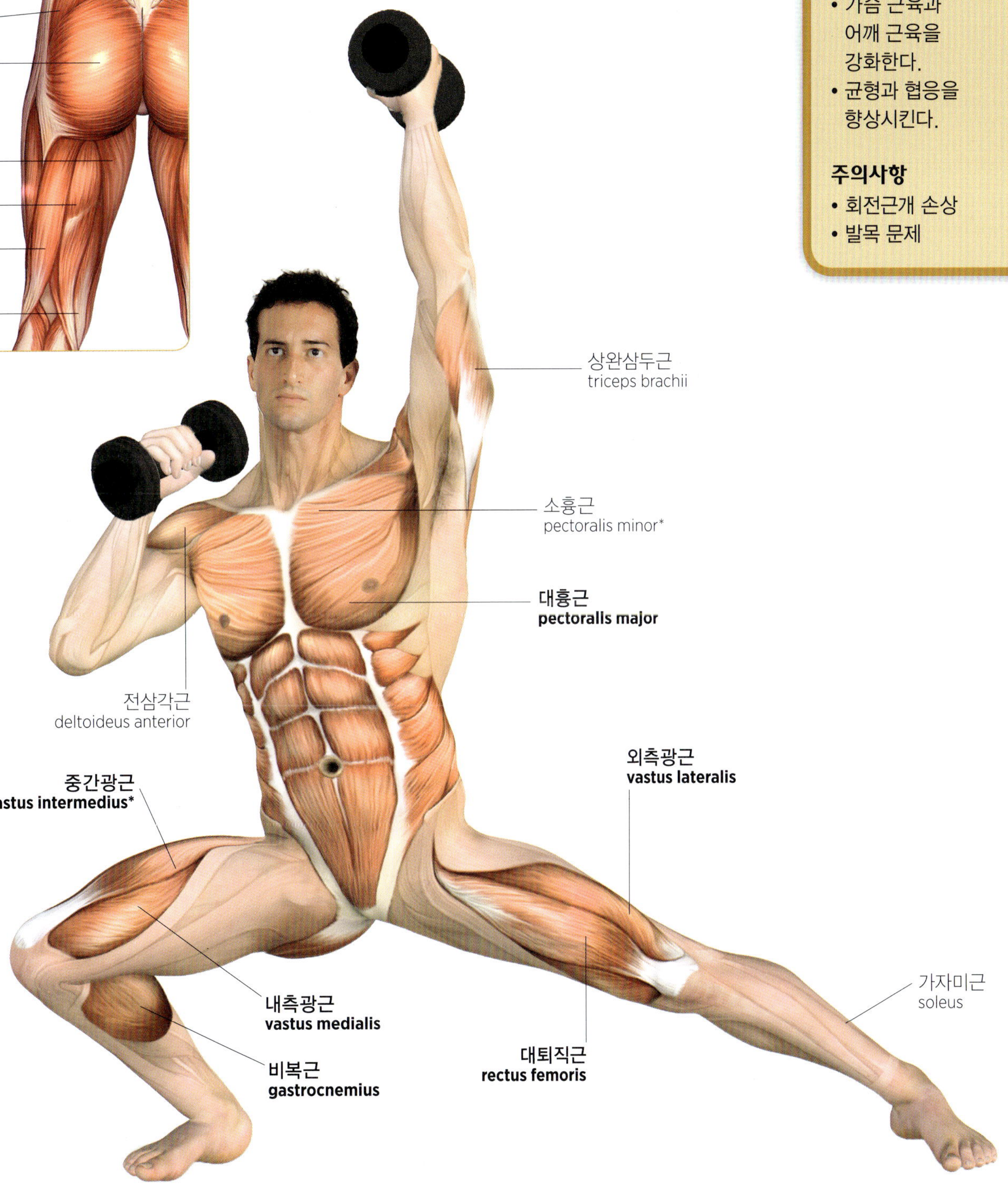

팩트 파일

목표 근육
- 허벅지/고관절 근육
- 가슴 근육

도구
- 덤벨

장점
- 고관절 내전근과 외전근을 강화한다.
- 가슴 근육과 어깨 근육을 강화한다.
- 균형과 협응을 향상시킨다.

주의사항
- 회전근개 손상
- 발목 문제

스모 스쿼트 Sumo Squat

이 버전의 스쿼트는 허벅지 근육과 깊은 둔부 근육에 좋은 운동이다. 이것은 다리를 몸쪽으로 움직이는 안쪽 허벅지 내전근에도 영향을 준다.

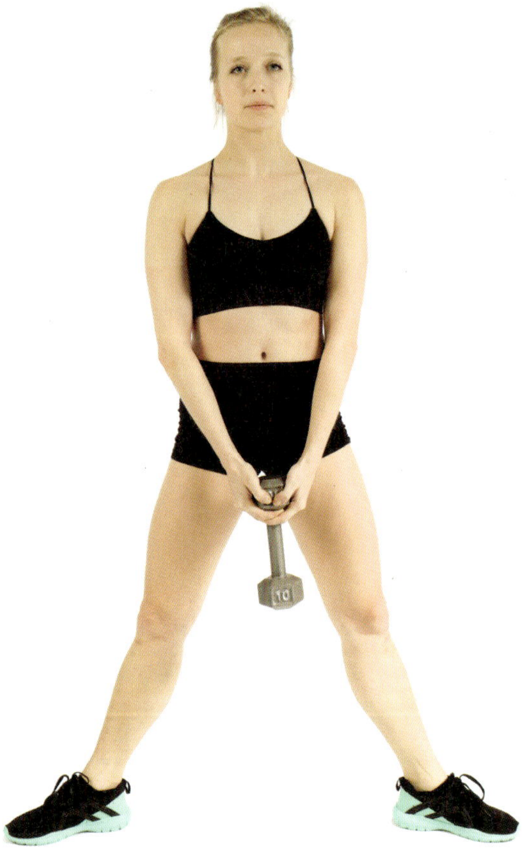

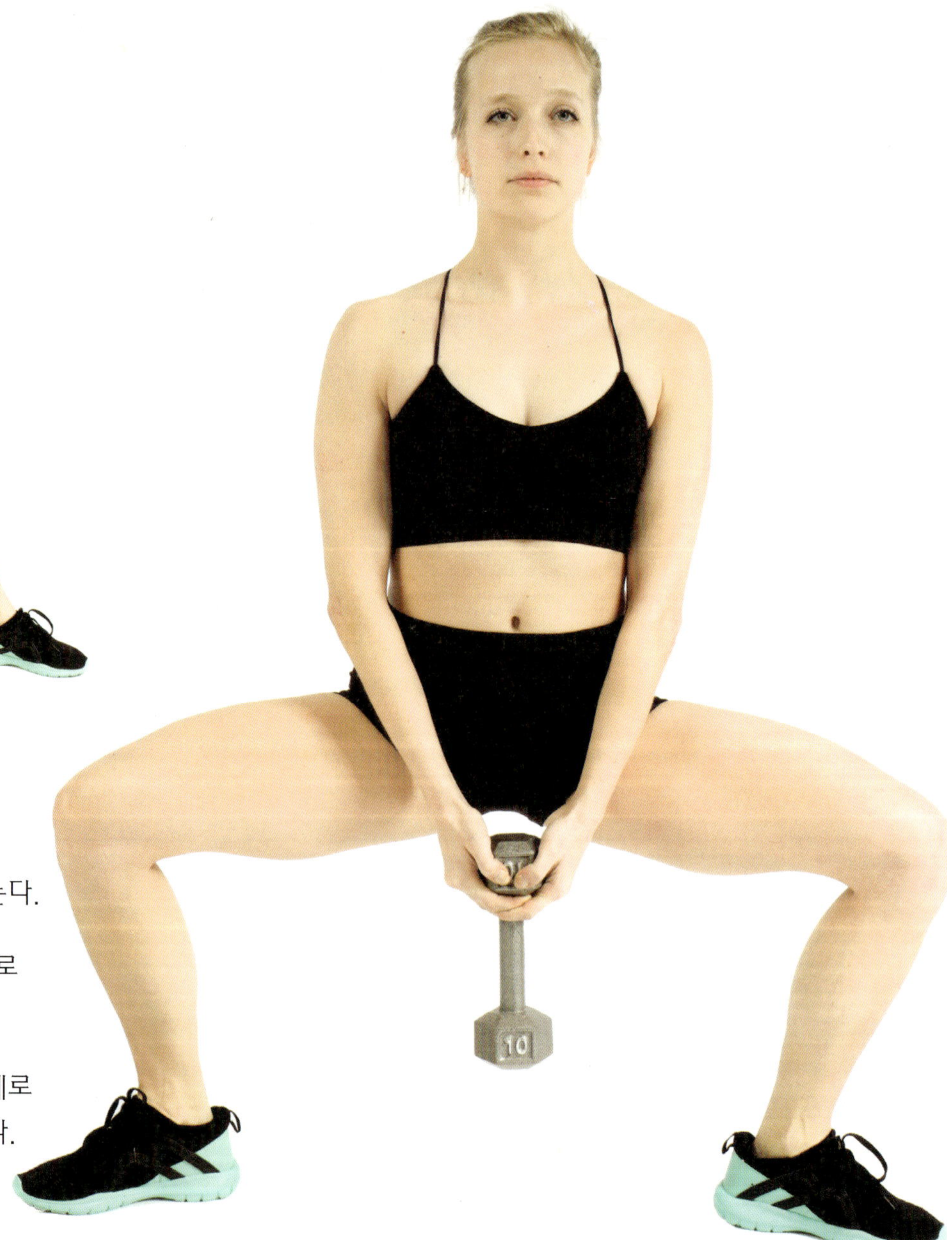

운동 방법

- 선 자세에서 양발을 가쪽으로 돌리고 넓게 벌린다. 다리 사이에 덤벨을 잡는다.
- 몸통을 똑바로 유지하고, 스쿼트 자세로 몸을 내릴 때 양쪽 무릎을 굴곡한다.
- 양쪽 발꿈치로 상체를 밀면서 시작자세로 돌아온다. 권장 반복횟수만큼 실시한다.

팩트 파일

목표 근육
- 둔부 근육
- 대퇴사두근

도구
- 덤벨

장점
- 둔부와 허벅지 근육을 강화한다.

주의사항
- 허리 문제

올바른 수행의 팁

- 전방을 응시한다.
- 가슴을 들고 어깨를 하강한다.
- 코어를 활성화한다.
- 양쪽 무릎이 발가락 끝을 벗어나지 않도록 하다.
- 허리를 활처럼 휘거나 전방으로 구부정하게 숙이지 않는다.
- 어깨를 구부정하게 하지 않는다.
- 몸통을 비틀지 않는다.

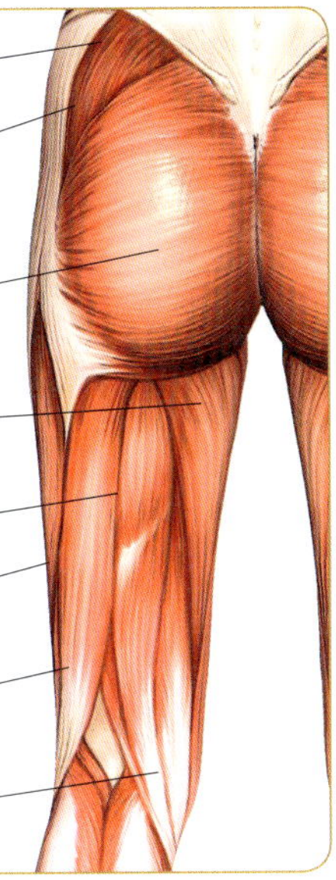

주석

굵은 글자는 목표 근육(target muscles)을 의미한다.
가는 글자는 본 운동에 작용하는 다른 근육들을 의미한다.
* 심부 근육(deep muscles)

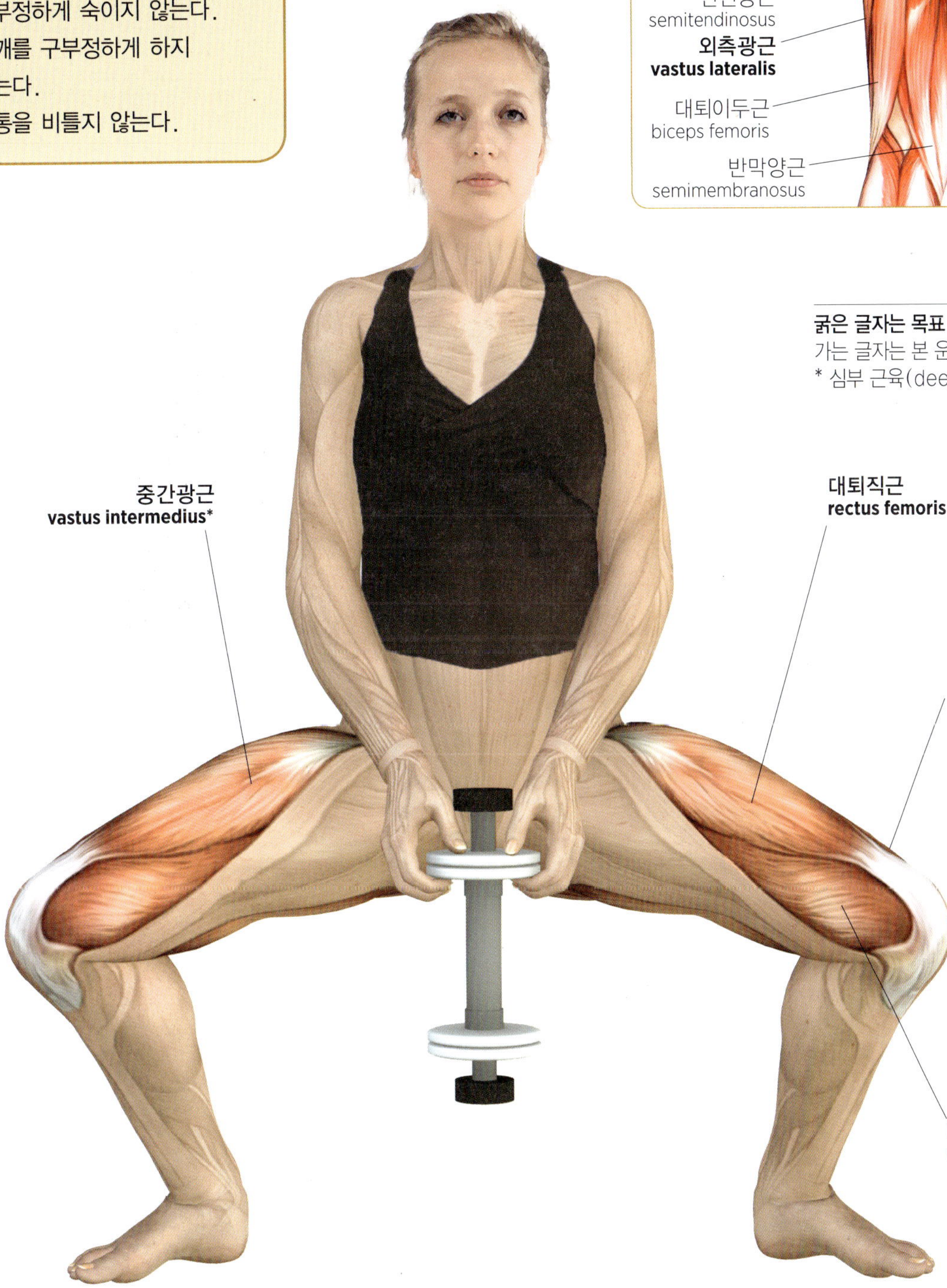

고블릿 스쿼트 Goblet Squat

이 운동은 무게를 가슴 높이로 든 상태에서 스쿼트하는 운동이며, 삼각근과 상완 근육을 안정화시키는 한편, 둔부 근육을 자극한다.

운동 방법

- 선 자세에서, 케틀벨을 양손으로 들고 가슴 가까이에 붙인다. 양쪽 다리는 어깨너비보다 약간 넓게 벌리고, 발가락은 약간 바깥쪽으로 향한다.
- 허벅지가 바닥과 평행을 이룰 때까지 스쿼트한다. 팔꿈치를 허벅지 쪽으로 가져간다.
- 발꿈치로 상체를 밀면서 시작자세로 돌아올 때, 등을 일자로 유지한다. 권장 반복횟수만큼 실시한다.

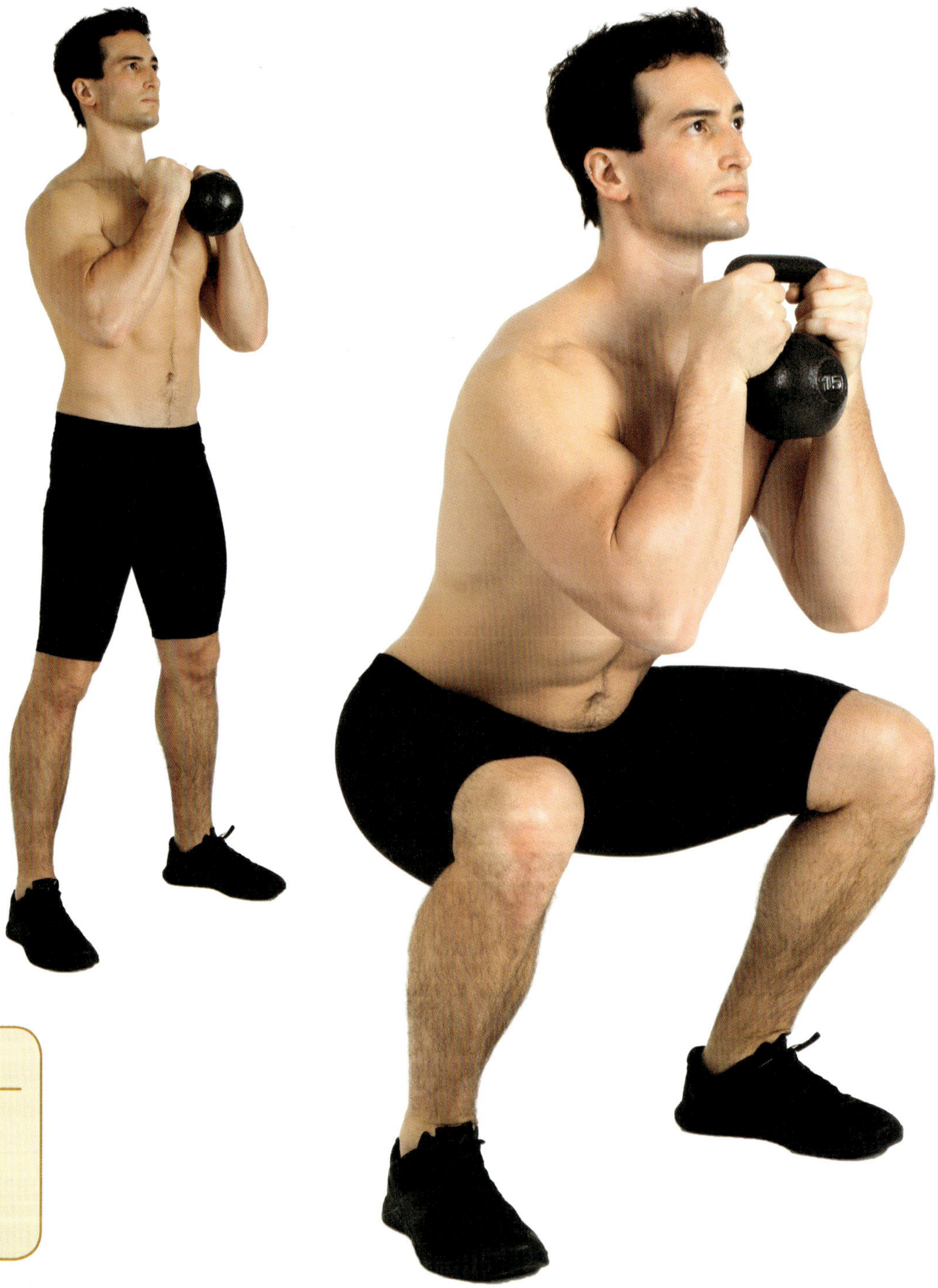

올바른 수행의 팁

- 항상 완전가동범위로 움직인다.
- 무릎이 발가락 끝을 벗어나지 않도록 한다.

팩트 파일

목표 근육
- 대퇴사두근

도구
- 케틀벨

장점
- 대퇴사두근의 근력을 향상시킨다.

주의사항
- 등 문제
- 고관절 문제

주석

굵은 글자는 목표 근육(target muscles)을 의미한다.
가는 글자는 본 운동에 작용하는 다른 근육들을 의미한다.
* 심부 근육(deep muscles)

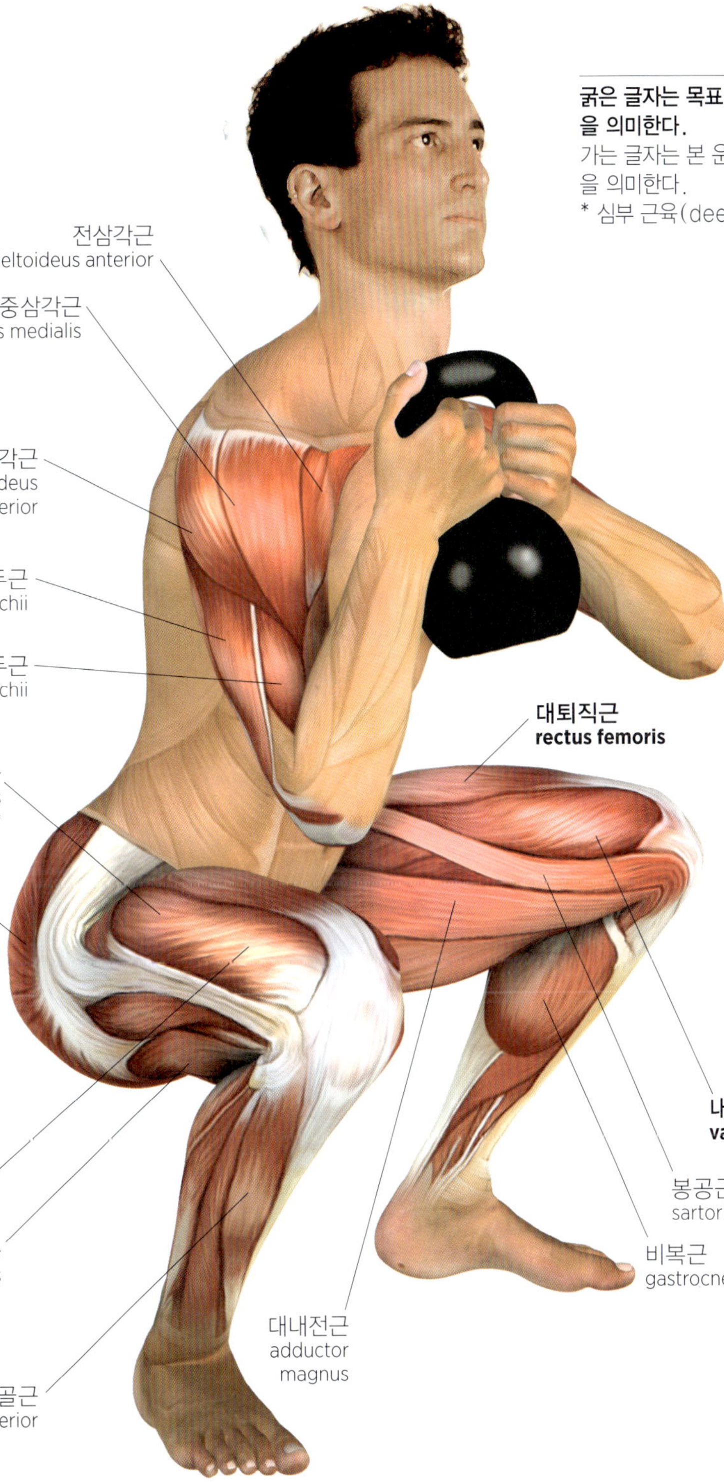

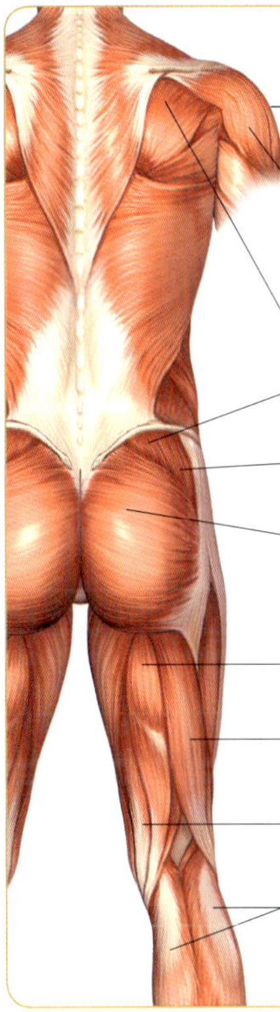

바벨 스쿼트 Barbell Squat

도구를 사용하지 않고 수행하는 스쿼트도 좋은 운동이다. 바벨을 등에 매고 스쿼트를 하면, 하체를 더욱 강화시킬 수 있다. 항상 등을 일자로 유지해야 한다.

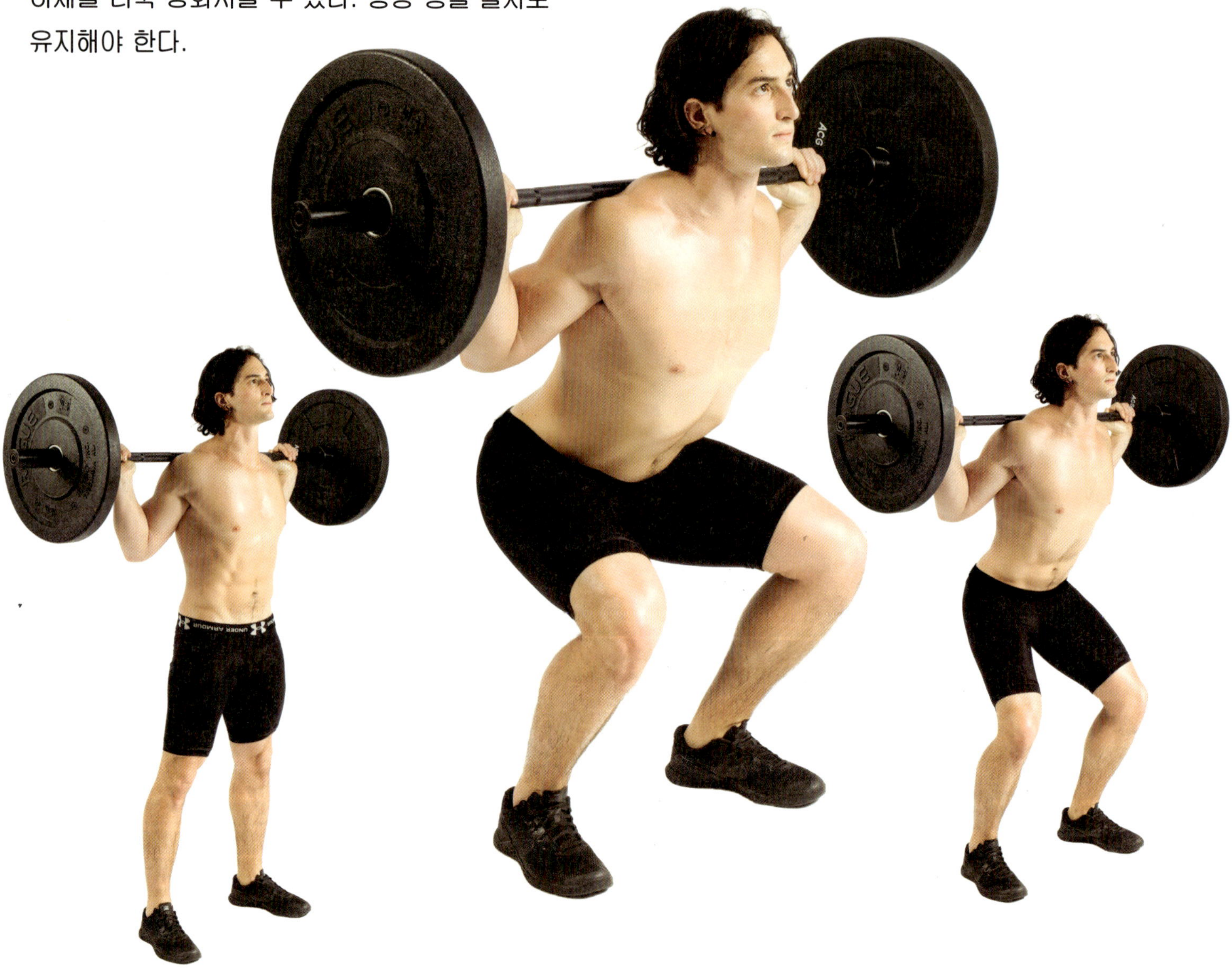

운동 방법

- 파워 랙(power rack)에 놓인 바벨 앞에 위치한다. 양발을 어깨너비로 벌리고, 바벨이 어깨 뒤를 가로지르도록 등으로 짊어진다. 바벨을 짊어지고 랙(받침대) 밖으로 걸어 나온다.
- 양쪽 무릎을 굴곡하고, 허벅지가 바닥과 수평을 이룰 때까지 몸을 낮춘다. 이것을 수행할 때 여러분의 등은 일자를 유지해야 한다.
- 양쪽 발꿈치로 상체를 밀면서 똑바른 서기 자세로 돌아온다. 권장 반복횟수만큼 실시한다.

올바른 수행의 팁

- 무릎을 굽혀 내려갈 때 들이쉬고, 다시 일어설 때 내쉰다.
- 허벅지가 바닥과 수평을 유지하는 동안, 깊게 스쿼트를 실시한다.
- 무릎이 발가락 끝을 벗어나지 않도록 한다.

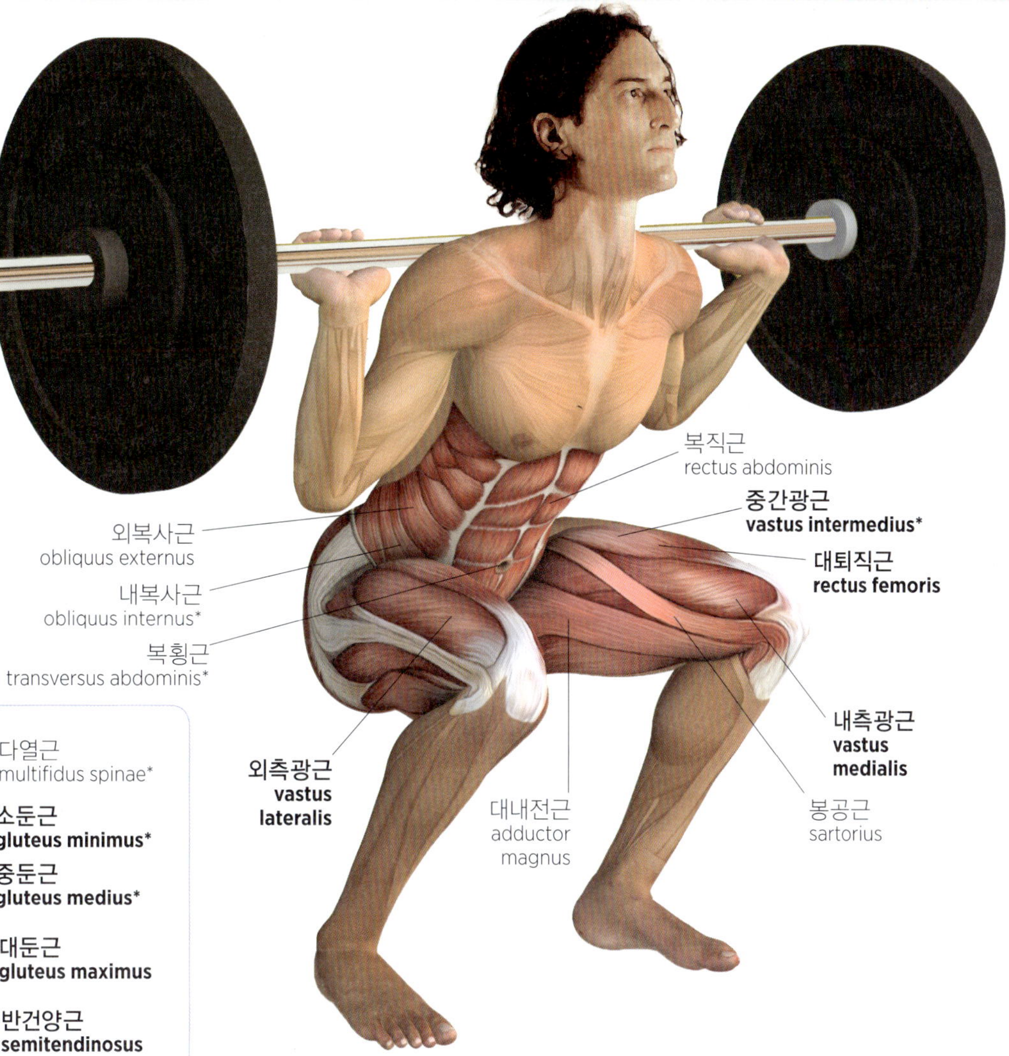

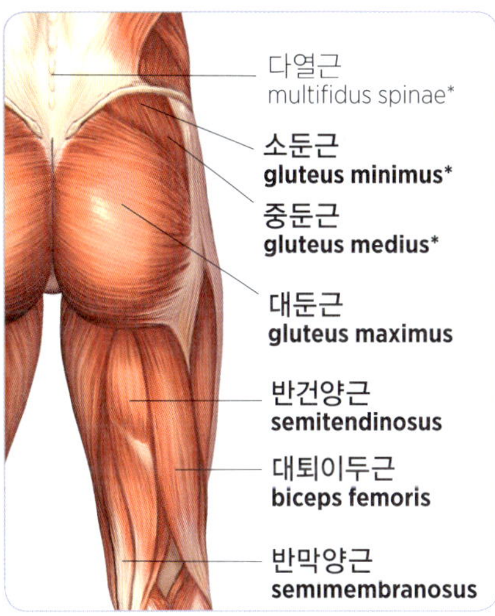

팩트 파일

목표 근육
- 대퇴사두근
- 둔부 근육
- 슬괵근

도구
- 바벨
- 파워 랙

장점
- 허벅지의 근력, 파워 및 근육량을 증가시킨다.
- 코어를 안정화시킨다.

주의사항
- 만약 이전에 이것을 수행하지 못했다면, 의료전문가/피트니스 전문가의 조언을 구한다.
- 등 문제
- 어깨 문제

주석

굵은 글자는 목표 근육(target muscles)을 의미한다.
가는 글자는 본 운동에 작용하는 다른 근육들을 의미한다.
* 심부 근육(deep muscles)

다른 버전

낮은 난이도: 여기에서 실명되듯이, 무게를 갖지 않고 맨몸으로 스쿼트를 수행한다. 바벨 없이 자신의 체중만을 이용하는 것이다.

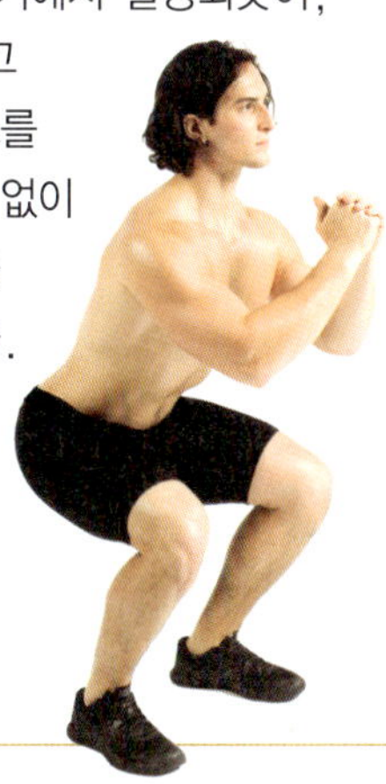

다른 버전

높은 난이도: 양쪽 발을 좁게 벌리면, 요구되는 가동범위가 증가되고, 운동이 더욱 힘들어진다.

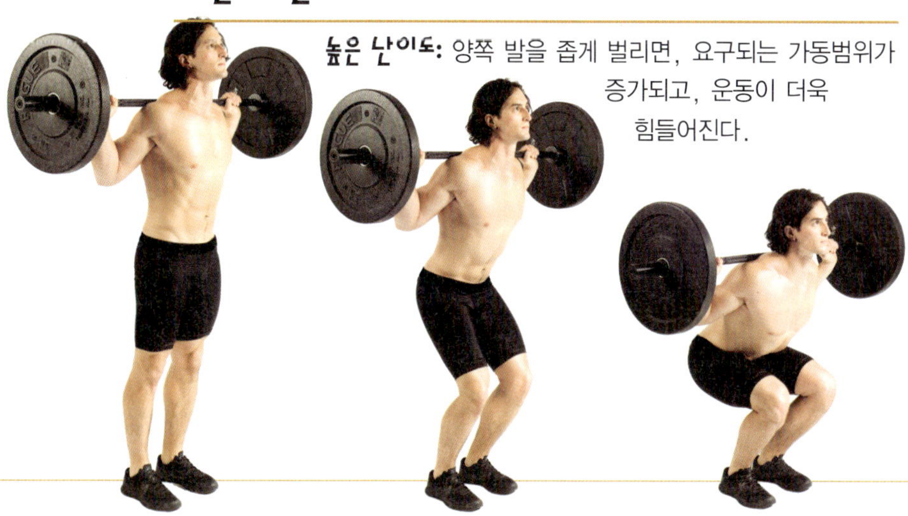

클린-앤드-프레스 Clean-and-Press

클린-앤드-프레스는 상체와 팔 근육을 강화하기 위해 바디-바를 이용해 실시한다. 이때 대퇴사두근과 슬괵근도 강화하고 안정화시킨다.

운동 방법

- 대퇴가 바닥과 수평을 이루도록 높은 스쿼트 자세에서 시작한다. 앞쪽에 놓인 바디-바를 잡고, 팔을 쭉 뻗는다.
- 양팔을 굴곡하여 바를 어깨높이로 들어 올릴 때 복부 근육 뿐만 아니라 다리 근육을 이용하여 선 자세를 취한다. 만약 선택할 수 있다면, 한쪽 발을 다른 쪽보다 앞쪽으로 뻗는다.
- 양발을 평행한 자세로 이동시키고, 고관절 너비 또는 약간 더 넓게 벌린다. 그리고 바디-바를 머리 위로 들어 올린다. 권장시간 동안 이 자세를 유지한다.
- 조절하면서 바디-바를 다시 어깨 높이로 가져올 때, 여러분의 자세 정렬을 유지한다.
- 머리 위로 다시 들어 올렸다 내리는 것을 권장 반복횟수만큼 반복한다.

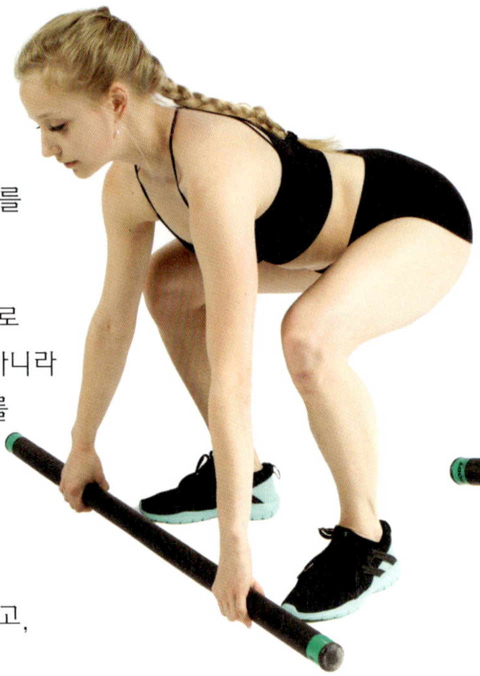

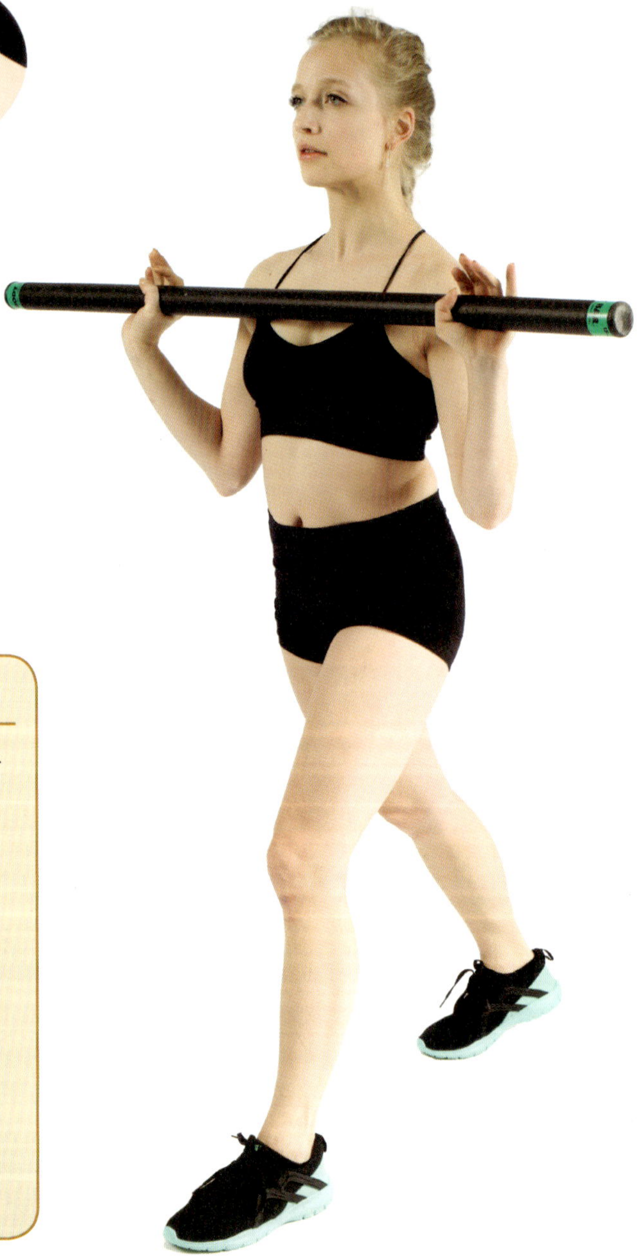

올바른 수행의 팁

- 운동을 수행하는 동안 등은 일자로 유지되지만 이완되어야 한다.
- 선 자세를 취할 때 다리와 코어의 근육을 활성화한다.
- 바를 들어 올릴 때, 복부 근육을 강하게 활성화한다.
- 어깨가 구부정해서는 안된다.
- 복부가 밖으로 팽창되지 않아야 한다.
- 등이 활처럼 휘거나, 앞쪽으로 구부정해서는 안된다.
- 운동을 급하게 서두르지 않는다.

팩트 파일

목표 근육
- 등 근육
- 어깨 근육
- 늑골/몸통 근육
- 상완삼두근

도구
- 바디-바

장점
- 많은 근육을 강화시킨다.
- 테니스, 배구 및 모든 스포츠의 수행능력을 향상시킨다.

주의사항
- 등 문제

주석

굵은 글자는 목표 근육(target muscles)을 의미한다.
가는 글자는 본 운동에 작용하는 다른 근육들을 의미한다.
* 심부 근육(deep muscles)

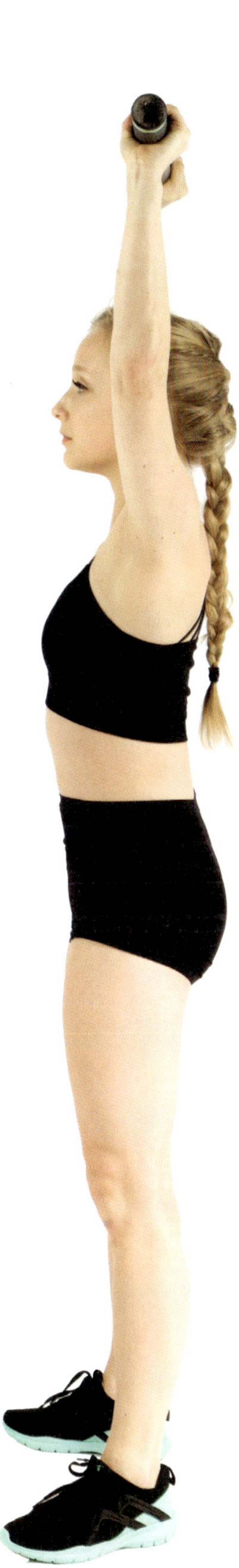

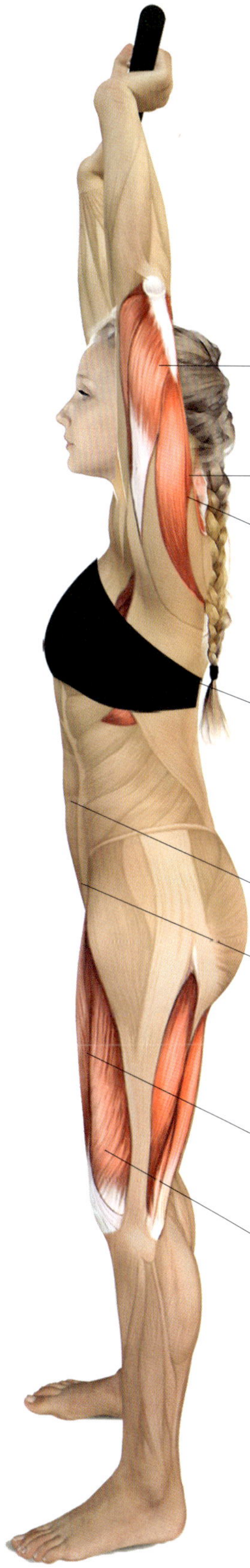

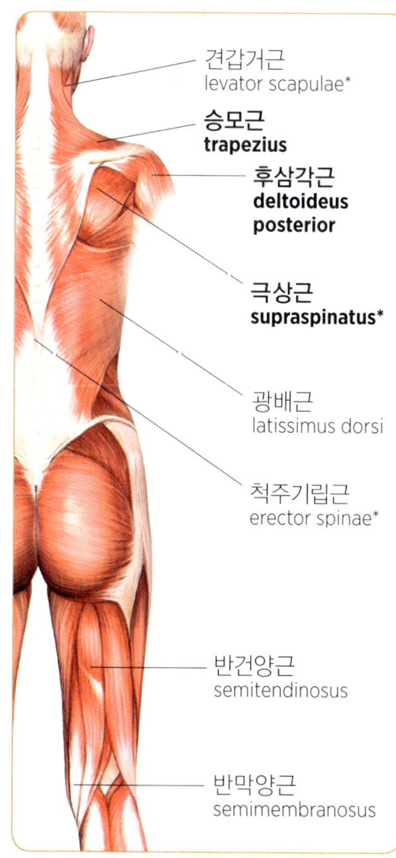

컬링 스텝-앤드 레이즈 Curling Step-and Raise

컬링 스텝-앤드 레이즈는 상체와 하체를 강화하는 좋은 운동이다. 이 운동은 코어와 상완이두근 뿐만 아니라, 안쪽 허벅지 근육을 강화하고 골반을 안정화시킨다.

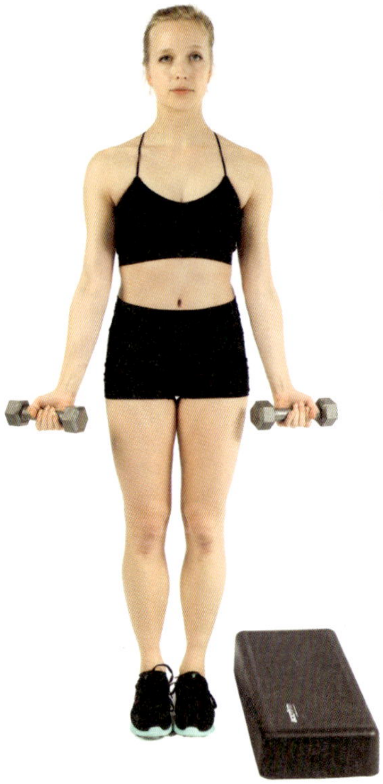

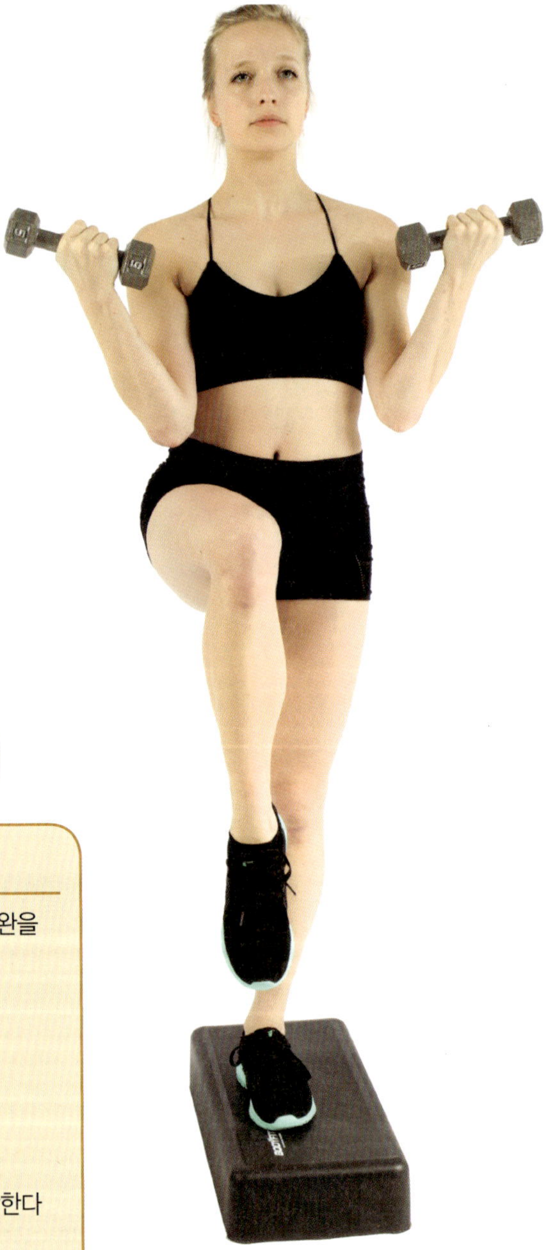

운동 방법

- 양손으로 덤벨을 하나씩 잡고 팔을 몸통 옆에 붙이고 선 자세를 취한다. 이때 손바닥은 전방을 향한다. 왼발 옆에 안정된 스텝/플랫폼을 배치한다.
- 왼발을 스텝/플랫폼 위에 올려놓는다.
- 왼발 위로 체중을 이동시킨다. 팔꿈치를 굴곡하여 가슴쪽으로 덤벨을 가져간다. 이와 동시에, 오른쪽 무릎을 들어 올린다. 오른쪽 다리가 90°를 형성할 때까지 계속 들어 올리고, 어깨 높이로 덤벨을 들어 올린다.
- 덤벨을 내리면서, 오른쪽 다리를 왼쪽 다리 위로 교차한다. 오른쪽 다리를 바닥(플랫폼의 왼쪽)으로 내릴 때, 왼쪽 다리가 굴곡되어야 한다.
- 스텝의 반대쪽에서 시작자세를 취하기 위해 왼쪽 다리를 바닥으로 딛는다.
- 반대쪽도 반복하고, 권장 반복횟수만큼 양쪽을 교대로 실시한다.

올바른 수행의 팁

- 팔을 굴곡하고 다시 이완할 때 상완을 고정한다.
- 부드럽게 조절하면서 움직임을 유지한다.
- 몸통은 전방을 향해야 한다.
- 복부 근육을 안쪽으로 당긴다.
- 전방을 응시한다.
- 귀로부터 멀어지도록 어깨를 하강한다
- 목을 한쪽으로 돌리지 않는다.
- 어깨가 구부정해서는 안된다.
- 등이 활처럼 휘거나 전방으로 구부정해서는 안된다.
- 운동을 급하게 서두르지 않는다.

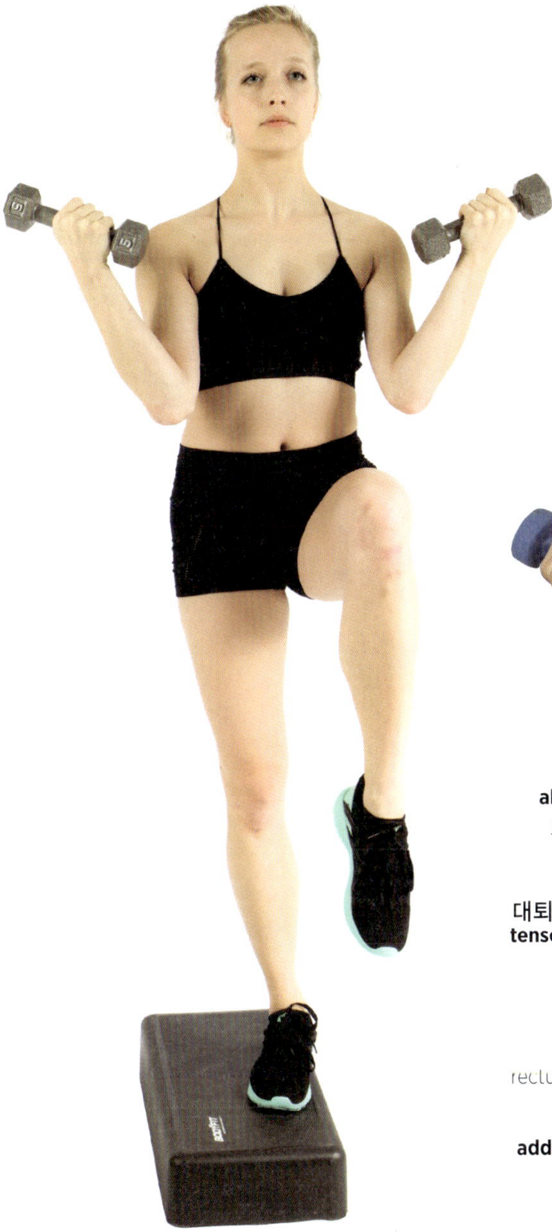

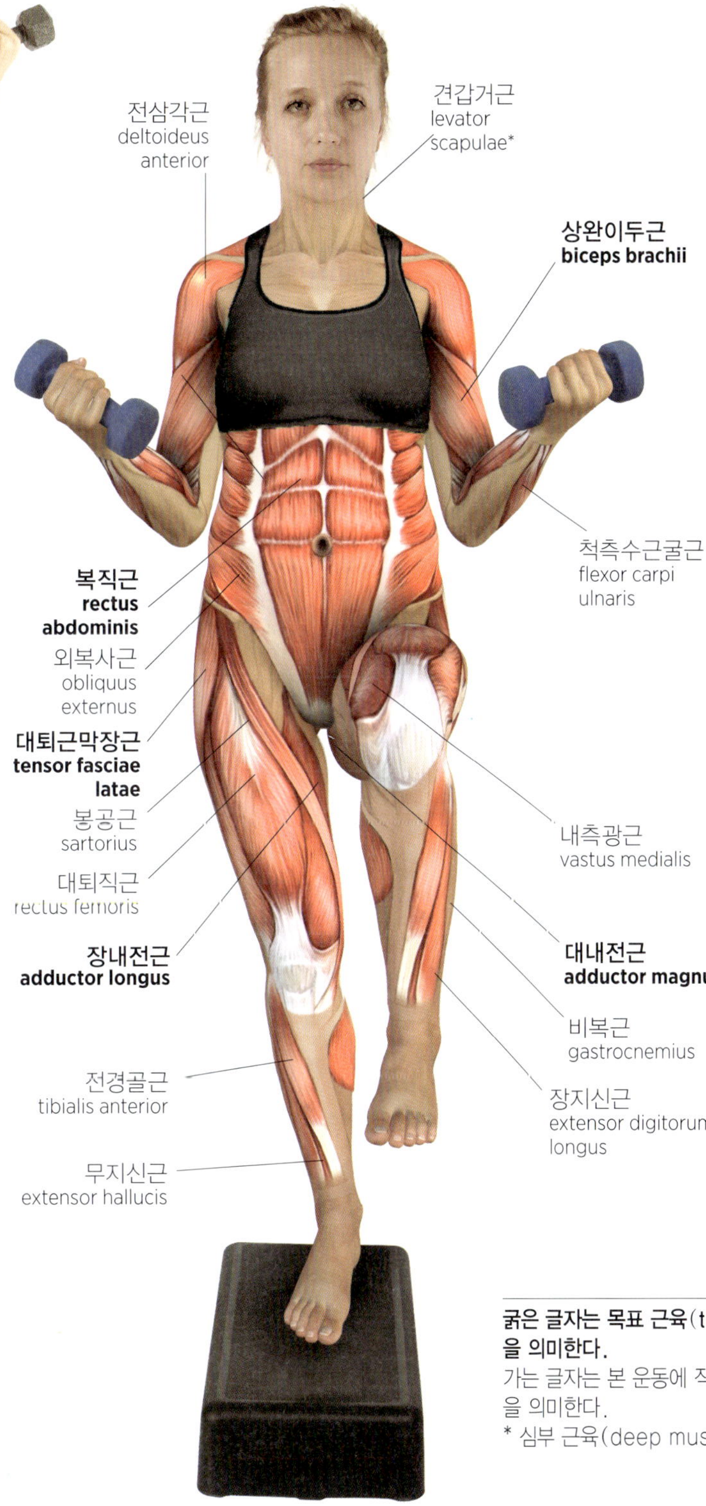

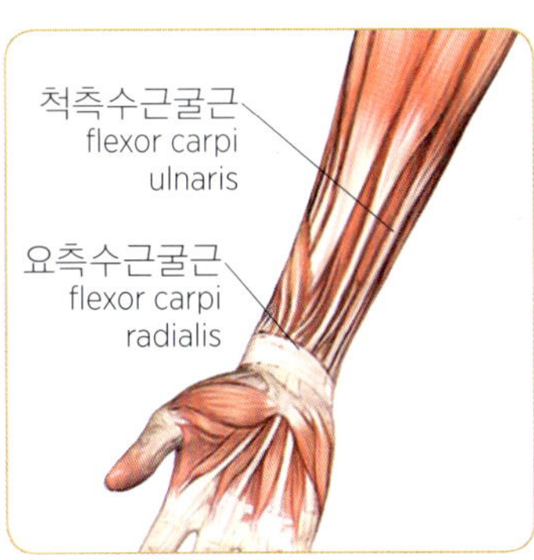

팩트 파일

목표 근육
- 복부 근육
- 허벅지 안정근과 내전근
- 상완이두근

도구
- 덤벨
- 안정된 스텝, 플랫폼, 또는 블록

장점
- 복부 근육, 고관절 근육, 안쪽 허벅지 근육 및 이두근을 강화한다.
- 협응을 향상시킨다.
- 모든 필드 스포츠와 클라이밍 스포츠의 수행능력을 향상시킨다.

주의사항
- 나쁜 균형

주석

굵은 글자는 목표 근육(target muscles)을 의미한다.
가는 글자는 본 운동에 작용하는 다른 근육들을 의미한다.
* 심부 근육(deep muscles)

니이 레이즈 위드 래터럴 익스텐션

Knee Raise with Lateral Extension

이와 같이, 다리를 들어 올려 옆으로 뻗는 동작은 코어와 어깨를 강화하는 동시에, 위쪽 다리와 아래쪽 다리 모두를 강화한다.

운동 방법

- 양발을 고관절너비로 벌리고 선 자세에서, 양손으로 덤벨을 하나씩 잡은 채 양쪽 팔을 앞쪽에 위치시킨다. 이것이 시작자세이다.
- 체중을 왼쪽 다리로 이동시키고, 오른쪽 무릎을 굴곡하여 그 다리를 들어 올린다. 이와 동시에, 양쪽 팔을 어깨 높이까지 들어 올린다. 이때 손바닥은 아래쪽을 향한다. 여러분의 균형을 찾기 위해 한두 번 시도한다.
- 팔과 상체를 고정하고, 오른쪽 다리를 옆으로 뻗는다. 이 자세를 짧은 시간 동안 유지한다.
- 움직임을 조절하여 양팔과 오른쪽 다리를 내려놓으면서 시작자세로 돌아간다.
- 권장 반복횟수만큼 반복하고, 반대쪽도 동일하게 수행한다. 권장 반복횟수만큼 양쪽을 교대로 실시한다.

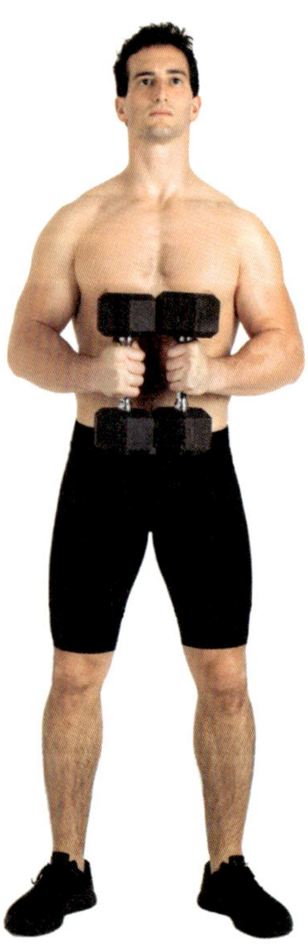

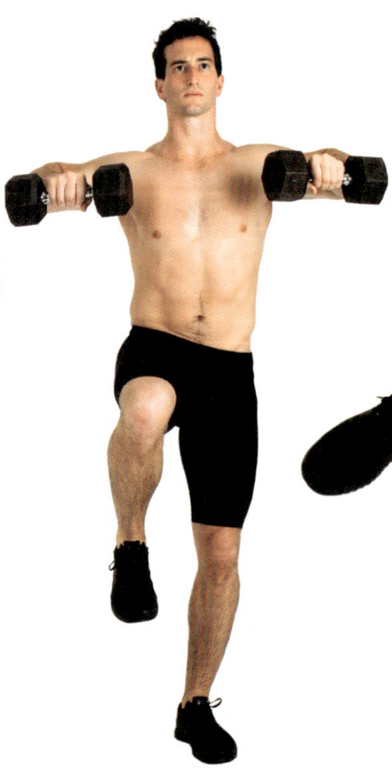

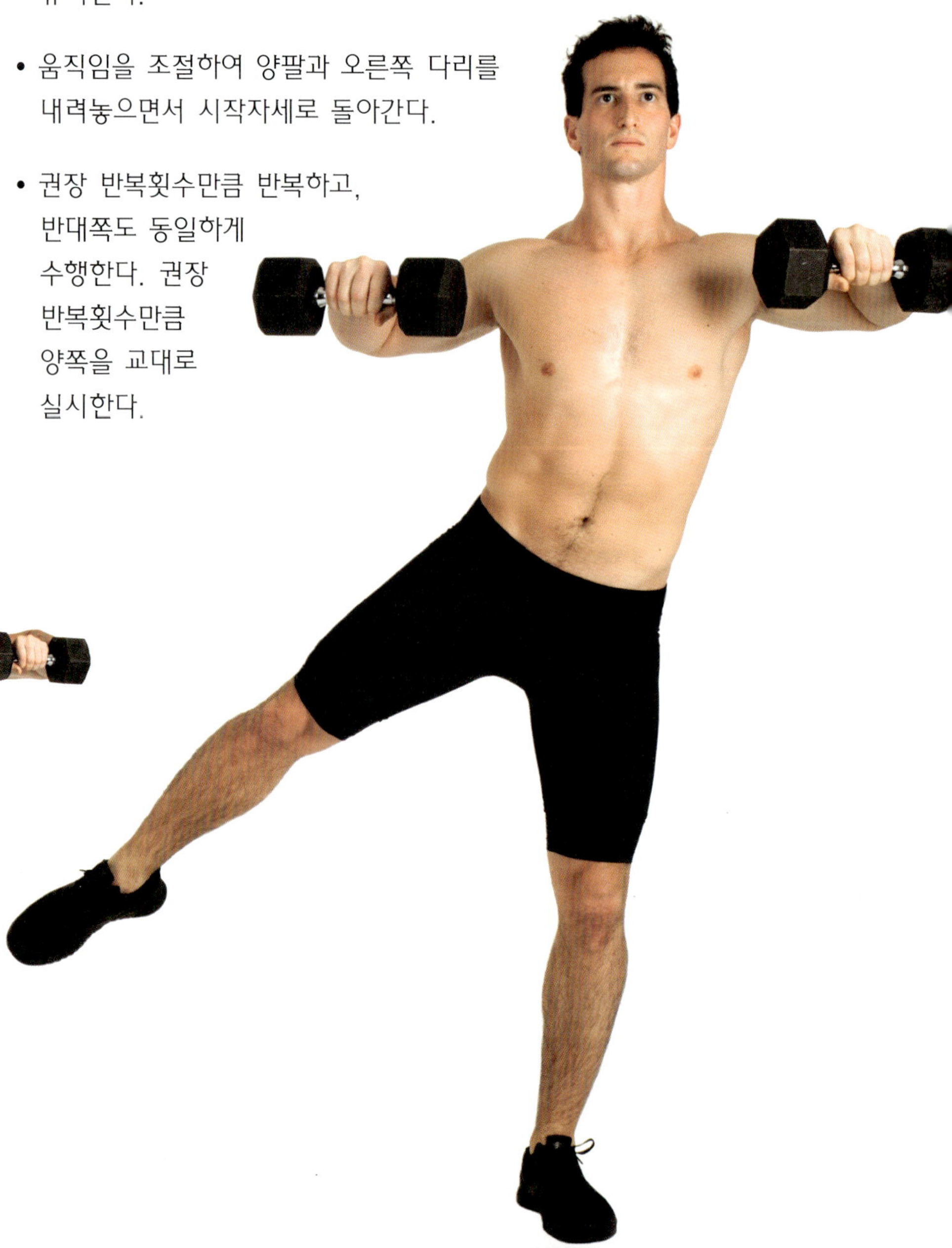

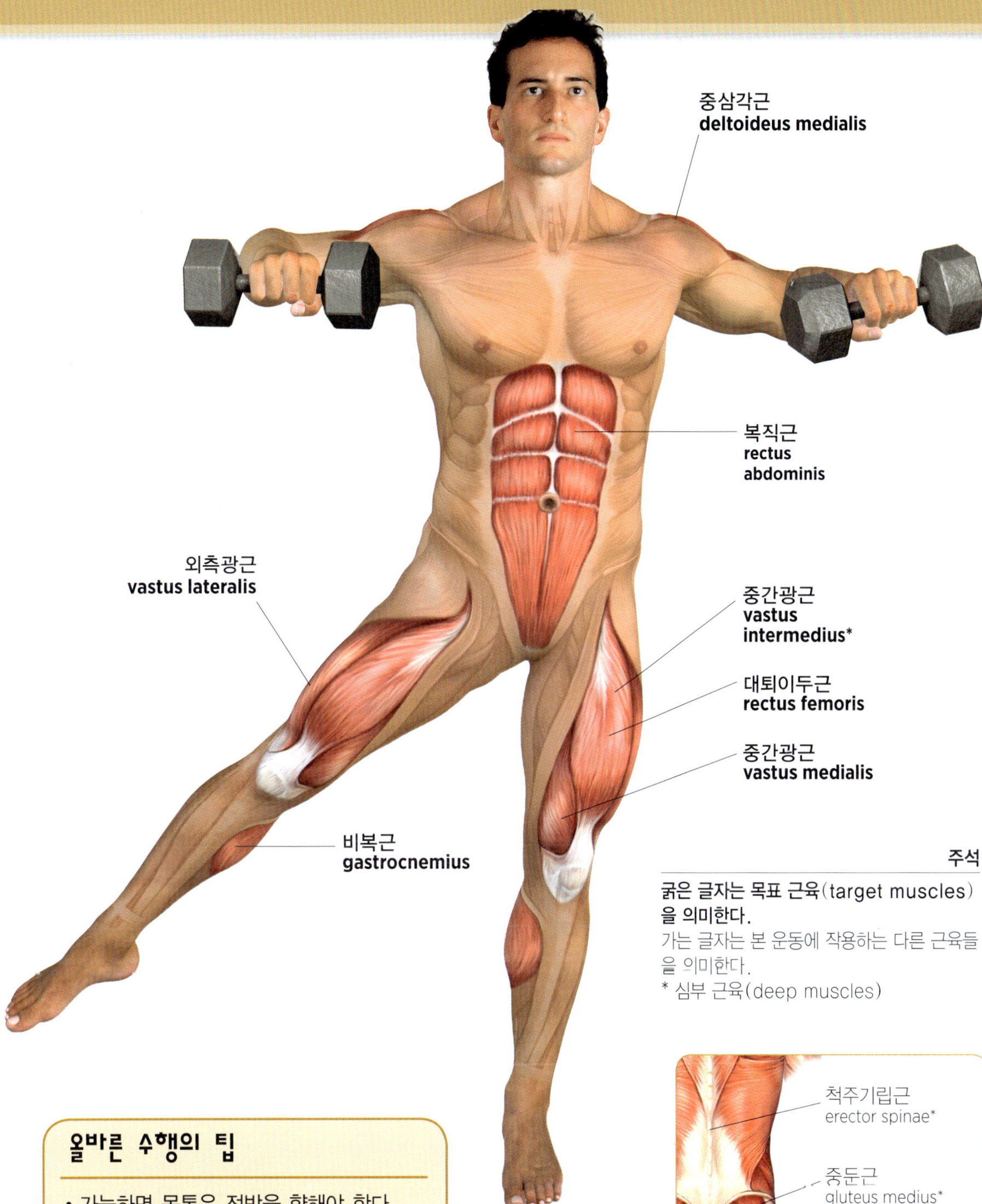

주석

굵은 글자는 목표 근육(target muscles)을 의미한다.

가는 글자는 본 운동에 작용하는 다른 근육들을 의미한다.

* 심부 근육(deep muscles)

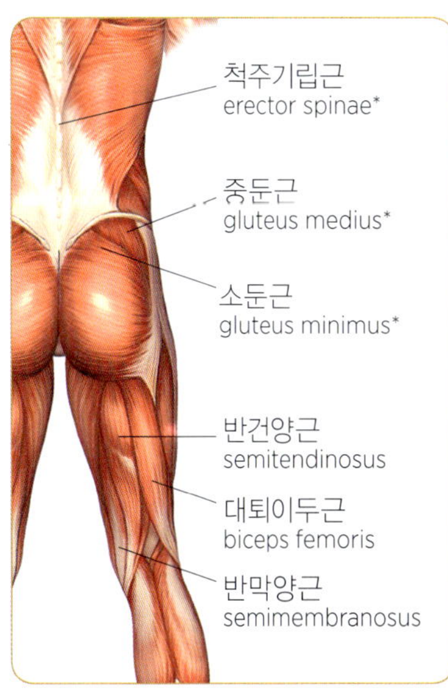

올바른 수행의 팁

- 가능하면 몸통은 전방을 향해야 한다.
- 배꼽을 척추쪽으로 당겨 복부 근육을 활성화한다.
- 전방을 응시한다.
- 체중부하하는 다리를 바닥에 고정한다.
- 몸통이가 한쪽으로 돌아가서는 안된다.
- 복부가 밖으로 팽창해서는 안된다.
- 등이 활처럼 휘거나 전방으로 구부정해서는 안된다.

팩트 파일

목표 근육

- 복부 근육
- 삼각근
- 대퇴사두근
- 장딴지 근육

도구

- 덤벨

장점

- 균형, 협응 및 가동범위를 향상시킨다.
- 코어, 어깨, 다리 및 팔 근육을 강화한다.
- 코어를 안정화시킨다.
- 풋볼, 테니스, 스쿼시, 야구, 롤러블레이딩, 스케이팅 및 스키 등의 수행능력을 향상시킨다.

주의사항

- 무릎 문제
- 균형 문제

바벨 파워 클린 앤드 저크

Barbell Power Clean and Jerk

상완, 어깨 및 등의 근육을 목표로 할 때, 이 운동은 동시에 많은 근육을 활성화시킨다. 특히 이것은 코어와 허벅지 근육의 안정화에 효과적이다.

운동 방법

- 어깨너비만큼 양발을 벌리고 바벨 뒤에 선 자세를 취한다. 스쿼트로 몸을 낮추어 넓은 오버핸드 그립으로 바벨을 잡는다.

- 서기 자세로 돌아올 때, 바벨을 여러분 쪽으로 튀긴다. 바벨이 상부 가슴에 닿을 때까지 손바닥을 위쪽으로 향하게 한다.

- 바벨을 머리 위로 밀면서 들어 올린다.

- 바벨을 상부 가슴 쪽으로 다시 내린다. 이때도 손바닥은 하늘 쪽을 향한다. 튀기는 동작을 반대로 하여 손바닥이 아래쪽으로 향하게 하고, 바벨을 바닥으로 내려놓는다. 권장 반복횟수만큼 실시한다.

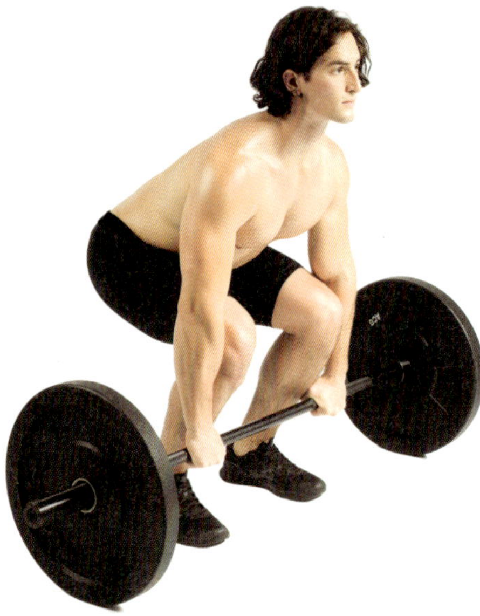

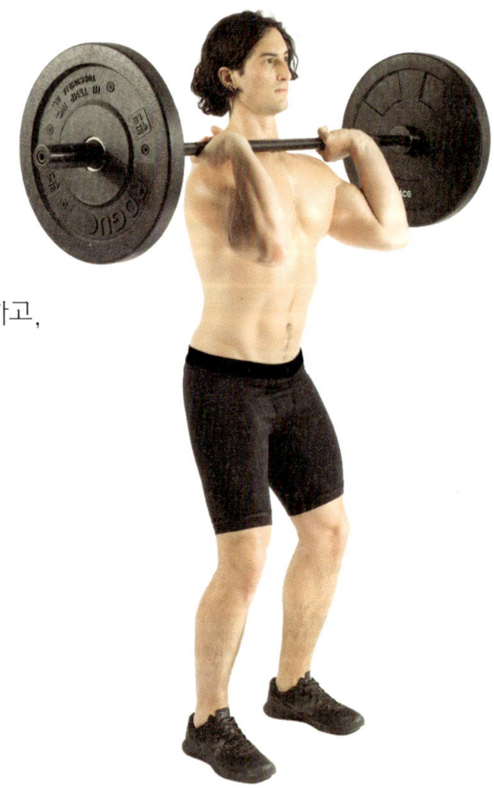

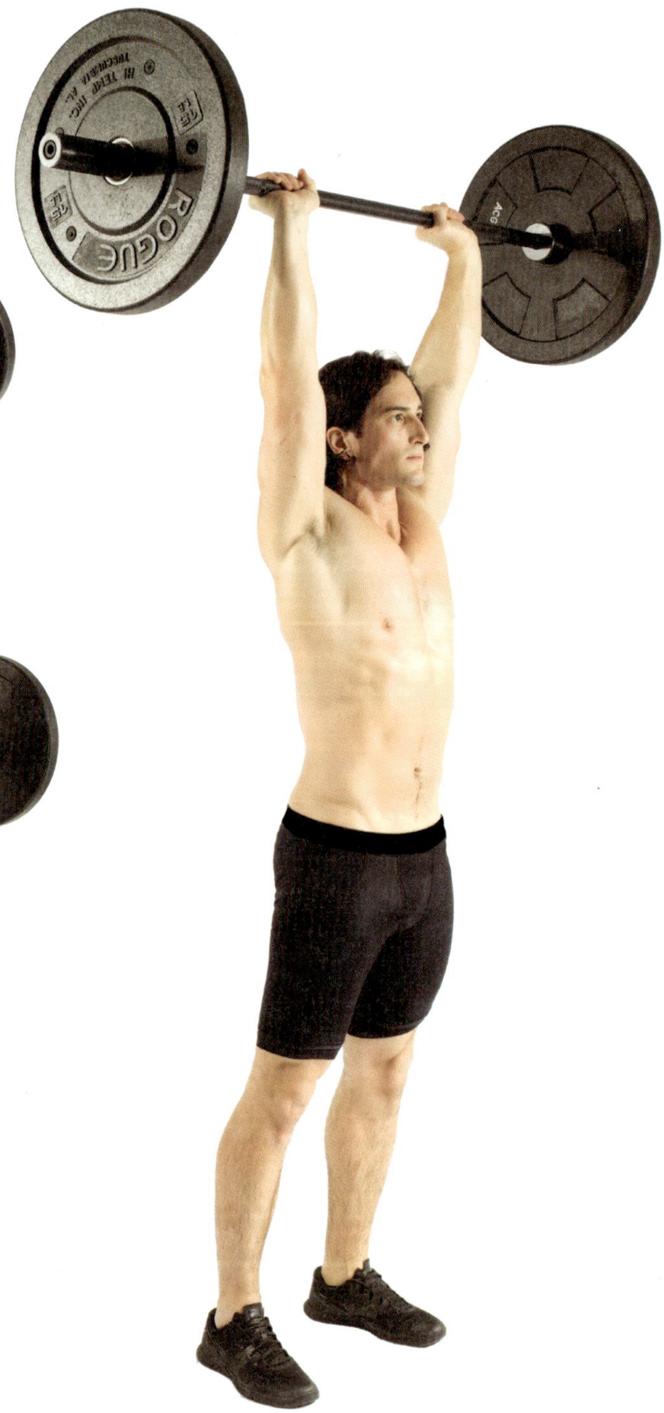

올바른 수행의 팁

- 양쪽 다리를 이용해 움직임의 시작을 돕는다.
- 등을 과도하게 활처럼 휘지 않는다.

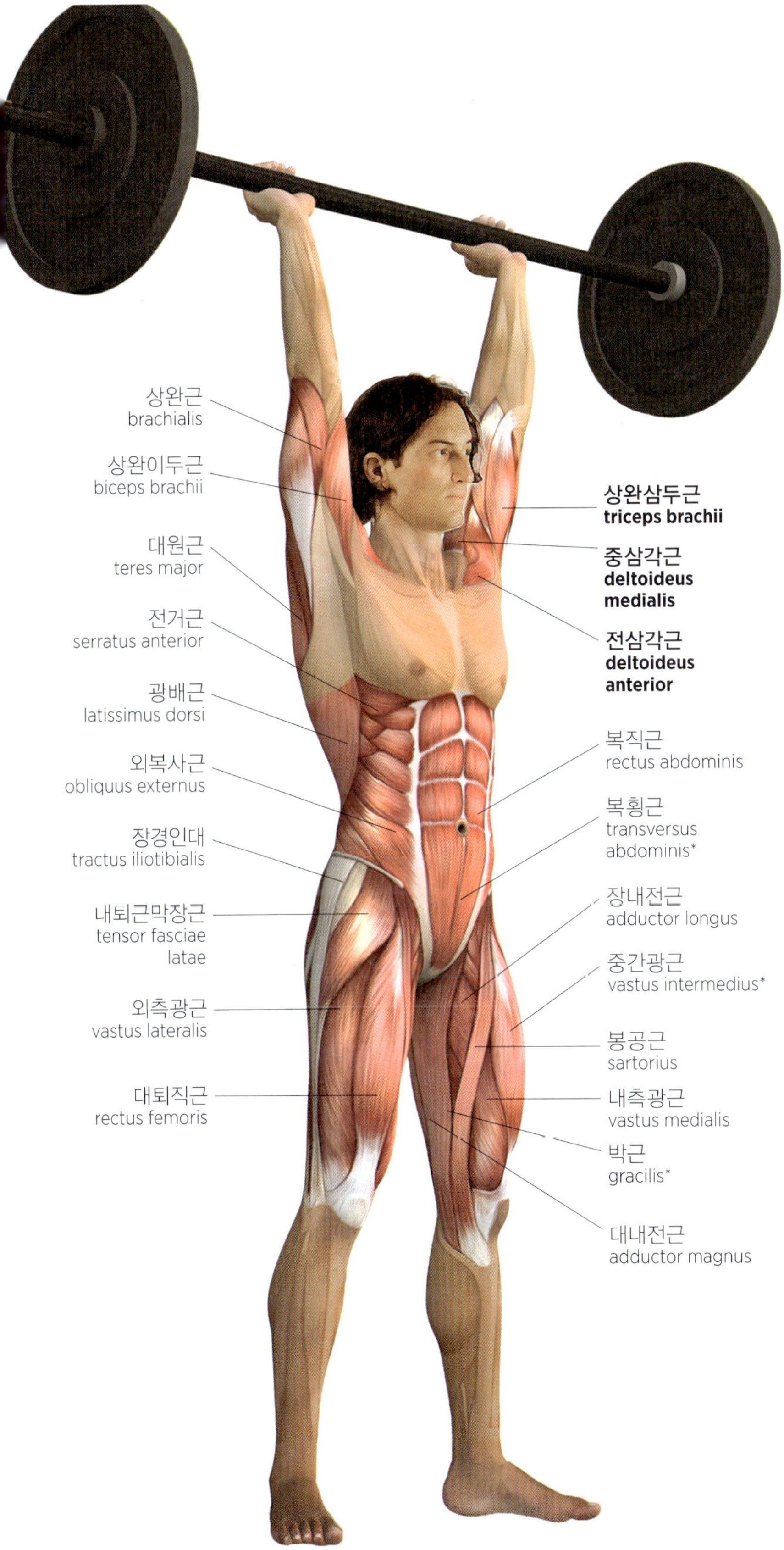

다른 버전

낮은 난이도: 매우 가벼운 바나 자신의 체중만을 사용한다.

높은 난이도: 바벨 대신에 덤벨을 사용한다.

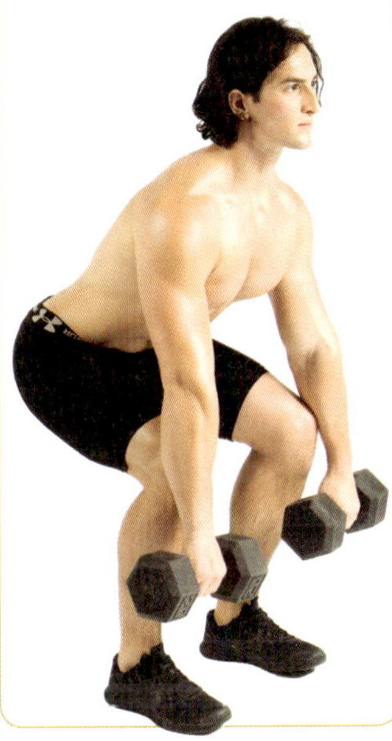

주석

굵은 글자는 목표 근육(target muscles)을 의미한다.
가는 글자는 본 운동에 작용하는 다른 근육들을 의미한다.
* 심부 근육(deep muscles)

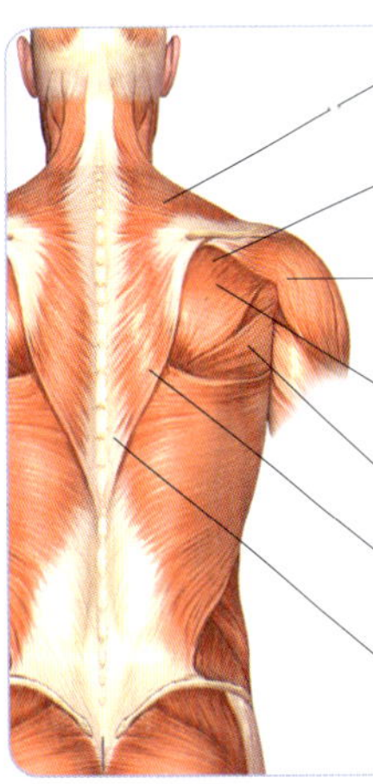

팩트 파일

목표 근육
- 견갑대 근육
- 등 근육
- 상완삼두근

도구
- 바벨/덤벨 (다른 버전)

장점
- 어깨와 상부 등의 파워, 근력 및 근육량을 증가시킨다.
- 몸통, 대퇴 및 상완에 작용한다.

주의사항
- 등 문제
- 어깨 문제
- 만약 이전에 이것을 수행하지 못했다면, 의료전문가/피트니스 전문가의 조언을 구한다.

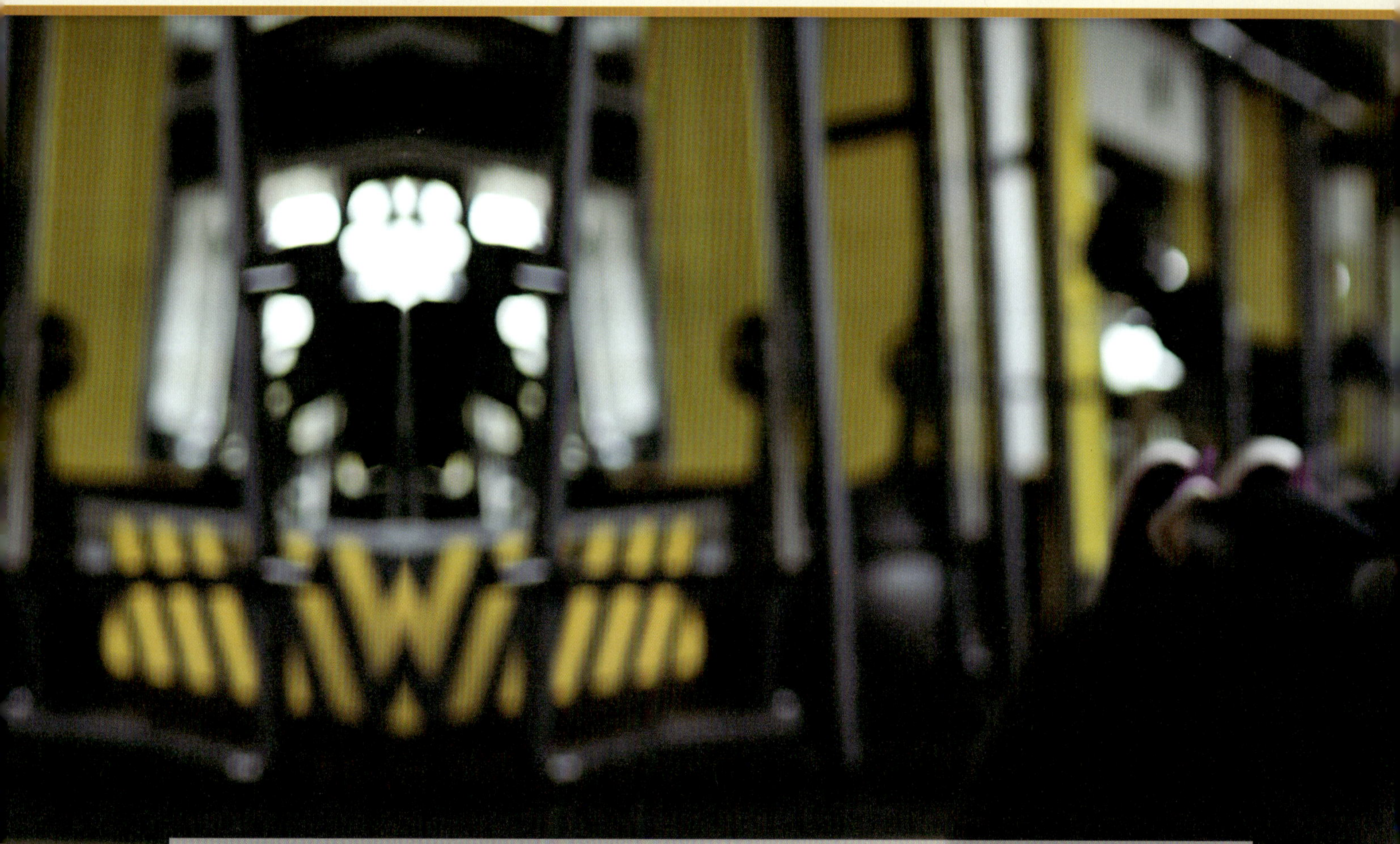

제4장

도구를 이용하는 운동

EQUIPMENT EXERCISES

폼 롤러와 케이블에서부터 저항밴드와 스위스 볼에 이르기까지, 여러분은 실제로 근력 훈련을 강화할 수 있는 도구들을 알게 될 것이다. 여러분은 이들 도구를 단독으로 사용하거나 결합하여 사용함으로써 여러분의 신체에 좋은 도움을 줄 것이다. 이들 도구는 여러분의 신체를 지지할 것이고, 근육을 특정 방법으로 사용할 수 있는 최상의 자세를 만들 수 있고, 또는 운동에 적절한 저항을 제공할 것이다.

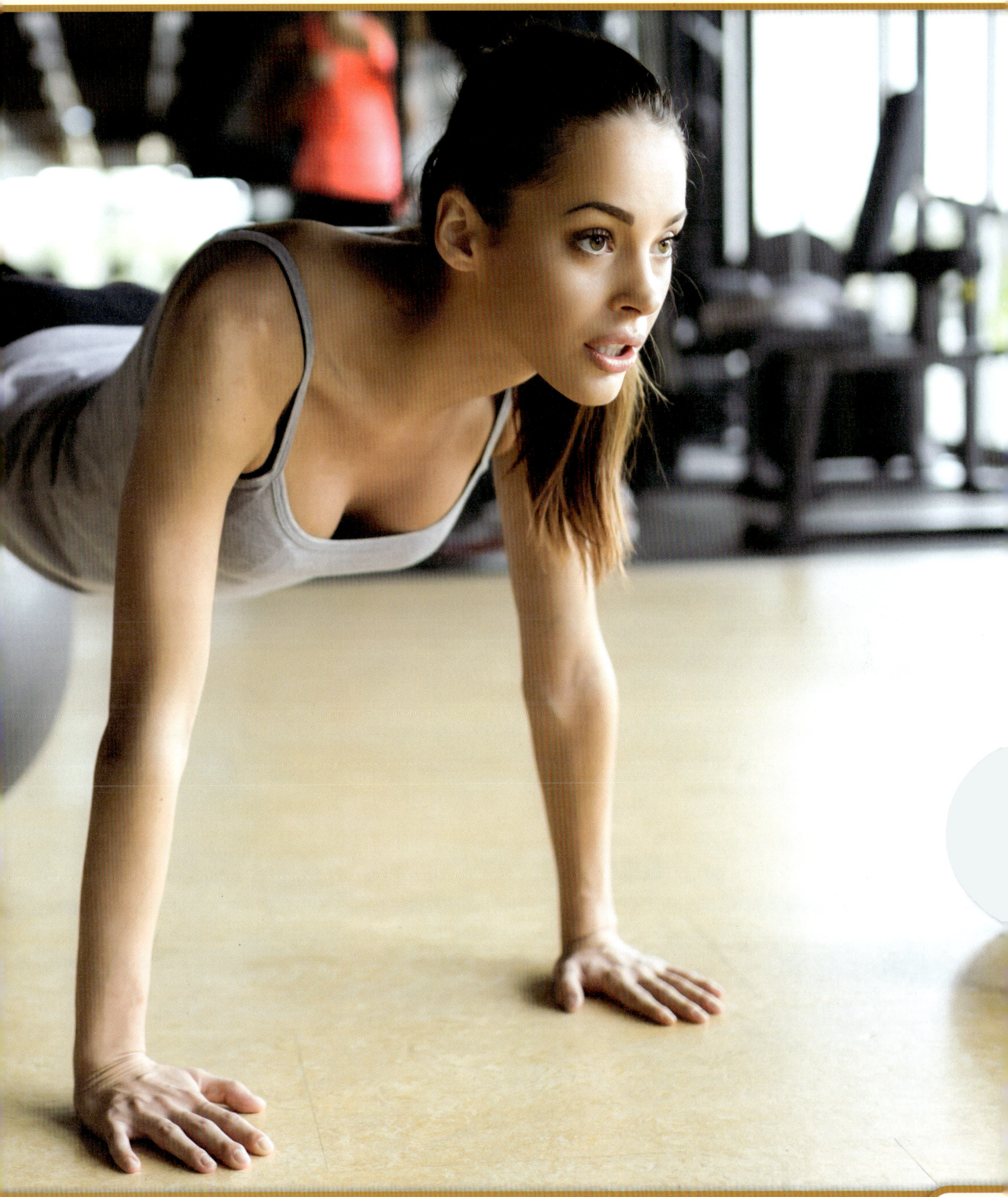

스위스 볼 크로스오버 swiss ball crossover

이 운동은 허리에 놀라운 이완 효과와 근력강화 효과를 제공한다. 이것은 복부 근육(복사근 포함)도 강화하고, 허벅지 근육에도 작용한다.

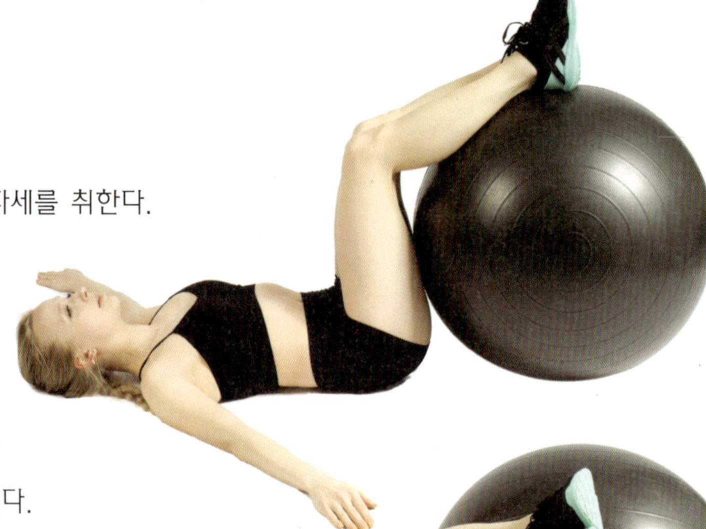

운동 방법

- 양팔을 옆으로 벌리고 누운 자세를 취한다. 양다리를 스위스 볼 위에 올려놓고, 볼 가까이에 엉덩이를 위치시킨다.
- 복부에 힘을 주고, 여러분이 할 수 있을 만큼 바닥을 향해 양쪽 다리를 오른쪽으로 내린다. 이때 어깨가 바닥으로부터 떨어져서는 안된다.
- 시작자세로 돌아오고, 반대쪽도 반복한다. 권장 반복횟수만큼 양측을 교대로 운동한다.

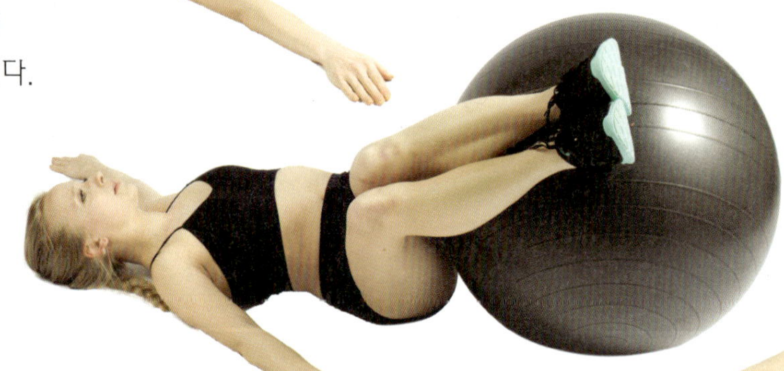

올바른 수행의 팁

- 운동을 하는 동안 코어를 관여시킨다.
- 양팔로 바닥을 고정한다.
- 여러분의 자세를 유지할 수 있도록 양쪽 다리를 견고하게 볼 위에 올려놓는다.
- 양쪽 다리를 빠르게 움직여서는 안된다; 움직임을 부드럽게 조절하면서 수행한다.

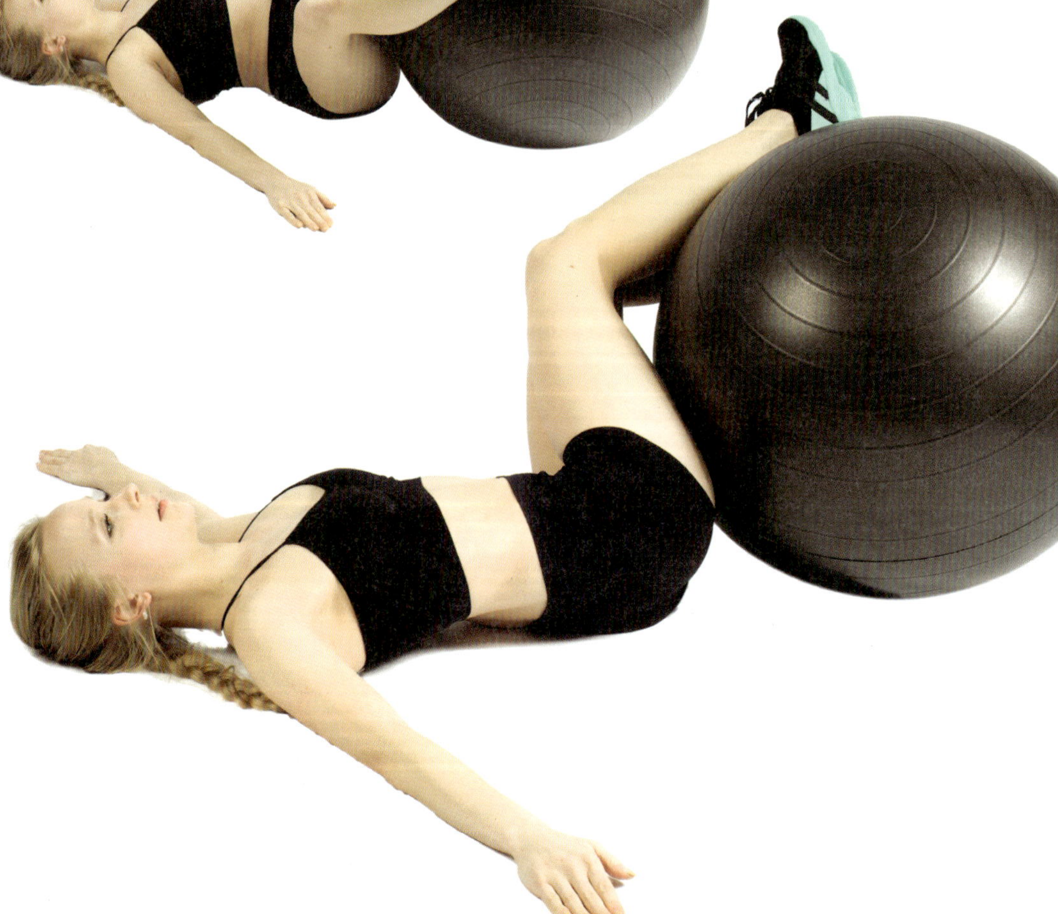

팩트 파일

목표 근육

- 허리 근육
- 복부 근육

기구

- 스위스 볼

장점

- 복부 근육을 강화하는데 도움을 준다.
- 코어를 안정화시킨다.

주의사항

- 허리 문제

다른 버전

낮은 난이도: 스위스 볼 없이 운동을 수행하자. 양쪽 다리를 90° 굴곡하는 정도로 들어 올려서 시작한다.

운동을 좌우로 수행할 때 가능하면 상체를 고정시킨다.

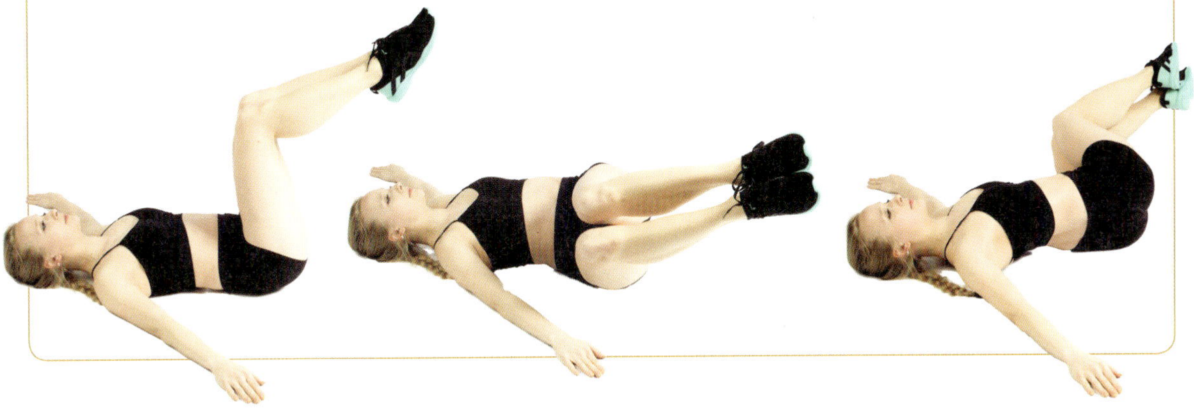

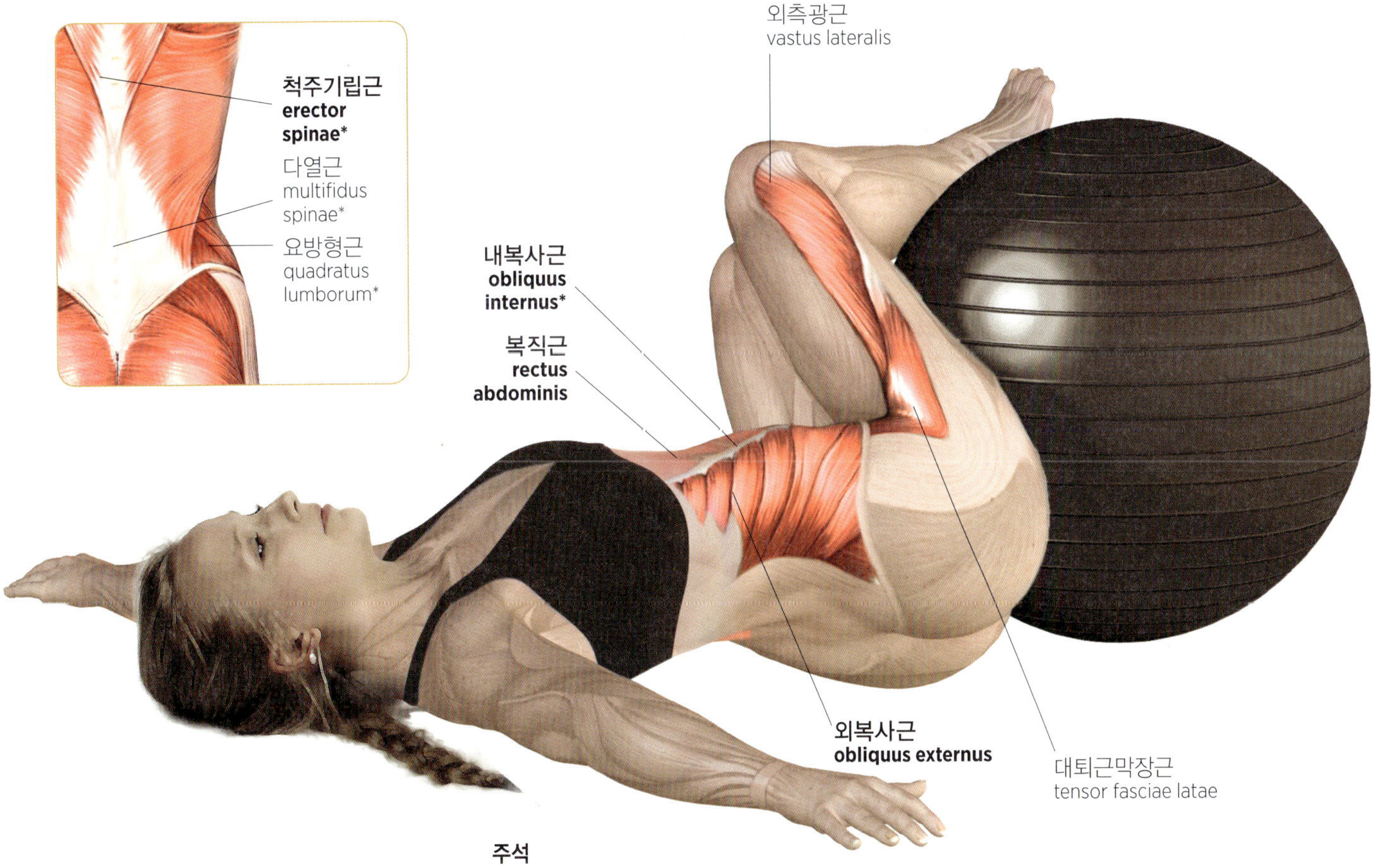

주석

굵은 글자는 목표 근육(target muscles)을 의미한다.
가는 글자는 본 운동에 작용하는 다른 근육들을 의미한다.
* 심부 근육(deep muscles)

뉴트럴-그립 풀-업 Neutral-Grip Pull-Up

뉴트럴-그립 풀-업은 전통적인 근력 운동 이며, "뉴트럴(중립)"이라는 용어를 사용한 이유는 넓지도 좁지도 않는 어깨너비만큼 양팔을 벌리고 잡기 때문이다. 기본 루틴은 기본 상체 움직임이고 특히 광배근을 목표로 삼는다.

운동 방법

- 풀-업 바를 바라보고 서서, 팔을 뻗어 바를 잡거나 필요하다면 스툴 위에 올라선다. 양손을 어깨너비만큼 벌리고 오버핸드 그립(overhand grip)을 이용해 바를 잡고, 양팔을 쭉 펴서 매달린다.
- 가슴이 바에 닿을 때까지 여러분의 몸을 위쪽으로 끌어당긴다. 잠깐 멈춘 후, 천천히 매달린 자세로 내려온다. 권장 반복횟수만큼 실시한다.

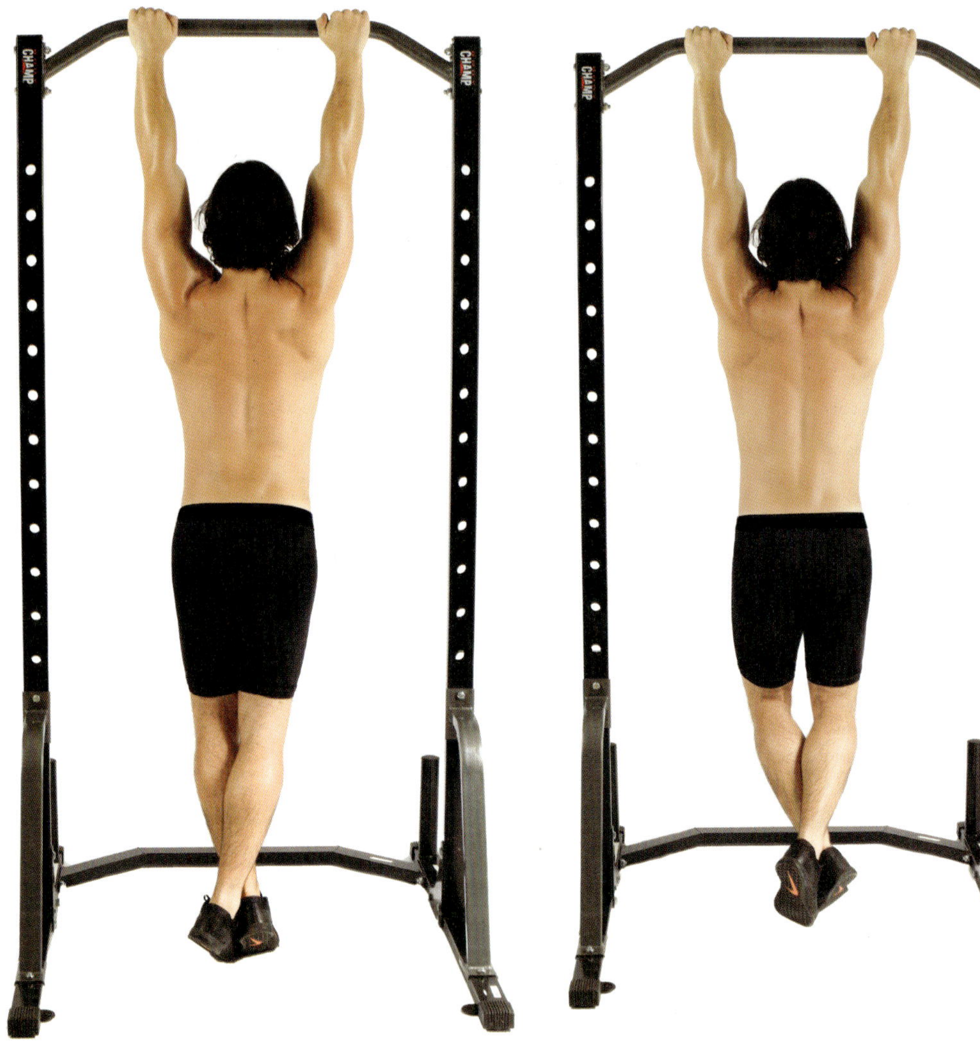

올바른 수행의 팁

- 양팔을 쭉 펴고 매달려야 한다.
- 풀-업을 수행하는 동안 그립을 강화시키기 위한 방법은 엄지로 바를 감싸 잡는 것이 아니라, 엄지를 바 위에 올려놓는 것이다.
- 몸을 흔들면서 운동하지 않아야 한다. 몸을 흔들면 회전근개가 손상될 수 있다.

다른 버전

비슷한 난이도: 풀-업의 근접 잡기(close-grip)를 하기 위해 양손을 좀 더 가까이 위치시켜 바를 잡는다. 근육 작용의 차이점을 느껴본다. 여러분은 등 아래로 더 많은 자극을 느낄 수 있을 것이다.

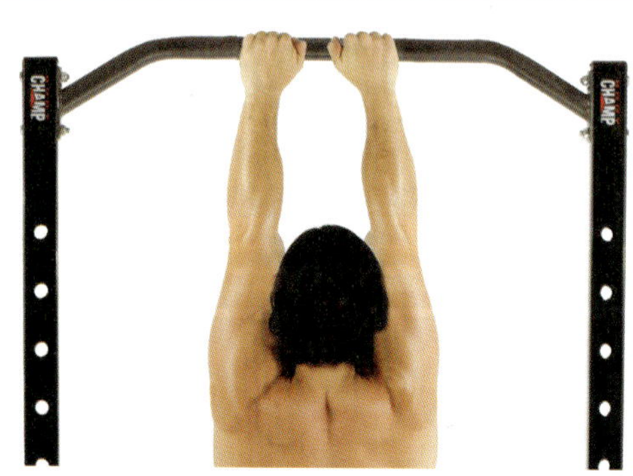

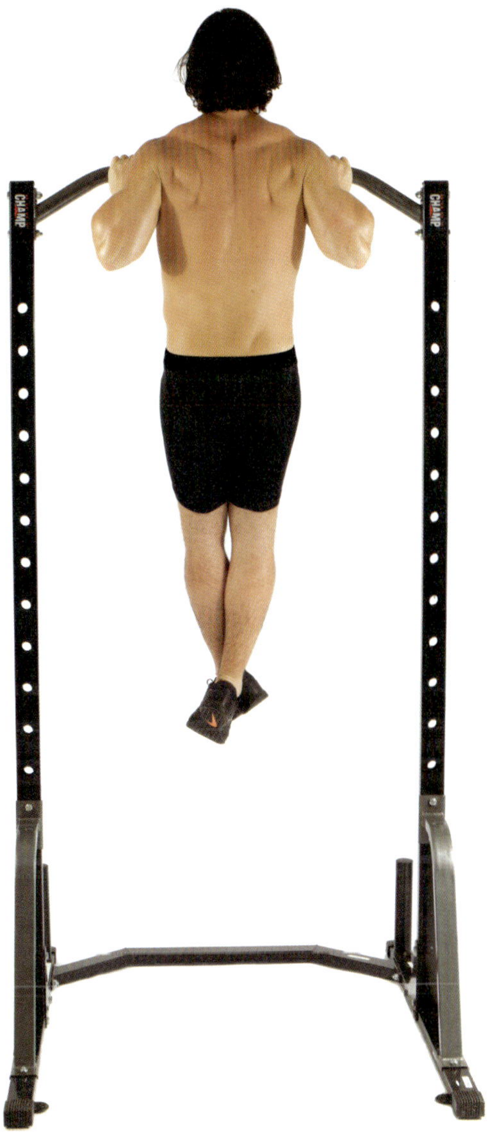

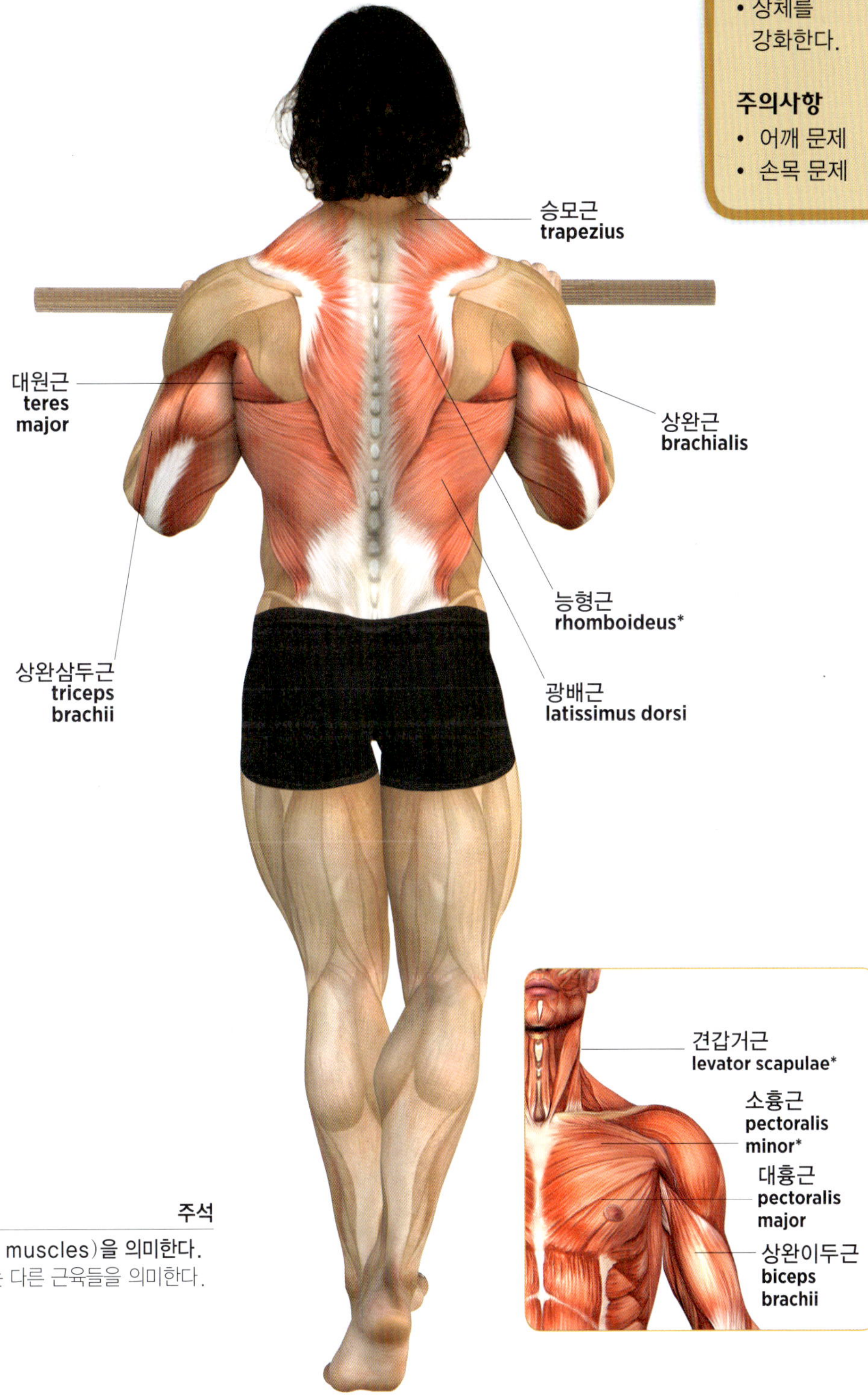

팩트 파일

목표 근육

- 등 근육(광배근 포함)
- 어깨 근육
- 상완 근육
- 가슴 근육

기구

- 풀-업 바

장점

- 상체를 강화한다.

주의사항

- 어깨 문제
- 손목 문제

주석

굵은 글자는 목표 근육(target muscles)을 의미한다.
가는 글자는 본 운동에 작용하는 다른 근육들을 의미한다.
* 심부 근육(deep muscles)

와이드-그립 풀-업 Wide-Grip Pull-Up

풀-업을 수행할 때 그립의 변화는 실제 차이를 일으킨다. 양손을 가깝게 잡으면, 특정 어깨 근육이 더 강하게 작용한다. 이 운동처럼, 양손을 어깨너비보다 넓게 잡으면, 광배근의 작용이 증가되고, 더 힘든 운동이 되지만 등 근육을 강화하는데 효과적이다.

운동 방법

- 풀-업 바를 바라보고 서서, 팔을 뻗어 바를 잡거나 필요하다면 스툴 위에 올라선다. 양손을 어깨너비보다 더 넓게 벌리고 오버핸드 그립(overhand grip)을 이용해 바를 잡고, 양팔을 쭉 펴서 매달린다.
- 가슴이 바에 닿을 때까지 여러분의 몸을 위쪽으로 끌어당긴다. 잠깐 멈춘 후, 천천히 매달린 자세로 내려온다. 권장 반복횟수만큼 실시한다.

올바른 수행의 팁

- 몸을 늘어뜨려 매달린 자세(dead hang position)에서 움직임을 시작하고 끝낸다.
- 가능하면 높게 몸을 위로 올린다.— 턱이 바 위에 놓이는 것이 최소 높이다.
- 몸을 흔들면서 운동하지 않아야 한다. 몸을 흔들면 회전근개가 손상될 수 있다.

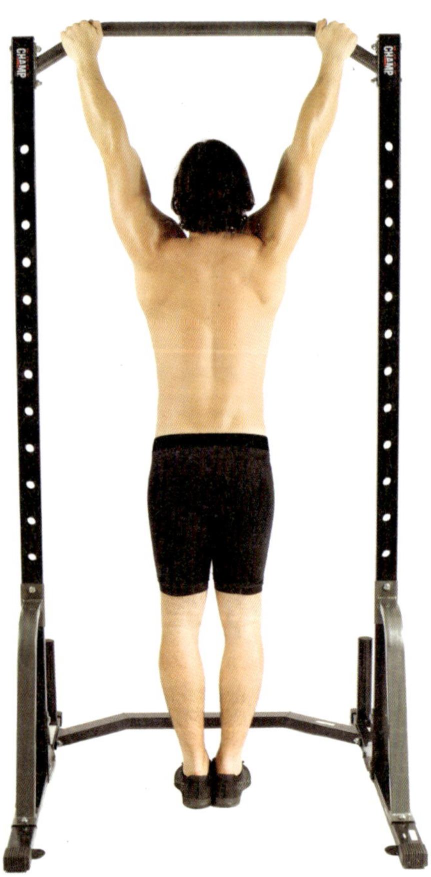

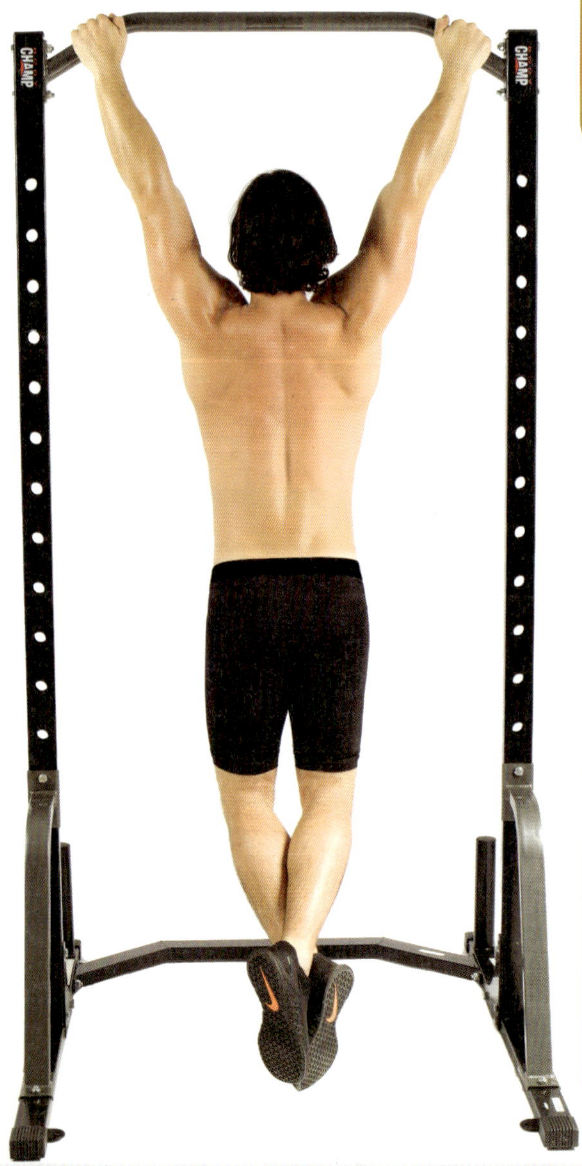

전면

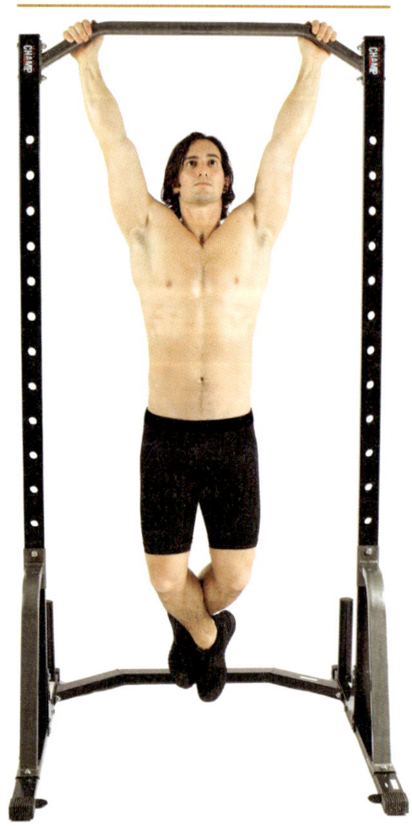

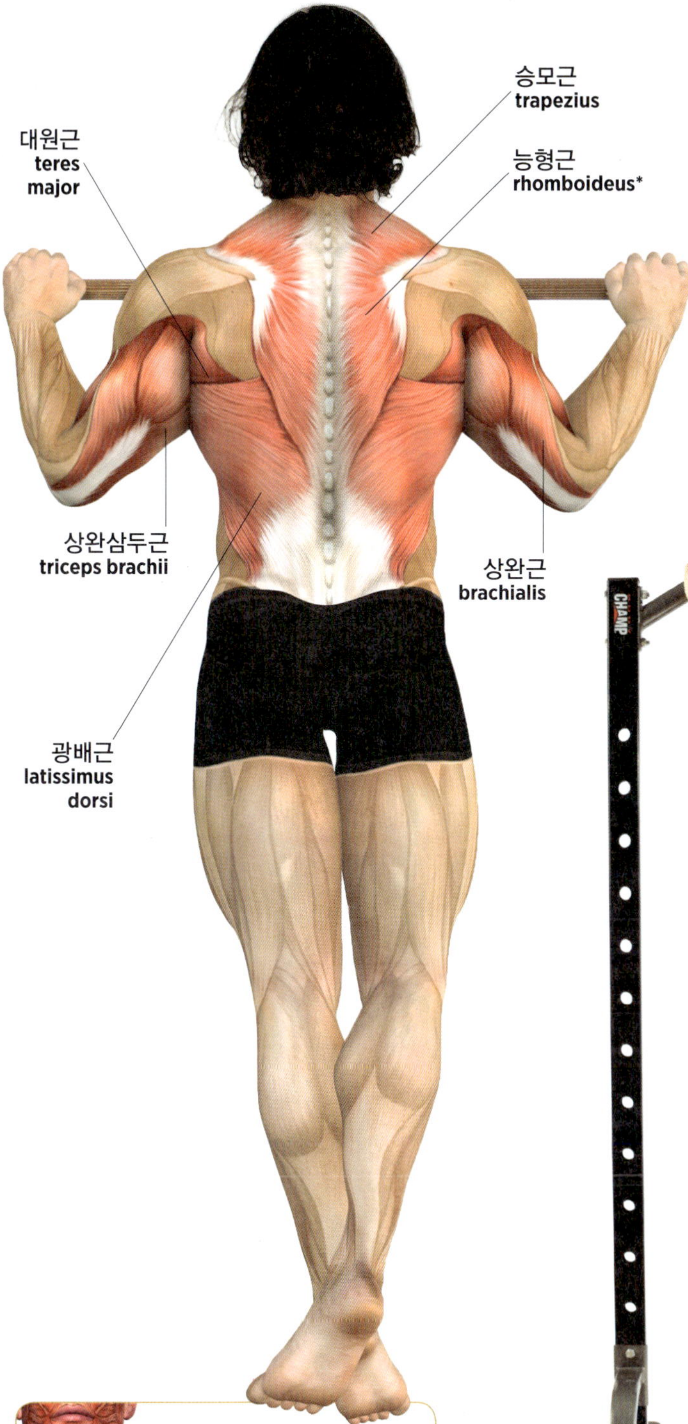

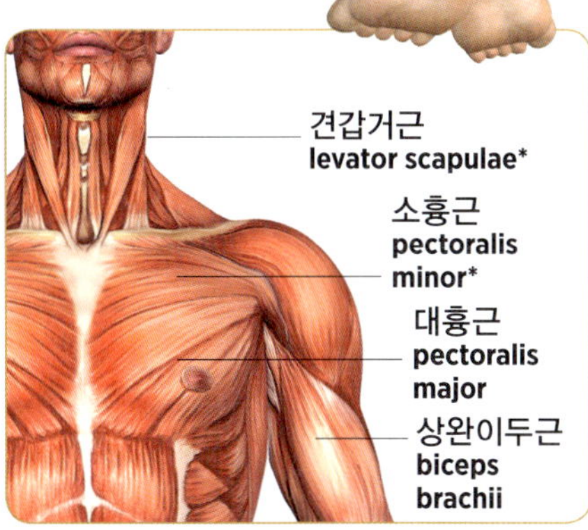

주석

굵은 글자는 목표 근육(target muscles)을 의미한다.

가는 글자는 본 운동에 작용하는 다른 근육들을 의미한다.

* 심부 근육(deep muscles)

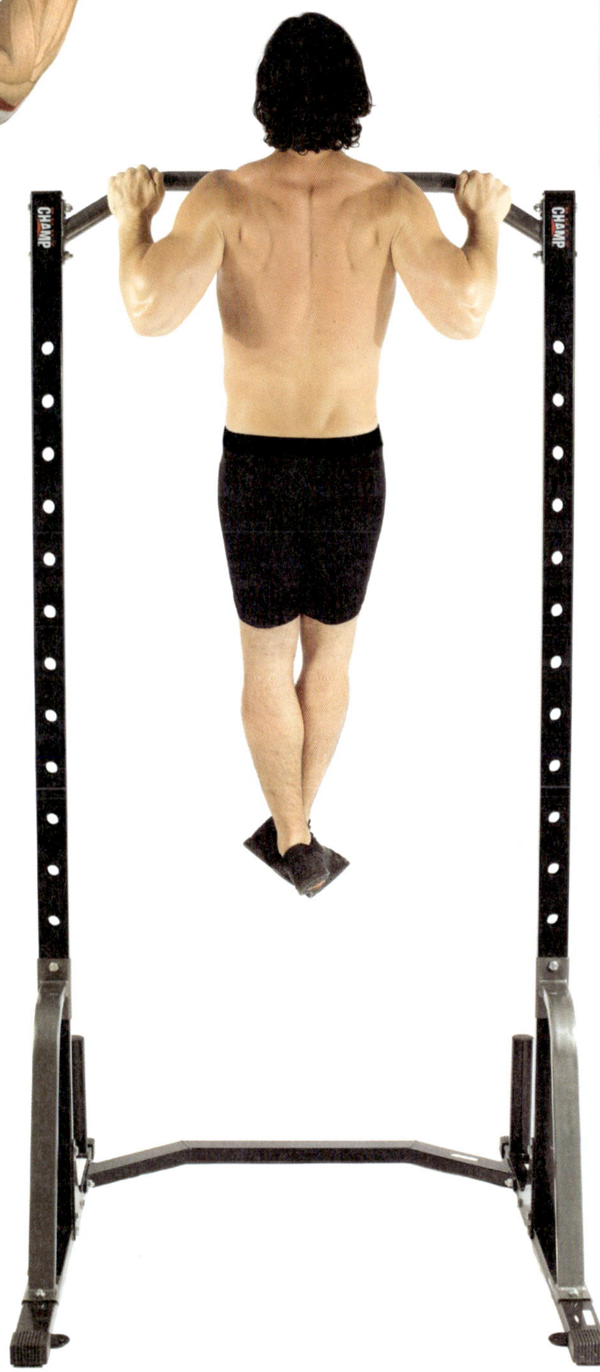

팩트 파일

목표 근육

- 등 근육(광배근 포함)
- 어깨 근육
- 상완 근육
- 가슴 근육

기구

- 풀-업 바

장점

- 광배근을 강화한다.
- 상체를 강화한다.

주의사항

- 어깨 문제
- 손목 문제

리버스-그립 풀-업 Reverse-Grip Pull-Up

이 운동은 친-업, 리버스 그립 풀-업으로도 불리며, 손바닥을 여러분 쪽으로 향하게 하고 바를 잡는다. 이 동작은 상완이두근도 활성화시킨다. 리버스 버전은 상체 근력 강화 운동 루틴에 추가할 만큼 가치가 있는 운동이다.

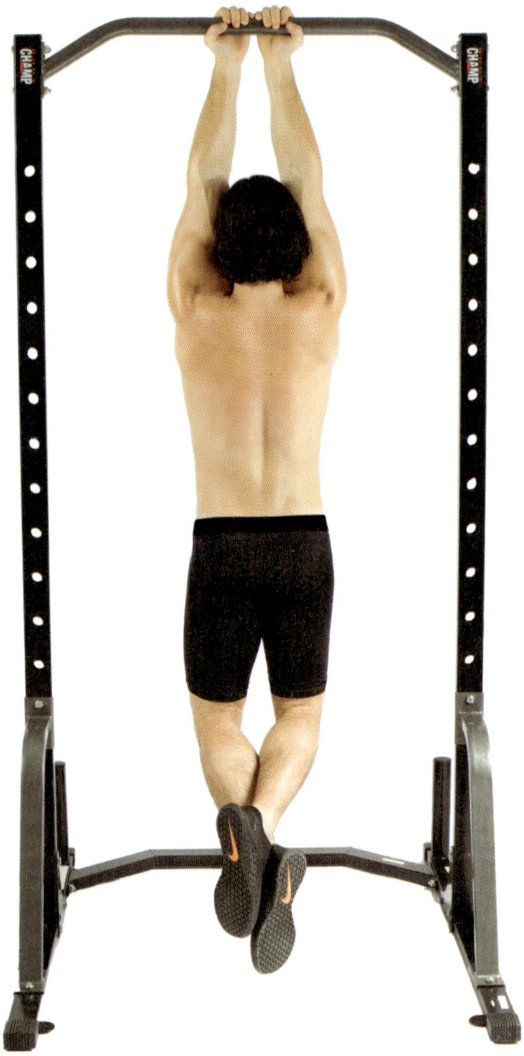

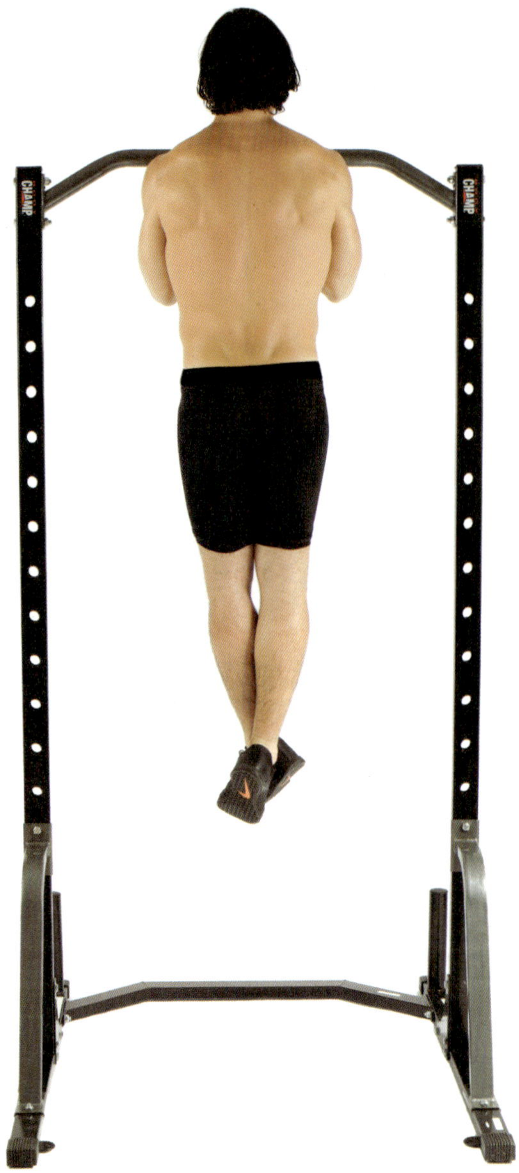

전면

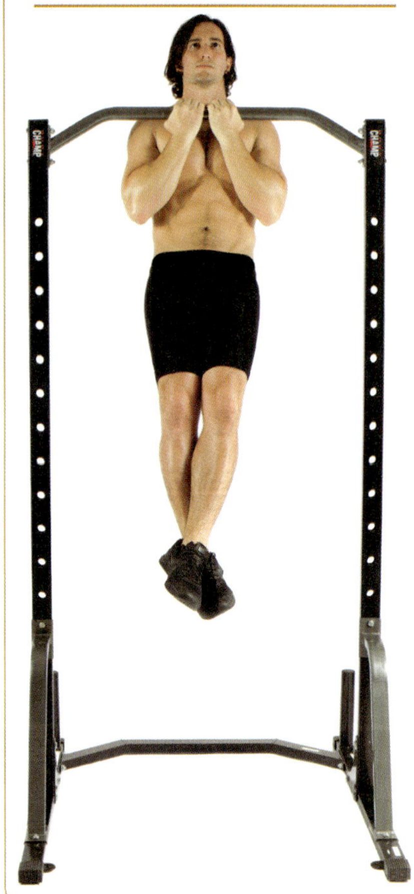

운동 방법

- 풀-업 바를 바라보고 서서, 팔을 뻗어 바를 잡거나 필요하다면 스툴 위에 올라선다. 양손을 어깨너비만큼, 더 넓게 또는 더 좁게 해서 잡을 수 있지만, 언더핸드 그립(underhand grip)을 이용해 바를 잡고, 양팔을 쭉 펴서 매달린다.
- 턱이 바 위로 올라갈 때까지 여러분의 몸을 위쪽으로 끌어당긴다. 잠깐 멈춘 후, 천천히 매달린 자세로 내려오고, 팔이 완전히 펴지기 전에 내려오는 것을 멈춘다. 권장 반복횟수만큼 실시한다.

올바른 수행의 팁

- 가능한 만큼 높게 몸을 위로 올린다— 턱이 바 위에 놓이는 것이 최소 높이다.
- 몸을 흔들면서 운동하지 않아야 한다. 몸을 흔들면 회전근개가 손상될 수 있다.

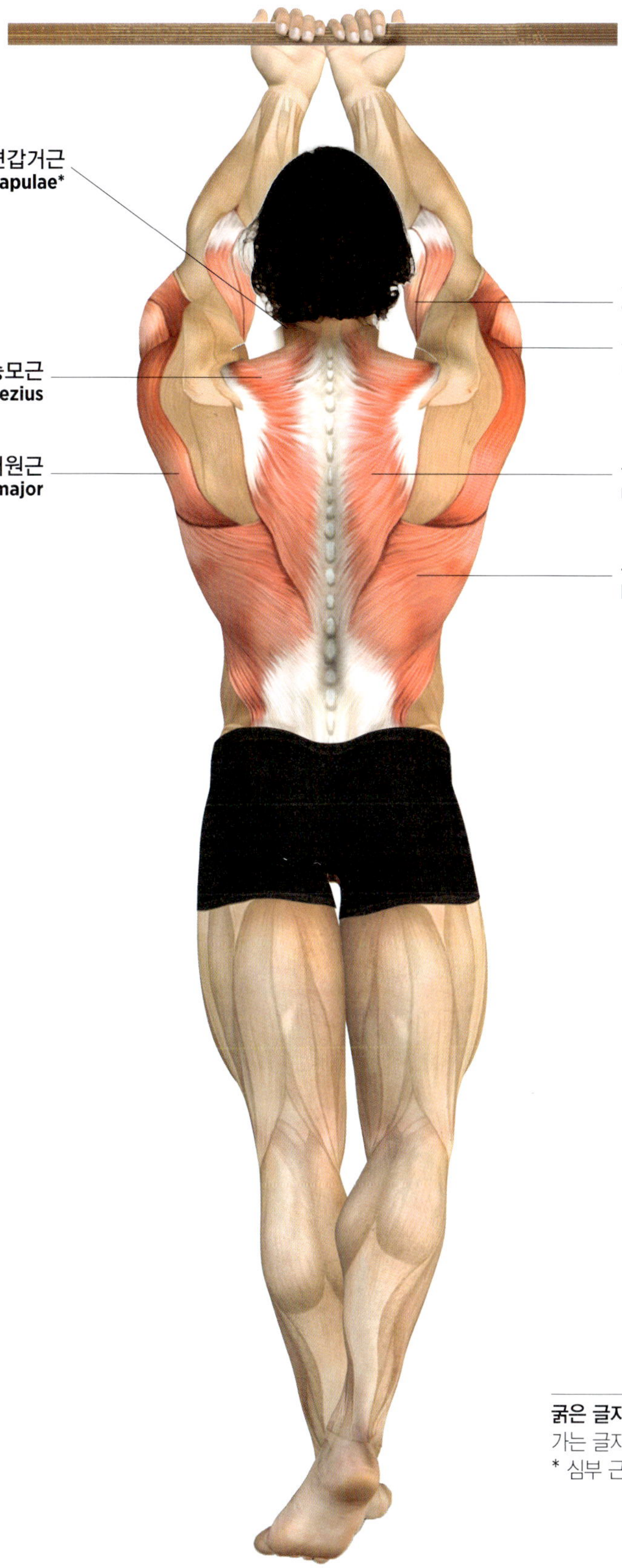

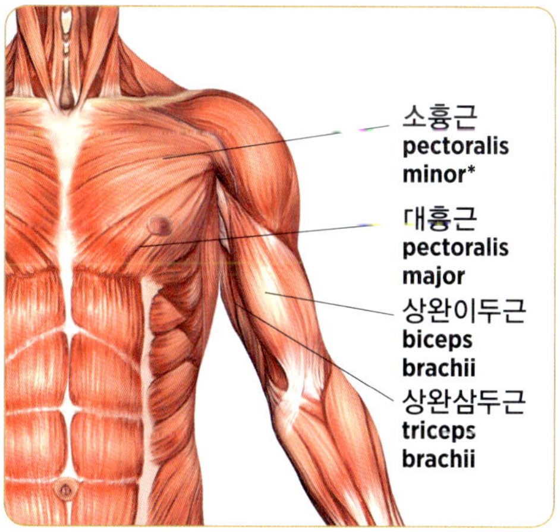

주석

굵은 글자는 목표 근육(target muscles)을 의미한다.
가는 글자는 본 운동에 작용하는 다른 근육들을 의미한다.
* 심부 근육(deep muscles)

팩트 파일

목표 근육
- 등 근육
- 어깨 근육
- 상완 근육
- 가슴 근육

기구
- 풀-업 바

장점
- 상체를 강화한다.
- 상완이두근을 강화한다.

주의사항
- 어깨 문제
- 손목 문제

스위스 볼 프론 로우 위드 익스터널 로테이션 Swiss Ball Prone Row with External Rotation

이 운동은 힘든 운동이지만, 코어에도 작용하고 실제로 상체와 회전근개에 좋은 운동이다. 이 운동을 수행하기 전에, 견갑대를 이완하기 위해 철저한 워밍-업을 실시한다.

운동 방법

- 몸통을 지지하기 위해 스위스 볼 위에 엎드린 자세로 시작한다. 발가락으로 균형을 잡고, 안정성을 위해 양쪽 다리를 벌린다.
- 90°를 형성하도록 양팔을 굴곡하고, 상완이 바닥과 평행하도록 상완을 위로 당겨, 어깨와 거의 일직선을 만든다. 이것이 시작자세이다.
- 전완을 스윙하여, 양손이 전방을 향하도록 들어 올린다. 양팔은 여전히 90°를 이루어야 하지만, 전완이 바닥과 평행해야 한다.
- 전완을 다시 뒤쪽으로 떨어뜨린다. 이번에는 양팔을 아래로 떨어뜨려 팔이 쭉 펴지도록 한다. 이때 손가락이 바닥에 거의 닿도록 한다.
- 양팔을 다시 위로 들어 올려 시작자세로 돌아간다. 권장 반복횟수만큼 실시한다.

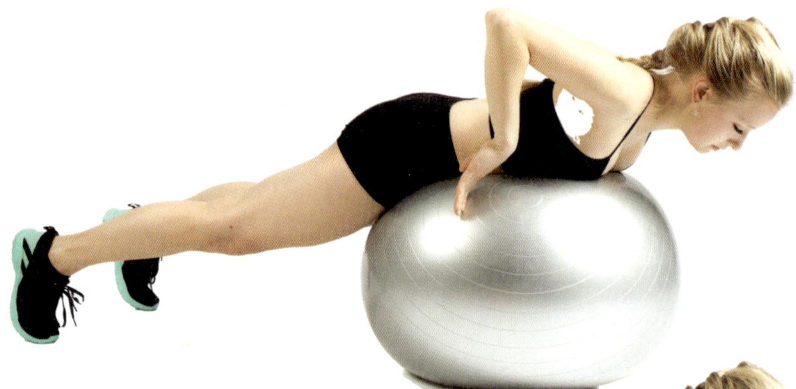

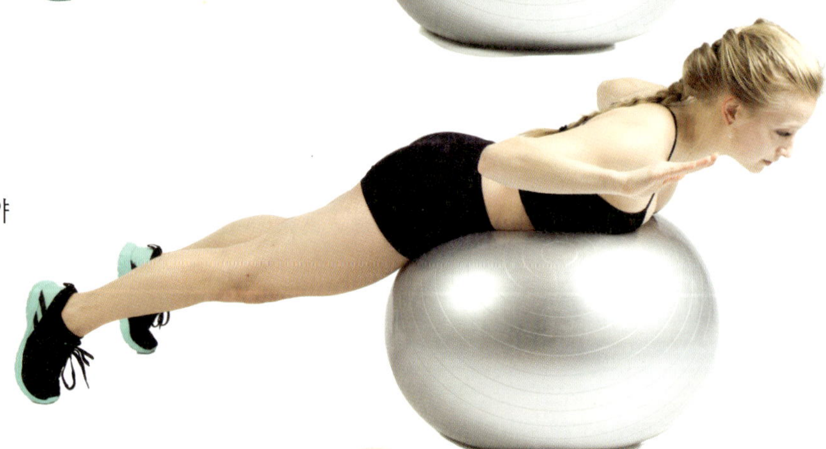

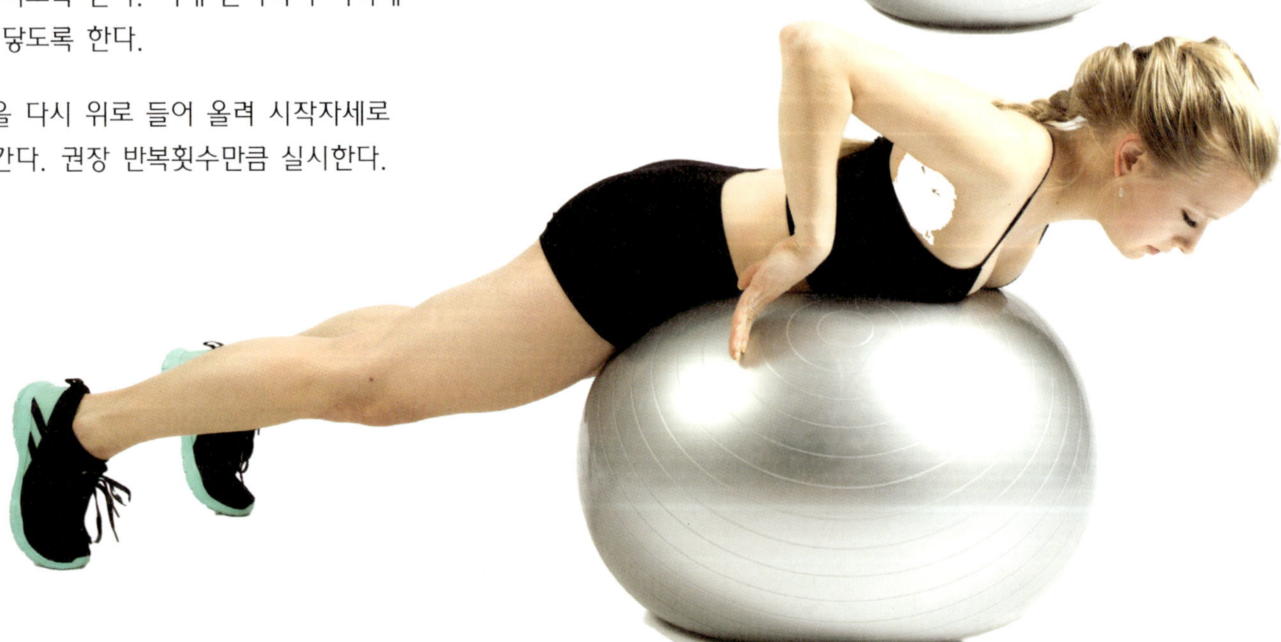

올바른 수행의 팁

- 가능하면 볼 위에서 안정성을 유지한다.
- 손가락을 펼친다.
- 목 손상을 피하기 위해 머리를 위쪽으로 들지 않는다.

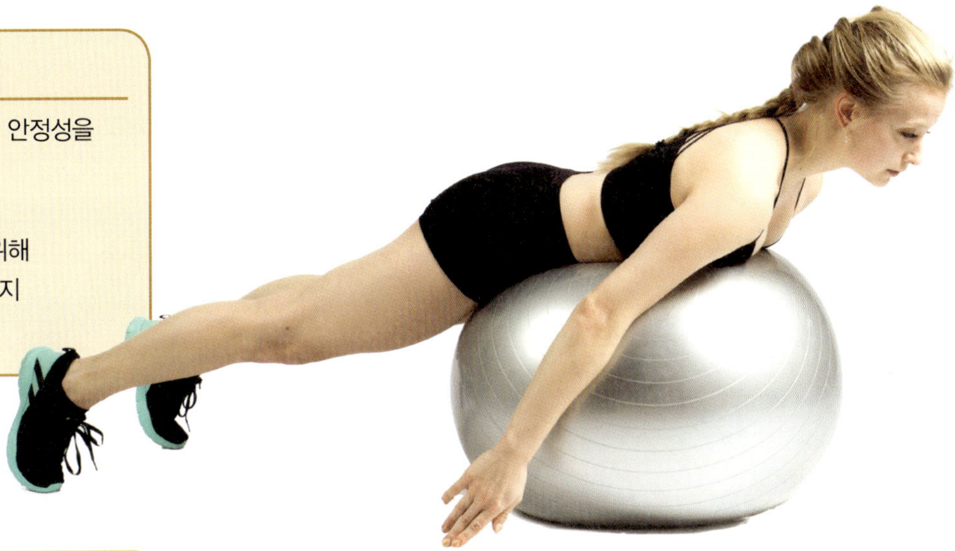

팩트 파일

목표 근육
- 광배근
- 능형근

기구
- 스위스 볼

장점
- 상부 등과 어깨를 강화한다.
- 균형과 자세를 향상시킨다.

주의사항
- 허리 문제
- 회전근개 손상

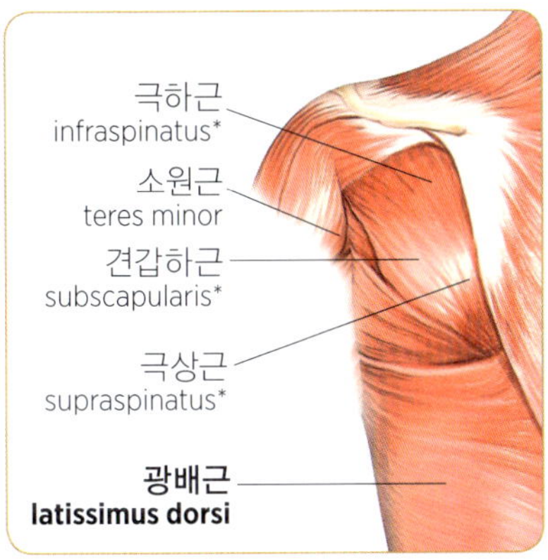

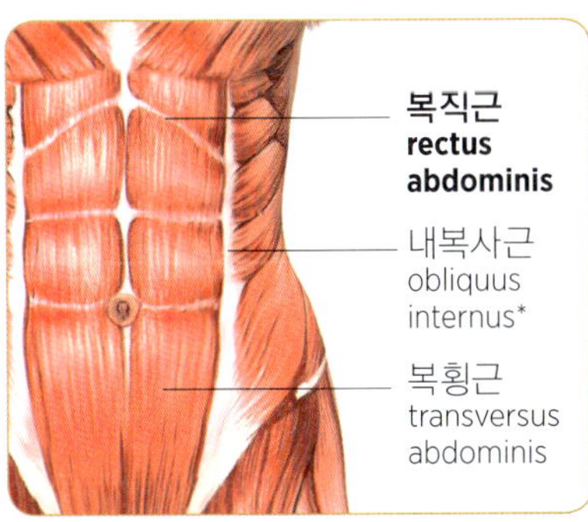

주석

굵은 글자는 목표 근육(target muscles)을 의미한다.
가는 글자는 본 운동에 작용하는 다른 근육들을 의미한다.
* 심부 근육(deep muscles)

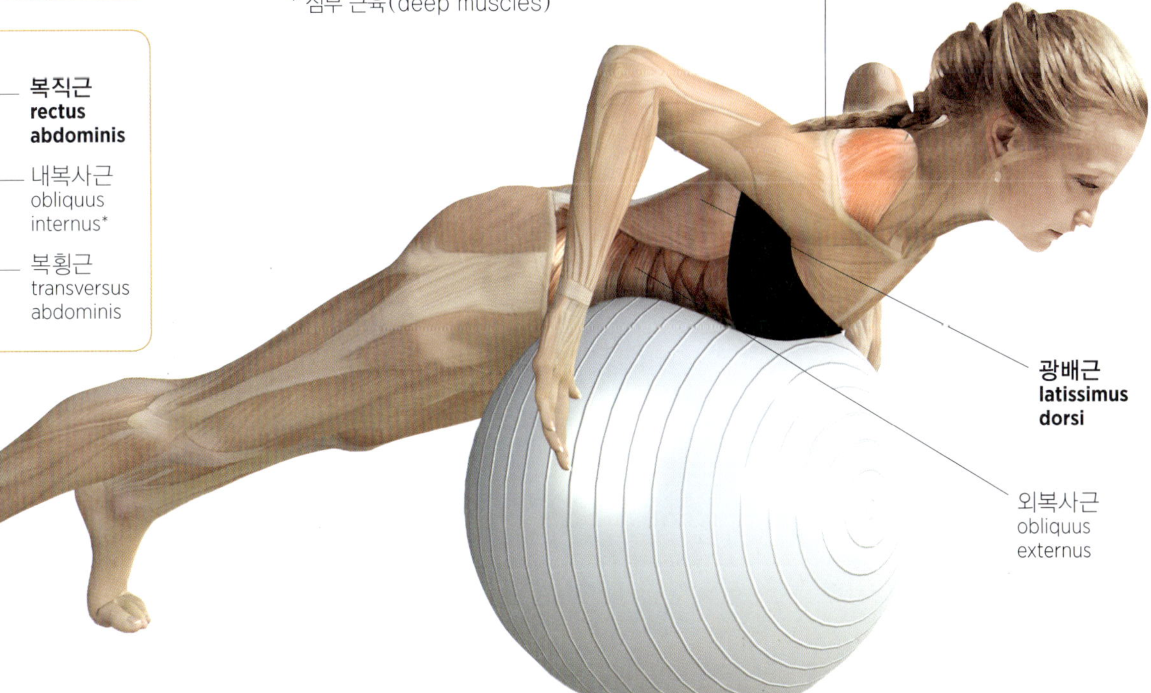

스위스 볼 백 익스텐션 Swiss Ball Back Extension

이 운동은 스위스 볼 위에 여러분의 체중을 실어 중간등과 아래등을 강화시킬 수 있는 놀라운 운동이다. 둔부 근육이 충분히 작용하기 때문에, 다른 일부 영역과 함께 둔부 근육도 강화된다.

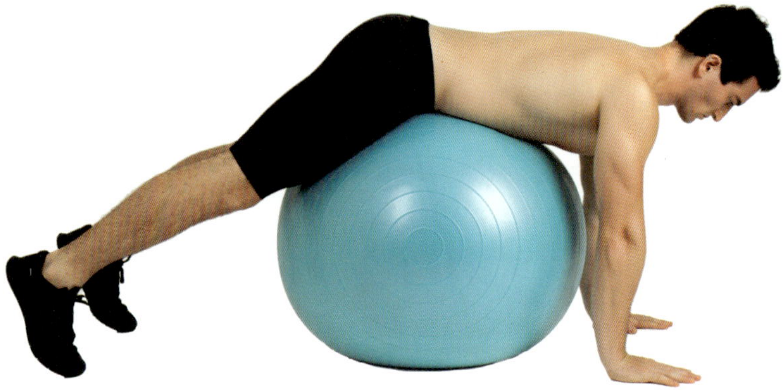

운동 방법

- 스위스 볼 위에 엎드리고, 상부 가슴과 머리는 공에 닿지 않아야 한다.
- 공 위에서 안정될 수 있도록 양발을 바닥에 견고히 고정한다. 이때 양손을 머리 측면에 배치한다. 이것이 시작자세이다.
- 양팔을 굴곡하고 팔꿈치를 바깥쪽으로 뻗는다. 상체를 공으로부터 들어 올린다.
- 천천히 조심스럽게 상체를 다시 시작자세로 내린다. 권장 반복횟수만큼 실시한다.

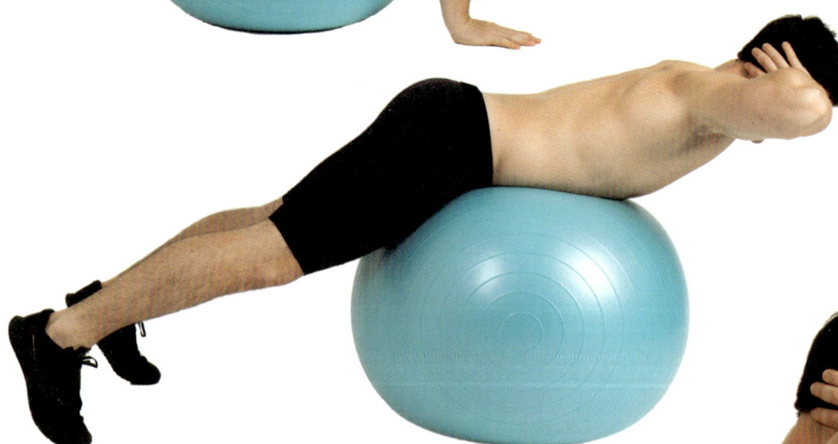

올바른 수행의 팁

- 둔부 근육과 허벅지 근육을 운동 내내 활성화한다.
- 하체 근육의 팽팽함을 유지한다.
- 머리를 중립위로 유지한다.
- 부가적인 균형을 위해 넓은 기저면을 유지한다.
- 어깨를 거상하지 않는다.
- 엉덩이를 공으로부터 들어 올리지 않는다.

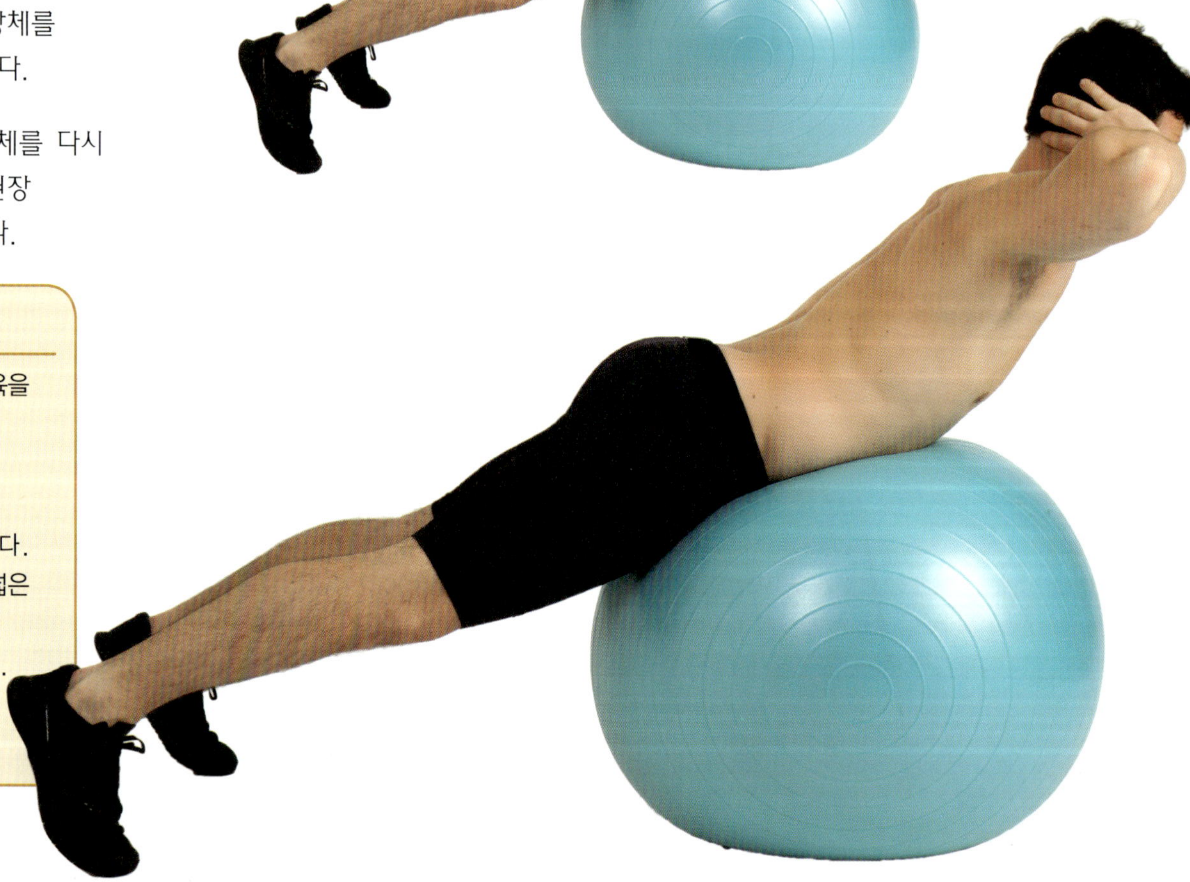

팩트 파일

목표 근육
- 중간등 근육
- 허리 근육
- 둔부 근육
- 어깨와 가슴 근육
- 팔과 다리 근육

기구
- 스위스 볼

장점
- 등 신전근을 강화한다.
- 코어를 안정화시킨다.
- 복부 근육을 강화한다.

주의사항
- 목 문제
- 허리 통증

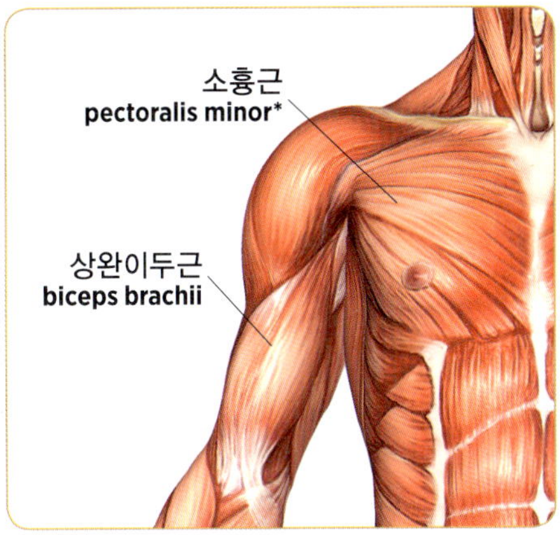

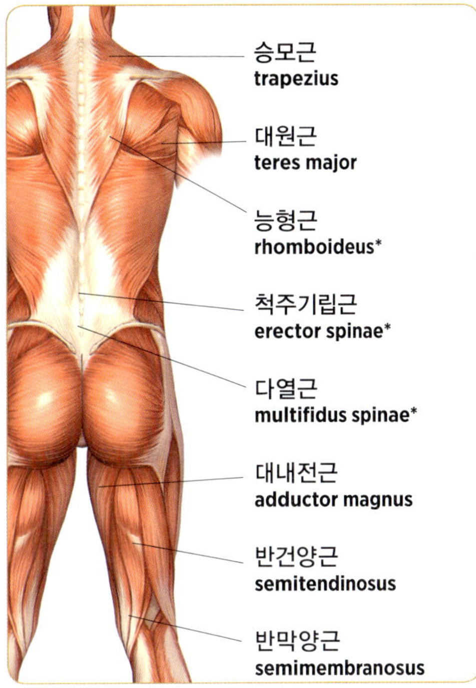

주석

굵은 글자는 목표 근육(target muscles)을 의미한다.
가는 글자는 본 운동에 작용하는 다른 근육들을 의미한다.
* 심부 근육(deep muscles)

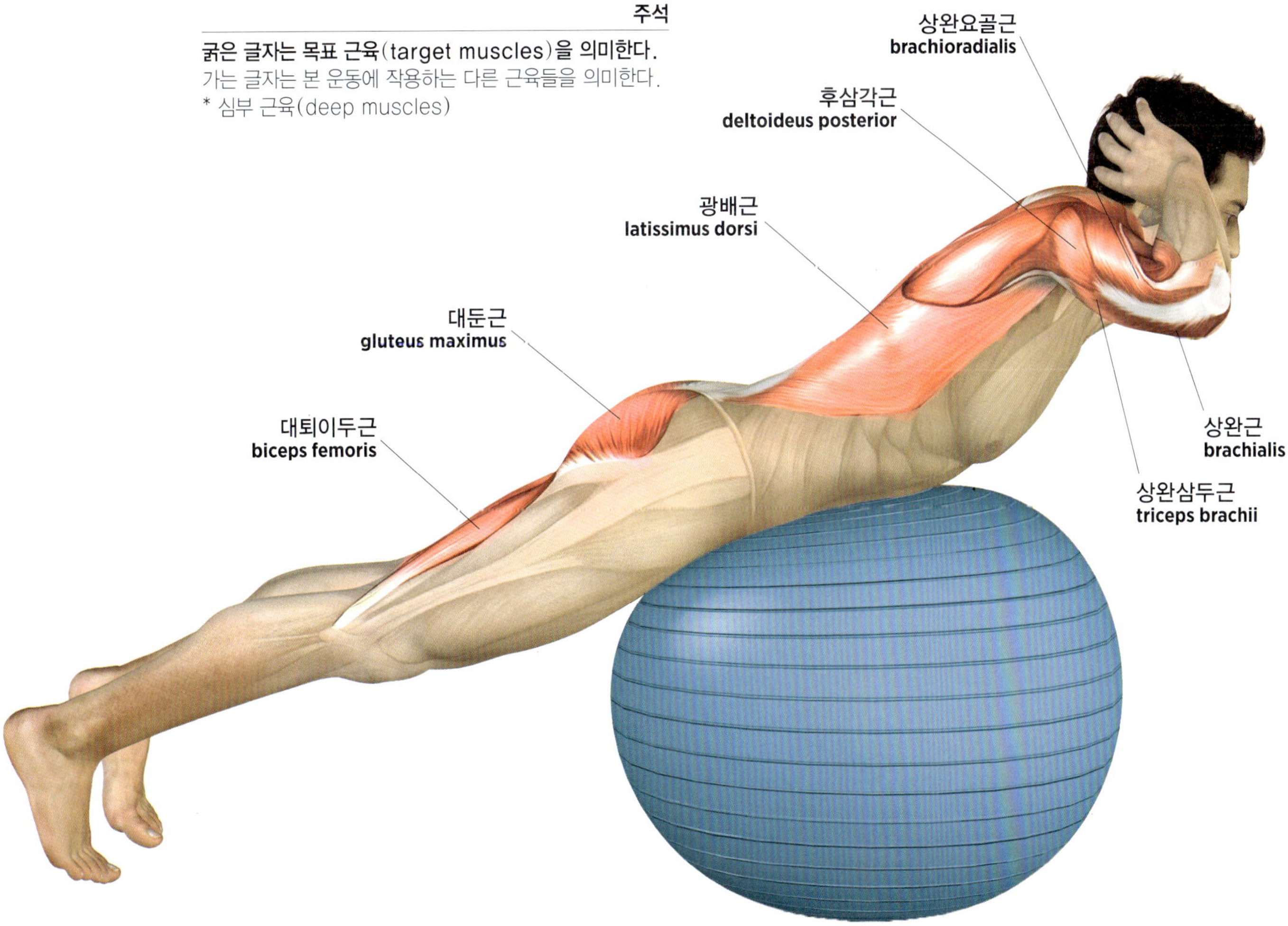

싱글-암 밴드 풀 Single-Arm Band Pull

싱글-암 밴드 풀은 저항밴드를 당겨 등 근육(특히, 광배근) 뿐만 아니라, 전방 코어 근육을 강화시킨다.

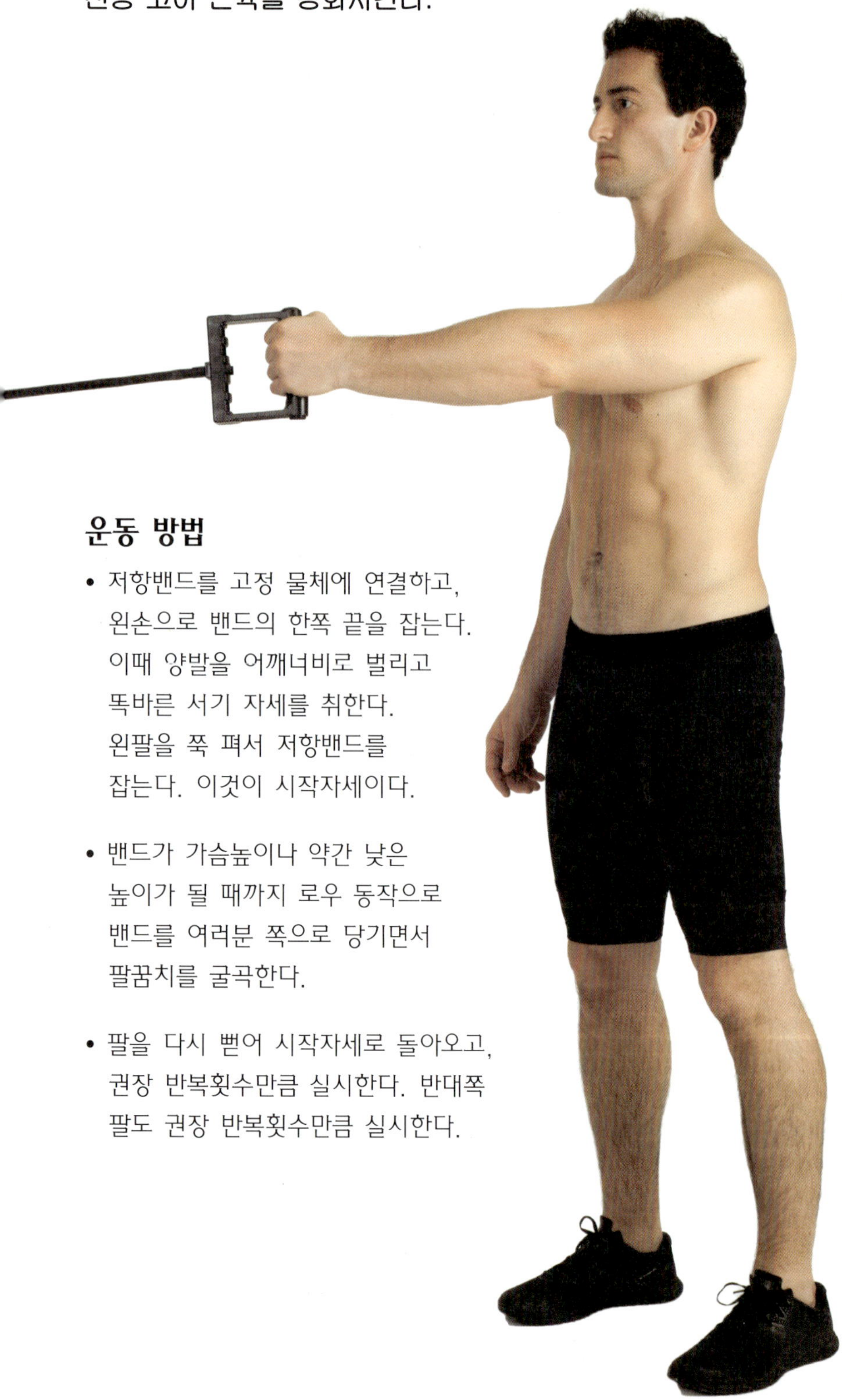

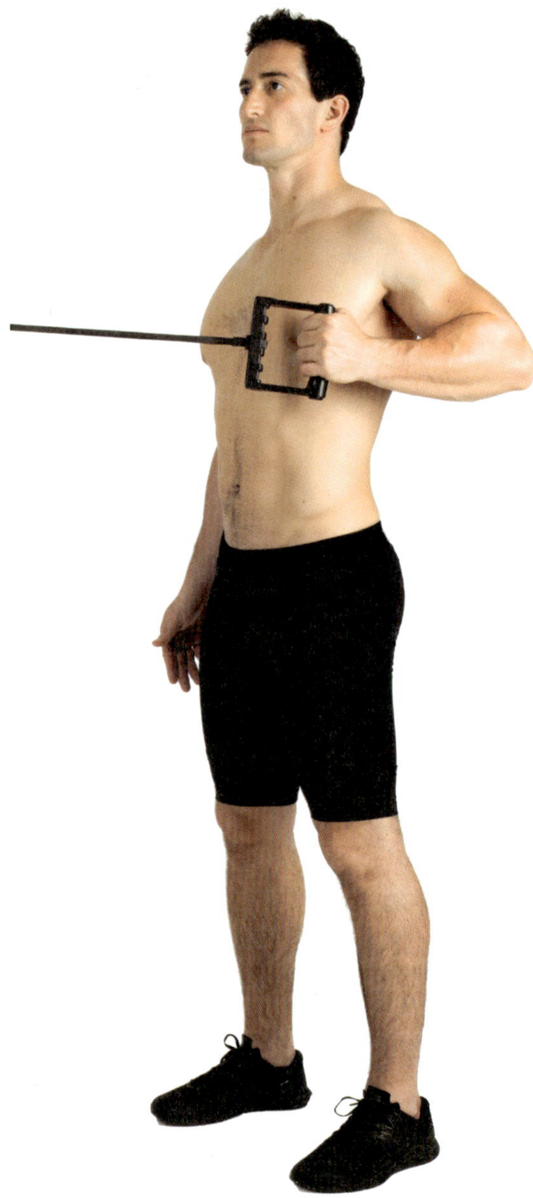

운동 방법

- 저항밴드를 고정 물체에 연결하고, 왼손으로 밴드의 한쪽 끝을 잡는다. 이때 양발을 어깨너비로 벌리고 똑바른 서기 자세를 취한다. 왼팔을 쭉 펴서 저항밴드를 잡는다. 이것이 시작자세이다.
- 밴드가 가슴높이나 약간 낮은 높이가 될 때까지 로우 동작으로 밴드를 여러분 쪽으로 당기면서 팔꿈치를 굴곡한다.
- 팔을 다시 뻗어 시작자세로 돌아오고, 권장 반복횟수만큼 실시한다. 반대쪽 팔도 권장 반복횟수만큼 실시한다.

올바른 수행의 팁

- 몸통을 똑바로 유지한다.
- 양발을 바닥에 고정한다.
- 몸통이 한쪽으로 돌아가서는 안된다.
- 운동을 급하게 서두르지 않는다.

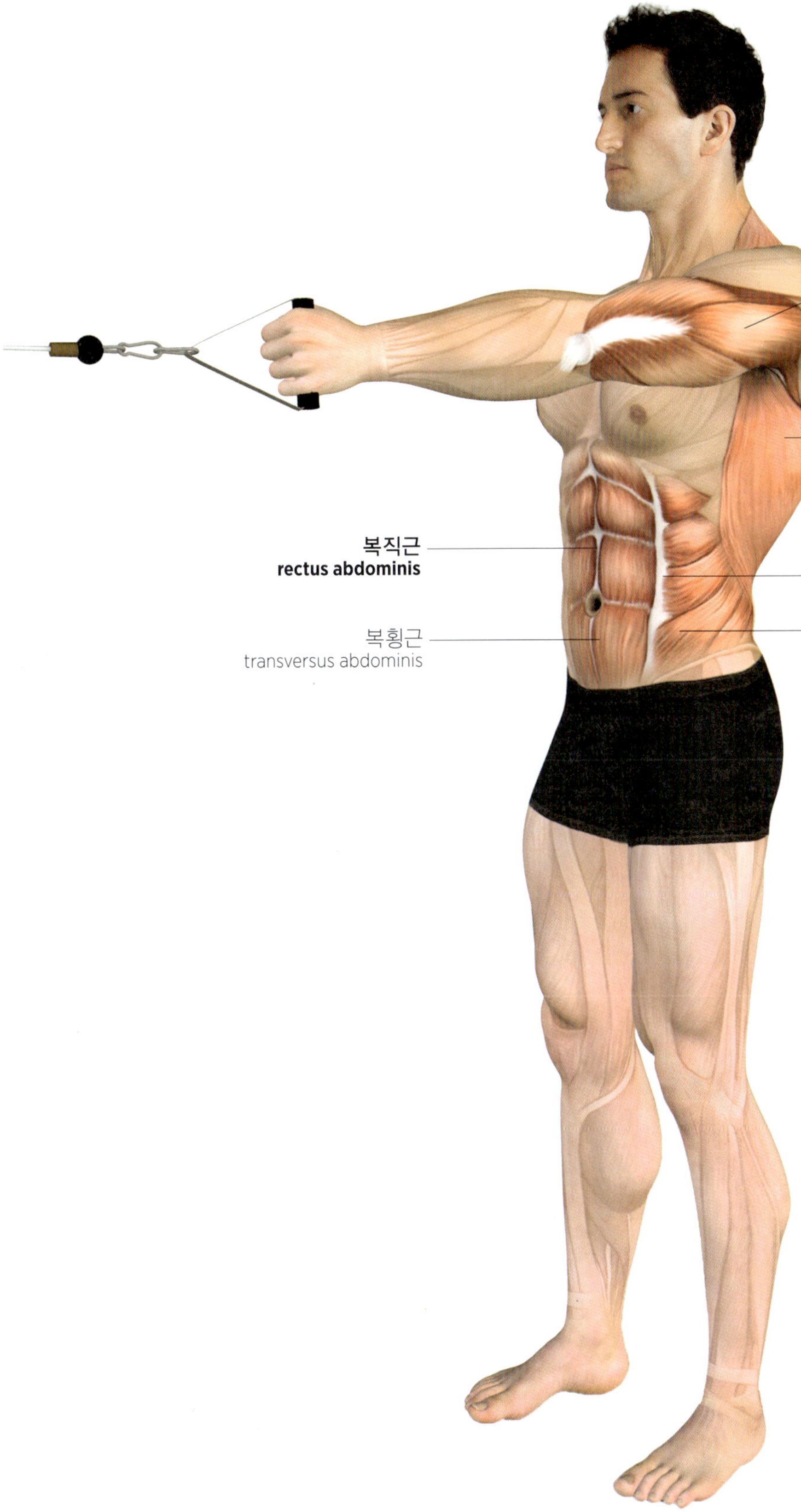

팩트 파일

목표 근육
- 광배근
- 복부 근육
- 상완 근육

기구
- 저항 밴드

장점
- 등을 강화한다.
- 복부 근육과 상완 근육을 강화하고 선명하게 한다.

주의사항
- 허리 문제

주석

굵은 글자는 목표 근육(target muscles)을 의미한다.
가는 글자는 본 운동에 작용하는 다른 근육들을 의미한다.
* 심부 근육(deep muscles)

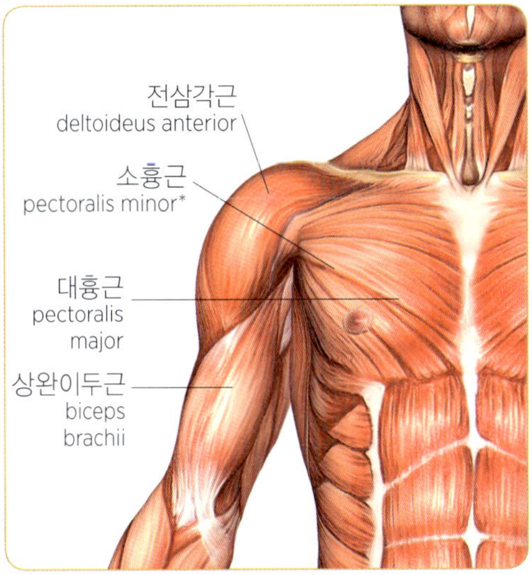

피라미드 케이블 프레스 Pyramid Cable Press

이것은 어깨와 상완의 회전 근육을 강화하는 완벽한 루틴이다. 천천히 조절된 방법으로 운동이 이루어져야 하고, 너무 무거운 무게를 사용하지 않아야 한다.

운동 방법

- 케이블 머신의 양쪽 끝을 가장 낮은 위치에 설정하고, 머신의 좌우 끝에 싱글-핸들 그립을 연결한다.
- 케이블 업라이트 사이의 중심에 서서, 양발을 어깨너비로 벌리고 골반을 후방경사한다. 한 번에 하나씩 핸들 그립을 집어 든다.
- 손바닥을 위쪽으로 향하게 하고 중량을 끌어 당기면서 시작한다. 팔꿈치를 90°로 굴곡하고, 전방으로 향하도록 손바닥을 회전시킨다.
- 케이블 중량을 피라미드 동작으로 가장 높은 가동범위까지 들어 올린다.
- 천천히 조심스럽게 중량을 시작자세로 내린다. 그리고 권장 반복횟수만큼 실시한다.

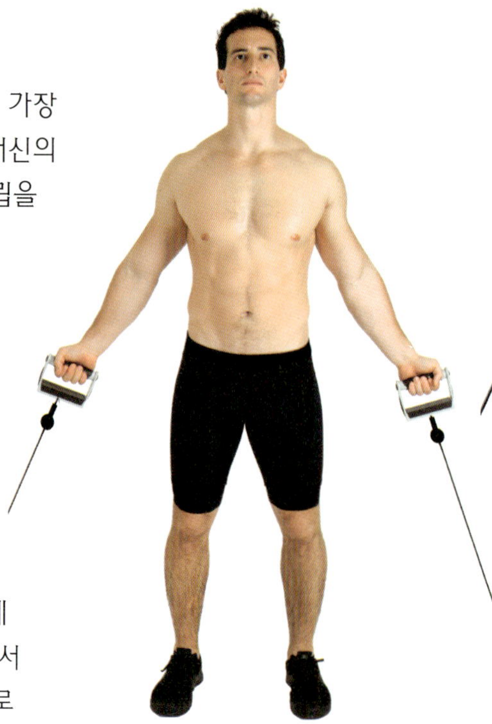

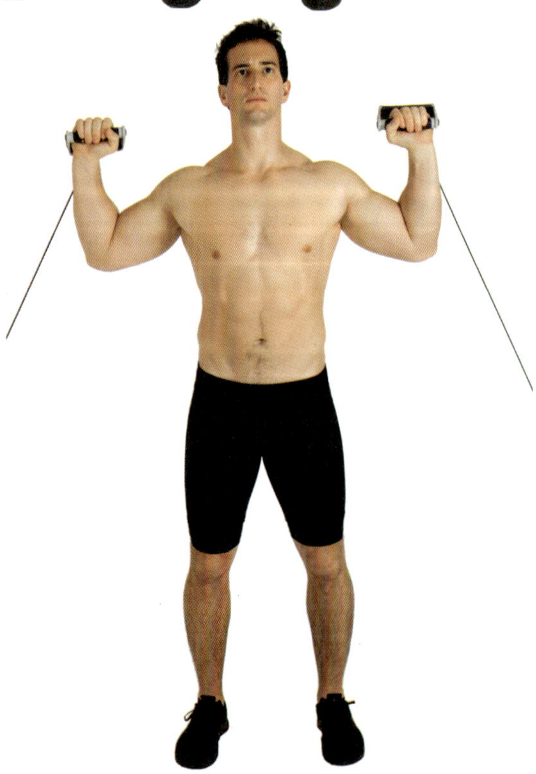

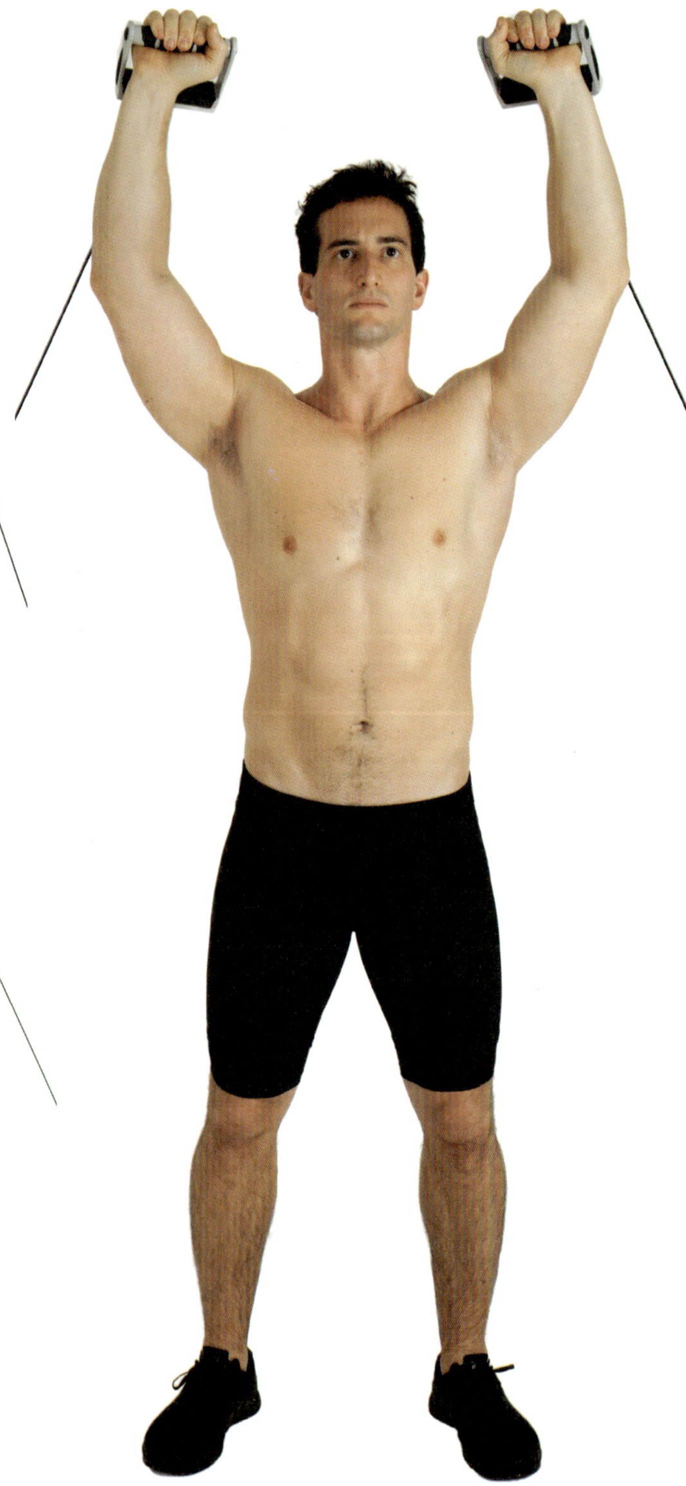

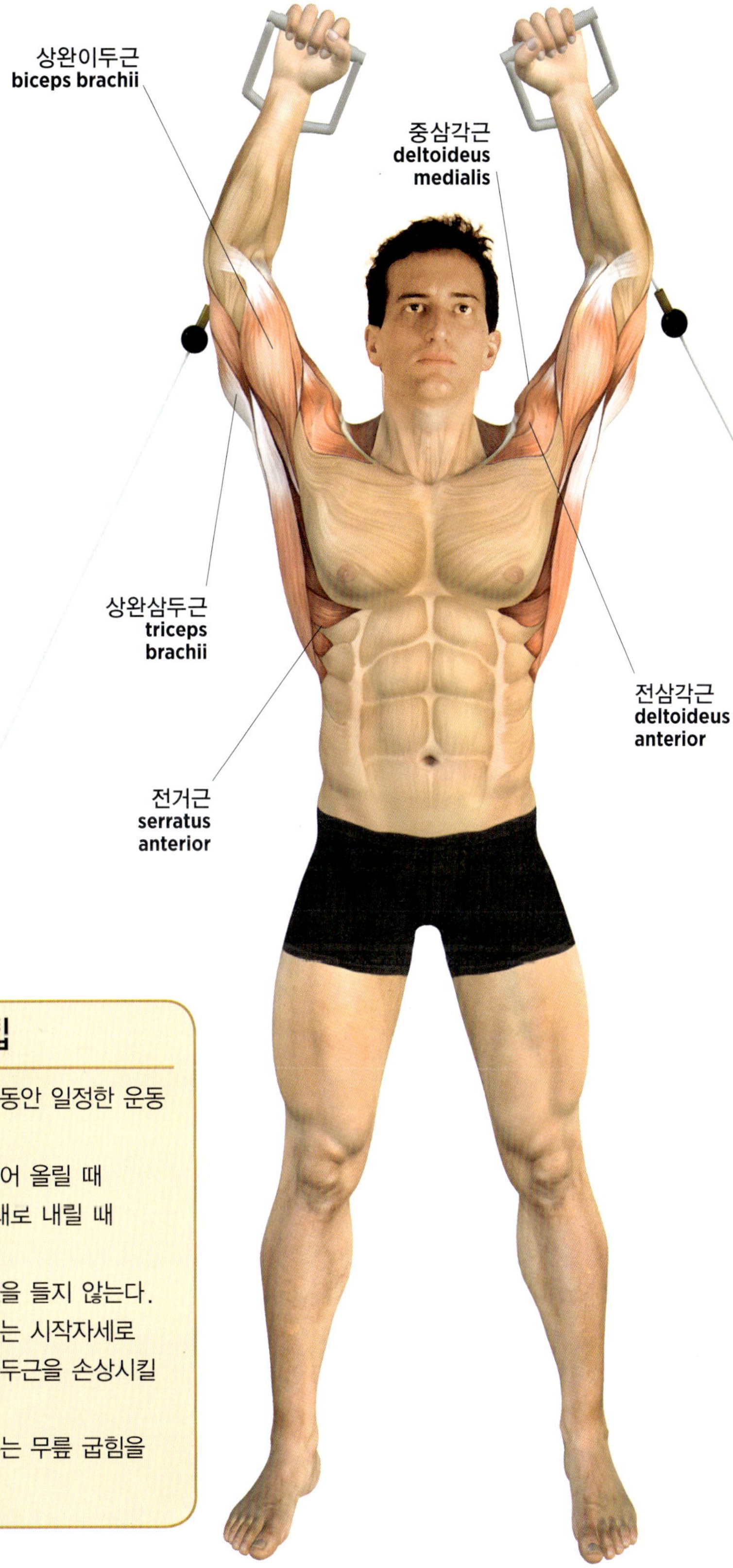

팩트 파일

목표 근육
- 삼각근
- 견갑골 근육
- 극상근
- 상완이두근과 상완삼두근
- 승모근

기구
- 케이블 머신

장점
- 어깨, 상부 등, 상완 근육을 강화한다.
- 견갑골을 들어 올리는 목 근육을 안정화시킨다.

주의사항
- 어깨 문제
- 손목 문제

올바른 수행의 팁

- 운동을 수행하는 동안 일정한 운동 속도를 유지한다.
- 케이블을 위로 들어 올릴 때 내쉬고, 다시 아래로 내릴 때 들이쉰다.
- 너무 무거운 중량을 들지 않는다. 너무 무거운 무게는 시작자세로 돌아갈 때 상완이두근을 손상시킬 수 있다.
- 보조와 반동을 주는 무릎 굽힘을 피한다.

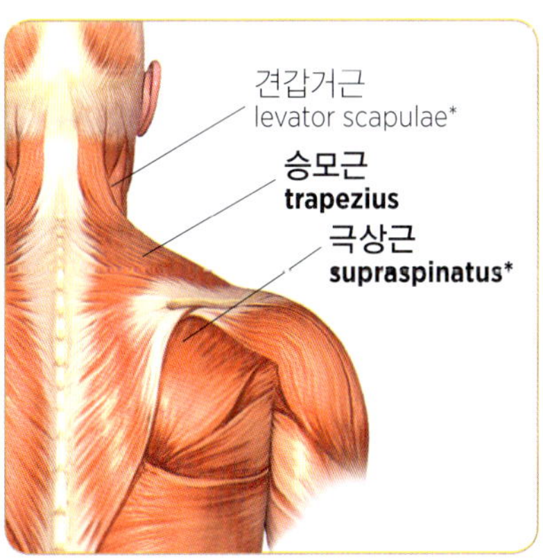

주석

굵은 글자는 목표 근육(target muscles)을 의미한다.
가는 글자는 본 운동에 작용하는 다른 근육들을 의미한다.
* 심부 근육(deep muscles)

벤트-오버 케이블 레이즈 Bent-Over Cable Raise

벤트-오버 케이블 레이즈의 수행은 일반적으로 삼각근(후삼각근과 중삼각근)에 영향을 주지만, 어깨 윗부분에도 영향을 준다. 상완 근육도 좋은 효과를 얻을 수 있다.

운동 방법

- 싱글-핸들 그립을 가진 케이블 머신을 가장 낮은 위치에 설정한다.
- 오른쪽 어깨를 케이블 머신과 나란하게 배치하고 선 자세를 취한다.
- 왼쪽 손바닥을 안쪽으로 향하게 하고 해머-그립으로 핸들을 잡는다. 이것이 시작자세이다.
- 양발을 어깨너비로 벌리고 평행하게 배치한다. 이때 등을 일자로 유지하면서 몸을 앞쪽으로 기울일 때 무릎을 약간 굴곡한다.
- 왼팔을 왼쪽 옆으로 뻗는다.
- 조심스럽게 케이블 중량을 시작자세로 가져가고, 권장 반복횟수만큼 실시한다. 반대쪽 팔도 권장 반복횟수만큼 실시한다.

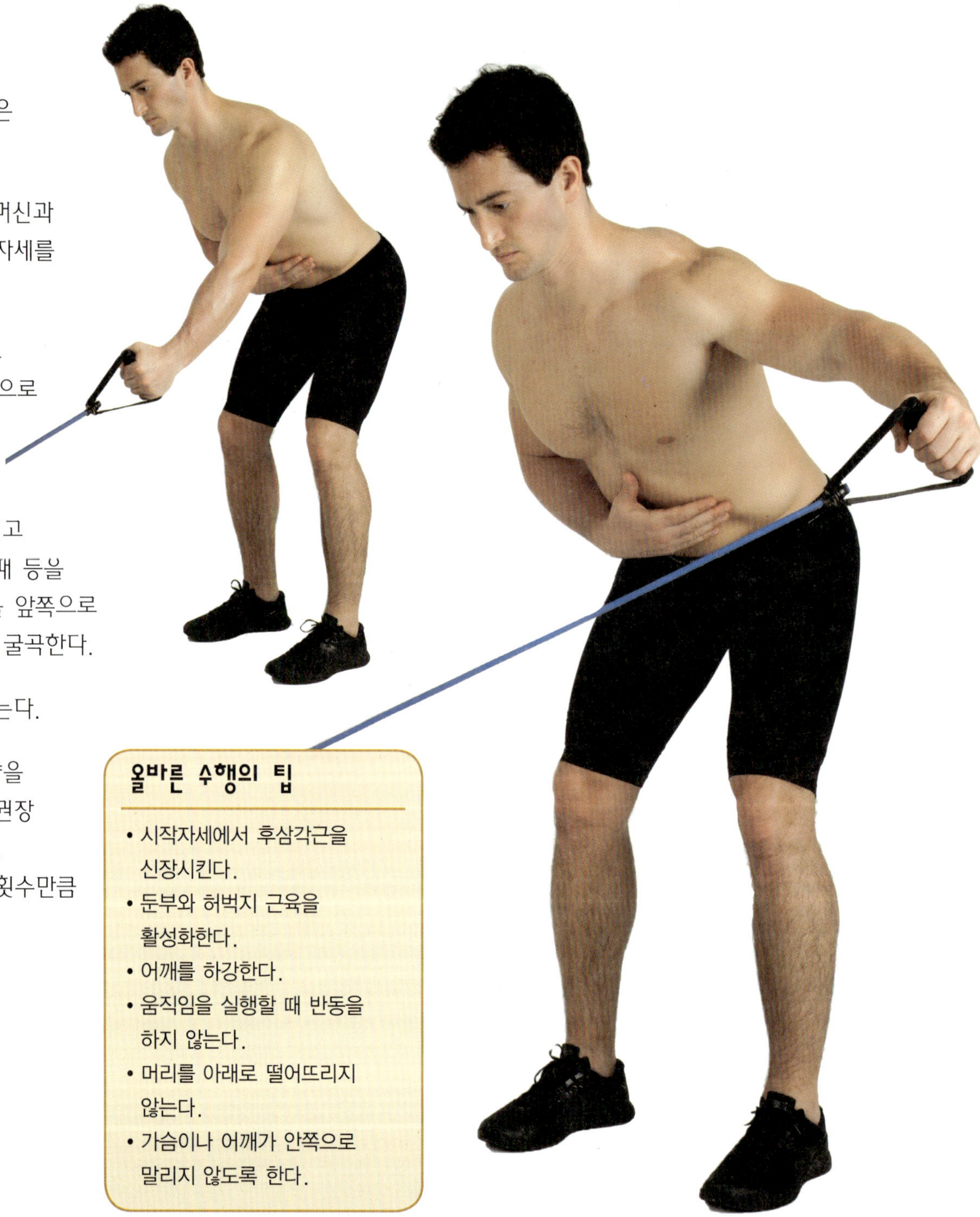

올바른 수행의 팁

- 시작자세에서 후삼각근을 신장시킨다.
- 둔부와 허벅지 근육을 활성화한다.
- 어깨를 하강한다.
- 움직임을 실행할 때 반동을 하지 않는다.
- 머리를 아래로 떨어뜨리지 않는다.
- 가슴이나 어깨가 안쪽으로 말리지 않도록 한다.

팩트 파일

목표 근육
- 후삼각근과 중삼각근

기구
- 케이블 머신

장점
- 어깨 뒤쪽과 측면 근육의 강화에 집중한다.
- 상완을 안정화시킨다.

주의사항
- 등 문제
- 손목 문제

주석

굵은 글자는 목표 근육(target muscles)을 의미한다.
가는 글자는 본 운동에 작용하는 다른 근육들을 의미한다.
* 심부 근육(deep muscles)

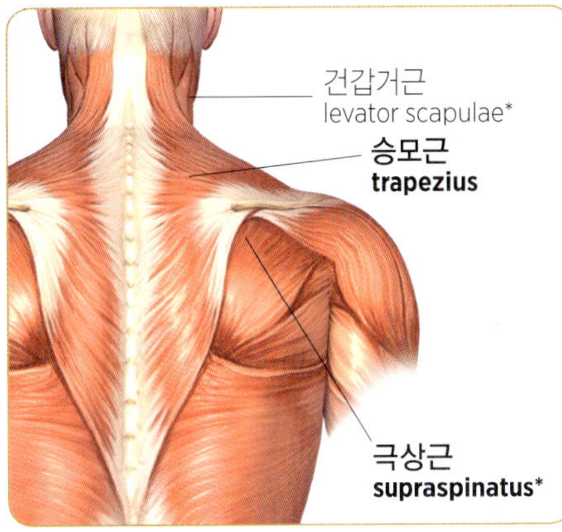

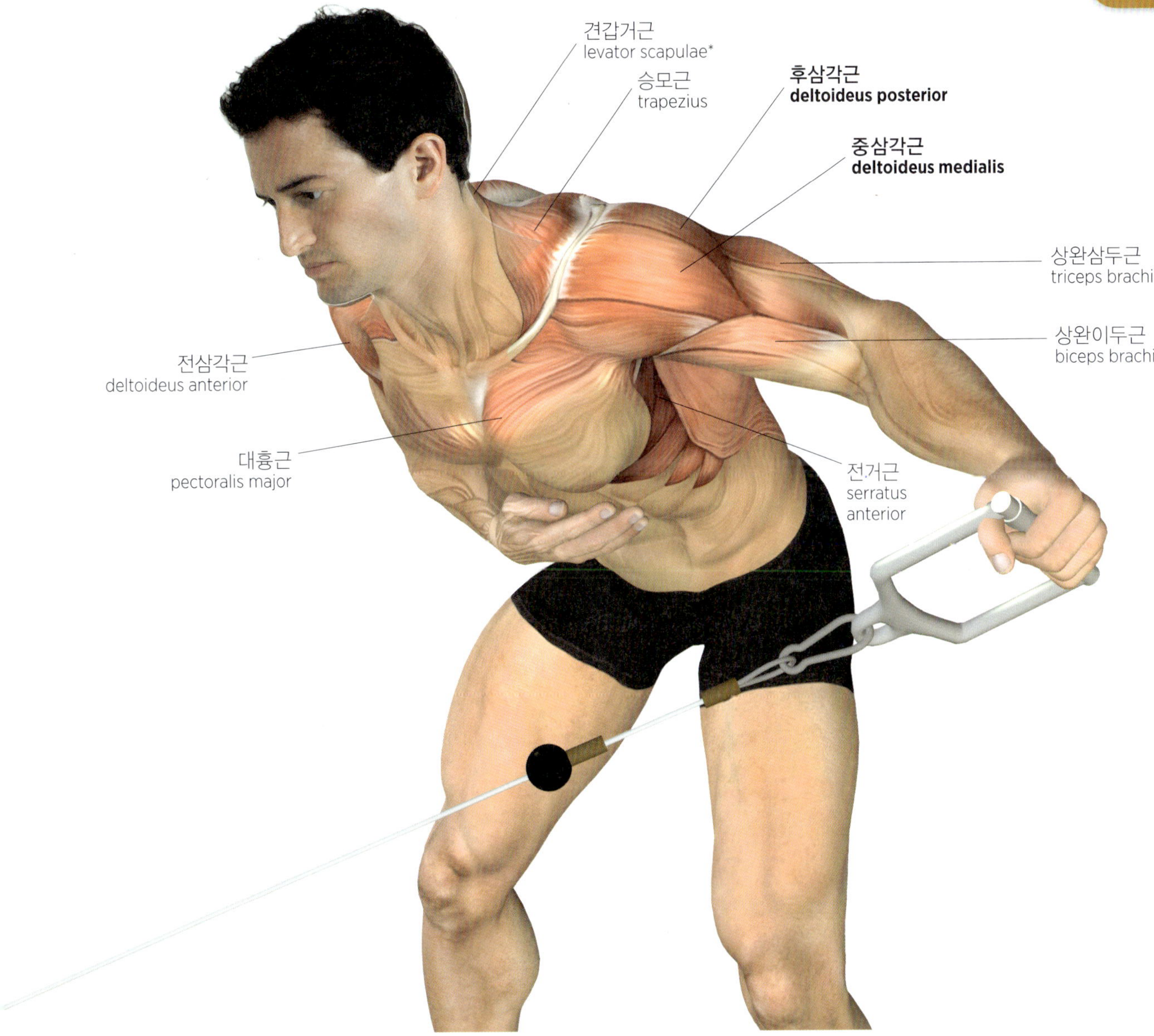

저항밴드 오버헤드 프레스

Resistance Band Overhead Press

이 루틴은 전삼각근을 집중적으로 강화한다. 이것은 어깨높이에서 팔꿈치를 굴곡하고 팔과 어깨를 내회전한다. 이것은 상완을 포함한 부위의 근육도 안정화시킨다.

운동 방법

- 선 자세에서 왼쪽 다리를 뒤쪽 방향으로 약 1피트 정도 뻗는다. 저항밴드의 중앙부분을 앞쪽 발(오른발) 밑에 배치한다. 밴드가 팽팽해지도록 팔꿈치를 굴곡하여 밴드의 양쪽 끝을 각각의 손으로 하나씩 잡는다. 손바닥은 전방을 향해야 한다.
- 양팔을 머리 위로 완전히 쭉 뻗는다.
- 양팔을 아래로 내리면서 시작자세로 돌아간다. 권장 반복횟수만큼 실시한다.

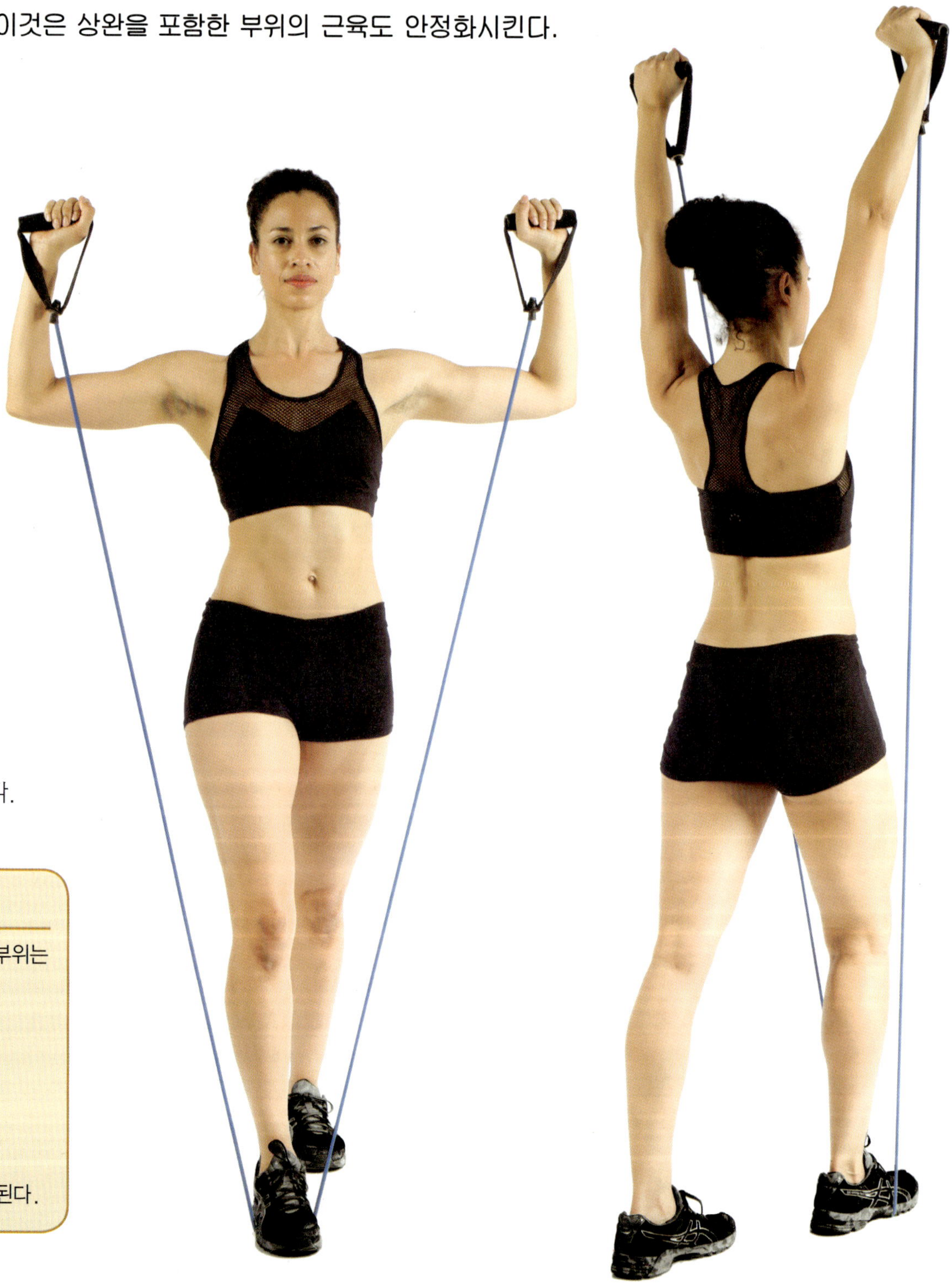

올바른 수행의 팁

- 양팔을 뻗을 때 나머지 신체 부위는 안정을 유지해야 한다.
- 운동을 수행하는 동안 전방을 응시한다.
- 복부 근육을 안쪽으로 당겨 활성화시킨다.
- 양팔을 동시에 뻗는다.
- 몸통을 한쪽으로 돌려서는 안된다.

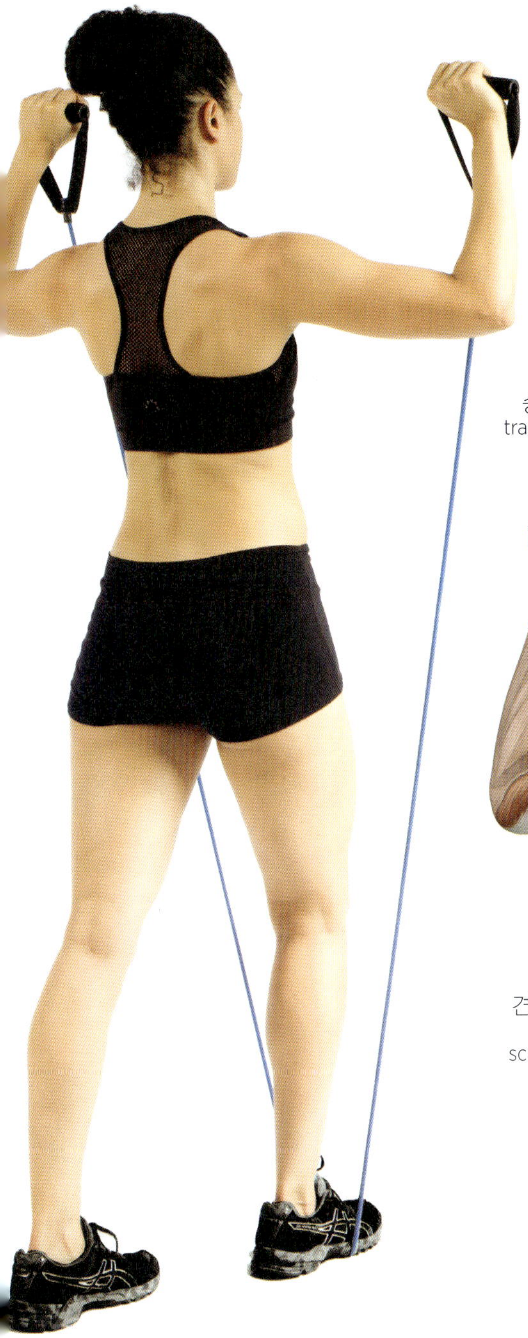

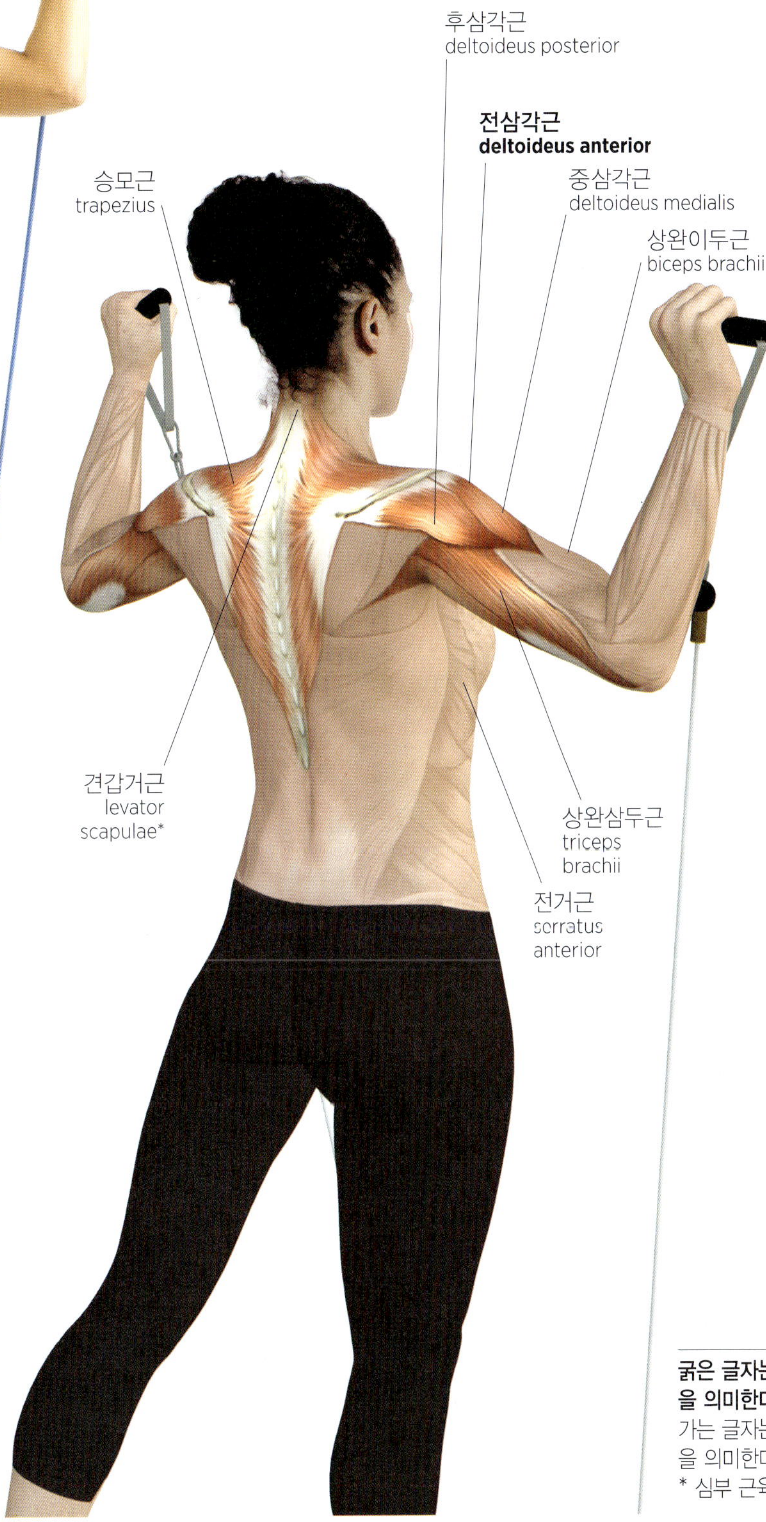

팩트 파일

목표 근육

- 전삼각근

기구

- 저항밴드

장점

- 어깨를 강화한다.
- 상완 근육을 강화하고 안정화시킨다.

주의사항

- 어깨 문제

주석

굵은 글자는 목표 근육(target muscles)을 의미한다.

가는 글자는 본 운동에 작용하는 다른 근육들을 의미한다.

* 심부 근육(deep muscles)

저항밴드 래터럴 레이즈

Resistance Band Lateral Raise

이 운동은 중삼각근을 위한 운동이다. 중삼각근은 어깨관절 외전근이고, 몸으로부터 어깨를 바깥쪽으로 움직인다.

운동 방법

- 양발을 고관절너비만큼 벌리고 서서 저항밴드의 중앙부분을 밟는다. 양팔을 몸통 옆에 붙인다. 한 손에 하나씩 밴드 손잡이를 잡는다. 이때 손바닥은 안쪽으로 향한다.
- 손바닥을 아래로 향하게 하고, 양팔을 옆으로 들어 올려 바닥과 평행하게 만든다. 들어 올릴 때 어깨 높이 정도가 좋고, 너무 높게 들어 올리지 않는다.
- 양팔을 다시 아래로 내리고, 권장 반복횟수만큼 실시한다.

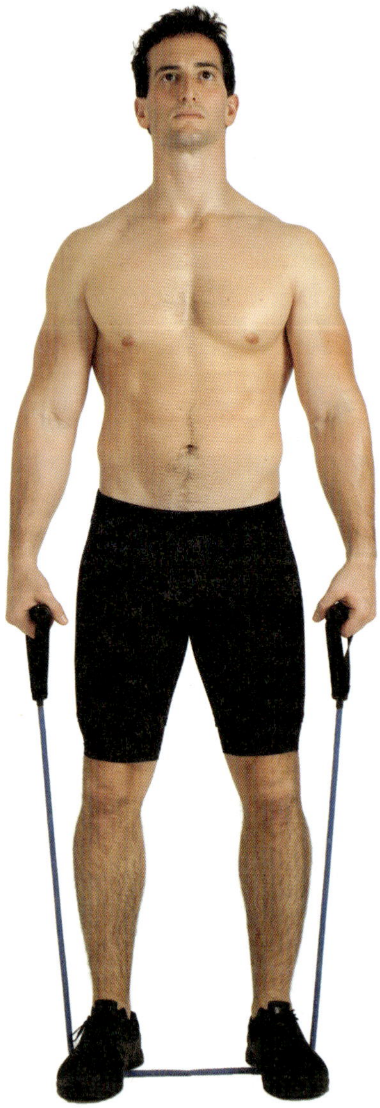

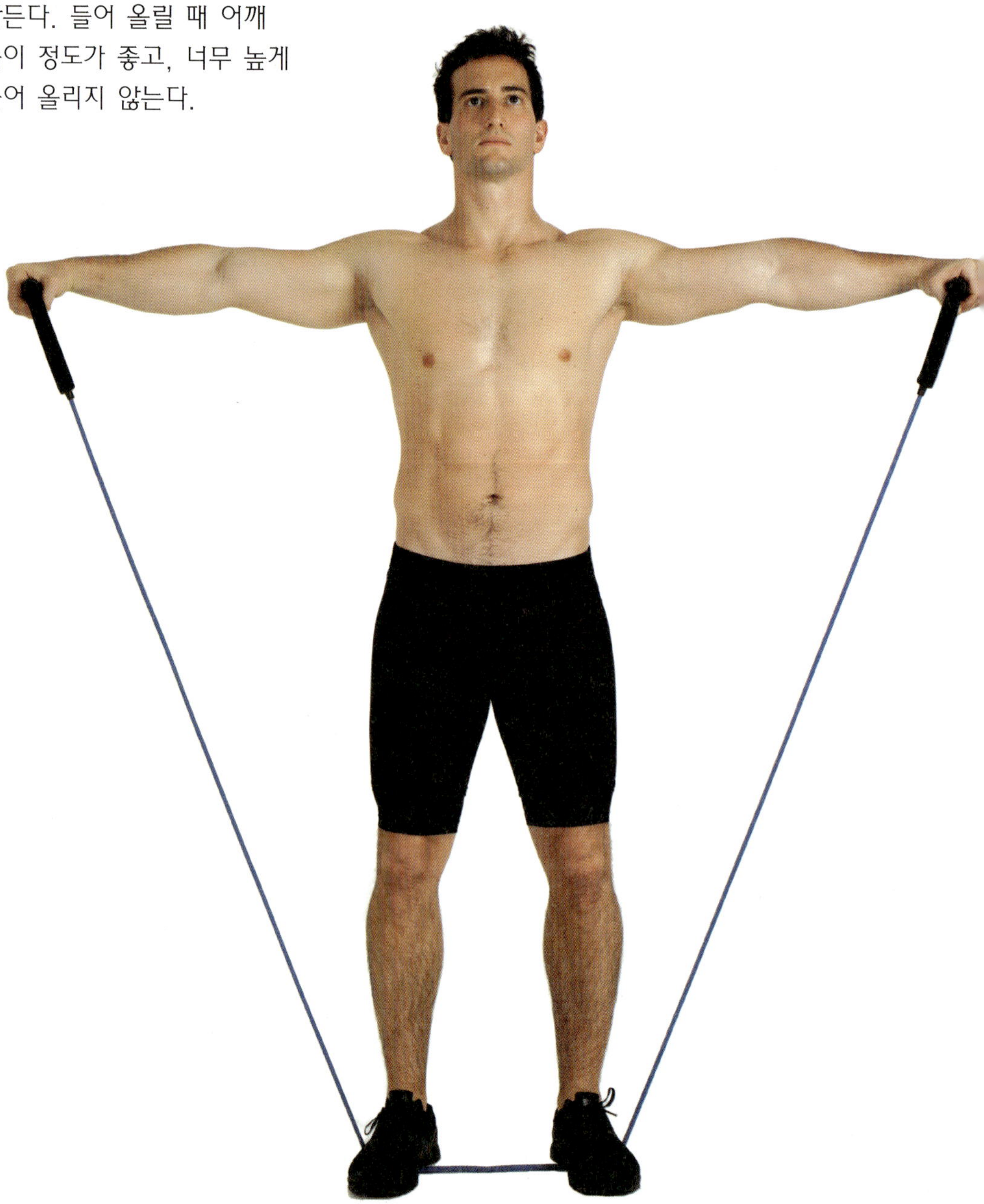

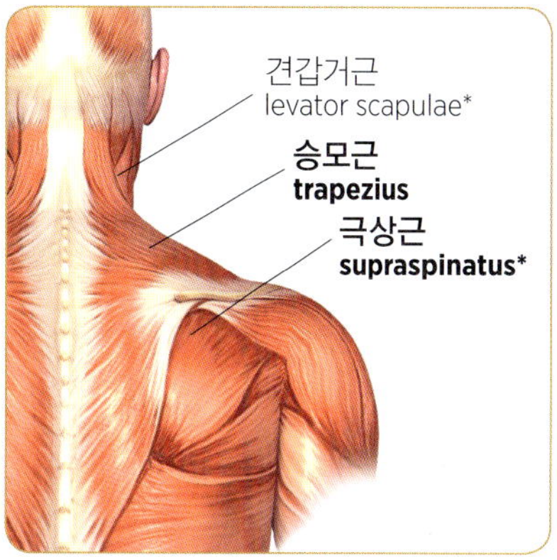

팩트 파일

목표 근육
- 중삼각근

기구
- 저항밴드

장점
- 중삼각근을 강화한다.
- 전삼각근을 작용시킨다.

주의사항
- 어깨 문제

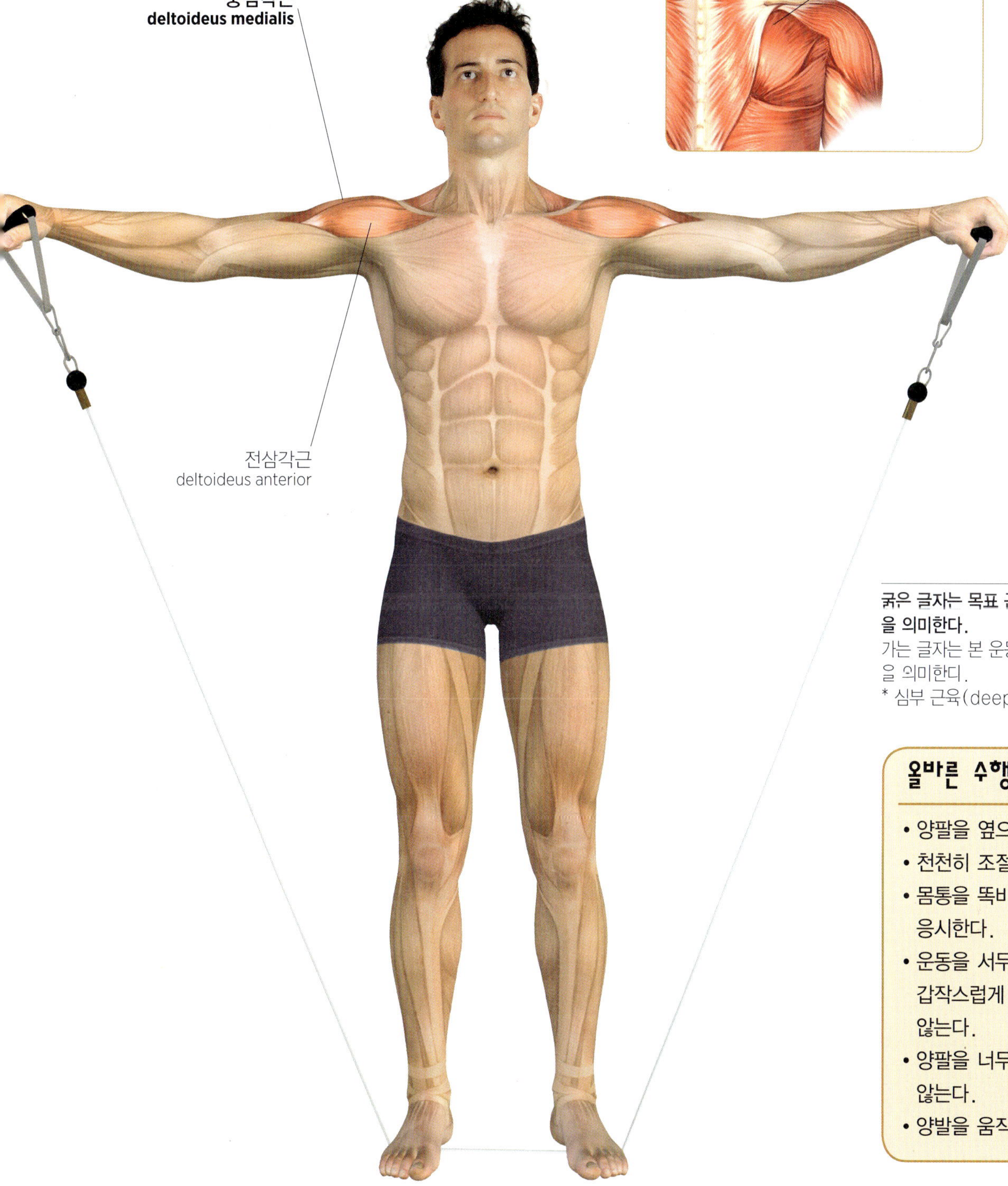

주석

굵은 글자는 목표 근육(target muscles)을 의미한다.
가는 글자는 본 운동에 작용하는 다른 근육들을 의미한다.
* 심부 근육(deep muscles)

올바른 수행의 팁

- 양팔을 옆으로 들어 올린다.
- 천천히 조절하면서 움직인다.
- 몸통을 똑바로 유지하고 전방을 응시한다.
- 운동을 서두르지 않고, 갑작스럽게 팔을 움직이지 않는다.
- 양팔을 너무 높게 들어 올리지 않는다.
- 양발을 움직여서는 안된다.

저항밴드 바이셉스 컬
Resistance Band Biceps Curl

이런 단순한 전통 운동을 통해 상완의 앞쪽에 있는 근육(상완이두근)의 파워와 근력을 향상시킬 수 있다. 컬은 다른 팔 근육도 작용시킨다.

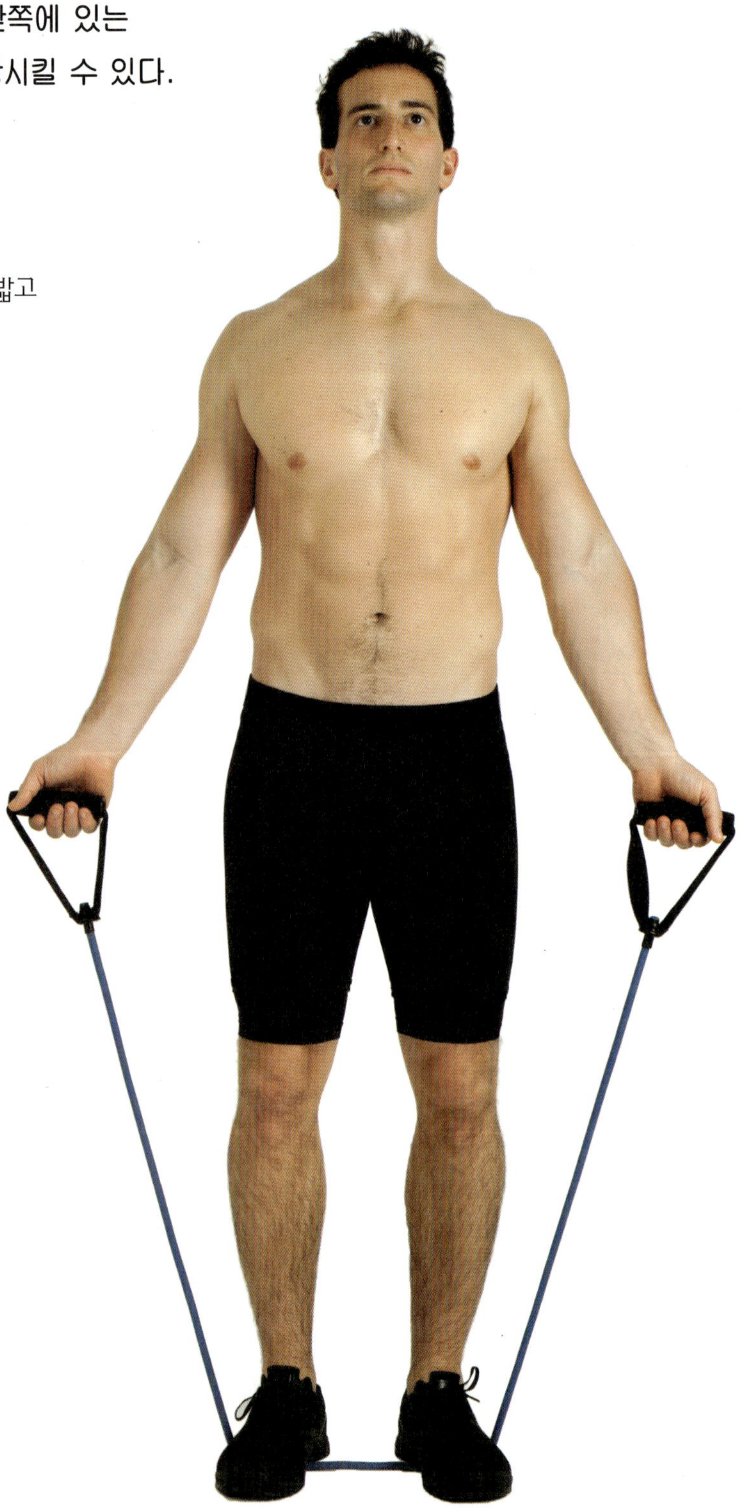

운동 방법

- 양발을 약간 벌려 저항밴드의 중앙부분을 밟고 선 자세를 취한다. 좌우 손으로 밴드의 손잡이를 각각 하나씩 잡는다. 이때 손바닥은 전방을 향한다.
- 팔꿈치와 상완을 옆으로 이동시키고, 팔꿈치를 약간 굴곡한다.
- 밴드를 아주 타이트하게 위쪽으로 당긴다.
- 양팔을 내리고, 권장 반복횟수만큼 실시한다.

올바른 수행의 팁

- 팔꿈치를 너무 많이 벌리지 않고 몸통 옆에 유지한다.
- 운동을 급하게 서두르지 않는다.

팩트 파일

목표 근육

- 상완이두근

기구

- 해머

장점

- 상완이두근을 강화한다.

주의사항

- 손목이나 팔꿈치 문제

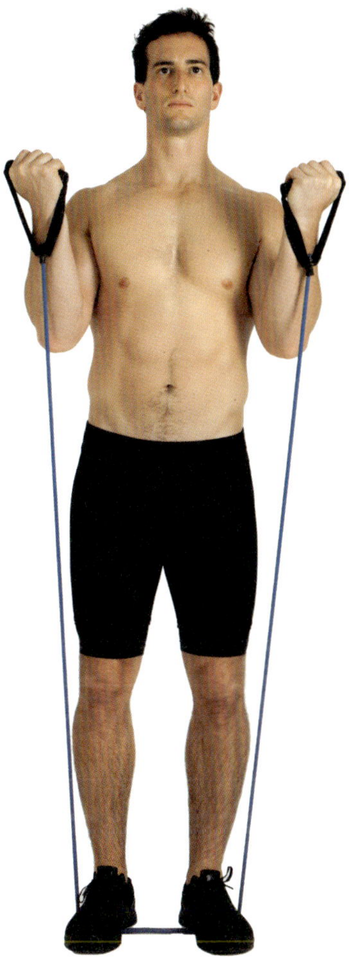

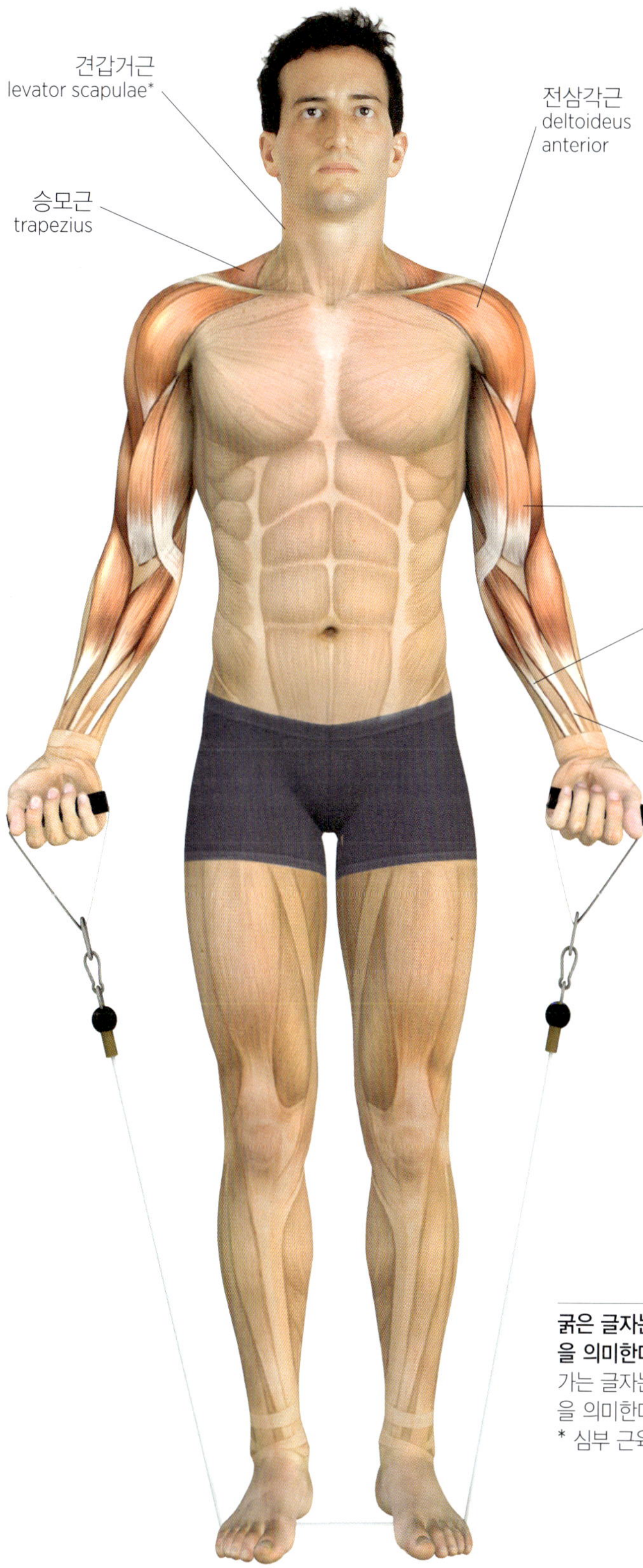

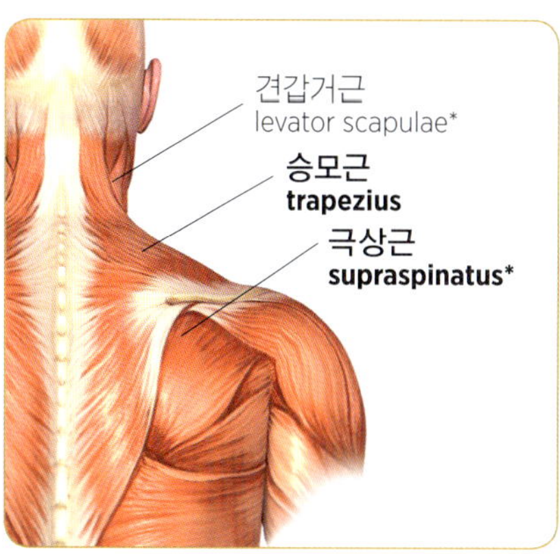

주석

굵은 글자는 목표 근육(target muscles)을 의미한다.

가는 글자는 본 운동에 작용하는 다른 근육들을 의미한다.

* 심부 근육(deep muscles)

저항밴드 싱글-암 로우

Resistance Band Single-Arm Row

광배근 뿐만 아니라, 상완이두근의 효율적인 근력강화 운동을 즐기기 위해 여러분이 원하는 모든 것이 이런 기본 저항밴드 운동이다. 이 루틴의 다른 장점은 삼각근의 안정화이다.

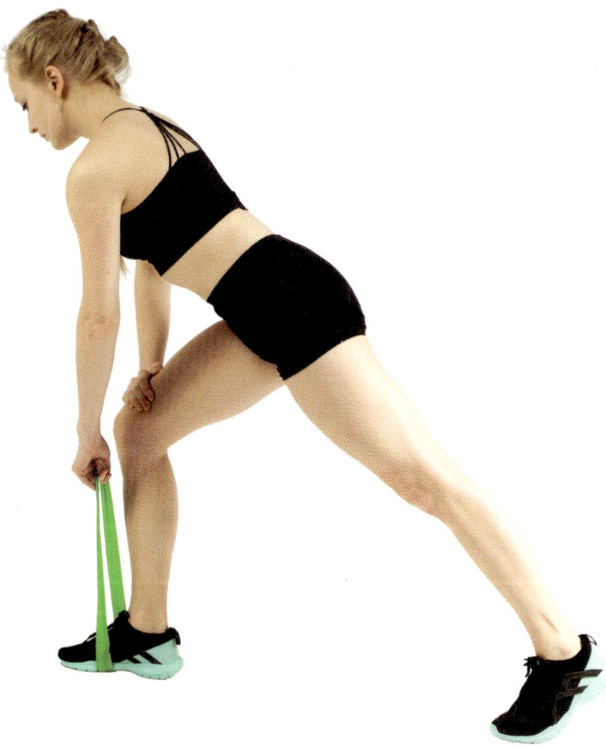

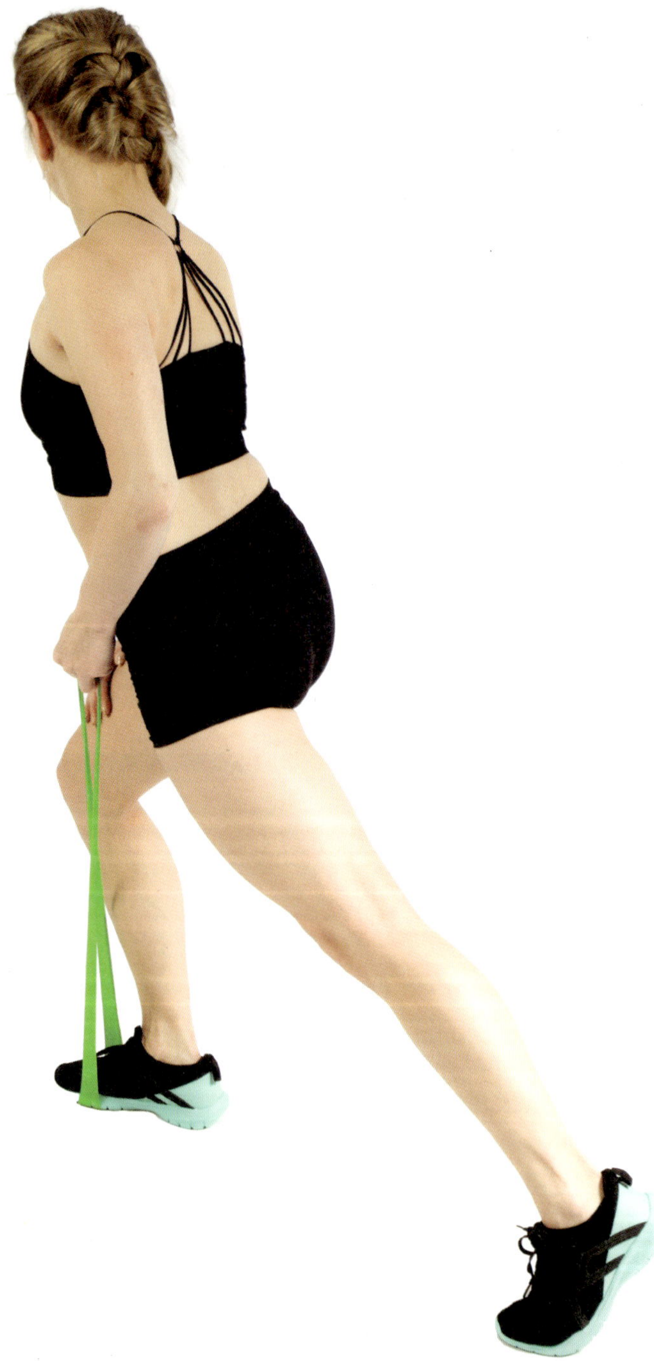

운동 방법

- 오른쪽 다리를 왼쪽 다리 앞쪽으로 길게 뻗어서 선 자세를 취한다. 앞쪽 다리(오른쪽 다리)를 굴곡하고, 뒤쪽 다리의 발꿈치를 바닥으로부터 들어 올린다. 오른발로 밟고 있는 저항밴드의 양쪽 끝을 왼손으로 잡거나, 오른발로 루프 밴드를 고정하고, 밴드의 다른쪽 끝을 왼손을 잡는다.
- 오른손을 오른쪽 무릎 위에 내려 놓고, 앞쪽으로 몸을 기울인다.
- 왼팔을 굴곡하면서 해머를 가슴 쪽으로 당긴다.
- 팔을 아래로 내리고, 권장 반복횟수만큼 실시한다. 그리고 반대쪽 팔도 권장 반복횟수만큼 실시한다.

팩트 파일

목표 근육
- 상완이두근
- 광배근

기구
- 저항밴드

장점
- 상완이두근을 강화한다.
- 등 안정화를 향상시킨다.

주의사항
- 허리 문제

주석

굵은 글자는 목표 근육(target muscles)을 의미한다.
가는 글자는 본 운동에 작용하는 다른 근육들을 의미한다.
* 심부 근육(deep muscles)

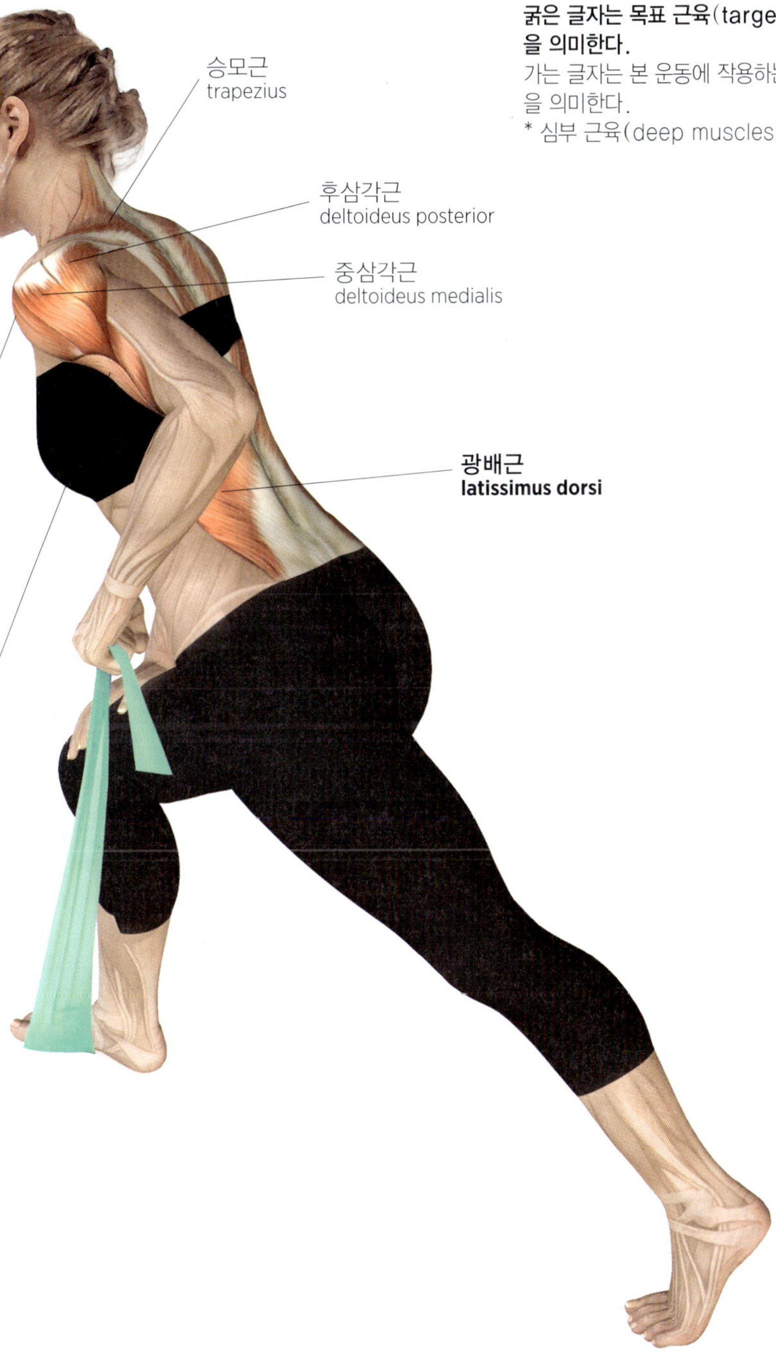

올바른 수행의 팁

- 운동을 수행하는 동안 등을 편평하게 유지한다.
- 뒤쪽 다리와 몸통이 일자가 되도록 몸을 앞쪽으로 기울인다.
- 팔 근육을 활성화하면서 천천히 조절하면서 움직인다.
- 앞쪽 발로 저항밴드를 잘 고정한다.
- 등이나 목이 활처럼 휘어져서는 안된다.
- 등이 앞쪽으로 구부정해서는 안된다.
- 어깨가 구부정하지 않아야 한다.
- 운동을 서두르지 않아야 하고, 또 갑작스런 팔 움직임을 피한다.

스위스 볼 W Swiss Ball W

스위스 볼 W 운동은 굴곡된 팔과 어깨가 운동의 끝지점에서 W자 모양을 형성하기 때문에 이런 이름이 붙여졌고, 후삼각근을 목표로 한다. 후삼각근은 팔과 어깨를 외회전시키고 뒤쪽으로 움직인다.

운동 방법

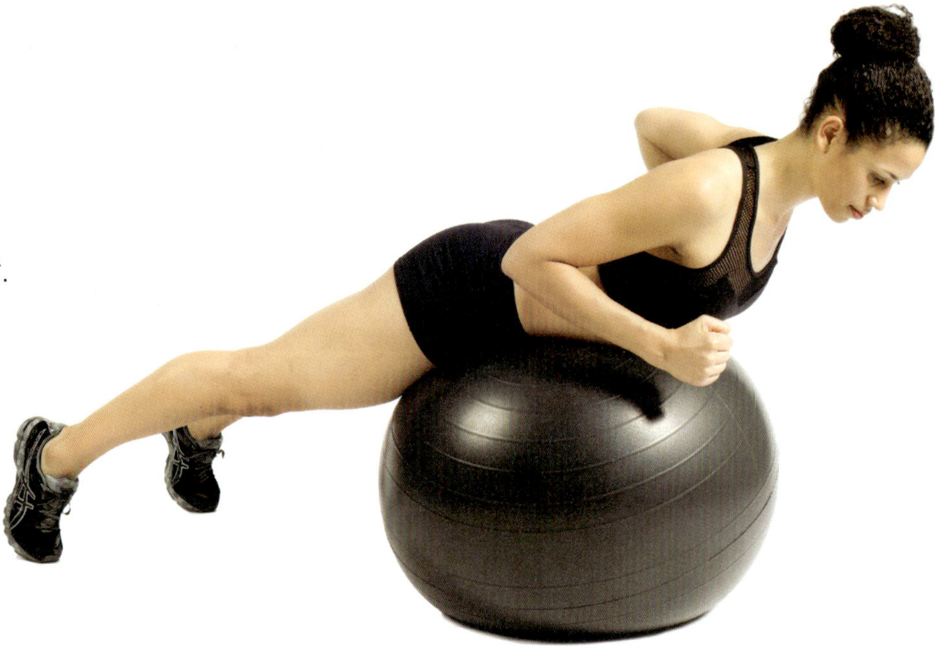

- 등을 편평하게 하고 스위스 볼 위에 엎드린다. 이때 가슴은 공에 닿지 않아야 하고, 양쪽 다리를 길게 뻗는다. 팔꿈치를 굴곡하고, 몸통 옆에 위치시킨다.
- 팔꿈치 굽힘을 유지한 채, 상완을 들어 올릴 때 양쪽 견갑골을 함께 붙인다. 운동의 끝지점에서 양팔은 W자 모양을 형성해야 한다.
- 몇초 동안 자세를 유지한 후, 천천히 시작자세로 양팔을 내린다. 권장 반복횟수만큼 실시한다.

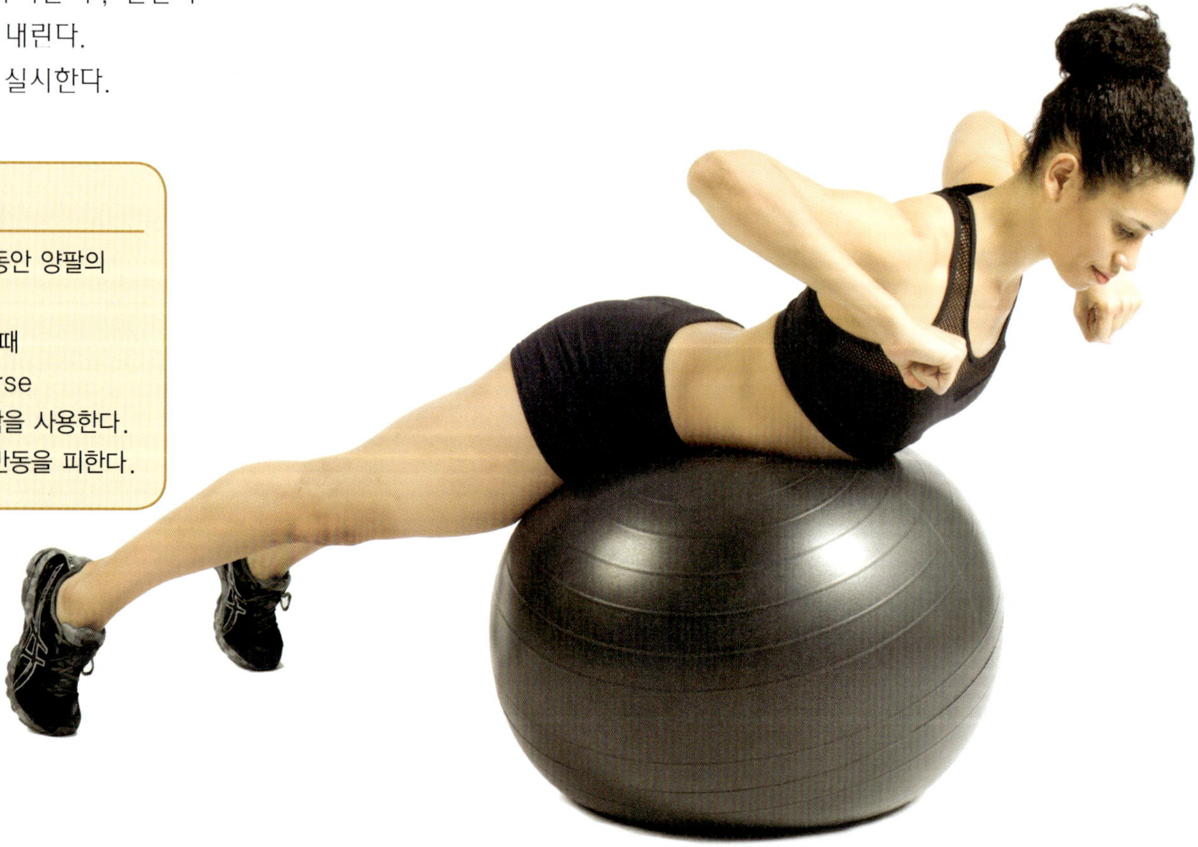

올바른 수행의 팁

- 운동을 수행하는 동안 양팔의 굽힘을 유지한다.
- 양팔을 들어 올릴 때 리버스허깅(reverse "hugging") 동작을 사용한다.
- 과도한 스피드나 반동을 피한다.

팩트 파일

목표 근육
- 후삼각근
- 코어 근육

기구
- 스위스볼/ 덤벨 (다른 버전)

장점
- 어깨 뒤쪽 근육을 강화한다.
- 코어를 안정화시킨다.
- 자세 향상에 도움을 준다.

주의사항
- 어깨 문제
- 심한 허리 통증

다른 버전

높은 난이도: 양손으로 덤벨을 잡고 실시한다.

높은 난이도: 덤벨을 잡고, 팔을 옆으로 쭉 뻗는다. 이것은 팔과 어깨 근육을 약간 다르게 작용시킬 것이다.

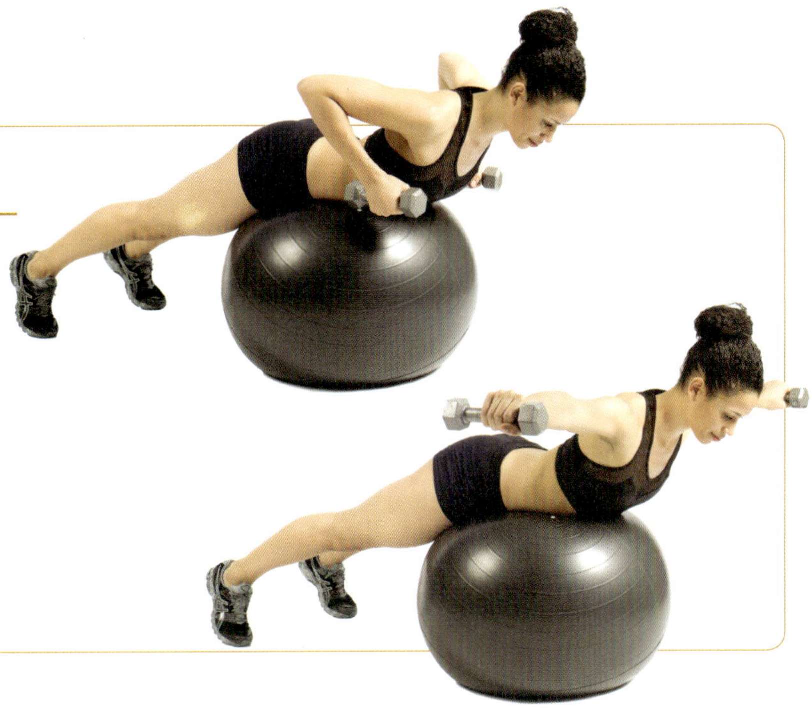

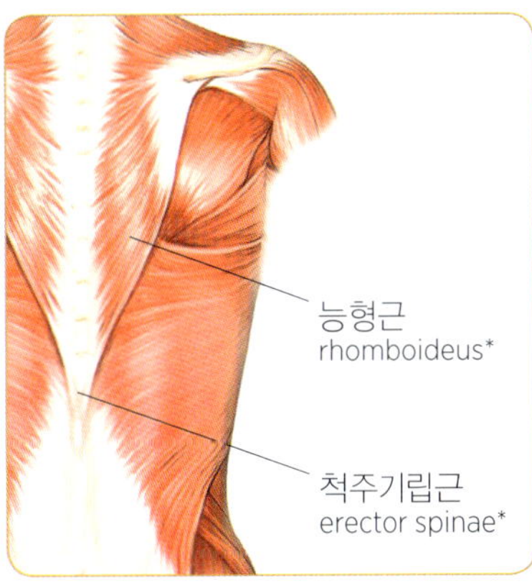

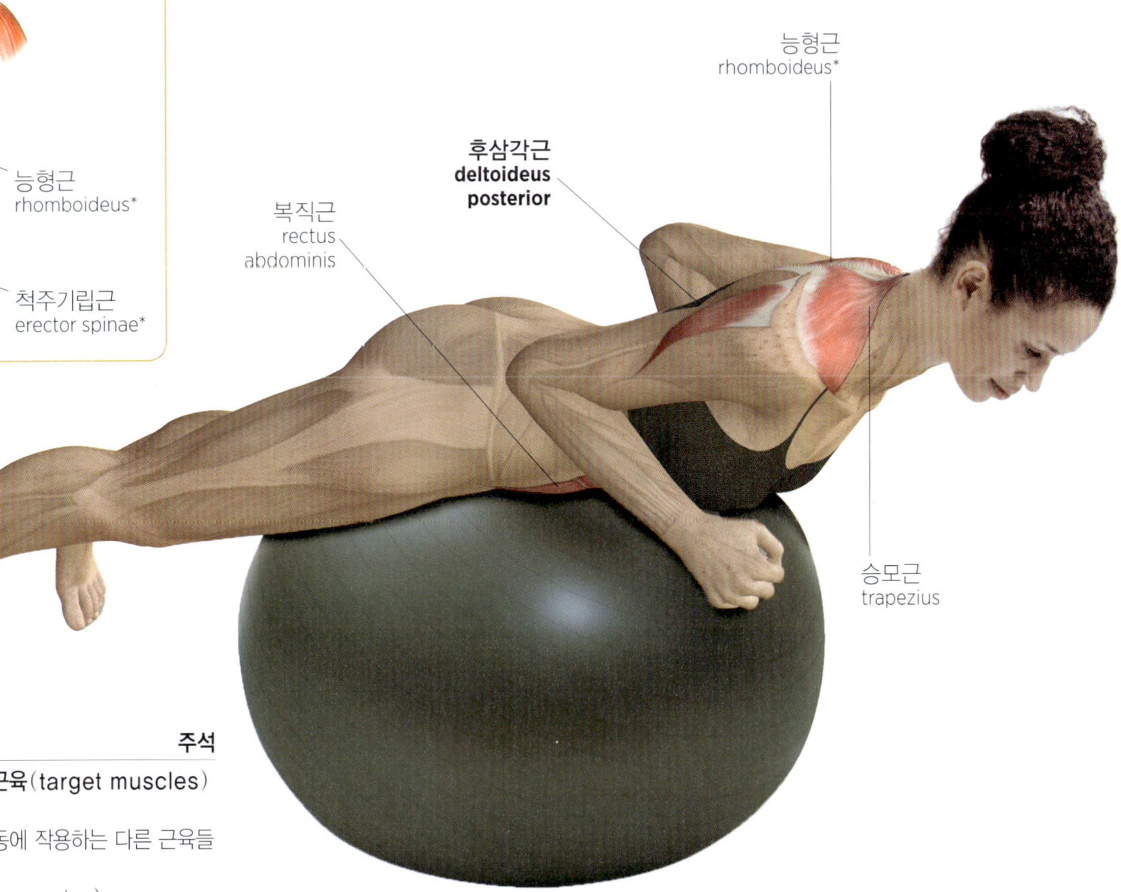

주석

굵은 글자는 목표 근육(target muscles)을 의미한다.
가는 글자는 본 운동에 작용하는 다른 근육들을 의미한다.
* 심부 근육(deep muscles)

폼 롤러 트라이셉스 딥 Foam Roller Triceps Dip

전거근은 견갑골을 가동하고 안정화시키는 중요한 근육이다. 전거근은 삼각근과 상완삼두근과 함께 이 루틴의 중간 단계에서 작용하고, 복부 근육의 도움을 받는다.

운동 방법

- 폼 롤러를 여러분 뒤쪽에 배치하고, 양쪽 다리를 쭉 뻗고 바닥에 앉는다. 양손으로 폼 롤러를 짚는다. 이때 손가락은 엉덩이 쪽으로 향하고, 팔꿈치는 굽힌다.
- 다리로 압박하고, 엉덩이와 어깨를 들어 올리기 위해 양팔을 쭉 뻗는다. 양쪽 다리를 쭉 뻗은 채 몸을 위로 들어 올린다.
- 어깨가 귀에서 멀어지도록 하강하고, 팔꿈치를 굴곡시켜 몸통을 아래로 움직인 후, 팔꿈치를 펴서 몸통을 위로 움직인다.
  폼 롤러가 움직여서는 안된다.
  권장 반복횟수만큼 실시한다.

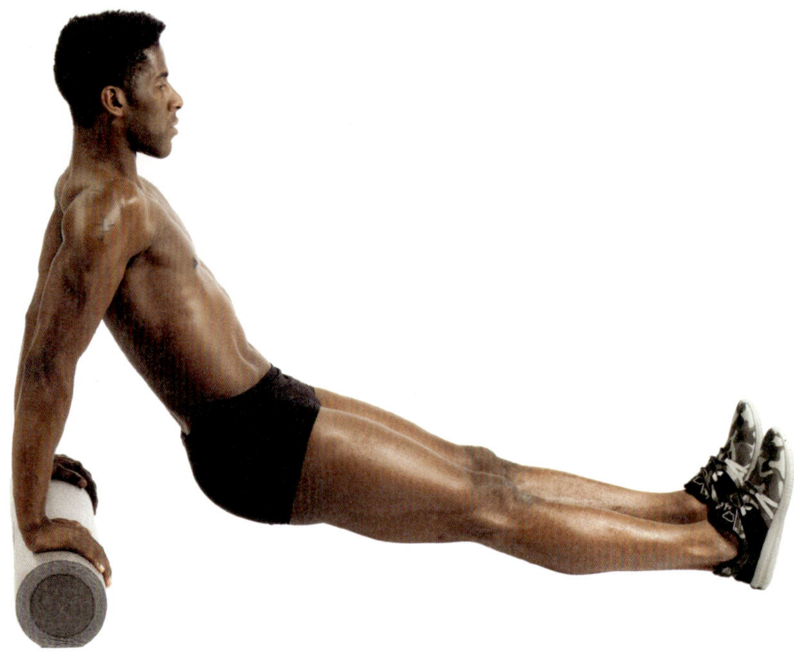

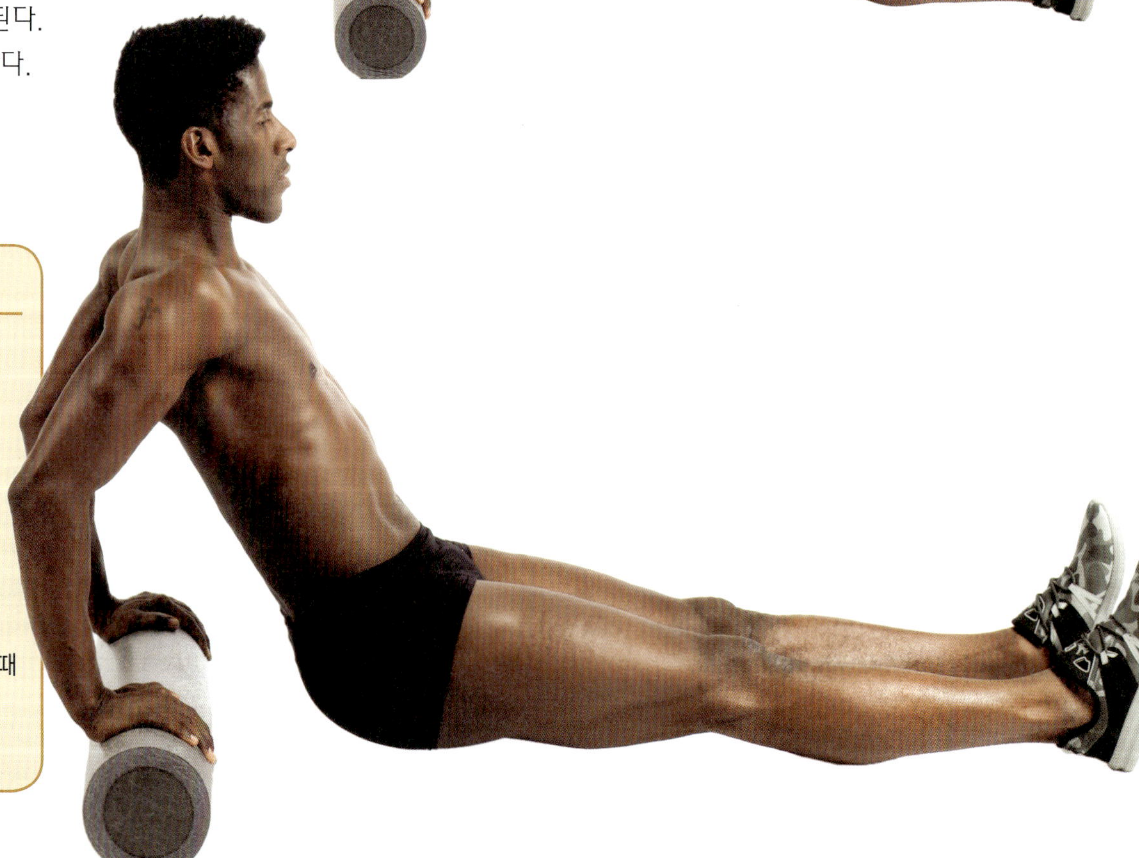

올바른 수행의 팁

- 무릎을 뻗고 양쪽 다리를 견고하게 유지한다.
- 운동을 수행하는 동안 목과 어깨는 이완되어야 한다.
- 양손으로 폼 롤러를 견고하게 누른다.
- 귀에서 멀어지도록 어깨를 하강한다.
- 여러분이 위아래로 움직일 때 폼 롤러가 움직여서는 안된다.

팩트 파일

목표 근육
- 어깨 안정근
- 상완삼두근
- 삼각근
- 복부 근육

기구
- 폼 롤러

장점
- 어깨와 상완 근육의 근력과 안정성을 향상시킨다.
- 코어를 안정화시킨다.

주의사항
- 손목 통증
- 어깨 통증
- 무릎 뒤쪽의 불편과 무릎 부종

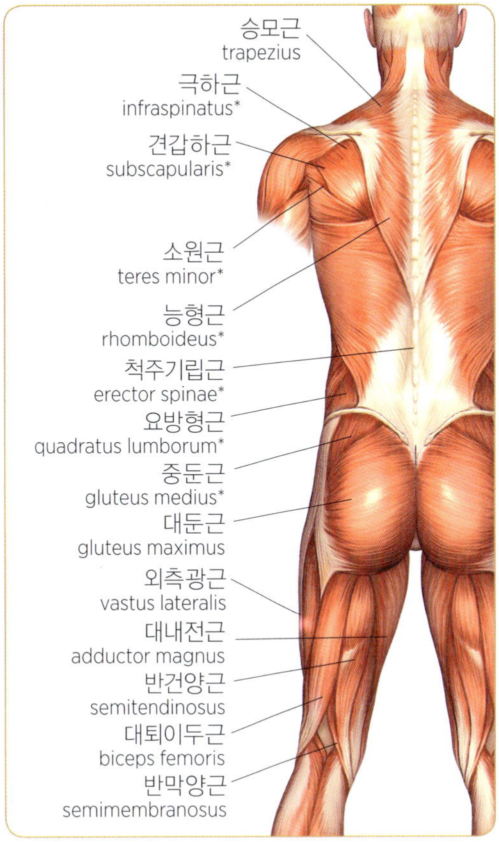

주석

굵은 글자는 목표 근육(target muscles)을 의미한다.
가는 글자는 본 운동에 작용하는 다른 근육들을 의미한다.
* 심부 근육(deep muscles)

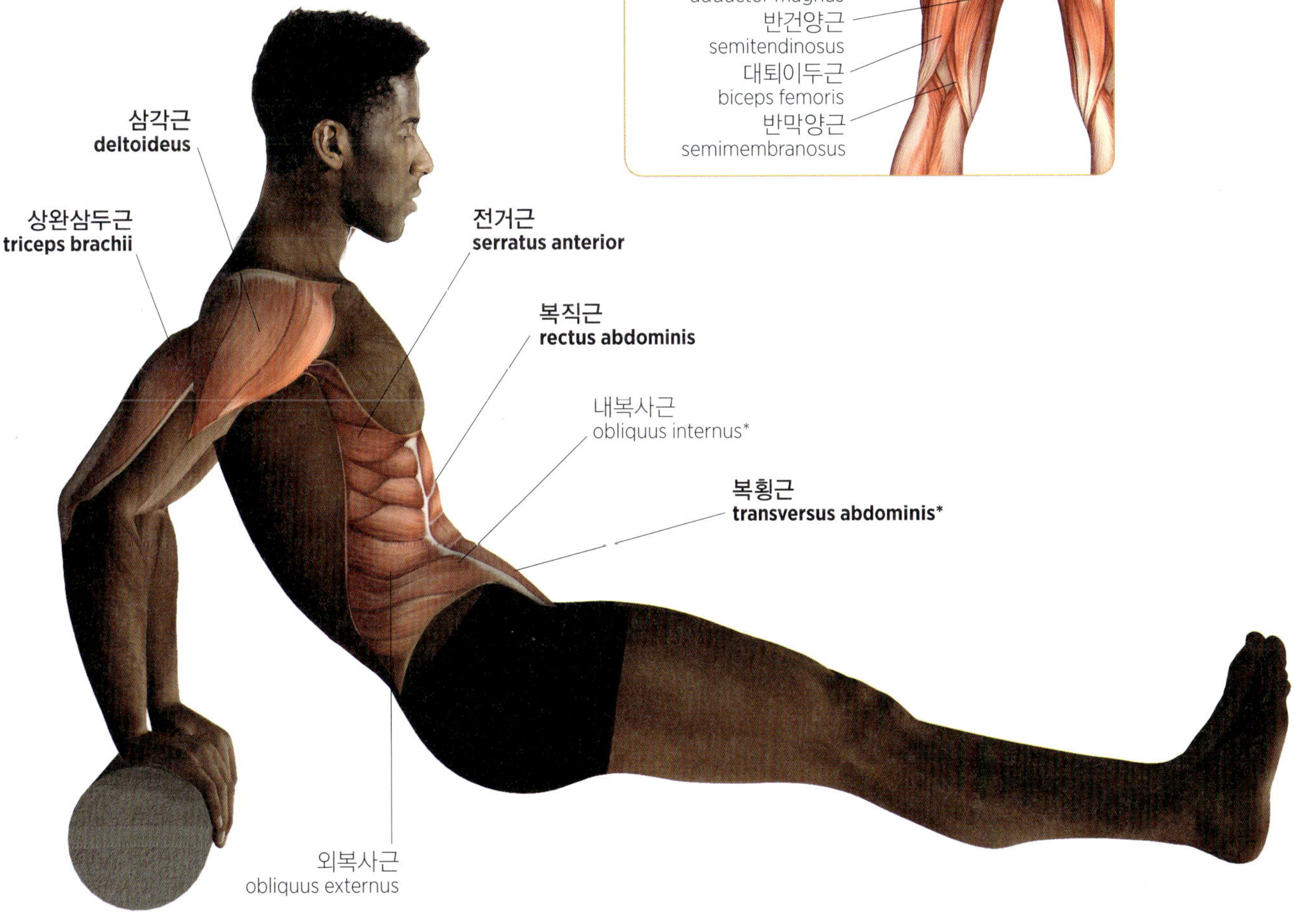

케이블 플라이 Cable Fly

케이블 플라이 루틴은 훌륭한 가슴 근육의 근력 강화를 제공한다. 또한 이것은 상반신에 많은 운동량을 제공한다.

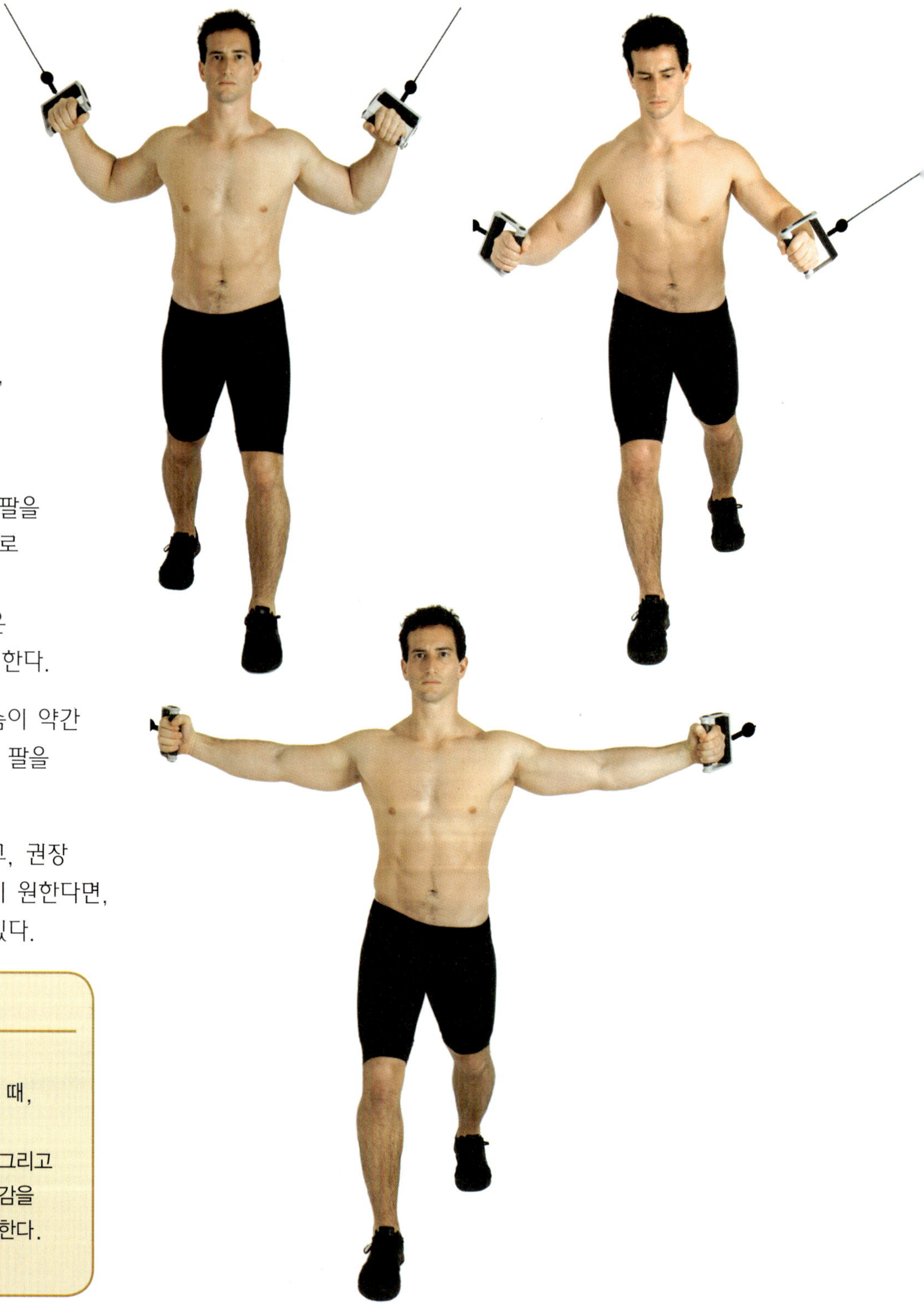

운동 방법

- 2개의 높은 케이블 머신 업라이트 사이에 서서, 한번에 하나씩 오버헤드 핸들 그립을 각 손으로 잡는다.
- 여러분은 업라이트 사이의 중앙 부위에 위치한다.
- 뒤쪽 방향으로 한 스텝을 내딛고, 양손을 허벅지 쪽으로 가져간다.
- 오른쪽 다리를 앞쪽으로 내딛고, 그 다리로 가볍게 런지하면서 양팔을 가슴 바로 아래 높이로 가져감으로 운동을 시작한다. 이때 손바닥은 서로 마주 본다. 여러분의 체중은 앞쪽 다리(오른 다리)에 실려야 한다.
- 부드러운 런지를 유지하면서 가슴이 약간 신장되는 것을 느낄 때까지 양쪽 팔을 뒤쪽과 옆쪽으로 뻗는다.
- 체중을 다시 시작자세로 가져가고, 권장 반복횟수만큼 실시한다. 여러분이 원한다면, 런지하는 다리를 교대로 할 수 있다.

올바른 수행의 팁

- 양손을 서로 마주보게 유지한다.
- 양쪽 팔이 뒤쪽과 옆쪽으로 움직일 때, 신장이 잘 일어나야 한다.
- 여러분이 운동을 마스터할 때까지 그리고 사용할 중량을 증가시킬 만큼 자신감을 가질 때까지 가벼운 중량부터 시작한다.
- 양쪽 팔을 너무 멀리 뻗지 않는다.

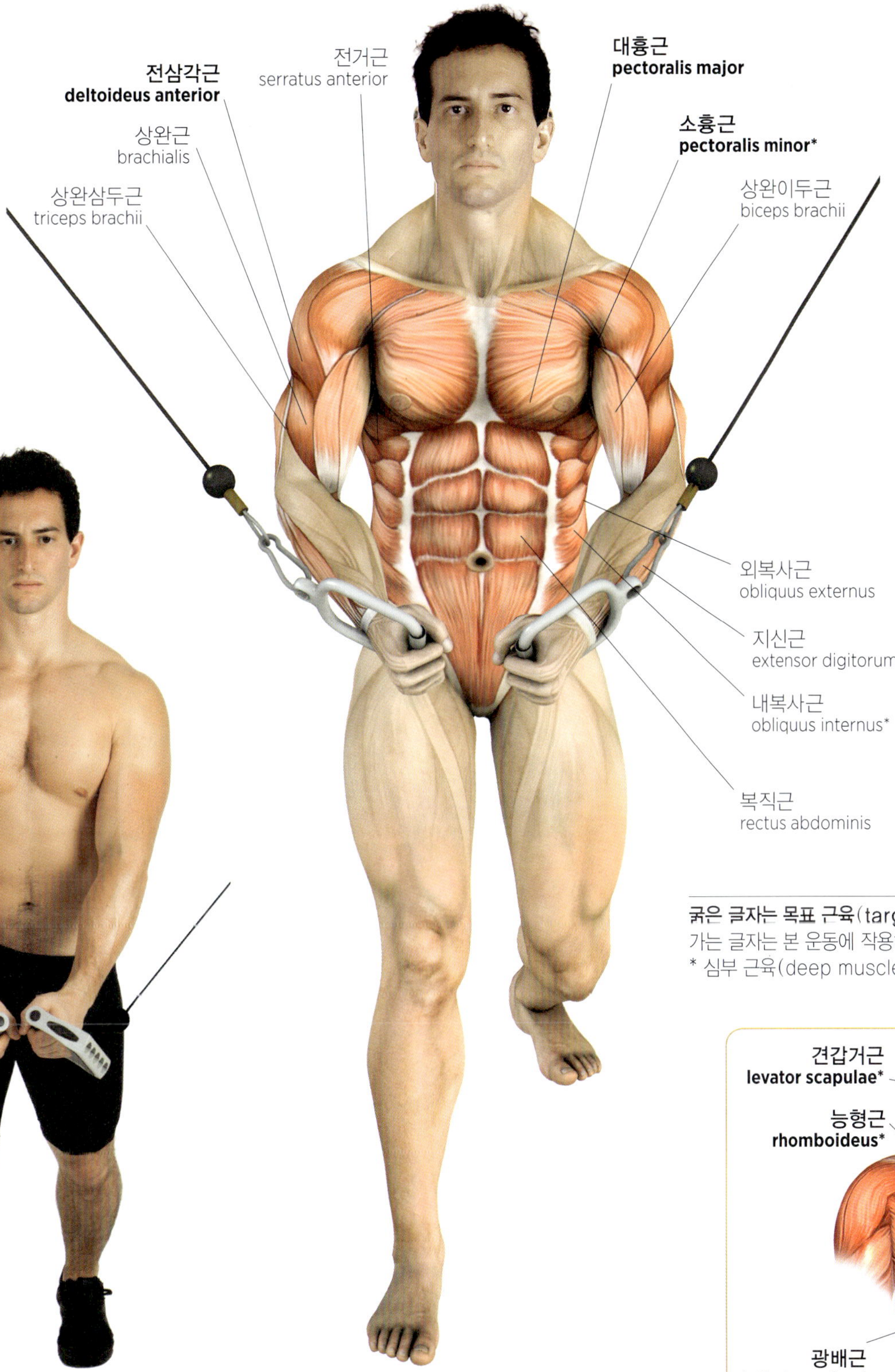

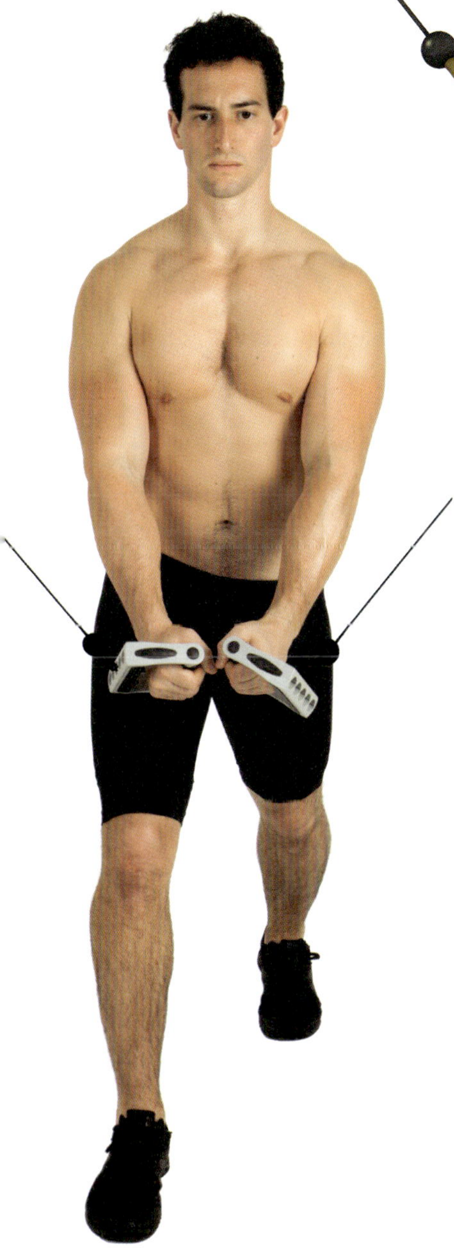

팩트 파일

목표 근육

- 상부 가슴 근육
- 코어, 팔 및 등 근육

기구

- 케이블 머신

장점

- 가슴 근육을 강화한다.
- 전반적인 상체 워크아웃을 제공한다.

주의사항

- 어깨 문제
- 등 문제

주석

굵은 글자는 목표 근육(target muscles)을 의미한다.
가는 글자는 본 운동에 작용하는 다른 근육들을 의미한다.
* 심부 근육(deep muscles)

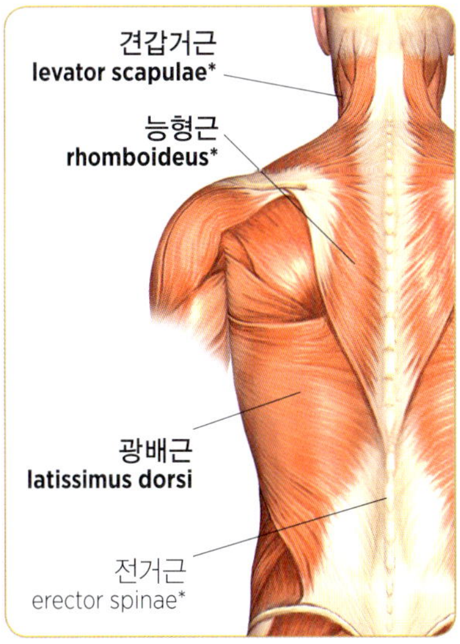

케이블 디클라인 플라이 Cable Decline Fly

케이블 디클라인 플라이를 실시하여 팔 근육 뿐만 아니라, 가슴 근육도 강화한다. 여러분이 어깨를 하강하고 견고하게 안정된 자세를 유지하면, 이 운동으로 어깨를 강화하고 안정화시킬 수 있다.

운동 방법

- 케이블 머신에 있는 두 개의 케이블을 조절하여 가장 높은 곳에 설치한다. 머신 업라이트 사이에 서서, 각각의 손으로 핸들 그립을 하나씩 잡는다.
- 업라이트 사이의 중앙 부위에 위치하고, 적어도 양발을 어깨너비만큼 벌린다.
- 팔꿈치를 약간 굴곡하고 손바닥을 아랫방향으로 향하게 한다. 양팔이 여러분의 앞쪽에서 만나도록 각을 형성하면서 아래쪽으로 당긴다.
- 중량을 내리면서 시작자세로 돌아가고, 권장 반복횟수만큼 실시한다.

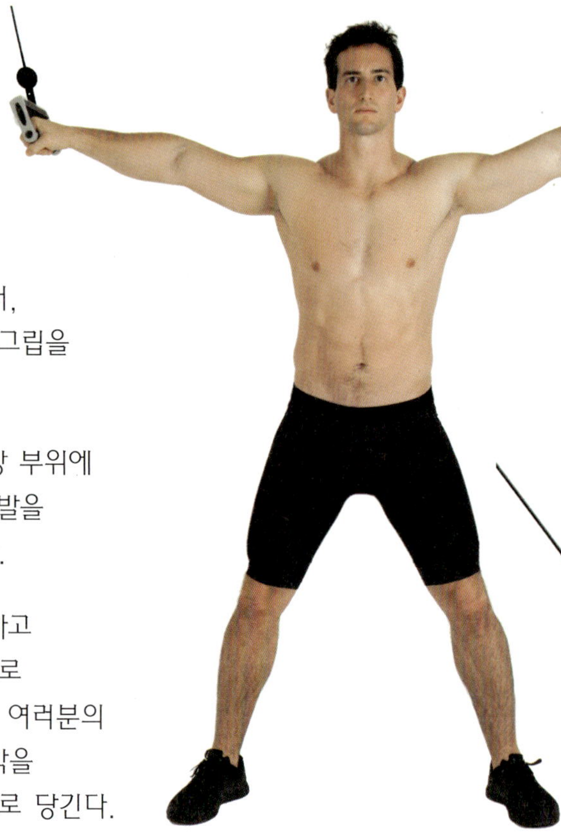

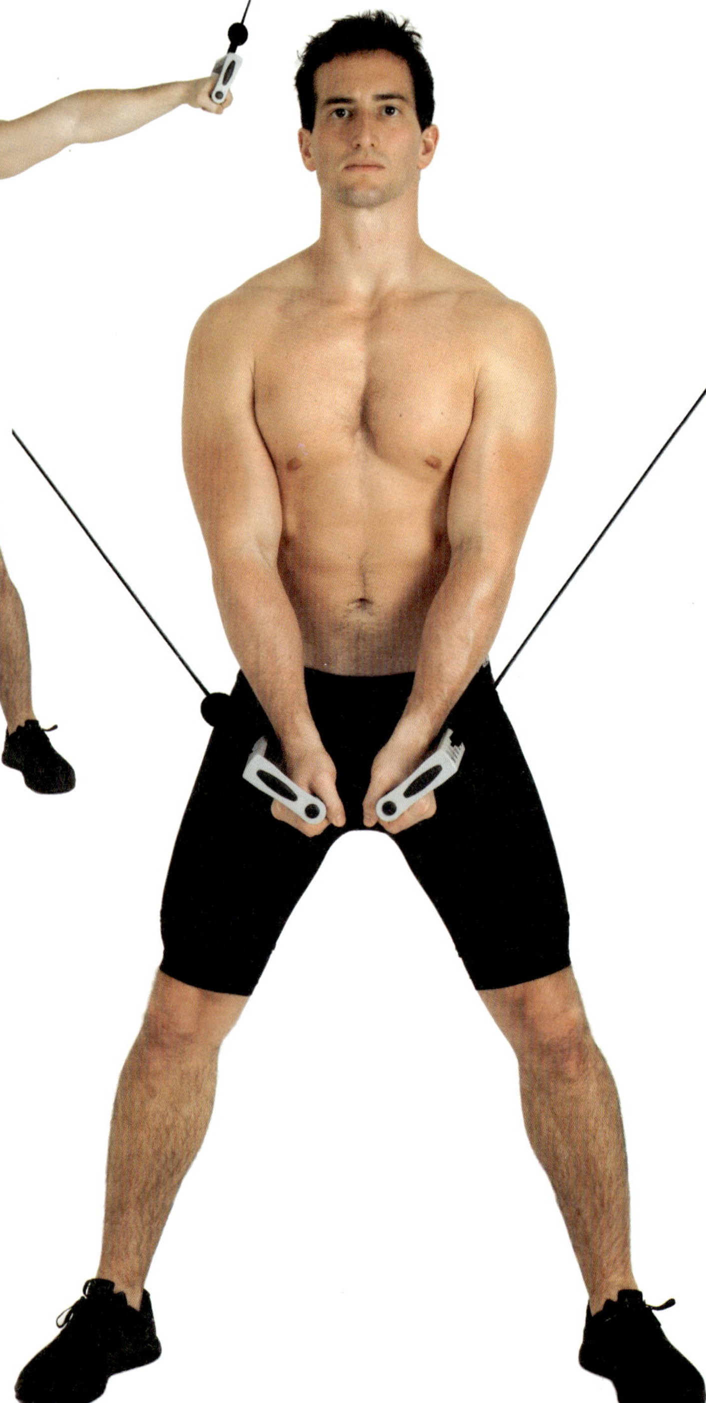

올바른 수행의 팁

- 귀로부터 멀어지도록 어깨를 하강한다. 그리고 가슴을 들어 올린다.
- 너무 앞쪽으로 많이 몸을 기울이지 않는다.
- 허리의 흔들림을 방지한다.

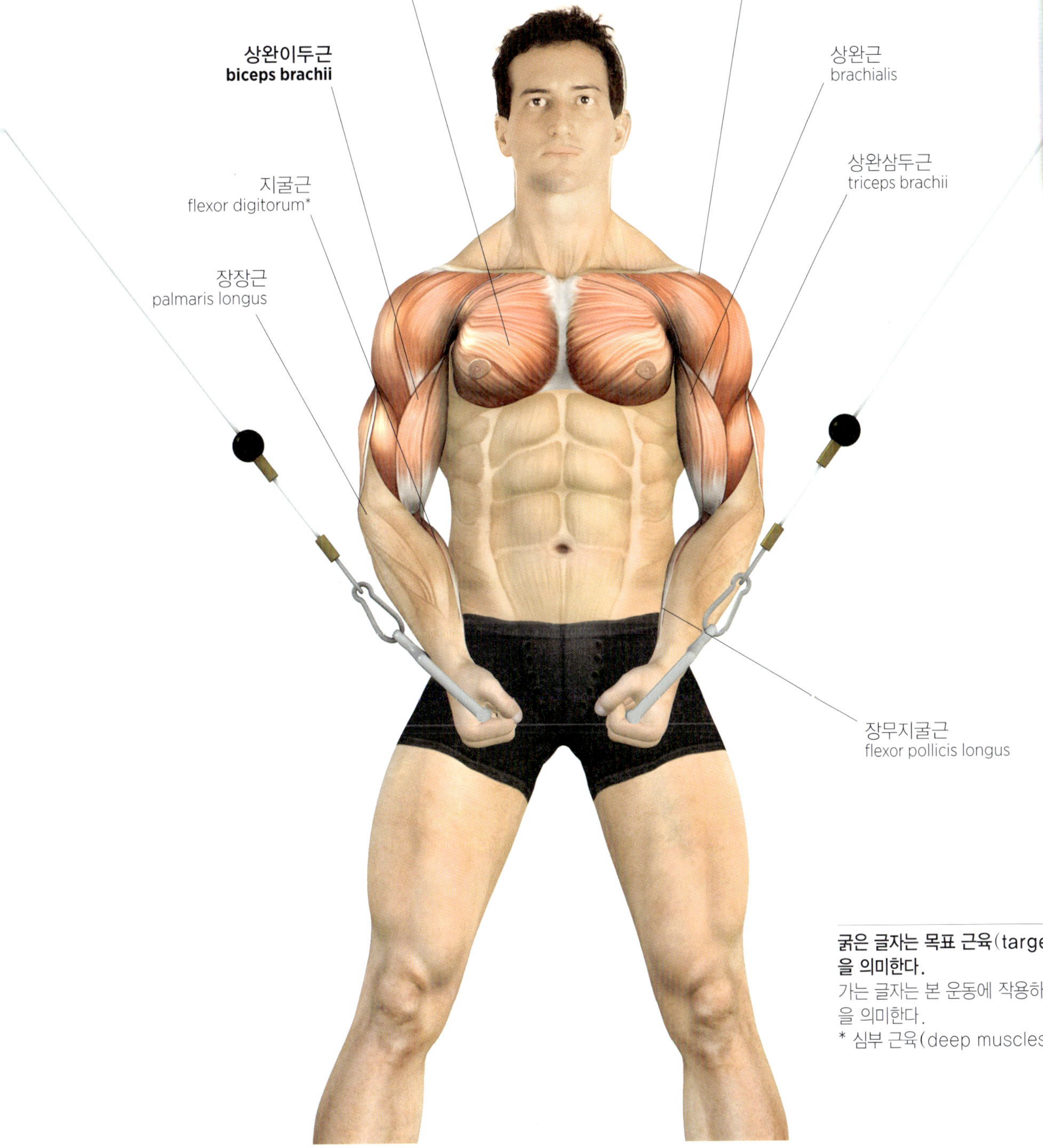

팩트 파일

목표 근육
- 하부 가슴 근육
- 팔 근육

기구
- 케이블 머신

장점
- 하부 가슴 근육을 강화한다.
- 팔 근육을 강화한다.
- 어깨를 안정화시킨다.

주의사항
- 어깨 문제
- 손목 문제

주석

굵은 글자는 목표 근육(target muscles)을 의미한다.
가는 글자는 본 운동에 작용하는 다른 근육들을 의미한다.
* 심부 근육(deep muscles)

케이블 크로스오버 플라이 Cable Crossover Fly

케이블 크로스오버 플라이는 하부 가슴을 강화시키기 위해 다른 버전의 운동을 여러분께 제공한다. 이것은 어깨 근육과 상완이두근도 강화시킨다.

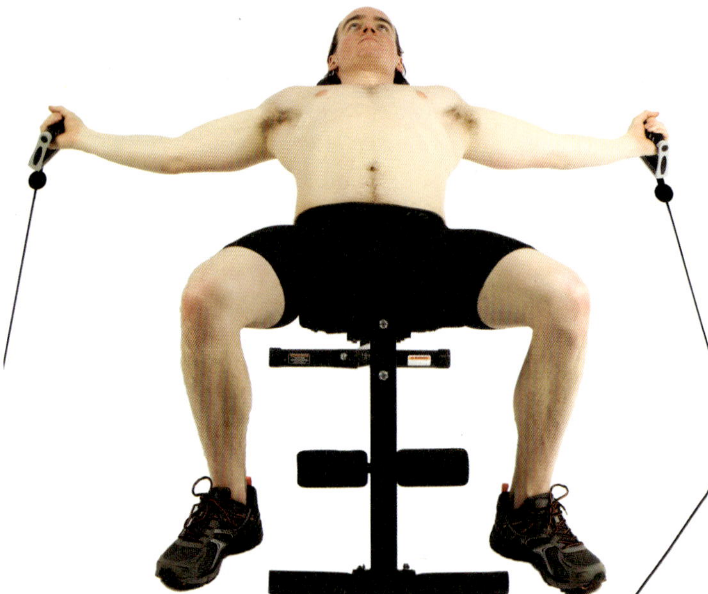

올바른 수행의 팁

- 견고한 손 자세를 유지하고, 손목의 꺾임을 최소화한다.
- 운동을 수행하는 동안 큰 나무를 안는 듯한 포옹 자세를 유지한다.
- 양발을 바닥에 견고히 고정한다.
- 벤치로부터 허리가 들려서는 안된다.

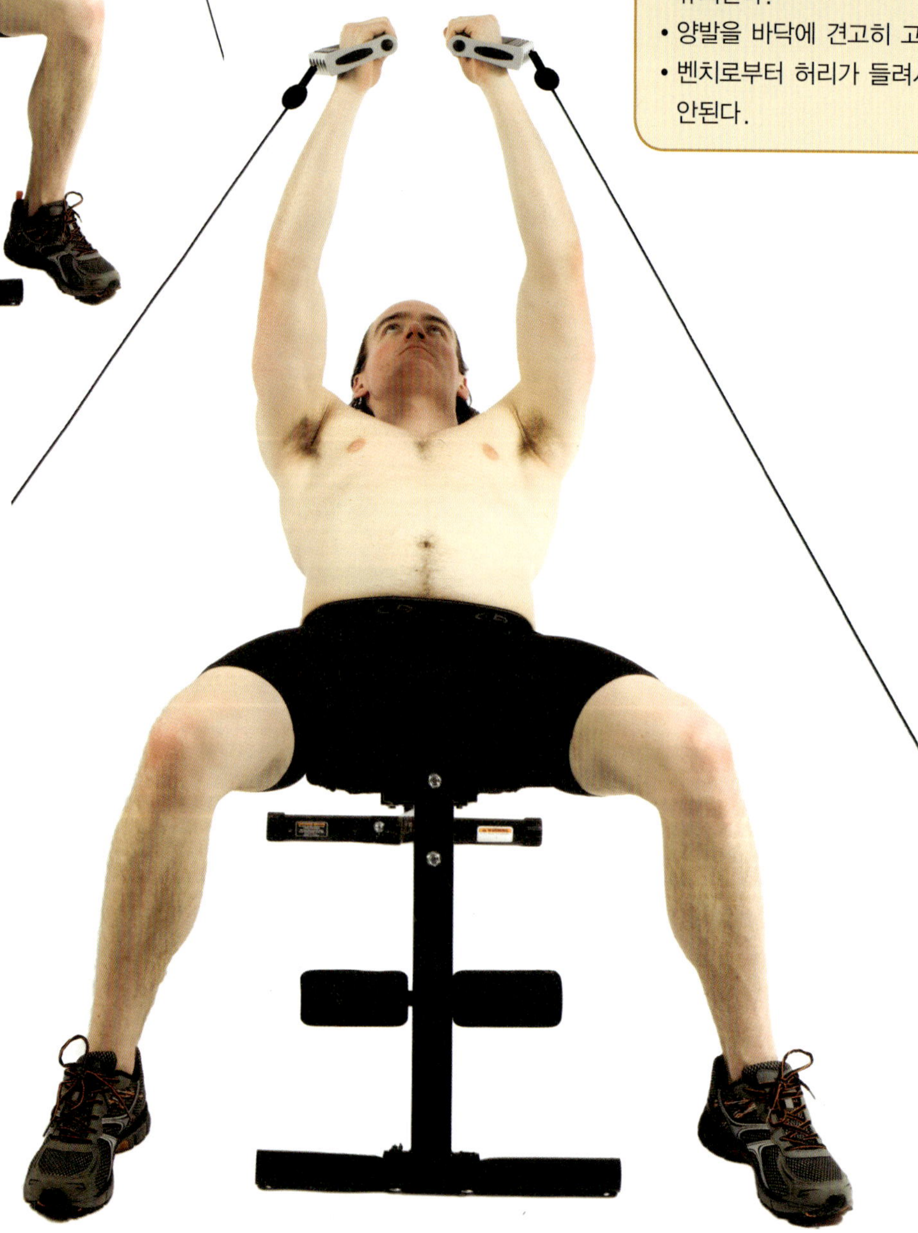

운동 방법

- 2개 케이블 머신 업라이트 사이에 인클라인 벤치를 배치한다.
- 손바닥을 서로 마주 보게 하고, 각 손으로 핸들을 잡는다. 이때 팔꿈치를 약간 굴곡한다 (마치 큰 나무를 감싸 안 듯이).
- 시작자세를 취하기 위해, 벤치 위에 눕고 양팔을 옆으로 멀리 뻗는다.
- 양쪽 케이블이 서로 만나도록 가슴 위쪽으로 가져간다.
- 중량을 내리면서 시작자세로 돌아가고, 권장 반복횟수만큼 실시한다.

팩트 파일

목표 근육
- 하부 가슴 근육
- 삼각근
- 상완이두근

기구
- 케이블 머신
- 인클라인 밴치

장점
- 하부 가슴 근육을 강화한다.
- 어깨 근육과 상완이두근을 작용시킨다.

주의사항
- 어깨 문제
- 등 문제

다른 버전

비슷한 난이도: 손바닥이 전방으로 향하는 자세로 시작자세를 바꾸고, 양팔을 90° 굴곡한다. 양손이 가슴 위에서 만나도록 케이블을 위쪽으로 당긴다. 케이블을 내리면서 시작자세로 돌아오고, 이 운동을 다시 반복한다. 이 운동은 "시티드 케이블 체스트 프레스"로도 명명된다.

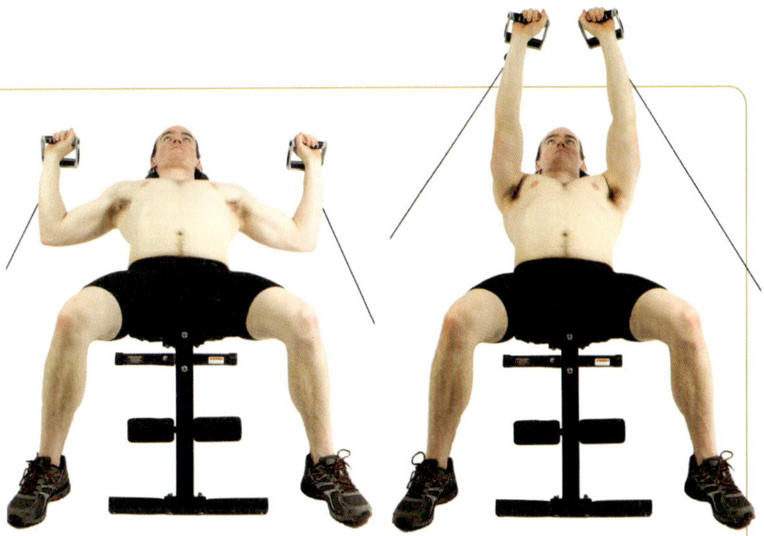

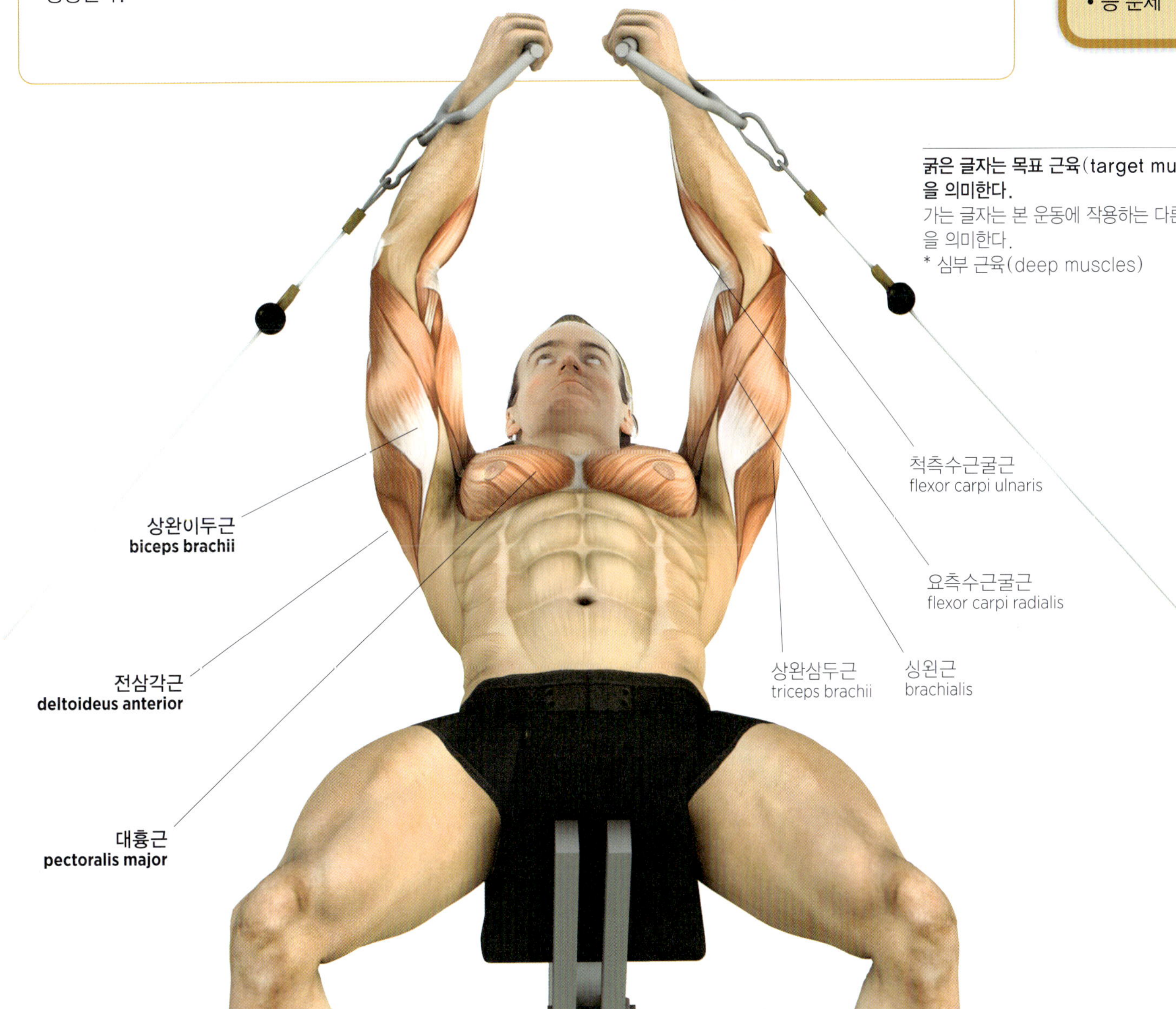

주석

굵은 글자는 목표 근육(target muscles)을 의미한다.

가는 글자는 본 운동에 작용하는 다른 근육들을 의미한다.

* 심부 근육(deep muscles)

얼터네이팅 체스트 프레스 Alternating Chest Press

여러분이 대흉근의 근력 강화에 집중하길 원한다면, 얼터네이팅 체스트 프레스를 수행해야 한다. 이 운동의 핵심은 부드럽게 조절하면서 수행하는 것이다.

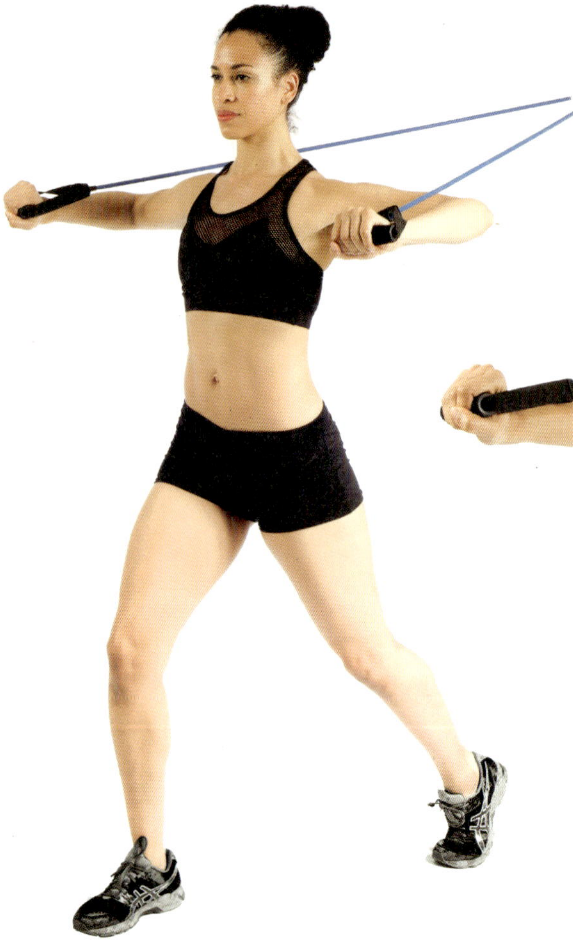

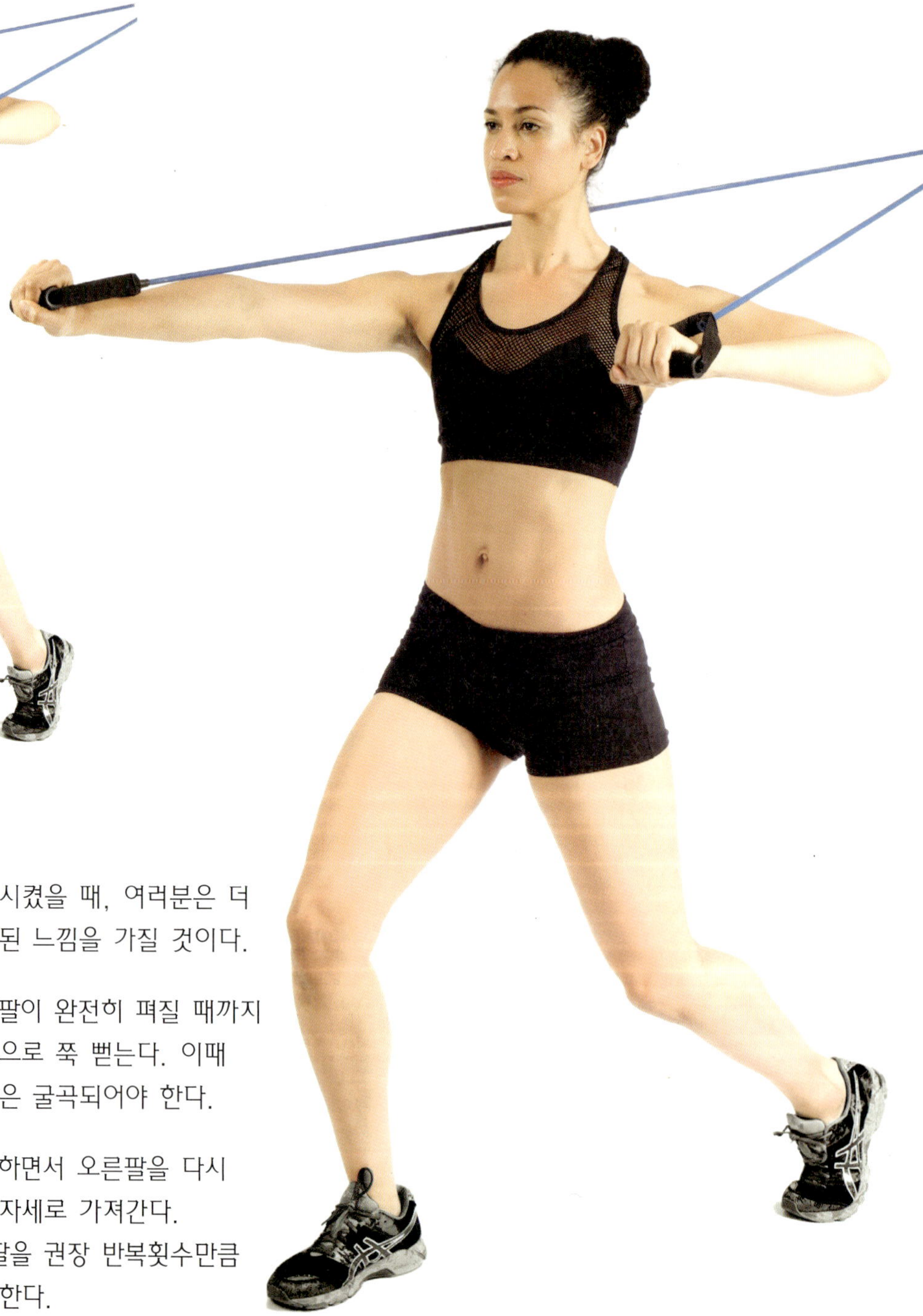

운동 방법

- 기둥이나 폴(pole)과 같이 튼튼하게 고정된 물체에 저항밴드를 연결한다.
- 기둥을 등지고 선 자세를 취한다. 그리고 가슴 앞쪽에서 밴드의 양쪽 끝을 각 손으로 하나씩 잡는다. 이때 손바닥은 아랫방향을 향한다. 어깨와 팔은 90°를 형성한다. 한쪽 다리를 다른쪽 다리의 앞에 위치시켰을 때, 여러분은 더 안정된 느낌을 가질 것이다.
- 오른팔이 완전히 펴질 때까지 앞쪽으로 쭉 뻗는다. 이때 왼팔은 굴곡되어야 한다.
- 조절하면서 오른팔을 다시 시작자세로 가져간다. 각 팔을 권장 반복횟수만큼 실시한다.

팩트 파일

목표 근육
- 가슴 근육

기구
- 저항밴드

장점
- 가슴 근육을 강화한다.
- 상완 근육과 어깨 근육을 안정화시킨다.

주의사항
- 어깨 문제

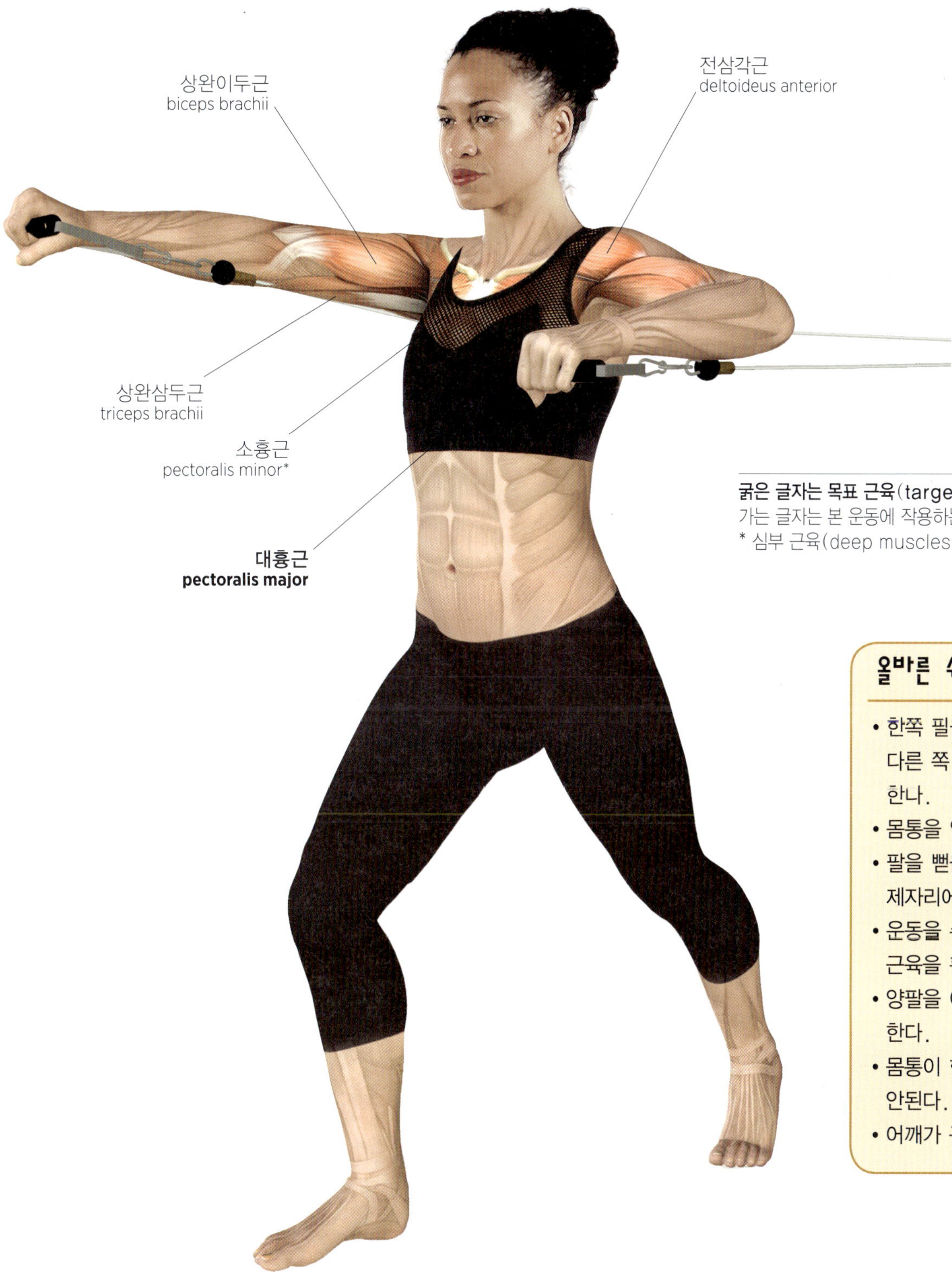

주석

굵은 글자는 목표 근육(target muscles)을 의미한다.
가는 글자는 본 운동에 작용하는 다른 근육들을 의미한다.
* 심부 근육(deep muscles)

올바른 수행의 팁

- 한쪽 팔을 완진히 뻗을 때, 다른 쪽 팔은 움직이지 않아야 한다.
- 몸통을 안정되게 유지한다.
- 팔을 뻗을 때 양쪽 발은 제자리에 고정되어야 한다.
- 운동을 수행하는 동안 복부 근육을 활성화한다.
- 양팔을 어깨 높이에 유지시켜야 한다.
- 몸통이 한쪽으로 돌아가서는 안된다.
- 어깨가 구부정해서는 안된다.

저항밴드 스탠딩 플라이

Resistance Band Standing Fly

이 운동은 단순하고 매우 쉬운 운동이며, 어떤 운동 프로그램의 한 요소로 이용될 수 있는 이상적인 운동이다. 이것은 등 근육의 작용을 효율적으로 촉진하지만, 사실 가슴 근육을 강화시키는 훌륭한 운동이다.

운동 방법

- 기둥이나 폴(pole)과 같이 튼튼하게 고정된 물체에 저항밴드를 연결한다. 양발을 어깨너비로 벌리고 똑바른 서기 자세를 취한다.
- 저항밴드의 양쪽 끝이나 손잡이를 잡고, 양쪽 팔을 거의 어깨 높이로 여러분 앞쪽으로 뻗는다. 저항밴드가 팽팽하게 유지되어야 한다.
- 천천히 조절하면서 양팔을 옆으로 가져간다. 이때 손바닥은 전방을 향해야 한다.
- 시작자세로 돌아오고, 권장 반복횟수만큼 실시한다.

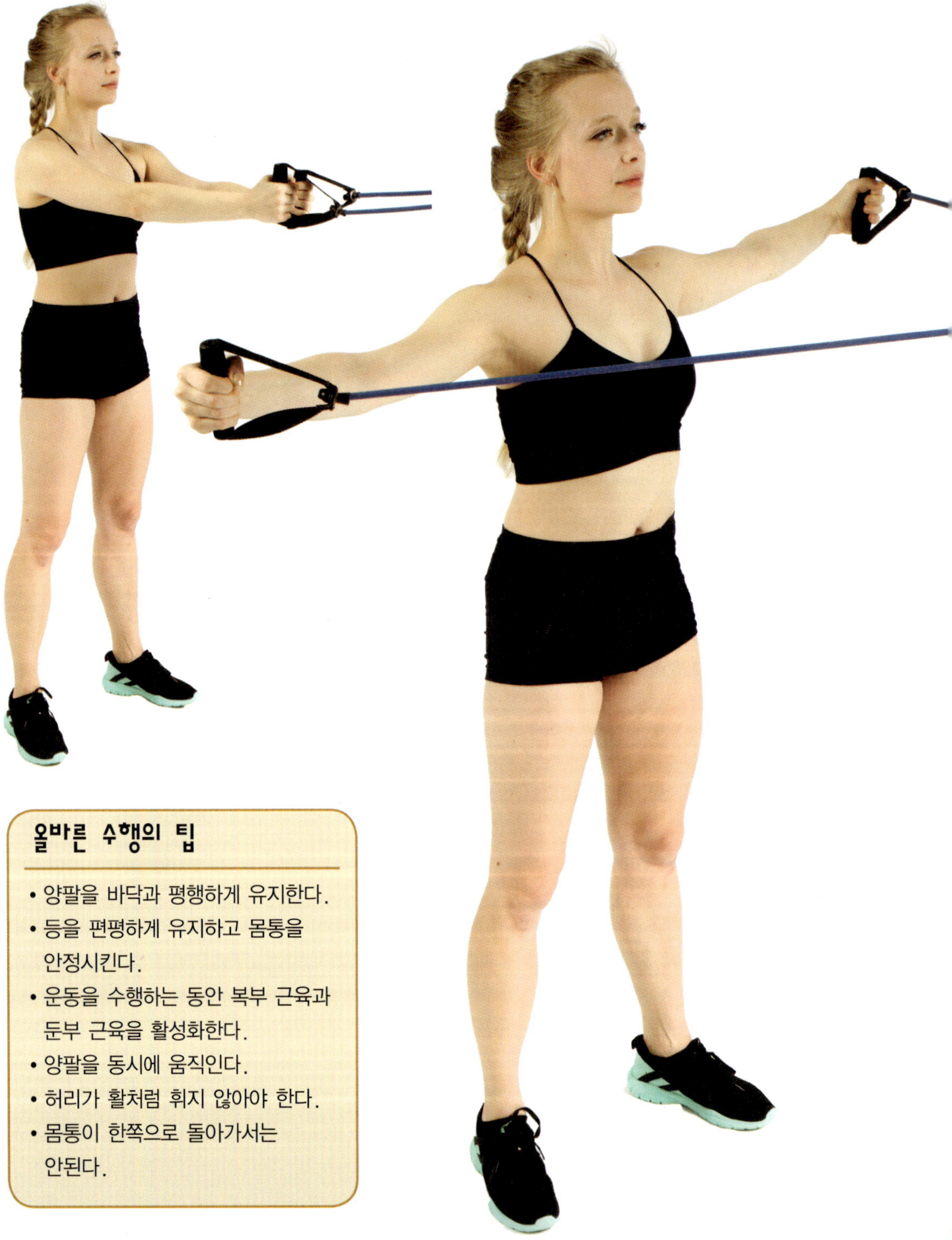

올바른 수행의 팁

- 양팔을 바닥과 평행하게 유지한다.
- 등을 편평하게 유지하고 몸통을 안정시킨다.
- 운동을 수행하는 동안 복부 근육과 둔부 근육을 활성화한다.
- 양팔을 동시에 움직인다.
- 허리가 활처럼 휘지 않아야 한다.
- 몸통이 한쪽으로 돌아가서는 안된다.

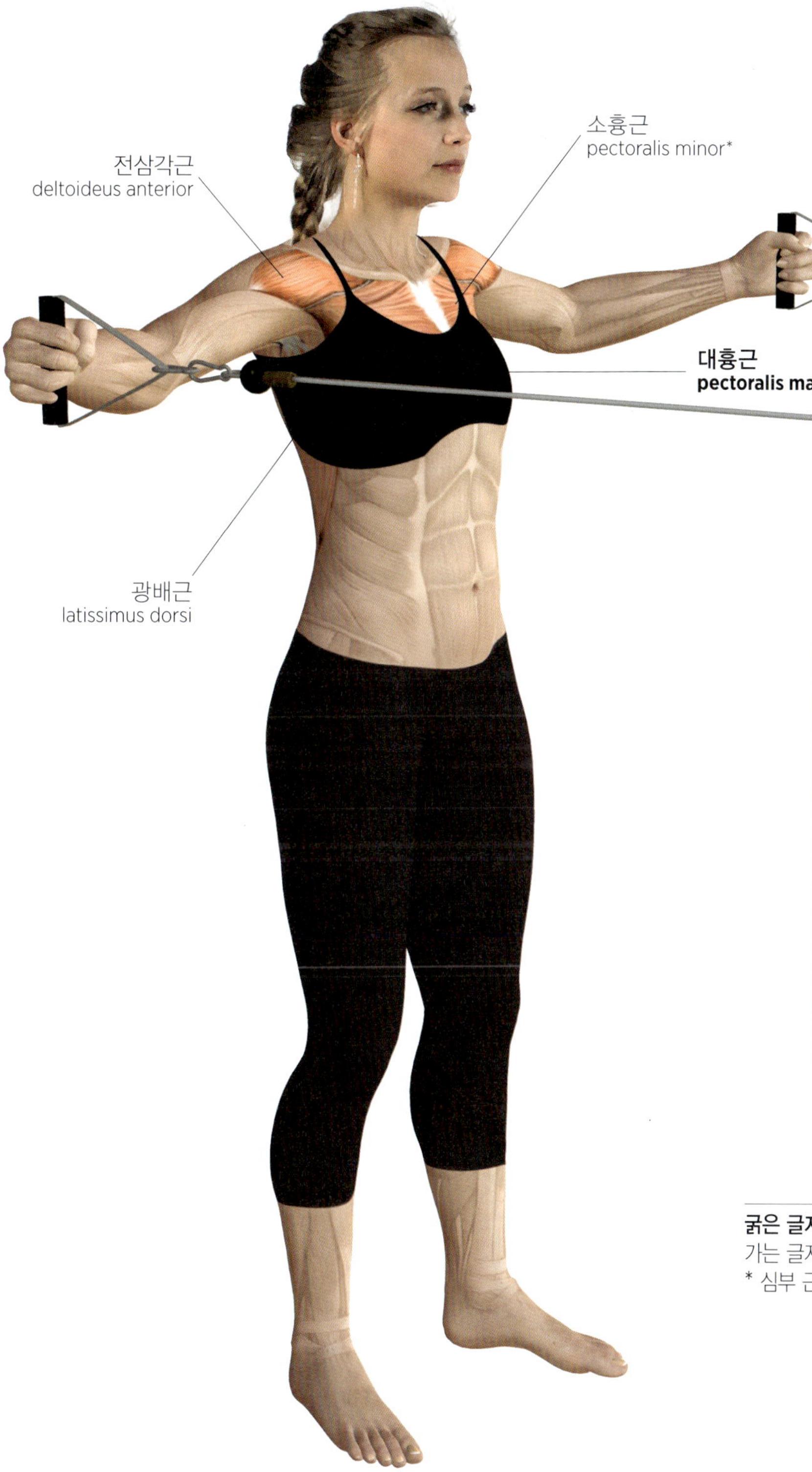

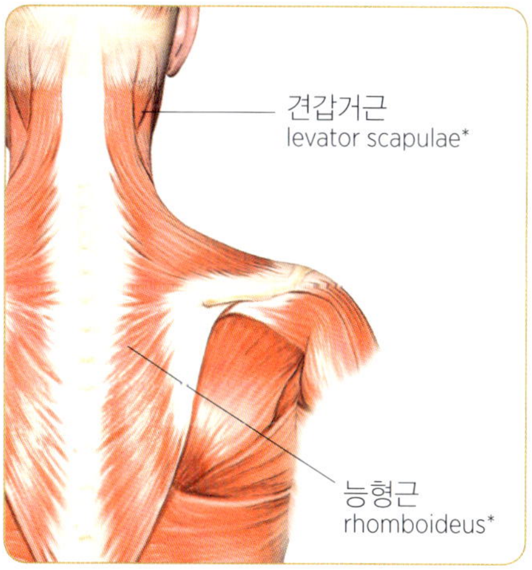

팩트 파일

목표 근육
- 가슴 근육

기구
- 저항밴드

장점
- 가슴 근육을 강화한다.
- 어깨 근육과 상완 근육을 안정화시킨다.

주의사항
- 허리 문제
- 어깨 통증

주석

굵은 글자는 목표 근육(target muscles)을 의미한다.
가는 글자는 본 운동에 작용하는 다른 근육들을 의미한다.
* 심부 근육(deep muscles)

스위스 볼 푸쉬-업 Swiss Ball Push-Up

스위스 볼의 사용은 전통적인 푸쉬-업 운동에 저항을 제공하고, 더 큰 가슴 운동을 일으킨다. 스위스 볼은 복부 근육을 활성화할 때 균형 요소도 제공한다.

운동 방법

- 스위스 볼 위에 양쪽 발가락을 배치한다. 어깨에서 발까지 일직선을 형성하게 될 때까지 팔로 걸으면서 양쪽 다리를 완전히 편다. 이때 양손은 어깨너비로 벌린다.

- 가슴이 거의 바닥에 닿을 때까지 몸통을 내리기 위해 양팔을 굴곡한다.

- 시작자세로 돌아가기 위해 상체를 다시 위쪽으로 들어 올리고, 가슴 근육을 수축한다. 수축된 자세에서 잠시 멈춘 후, 권장 반복횟수만큼 여러분의 상체를 위아래로 움직인다.

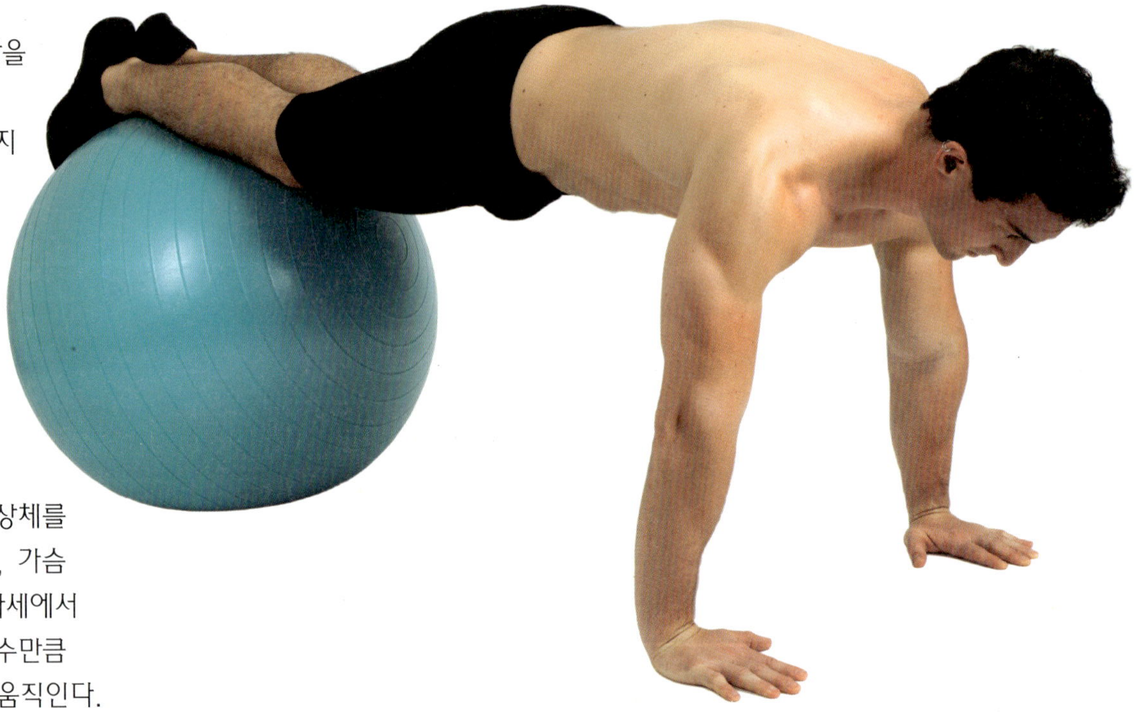

올바른 수행의 팁

- 목에서 발목까지 일직선을 형성한다.
- 몸통을 내릴 때 들이쉬고, 몸을 다시 들어 올릴 때 내쉰다.
- 운동 동안 허리가 활처럼 휘지 않아야 한다.
- 엉덩이가 한쪽으로 돌아가서는 안된다.
- 팔꿈치가 완전히 잠겨서는 안된다.
- 허리와 엉덩이가 아래로 떨어지지 않아야 한다. 만약 그렇게 되면, 요추에 압박이 가해져서 허리 손상을 일으킬 수 있다.

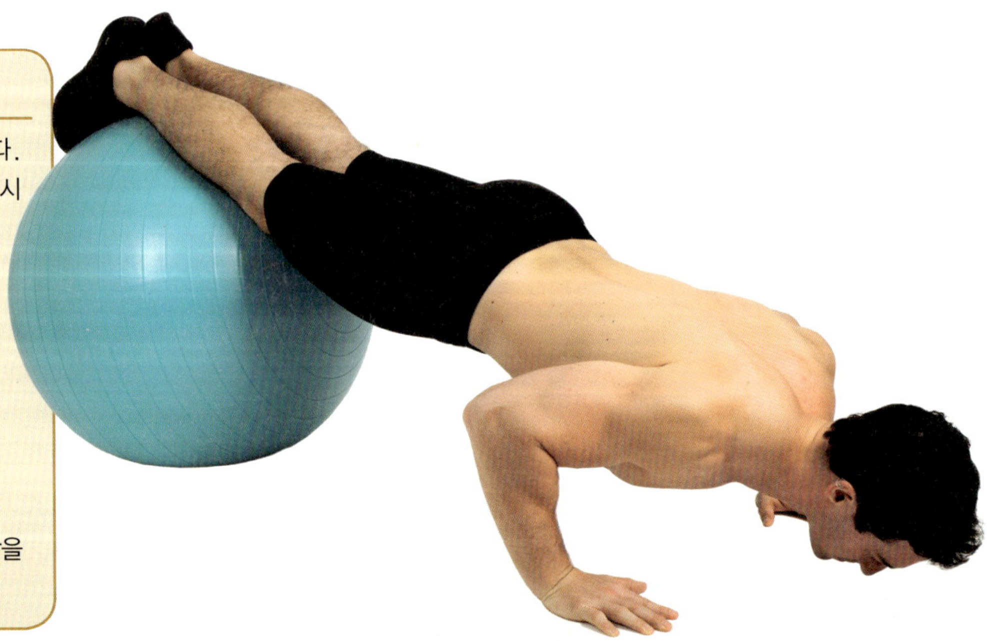

팩트 파일

목표 근육
- 가슴 근육
- 삼각근
- 복부 근육
- 상완삼두근

기구
- 스위스 볼

장점
- 가슴 근육을 강화한다.
- 어깨 근육과 상완 근육을 강화한다.
- 코어를 안정화시킨다.

주의사항
- 손목 통증
- 허리 통증
- 어깨 불안정

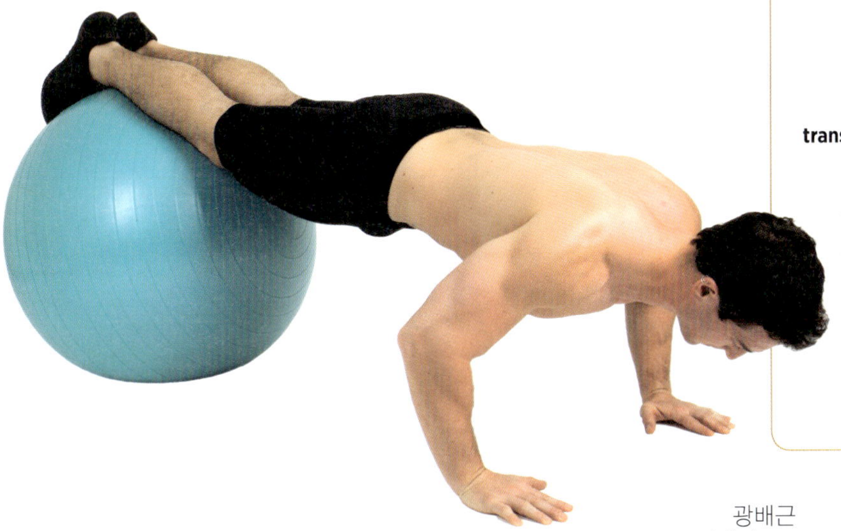

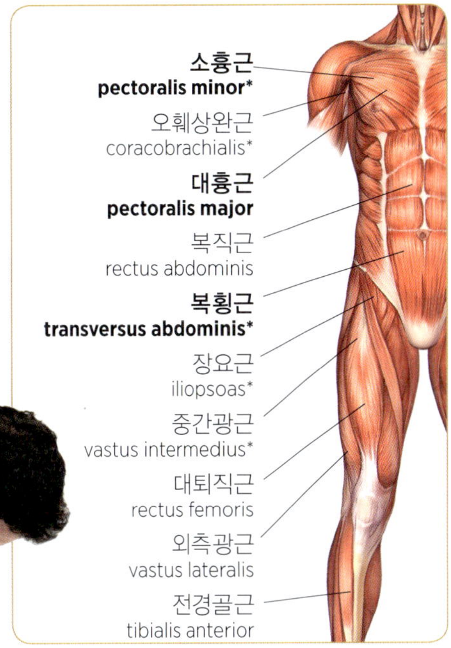

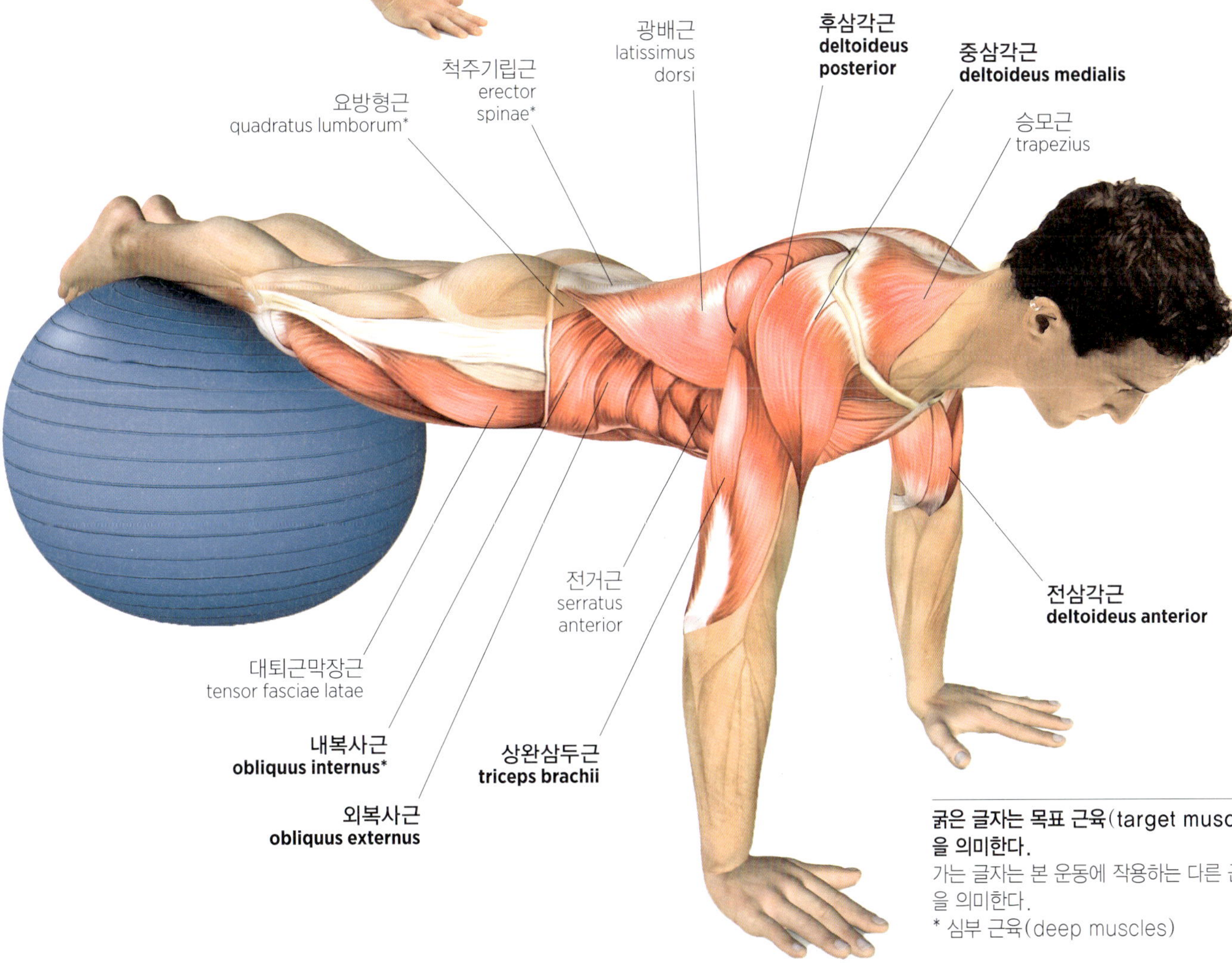

주석

굵은 글자는 목표 근육(target muscles)을 의미한다.

가는 글자는 본 운동에 작용하는 다른 근육들을 의미한다.

* 심부 근육(deep muscles)

밸런스 볼 크런치 Balance Ball Crunch

몇몇 균형 장비를 이용한 크런치 수행이 장비 없이 수행되는 크런치 운동보다 복부 근육을 더 잘 강화시킬 수 있다는 설득력 있는 근거들이 존재한다. 이것은 하복부와 상복부 뿐만 아니라, 복사근도 적용한다.

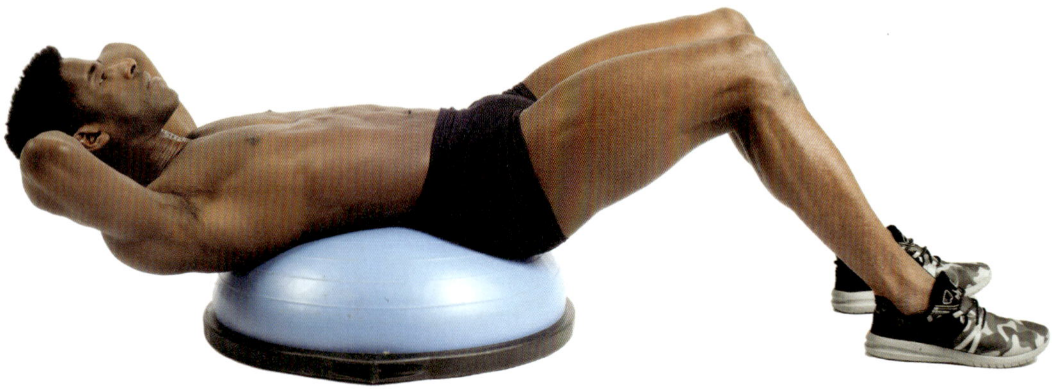

운동 방법

- 하프-돔 밸런스 볼 위에 눕는다. 이때 어깨와 머리는 볼에 닿지 않고, 슬관절과 고관절을 굴곡한다. 볼의 형태에 맞게 허리를 부드럽게 과신전한다.
- 양손을 각각 머리 측면에 배치하고, 팔꿈치를 굴곡한다.
- 상부 몸통을 들어 올리기 위해 허리를 굴곡한다.
- 시작자세로 돌아온 후, 권장 반복횟수만큼 실시한다.

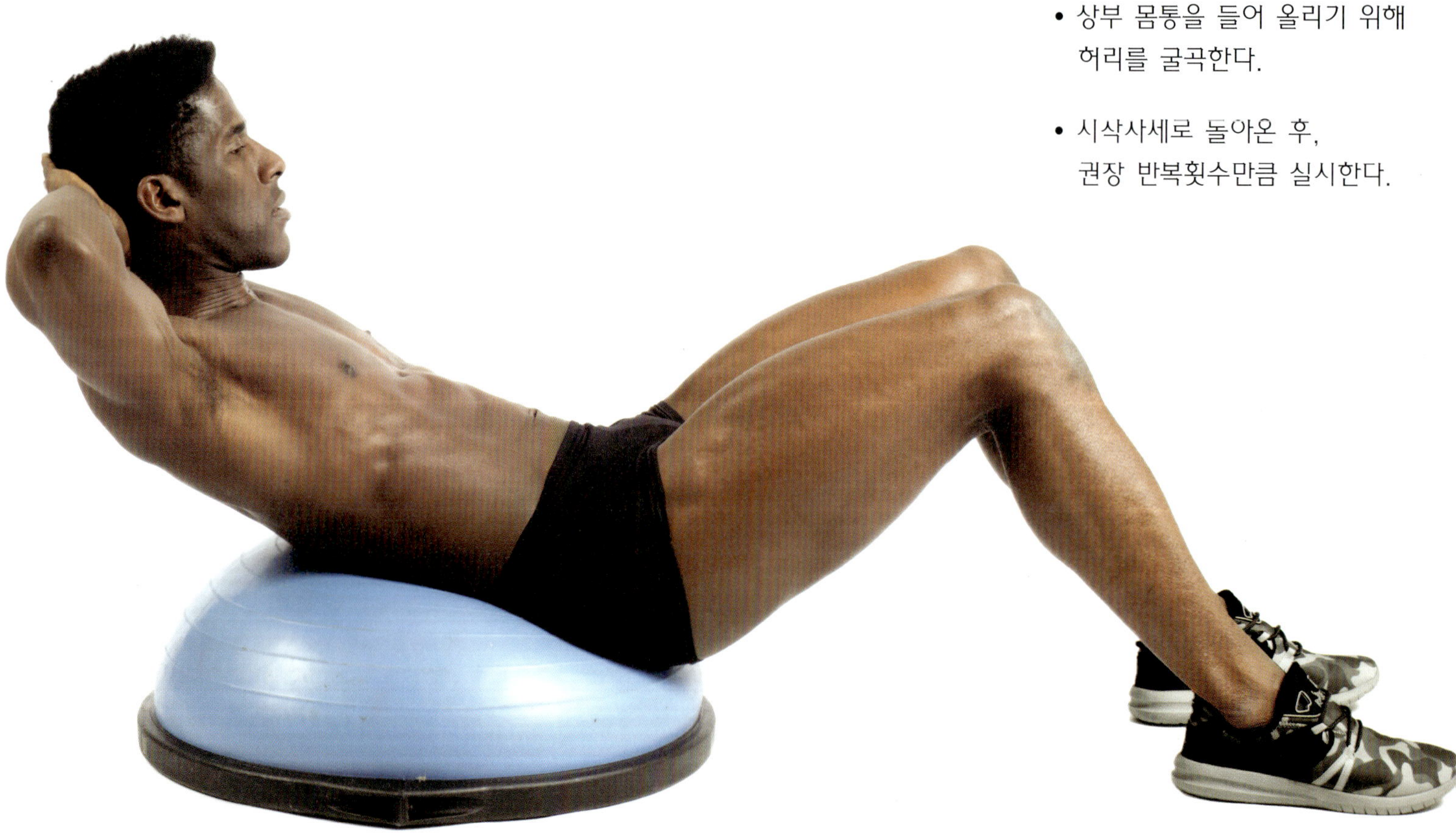

팩트 파일

목표 근육
- 복부 근육

기구
- 하프-돔 밸런스 볼

장점
- 코어 근육을 자극하고 강화시킨다.
- 복부 근육을 단련한다.
- 등 유연성을 향상시킨다.

주의사항
- 목 문제

올바른 수행의 팁

- 양발을 바닥에 견고하게 고정한다.
- 운동을 시작하기 위해 복부 근육을 활성화한다.
- 크런치 운동을 하는 동안 골반을 중립위로 유지한다.
- 목을 이완하고 길게 유지한다.
- 몸을 앞뒤로 흔들지 않아야 한다; 등을 공 위에 안정되게 유지한다.
- 호흡을 중단해서는 안된다. 폐를 비우고 필요하다면 숨을 쉰다.

주석

굵은 글자는 목표 근육(target muscles)을 의미한다.
가는 글자는 본 운동에 작용하는 다른 근육들을 의미한다.
* 심부 근육(deep muscles)

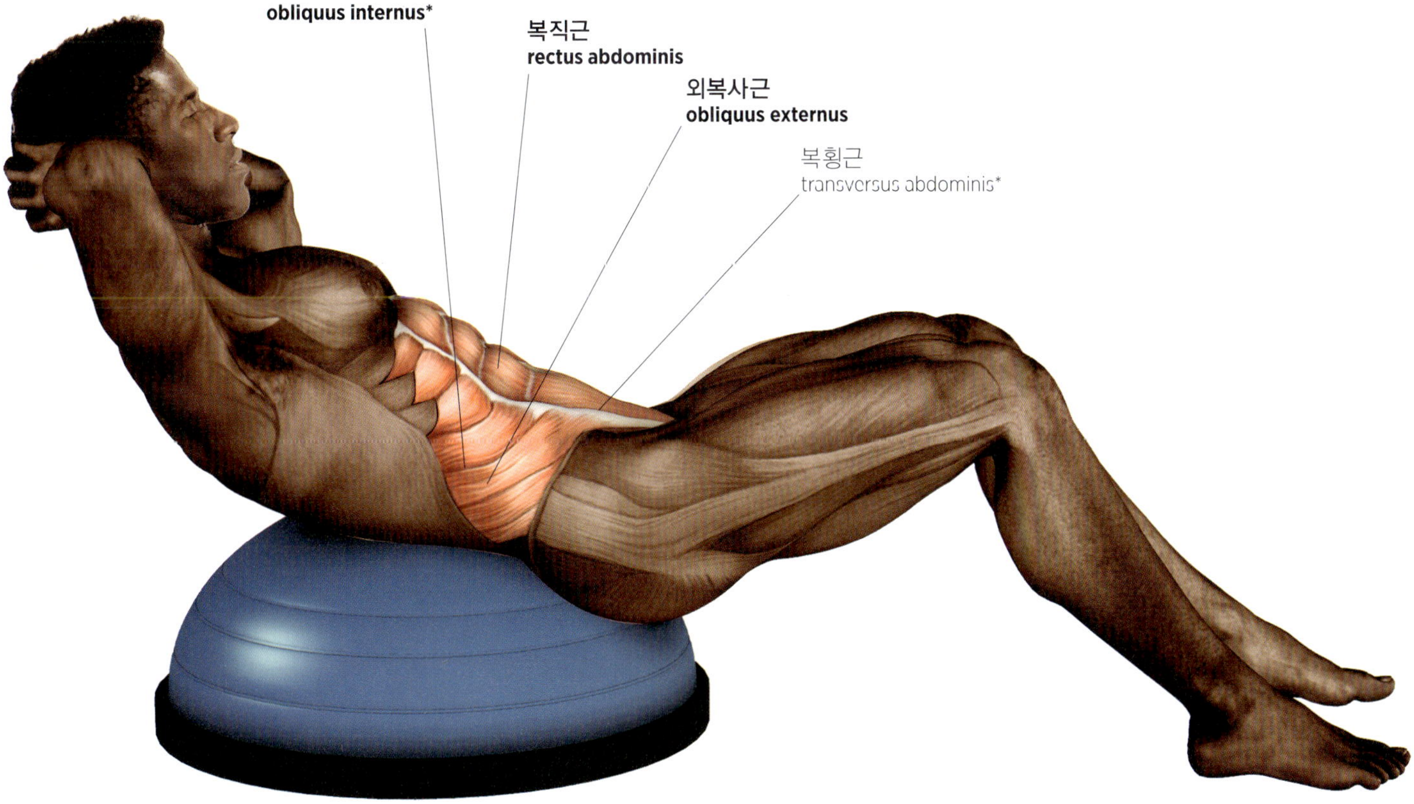

다이어고널 크런치 위드 메디신 볼

Diagonal Crunch with Medicine Ball

다이어고널 크런치 위드 메디신 볼은 복부 근육(복사근 포함)과 늑간근을 강화한다. 정기적으로 이런 힘든 운동을 수행하면, 여러분은 코어의 양쪽 측면이 탄탄해지고 강해지는 것을 느낄 것이다.

운동 방법

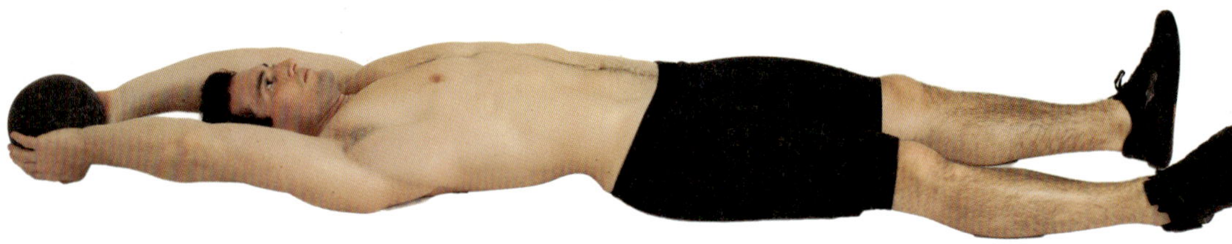

- 양손으로 메디신 볼을 잡고, 온 몸이 일자를 형성하도록 양팔을 머리 위로 뻗고 다리를 아래로 쭉 펴서 누운 자세를 취한다. 이때 양발은 어깨너비만큼 벌린다.

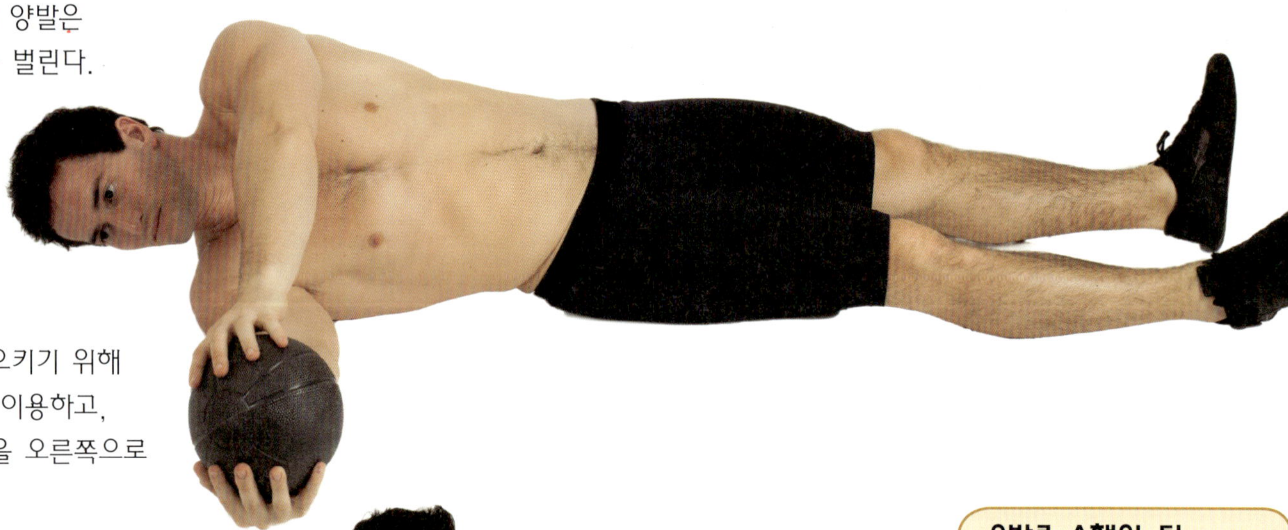

- 움직임을 일으키기 위해 복부 근육을 이용하고, 양팔과 몸통을 오른쪽으로 움직인다.
- 몸통을 똑바로 일으켜 세우고, 공을 양쪽 다리 사이에 배치한다.
- 시작자세로 돌아오기 위해 몸을 내려놓는다. 메디신 볼을 머리 위쪽 바닥에 내려놓는다. 반대쪽으로도 반복하고, 좌우측을 권장 반복횟수만큼 실시한다.

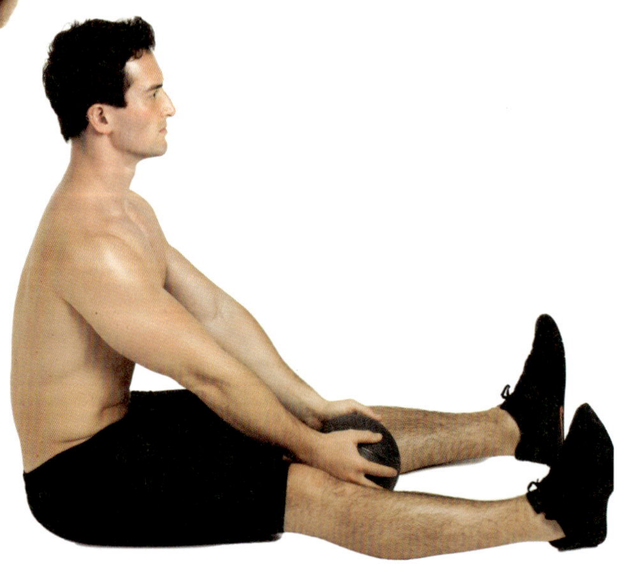

올바른 수행의 팁

- 양쪽 다리와 발을 안정되게 유지한다.
- 부드럽게 조절하면서 움직인다.
- 움직임을 일으키기 위해 복부 근육을 사용한다.
- 양쪽 다리나 발을 바닥으로부터 들어 올리지 않는다.
- 상체를 갑자기 움직이지 않는다.

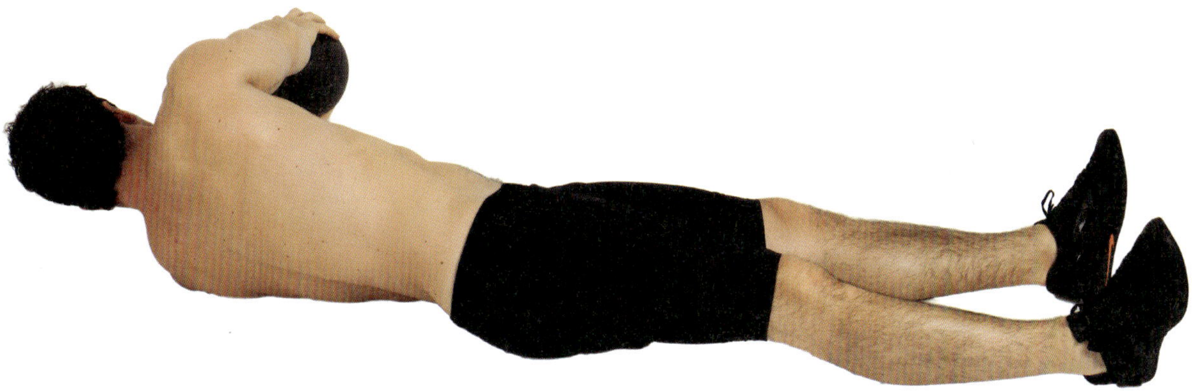

팩트 파일

목표 근육
- 복부 근육(복사근 포함)

기구
- 메디신 볼

장점
- 복부 근육을 강화한다.
- 코어를 안정화시킨다.
- 복사근을 활성화한다.
- 몸통 중간 부분을 단련한다.

주의사항
- 허리 문제
- 목 문제

주석

굵은 글자는 목표 근육(target muscles)을 의미한다.
가는 글자는 본 운동에 작용하는 다른 근육들을 의미한다.
* 심부 근육(deep muscles)

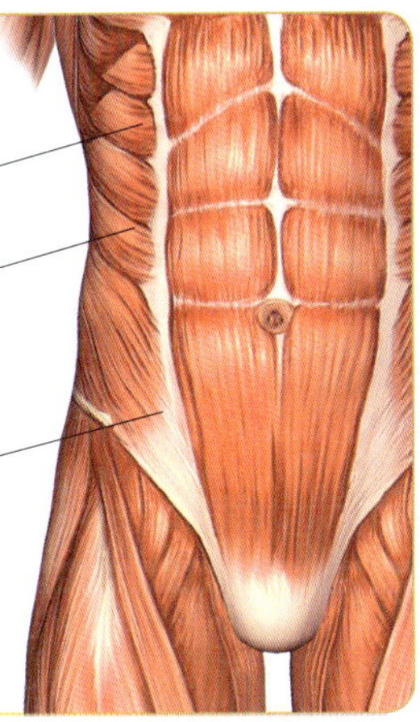

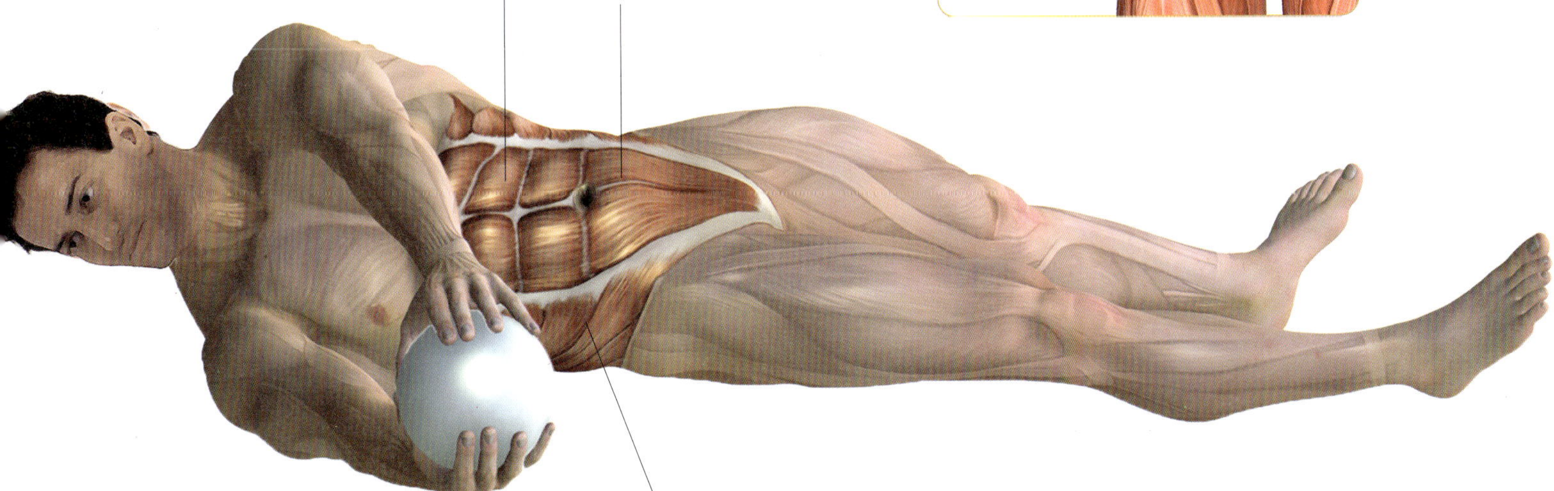

메디신 볼 스탠딩 러시안 트위스트
Medicine Ball Standing Russian Twist

메디신 볼 스탠딩 러시안 트위스트는 큰 그룹의 코어 근육을 강화하기에 매우 효과적인 운동이다. 가능하면 코어의 참여를 유지하면서 나머지 신체 부분의 정렬과 안정성을 유지해야 한다.

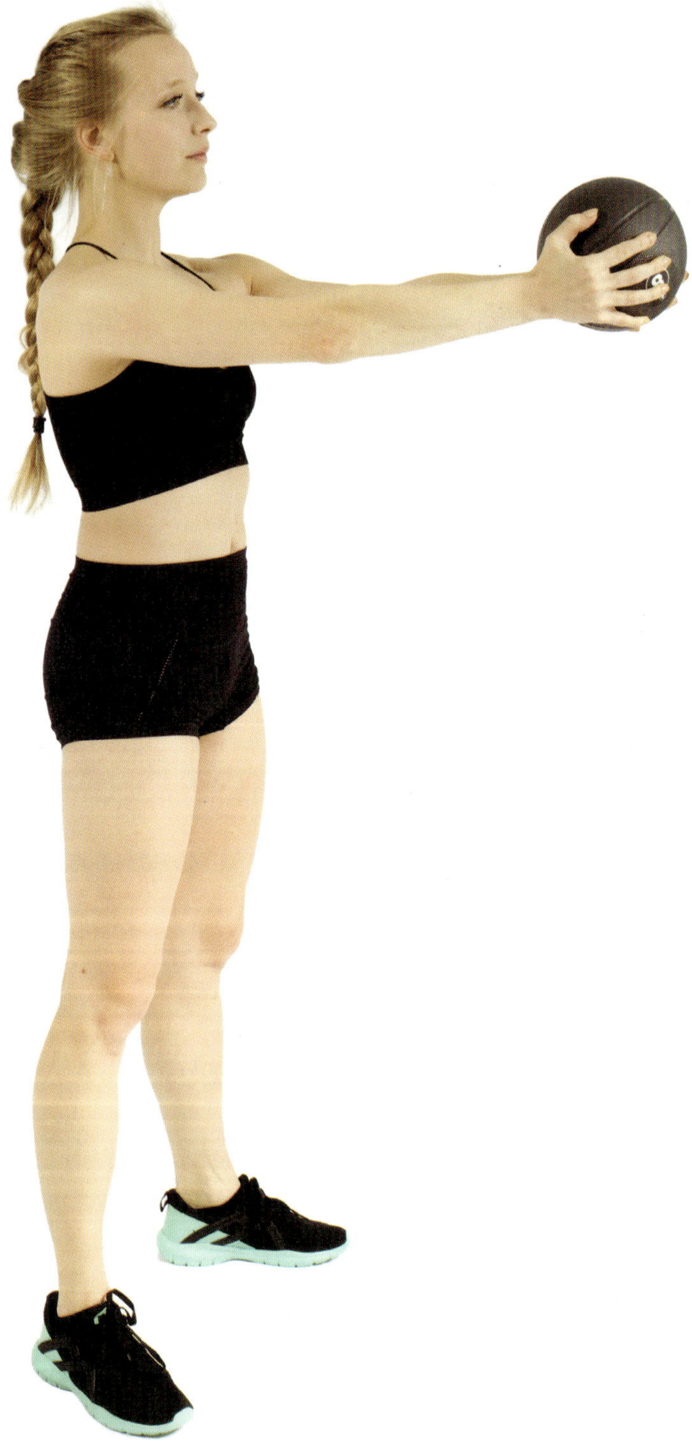

운동 방법

- 양쪽 다리를 어깨너비보다 약간 넓게 벌리고 선다. 메디신 볼을 잡고 양팔을 앞쪽으로 뻗는다
- 팔과 몸통을 오른쪽으로 돌린 후, 다시 중심으로 가져간다. 그리고 이번에는 왼쪽으로 돌린다.
- 다시 중심으로 가져간다. 권장 반복횟수만큼 좌우측으로 반복 실시한다.

올바른 수행의 팁

- 부드럽게 조절하면서 몸을 비튼다.
- 양팔을 쭉 뻗는다.
- 양발을 바닥에 잘 고정시킨다.
- 몸통과 함께 머리를 움직인다.
- 공을 놓쳐서는 안된다.
- 양팔과 다리가 완전히 잠겨서는 안된다.
- 어깨가 앞쪽으로 구부정하지 않아야 한다.

팩트 파일

목표 근육
- 복횡근
- 복사근

기구
- 메디신 볼

장점
- 코어를 강화한다.
- 복부 근육(특히 복사근)을 단련한다.
- 등을 안정화시킨다.

주의사항
- 허리 문제

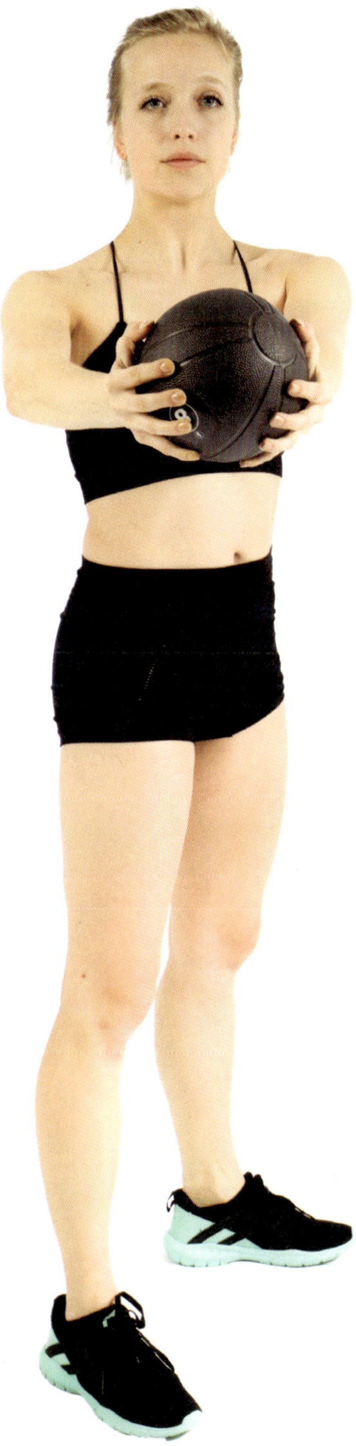

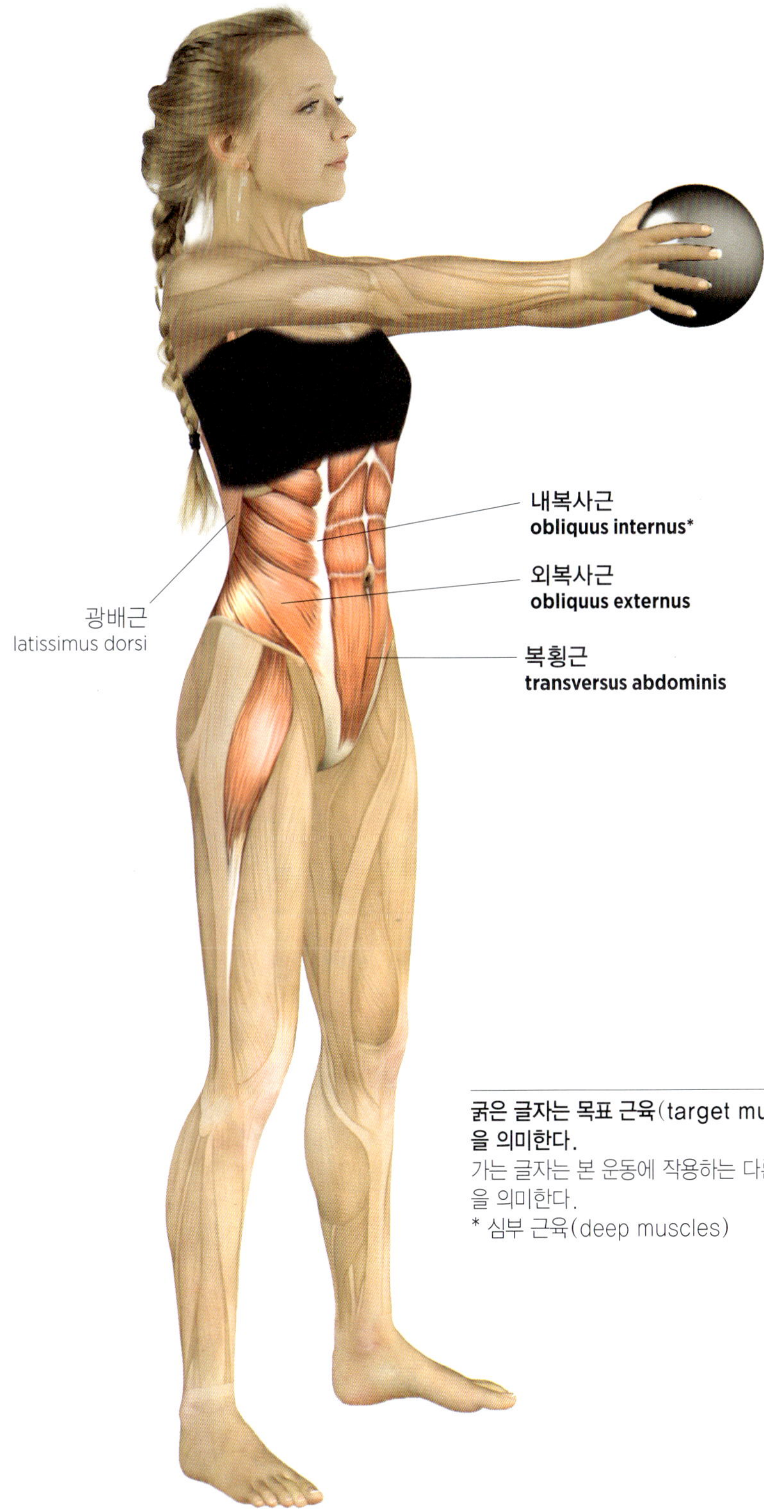

주석

굵은 글자는 목표 근육(target muscles)을 의미한다.

가는 글자는 본 운동에 작용하는 다른 근육들을 의미한다.

* 심부 근육(deep muscles)

스위스 볼 서클 Swiss Ball Circles

여기의 서클 운동은 스위스 볼 사용으로 유도된 균형 요소를 가진 복합 운동이다. 그들은 함께 작용하여 코어(앞쪽 코어와 뒤쪽 코어)를 위한 철저한 운동을 만든다.

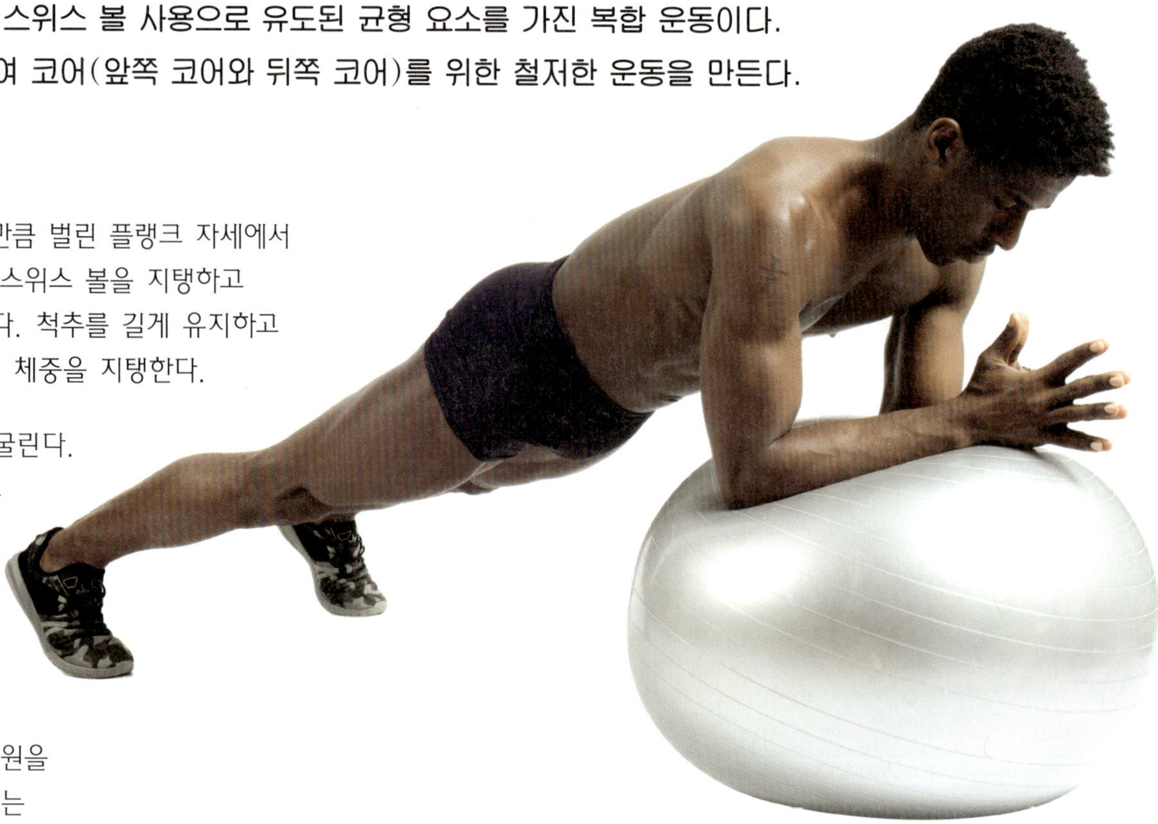

운동 방법

- 양발을 고관절 너비만큼 벌린 플랭크 자세에서 시작한다. 전완으로 스위스 볼을 지탱하고 양쪽 손바닥을 붙인다. 척추를 길게 유지하고 발가락으로 여러분의 체중을 지탱한다.
- 4개 방향으로 공을 굴린다. 방향은 시계방향으로 진행한다. 운동을 하는 동안 전완으로 공을 압박하면서 팔꿈치로 서클을 그린다. 다시 중심으로 돌아간다. 원을 완벽하게 한 번 그리는 것이 1회 운동이다. 권장 반복횟수만큼 실시한다.
- 권장 반복횟수만큼 반시계방향으로 원을 그려본다.

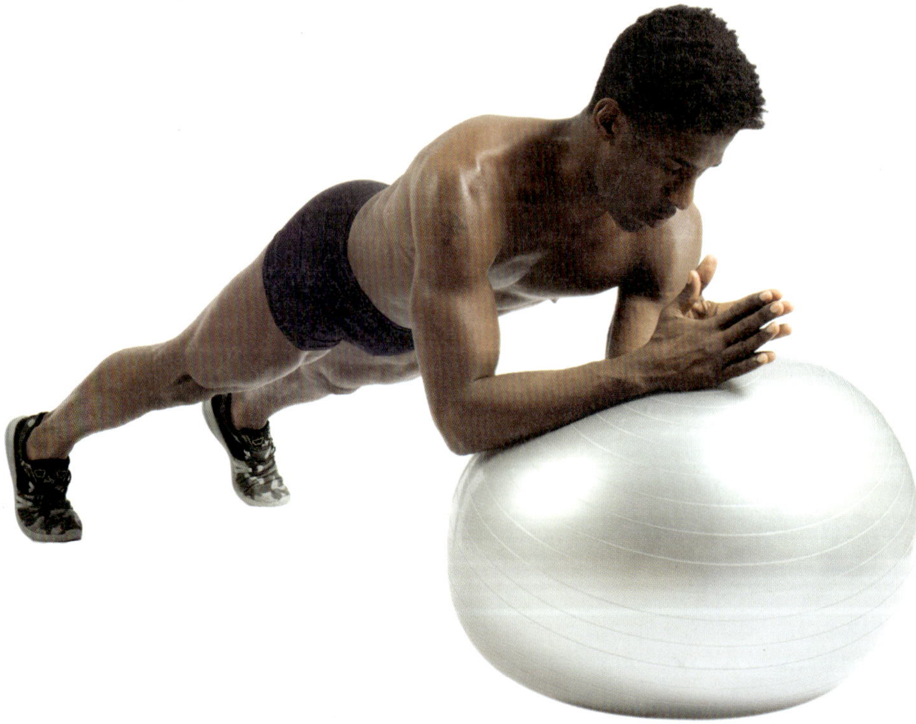

올바른 수행의 팁

- 운동을 수행하는 동안 여러분의 몸을 일자로 유지한다.
- 과도한 스피드나 반동을 사용하지 않는다.
- 어깨의 앞쪽면이 움직임을 선도하거나 움직임을 따라가서는 안된다.

팩트 파일

목표 근육
- 복부 근육
- 척주기립근

기구
- 스위스 볼

장점
- 코어를 강화하고 안정화시킨다.

주의사항
- 어깨 문제
- 심한 허리 통증

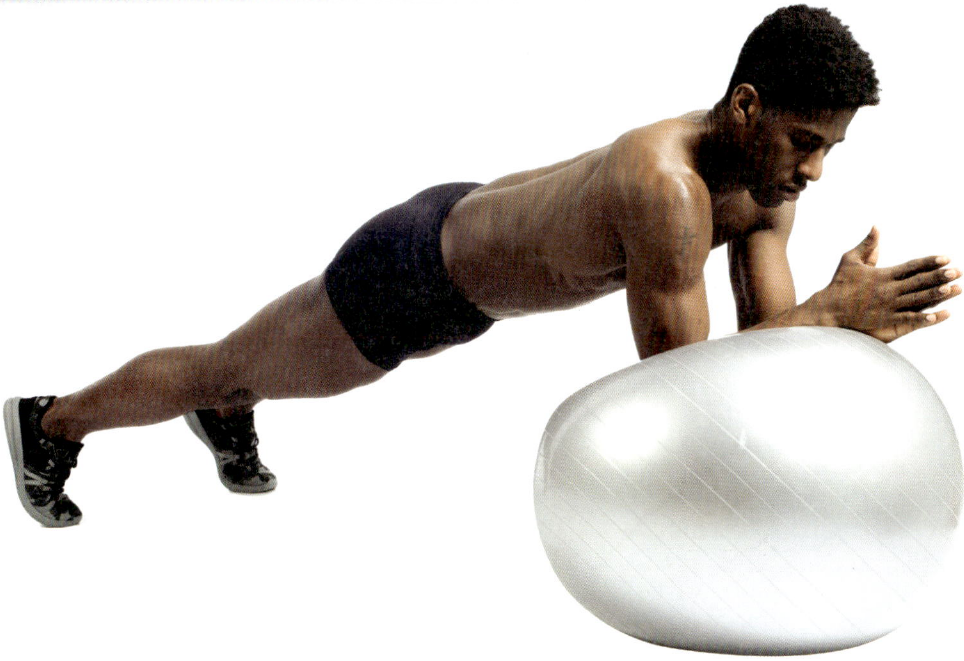

주석

굵은 글자는 목표 근육(target muscles)을 의미한다.
가는 글자는 본 운동에 작용하는 다른 근육들을 의미한다.
* 심부 근육(deep muscles)

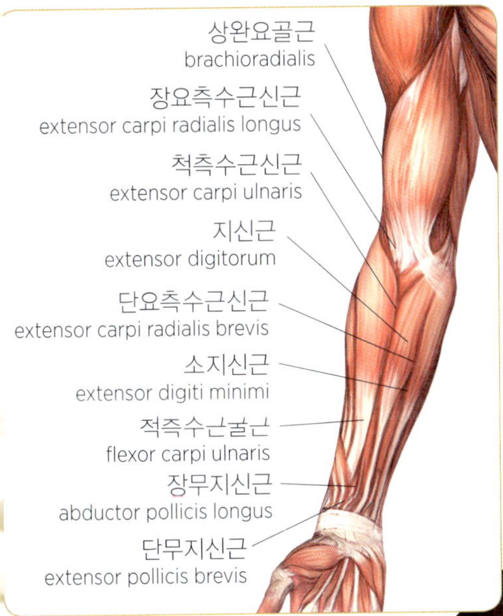

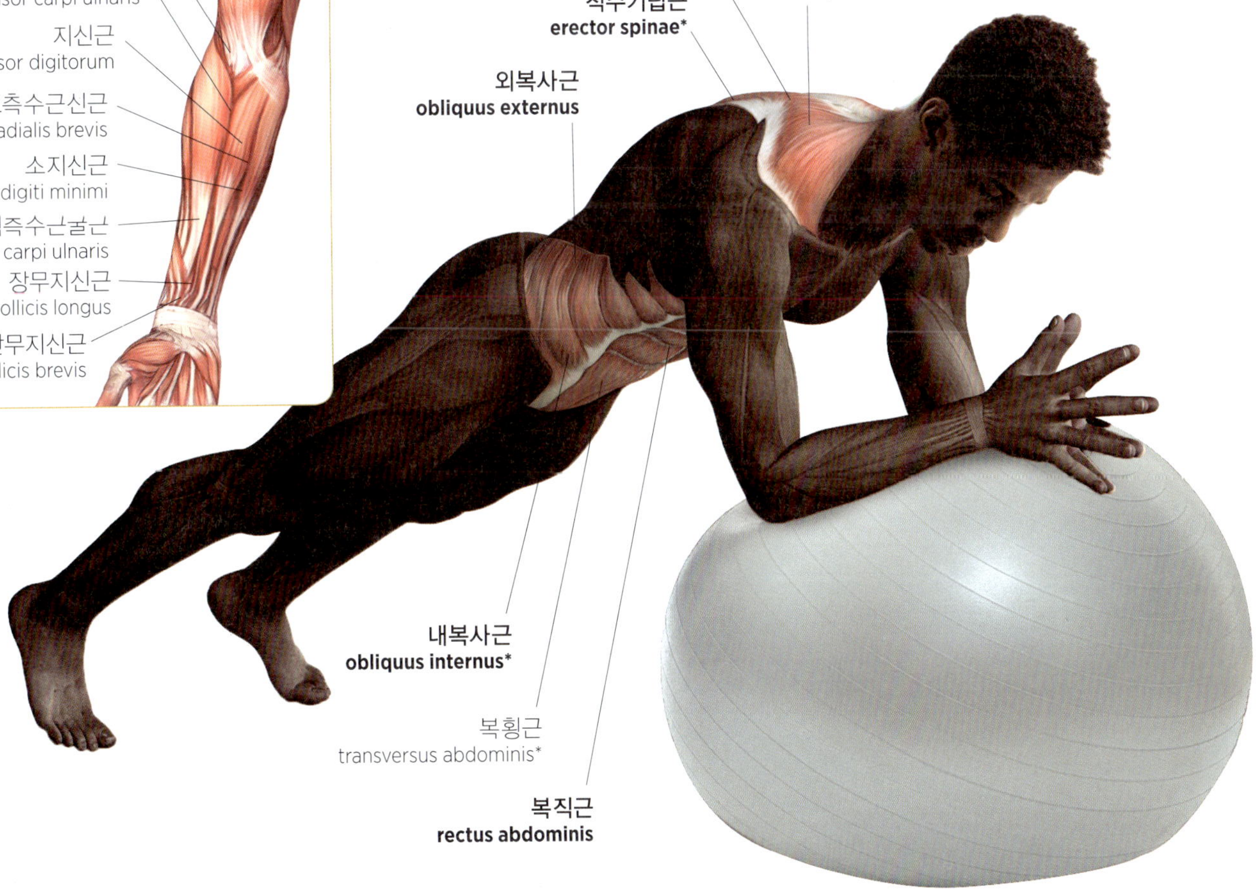

스위스 볼 오토믹 푸쉬-업 Swiss Ball Atomic Push-Up

스위스 볼 오토믹 푸쉬-업은 이름처럼, 많은 주요 근육군을 동시에 흥분시킨다. 이것을 올바르게 수행할 때, 코어 근육이 강화되고, 고관절 굴곡근이 작용되고, 또 일반적으로 여러분의 상체가 멋진 형태를 갖게 된다.

운동 방법

- 네발자세에서 시작하고, 스위스 볼은 여러분의 뒤쪽에 놓고, 손가락은 앞쪽을 향하게 하여 양손으로 바닥을 짚는다. 볼 위에 정강이를 배치하고, 양다리를 펴서 몸과 일직선을 만든다.

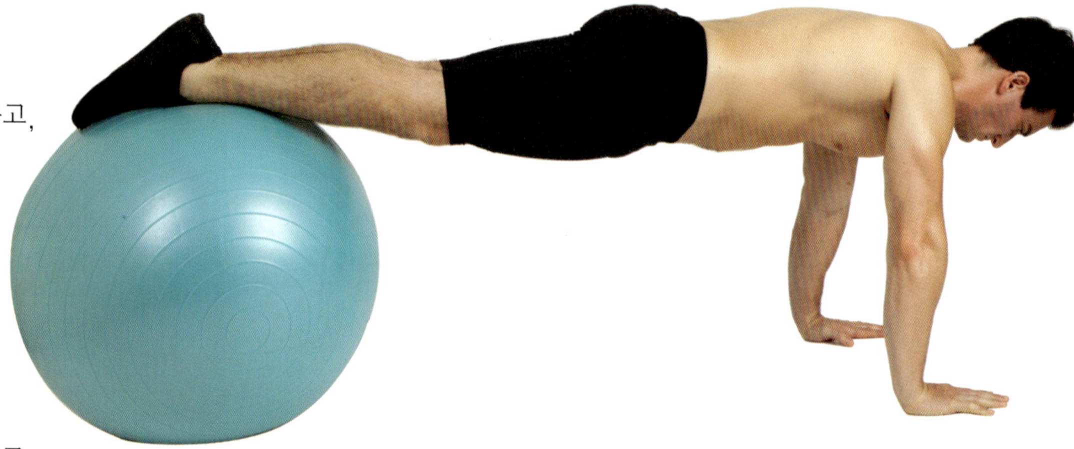

- 허리를 일자로 유지하면서, 스위스 볼을 여러분의 코어 안으로 당겨오기 위해 양쪽 무릎을 굽힌다.

- 양쪽 다리를 쭉 뻗어서 볼을 뒤쪽으로 더 멀리 이동시킨다. 그런 다음, 푸쉬-업을 수행한다. 권장 반복횟수만큼 실시한다.

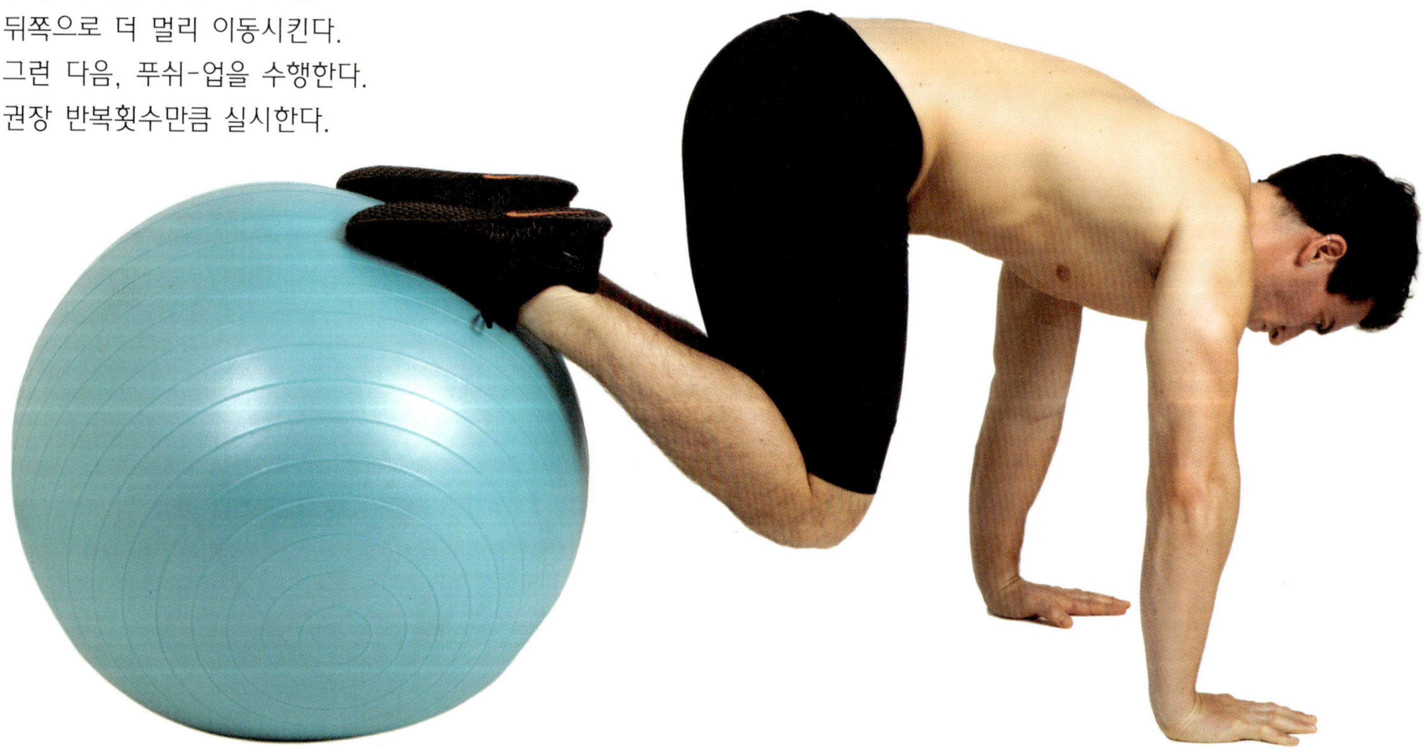

팩트 파일

목표 근육
- 복부 근육
- 고관절 굴곡근
- 허벅지 근육

기구
- 스위스 볼

장점
- 코어와 척추를 안정화시킨다.

주의사항
- 허리 통증
- 손목 통증
- 어깨 문제

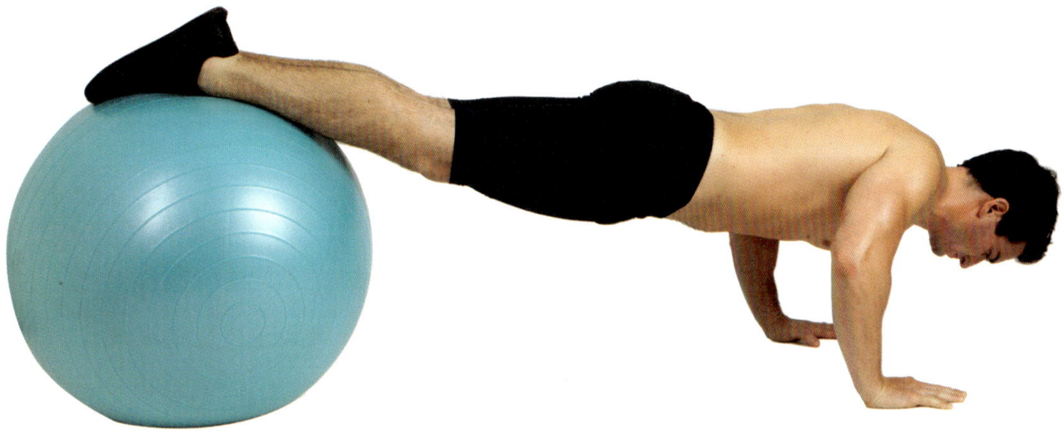

올바른 수행의 팁

- 몸통과 함께 가능하면 엉덩이를 수평되게 유지한다.
- 여러분의 몸을 접거나 넓은 교각 모양으로 벌리지 않는다.

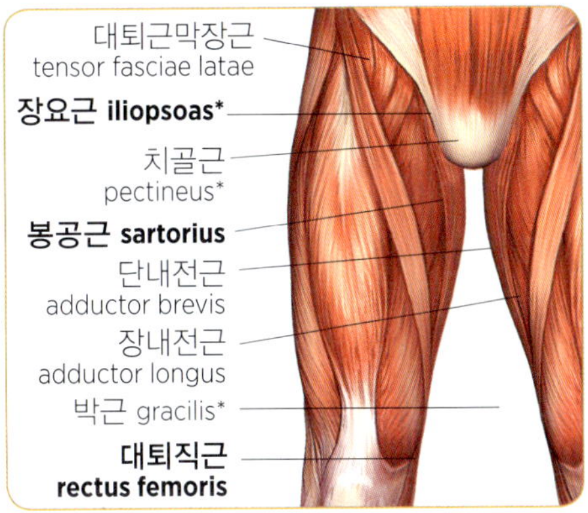

주석

굵은 글자는 목표 근육(target muscles)을 의미한다.
가는 글자는 본 운동에 작용하는 다른 근육들을 의미한다.
* 심부 근육(deep muscles)

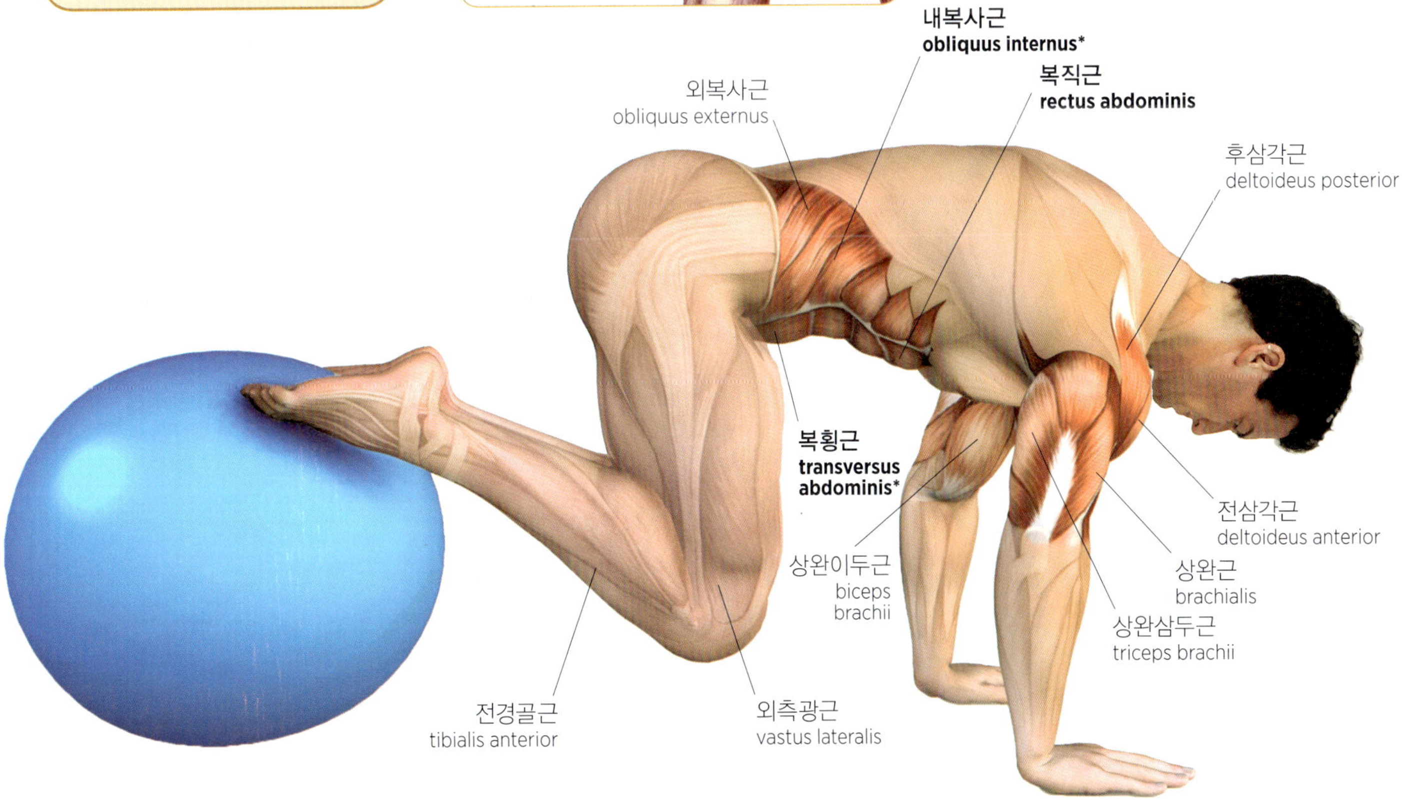

스위스 볼 롤아웃 Swiss Ball Rollout

이 운동은 복부 근력 강화에 매우 효과적이고, 스위스 볼 자체가 소중한 도구임을 증명한다. 효과를 얻기 위해서는 이 운동을 강하고 안정되게 수행해야 한다.

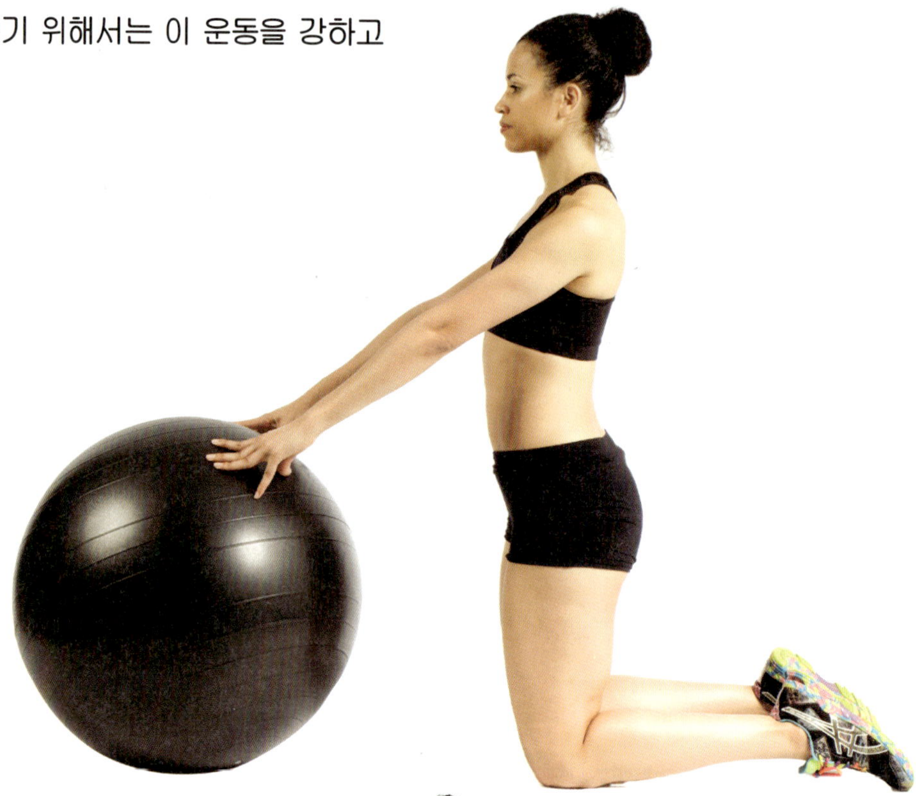

운동 방법

- 무릎을 꿇은 자세에서 양손을 몸 앞에 위치시킨 위에 올려 놓는다.
- 여러분이 앞쪽으로 몸을 기울일 때, 양손을 사용하여 공을 약간씩 굴린다.
- 양팔을 먼저 움직인 후, 몸을 뒤따라 움직여서 공을 앞쪽으로 더 멀리 굴린다.
- 복부 근육과 허리를 사용하여, 다시 시작자세가 되도록 뒤쪽으로 공을 굴린다. 권장 반복횟수만큼 실시한다.

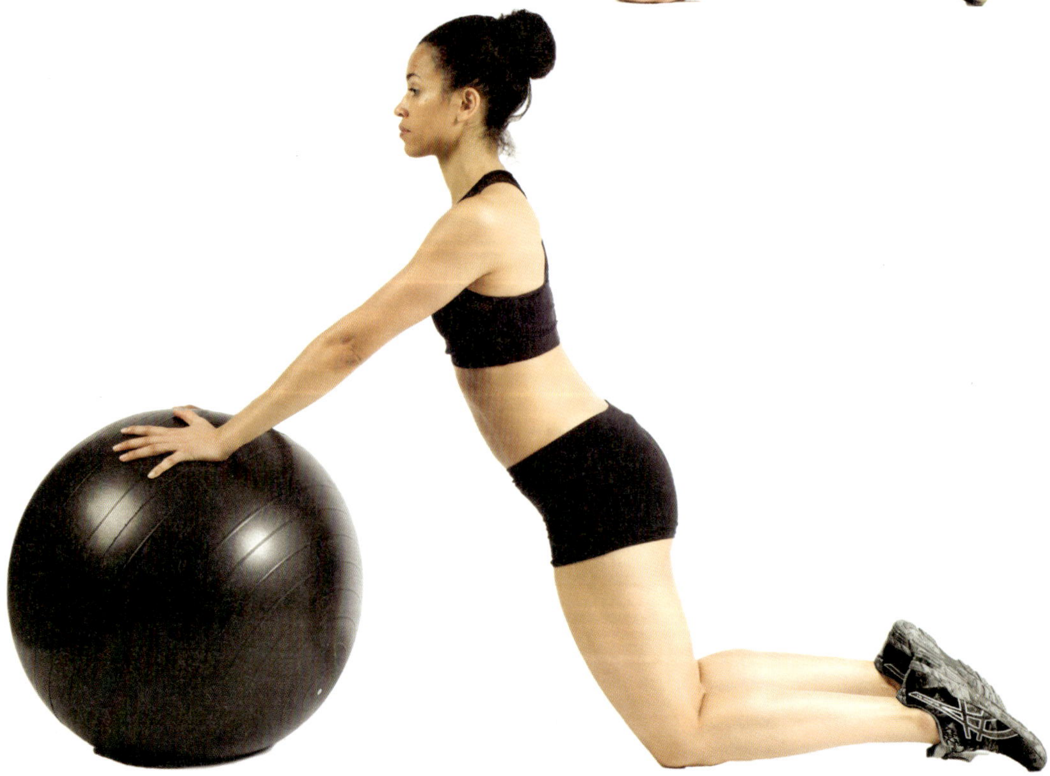

올바른 수행의 팁

- 상체를 길게 유지한다.
- 운동을 수행하는 동안 하퇴와 발로 바닥을 고정한다.
- 등을 편평하게 유지한다.
- 복부를 안쪽으로 당긴다.
- 부드럽게 조절하면서 움직인다.
- 엉덩이가 처지지 않도록 주의한다.

팩트 파일

목표 근육
- 상복부 근육
- 척주기립근

기구
- 스위스 볼

장점
- 코어를 안정화시킨다.

주의사항
- 허리 문제
- 무릎 문제

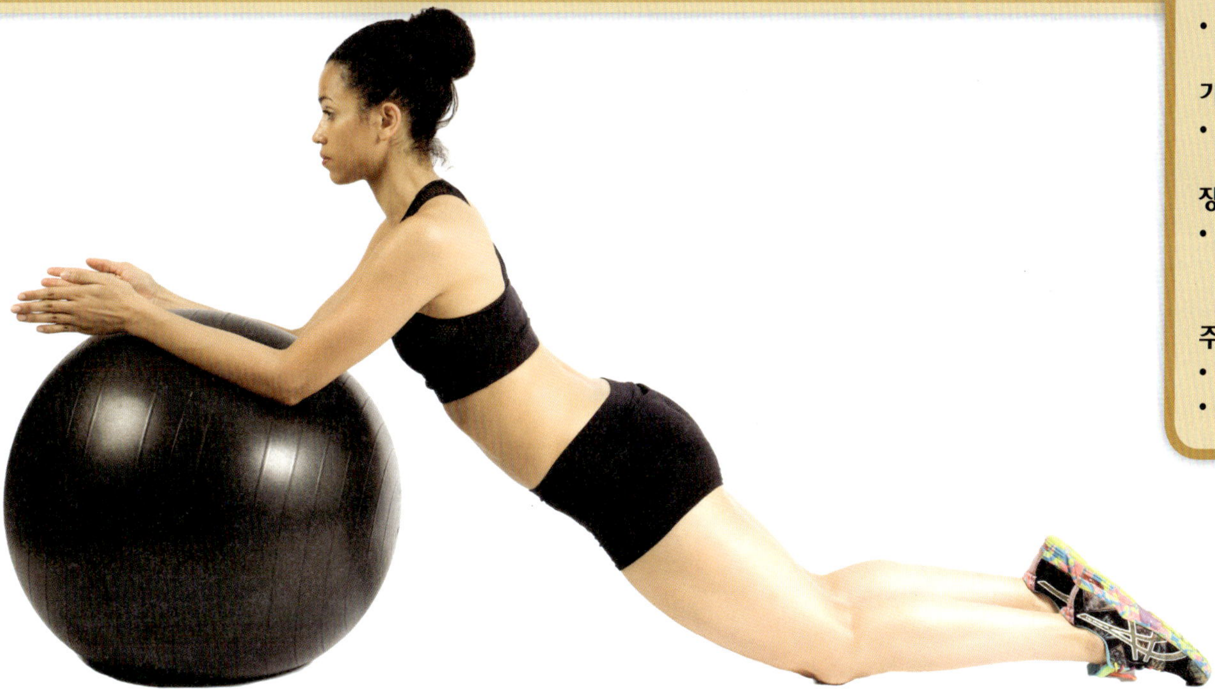

주석

굵은 글자는 목표 근육(target muscles)을 의미한다.
가는 글자는 본 운동에 작용하는 다른 근육들을 의미한다.
* 심부 근육(deep muscles)

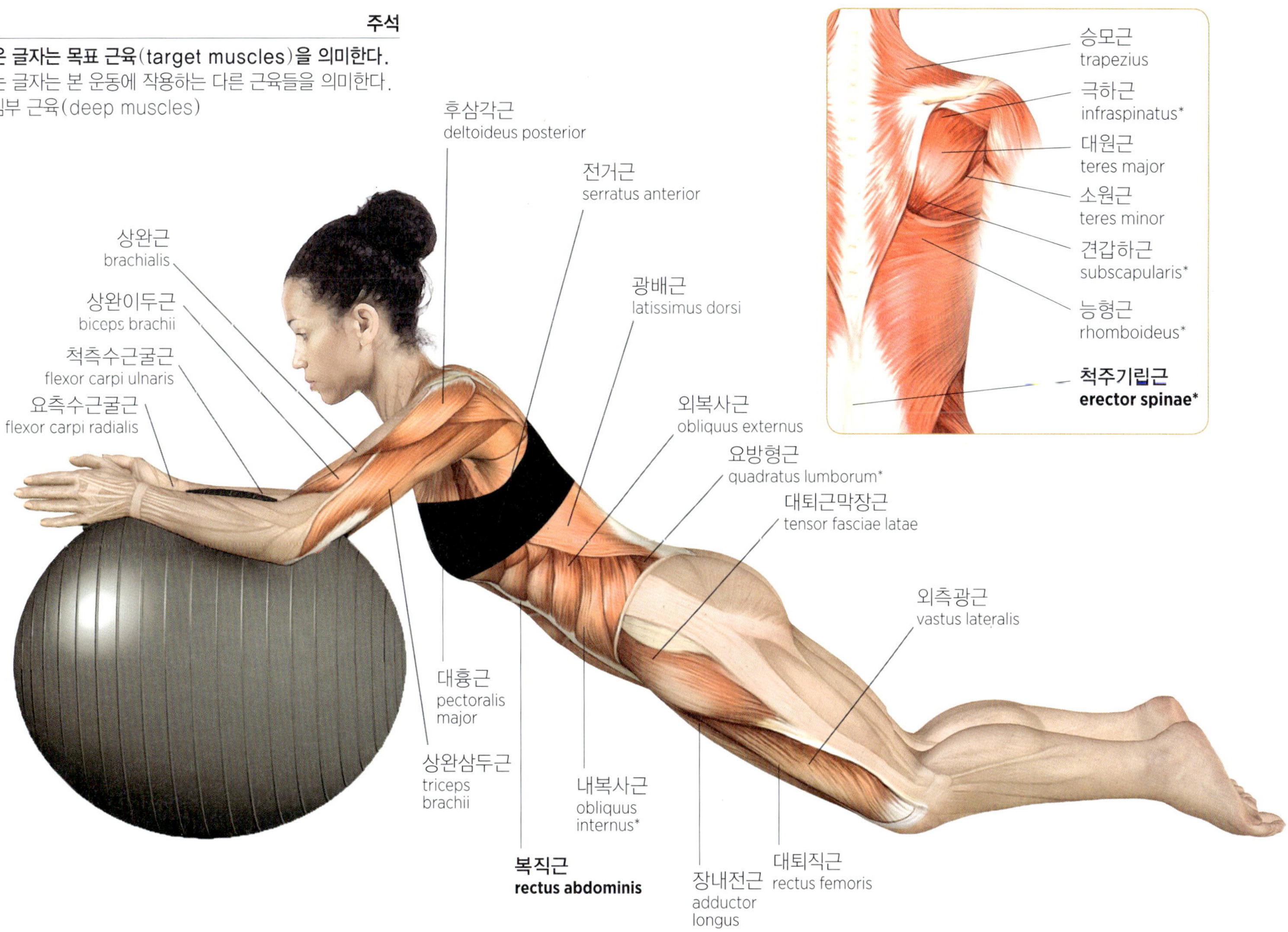

밸런스 푸쉬-업 Balance Push-Up

밸런스 푸쉬-업은 힘든 운동이고, 동적인 상체 운동이다. 이것을 올바르게 수행하면, 적절하게 강화되고 잘 안정화되는 코어를 얻을 수 있다.

운동 방법

- 양손을 어깨너비만큼 벌려 스위스 볼 위에 배치한 후, 푸쉬-업 자세를 취한다.
- 여러분의 몸을 일자로 유지하고, 양팔을 굴곡시켜 가슴이 스위스 볼에 닿을 때까지 내린다.
- 양팔이 완전한 신전이 되도록 뻗는다. 권장 반복횟수만큼 실시한다.

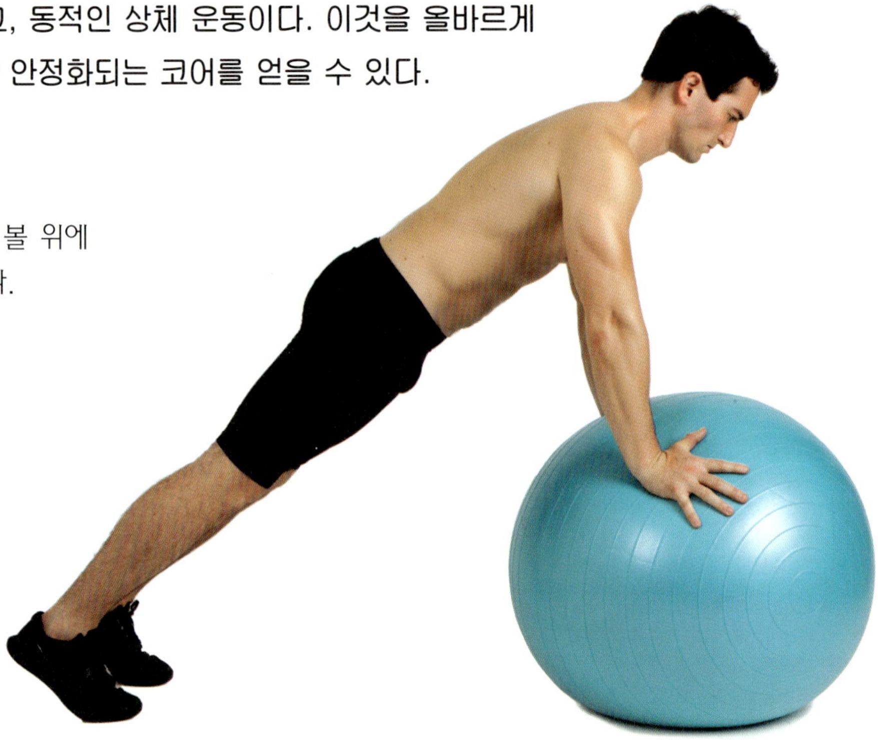

올바른 수행의 팁

- 양손을 공 위에 견고하게 유지시킨다.
- 가능하면 공이 움직이지 않도록 한다.
- 발가락으로 균형을 잡을 수 있도록 발꿈치를 들어 올린다.
- 허리가 활처럼 휘지 않도록 한다.
- 운동을 급하게 서두르지 않는다.

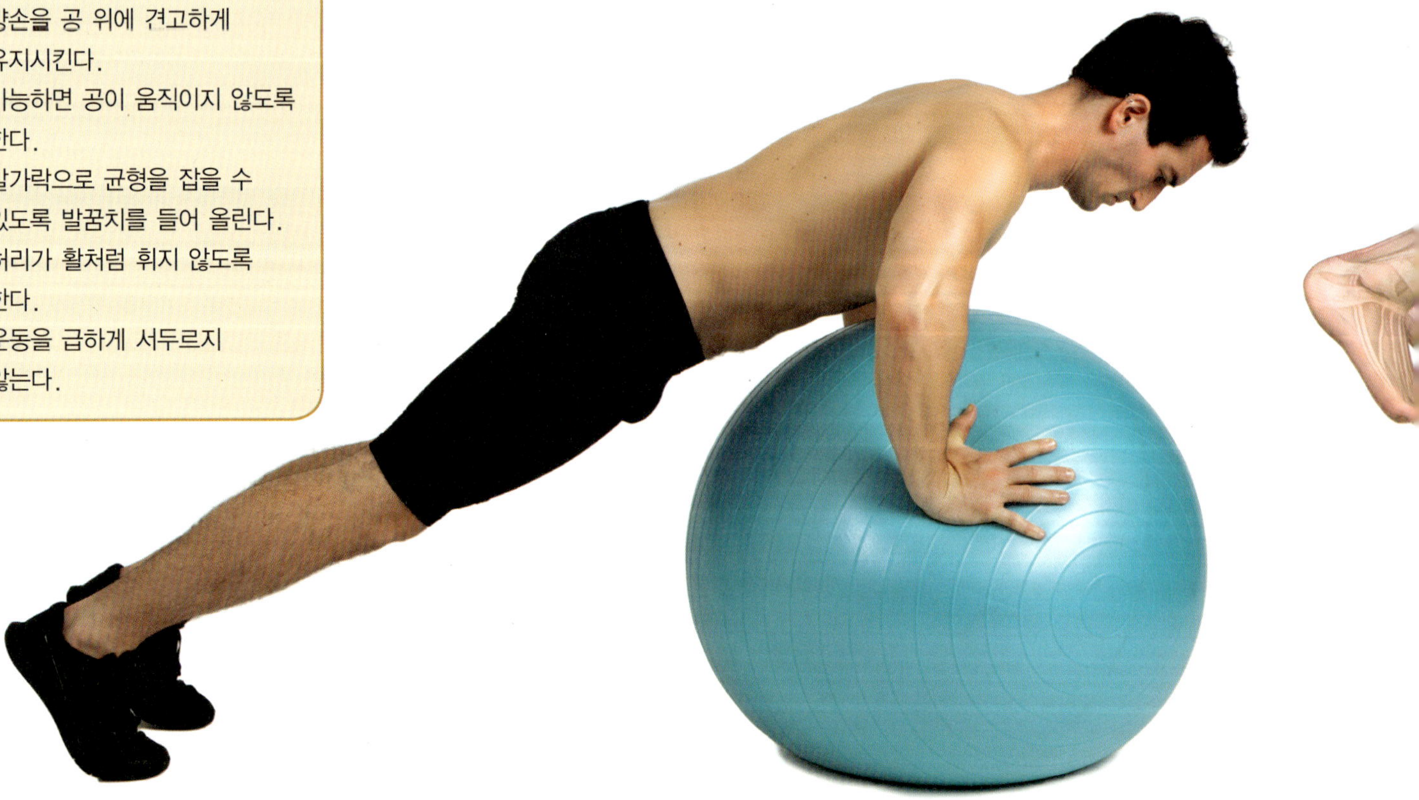

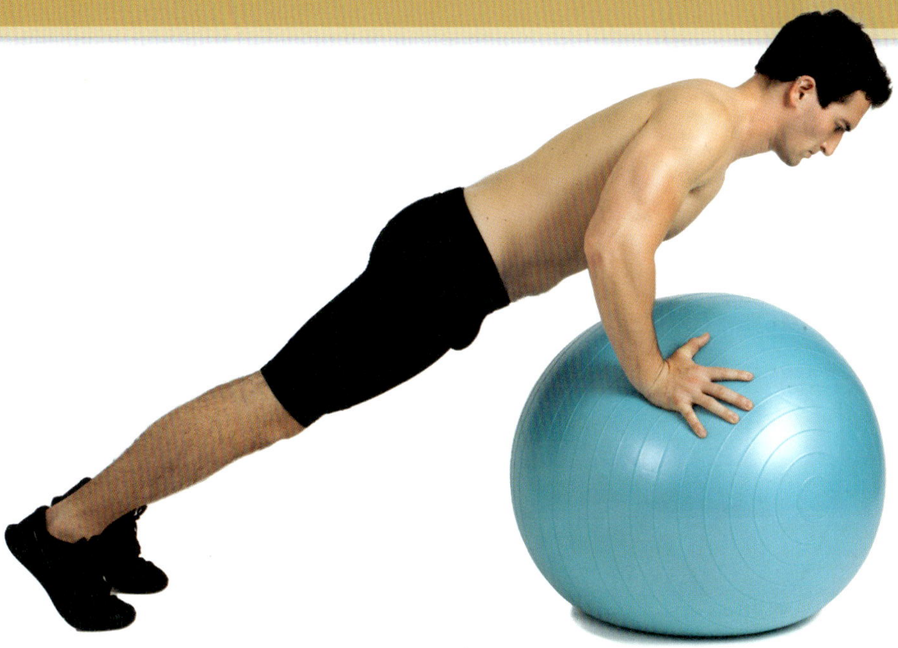

팩트 파일

목표 근육
- 복횡근
- 가슴 근육
- 상완삼두근
- 어깨관절 가동근

기구
- 스위스 볼

장점
- 코어를 안정화시키고 강화한다.
- 상체 근력과 안정성을 향상시킨다.

주의사항
- 허리 통증
- 손목 통증
- 어깨 문제

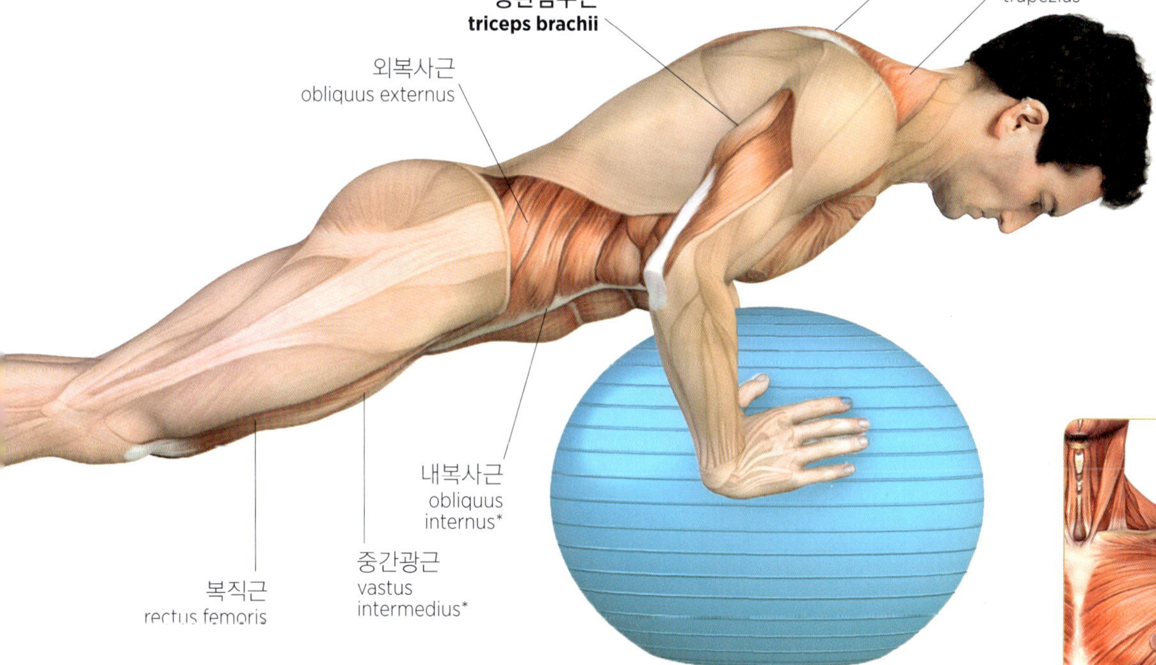

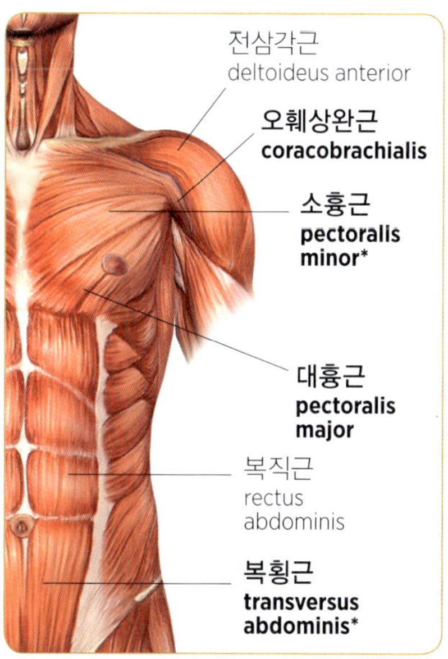

주석

굵은 글자는 목표 근육(target muscles)을 의미한다.
가는 글자는 본 운동에 작용하는 다른 근육들을 의미한다.
* 심부 근육(deep muscles)

스위스 볼 러시안 트위스트

Swiss Ball Russian Twist

스위스 볼 러시안 트위스트는 코어 근육을 재미있게 강화시키고, 허리라인도 예쁘게 만든다. 비록 이런 회전 동작이 모든 복부 근육을 목표로 하고 있지만, 특히 복사근의 작용을 크게 유발시킨다.

운동 방법

- 스위스 볼 위에 앉아서 양발을 어깨너비만큼 벌린다. 공 위에 목이 지지될 때까지 앞쪽으로 공을 굴린다. 가슴 바로 위로 양팔을 완전히 뻗는다.
- 왼쪽 엉덩이를 바깥으로 돌릴 때, 몸통과 양쪽 팔도 같은 방향으로 돌린다.
- 몸을 중심쪽으로 다시 돌린 후, 반대쪽으로 돌린다. 권장 반복횟수만큼 교대로 좌우방향으로 몸을 돌린다.

올바른 수행의 팁

- 천천히 조절하면서 움직인다.
- 상부 등을 스위스 볼에 떨어지지 않도록 주의한다.

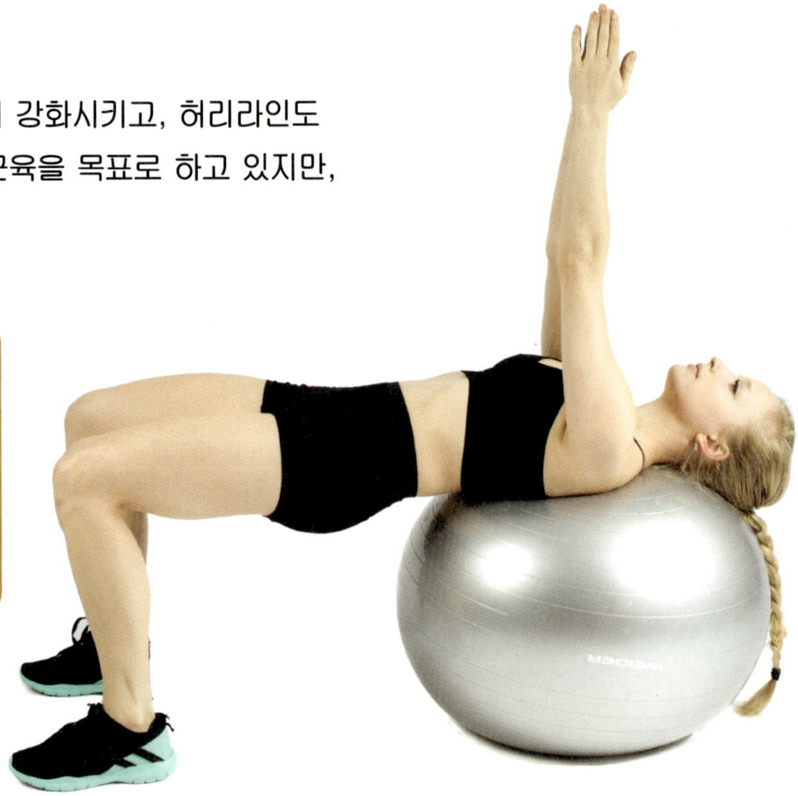

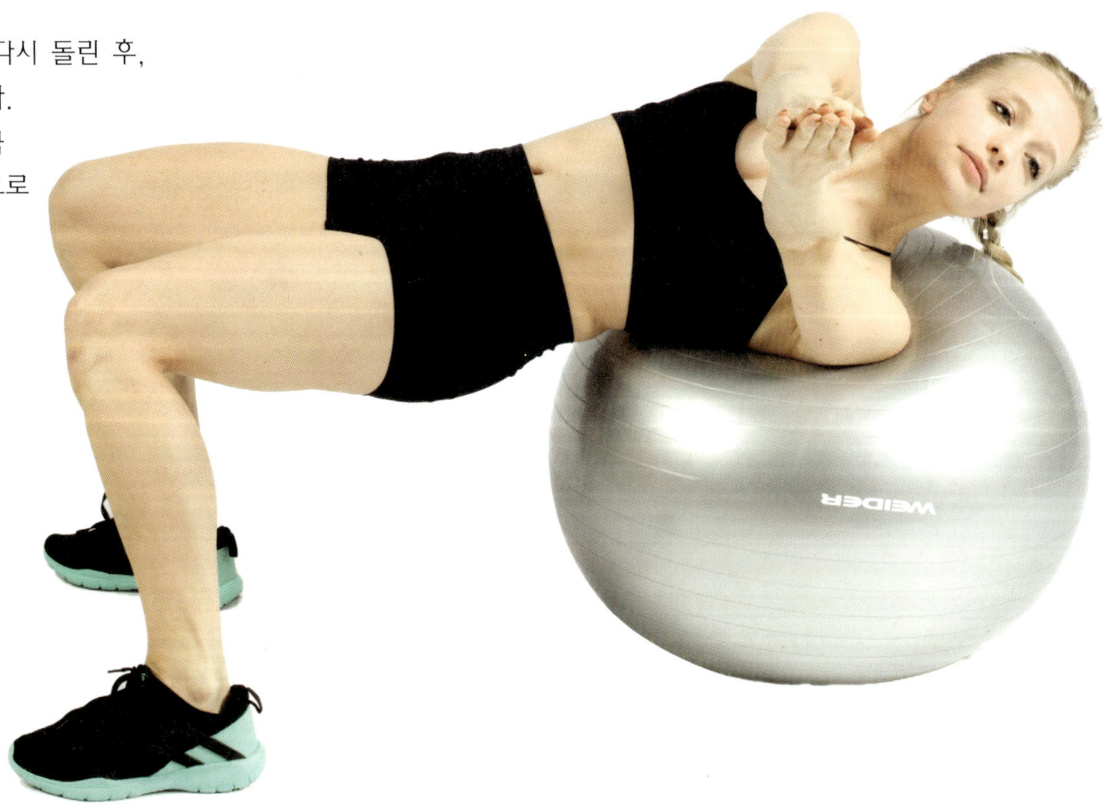

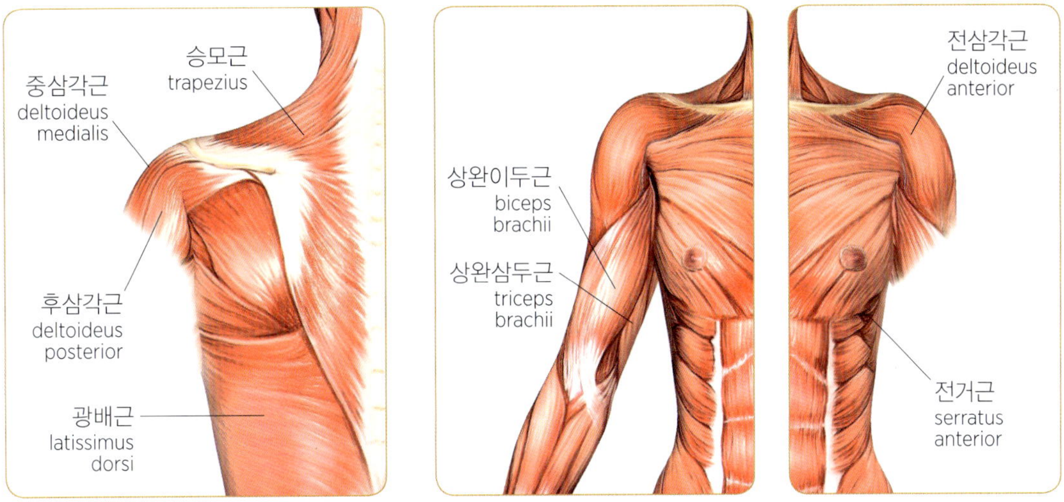

주석

굵은 글자는 목표 근육(target muscles)을 의미한다.
가는 글자는 본 운동에 작용하는 다른 근육들을 의미한다.
* 심부 근육(deep muscles)

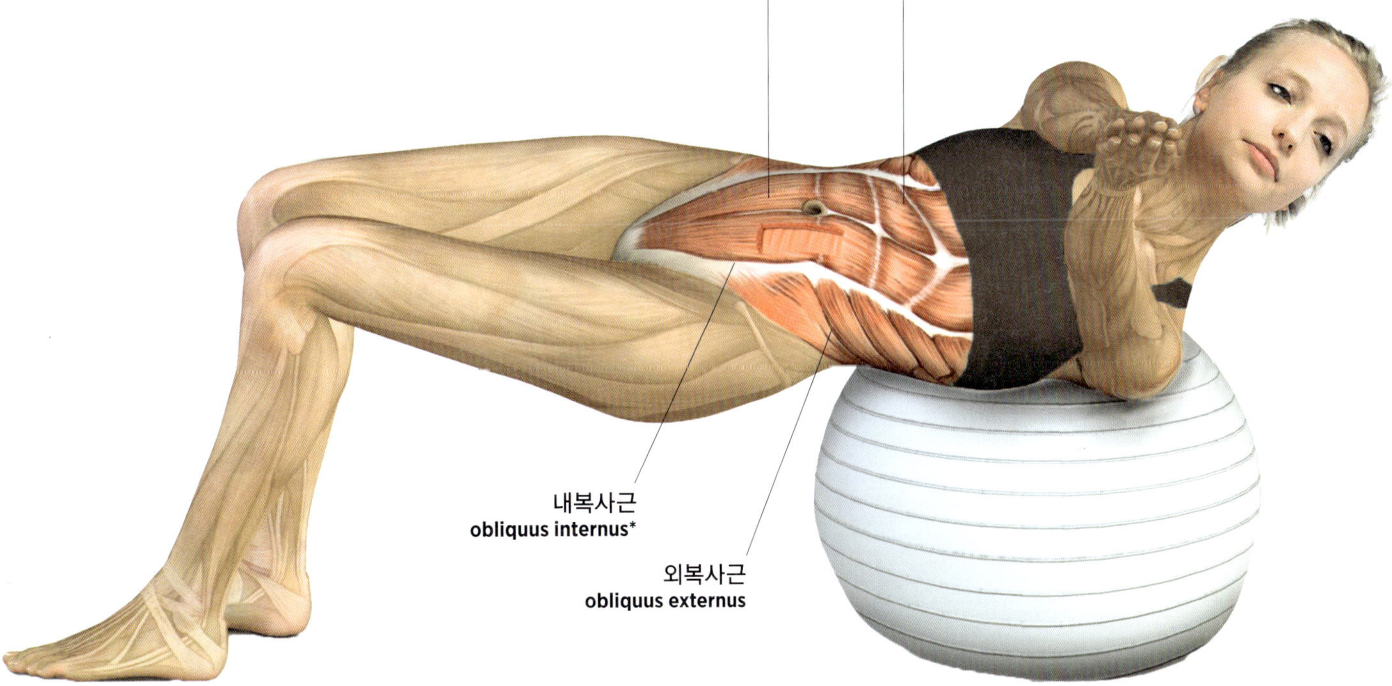

팩트 파일

목표 근육
- 복부 근육(특히 복사근)

기구
- 스위스 볼

장점
- 코어를 강화한다.
- 복부 근육(특히 복사근)을 단련한다.
- 팔과 어깨 근육을 단련한다.

주의사항
- 허리 문제

폼 롤러 트라이셉스 롤아웃

Foam Roller Triceps Rollout

이름이 의미하듯이, 이 운동은 상완삼두근을 주로 작용시킨다. 그러나 이것은 복부 근육, 가슴 근육 및 둔부 근육을 참여시킴으로써 코어 근력의 발달에도 매우 효과적이다.

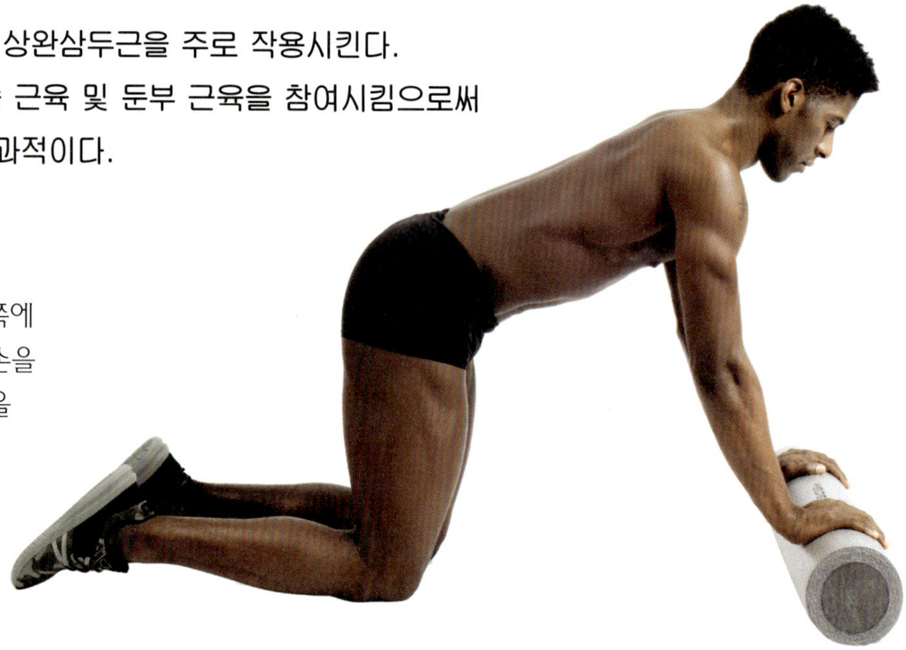

운동 방법

- 바닥에 무릎을 꿇고, 여러분 앞쪽에 폼 롤러를 가로로 배치한다. 양손을 폼 롤러 위에 올려놓고, 손가락을 여러분 반대쪽으로 향하게 한다.
- 척추를 중립위로 유지하고, 전완을 이용해 폼 롤러를 앞쪽으로 굴린다.
- 폼 롤러가 팔꿈치에 닿을 때까지 계속 앞쪽으로 굴린다. 폼 롤러를 압박하면서, 엉덩이의 정렬을 유지하고, 다시 시작자세로 폼 롤러를 굴린다. 권장 반복횟수만큼 실시한다.

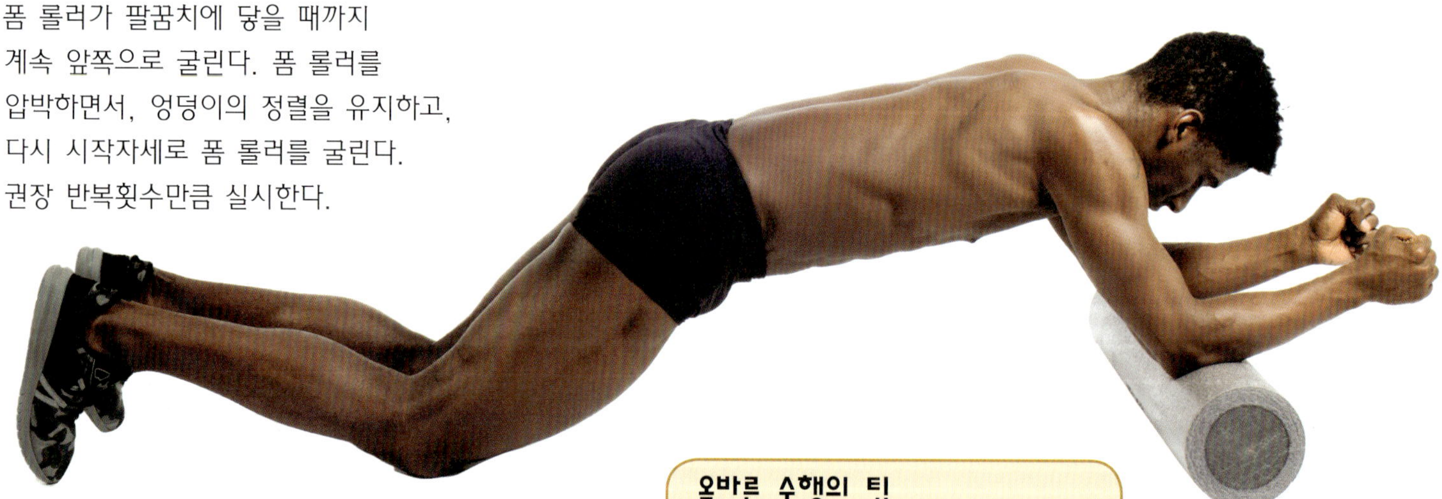

올바른 수행의 팁

- 모든 움직임이 동시에 일어나도록 한다.
- 운동을 수행하는 동안 어깨를 이완시킨다.
- 귀로부터 멀어지도록 어깨를 하강한다.
- 운동을 수행하는 동안, 엉덩이와 허리가 아래로 떨어지지 않아야 한다.
- 등이 활처럼 휘지 않아야 한다.

팩트 파일

목표 근육
- 상완삼두근
- 복부 근육
- 몸통 안정근
- 슬괵근

기구
- 폼 롤러

장점
- 코어 근력을 향상시킨다.
- 코어와 상완 근육이 어깨 안정성을 강화한다.

주의사항
- 허리 통증
- 어깨 통증

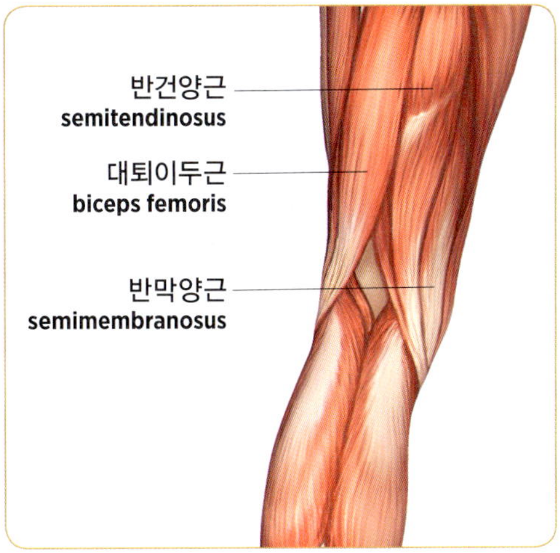

주석

굵은 글자는 목표 근육(target muscles)을 의미한다.
가는 글자는 본 운동에 작용하는 다른 근육들을 의미한다.
* 심부 근육(deep muscles)

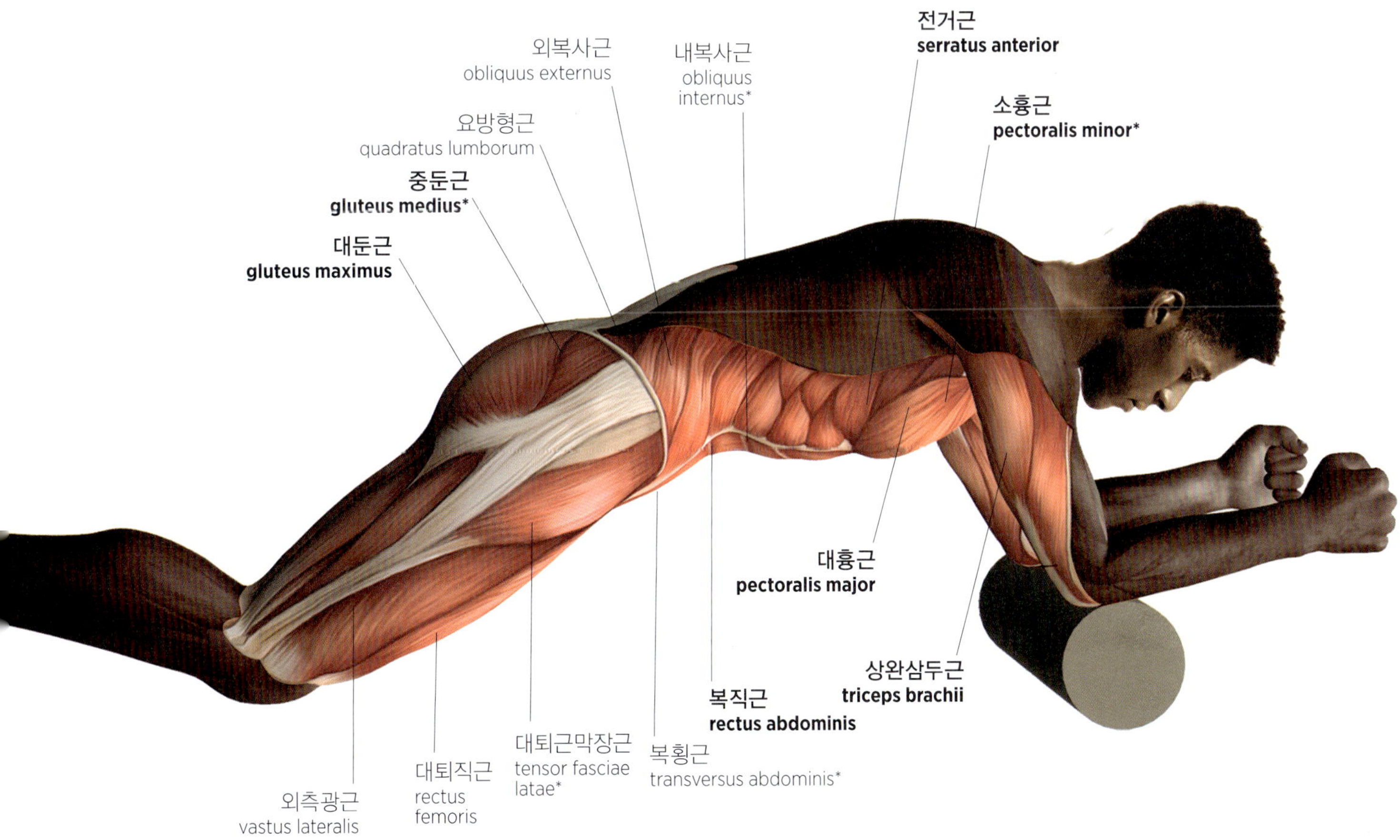

폼 롤러 어브도미널 롤백

Foam Roller Abdominal Rollback

이 운동은 쉽고 빠르게 수행되며, 대퇴사두근과 어깨 근육을 목표로 하는 훌륭한 운동이지만, 많은 코어 근육도 활성화시킨다.

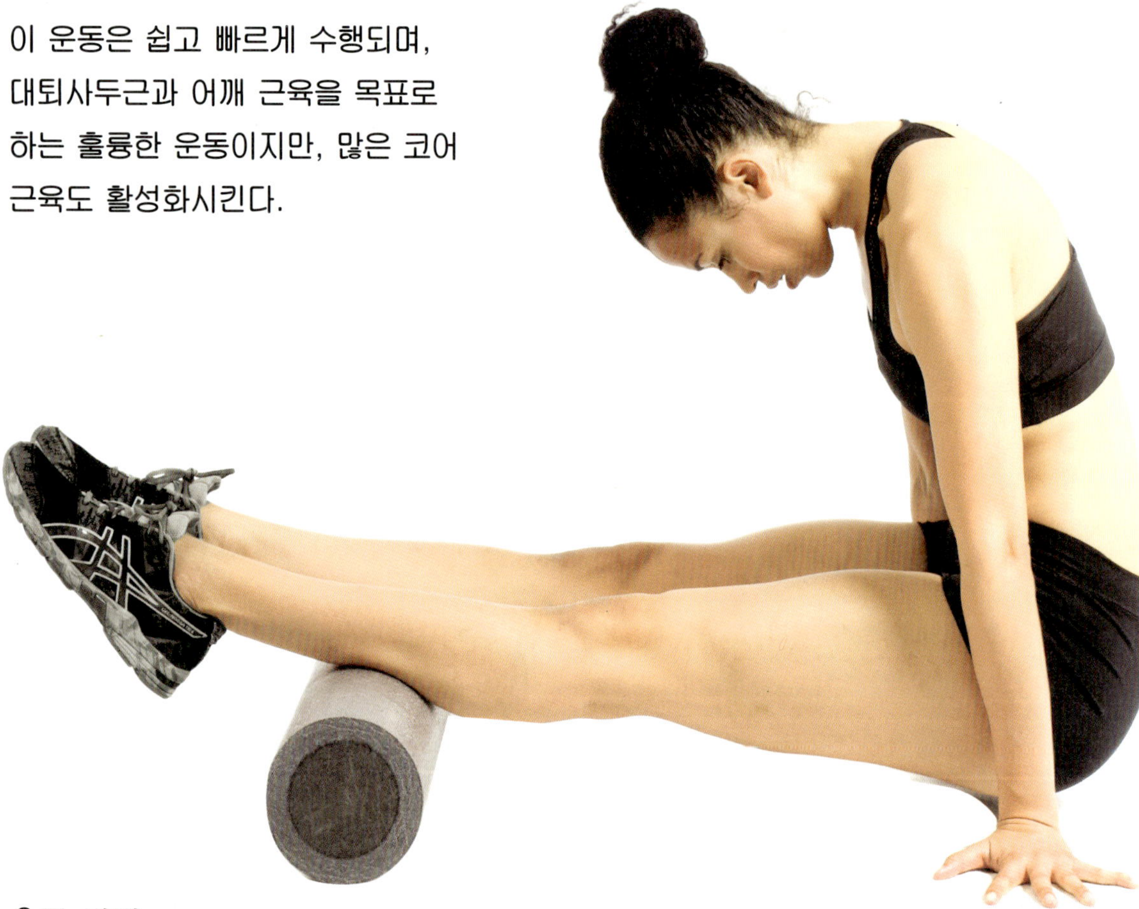

운동 방법

- 바닥에 앉아서 무릎 밑에 폼 롤러를 배치하고 몸통 옆에 손바닥을 대고 양손을 배치한다.
- 엉덩이가 무릎과 수평 높이를 이룰 때까지 엉덩이를 천천히 들어 올릴 때, 다리를 견고하게 유지하고 양손으로 바닥을 누른다.
- 양팔을 통해 엉덩이를 뒤쪽으로 끌어당기면서 양쪽 다리로 폼 롤러를 굴린다. 허벅지를 응시하도록 머리를 약간 아래로 떨어뜨린다.
- 엉덩이를 바닥으로부터 들어 올린 채, 다시 시작자세로 가기 위해 천천히 조절하면서 폼 롤러를 굴린다. 권장 반복횟수만큼 실시한다.

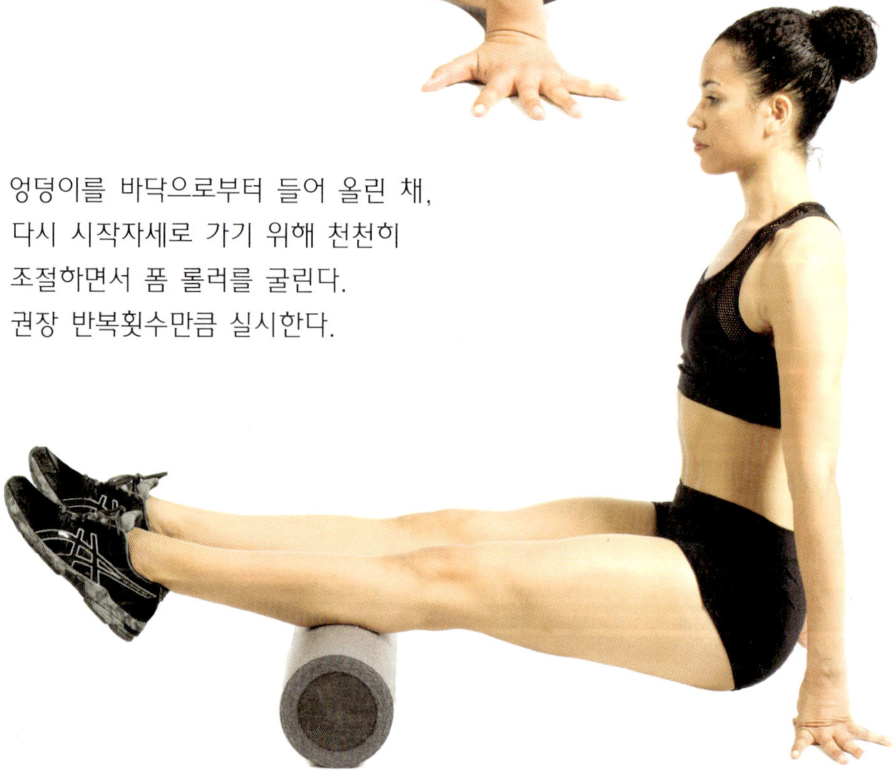

팩트 파일

목표 근육
- 복부 근육
- 어깨 근육
- 대퇴사두근

기구
- 폼 롤러

장점
- 코어, 골반 및 어깨 근육을 강화하고 안정화시킨다.
- 상완삼두근을 작용시킨다.
- 모든 스포츠의 수행능력을 향상한다(특히, 균형을 요구하는 스포츠).

주의사항
- 손목 통증
- 어깨 통증

올바른 수행의 팁
- 몸통을 똑바로 세우고, 전방을 응시한다.
- 복부 근육을 활성화시킨다.
- 안정성을 위해 양팔로 바닥을 고정한다.
- 한쪽으로 몸이 돌아가서는 안된다.
- 복부가 바깥으로 팽창하지 않아야 한다.
- 목이 한쪽으로 돌아가서는 안된다.

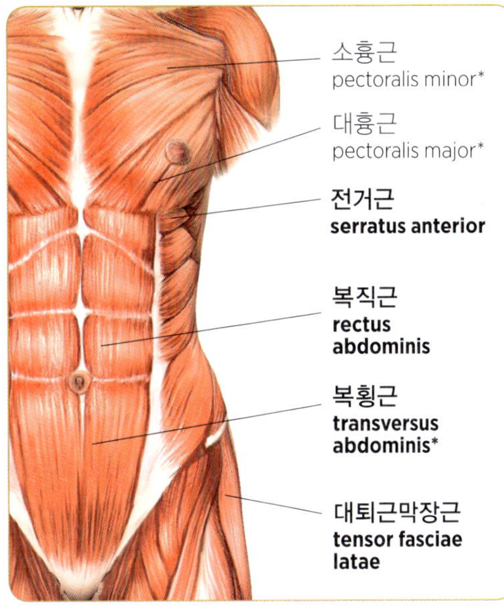

주석

굵은 글자는 목표 근육(target muscles)을 의미한다.
가는 글자는 본 운동에 작용하는 다른 근육들을 의미한다.
* 심부 근육(deep muscles)

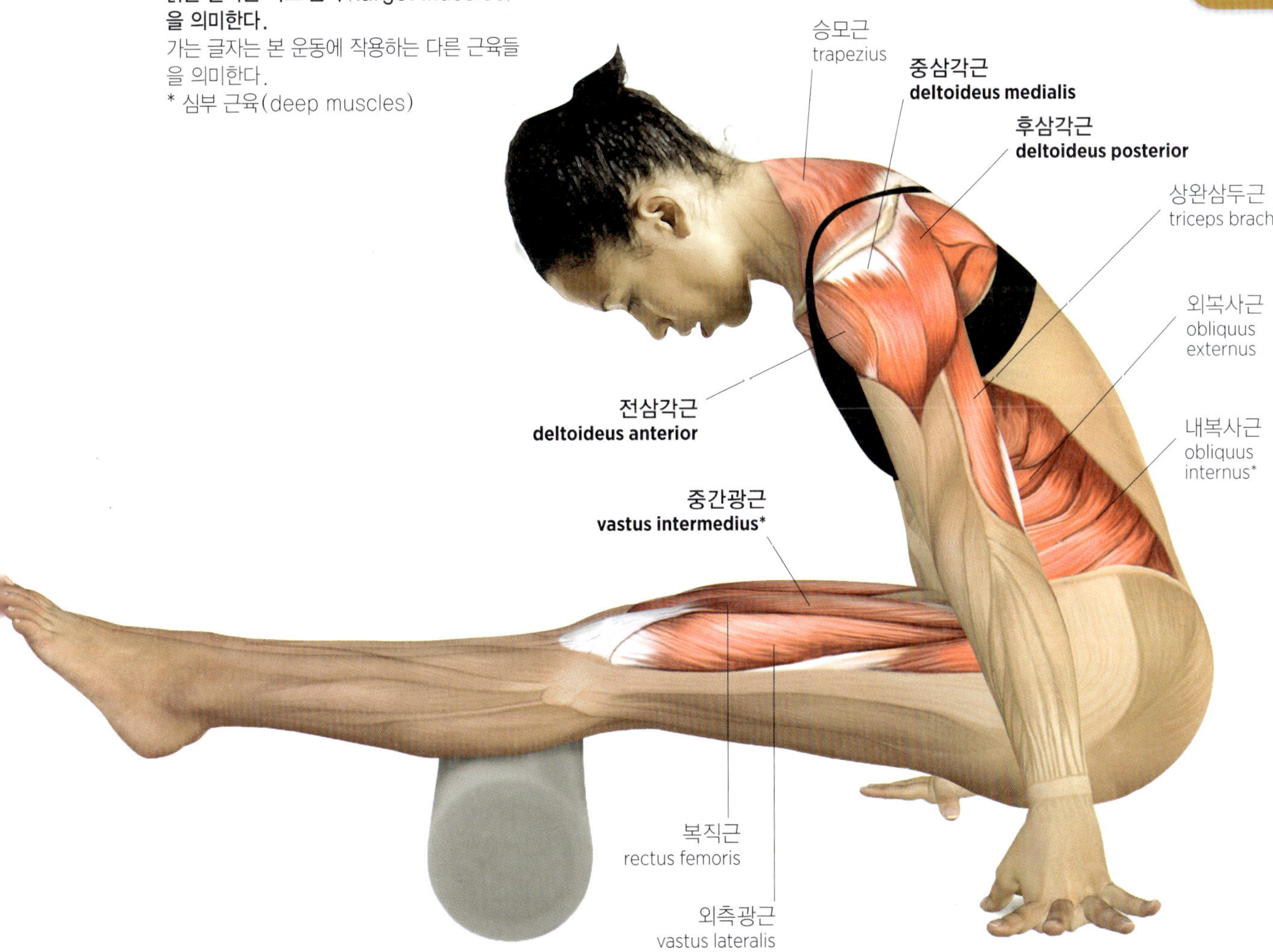

폼 롤러 다이어고널 크런치

Foam Roller Diagonal Crunch

폼 롤러 다이어고널 크런치는 크런칭과 스트레칭을 함께 하면서 근육의 커다란 배열에 관여한다. 이것은 많은 코어 근육과 몸통 앞쪽 근육을 강화하는데 도움을 주고, 또 어깨, 고관절 및 골반 주위의 안정성과 굴곡을 향상시키는데도 도움을 준다.

운동 방법

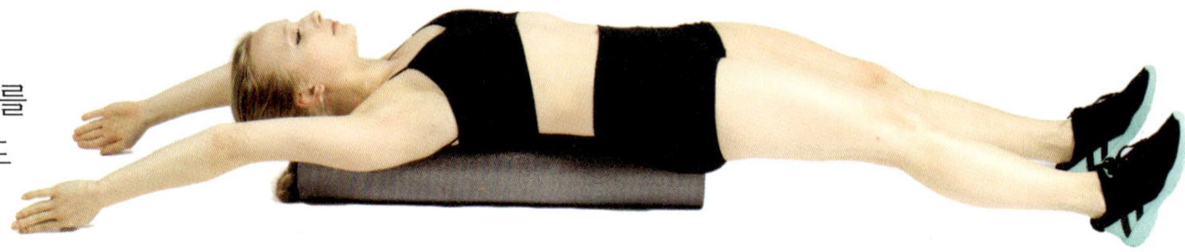

- 척추가 일직선 되도록 폼 롤러의 길이를 따라 등을 대고 눕는다. 둔부와 어깨도 폼 롤러에 접촉되어야 한다.
- 양쪽 다리를 쭉 펴고, 양발로 바닥을 고정한다. 그리고 양팔을 머리 위로 뻗는다.

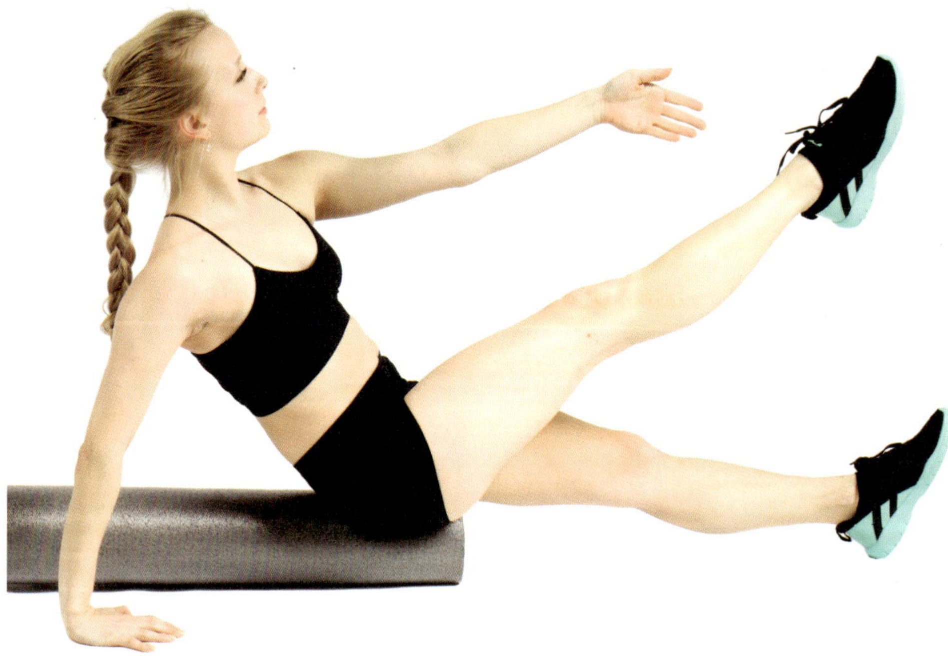

- 마치 크런치하듯이, 머리와 상체를 들어 올린다. 왼쪽 다리와 오른팔을 바닥 위에 남겨 두고, 지지를 위해 오른손을 사용한다. 오른쪽 다리와 왼팔을 들어 올리고, 발목 쪽으로 왼손을 뻗는다.
- 천천히 척추를 굴려 머리와 상체를 폼 롤러 위로 내리면서, 들어 올린 팔과 다리를 내린다. 반대쪽도 반복한다. 권장 반복횟수 만큼 양측을 교대로 실시한다.

올바른 수행의 팁

- 운동을 수행하는 동안 양쪽 다리를 견고하게 유지한다.
- 운동을 수행하는 동안 둔부를 폼 롤러에 계속 접촉시킨다.
- 귀로부터 멀어지도록 어깨를 하강한다.
- 양쪽 무릎을 굴곡하지 않는다.

다른 버전

높은 난이도: 지지를 위해 한쪽 다리를 바닥에 유지하고, 여러분이 크런치 업을 할 때 들어 올린 다리 쪽으로 양쪽 팔을 뻗는다.

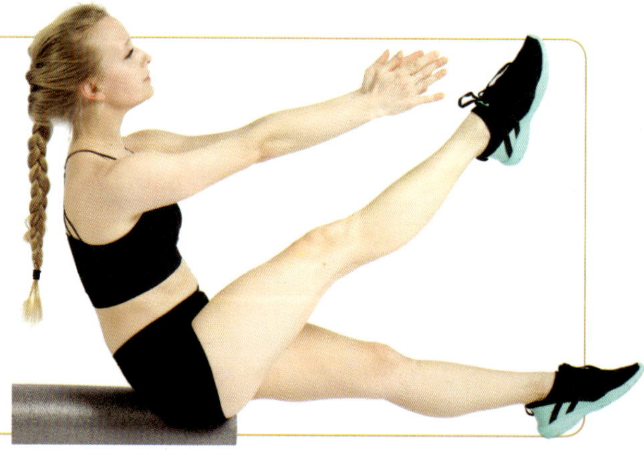

팩트 파일

목표 근육
- 복부 근육
- 가슴 근육
- 어깨와 고관절의 안정근과 굴곡근
- 대퇴사두근

기구
- 폼 롤러

장점
- 코어를 강화한다.
- 코어, 골반 및 어깨 안정성을 향상시킨다.

주의사항
- 등 문제
- 목 문제

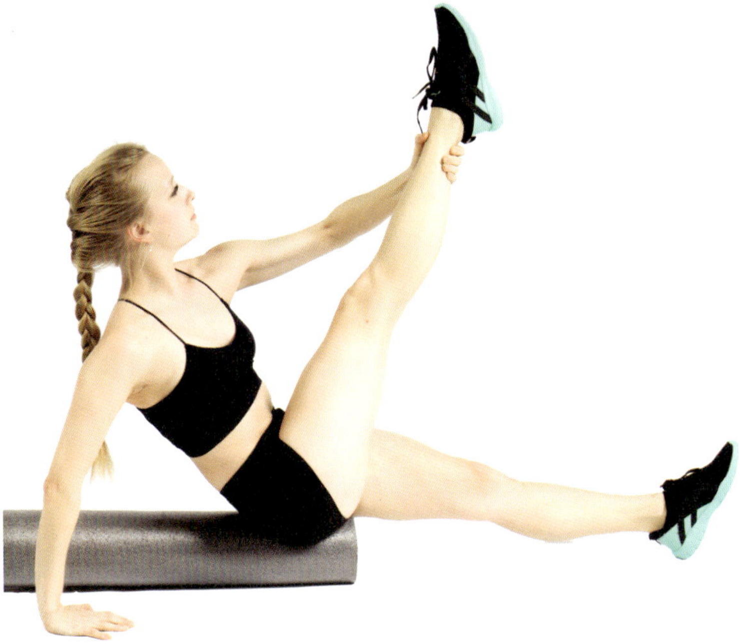

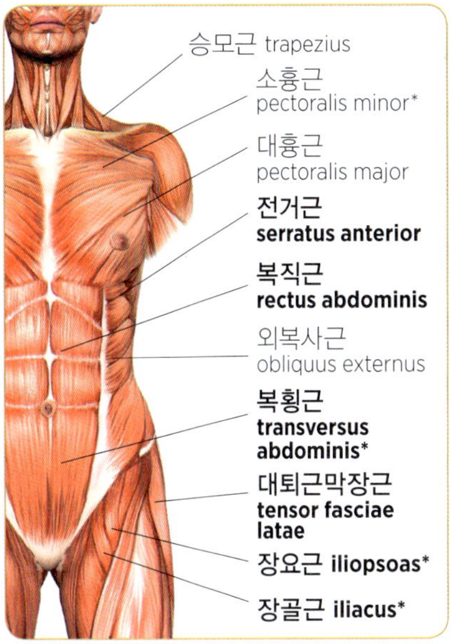

주석

굵은 글자는 목표 근육(target muscles)을 의미한다.
가는 글자는 본 운동에 작용하는 다른 근육들을 의미한다.
* 심부 근육(deep muscles)

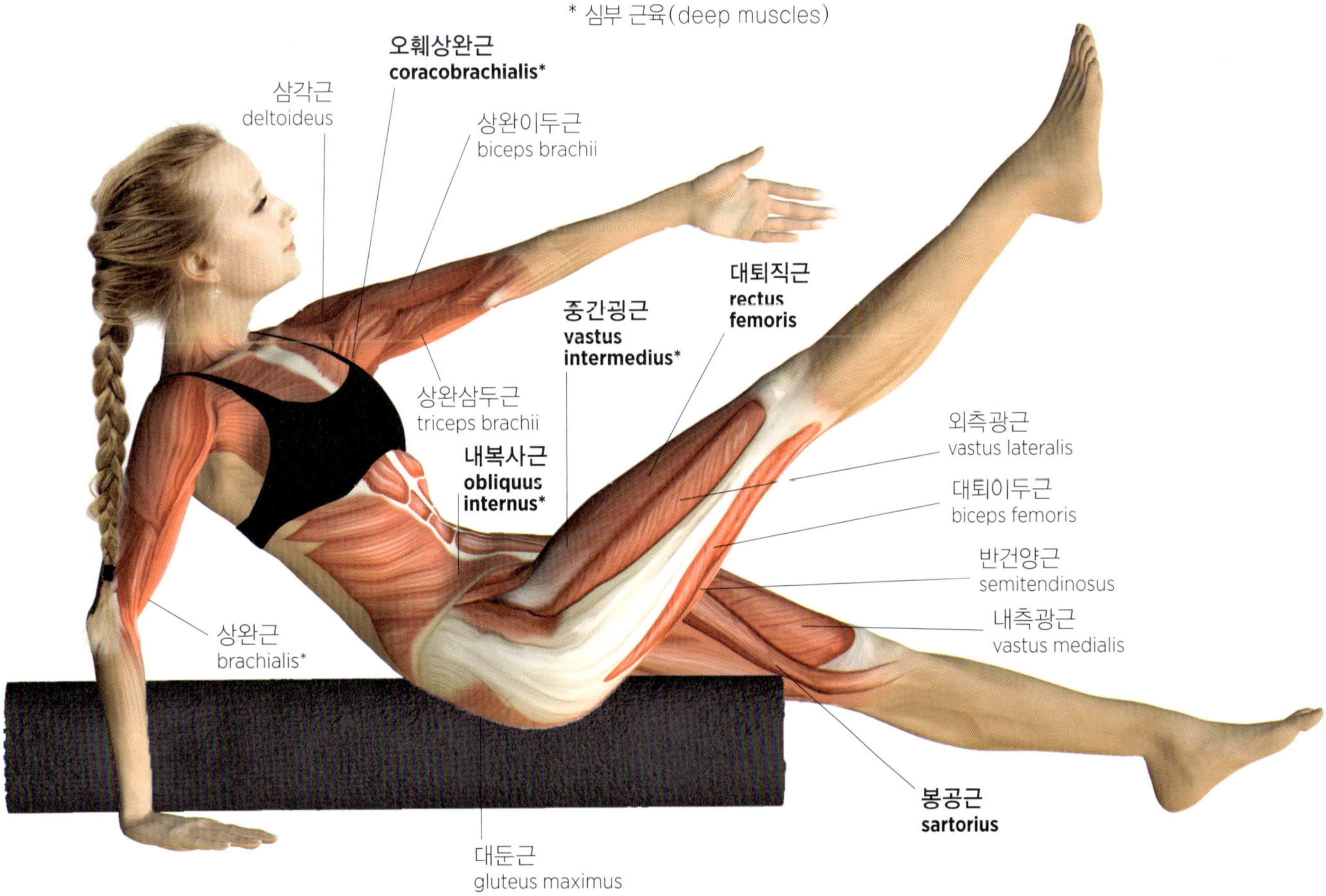

콰드룹트(네발기기) 니이 풀-인 Quadruped Knee Pull-In

이것은 복부 근력 뿐만 아니라, 상완삼두근도 강화한다. 이것은 골반 균형을 유지하고, 동시에 대퇴사두근을 활성화한다.

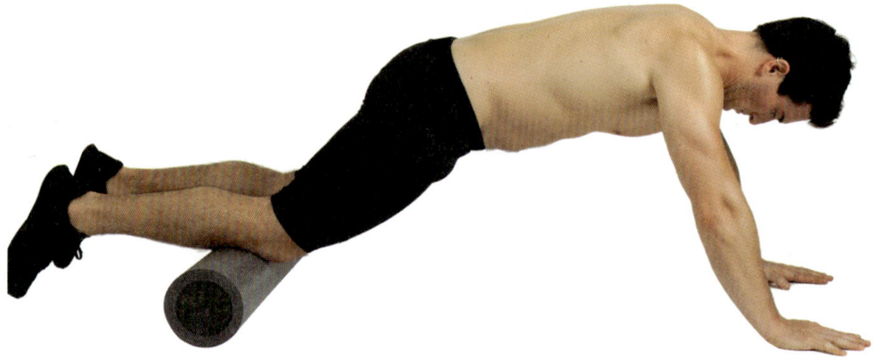

운동 방법

- 바닥에 폼 롤러를 배치한다. 폼 롤러 위에 무릎을 꿇고, 양손을 앞쪽 바닥에 배치한다. 양손은 몸통 약간 앞쪽에 위치해야 하고, 발꿈치와 엉덩이를 들어 올린다. 이것이 시작자세이다.
- 여러분이 양손 쪽으로 무릎을 당기면서 몸통을 둥글게 만든다. 이것은 폼 롤러를 발쪽으로 움직이게 만든다.
- 팔꿈치를 푸쉬-업 자세로 굴곡한 후 다시 쭉 뻗는다. 그런 다음 시작자세로 천천히 구르기를 한다.
  권장 반복횟수만큼 실시한다.

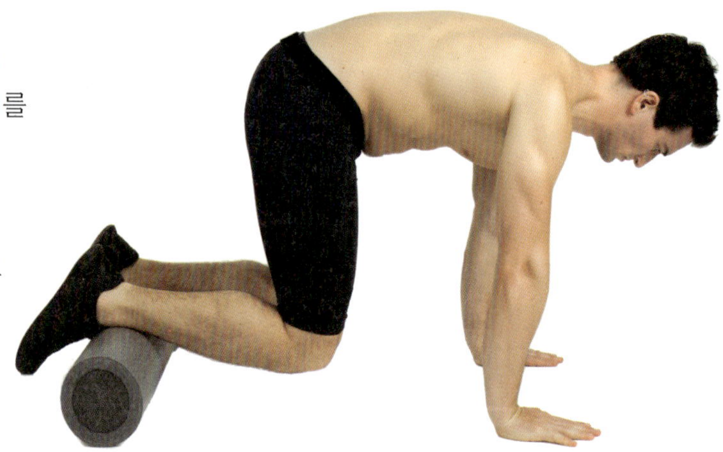

올바른 수행의 팁

- 무릎을 안쪽으로 당기면서 등을 둥글게 만든다.
- 목을 이완한다.
- 부드러운 이동을 한다.
- 귀로부터 멀어지도록 어깨를 하강한다.
- 머리를 앞쪽으로 움직이지 않는다.

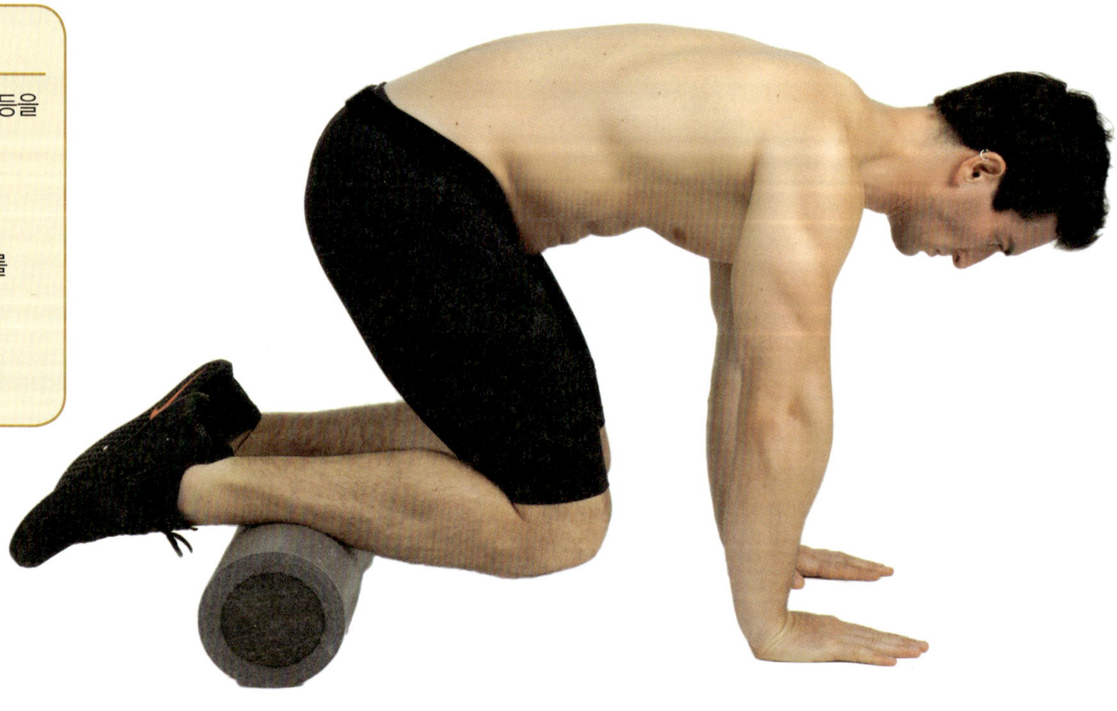

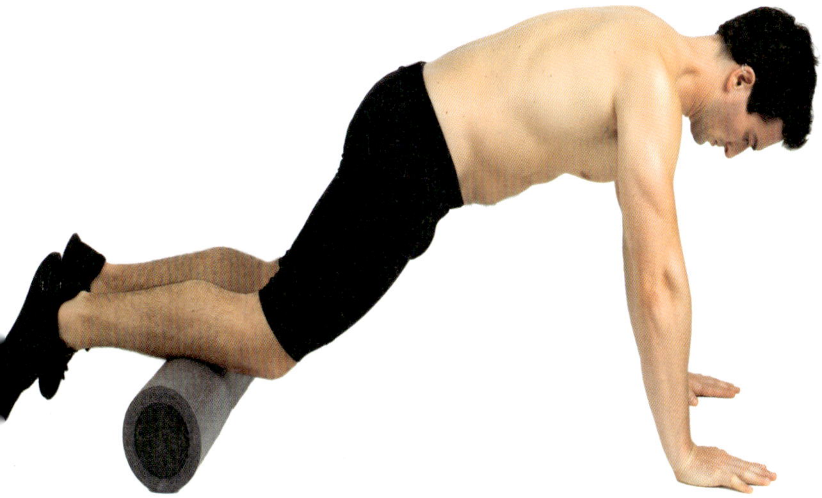

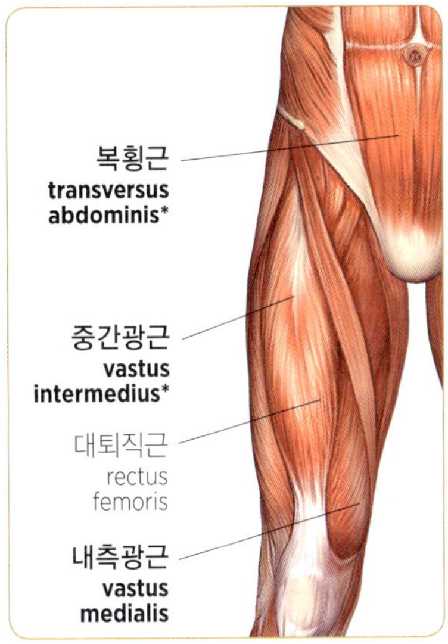

팩트 파일

목표 근육
- 복부 근육
- 상완삼두근
- 허벅지 근육

기구
- 폼 롤러

장점
- 코어, 상완 및 허벅지 근육을 강화한다.
- 코어, 골반 및 어깨 안정성을 향상시킨다.

주의사항
- 손목 통증
- 어깨 통증
- 무릎을 완전히 굴곡하기 어려운 경우

주석

굵은 글자는 목표 근육(target muscles)을 의미한다.
가는 글자는 본 운동에 작용하는 다른 근육들을 의미한다.
* 심부 근육(deep muscles)

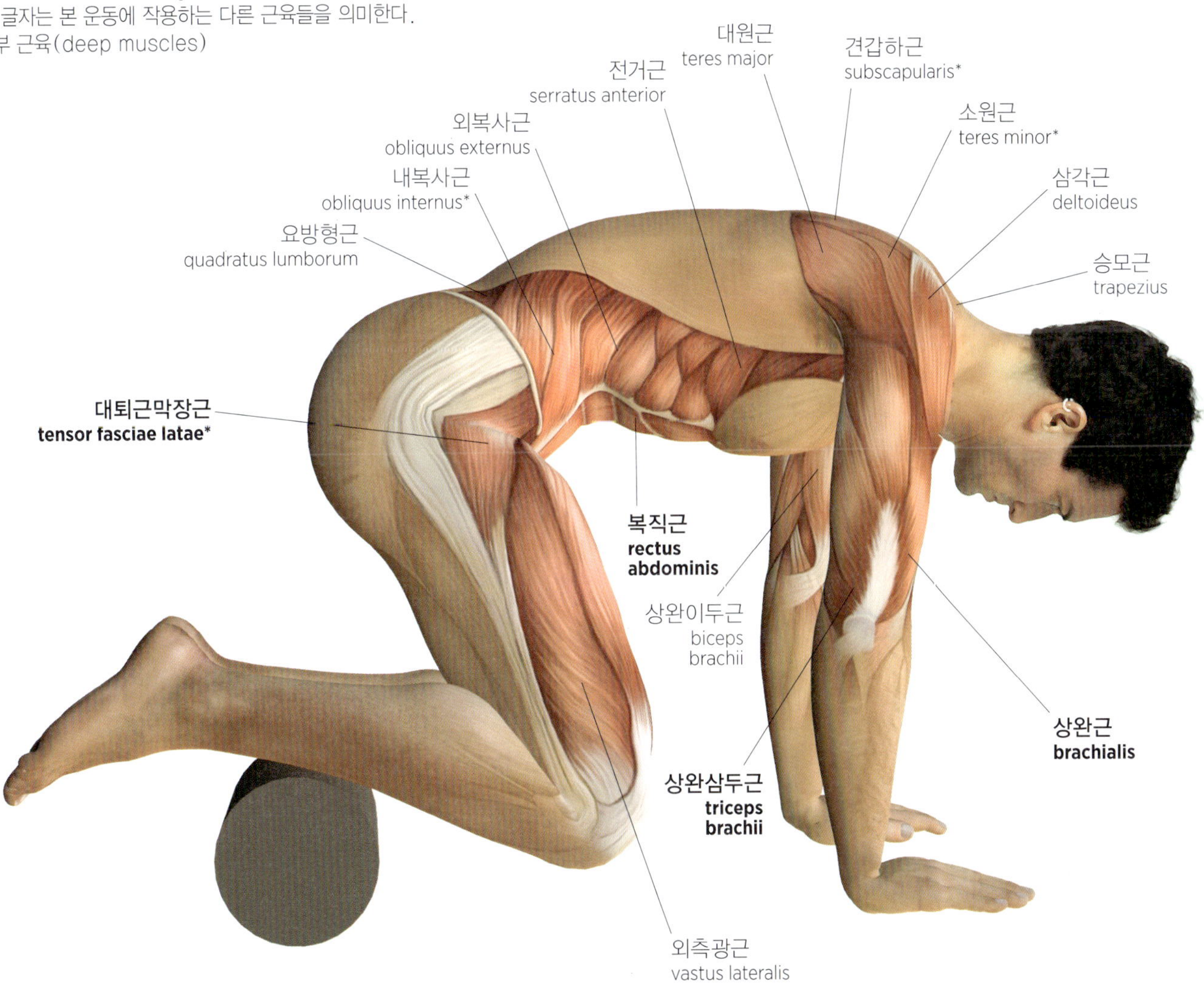

저항밴드 스쿼트 Resistance Band Squat

저항밴드의 사용은 스쿼트로부터 더 많은 것을 얻고, 또 스쿼트를 어떻게 수행해야 하는지를 배울 수 있는 좋은 방법이다. 저항밴드는 번잡한 움직임을 없애고, 정확하고 좋은 스쿼트 동작을 수행할 수 있도록 돕는다.

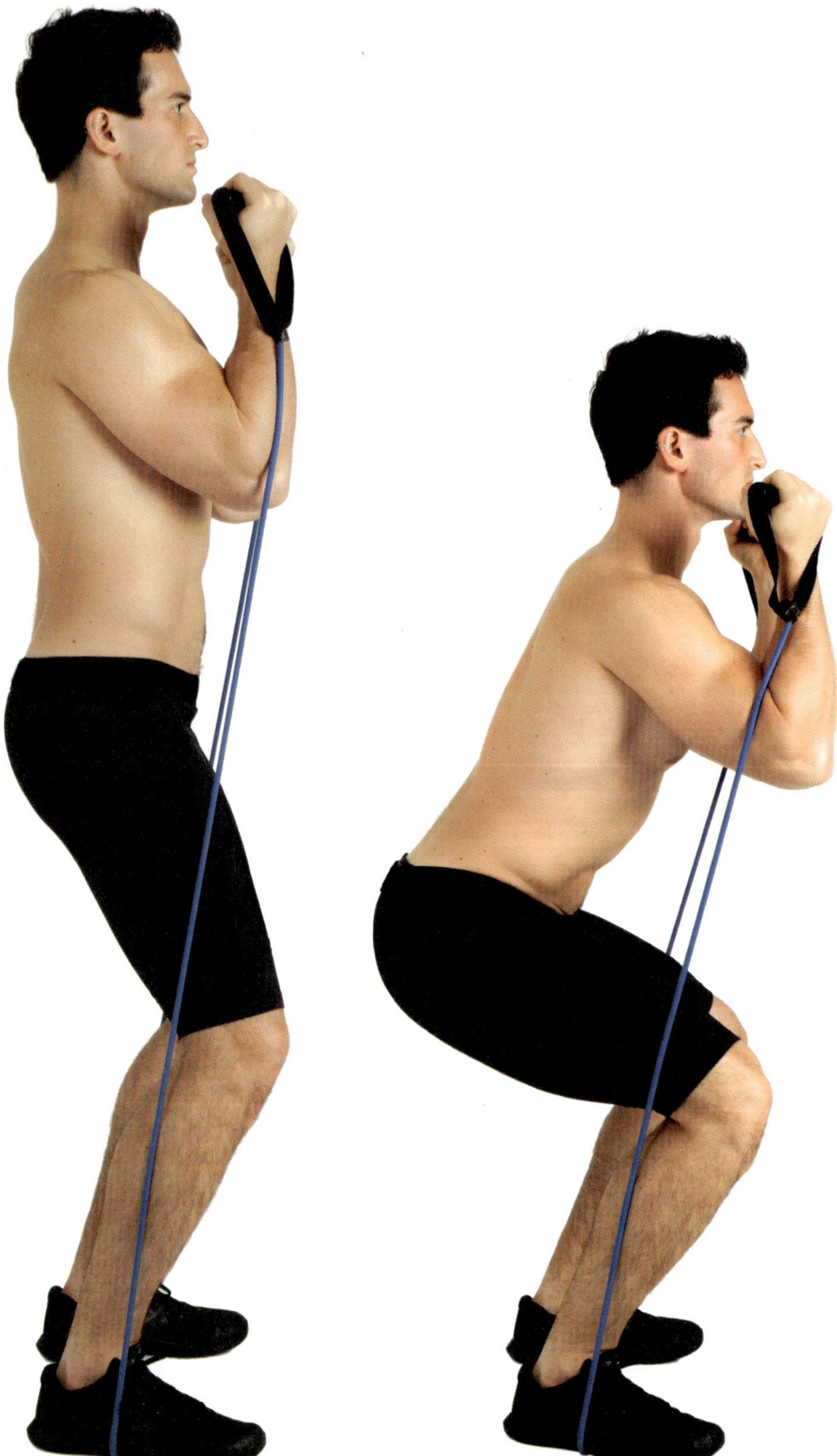

운동 방법

- 양발을 어깨너비만큼 벌리고 서서 양팔을 몸통 옆에 붙인다. 이때 양발로 저항밴드를 밟는다. 손바닥을 여러분과 반대되는 방향으로 향하게 하고, 양손으로 밴드의 손잡이를 각각 잡는다.

- 손바닥은 여러분쪽으로 향한채, 양쪽 팔꿈치를 같이 굽히면서 저항밴드를 여러분의 가슴 쪽으로 가져가고, 몸을 낮추기 위해 무릎을 굴곡하여 스쿼트 자세를 취한다. 저항밴드를 여러분의 가슴 쪽으로 가져간다. 이때 손바닥은 여러분 쪽으로 향한다.

- 발꿈치를 밀면서 다리를 쭉 뻗고, 양팔을 다시 시작자세로 가져간다. 권장 반복횟수만큼 실시한다.

팩트 파일

목표 근육
- 둔부 근육
- 대퇴사두근

기구
- 저항밴드

장점
- 허벅지와 둔부 근육을 강화하고 긴장시킨다.

주의사항
- 허리 문제

올바른 수행의 팁

- 등을 일자로 유지한다.
- 여러분이 몸을 낮출 때, 둔부를 약간 바깥으로 민다.
- 양쪽 고관절을 정면으로 향하게 한다.
- 상완을 안정되게 고정한다.
- 전방을 응시한다.
- 허리가 활처럼 휘지 않도록 하거나 허리가 앞쪽으로 숙여지지 않도록 한다.
- 몸통이 한쪽으로 돌아가지 않도록 한다.
- 한쪽 팔을 다른쪽 팔보다 너무 높게 들거나 빠르게 들지 않는다.

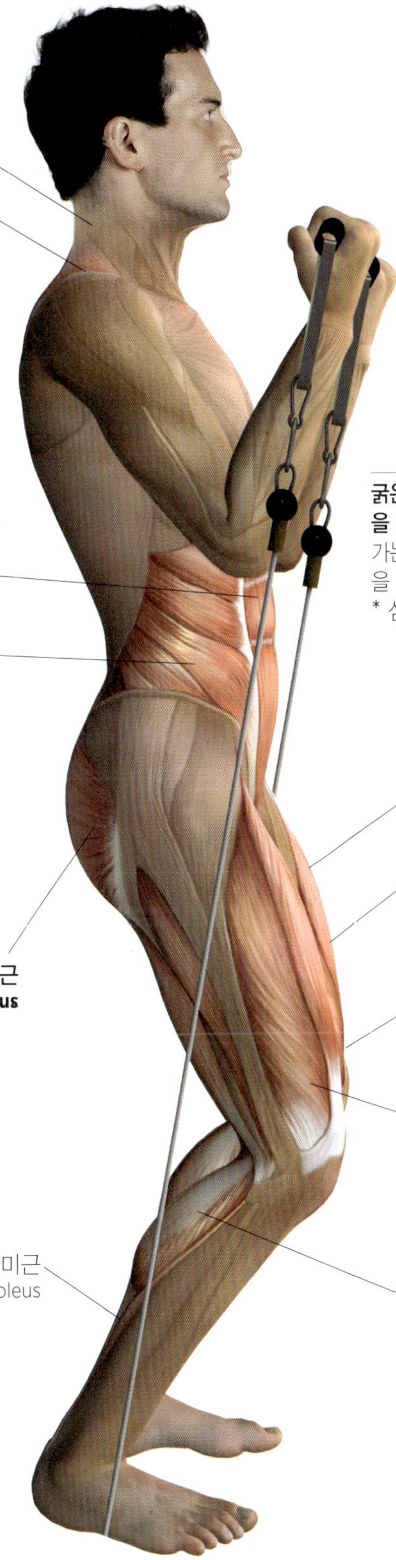

주석

굵은 글자는 목표 근육(target muscles)을 의미한다.
가는 글자는 본 운동에 작용하는 다른 근육들을 의미한다.
* 심부 근육(deep muscles)

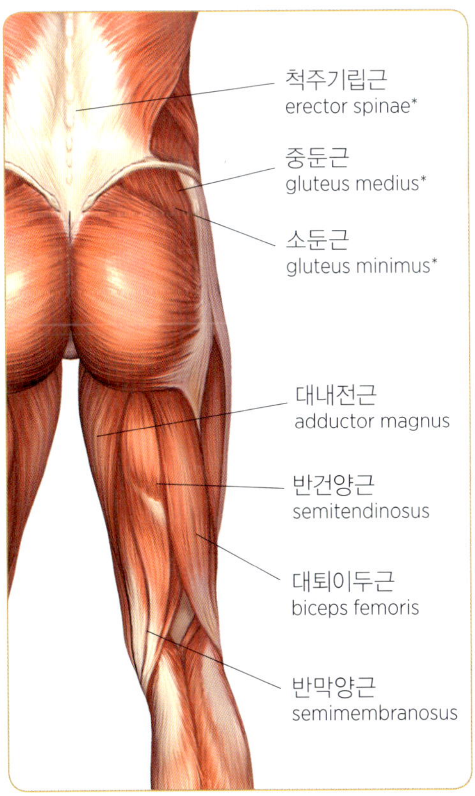

저항밴드 런지 Resistance Band Lunge

이 운동은 둔부 근육과 허벅지 근육에 좋은 또다른 운동이다. 런지 동작에 저항밴드를 적용하여 균형 스킬을 향상시키는데 도움을 준다.

올바른 수행의 팁

- 등을 일자로 유지하고, 몸통을 똑바로 세운다.
- 전방을 응시한다.
- 등을 활처럼 휘거나, 앞쪽으로 굽이지 않는다.
- 몸통이 한쪽으로 돌아가지 않도록 한다.
- 뒤쪽 무릎이 바닥에 닿지 않도록 한다.
- 어깨가 둥글게 말리지 않도록 한다.

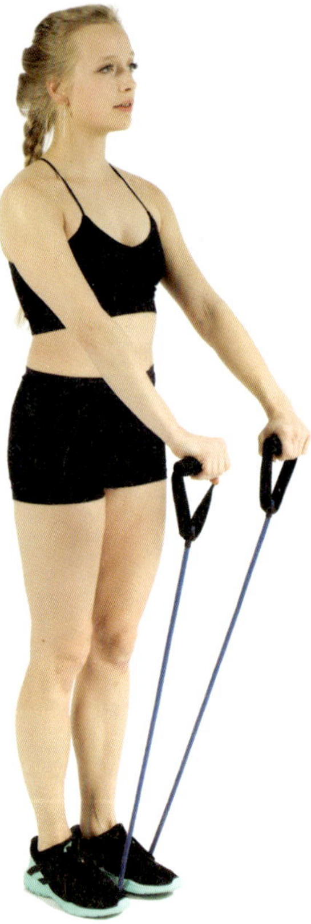

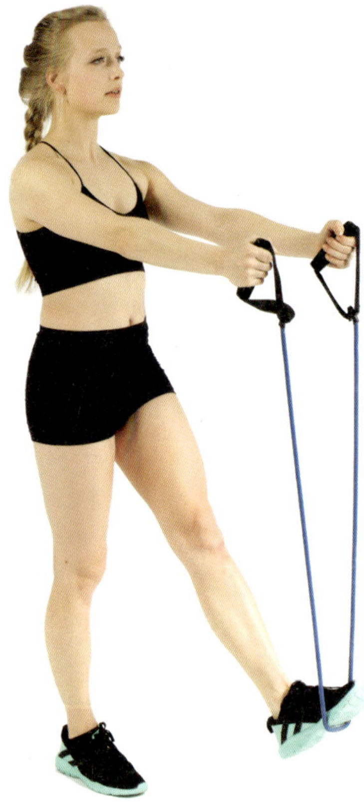

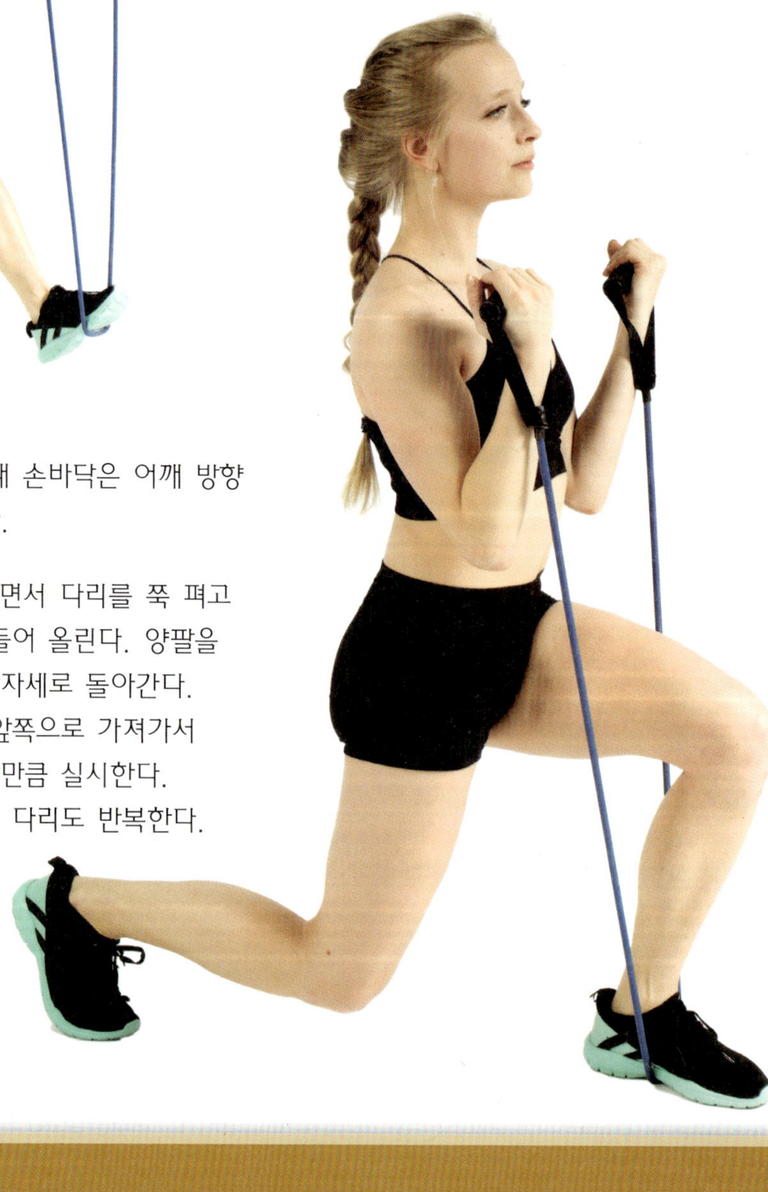

운동 방법

- 왼발 밑에 저항밴드를 배치하고, 양쪽 핸들을 잡는다. 이것이 시작자세이다.
- 머리를 똑바로 들고, 척추를 중립위로 유지한다. 그리고 왼발을 큰 보폭으로 앞쪽으로 내딛는다.
- 뒤쪽 무릎(오른쪽 무릎)을 바닥 쪽으로 내린다. 여러분의 앞쪽 허벅지가 바닥과 평행될 때까지 양쪽 다리를 굽힌다. 이와 동시에, 저항밴드를 여러분의 몸쪽으로 가져간다. 이때 손바닥은 어깨 방향 쪽으로 향한다.
- 천천히 조절하면서 다리를 쭉 펴고 상체를 위로 들어 올린다. 양팔을 내리면서 시작자세로 돌아간다. 왼쪽 다리를 앞쪽으로 가져가서 권장 반복횟수만큼 실시한다. 그리고 반대쪽 다리도 반복한다.

팩트 파일

목표 근육
- 둔부 근육
- 대퇴사두근

기구
- 저항밴드

장점
- 허벅지와 둔부 근육을 강화하고 긴장시킨다.

주의사항
- 무릎 손상
- 어깨 문제

주석

굵은 글자는 목표 근육(target muscles)을 의미한다.
가는 글자는 본 운동에 작용하는 다른 근육들을 의미한다.
* 심부 근육(deep muscles)

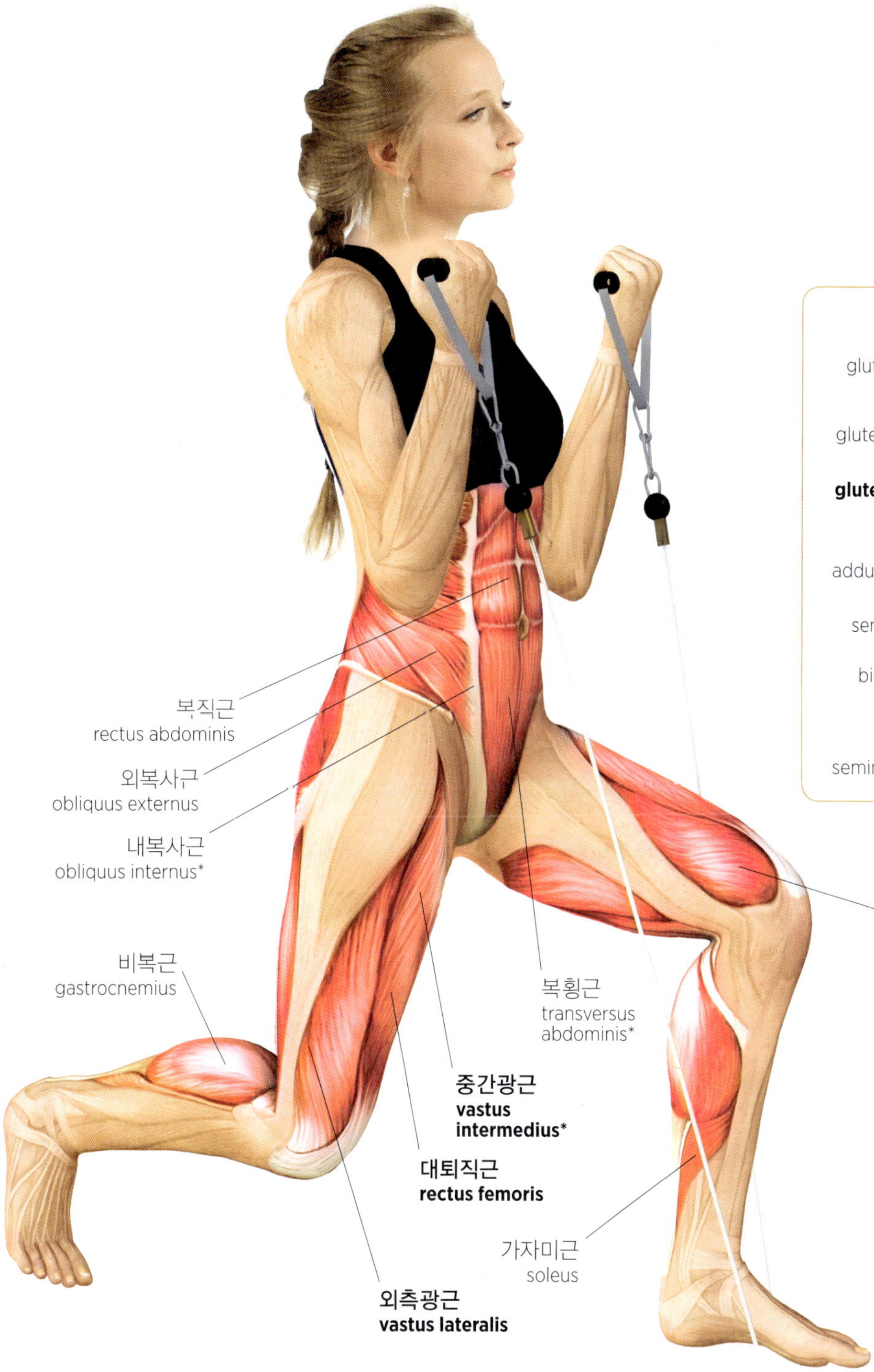

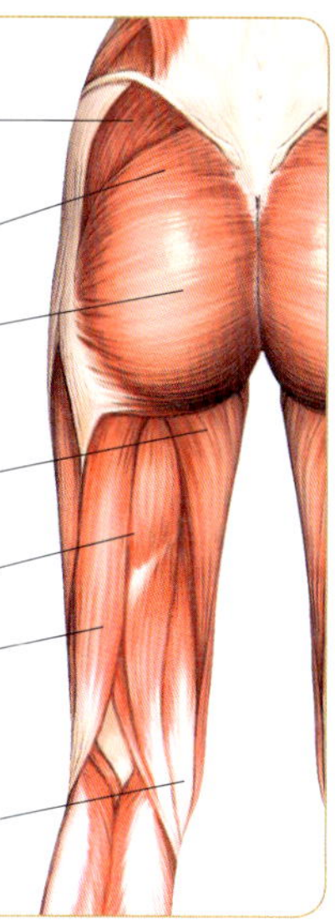

스위스 볼 루프 익스텐션 Swiss Ball Loop Extension

이런 밴드-앤드-볼 루틴으로 장딴지, 슬괵근 및 둔부 근육을 강화시킨다.
스위스 볼 루프 익스텐션은 코어, 어깨, 팔 및 대퇴사두근을 작용시키는데 매우 좋은 운동이다.

운동 방법

- 루프 모양의 저항밴드를 발목에 착용하고, 스위스 볼 위에 엎드린 자세를 취한다. 이때 엉덩이 부위가 공의 중심에 위치해야 하고, 양손으로 여러분의 체중을 지지한다. 손과 어깨는 수직 일직선으로 정렬되어야 하고, 양쪽 발가락도 바닥에 놓인다.

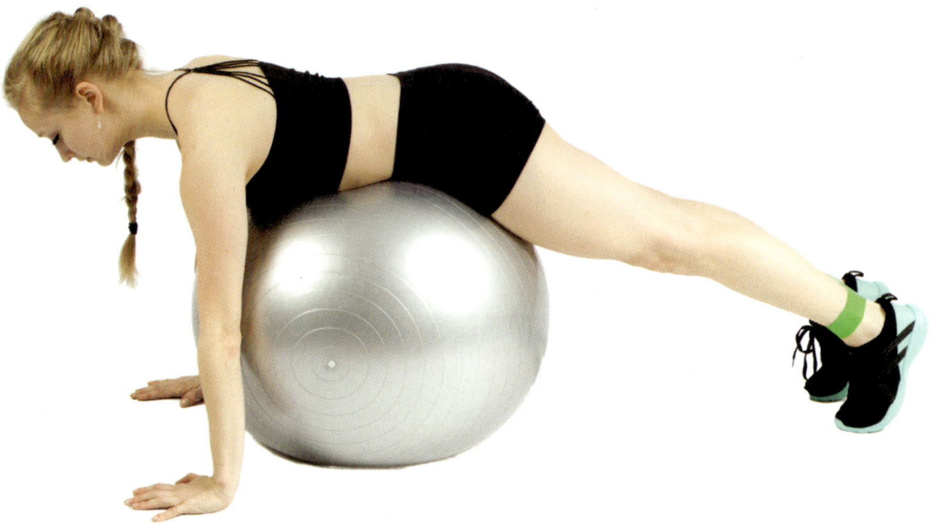

- 복부의 긴장을 유지하고, 오른쪽 다리를 들어 올리기 위해 둔부 근육을 수축한다. 여러분의 체중이 양팔에서 왼쪽 발로 이동할 때 발꿈치를 통해 스트레칭한다.

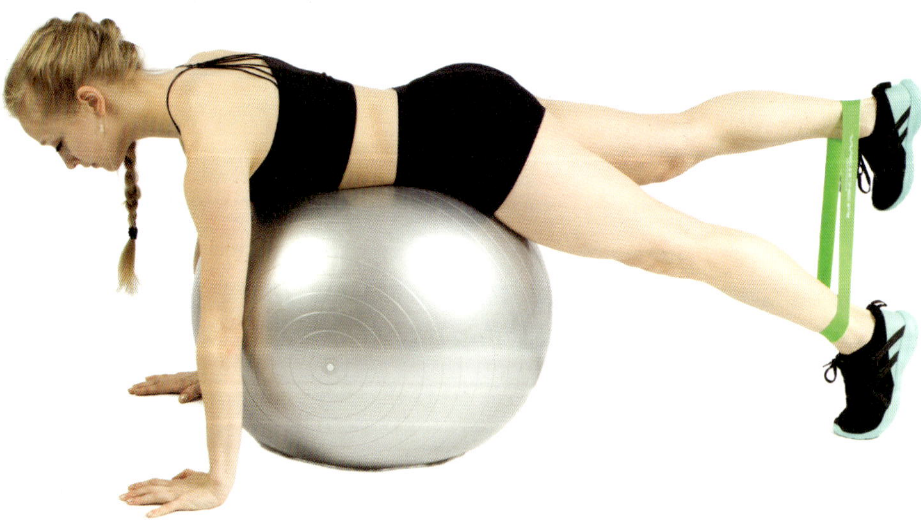

- 오른 발을 다시 바닥으로 내려놓고, 권장 반복횟수만큼 실시한다. 그런 다음, 반대쪽 다리도 권장 반복횟수만큼 실시한다.

올바른 수행의 팁

- 운동을 수행하는 동안 플랭크 자세를 유지한다; 체중을 적절하게 분배하기 위해 어깨에서 발목까지 일자를 형성한다.
- 목을 길게 유지하고 이완한다.
- 등을 일자로 유지하고 코어의 활성화를 유지한다.
- 어깨가 아래로 내려가지 않아야 한다.

다른 버전

높은 난이도: 스위스 볼에 전완을 지지하고 운동을 수행한다.

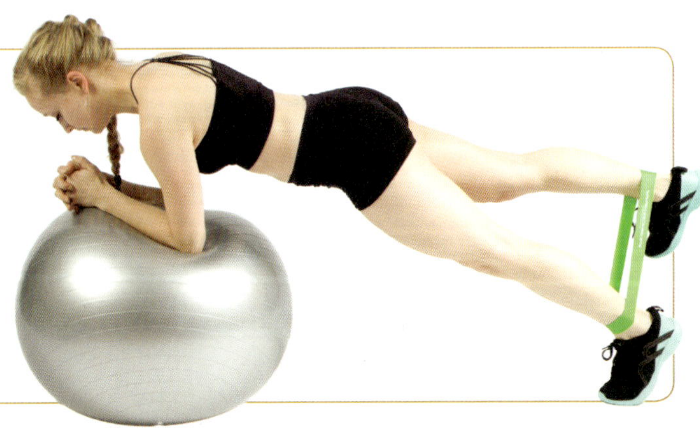

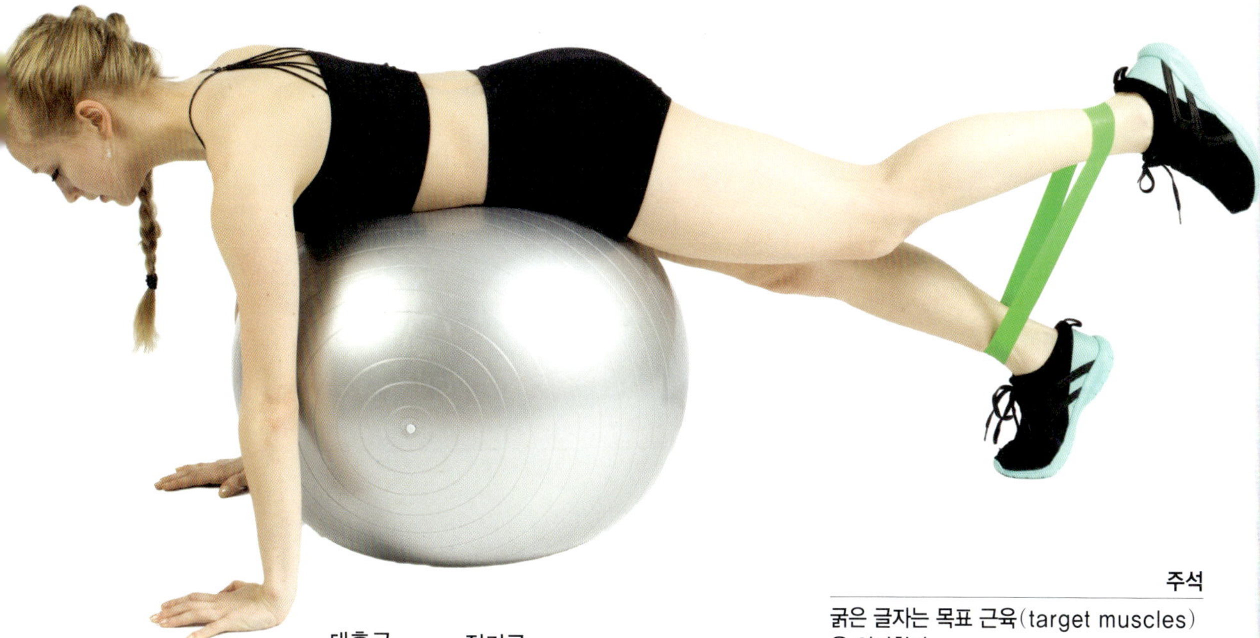

팩트 파일

목표 근육
- 슬괵근
- 장딴지 근육
- 둔부 근육
- 복부 근육
- 코어 근육
- 어깨와 가슴 근육

기구
- 저항밴드
- 스위스볼(다른 버전)

장점
- 슬괵근을 강화한다.
- 고관절, 둔부 및 복부 근육을 강화한다.

주의사항
- 어깨 문제

주석

굵은 글자는 목표 근육(target muscles)을 의미한다.

가는 글자는 본 운동에 작용하는 다른 근육들을 의미한다.

* 심부 근육(deep muscles)

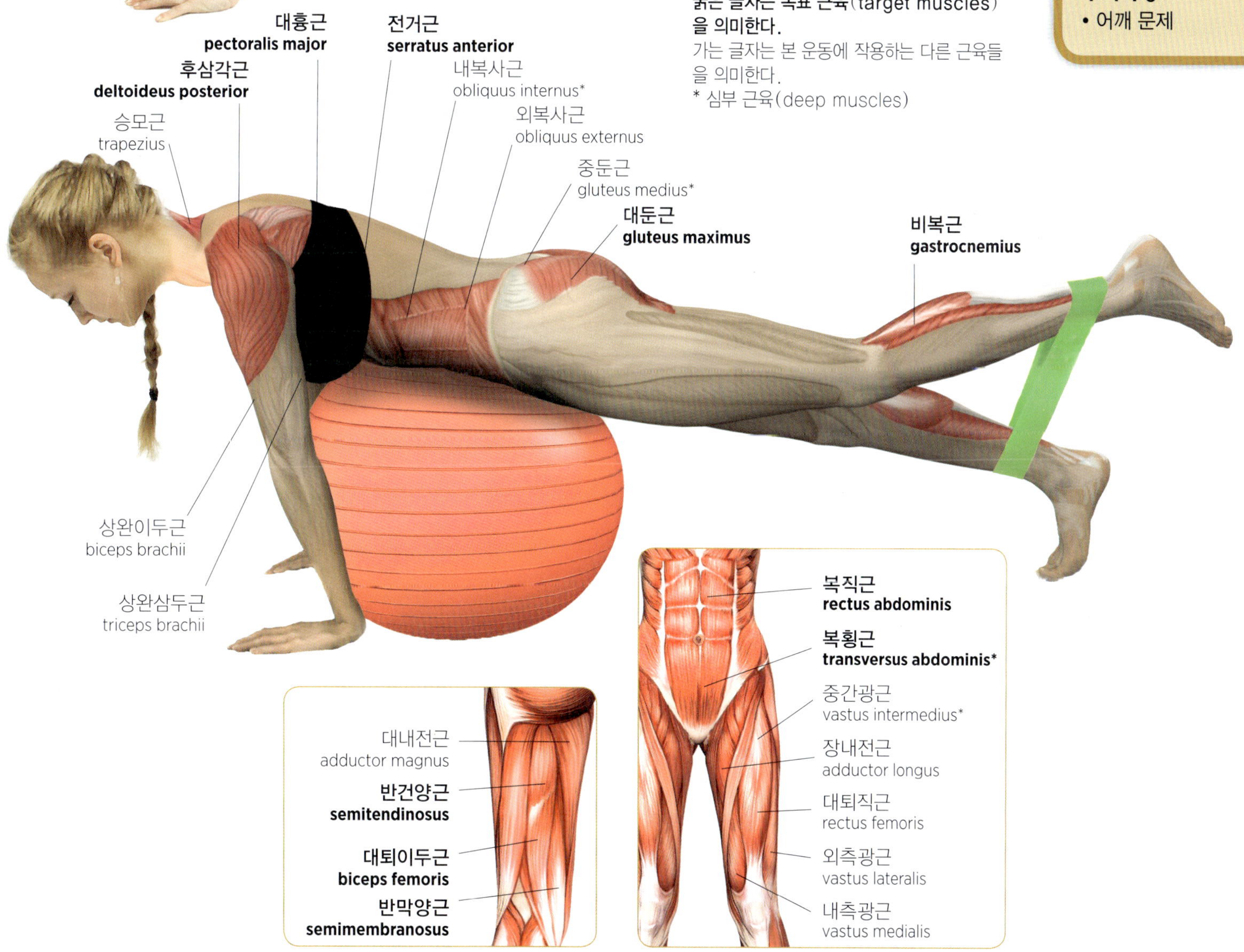

스위스 볼 브릿지 Swiss Ball Bridge

이 운동은 슬괵근과 대퇴직근을 강화시킨다. 그리고 이 운동은 코어를 위한 좋은 운동으로서 둔부 근육 뿐만 아니라, 복부 근육과 등 근육도 강화한다.

올바른 수행의 팁

- 등은 중립위를 유지한다.
- 어깨를 하강한다.
- 복부 근육을 활성화한다.
- 등이 구부정해서는 안된다.
- 어깨나 목이 긴장되지 않아야 한다.
- 스위스 볼이 흔들리지 않아야 한다.

운동 방법

- 양팔을 몸통 옆에 붙이고 바닥 위에 누워서 양쪽 다리를 스위스 볼 위에 올려놓는다.
- 손바닥으로 바닥을 누른다. 이때 양팔도 바닥에 그대로 놓인다. 여러분이 상체를 바닥으로부터 들어 올릴 때, 복부 근육을 수축한다. 여러분의 몸은 대각선을 형성한다. 원한다면, 그 자세를 잠시 유지시킨다.
- 천천히 조절하면서 다시 시작자세로 상체를 내린다. 권장 반복횟수만큼 실시한다.

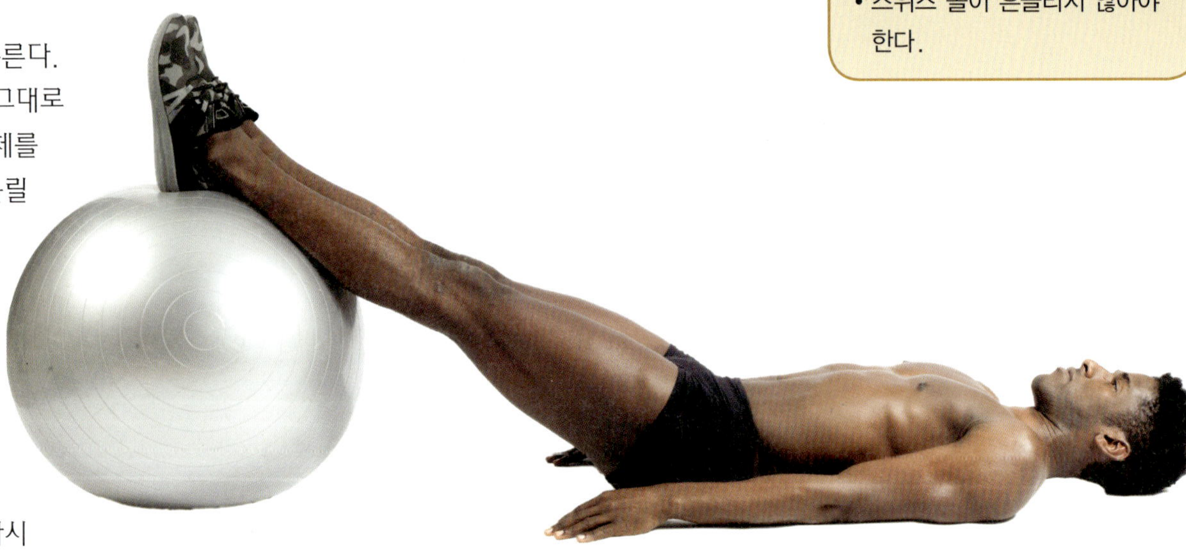

다른 버전

높은 난이도: 한쪽 다리를 공에서 들어 올린다. 이 자세를 유지하는 동안 들어 올린 다리를 수직으로 쭉 뻗는다. 다시 시작자세로 돌아온 후, 반대쪽 다리도 실시한다. 여러분이 움직일 때 양쪽 다리는 일자를 유지하고 등은 중립위를 유지해야 한다.

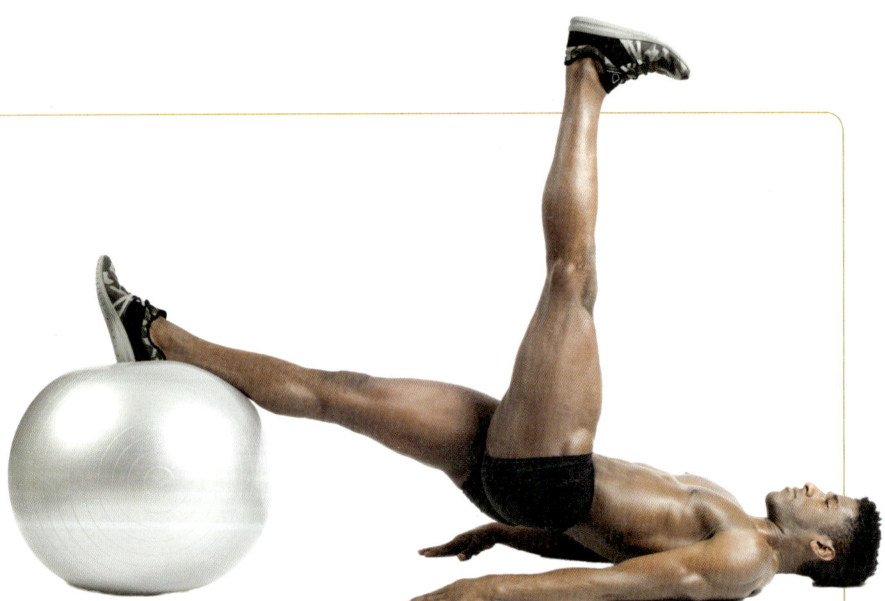

팩트 파일

목표 근육
- 슬괵근
- 대퇴직근

기구
- 스위스 볼

장점
- 슬괵근과 대퇴사두근을 강화한다.
- 골반과 코어를 안정화시킨다.
- 모든 스포츠의 수행능력을 향상시킨다.

주의사항
- 등 문제
- 어깨 문제

주석

굵은 글자는 목표 근육(target muscles)을 의미한다.
가는 글자는 본 운동에 작용하는 다른 근육들을 의미한다.
* 심부 근육(deep muscles)

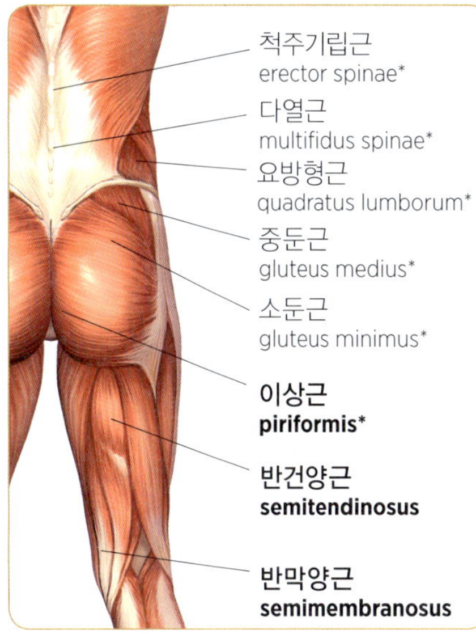

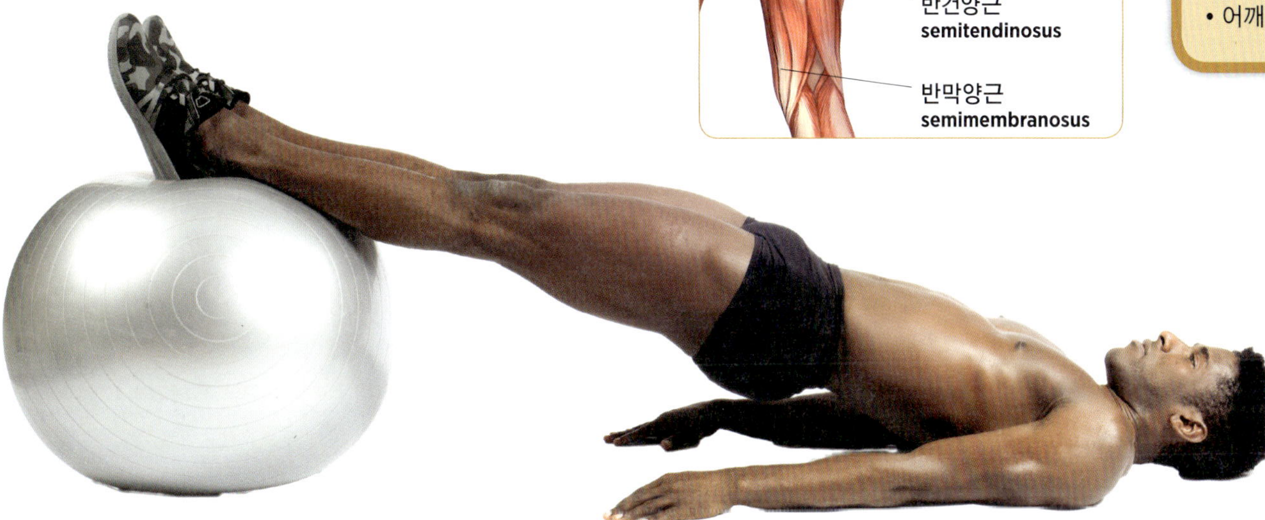

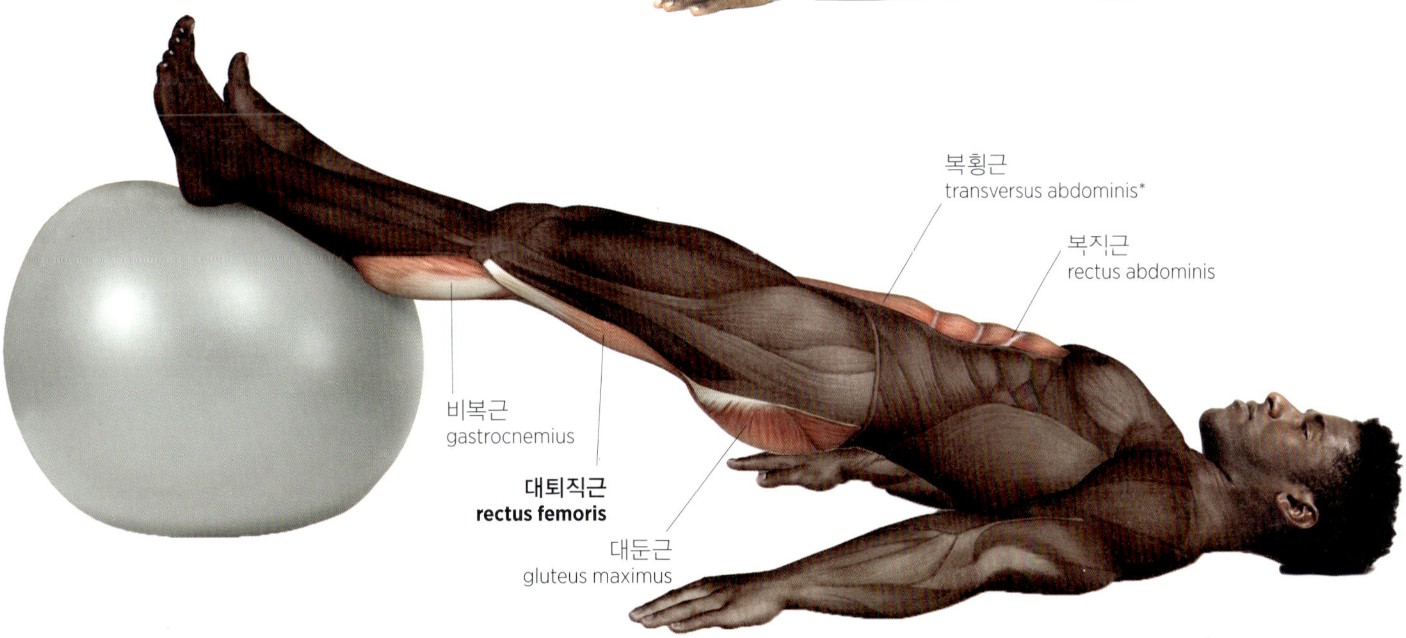

스위스 볼 스플릿 스쿼트 Swiss Ball Split Squat

이것은 심화 단계의 다리 운동이다. 스위스 볼 스플릿 스쿼트는 전신에 좋은 운동을 제공하며, 이를 수행하기 위해서는 강한 코어가 요구된다.

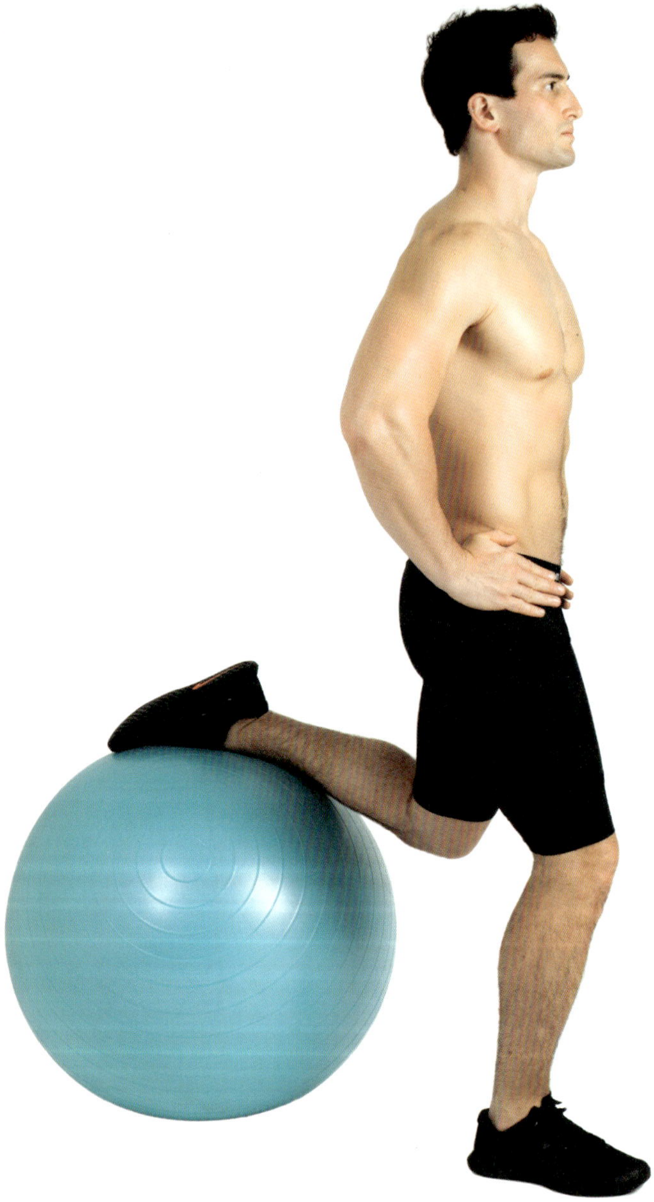

운동 방법

- 여러분 뒤쪽에 스위스 볼을 배치하고 선 자세를 취한다. 양손은 각각 고관절 위에 올려 놓는다.
- 스위스 볼 위에 왼쪽 발등과 발목을 올려놓기 위해 왼쪽 다리를 굴곡한다.
- 허벅지가 바닥과 수평을 이룰 때까지 오른쪽 무릎을 굴곡한다. 이와 동시에, 왼쪽 무릎도 함께 굽힌다.
- 양쪽 다리를 쭉 펴면서 시작자세로 돌아온다. 권장 반복횟수만큼 실시하고, 그 다음 반대쪽 다리도 권장 반복횟수만큼 실시한다.

올바른 수행의 팁

- 양쪽 다리를 굴곡 자세로 유지한다.
- 몸통을 가능하면 똑바로 세운다.
- 앞쪽 무릎이 발가락 끝을 벗어나지 않을 만큼만 굴곡한다.
- 몸통이 한쪽으로 돌아가서는 안된다.
- 등이 활처럼 휘지 않아야 하고, 또 앞쪽으로 구부정해서도 안된다.

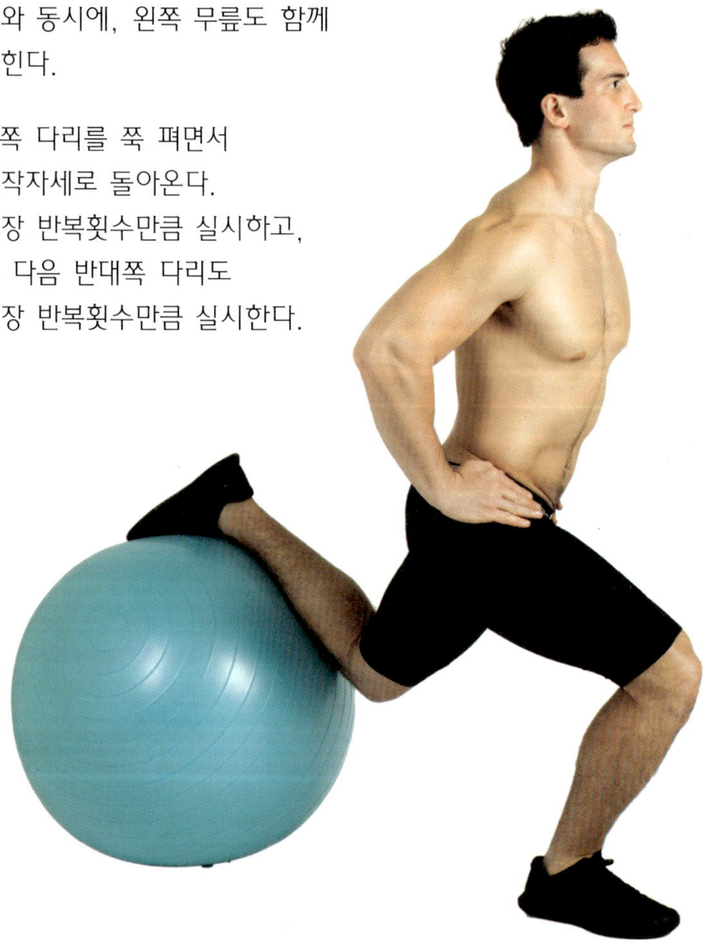

팩트 파일

목표 근육
- 허벅지 내전근
- 대퇴사두근
- 둔부 근육

기구
- 스위스 볼

장점
- 둔부 근육과 허벅지 근육을 강화한다.
- 코어를 안정화시킨다.

주의사항
- 무릎 문제

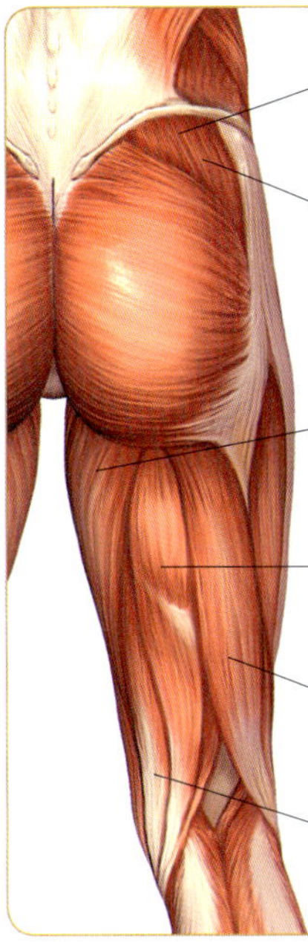

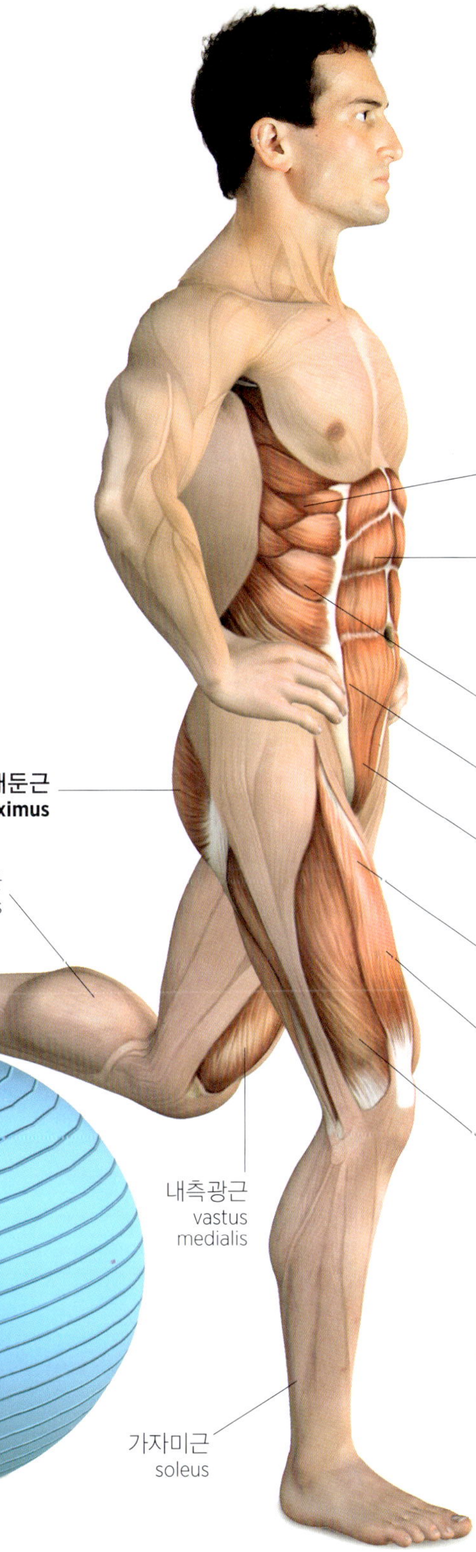

주석

굵은 글자는 목표 근육(target muscles)을 의미한다.
가는 글자는 본 운동에 작용하는 다른 근육들을 의미한다.
* 심부 근육(deep muscles)

햄스트링 풀-인 Hamstrings Pull-In

햄스트링 풀-인은 운동의 이름이 내포하듯이, 특히 슬괵근의 지구력을 증가시키는데 매우 효과적인 운동이다. 부가적으로, 이 운동은 둔부와 다리 전체(몸쪽으로 다리를 당기는 내전근을 포함해)에도 좋은 영향을 준다.

운동 방법

- 양팔을 몸통 옆에 붙히고 바닥에 누워, 발 밑에 폼 롤러를 배치하고 무릎을 세운다. 이때 손바닥은 아랫방향으로 향한다.

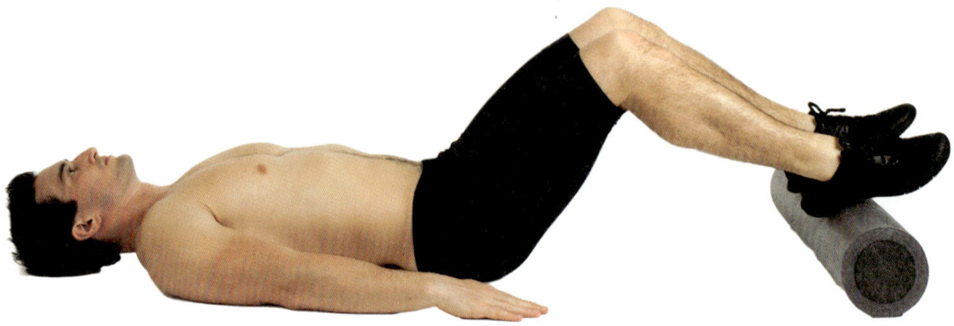

- 브릿지 자세(96-97페이지)로 몸을 들어 올린다. 어깨에서 무릎까지 일직선을 형성하기 위해 엉덩이를 위로 들어 올린다.

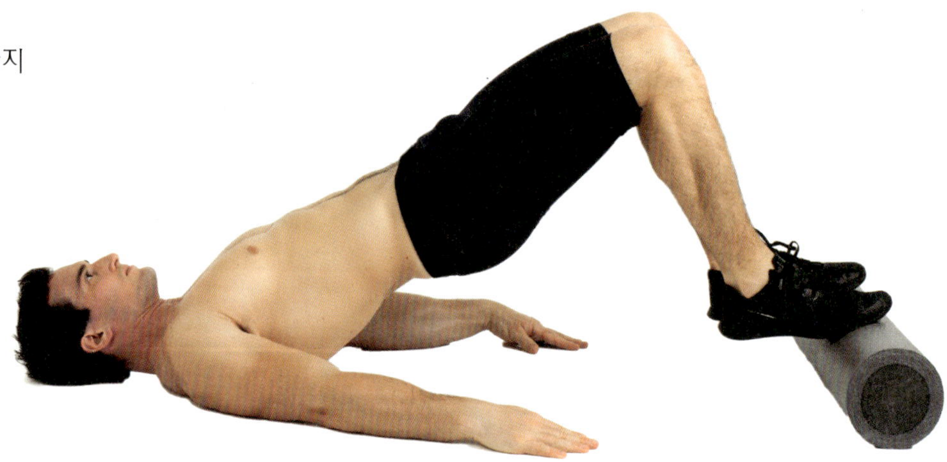

- 둔부 근육을 수축하고, 발 밑에서 폼 롤러를 뒤쪽으로 굴릴 때는 장딴지를 안쪽으로 당기고, 반대로 앞쪽으로 밀때는 장딴지를 바깥쪽으로 당긴다.
- 권장 반복횟수만큼 실시한다.

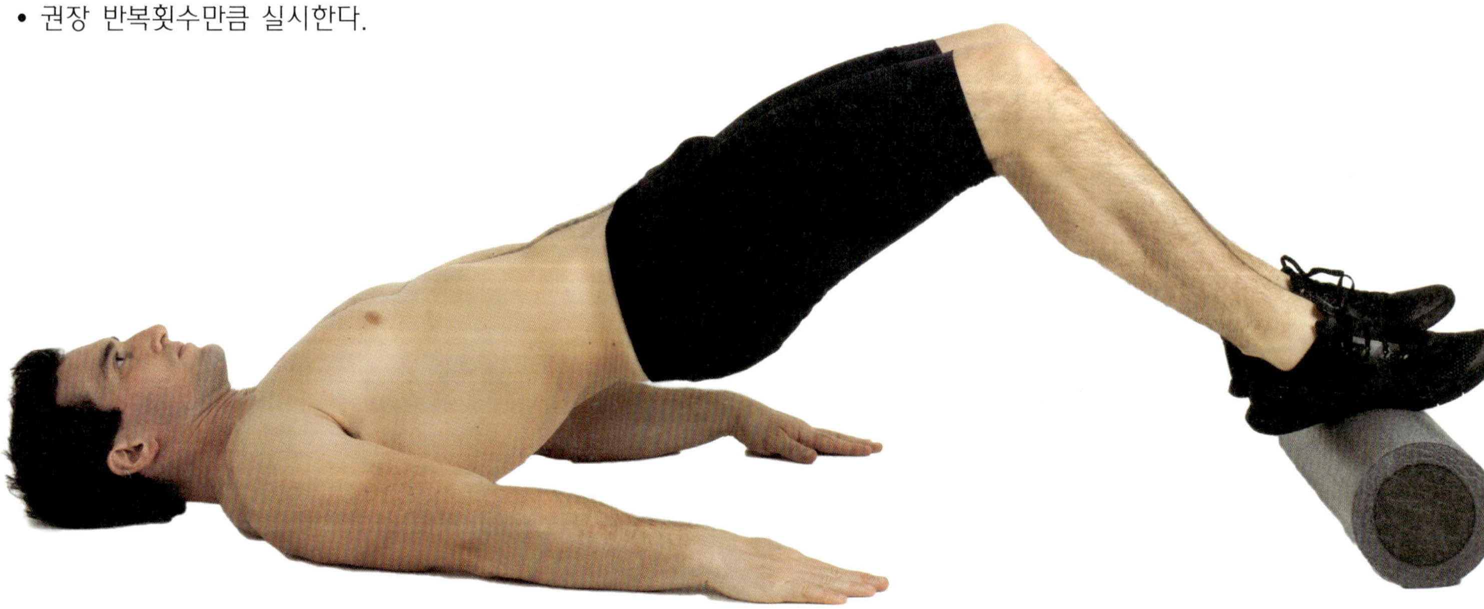

팩트 파일

목표 근육
- 슬괵근
- 대퇴사두근
- 허벅지 내전근
- 장딴지 근육
- 둔부 근육
- 허리 근육

기구
- 폼 롤러

장점
- 슬괵근의 근력과 지구력을 증가시킨다.
- 둔부와 골반의 안정근을 강화한다.
- 허벅지의 가동성을 높힌다.

주의사항
- 슬괵근 손상
- 허리 통증
- 발목 통증

올바른 수행의 팁

- 운동을 수행하는 동안 어깨의 이완을 유지한다.
- 어깨에서 무릎까지 몸을 일자로 유지한다.
- 폼 롤러를 움직일 때, 엉덩이와 허리가 아래로 내려가서는 안된다.
- 등이 활처럼 휘지 않아야 한다.

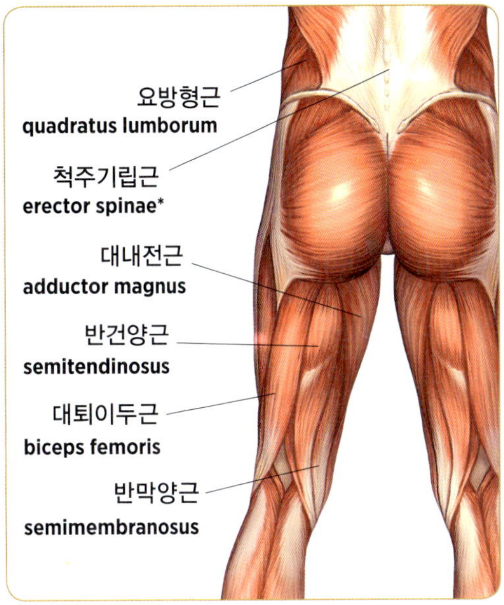

주석

굵은 글자는 목표 근육(target muscles)을 의미한다.
가는 글자는 본 운동에 작용하는 다른 근육들을 의미한다.
* 심부 근육(deep muscles)

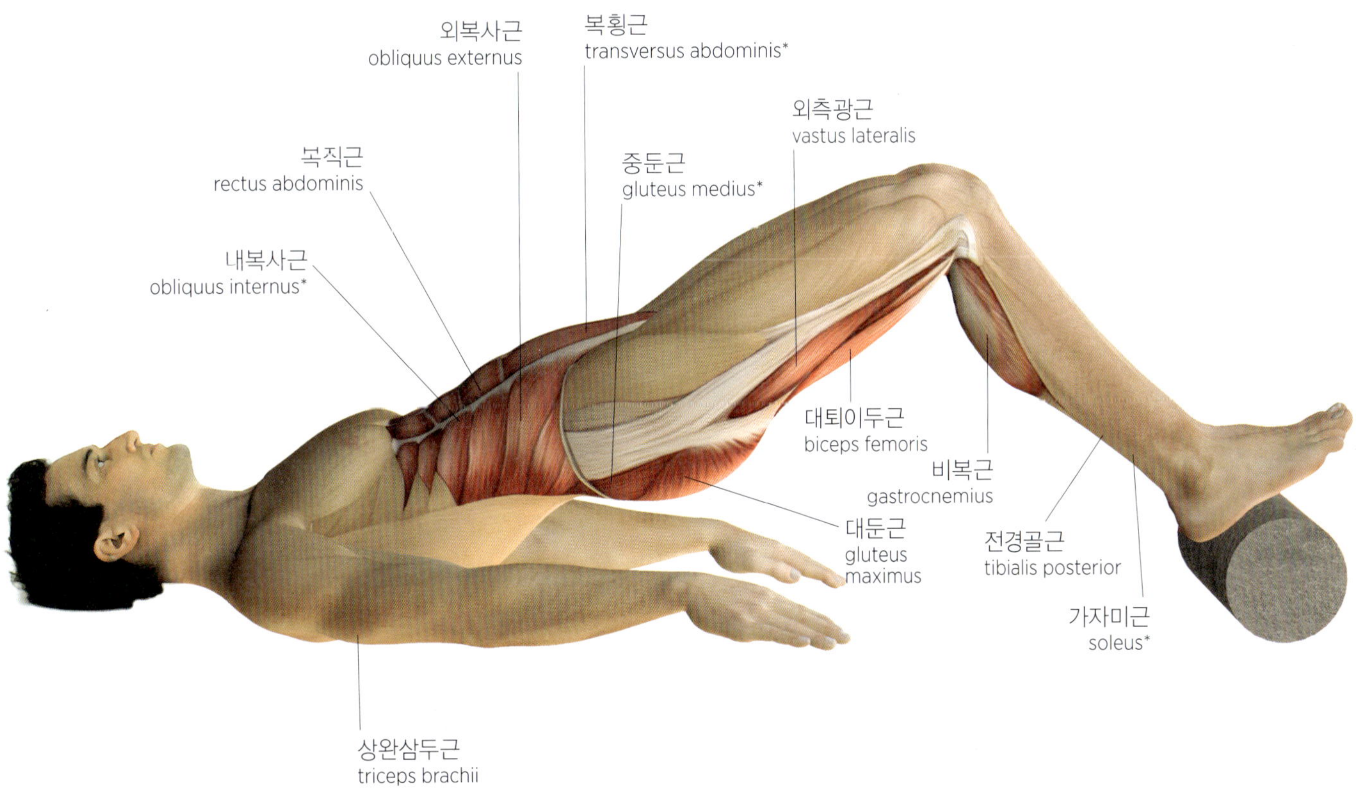

박스 점프 Box Jumps

이 운동은 상자나 플랫폼 사이를 점프하는 동작으로써, 허벅지의 뒤쪽 근육과 앞쪽 근육을 강화시키기 좋은 운동이다. 능률적인 방법으로 점프를 시도해 본다.

운동 방법

- 여러분의 앞쪽에 2개의 플라이오 박스나 플랫폼을 3피트 간격으로 배치한다. 첫 번째 박스 위에 올라선다.
- 박스 아래로 점프해서 내려온다; 2박스 사이에 발의 볼(ball) 부위로 착지한다. 원한다면, 속도를 증가시키기 위해 팔을 사용해도 된다.
- 발이 지면에 내려오자마자, 두 번째 박스 위로 점프한다.
- 두 번째 박스로 점프하자마자, 몸을 돌려 다시 점프 운동을 시작한다. 권장 반복횟수만큼 실시한다.

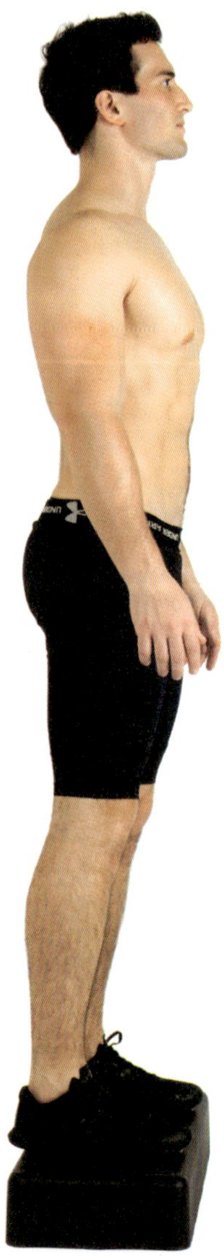

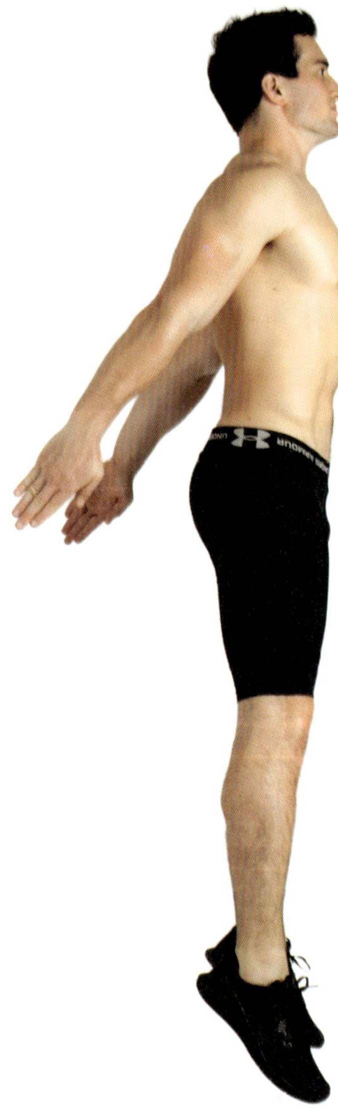

올바른 수행의 팁

- 운동을 수행하는 동안 똑바로 선 자세를 유지한다.
- 발가락이나 발꿈치로 착지하지 않는다.

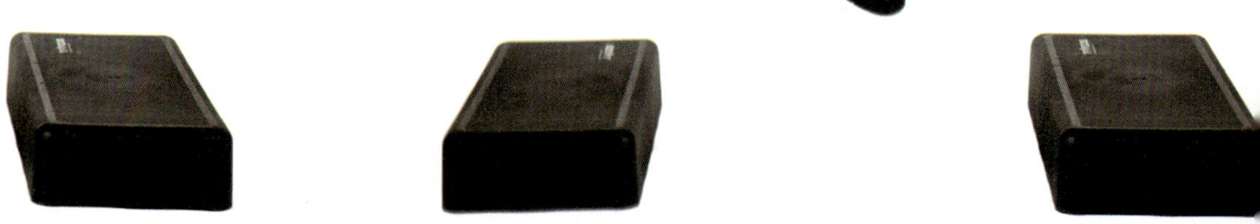

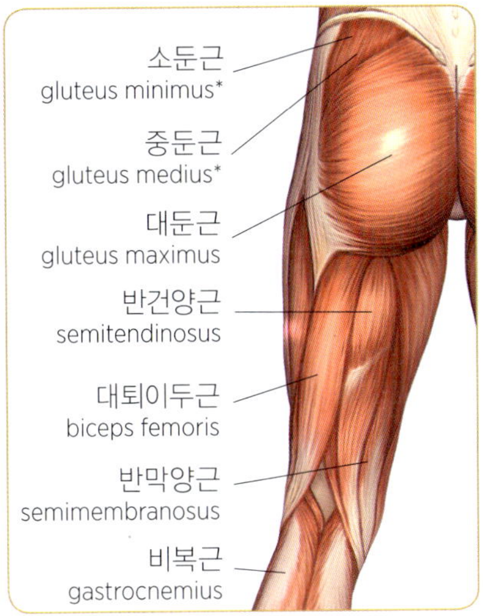

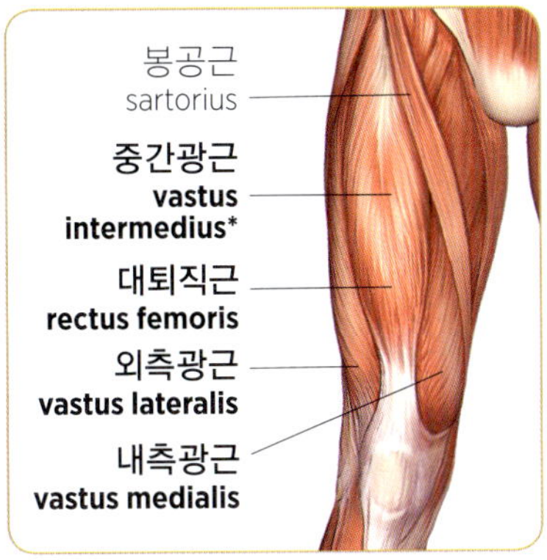

팩트 파일

목표 근육

- 대퇴사두근
- 슬괵근

기구

- 2개의 플라이오 박스 또는 플랫폼

장점

- 허벅지 근육을 강화한다.
- 속도, 파워 및 운동능력을 향상시킨다.

주의사항

- 발목 문제

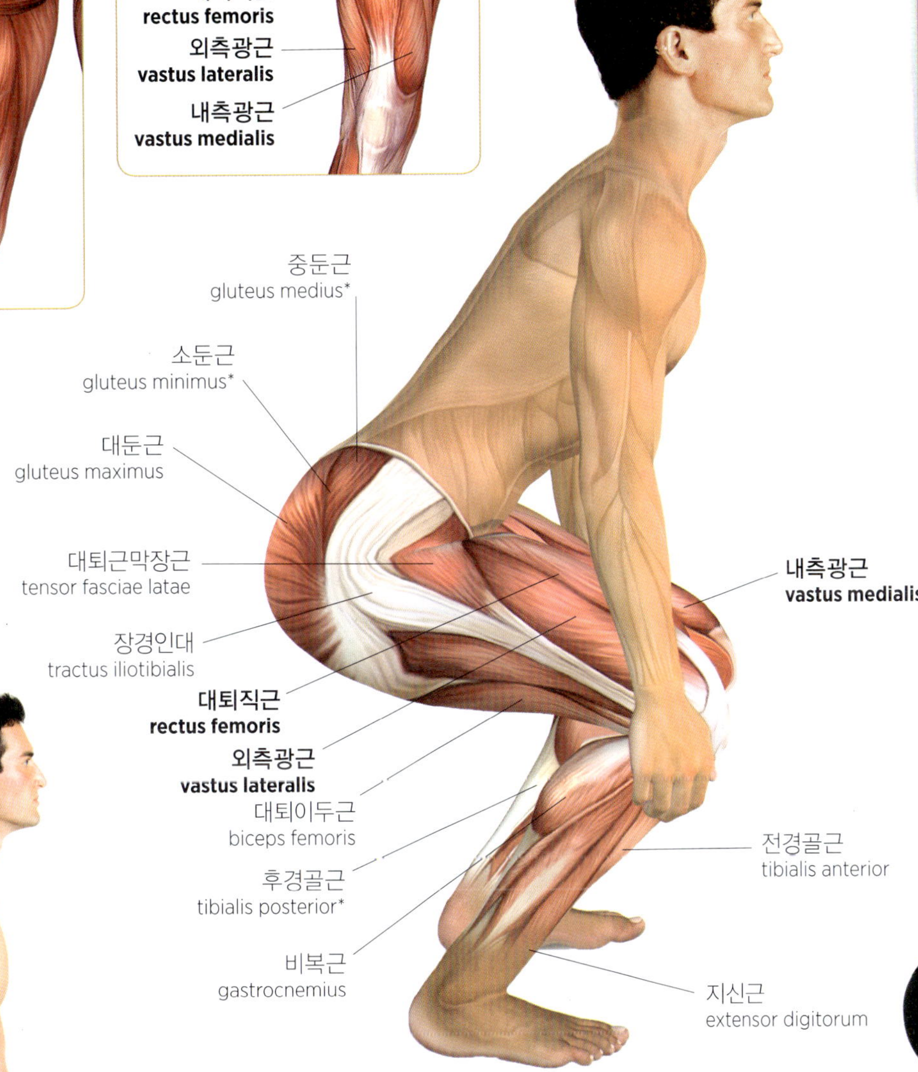

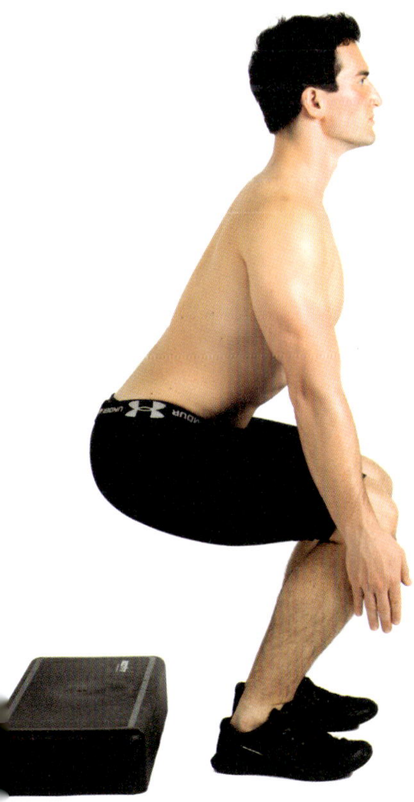

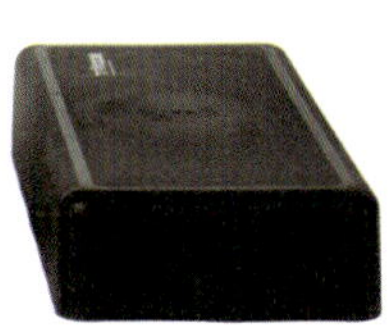

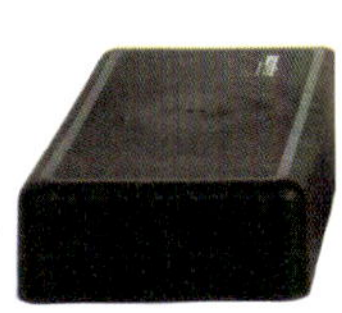

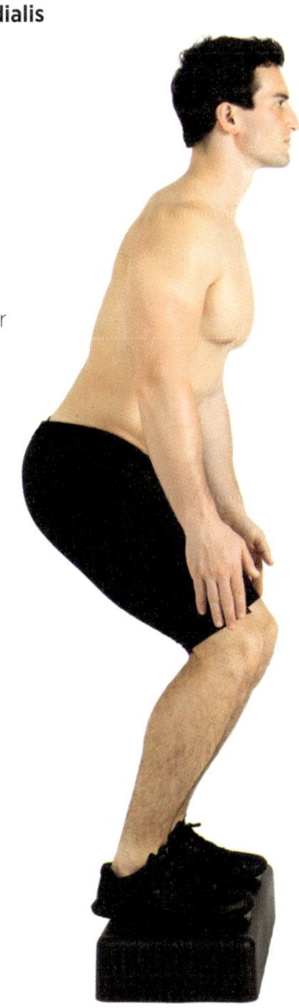

주석

굵은 글자는 목표 근육(target muscles)을 의미한다.
가는 글자는 본 운동에 작용하는 다른 근육들을 의미한다.
* 심부 근육(deep muscles)

스텝-다운 Step-Down

간단한 스텝-다운 운동처럼, 이 운동도 허벅지와 둔부 근육의 근력 강화에 매우 좋은 운동이다. 이 운동은 코어를 안정화시키는 동시에, 고관절과 골반의 움직임도 향상시킨다.

운동 방법

- 플라이오 박스나 플랫폼 위에 서서 정면을 바로 본다.
- 오른쪽 다리를 굴곡하는 동시에 왼발을 바닥으로 내린다. 이때 왼발의 발꿈치를 바닥에 내려놓는다.
- 몸통이나 무릎을 회전하지 않고, 시작자세로 돌아가기 위해 오른쪽 다리에 힘을 주면서 위쪽으로 몸을 들어 올린다. 권장 반복횟수만큼 좌우측을 교대로 실시한다.

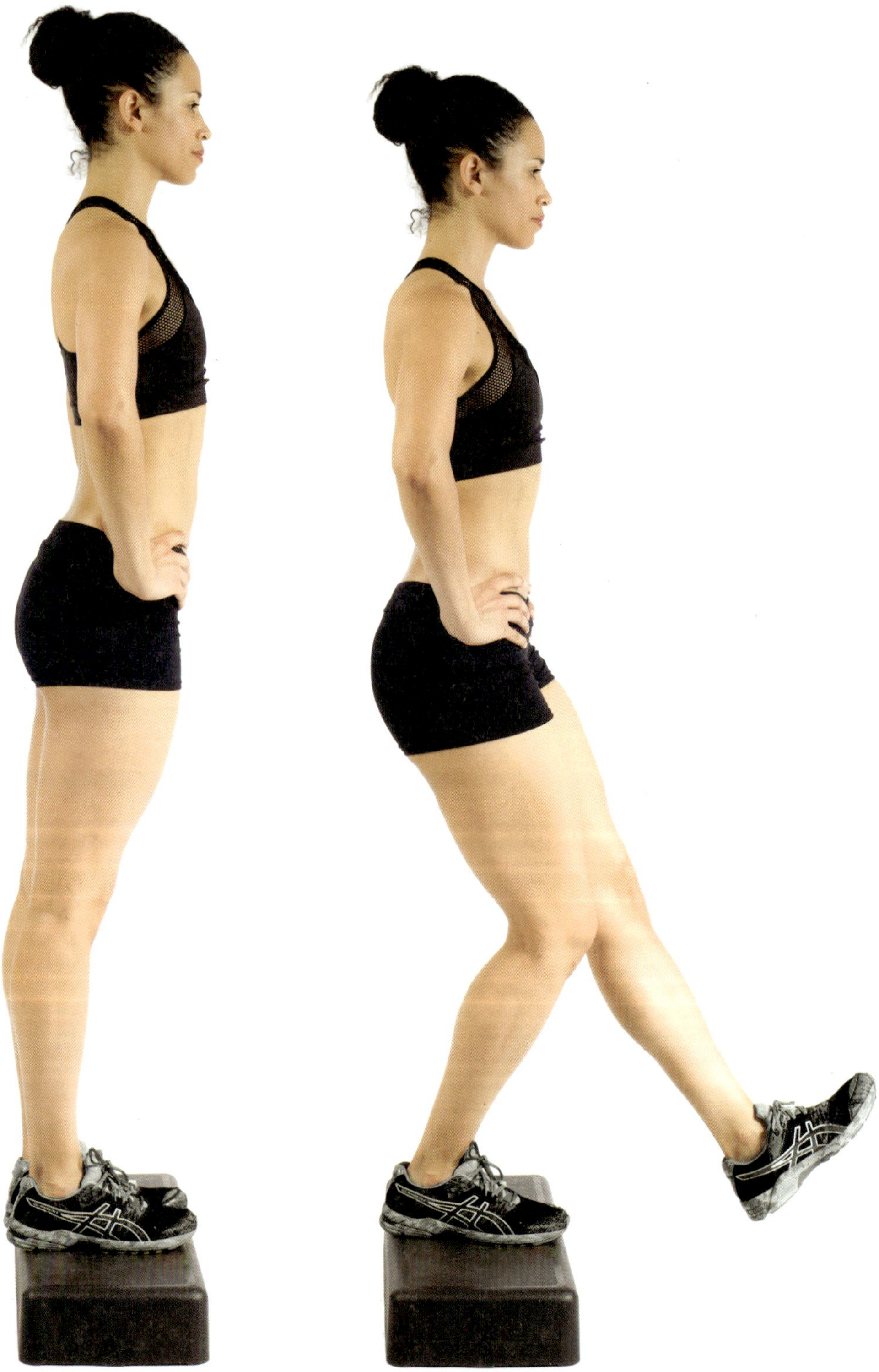

올바른 수행의 팁

- 지지를 위해 벽이나 레일을 잡는다.
- 천천히 조절하면서 움직인다.
- 좋은 자세 유지에 집중한다.
- 무릎이 안쪽으로 돌아가서는 안된다; 가운데 발가락과 일직선을 유지한다.
- 급하게 운동을 하지 않는다.

팩트 파일

목표 근육
- 대퇴사두근
- 슬괵근
- 다리 가동근
- 둔부 근육
- 허리 근육
- 어깨 근육

기구
- 플라이오 박스 또는 플랫폼

장점
- 골반과 무릎을 강화한다.
- 달리기와 암벽 등반의 수행능력을 향상시킨다.

주의사항
- 발목 통증/손상

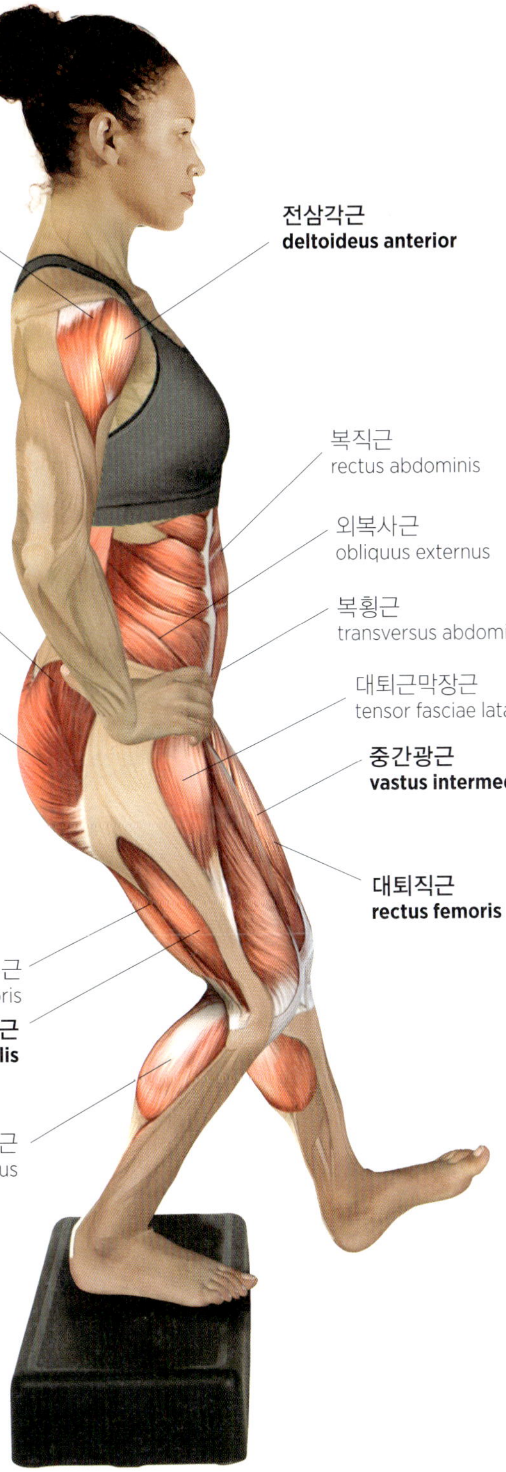

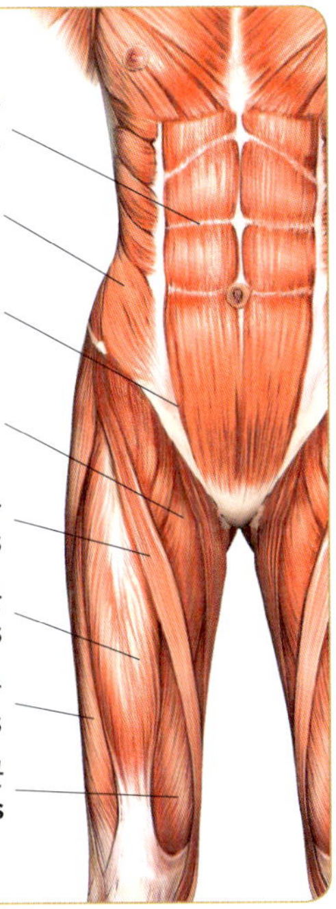

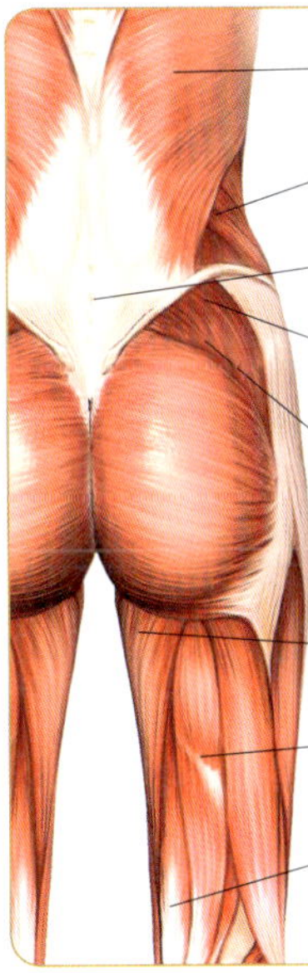

주석

굵은 글자는 목표 근육(target muscles)을 의미한다.
가는 글자는 본 운동에 작용하는 다른 근육들을 의미한다.
* 심부 근육(deep muscles)

스텝-업 Step-Up

스텝-업은 대퇴사두근, 둔부 근육, 고관절 굴곡근 및 슬괵근을 강화시키고, 여러분의 다리를 멋지게 만든다. 이와 동시에, 이런 균형 운동은 유산소 운동 요소를 첨가할 때 골반과 다리의 안정성을 향상시킨다.

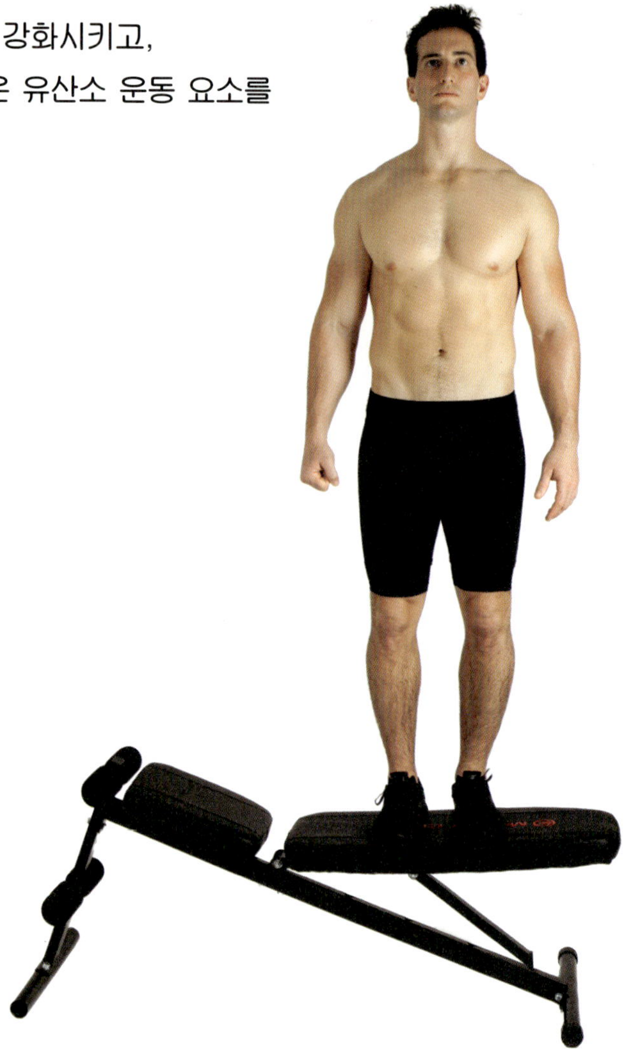

운동 방법

- 스텝, 벤치 또는 기타 안정한 플랫폼 앞에서 선 자세를 취한다.
- 오른발을 벤치 위로 올려놓고, 발바닥을 완전히 플랫폼에 밀착시킨다.
- 왼쪽 다리도 벤치 위로 올리기 위해 몸을 약간 앞쪽으로 기울이면서 오른쪽 발의 발꿈치로 여러분의 몸을 위쪽으로 민다.
- 오른발을 벤치에서 바닥으로 내려놓는다. 그 다음, 반대 다리를 이용해 같은 순서로 운동을 실시한다. 권장 반복횟수만큼 양측 다리를 교대로 이용해 계속 위아래 움직인다.

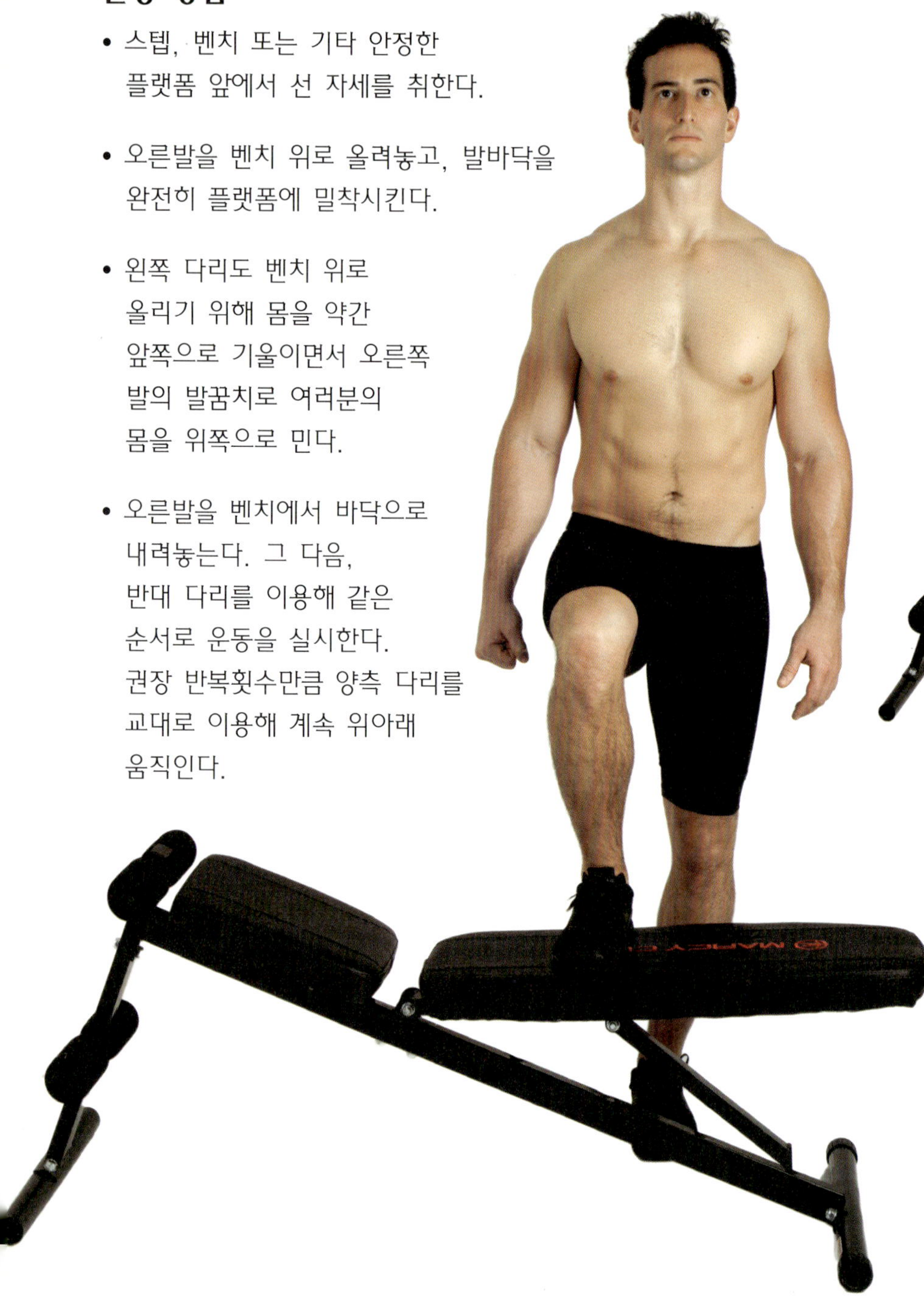

올바른 수행의 팁

- 바닥에 고정된 발의 발꿈치를 통해 위쪽으로 몸을 밀어 들어 올린다.
- 무릎이 발가락 끝을 벗어나지 않을 만큼 무릎을 앞으로 내민다.
- 조절을 유지하면서 너무 빠르게 움직이지 않는다.
- 너무 높은 상자로 시작하지 않는다; 낮은 상자에서부터 시작하여, 근력을 얻은 만큼 점진적으로 높은 상자로 진행한다.

팩트 파일

목표 근육

- 슬괵근
- 대퇴사두근
- 장딴지 근육
- 둔부 근육
- 복부 근육

기구

- 스텝, 벤치, 기타 안정된 플랫폼

장점

- 다리와 둔부 근육을 강화한다.
- 복부 근육을 강화한다.

주의사항

- 발목 문제
- 안정성 문제

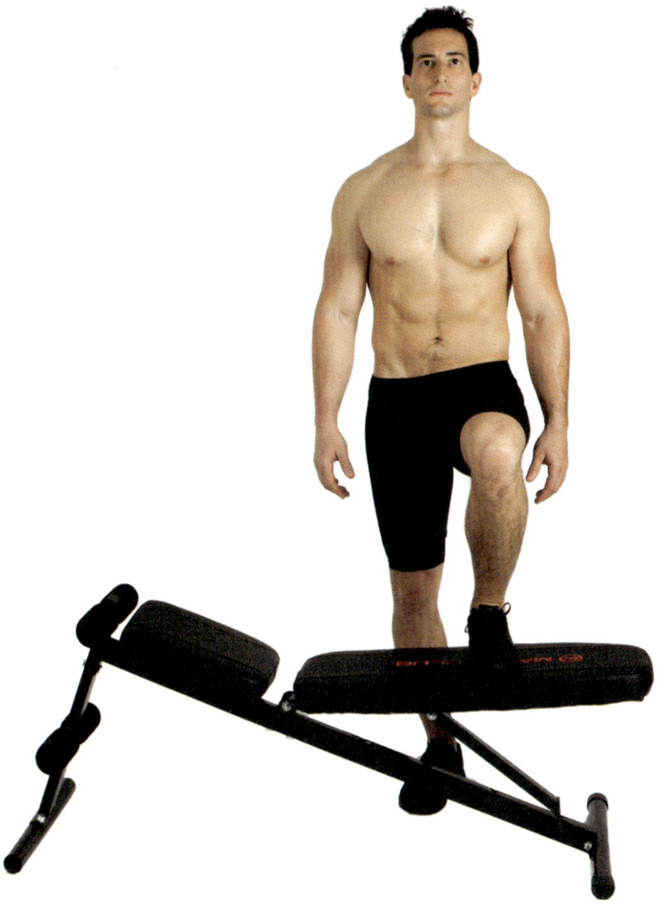

주석

굵은 글자는 목표 근육(target muscles)을 의미한다.
가는 글자는 본 운동에 작용하는 다른 근육들을 의미한다.
* 심부 근육(deep muscles)

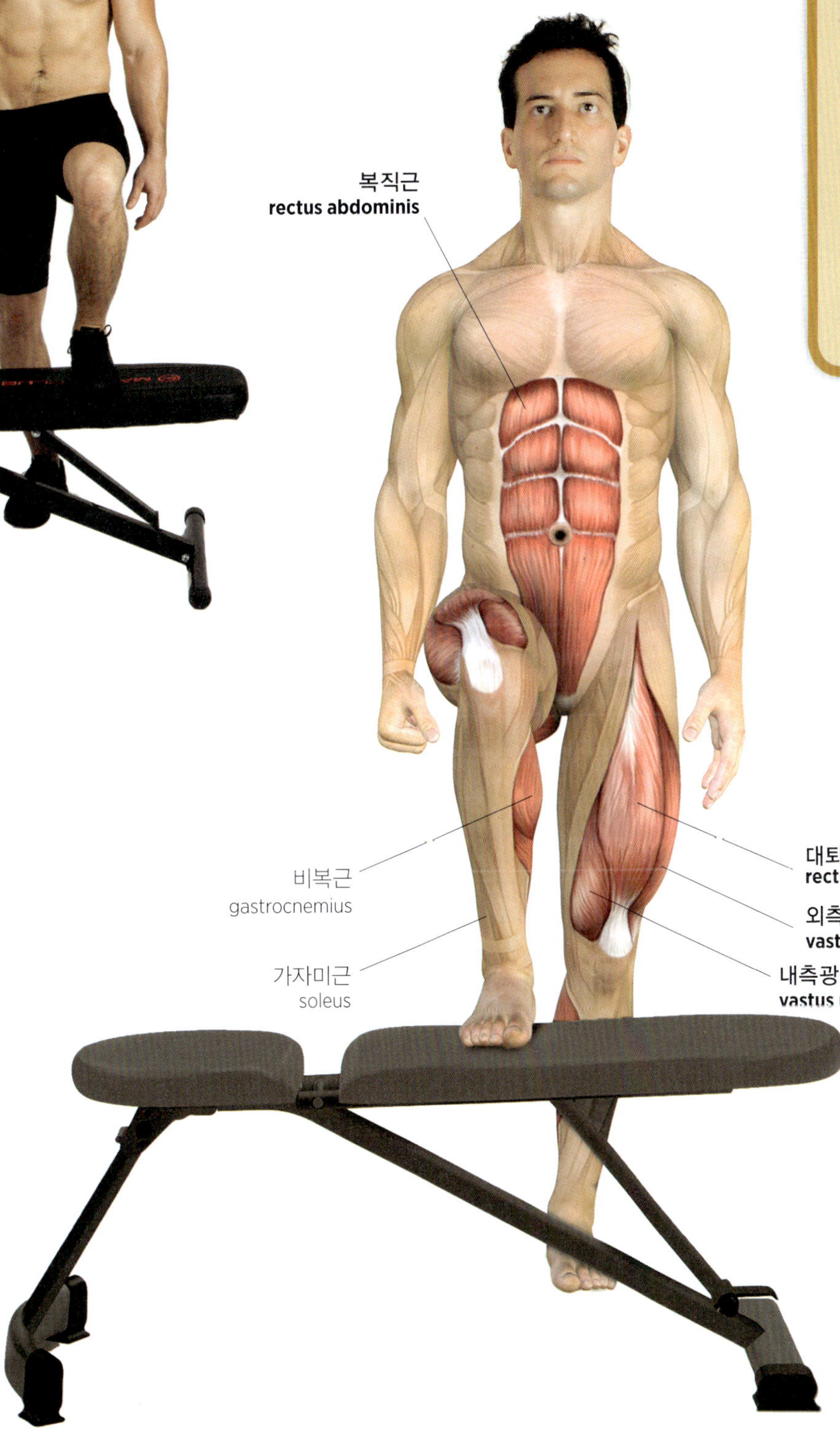

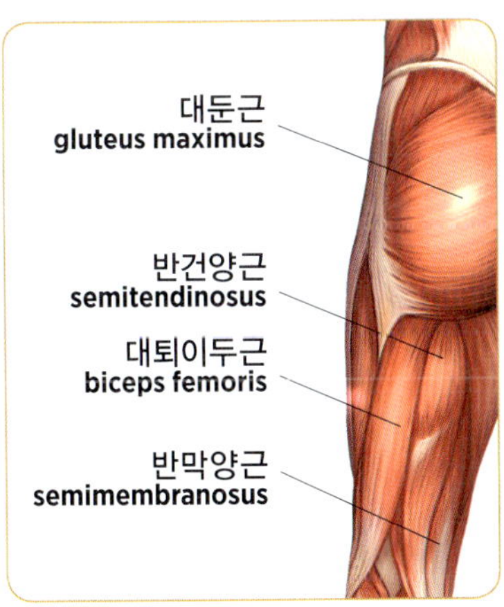

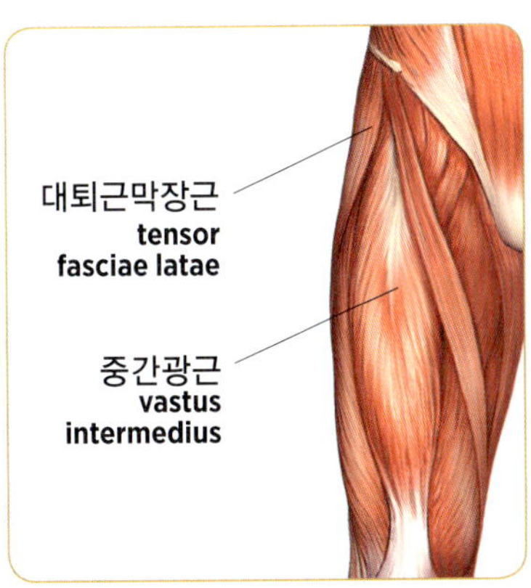

푸쉬-업 핸드 워크-오버 Push-Up Hand Walk-Over

이런 사이드 투 사이드 루틴으로부터 많은 것을 얻기 위해 안정된 자세를 유지한다. 이것은 실제로 효율적인 전신 워크아웃이다.

운동 방법

- 왼손을 바닥에 놓고, 오른손을 4-6인치 되는 높이의 상자(플랫폼 또는 스텝) 위에 올려놓은 플랭크 자세(114-115페이지)에서 시작한다.
- 몸통을 일자로 유지하고 양쪽 다리를 뻗은 자세로 유지한다. 그리고 푸쉬-업 자세(68-69 페이지)로 팔꿈치를 굴곡한다.
- 팔꿈치를 펴서 몸을 뒤쪽과 위쪽으로 밀면서 시작자세로 다시 돌아간다.
- 바닥으로부터 왼손을 들어 올려 상자 위의 오른손 옆에 배치한다.
- 오른손을 상자로부터 들어 올리고, 오른쪽 바닥 위로 배치한다.
- 상자의 다른쪽에서 또다른 푸쉬-업을 수행하기 위해 팔꿈치를 굴곡한다.
- 상자 위로 다시 돌아가고, 운동을 반복한다. 권장 반복횟수만큼 좌우를 교대로 실시한다.

올바른 수행의 팁

- 손을 어깨 밑에서 수직 일직선 되게 놓는다.
- 어깨가 한쪽으로 내려가지 않도록 한다.
- 목을 길게 빼지 않는다.

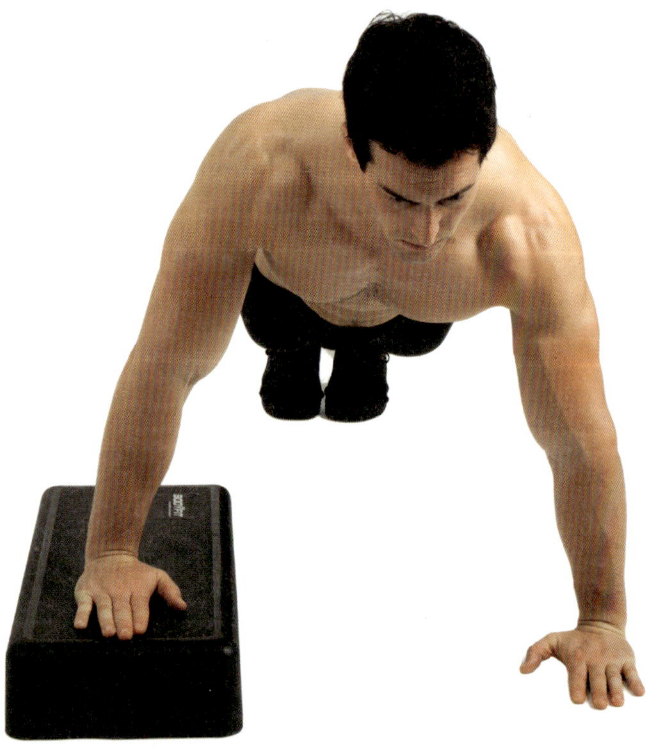

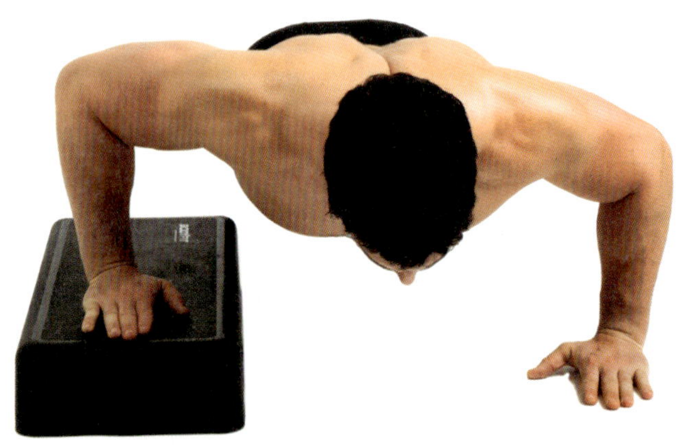

팩트 파일

목표 근육
- 광배근
- 복부 근육
- 허벅지 근육
- 상완삼두근
- 승모근

기구
- 박스, 플랫폼, 스텝

장점
- 전신의 근력과 안정화
- 골반, 몸통, 어깨 안정근을 강화한다.

주의사항
- 어깨 통증
- 등 통증
- 목 통증

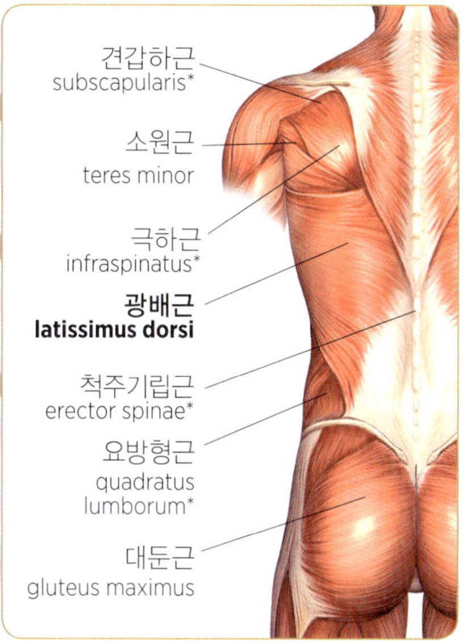

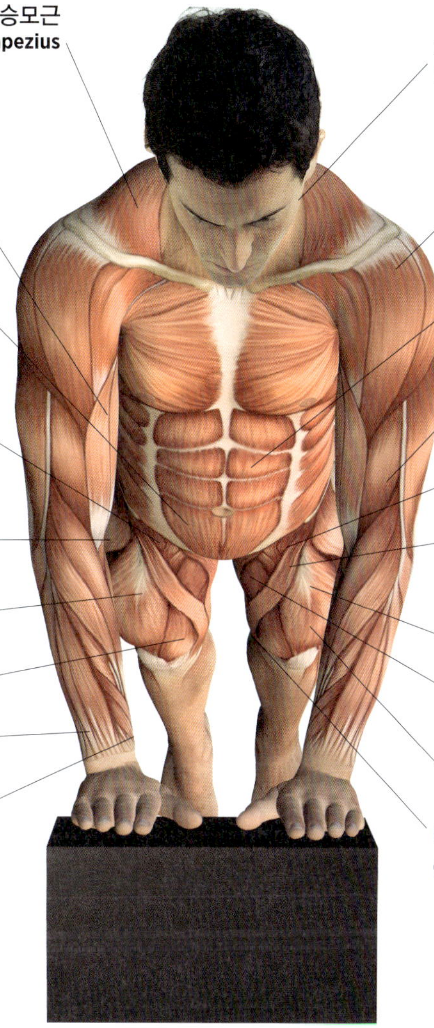

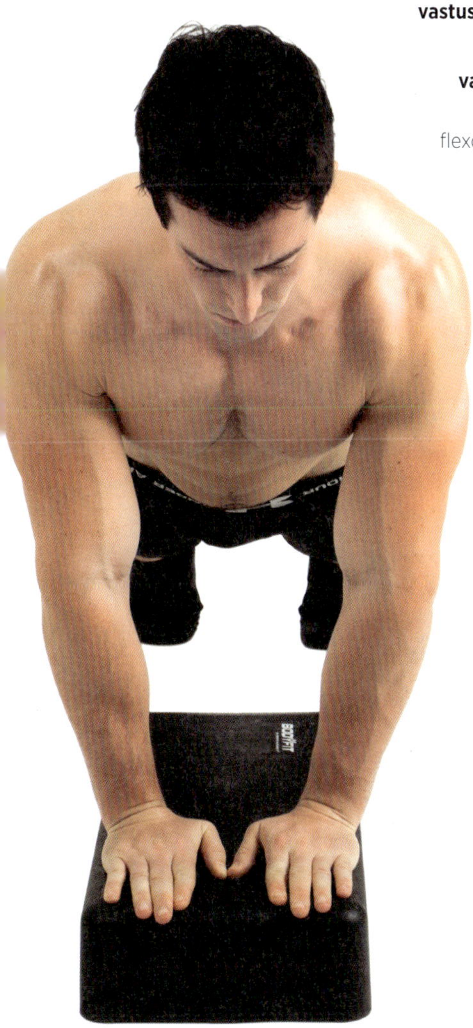

주석

굵은 글자는 목표 근육(target muscles)을 의미한다.
가는 글자는 본 운동에 작용하는 다른 근육들을 의미한다.
* 심부 근육(deep muscles)

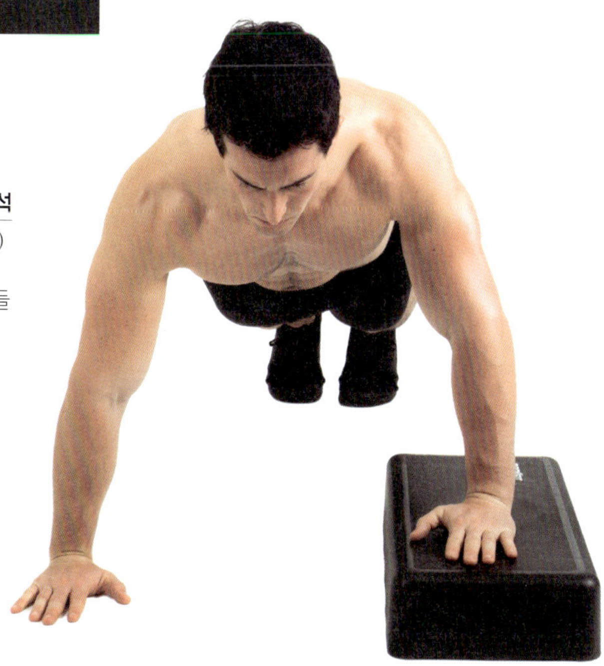

폼 롤러 푸쉬-업 Foam Roller Push-Up

이런 간단한 롤링 푸쉬-업은 상체, 팔 및 허벅지의 많은 근육을 강화하고 다듬는다. 부드럽고 유연한 동작을 완벽하게 하기 위해, 많은 연습을 실시한다.

운동 방법

- 바닥에 무릎을 꿇고, 여러분의 앞쪽에 폼 롤러를 가로방향으로 배치한다. 손가락이 전방을 향하도록 하고 양손을 폼 롤러 위에 올려놓는다.
- 폼 롤러를 누르면서 몸을 세워 플랭크 자세를 만든다. 양쪽 무릎을 들고 다리를 쭉 뻗는다.
- 가능하면 엉덩이를 어깨와 수평되게 유지한다. 팔꿈치를 굴곡하면서 가슴을 폼 롤러 쪽으로 내린다. 이 동작을 할 때 폼 롤러가 움직이지 않아야 한다.
- 양팔을 뻗고 척추를 일자로 유지하면서 시작자세로 돌아온다. 권장 반복횟수만큼 실시한다.

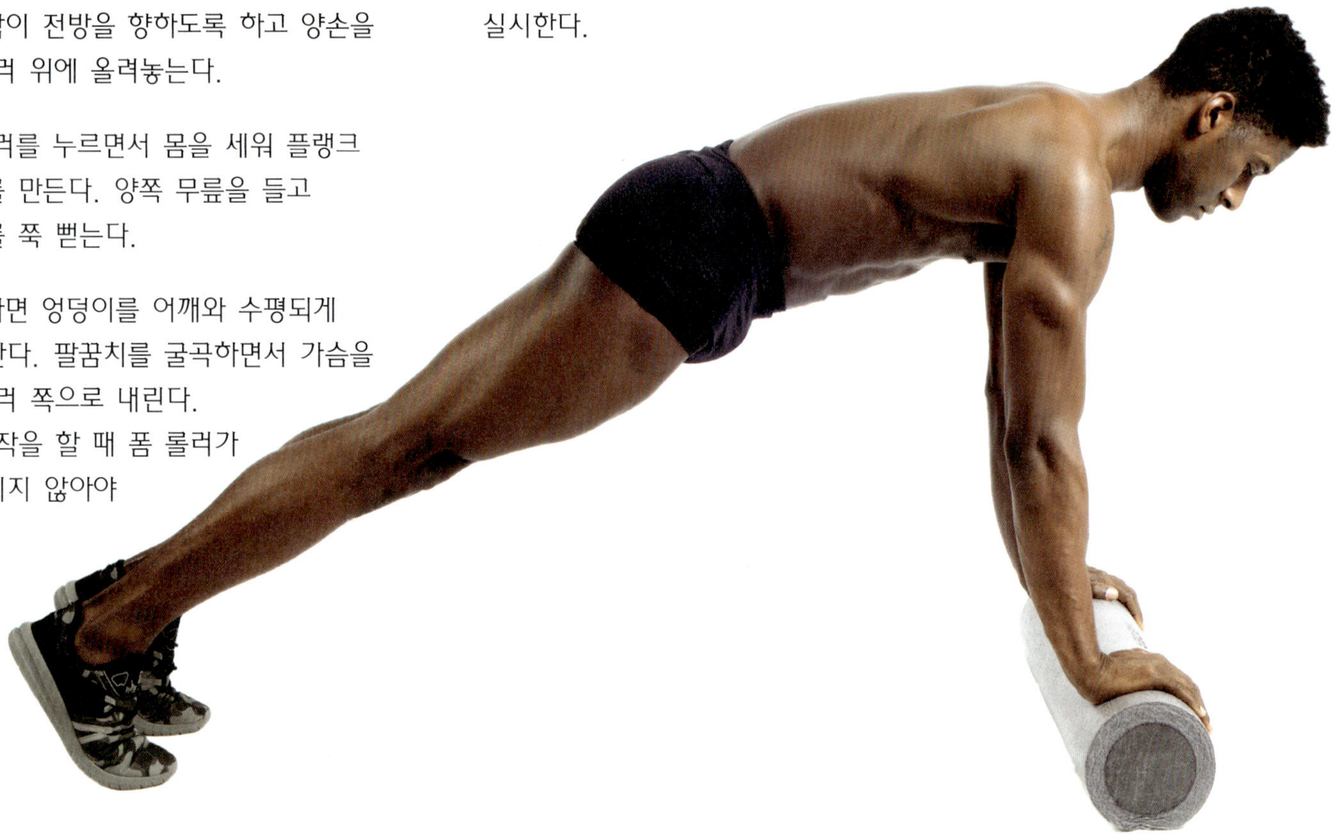

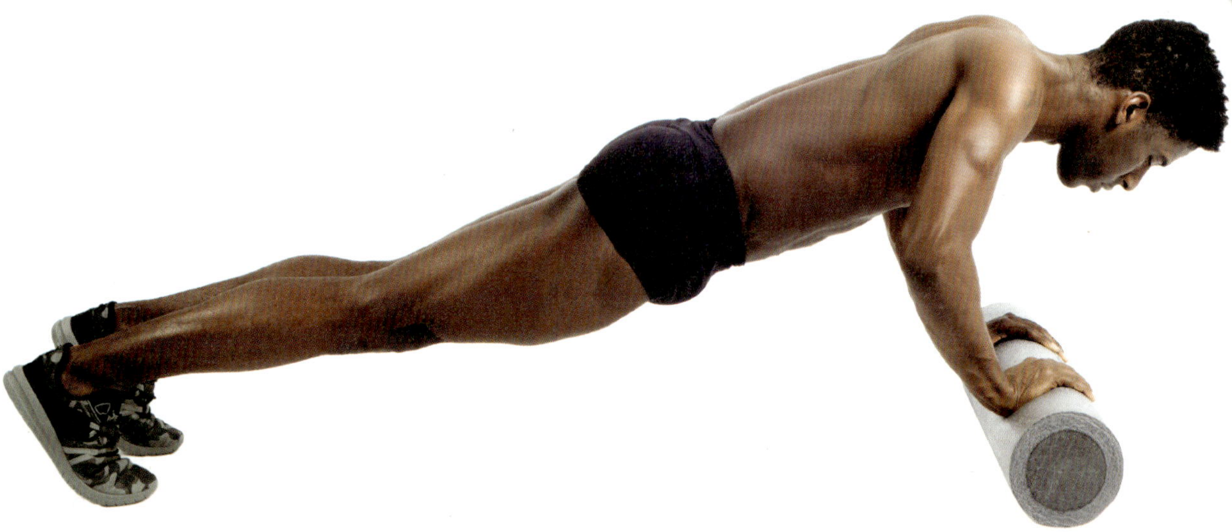

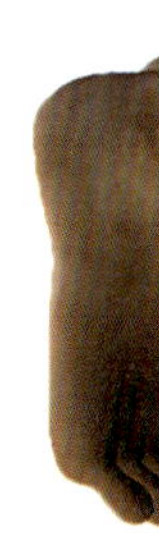

팩트 파일

목표 근육
- 상완삼두근과 상완이두근
- 어깨 안정근
- 복부 근육

기구
- 폼 롤러

장점
- 코어, 골반 및 어깨 등의 근력과 안정성을 향상시킨다.

주의사항
- 손목 통증
- 어깨 통증
- 허리 통증

올바른 수행의 팁

- 운동이 단일면에서 일어나야 한다; 어깨에서 발목까지 일직선을 유지해야 한다.
- 운동을 수행하는 동안 목과 어깨가 이완되어야 한다.
- 귀로부터 멀어지도록 어깨를 하강한다.
- 양쪽 무릎을 굽히지 않는다.
- 신체 분절을 들어 올리거나 아래로 내리지 않아야 한다.

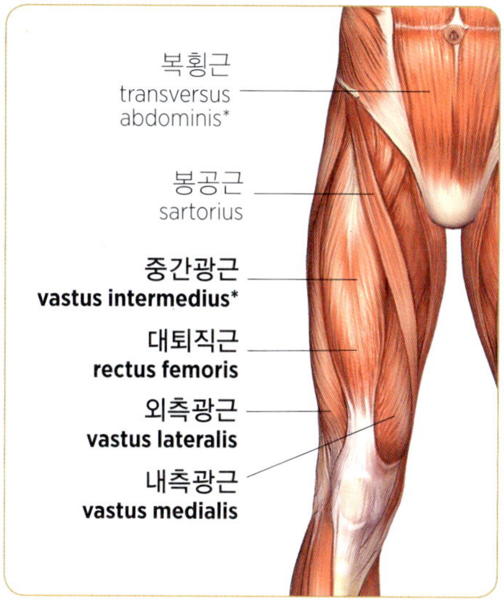

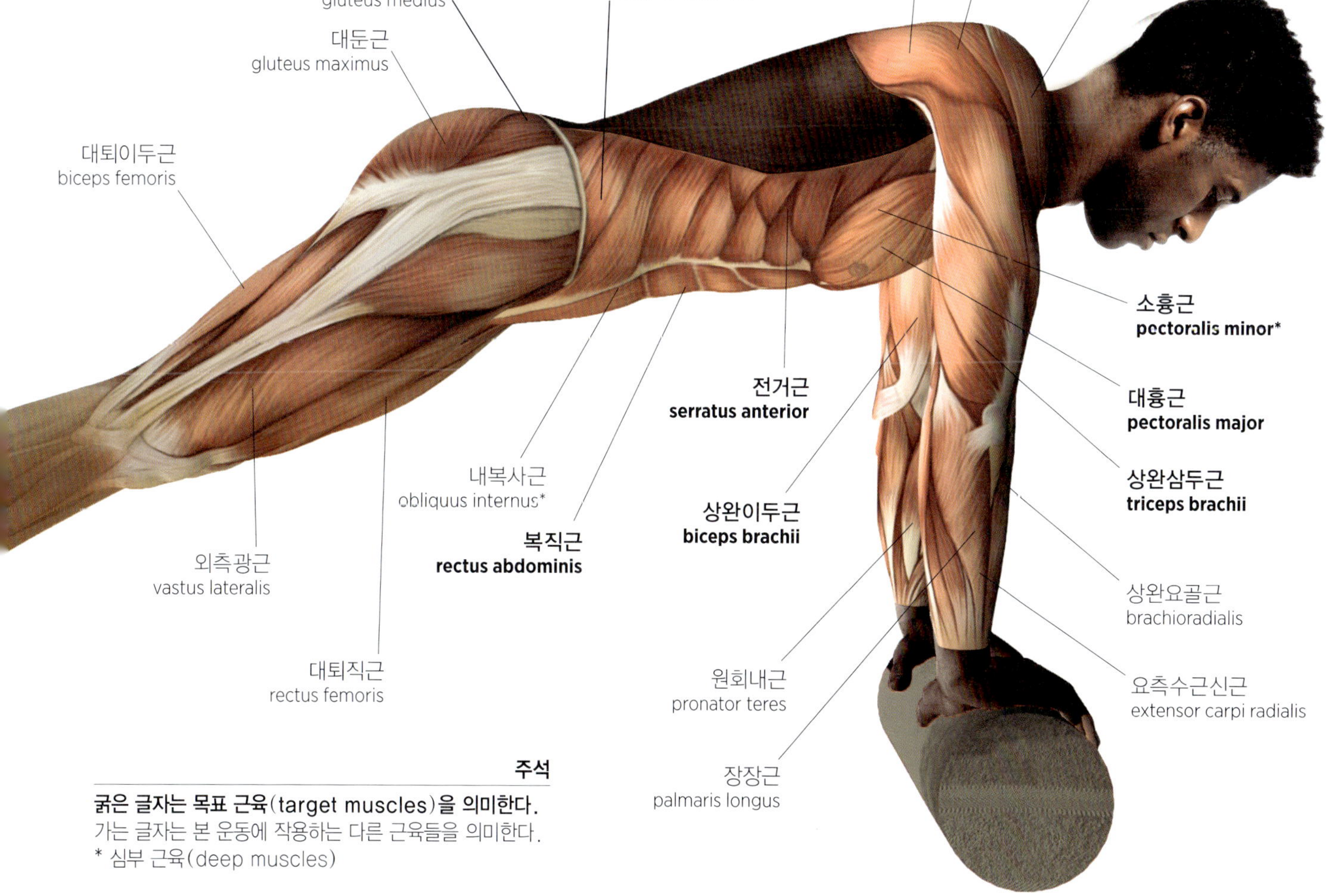

주석

굵은 글자는 목표 근육(target muscles)을 의미한다.
가는 글자는 본 운동에 작용하는 다른 근육들을 의미한다.
* 심부 근육(deep muscles)

스위스 볼 플랭크 위드 레그 리프트

Swiss Ball Plank with Leg Lift

여러분의 코어는 이런 스위스 볼 플랭크 운동으로 근력을 얻게 될 것이다. 이것은 다리와 둔부 근육을 작용시키기 위해 다리 들기(leg lift)를 이용한다. 이것은 더욱 안정된 등 근육과 견갑대 근육을 촉진시키는 좋은 운동이다.

운동 방법

- 네발자세를 취하고, 여러분 뒤쪽에 스위스 볼을 배치한다. 양손으로 바닥을 짚고, 팔꿈치를 쭉 편다.

- 한 번에 하나씩, 양발을 공위에 올려놓고 양쪽 다리를 뒤쪽으로 쭉 뻗는다. 이때 여러분의 몸은 머리에서 발가락까지 일자를 형성한다. 여러분은 이 자세로 균형을 잡는다.

- 천천히 조절하면서, 오른발을 공으로부터 들어 올린다. 여러분이 할 수 있는 만큼 그 자세를 유지한다. (10-15초에서 시작해 1분까지 지속한다)

- 오른발을 다시 공위로 내려놓고, 반대쪽 발도 반복한다. 권장 시 반복횟수만큼 좌우측을 교대로 실시한다.

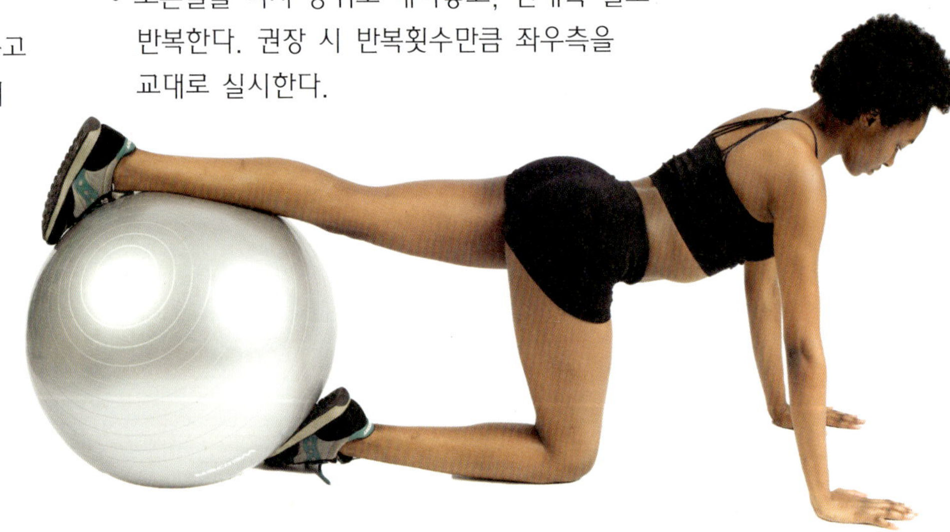

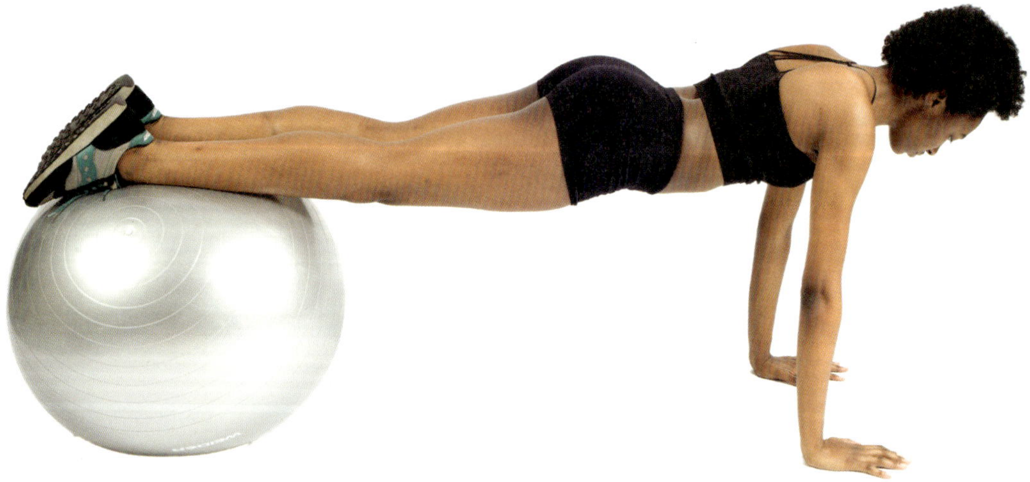

올바른 수행의 팁

- 복부의 긴장을 유지한다.
- 여러분의 몸을 일자로 유지한다.
- 목을 일자로 유지하고, 아랫방향을 응시한다.
- 전신을 이용해 공을 제자리에 유지하려고 노력한다.
- 허리가 아래로 처져서는 안된다.
- 목이 활처럼 휘어져서는 안된다.
- 자세를 유지할 수 없거나 나머지 신체 부위를 안정되게 유지하지 못할 만큼 다리를 높이 들어 올려서는 안된다.

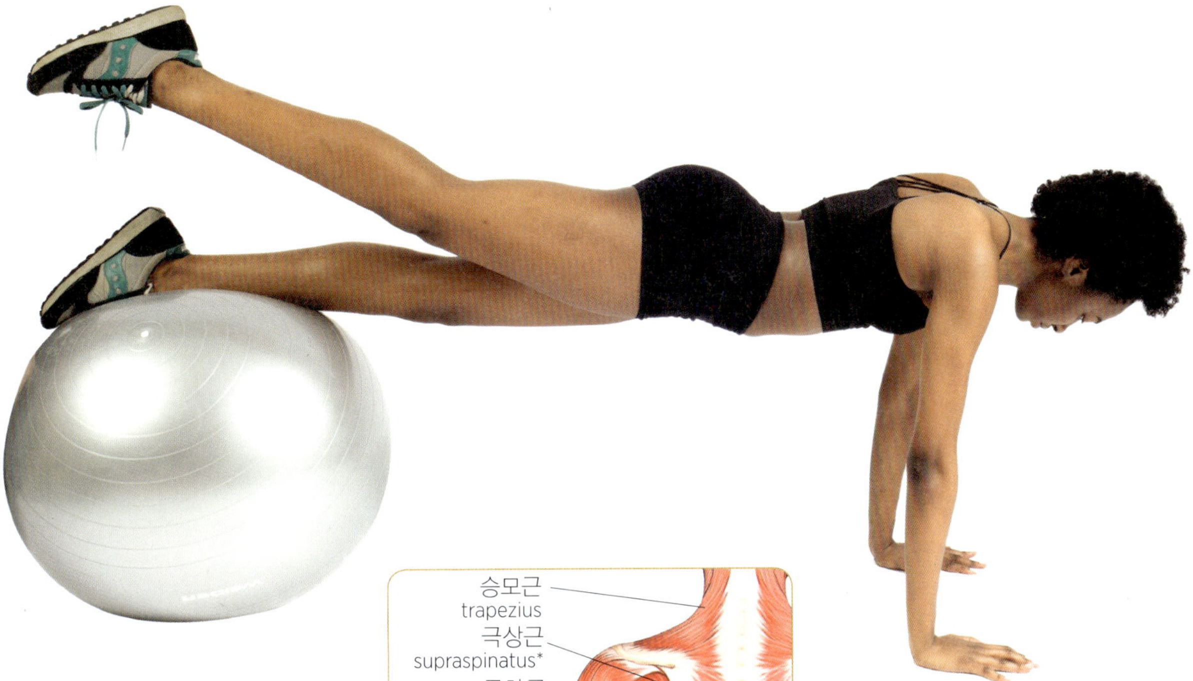

팩트 파일

목표 근육
- 복부 근육(복사근 포함)
- 등 근육
- 둔부 근육

기구
- 스위스 볼

장점
- 코어, 둔부 및 등 근육을 강화한다.

주의사항
- 어깨 손상
- 손목 통증
- 허리 문제

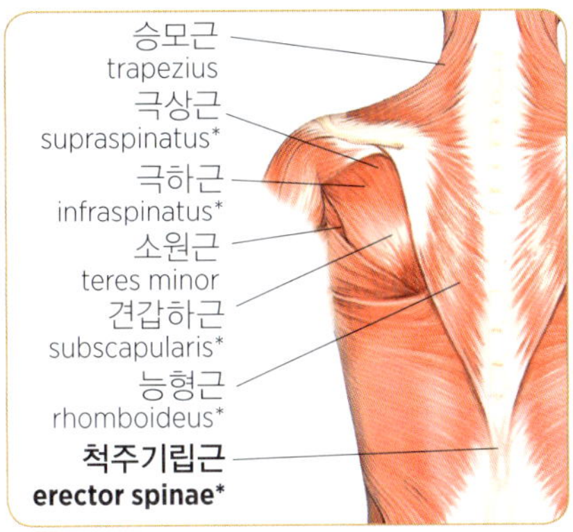

주석

굵은 글자는 목표 근육(target muscles)을 의미한다.
가는 글자는 본 운동에 작용하는 다른 근육들을 의미한다.
* 심부 근육(deep muscles)

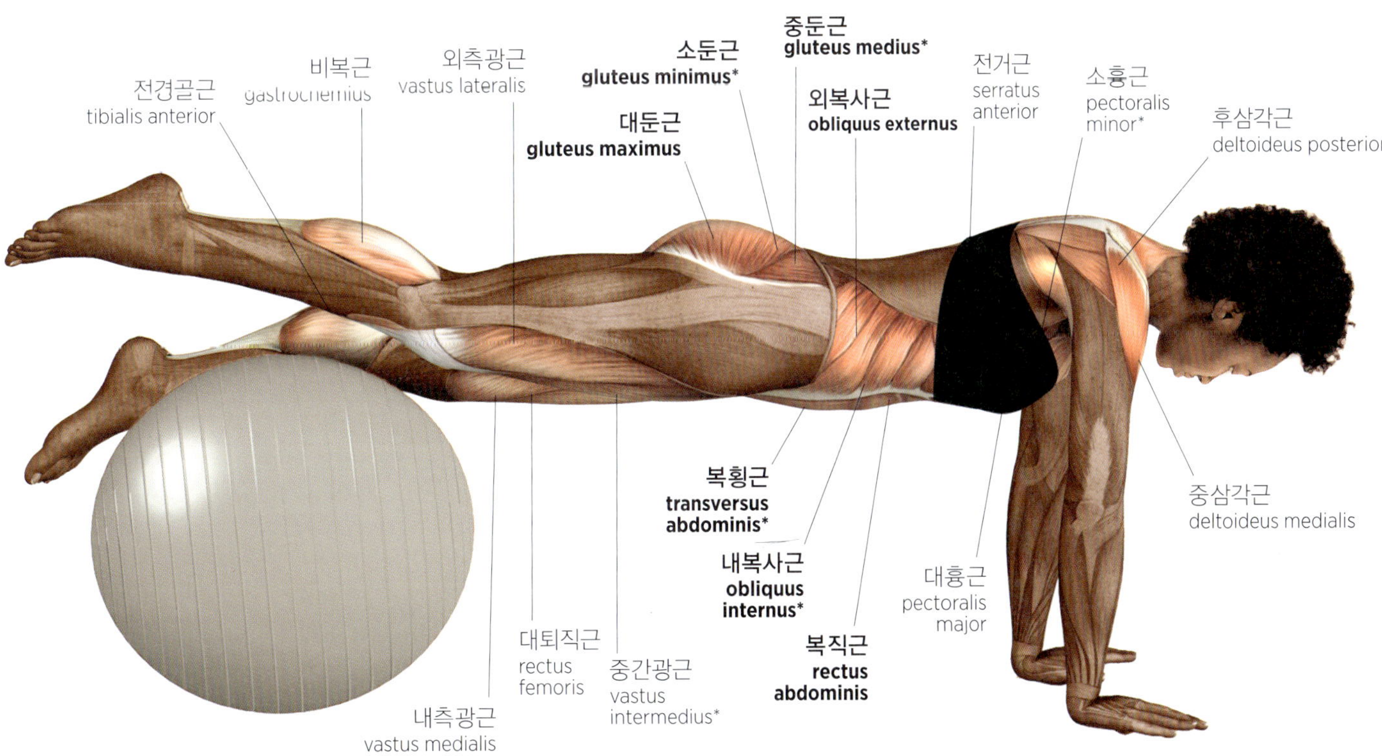

스위스 볼 래터럴 롤 Swiss Ball Lateral Roll

스위스 볼 래터럴 롤의 동적 운동에 요구되는 미세한 움직임을 달성하기 위해서는 여러분의 균형과 안정성이 필요하다. 이것은 코어의 완전한 관여에 의해 유도되는 독특한 방법으로 코어 근력과 안정성을 달성한다.

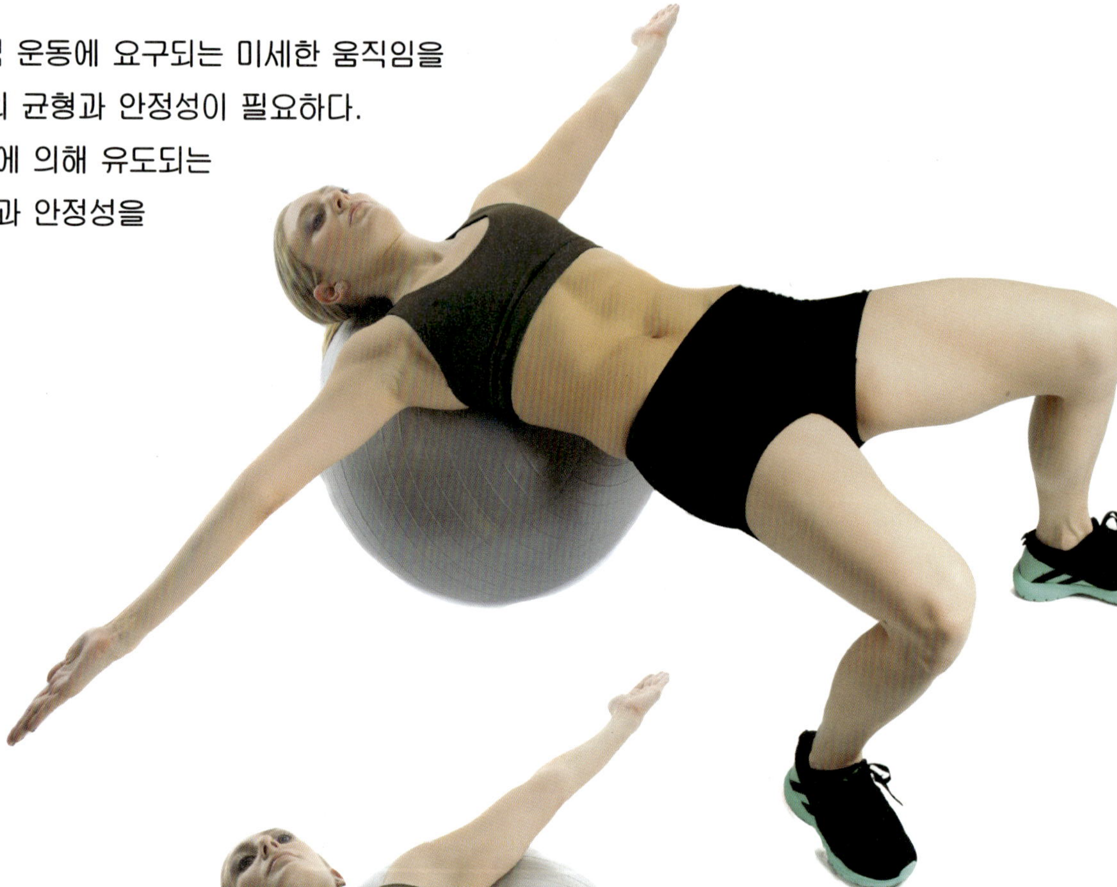

운동 방법

- 스위스 볼 위에 상부 등을 견고히 지지하고 눕는다. 양발은 어깨너비나 또는 약간 더 넓게 벌린다. 이때 엉덩이와 허벅지는 몸통과 일직선을 이루어야 한다. 만약 필요하다면, 이런 정렬을 달성하기 위해 여러분의 엉덩이를 들어 올린다.
- 양팔을 옆으로 벌린다.
- 공이 오른쪽으로 움직일 때, "아기 걸음(baby steps)"으로 걷는다.
- 공이 중심 쪽으로 돌아가기 위해 짧은 보폭으로 움직인다.
- 반대쪽도 반복한다. 그리고 권장 반복횟수만큼 좌우측을 교대로 계속 반복한다.

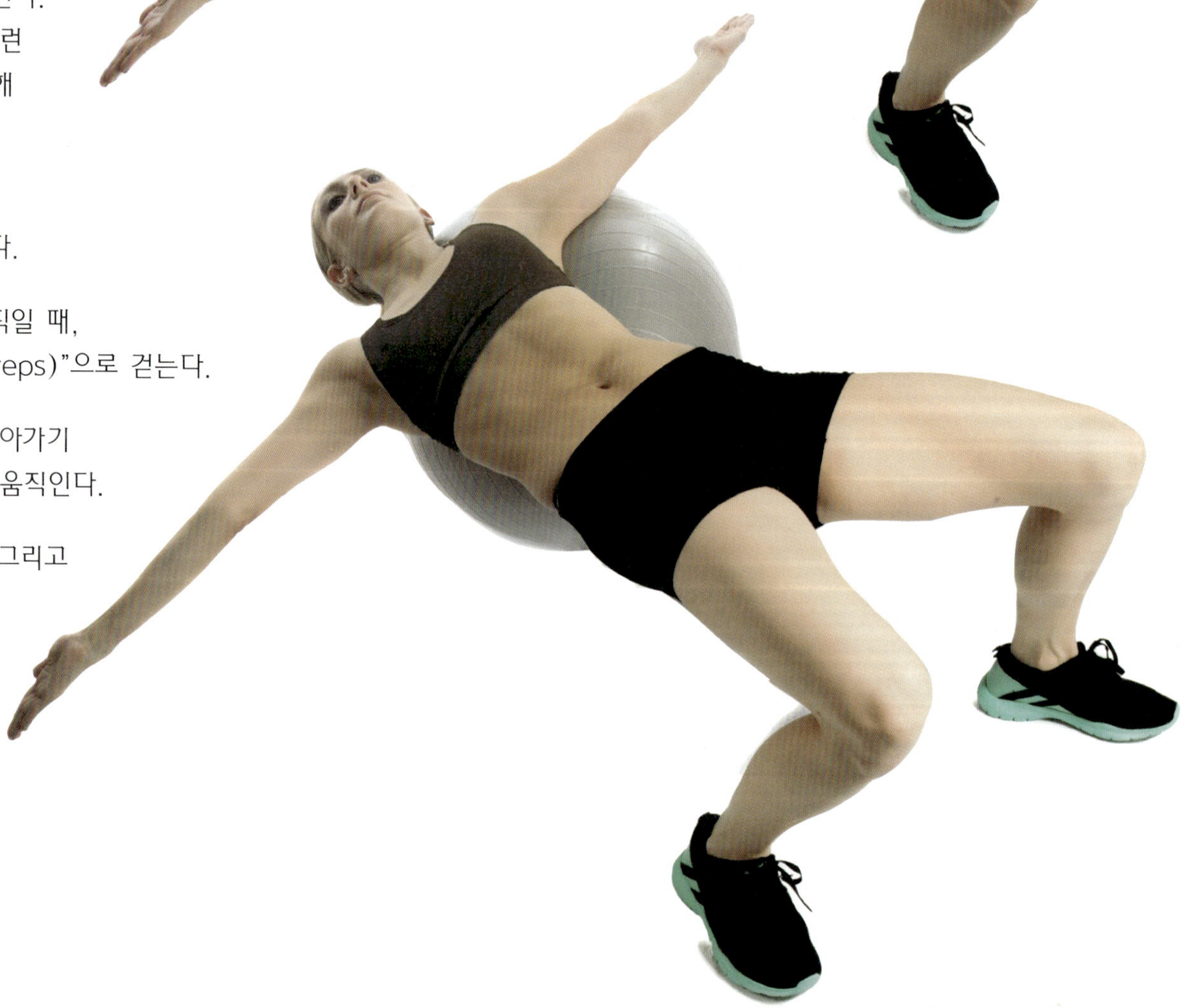

팩트 파일

목표 근육
- 복부 근육
- 둔부 근육
- 대퇴/고관절 가동근

기구
- 스위스 볼

장점
- 복부 근육과 둔부 근육을 강화한다.
- 코어를 안정화시킨다.

주의사항
- 허리 문제
- 목 문제

올바른 수행의 팁
- 코어의 활성화를 유지한다.
- 들어 올려진 엉덩이의 자세를 그대로 유지한다.
- 옆으로 벌린 양팔의 자세를 유지한다.
- 엉덩이의 자세가 떨어져서는 안된다.
- 너무 빠르게 옆으로 움직이지 않는다.

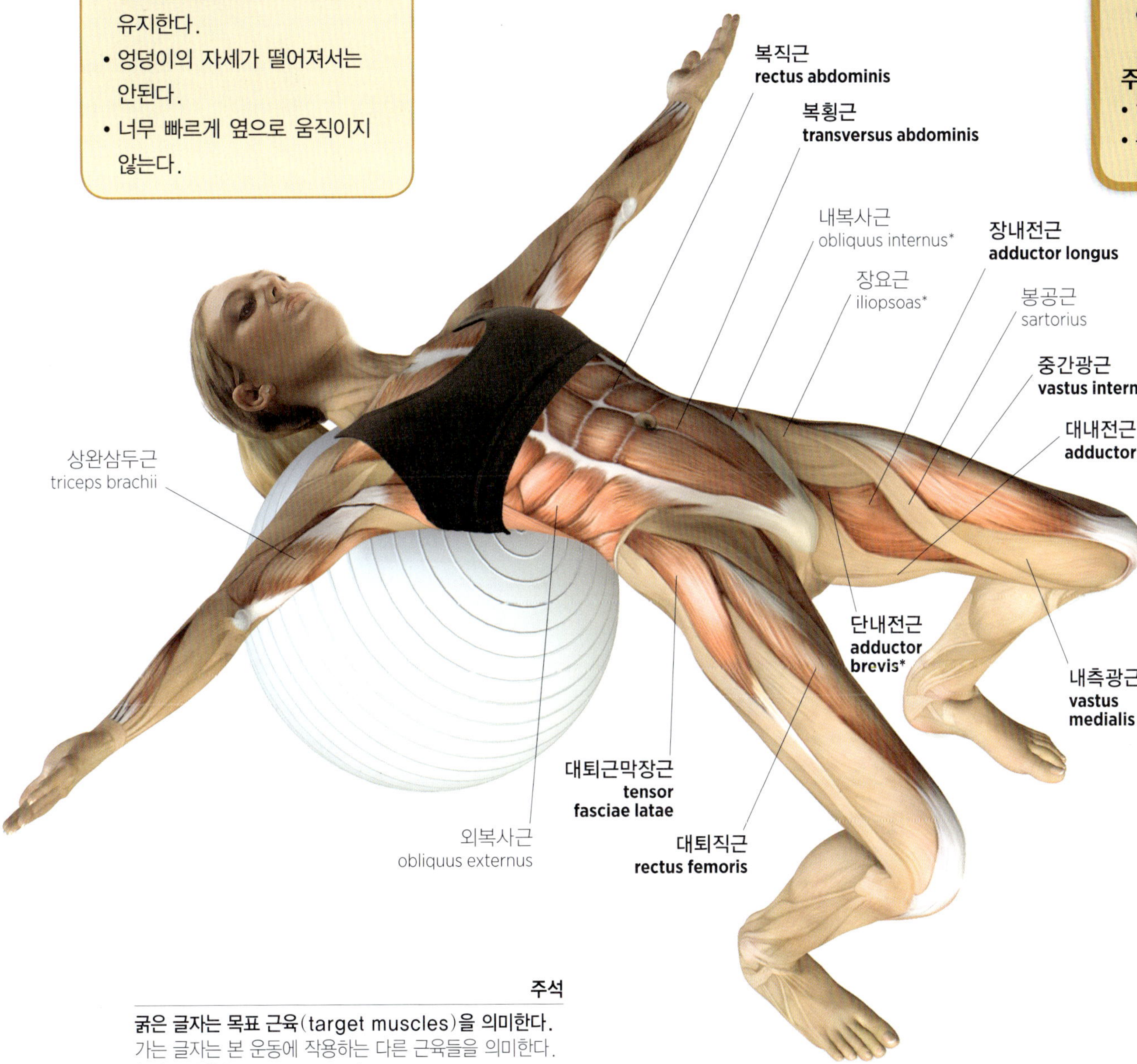

주석
굵은 글자는 목표 근육(target muscles)을 의미한다.
가는 글자는 본 운동에 작용하는 다른 근육들을 의미한다.
* 심부 근육(deep muscles)

메디신 볼 슬램 Medicine Ball Slam

이 운동은 또다른 동적 루틴이고, 복부 근육(특히 복직근)을 표적하는 운동이다. 그러나 이 운동은 상체와 허벅지를 보기 좋게 만드는 역할을 한다.

운동 방법

- 양발을 어깨너비로 벌리고 서서, 메디신 볼을 잡고 양팔을 뻗어 머리 위로 들어 올린다.
- 등을 일자로 유지하고, 허리를 숙여 몸을 앞쪽으로 기울이면서 강하게 공을 바닥으로 던진다. 공을 다시 집어 들고, 권장 반복횟수만큼 실시한다.

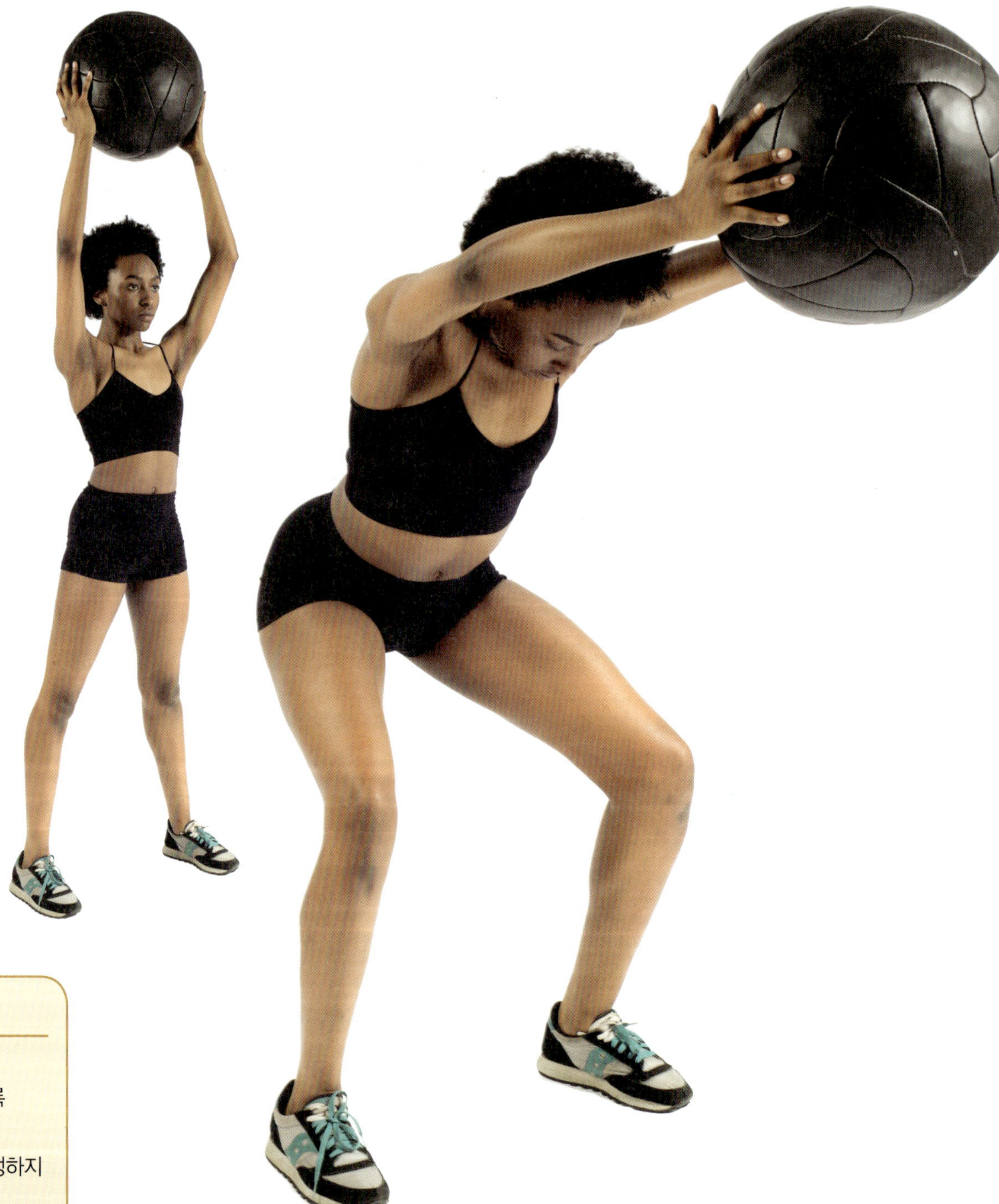

올바른 수행의 팁

- 운동을 수행하는 동안 몸통이 전방을 향하도록 유지한다.
- 허리가 과도하게 구부정하지 않아야 한다.

팩트 파일

목표 근육
- 복부 근육

기구
- 스위스 볼

장점
- 앞쪽 코어 근육을 활성화하고 강화한다.

주의사항
- 등 문제
- 어깨 문제

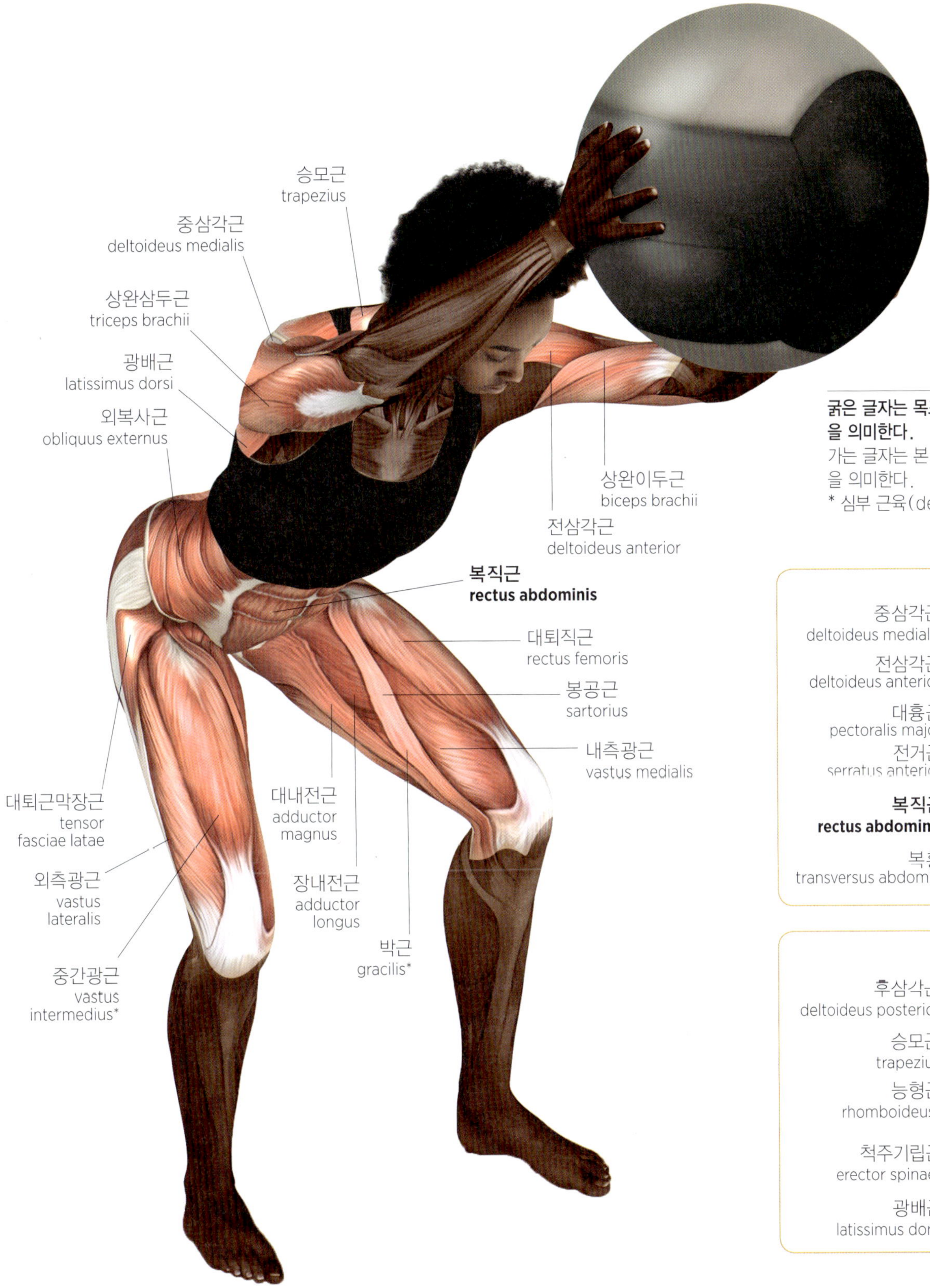

주석

굵은 글자는 목표 근육(target muscles)을 의미한다.
가는 글자는 본 운동에 작용하는 다른 근육들을 의미한다.
* 심부 근육(deep muscles)

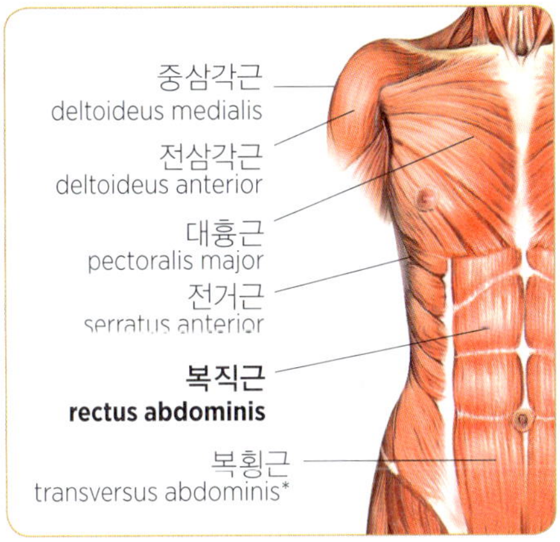

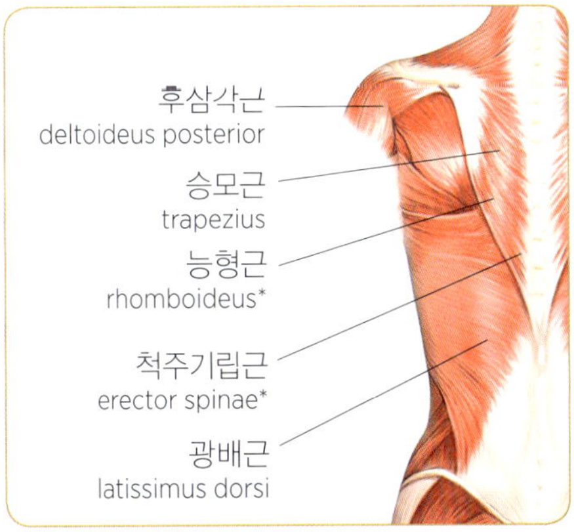

메디신 볼 스쿼트 투 프레스

Medicine Ball Squat to Press

메디신 볼 스쿼트 투 프레스는 여러 신체 부위를 위한 근력강화 운동을 제공한다. 이것은 동시에 많은 근육을 관여시킴으로써 수행된다. 부가적으로 이 운동은 여러분께 유산소 운동 요소도 제공한다.

운동 방법

- 가슴 앞쪽에 메디신 볼을 잡고 선 자세를 취한다. 양발은 어깨너비만큼 벌리고 둔부를 약간 내민다.
- 허벅지가 바닥과 평행해질 때까지 바닥 쪽으로 몸을 낮춘다.
- 똑바른 자세로 돌아오기 위해 양측 발꿈치로 균등하게 밀면서 일어선다. 그리고 양팔을 머리 위로 뻗는다.
- 팔을 내리고 시작자세를 취한다. 그리고 권장 반복횟수만큼 실시한다.

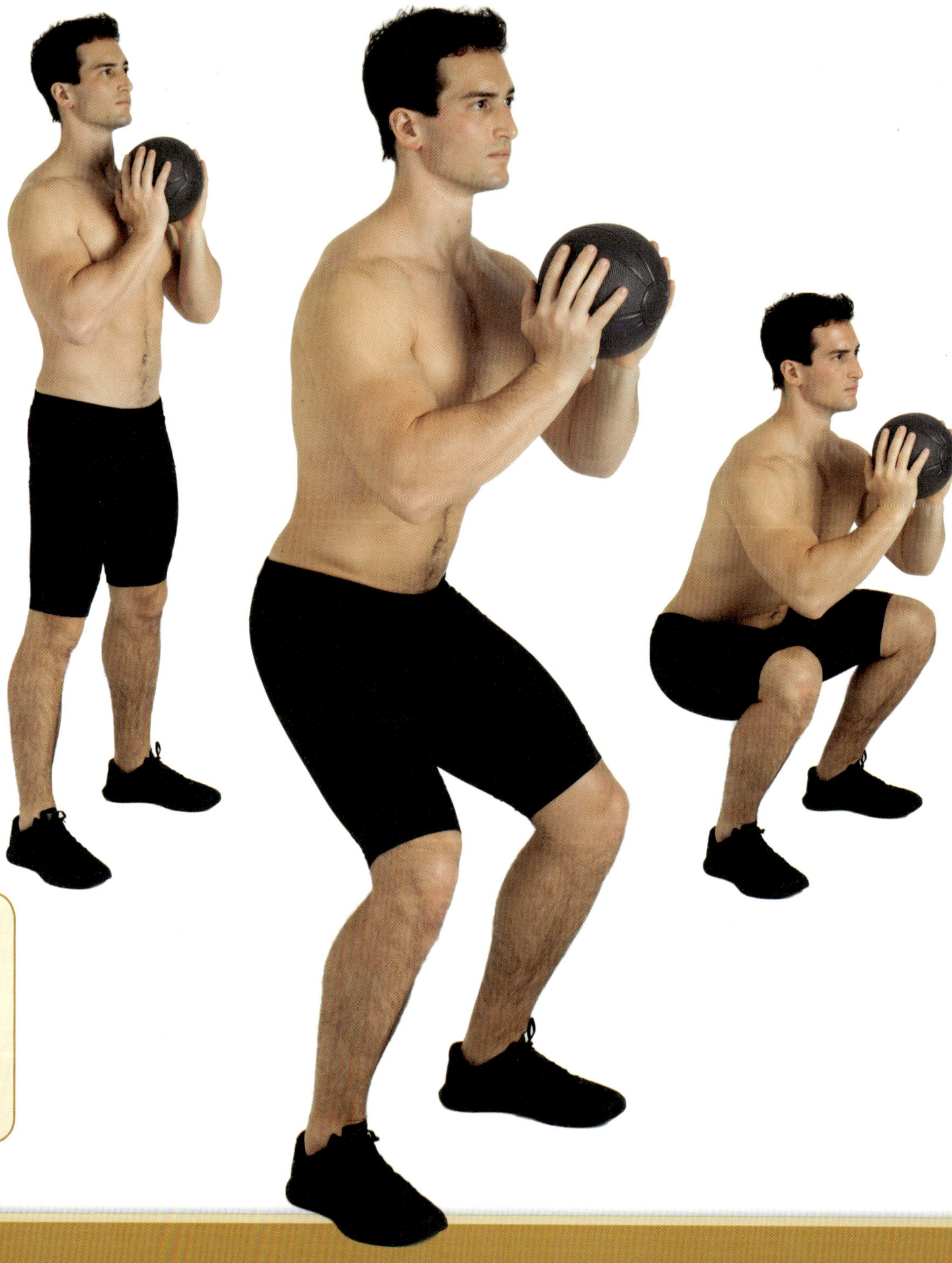

올바른 수행의 팁

- 몸이 일자가 되도록 머리를 들고 가슴을 벌린다.
- 무릎이 발가락 끝을 벗어나지 않도록 과도하게 굴곡하지 않아야 한다.

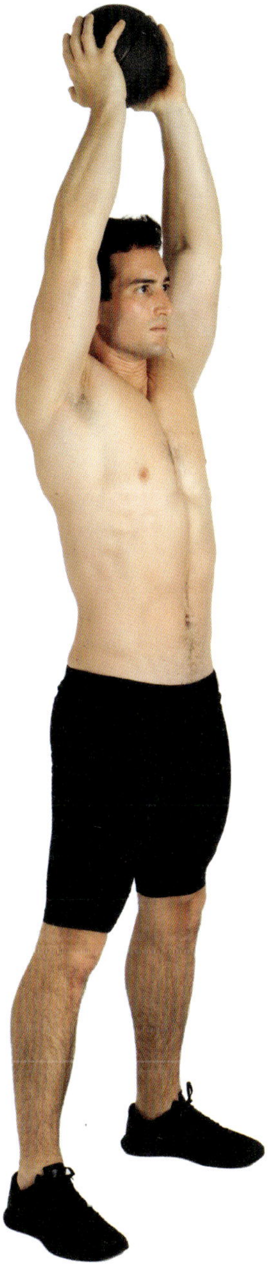

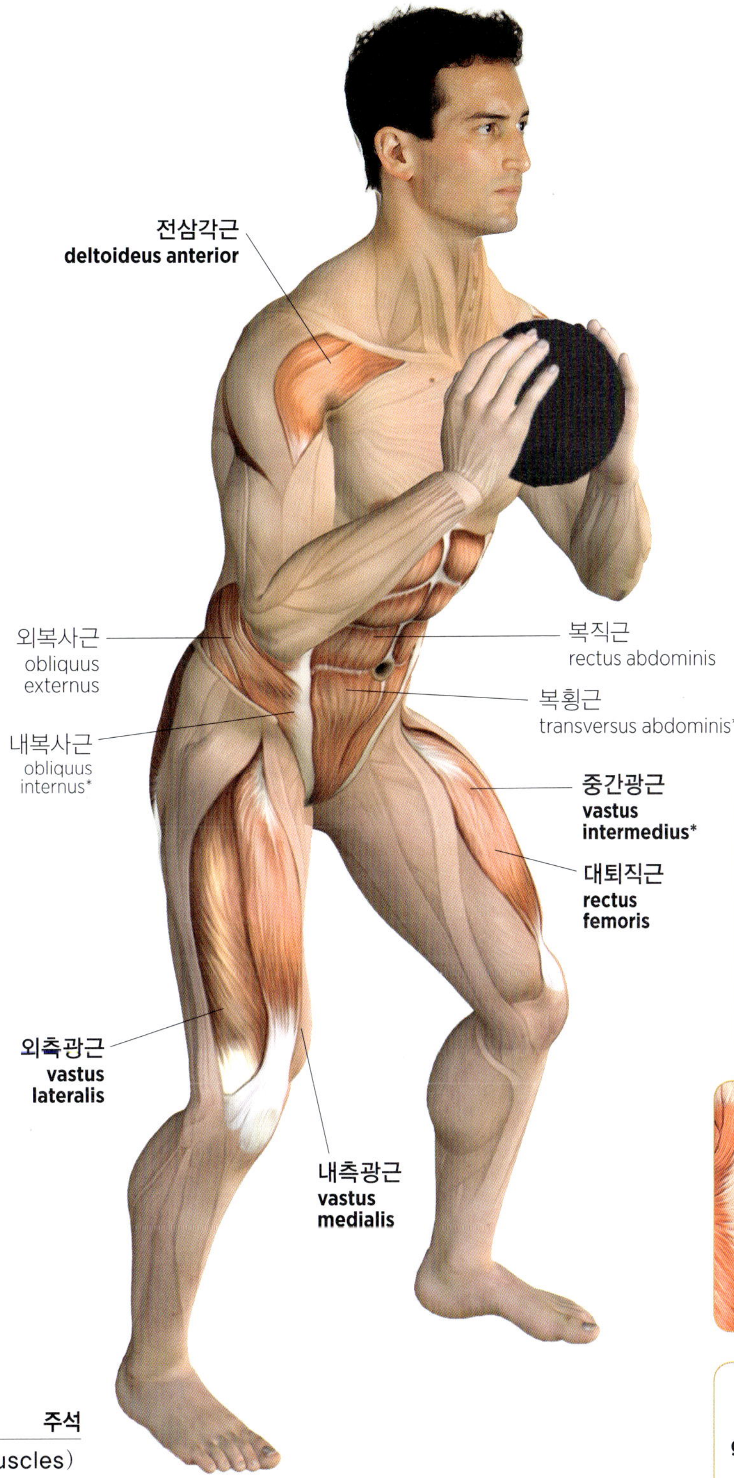

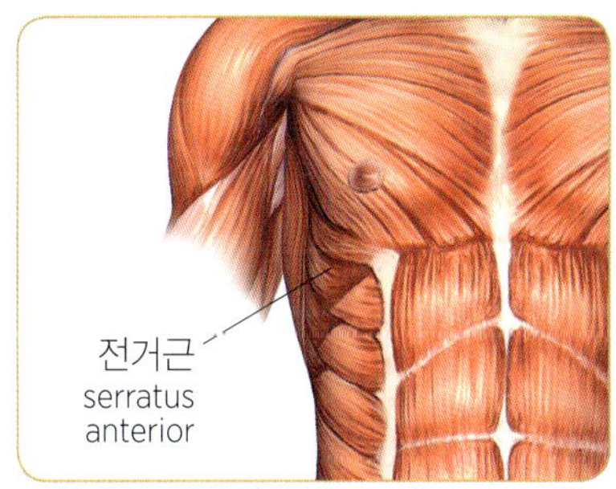

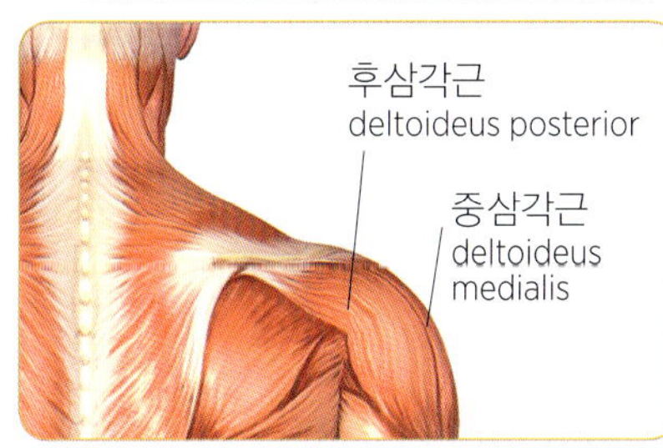

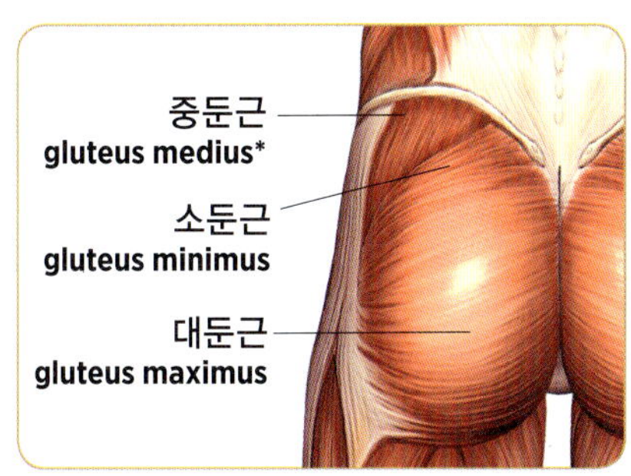

주석

굵은 글자는 목표 근육(target muscles)을 의미한다.
가는 글자는 본 운동에 작용하는 다른 근육들을 의미한다.
* 심부 근육(deep muscles)

팩트 파일

목표 근육
- 둔부 근육
- 삼각근
- 대퇴사두근

기구
- 메디신 볼

장점
- 둔부 근육과 대퇴사두근을 강화한다.
- 협응을 향상시킨다.
- 건강한 심혈관계의 유지를 돕는다.

주의사항
- 허리 문제
- 무릎 문제

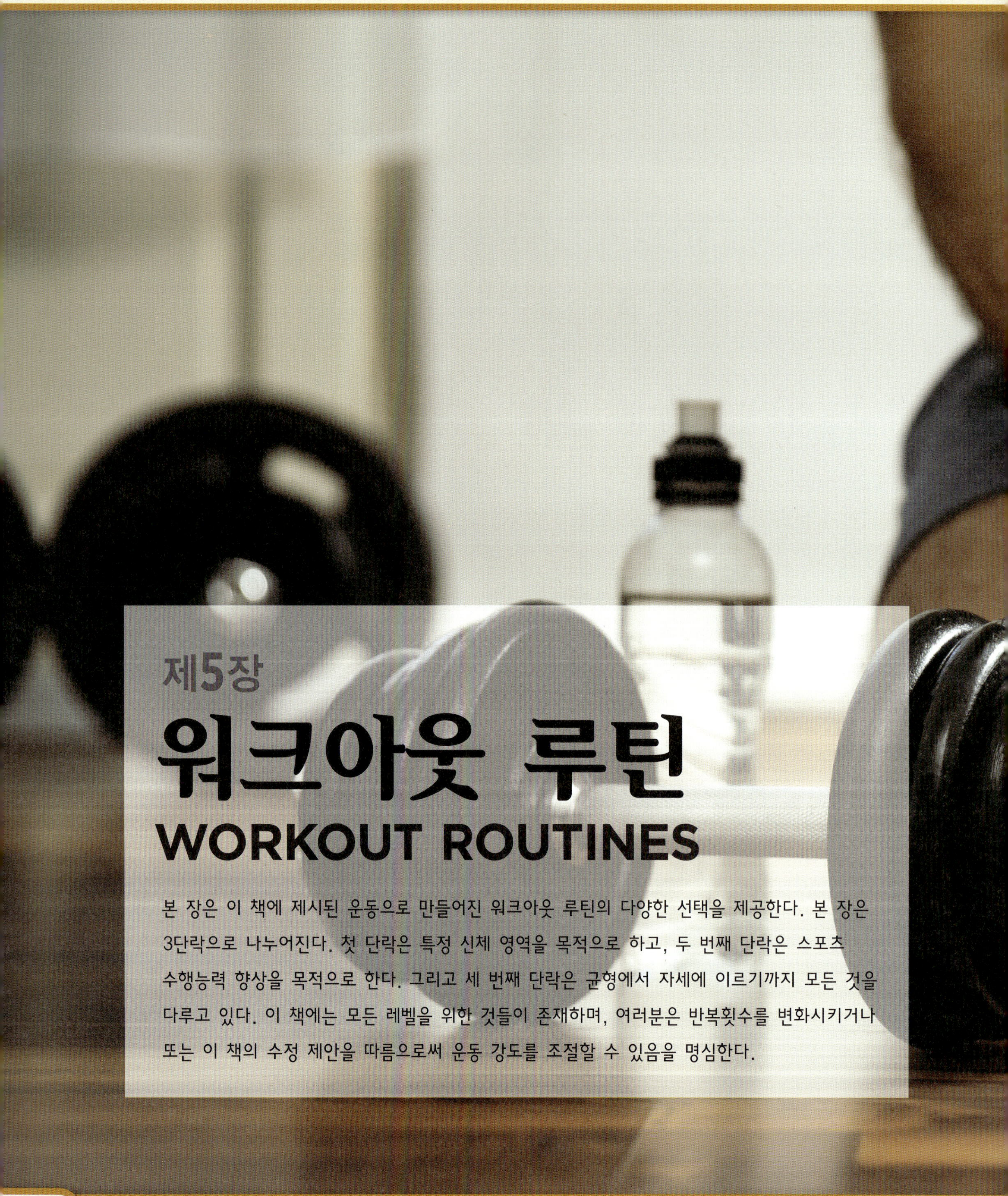

제5장

워크아웃 루틴

WORKOUT ROUTINES

본 장은 이 책에 제시된 운동으로 만들어진 워크아웃 루틴의 다양한 선택을 제공한다. 본 장은 3단락으로 나누어진다. 첫 단락은 특정 신체 영역을 목적으로 하고, 두 번째 단락은 스포츠 수행능력 향상을 목적으로 한다. 그리고 세 번째 단락은 균형에서 자세에 이르기까지 모든 것을 다루고 있다. 이 책에는 모든 레벨을 위한 것들이 존재하며, 여러분은 반복횟수를 변화시키거나 또는 이 책의 수정 제안을 따름으로써 운동 강도를 조절할 수 있음을 명심한다.

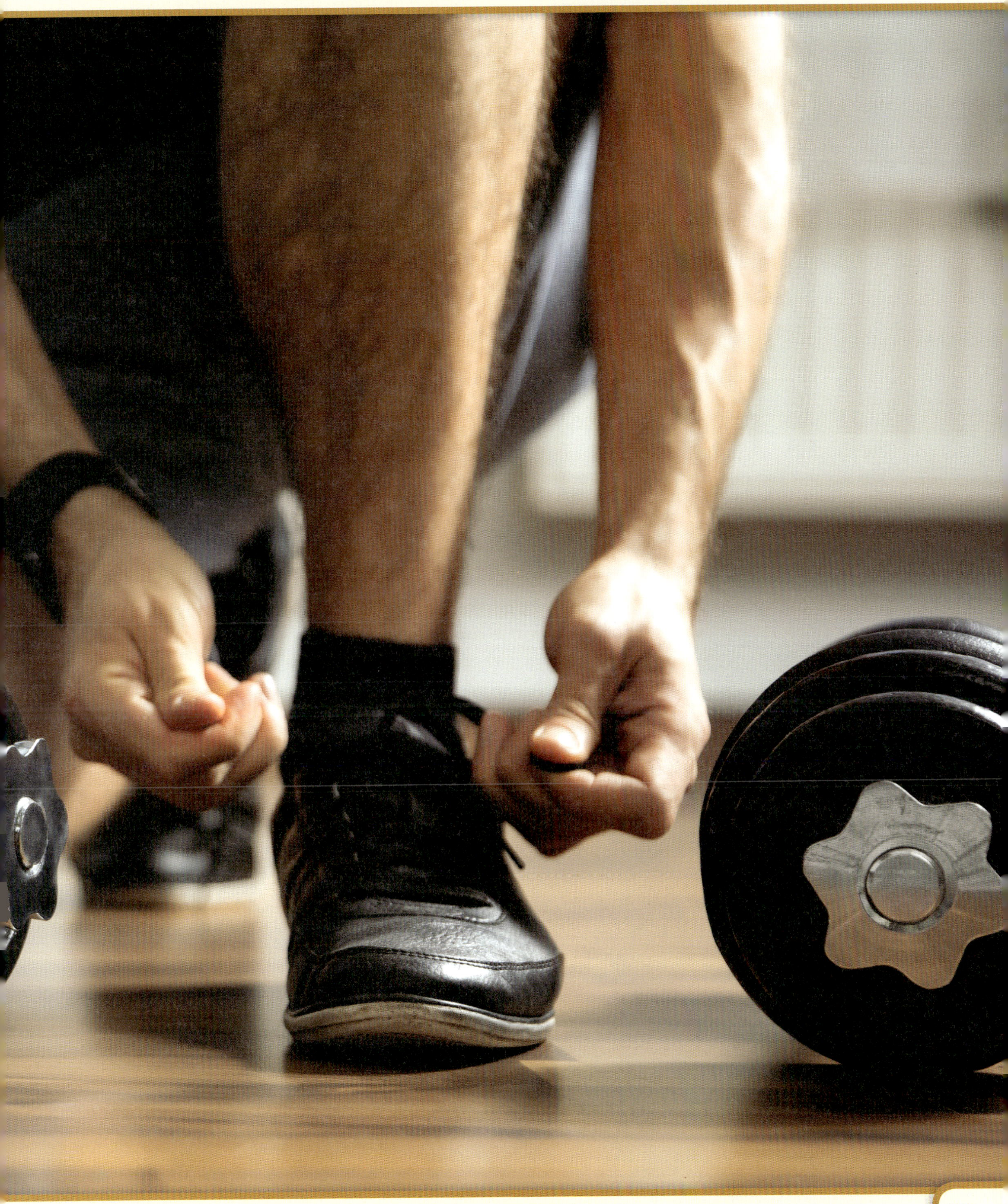

어깨 루틴 Shoulder Routine

이 루틴은 어깨 전체를 위한 운동으로 고안되었다. 이것은 삼각근을 형성하는 3갈래 근육의 근육량, 근력 및 질을 발달시킬 것이다.

1. 숄더 프레스

페이지 152-153

- 10회 수행

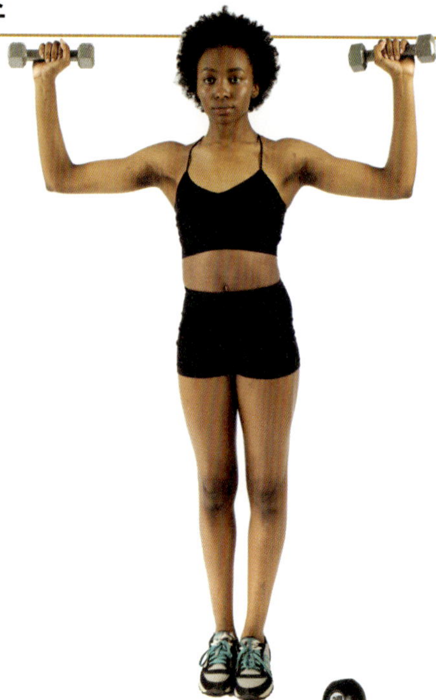

2. 얼터네이팅 케틀벨 프레스

페이지 166-167

- 한쪽 팔 당 8-10회 수행

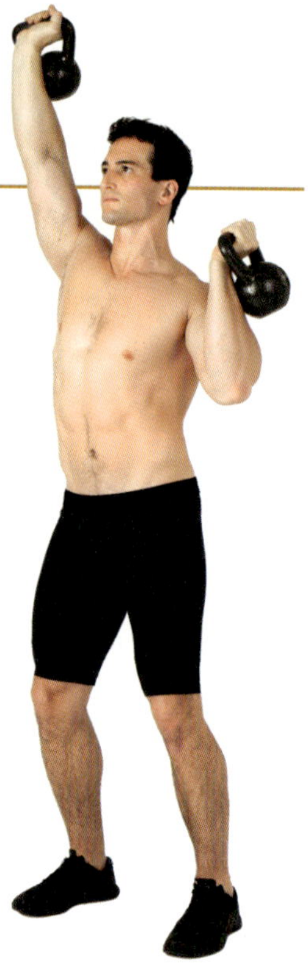

3. 바텀-업 케틀벨 클린

페이지 168-169

- 한쪽 팔 당 8-10회 수행

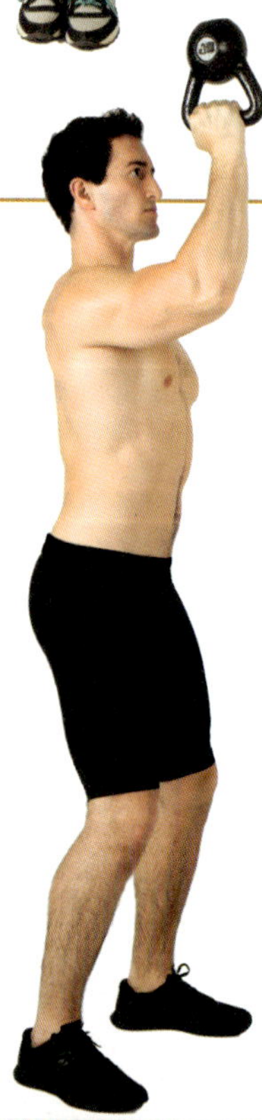

4. 래터럴 숄테 레이즈

페이지 156-157

- 8-10회 수행

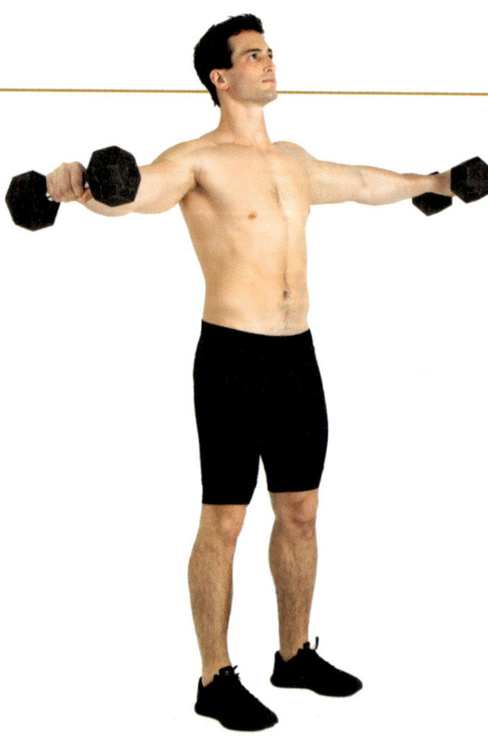

팩트 파일

목표 근육
- 삼각근

도구
- 케이블
- 덤벨
- 케틀벨
- 저항밴드

장점
- 삼각근을 강화한다.

5. 저항밴드 래터럴 레이즈

페이지 240-241
- 한쪽 팔 당 8-10회 수행

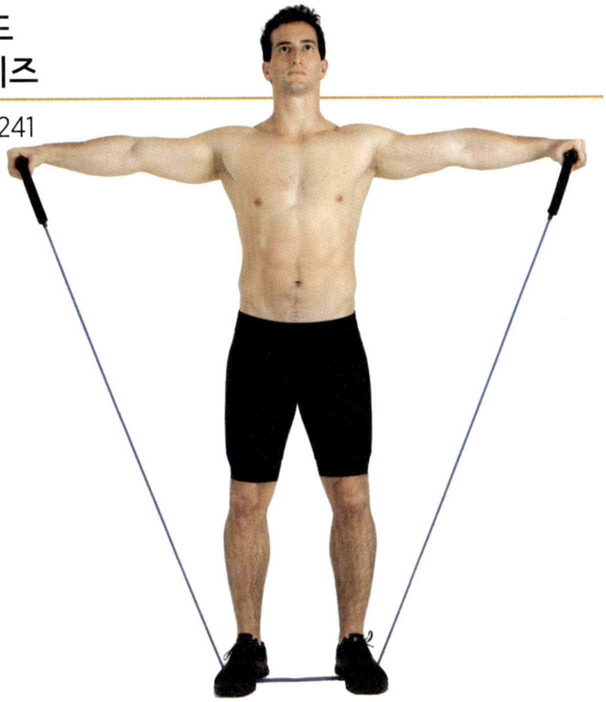

6. 덤벨 슈러그

페이지 134-135
- 8-10회 수행

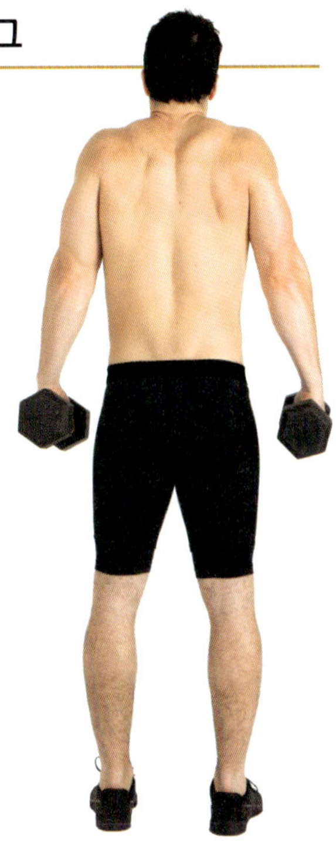

7. 덤벨 업라이트 로우

페이지 138-139
- 8-10회 수행

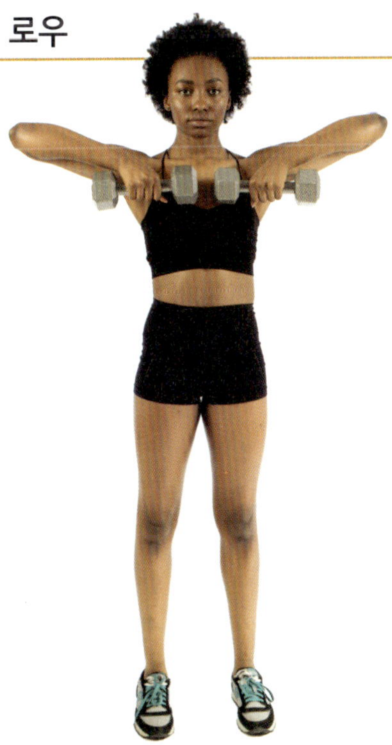

8. 벤트-오버 케이블 레이즈

페이지 236-237
- 한쪽 팔 당 8-10회 수행

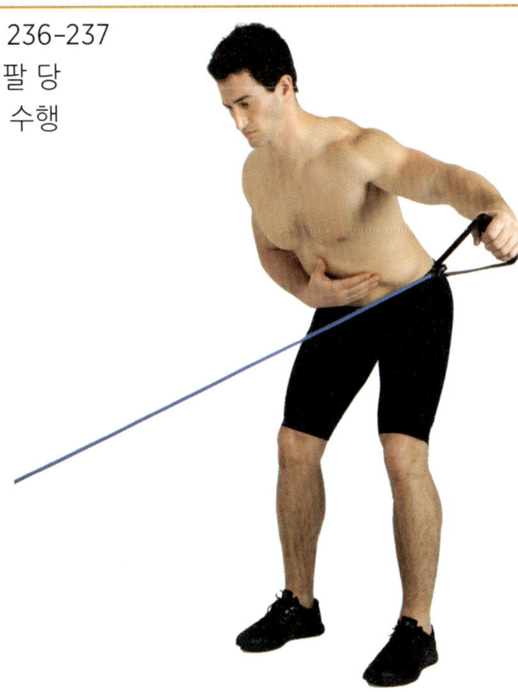

팔 루틴 Arm Routine

이것은 팔 전체를 위해 고안된 것이고, 실제로 상완 근육을 강화하고 향상시킨다. 이것은 3갈래 근육인 상완삼두근과 2갈래 근육인 상완이두근을 목표로 한다.

1. 트라이셉스 딥

페이지 66-67

- 10-12회 수행

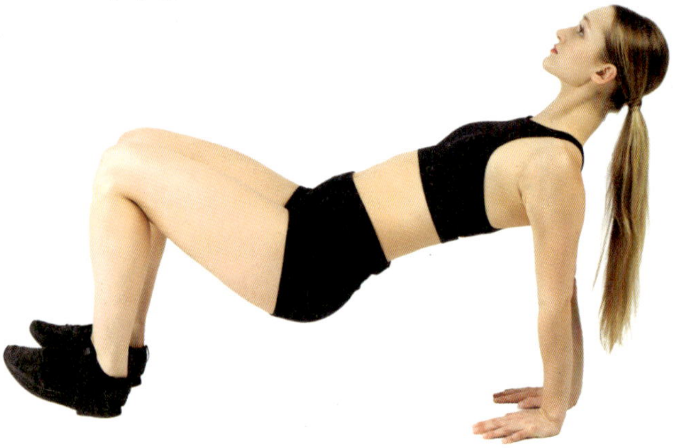

2. 트라이셉스 푸쉬-업

페이지 72-73

- 10-12회 수행

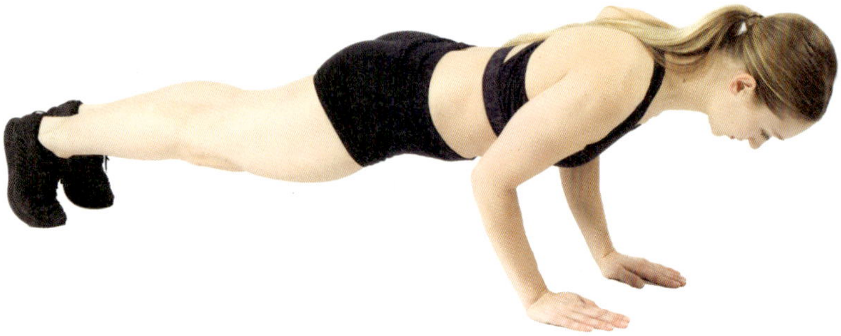

3. 덤벨 트라이셉스 킥백

페이지 164-165

- 한쪽 팔 당 12-15회 수행

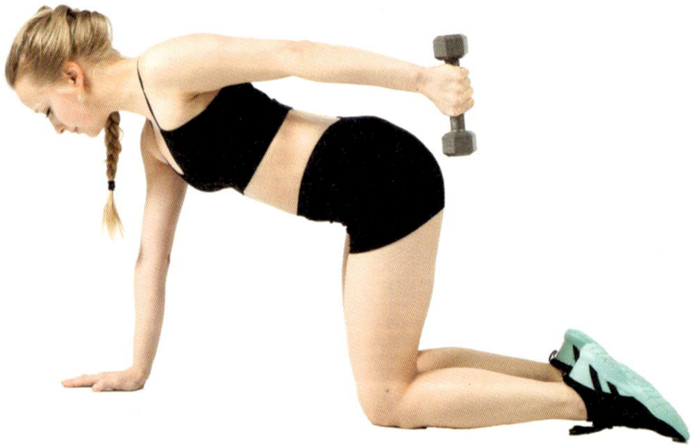

4. 플랭크-업

페이지 116-117

- 한쪽 팔 당 4-12회 수행

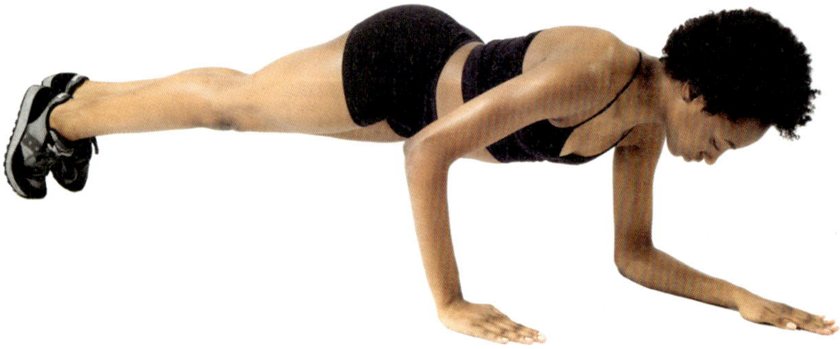

팩트 파일

목표 근육
- 팔 근육

도구
- 바벨
- 덤벨

장점
- 팔 근육을 강화한다.

5. 바벨 컬

페이지 172–173
- 8–10회 수행

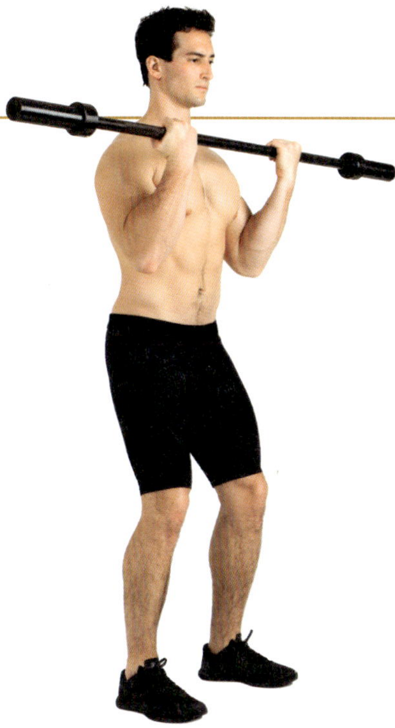

6. 발레 바이셉스

페이지 158–159
- 6–10회 수행

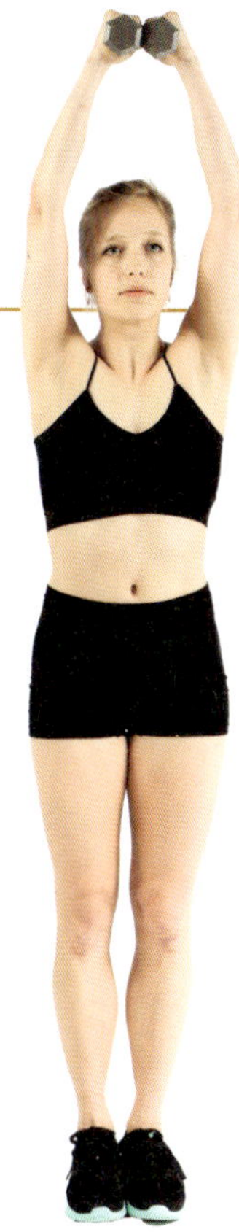

7. 얼터네이팅 해머 컬

페이지 160–161
- 한쪽 팔 당 8–10회 수행

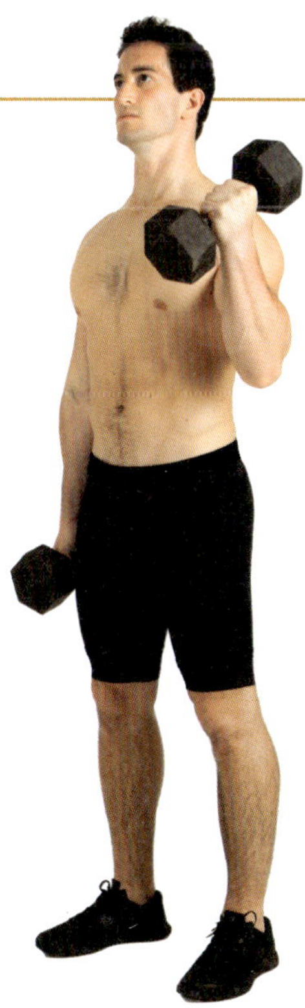

8. 싱글-암 컨센트레이션 컬

페이지 162–163
- 한쪽 팔 당 10–12회 수행

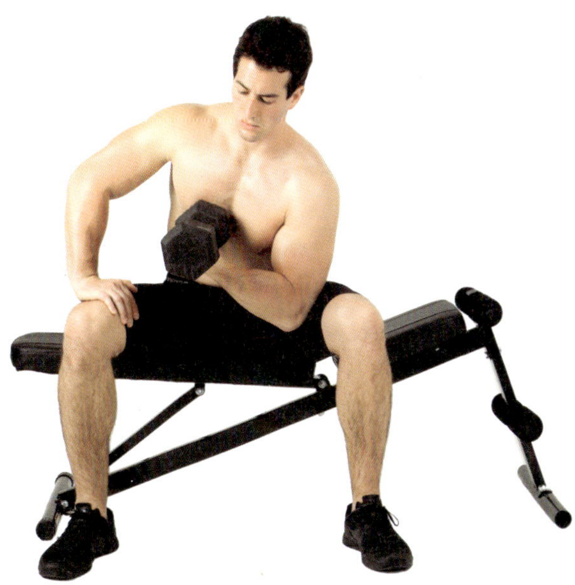

가슴 루틴 Chest Routine

이 루틴은 가슴을 형성하는 가슴 근육의 근육량, 근력 및 질을 발달시킬 것이다. 가슴을 위한 작용은 많은 피트니스 루틴에 꼭 필요한 안정된 몸통을 향상시킨다.

1. 해머-그립 프레스

페이지 176–177

• 8–10회 수행

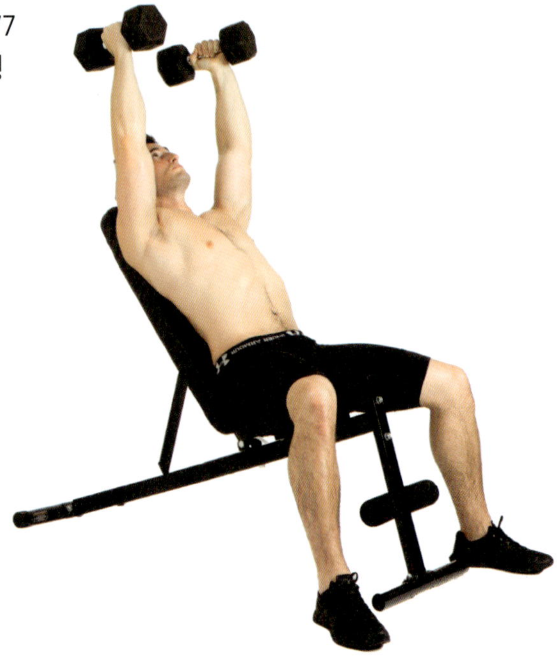

2. 얼터네이팅 체스트 프레스

페이지 256–257

• 한쪽 팔 당 15회 수행

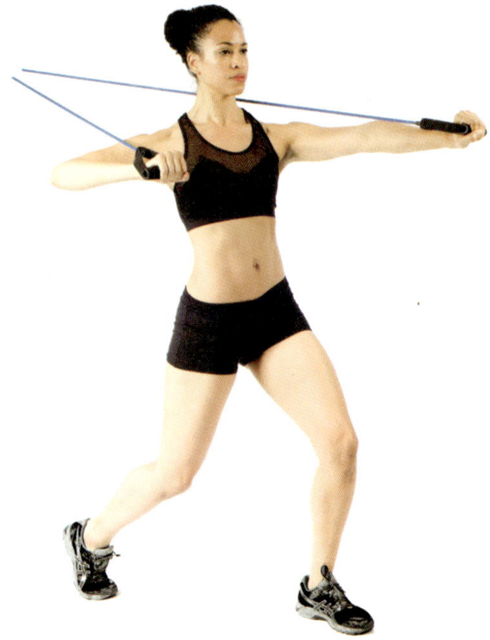

3. 스위스 볼 푸쉬-업

페이지 260–261

• 10회 수행

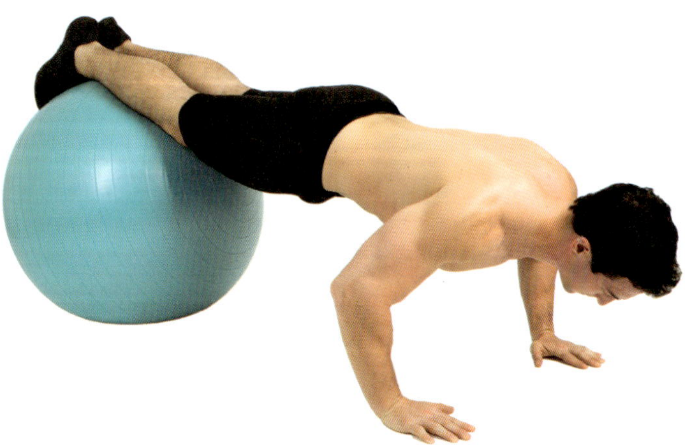

4. 덤벨 플라이

페이지 180–181

• 10–12회 수행

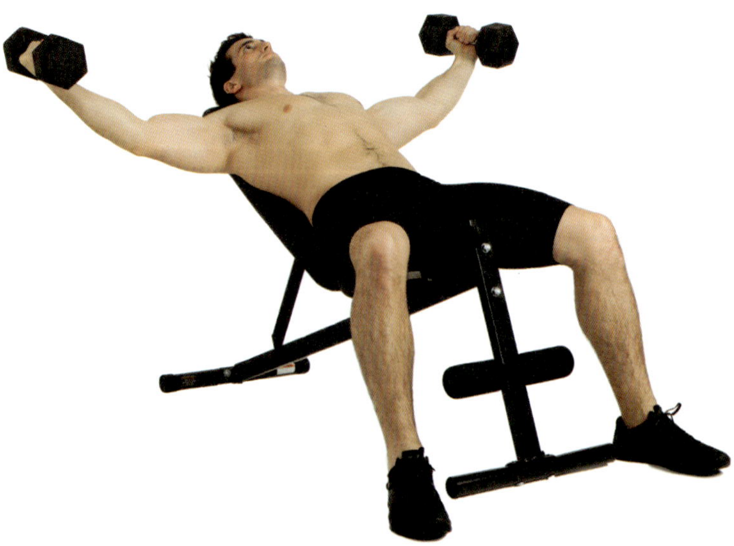

팩트 파일

목표 근육

- 가슴 근육

도구

- 저항밴드
- 케이블 머신
- 덤벨
- 인클라인 벤치/유사 도구
- 스위스 볼

장점

- 가슴 근육을 강화한다.

5. 지퍼

페이지 174-175

- 10-20회 수행

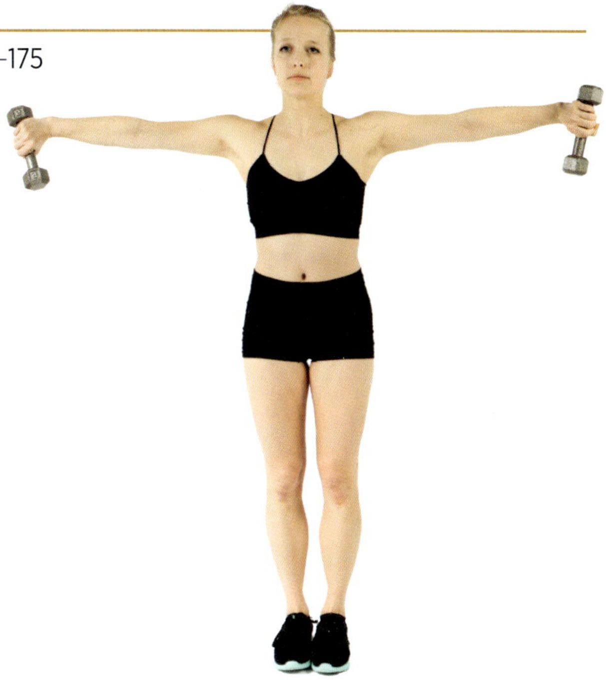

6. 케이블 플라이

페이지 250-251

- 12-15회 수행

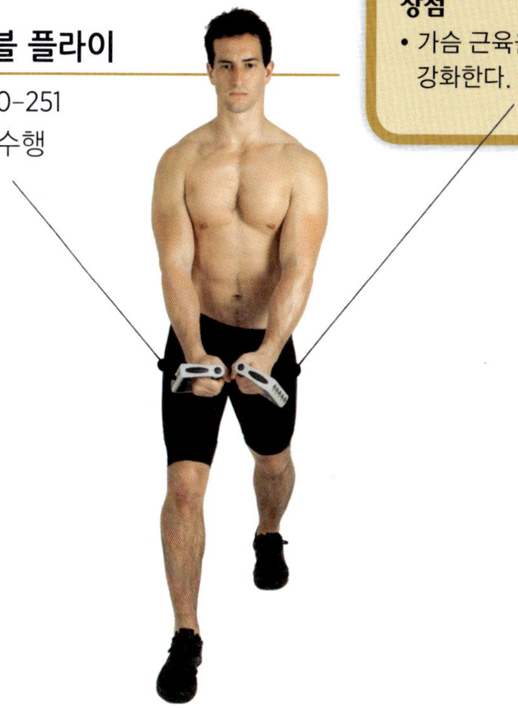

7. 케이블 크로스오버

페이지 254-255

- 12-15회 수행

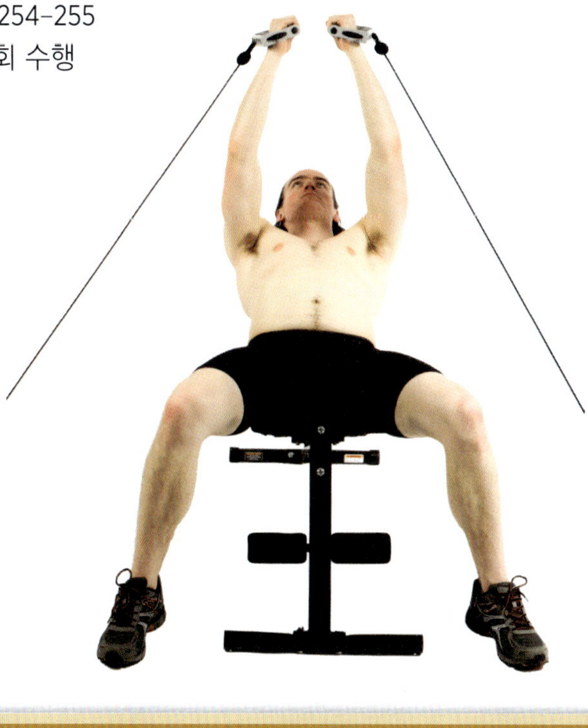

8. 저항밴드 스탠딩 플라이

페이지 258-259

- 12-15회 수행

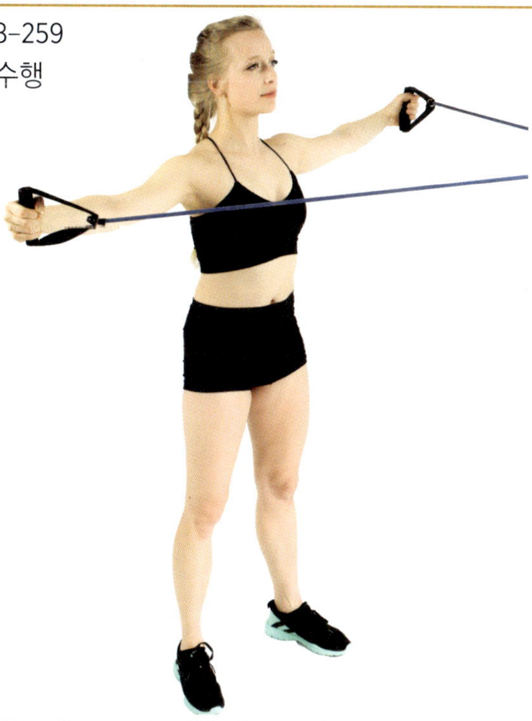

등 루틴 Back Routine

이 백 루틴은 복잡한 등 근육의 넓이, 근력 및 질을 발달시킨다. 강한 등은 최적의 피트니스에 필수적이다.

1. 리버스-그립 풀-업

페이지 226–227

• 10회 수행

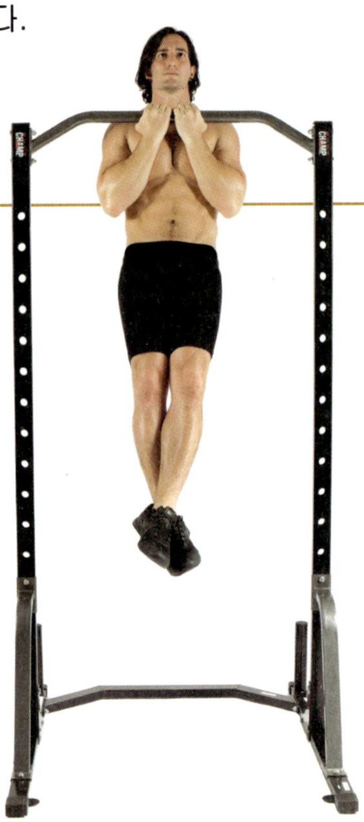

2. 와이드-그립 풀-업

페이지 224–225

• 20회 수행

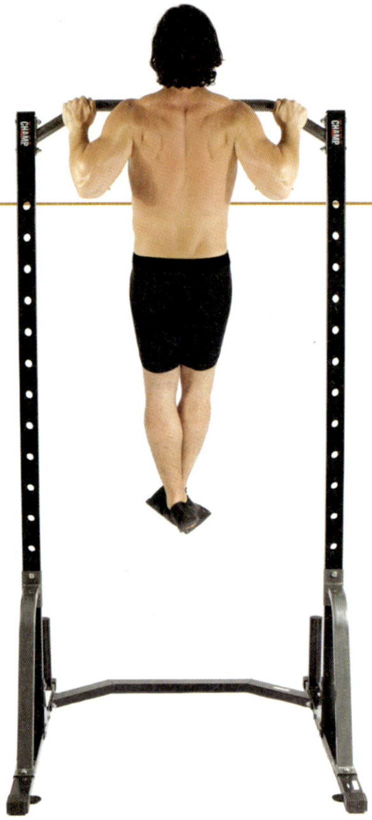

3. 얼터네이팅 플로우 로우

페이지 142–143

• 한쪽 팔 당 15회 수행

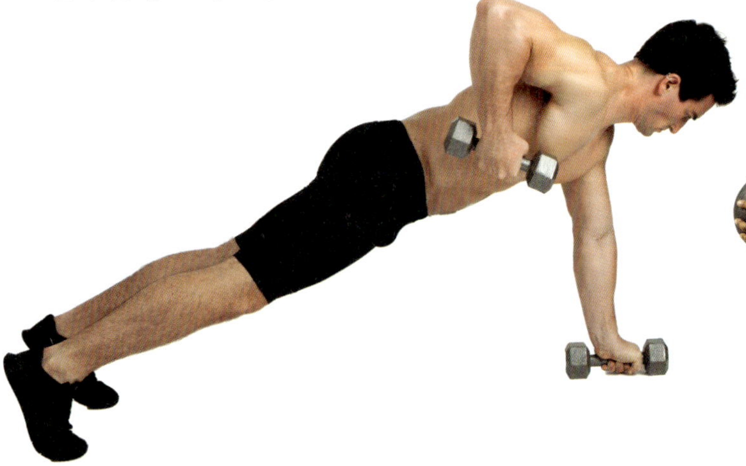

4. 스위스 볼 풀업

페이지 144–145

• 10–12회 수행

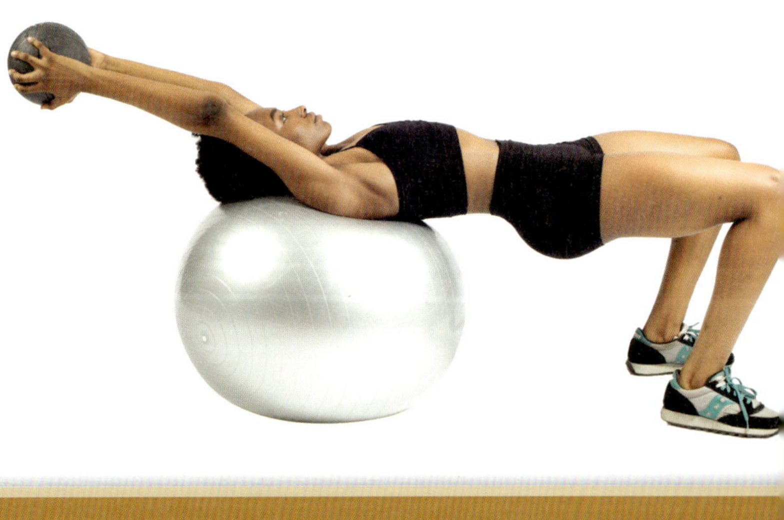

팩트 파일

목표 근육
- 등 근육

도구
- 바벨
- 덤벨
- 케틀벨
- 메디신 볼
- 풀-업 바
- 스위스 볼

장점
- 등 근육을
강화한다.

5. 싱글-암 T-로우

페이지 188-189

- 한쪽 팔 당 10-12회 수행

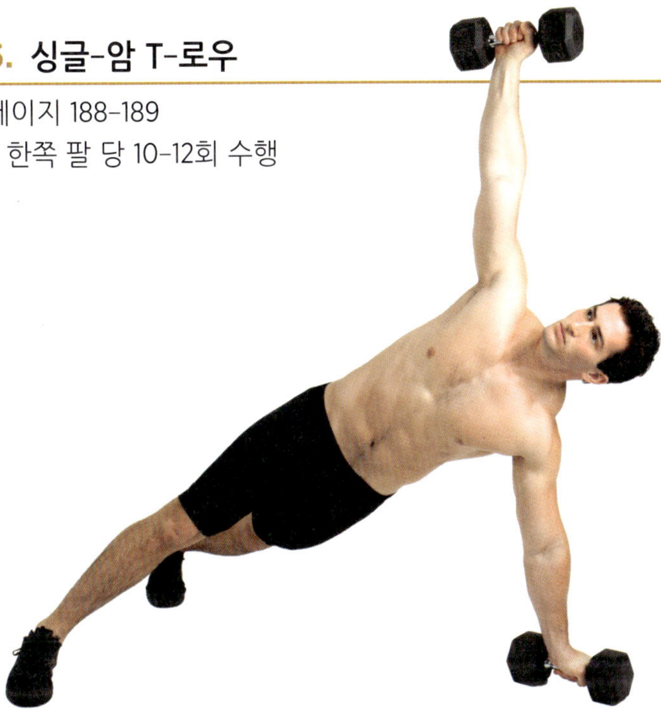

6. 얼터네이팅 케틀벨 로우

페이지 146-147

- 한쪽 팔 당 8-10회 수행

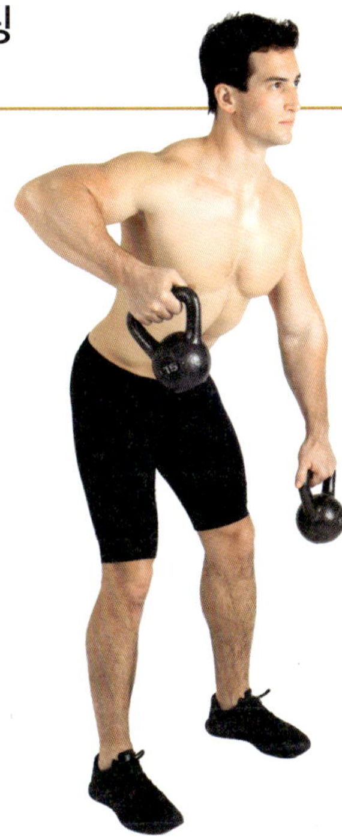

7. 바벨 데드리프트

페이지 18-149

- 6-8회 수행

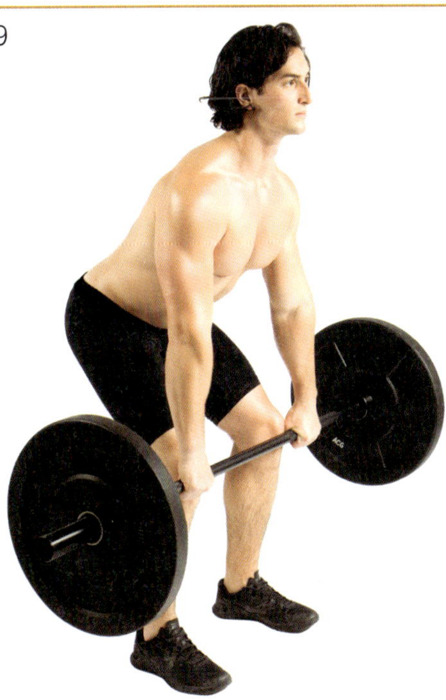

8. 로우-백 익스텐션

페이지 150-151

- 10회 수행

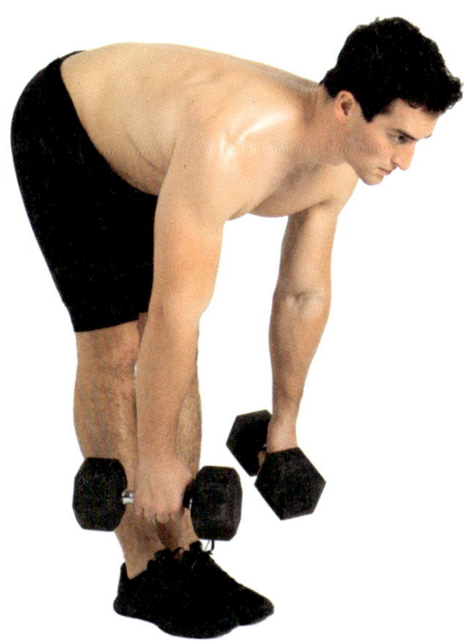

기능적 가슴/등 루틴 Functional Chest/Back Routine

이것은 체스트 루틴과 백 루틴이 결합된 것이다. 이것은 특정 근육(가슴 근육과 광배근)의 근육량, 근력 및 질의 발달에 초점을 맞춰 고안된 것이다.

1. 코브라 스트레칭

페이지 36-37

- 15-30초 동안 유지

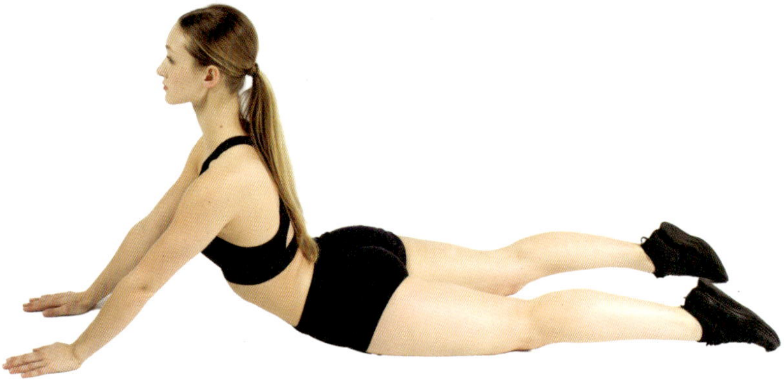

2. 하프-닐링 로테이션

페이지 40-41

- 한쪽 당 10회 수행

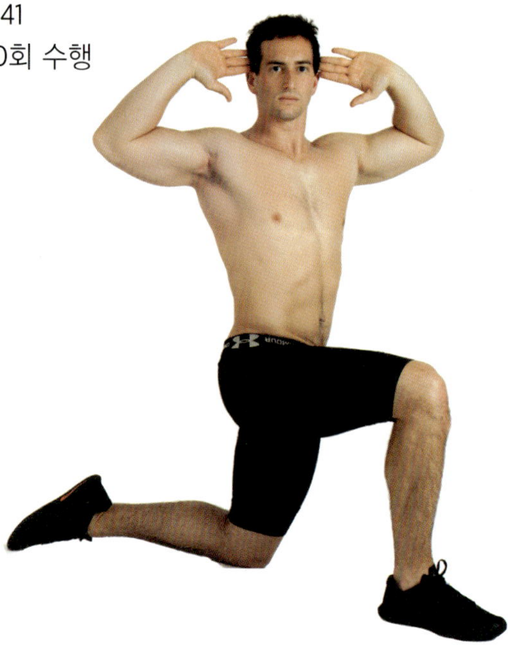

3. 백 버너

페이지 56-57

- 10회 수행

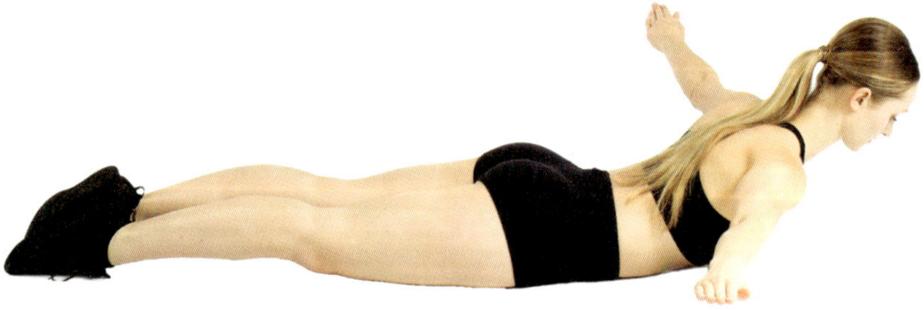

4. 브레스트 스트로크

페이지 54-55

- 10회 수행

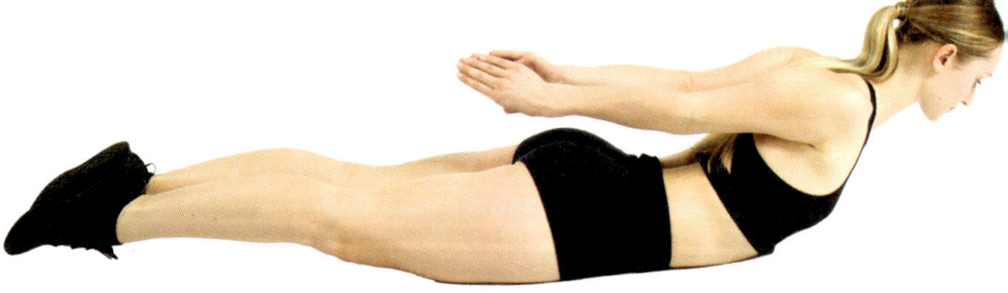

팩트 파일

목표 근육
- 가슴 근육과 등 근육

도구
- 덤벨
- 플랫 벤치/유사도구
- 케틀벨
- 스위스 볼

장점
- 가슴 근육과 등 근육을 강화한다.

5. 푸쉬-업

페이지 68–69
- 12회 수행

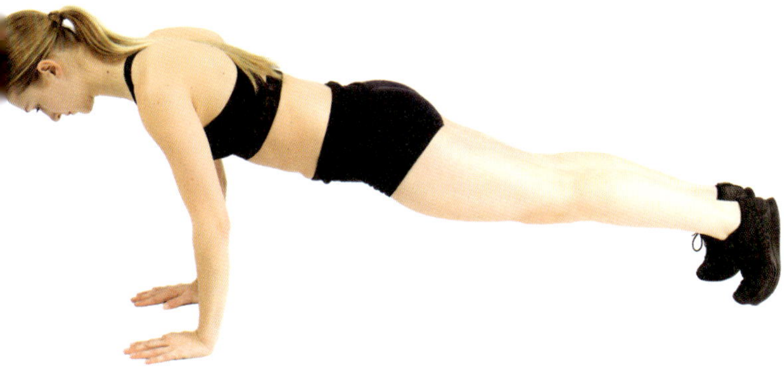

6. 스위스 볼 플라이

페이지 182–183
- 15회 수행

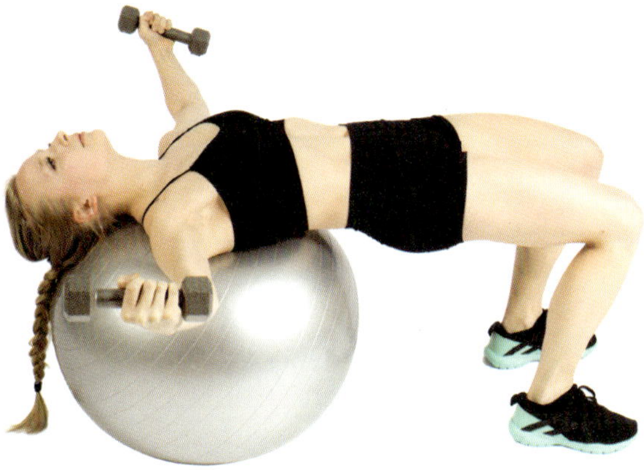

7. 얼터네이팅 레니게이드 로우

페이지 190–191
- 한쪽 팔 당 8–10회 수행

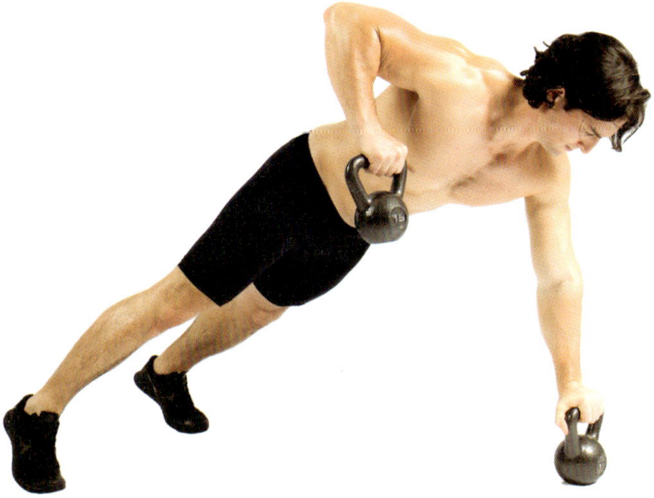

8. 벤트-암 덤벨 풀오버

페이지 178–179
- 15회 수행

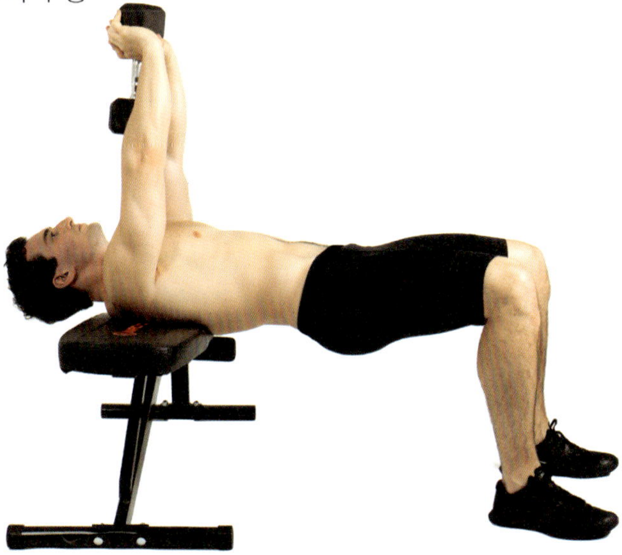

복직근 루틴 Rectus Abdominal Routine

이 루틴의 수행은 복부 근육에 좋은 효과를 가질 것이다. 그러나 이것은 특히 복직근의 근력과 질을 촉진한다.

1. 크런치

페이지 76–77

• 10회 수행

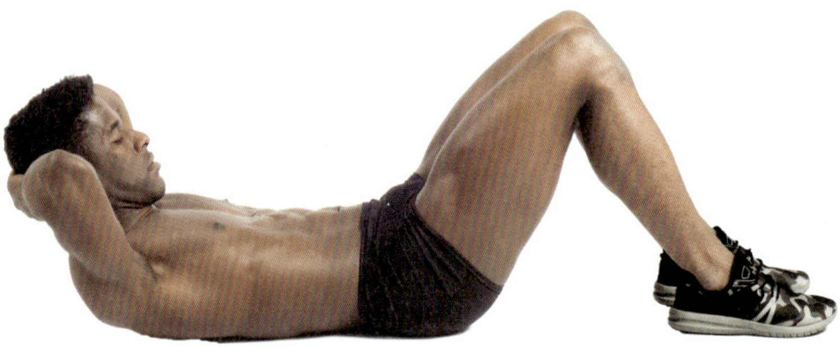

2. 리버스 크런치

페이지 78–79

• 20회 수행

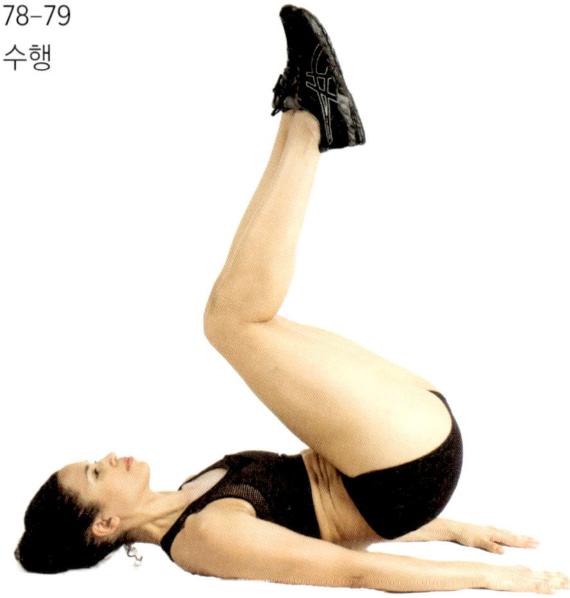

3. 시저즈

페이지 84–85

• 한쪽 다리 당 12–15회 수행

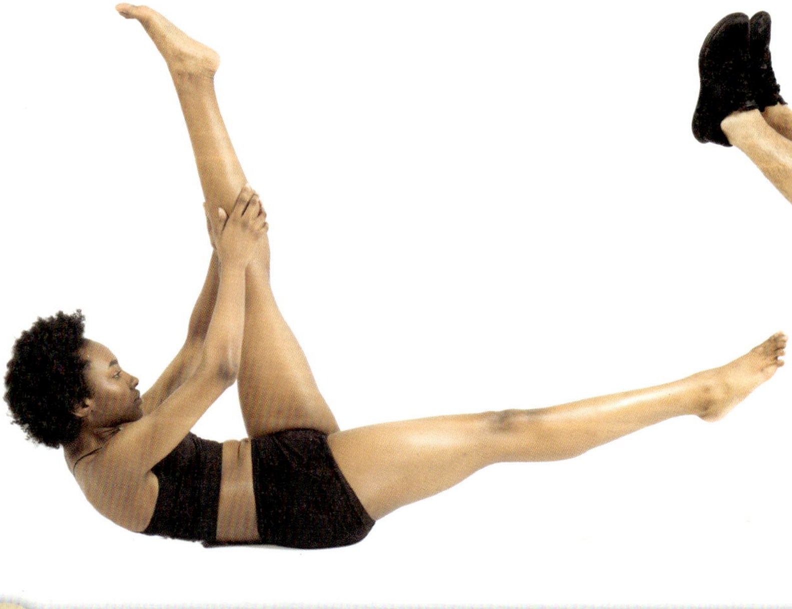

4. 레그 레벨러

페이지 86–87

• 25회 수행

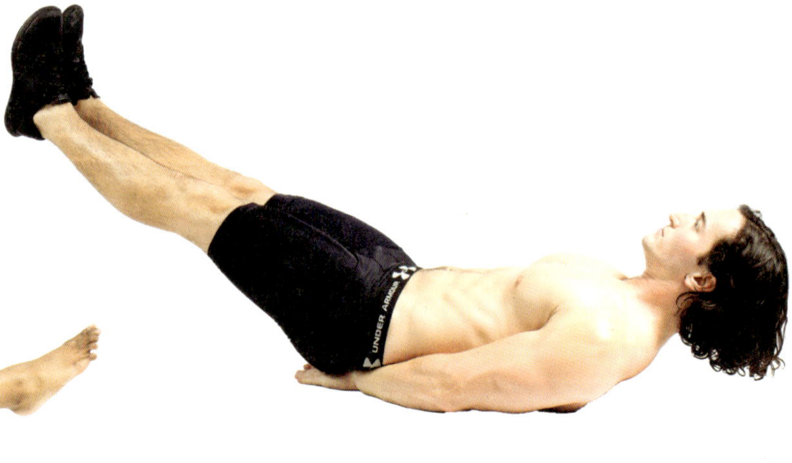

팩트 파일

목표 근육
- 복직근

도구
- 없음

장점
- 복직근을 강화한다.

5. 바디 쇼우

페이지 88-89
- 20회 수행

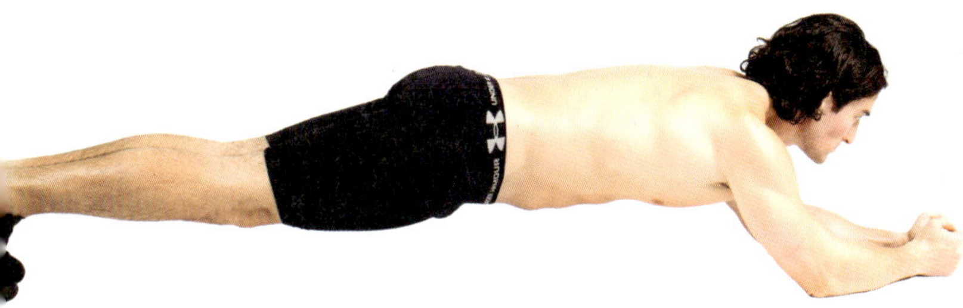

6. 싸이 록-백

페이지 90-91
- 5회 수행

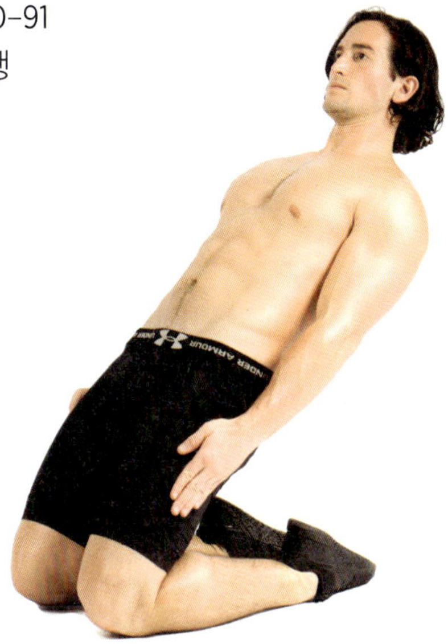

7. 플랭크

페이지 114-115
- 60초 유지

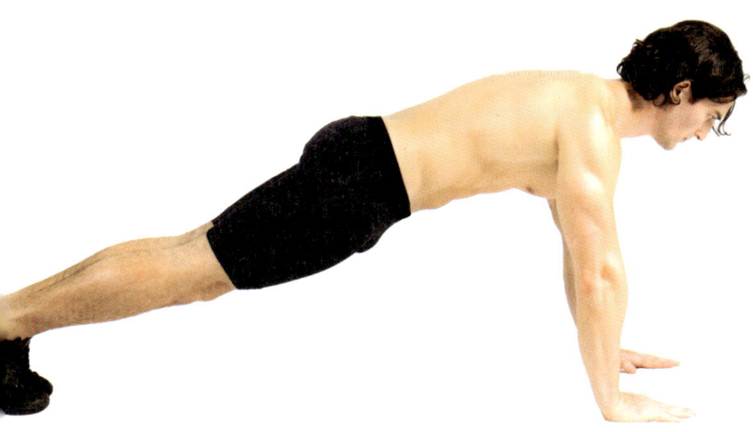

8. 업-다운

페이지 128-129
- 10회 수행

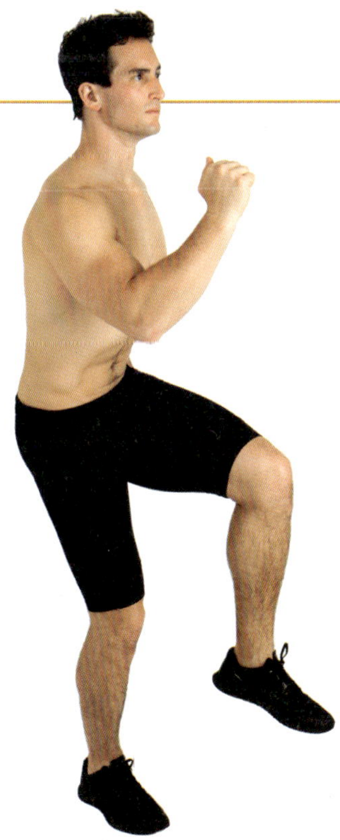

복사근 루틴 Obliques Routine

만약 여러분이 복사근을 목표로 한다면, 이 루틴을 선택하라. 이들 근육은 중요한 복부 근육이고, 코어 근력의 핵심 부분이다.

1. 사이드 플랭크

페이지 120-121

• 좌우측 당 30-60초 유지

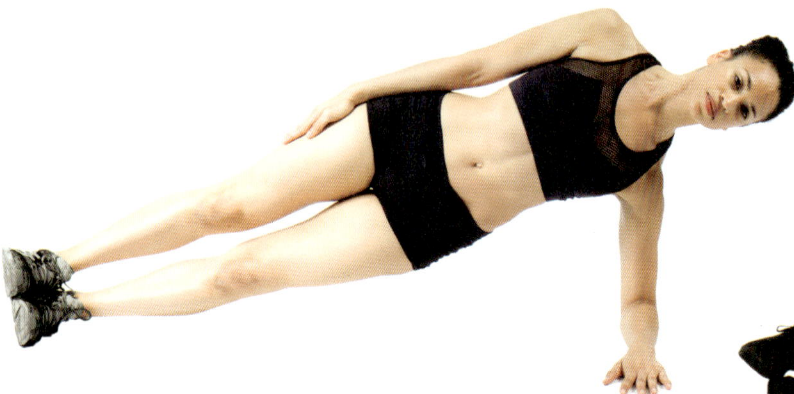

2. 사이드 플랭크 위드 리치-언더

페이지 122-123

• 좌우측 당 15회 수행

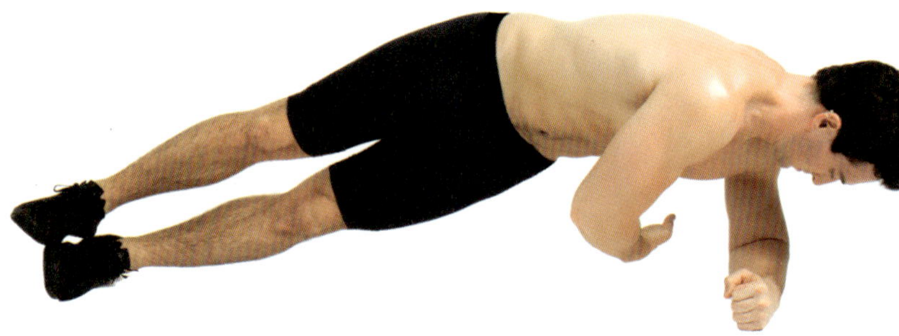

3. T-자세

페이지 124-125

• 좌우측 당 30-60초 유지

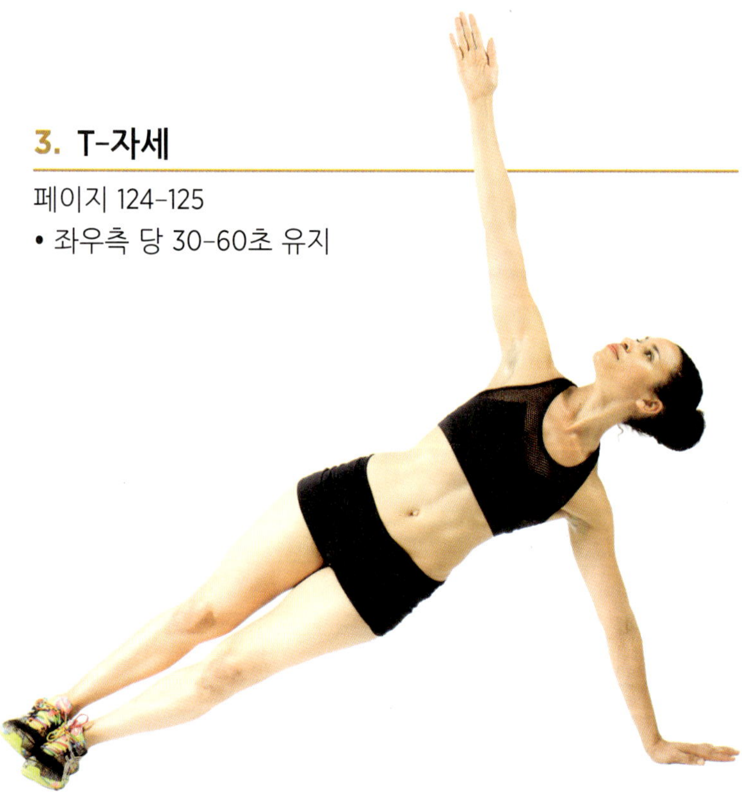

4. 스위스 볼 러시안 트위스트

페이지 276-277

• 좌우측 당 15회 수행

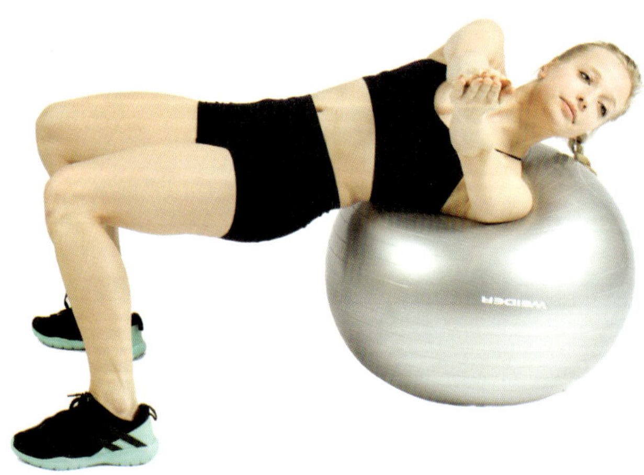

팩트 파일

목표 근육
- 복사근

도구
- 덤벨
- 메디신 볼
- 스위스 볼

장점
- 복사근을 강화한다.

5. 시티드 덤벨 러시안 트위스트

페이지 184-185
- 좌우측 당 12-15회 수행

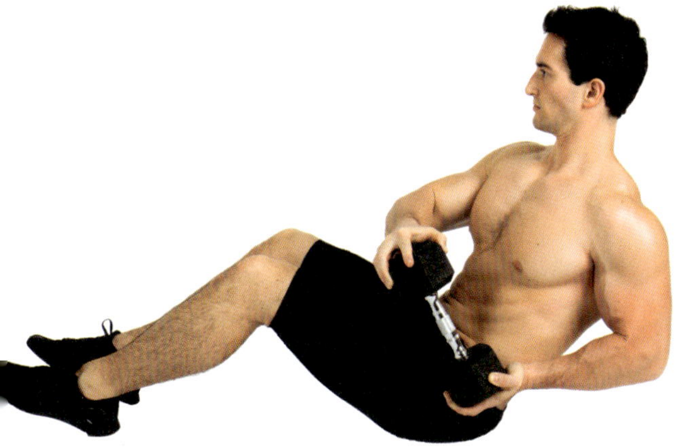

6. 다이어고널 크런치 위드 메디신 볼

페이지 264-265
- 좌우측 당 15회 수행

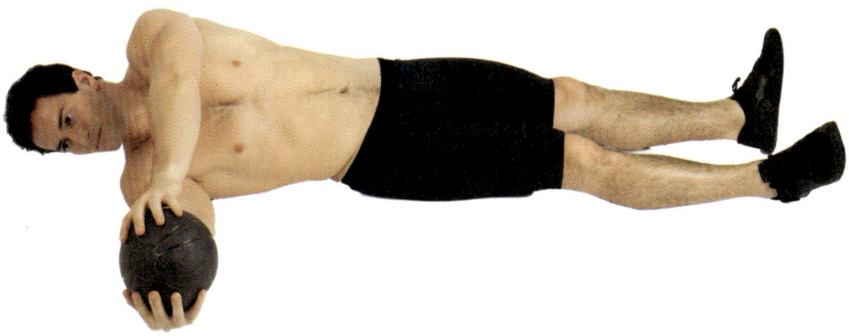

7. 메디신 볼 스탠딩 러시안 트위스트

페이지 266-267
- 좌우측 당 20회 수행

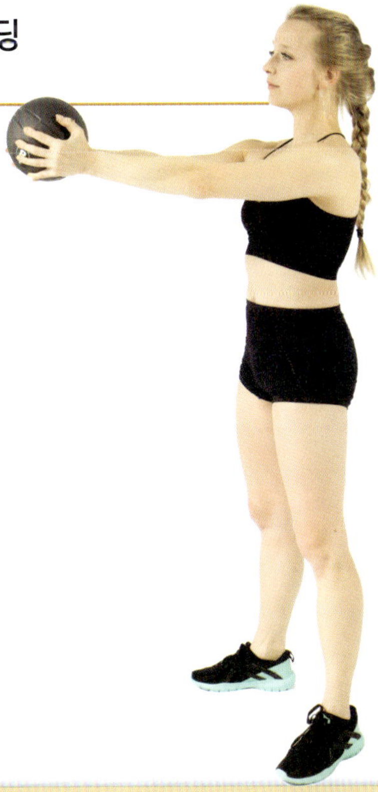

8. 스위스 볼 아토믹 푸쉬-업

페이지 270-271
- 12-15회 수행

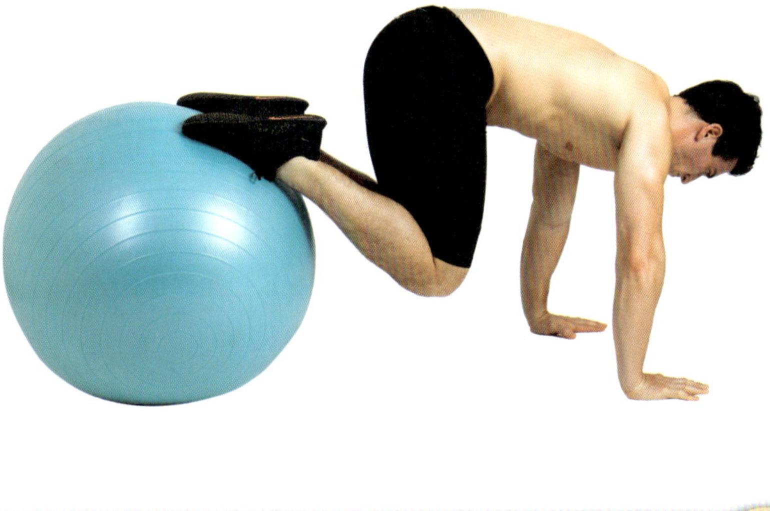

허벅지와 둔근 루틴 Thigh and Glutes Routine

여러분의 대퇴사두근과 둔부 근육이 이 루틴을 할 때 자극될 것이다. 이 루틴은 근육의 크기와 근력을 발달시킨다. 다른 신체 부위도 이 루틴으로 발달될 수 있다.

1. 바벨 스쿼트

페이지 208–209

• 6–8회 수행

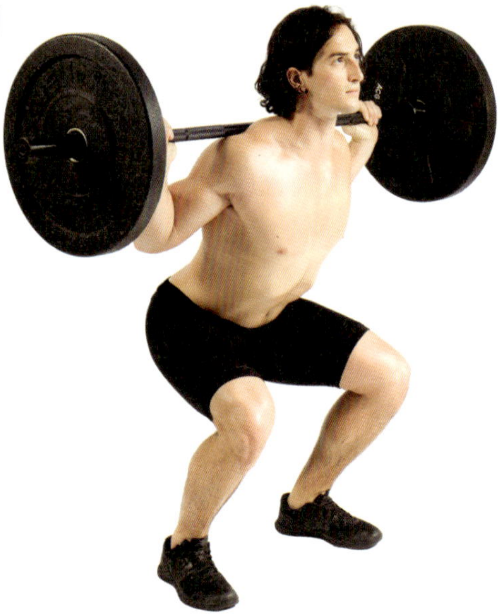

2. 스모 스쿼트

페이지 204–205

• 15회 수행

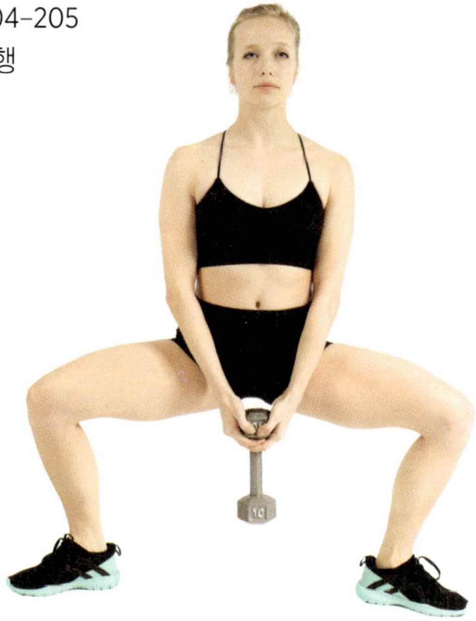

3. 고블릿 스쿼트

페이지 206–207

• 8–10회 수행

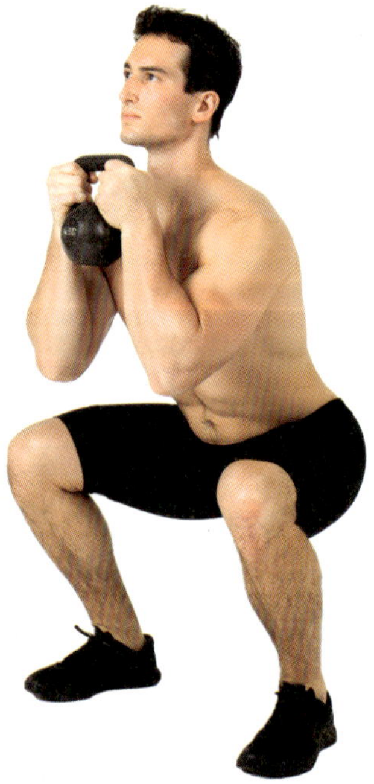

4. 덤벨 라잉 힙 애브덕션

페이지 196–197

• 한쪽 다리 당 10회 수행

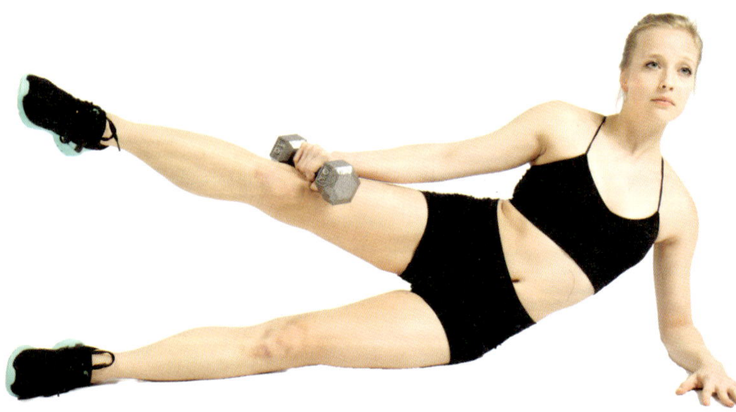

팩트 파일

목표 근육

- 허벅지 근육과 둔부 근육

도구

- 바벨
- 덤벨
- 케틀벨
- 저항밴드
- 스위스 볼

장점

- 허벅지 근육과 둔부 근육을 강화한다.

5. 덤벨 런지

페이지 198–199
• 한쪽 다리 당
12회 수행

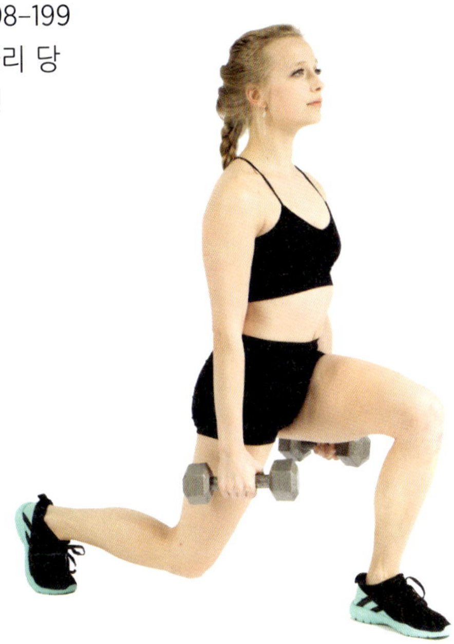

6. 덤벨 워킹 런지

페이지 200–201
• 한쪽 다리 당
12회 수행

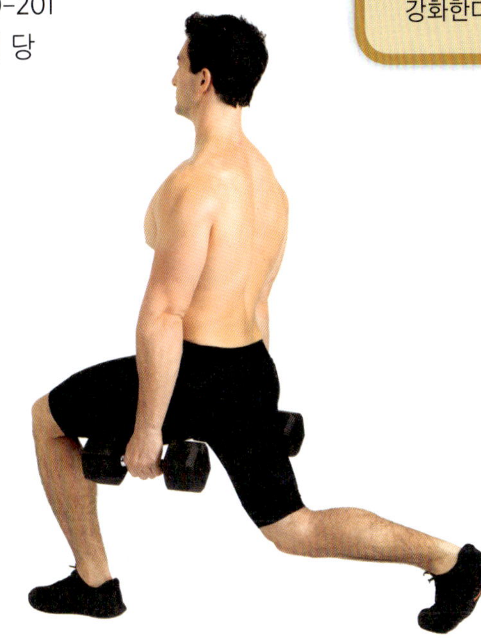

7. 저항밴드 런지

페이지 288–289
• 한쪽 나리 낭
15회 수행

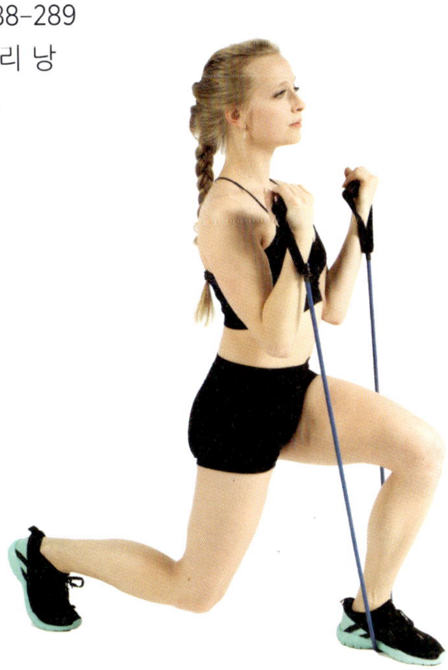

8. 스위스 볼 스플릿 스쿼트

페이지 294–295
• 한쪽 다리 당
15회 수행

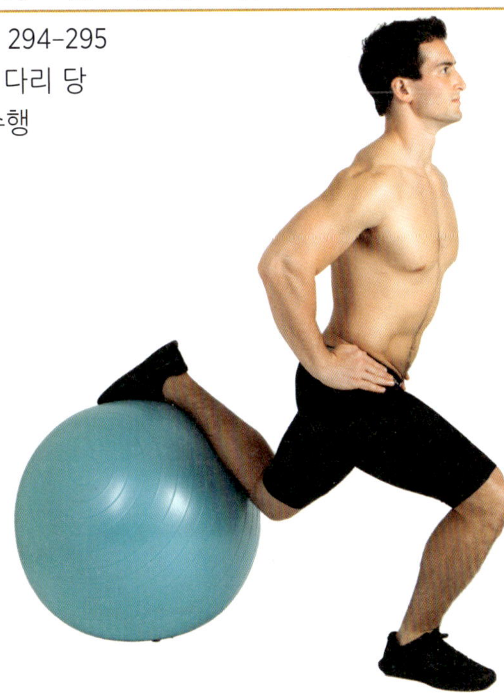

균형 잡힌 둔근 루틴 Shapely Glutes Routine

이 워크아웃은 건강과 미용을 위해 고안되었다. 여러분은 둔부 근육의 근육량과 근력 뿐만 아니라, 예쁜 체형도 얻을 수 있다.

1. 스티프-레기즈 덤벨 데드리프트

페이지 136-137

- 15회 수행

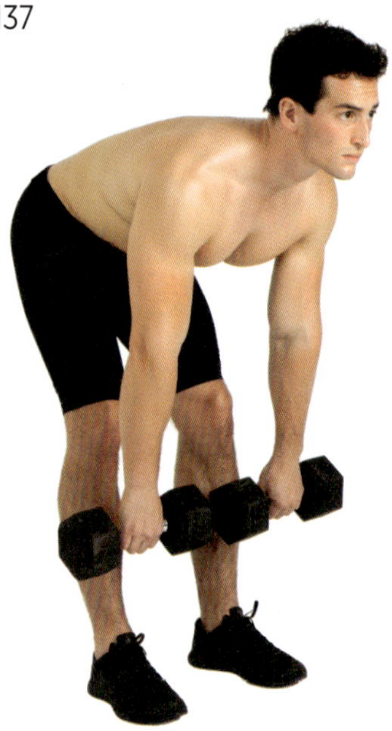

2. 스텝-다운

페이지 300-30

- 좌우측 당 20회 수행

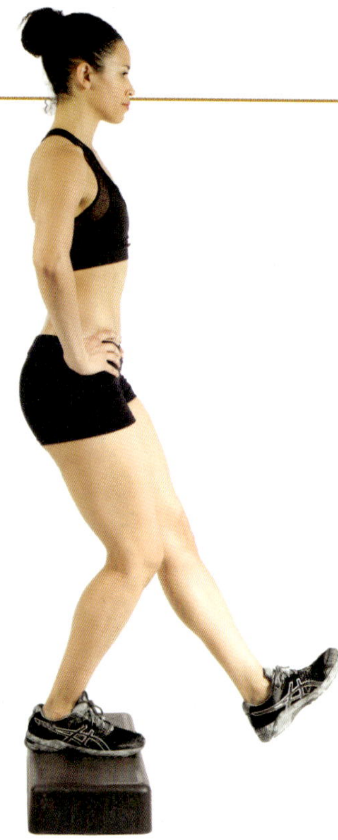

3. 스텝-업

페이지 302-303

- 좌우측 당 15회 수행

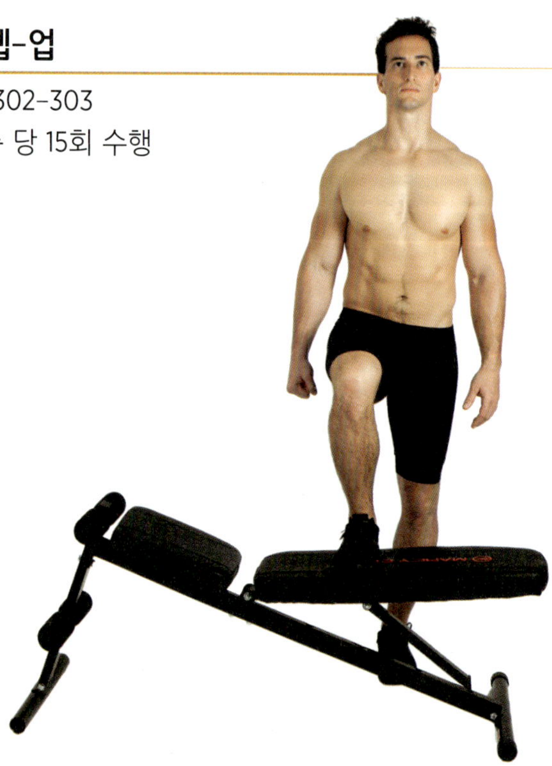

4. 박스 점프

페이지 298-299

- 15회 수행

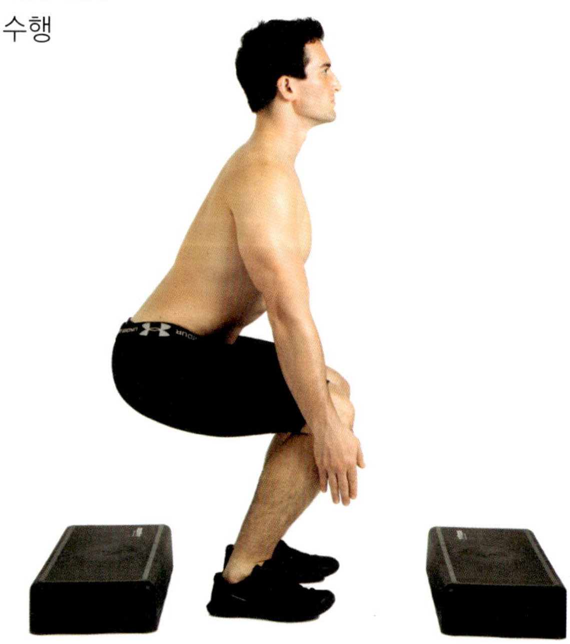

팩트 파일

목표 근육

- 둔부 근육

도구

- 덤벨
- 2개 플라이오 박스/유사 도구
- 스텝/벤치/플랫폼

장점

- 둔부 근육을 강화하고 예쁜 형태를 만든다.

5. 버트 킥

페이지 110-111

- 30-60초 동안 수행

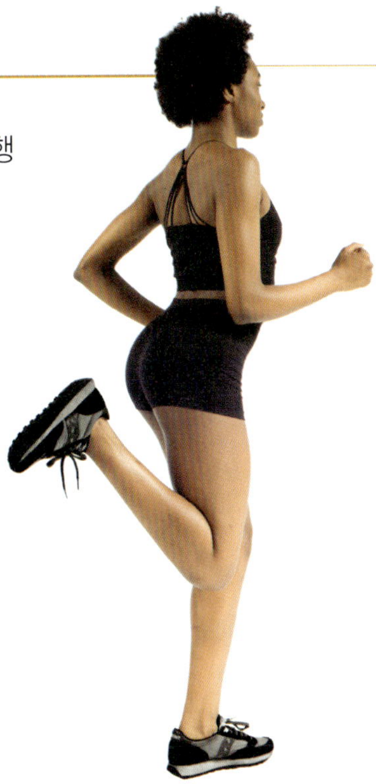

6. 싱글-레그 글루티얼 리프트

페이지 108-109

- 좌우측 당 15회 수행

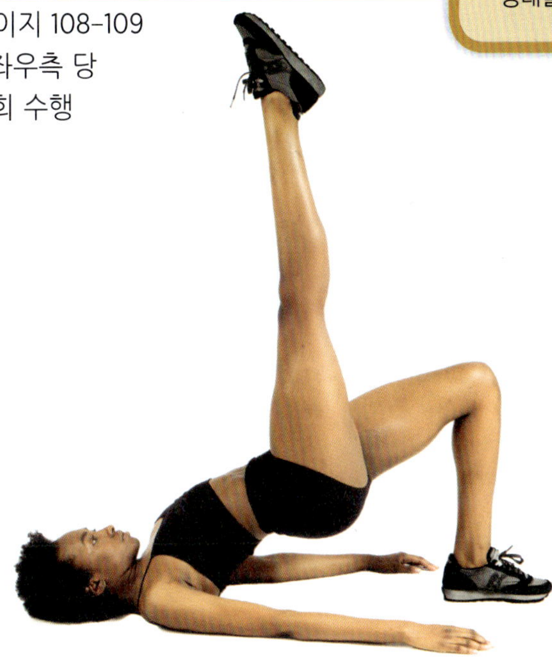

7. 스쿼트

페이지 106-107

- 15회 수행

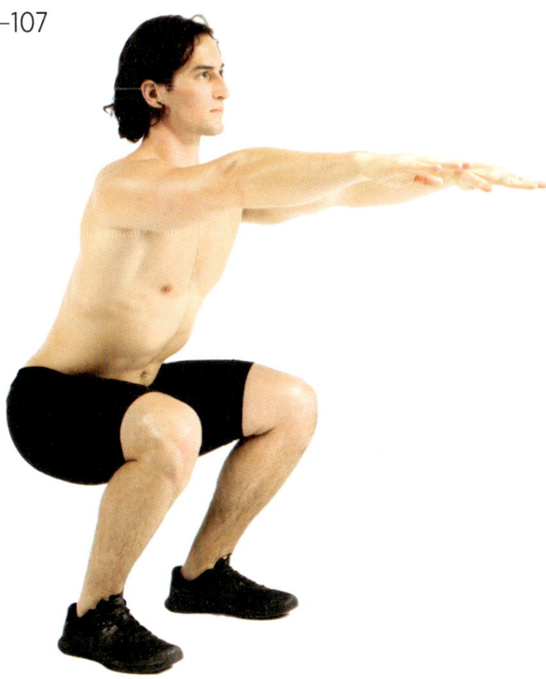

8. 런지

페이지 100-101

- 좌우측 당 15회 수행

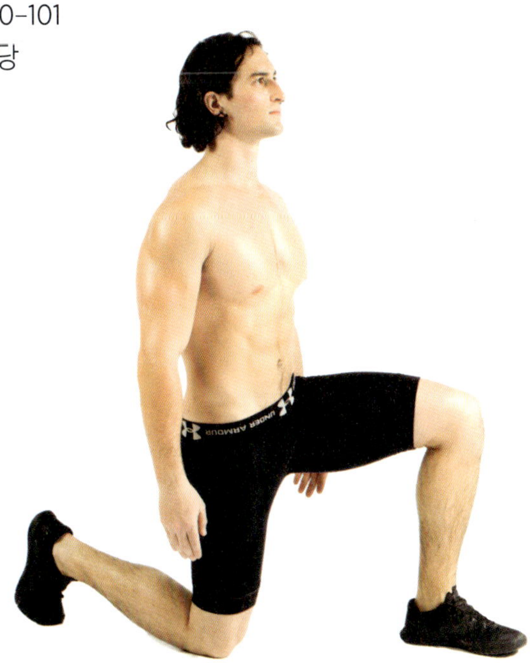

전신 루틴 Full-Body Routine

이 전신 루틴은 많은 근육에 통합된 근력, 안정성 및 질을 가져다 줄 것이다. 다른 근육들과 함께 작용함으로써 훌륭한 신체 건강을 촉진할 수 있다.

1. 클린-앤드-프레스

페이지 210–211

- 10회 수행

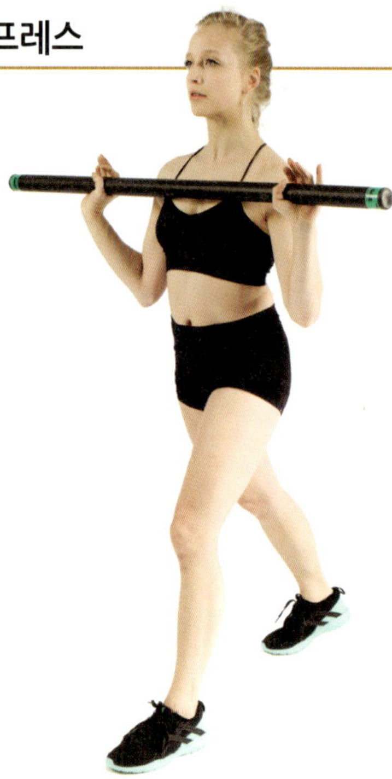

2. 바벨 파워 클린 앤드 저크

페이지 216–217

- 6–8회 수행

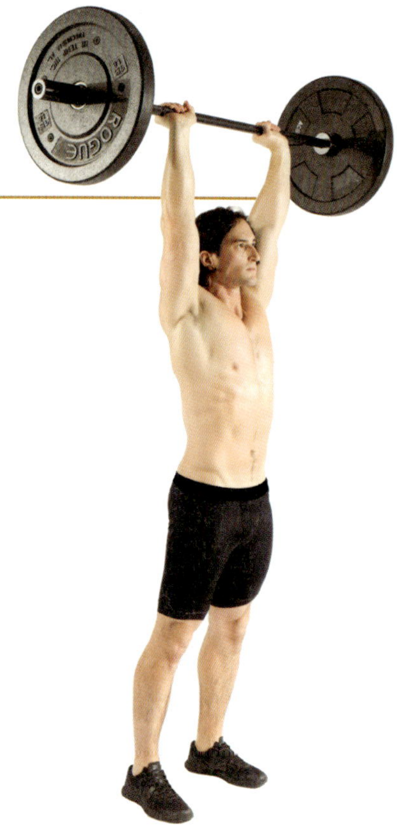

3. 컬링 스텝-앤드-레이즈

페이지 212–213

- 좌우측 당
10회 수행

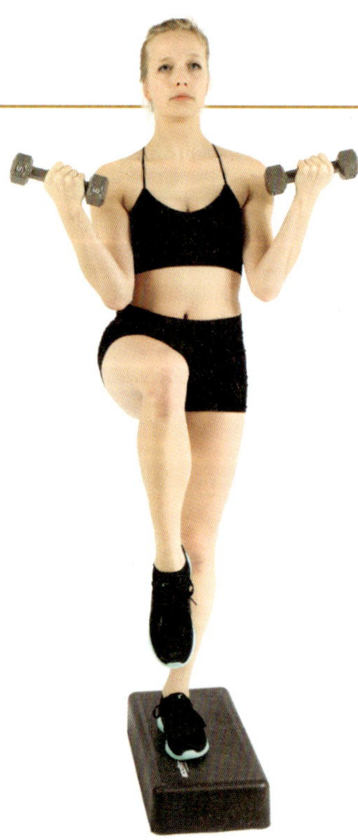

4. 니이 레이즈 위드 래터럴 익스텐션

페이지 214–215

- 좌우측 당
5–10회 수행

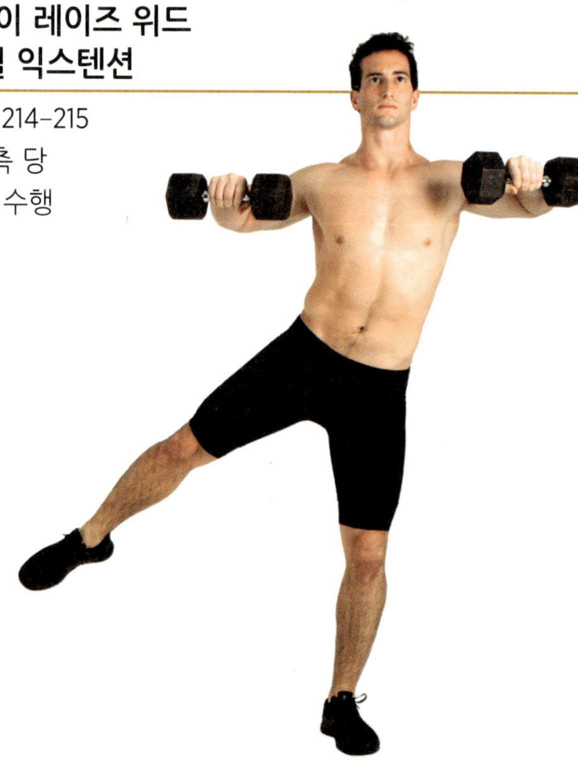

팩트 파일

목표 근육
- 전신 근육

도구
- 바벨
- 바디-바
- 덤벨
- 메디신 볼
- 스텝/박스/플랫폼
- 스위스 볼

장점
- 전신을 강화한다.

5. 푸쉬-업 핸드 워크-오버

페이지 304-305
- 좌우측 당 5회 수행

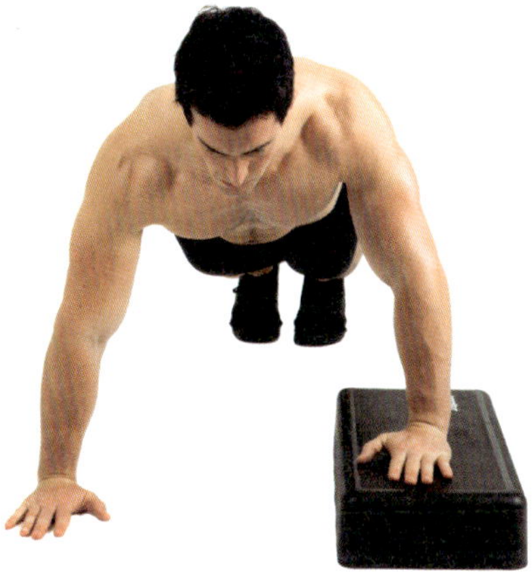

6. 스위스 볼 플랭크 위드 레그 리프트

페이지 308-309
- 좌우측 당 10-60초 유지

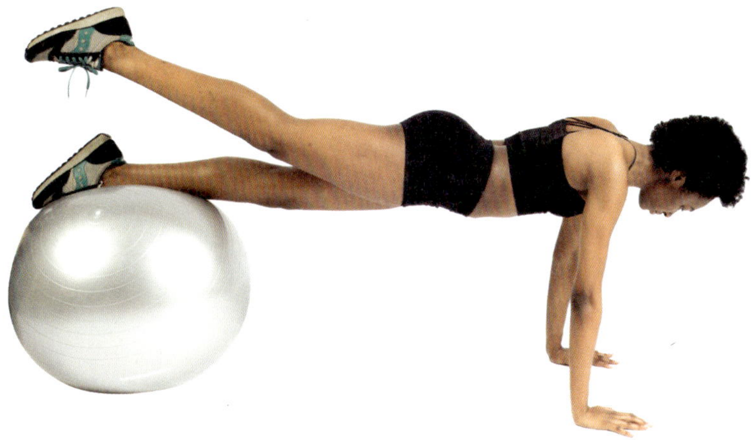

7. 메디신 볼 슬램

페이지 312-313
- 20회 수행

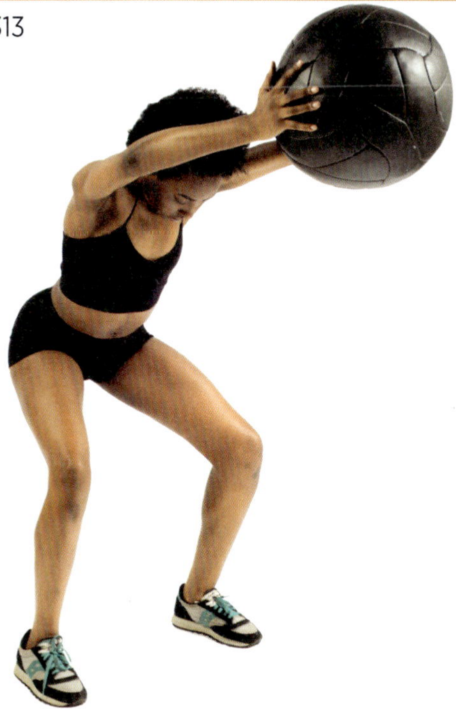

8. 메디신 볼 스쿼트 투 프레스

페이지 314-315
- 15회 수행

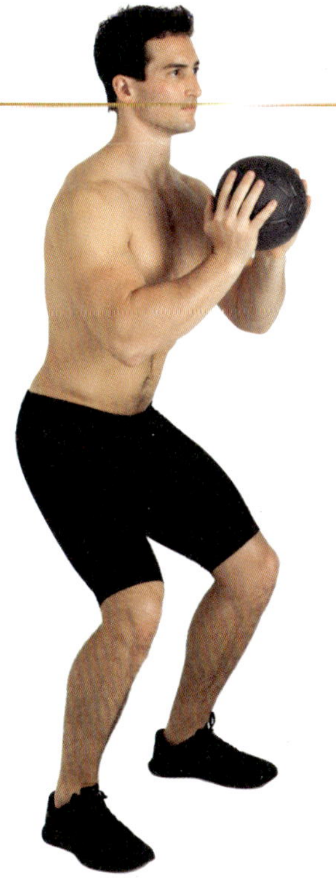

야구 루틴 Baseball Routine

이 운동 세트는 야구 분야에서 여러분의 역할을 향상시키기 위해 특별히 결합된 운동으로써 스피드와 민첩성을 발달시킨다.

1. 싱글-암 밴드 풀

페이지 232-233

• 한쪽 팔 당 15회 수행

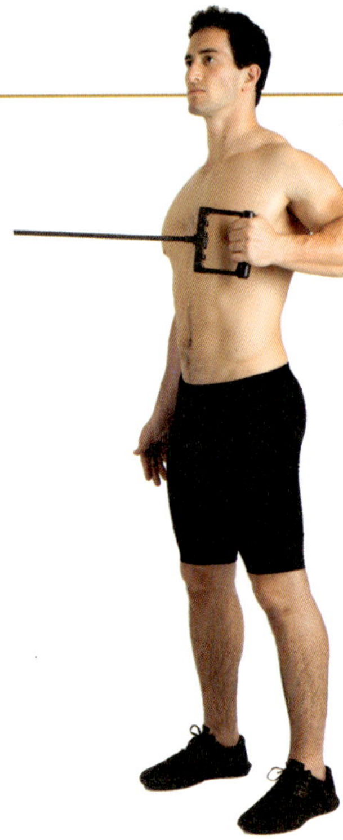

2. 피라미드 케이블 프레스

페이지 234-235

• 12회 수행

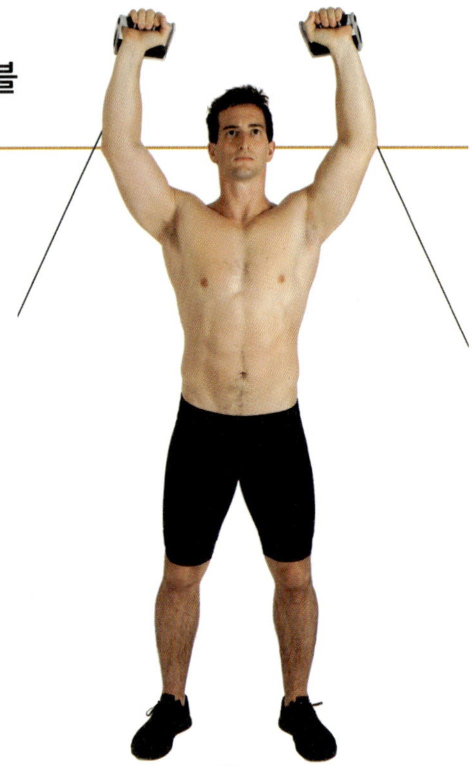

3. 숄더 플렉싱

페이지 154-155

• 25회 수행

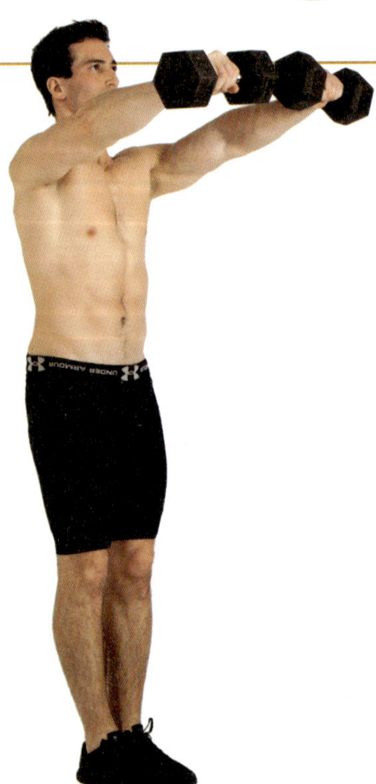

4. 저항밴드 바이셉스 컬

페이지 242-243

• 15회 수행

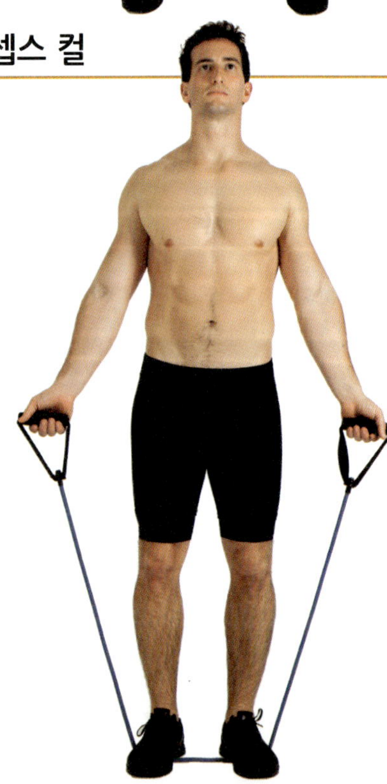

팩트 파일

목표 근육
- 전신 근육

도구
- 케이블 머신
- 덤벨
- 폼 롤러
- 저항밴드

장점
- 전신을 강화한다.

5. 폼 롤러 다이어고널 크런치

페이지 282-283
- 좌우측 당 15회 수행

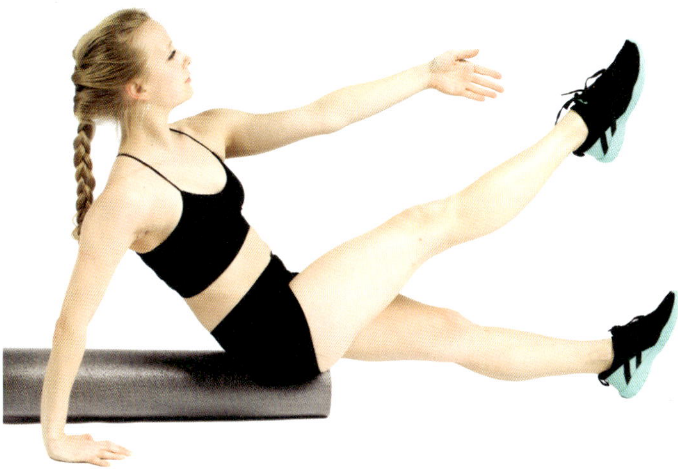

6. T-자세

페이지 124-125
- 좌우측 당 30-60초 유지

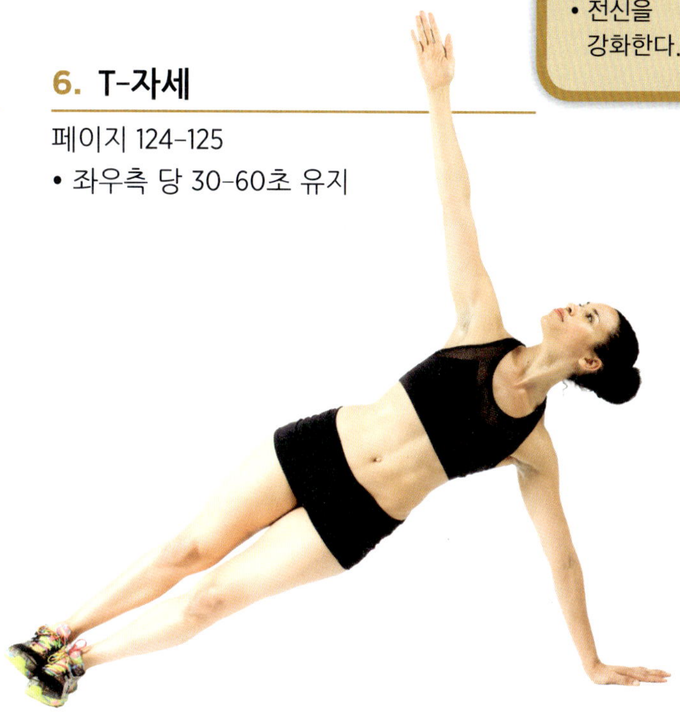

7. 버트 킥

페이지 110-111
- 30-60초 동안 수행

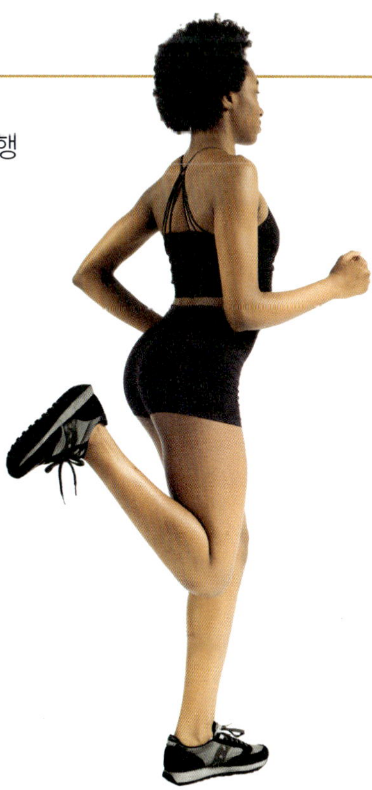

8. 펭귄 크런치

페이지 80-81
- 좌우측 당 25회 수행

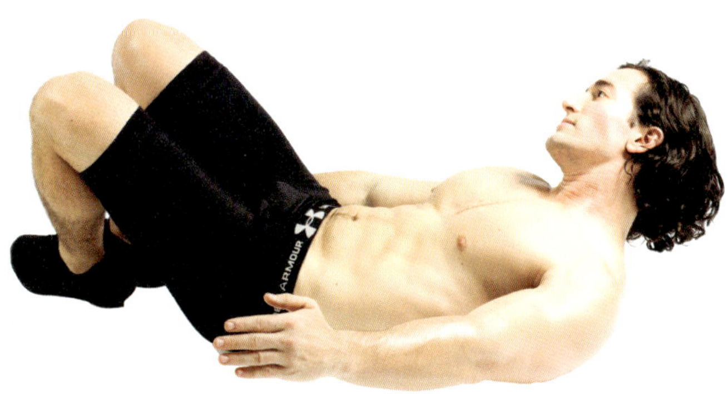

사이클링(자전거 타기) 루틴 Cycling Routine

자전거 타기는 근력, 스태미나, 통합된 협응 능력을 향상시킨다. 이 루틴은 특정 근육에 작용하여 근육의 질을 발달시키고, 실제로 여러분의 수행 능력을 향상시킬 것이다.

1. 스레드 더 니들

페이지 48-49

- 좌우측 당 15회 수행

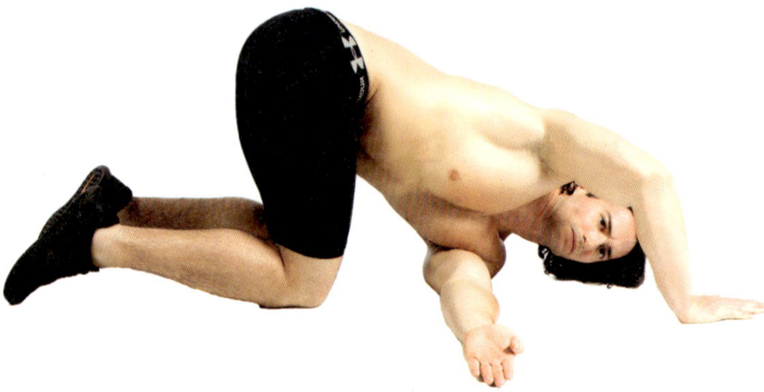

2. 스위머

페이지 52-53

- 좌우측 당 6-8회 수행

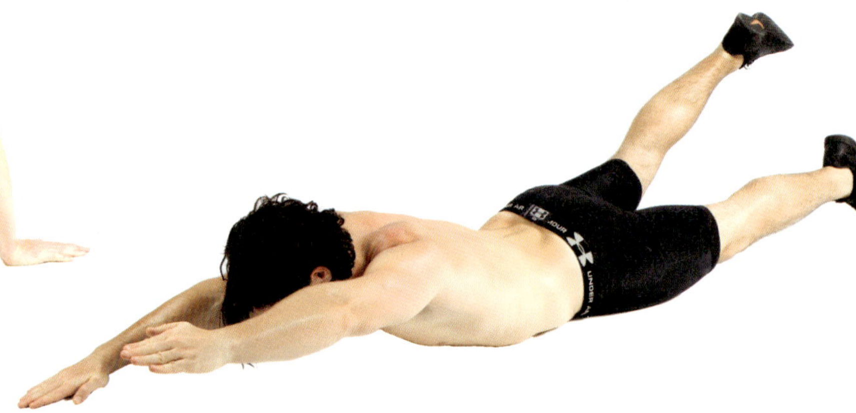

3. 힙 크로스오버

페이지 50-51

- 좌우측 당 15회 수행

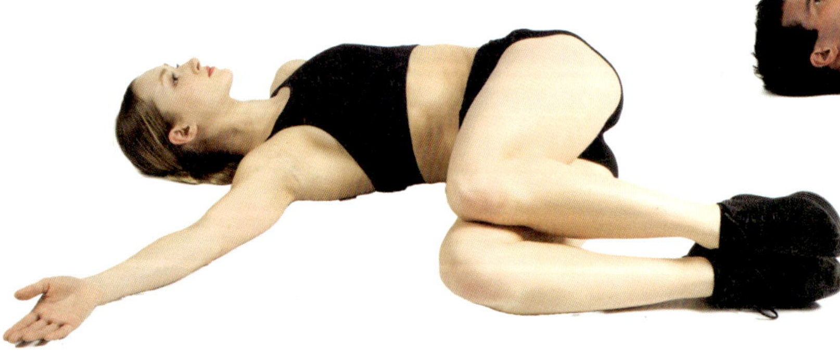

4. 햄스트링 풀-인

페이지 296-297

- 15회 수행

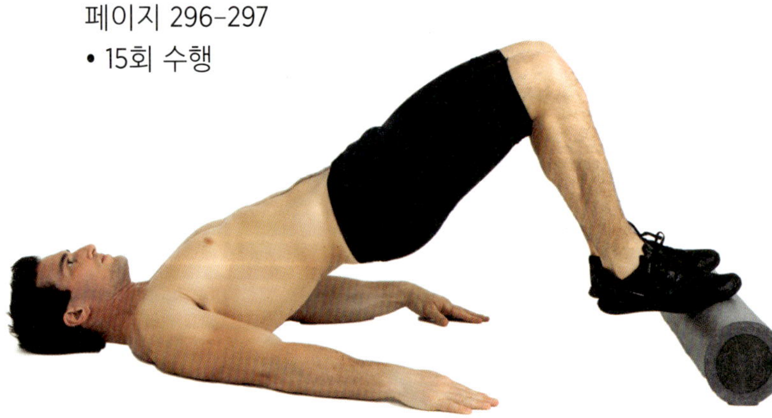

팩트 파일

목표 근육
- 하체 근육

도구
- 바디-바
- 폼 롤러
- 덤벨(다른 버전)
- 케틀벨
- 스위스 볼

장점
- 하체를 강화한다.

5. 래터럴-익스텐션 리버스 런지

페이지 102-103
- 좌우측 당 10회 수행

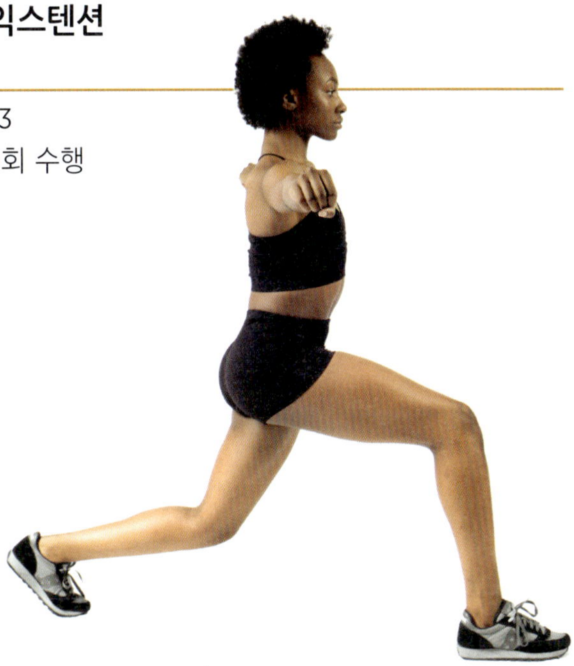

6. 클린-앤드-프레스

페이지 210-211
- 10회 수행

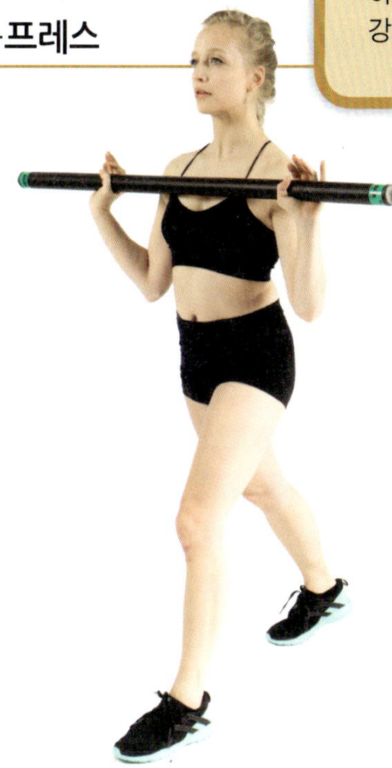

7. 얼터네이팅 케틀벨 로우

페이지 146-147
- 한쪽 팔 당 8-10회 수행

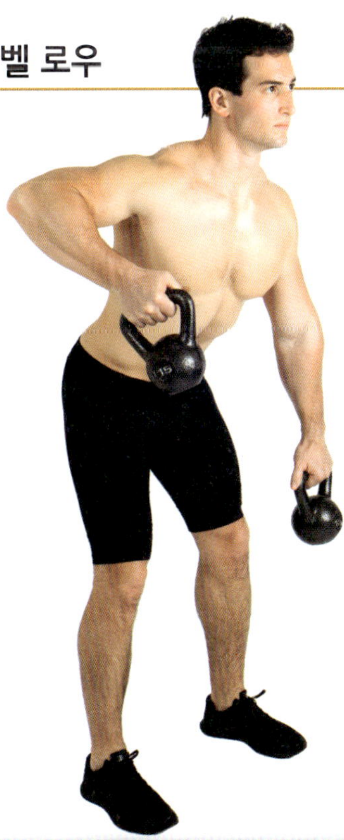

8. 바이사이클 크런치

페이지 82-83
- 좌우측 당 25회 수행

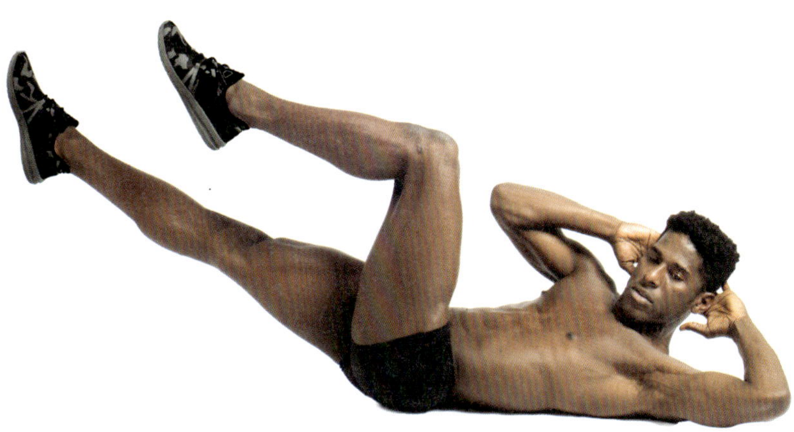

댄스 루틴 Dance Routine

댄싱은 신체 요구도가 커서 그 자체로 좋은 운동이 된다. 댄싱은 협응 스킬과 정확도를 요구하고, 이 루틴을 통해 여러분은 협응과 정확도를 수행하는데 도움을 얻을 수 있다.

1. 마운틴 클라이머

페이지 126–127

- 30–60초 동안 수행

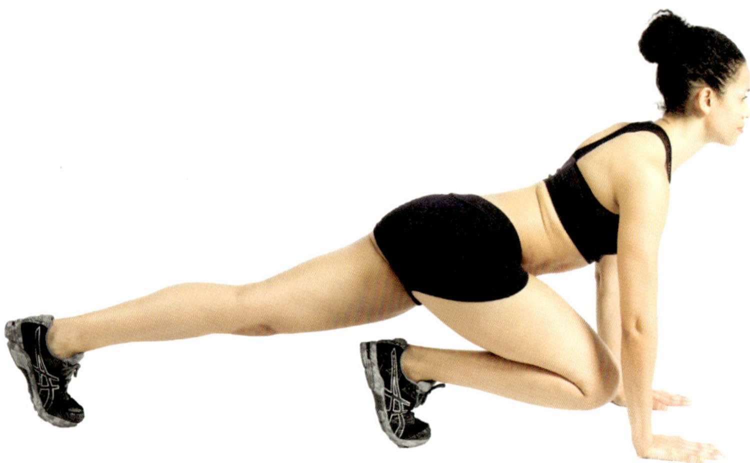

2. 스케이터 런지

페이지 104–105

- 45–60초 동안 수행

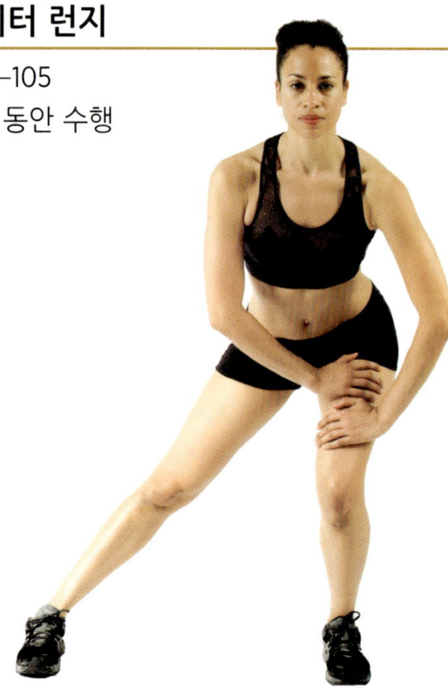

3. 싱글-레그 글루티얼 리프트

페이지 108–109

- 한쪽 다리 당 5회 수행

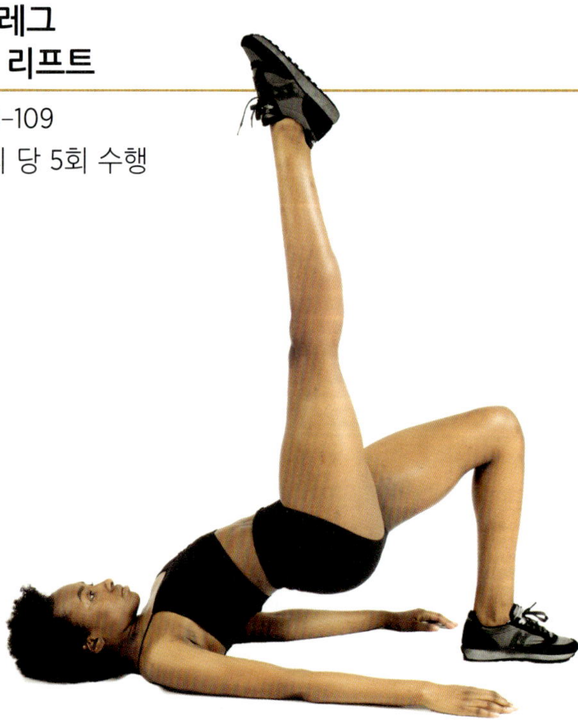

4. 덤벨 워킹 런지

페이지 200–201

- 한쪽 다리 당 15회 수행

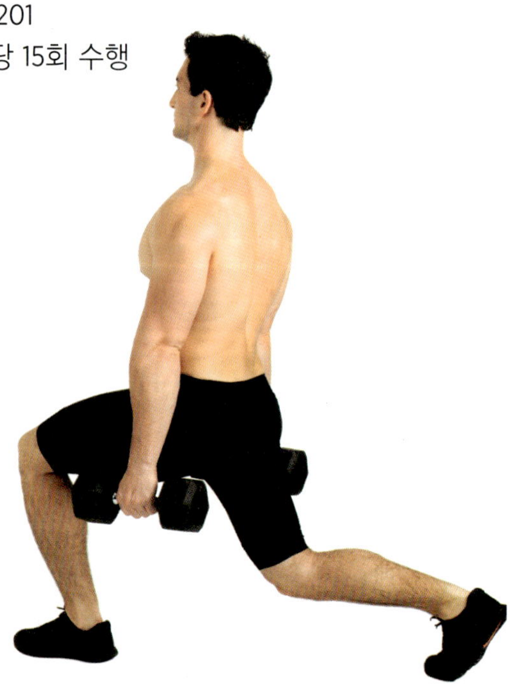

팩트 파일

목표 근육
• 하체 근육

도구
• 덤벨
• 케틀벨(다른 버전)

장점
• 하체를 강화한다.

5. 덤벨 라잉 힙 애브덕션

페이지 196–197
• 좌우측 당 10회 수행

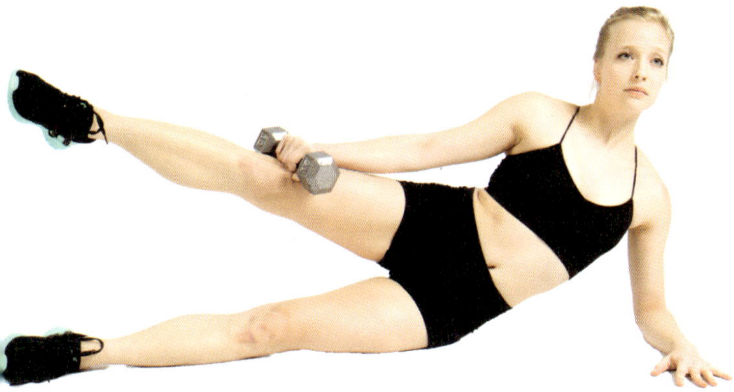

6. 선자세 대퇴사두근 스트레칭

페이지 30
• 한쪽 다리 당 30초간 수행

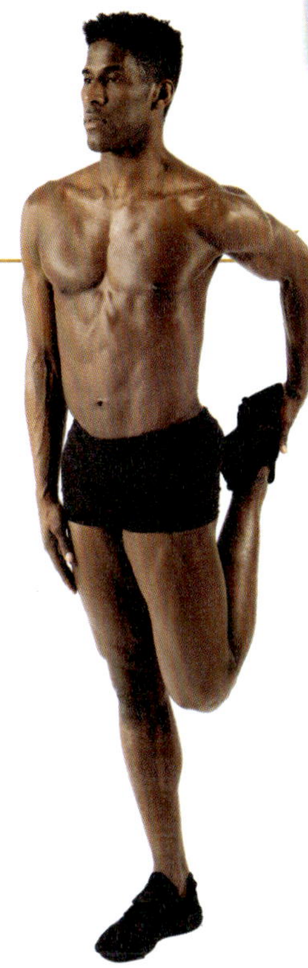

7. 선자세 슬괵근 스트레칭

페이시 31
• 좌우측 당 30초간 수행

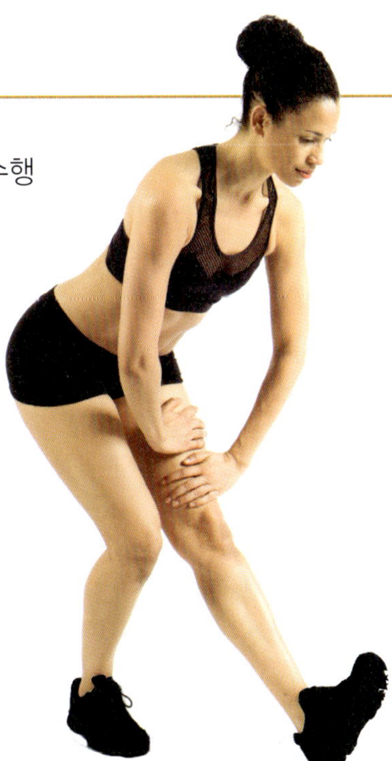

8. IT 밴드 스트레칭

페이지 32–33
• 좌우측 당 15초간 수행

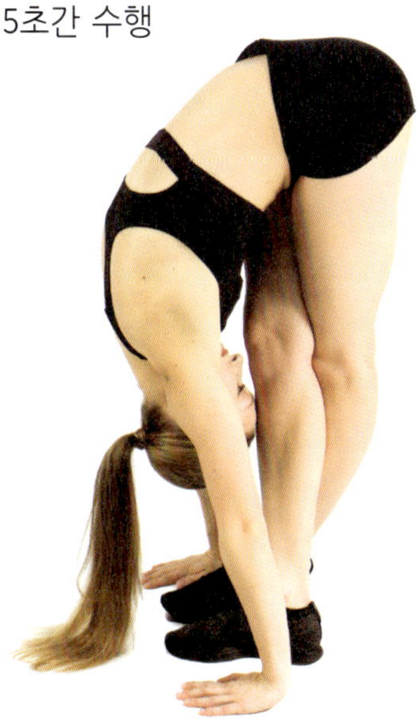

축구 루틴 Football Routine

축구는 파워와 에너지 뿐만 아니라, 근력이 요구된다. 이들 운동 질을 향상시키기 위해 이 워크아웃을 수행하고, 여러분의 운동이 탄력을 갖게 됨을 보라.

1. 와이드 푸쉬-업

페이지 70-71

- 10-12회 수행

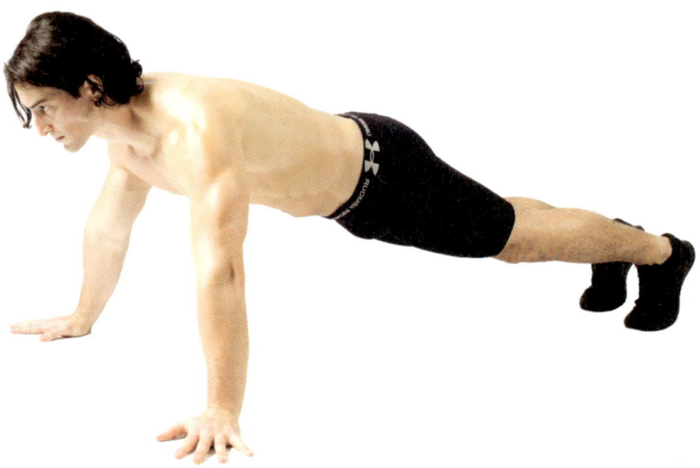

2. 스탠딩 바벨 로우

페이지 170-171

- 8-10회 수행

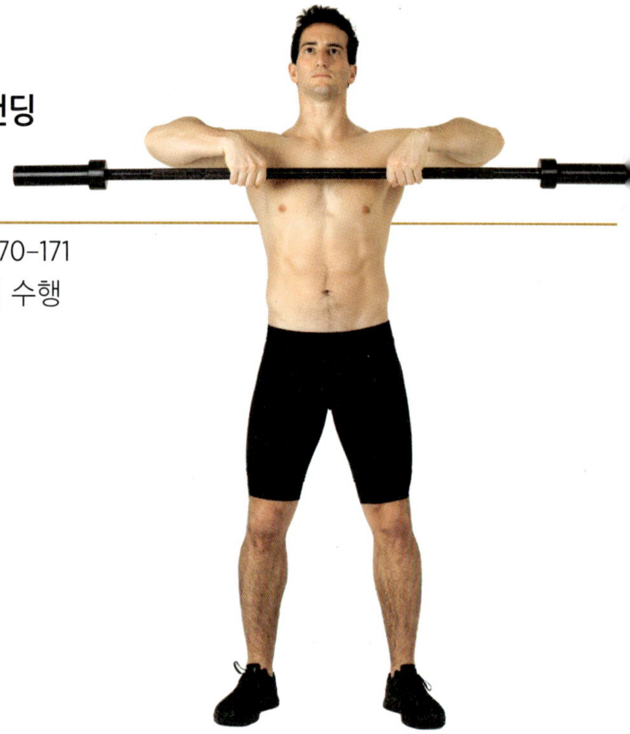

3. 덤벨 스러그

페이지 134-135

- 12-15회 수행

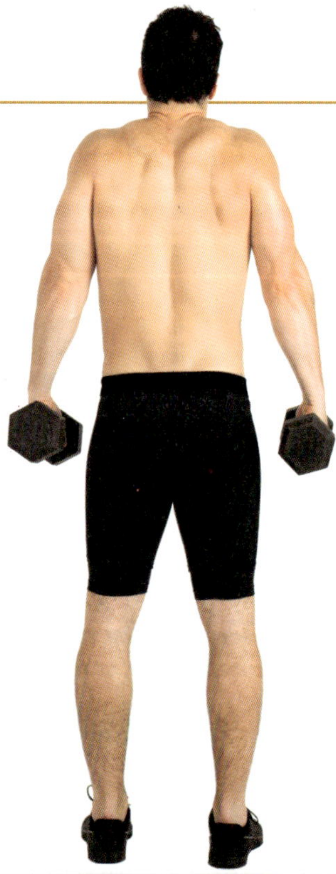

4. 숄더 플렉싱

페이지 154-155

- 25회 수행

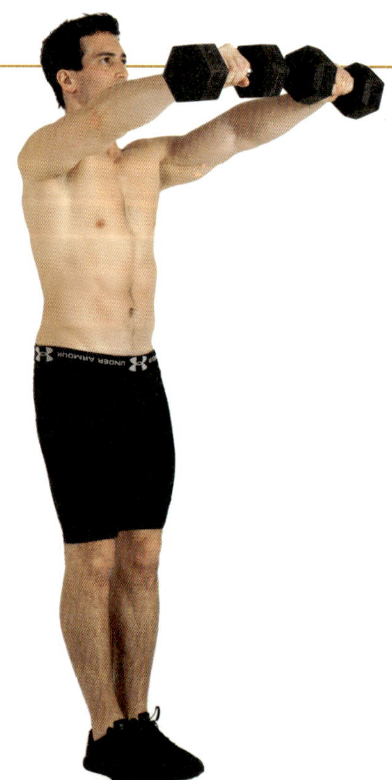

팩트 파일

목표 근육

- 전신 근육

도구

- 바벨
- 덤벨
- 케틀벨
- 저항밴드

장점

- 전신 근육을 강화한다.

5. 저항밴드 싱글-암 로우

페이지 244-245

- 한쪽 팔 당 20회 수행

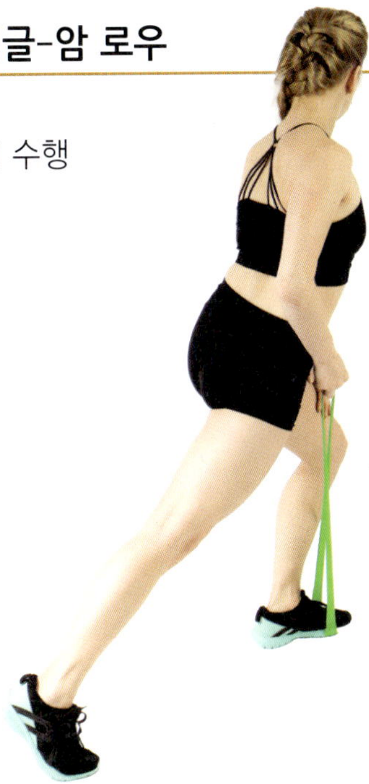

6. 힙 크로스오버

페이지 50-51

- 좌우측 당 15회 수행

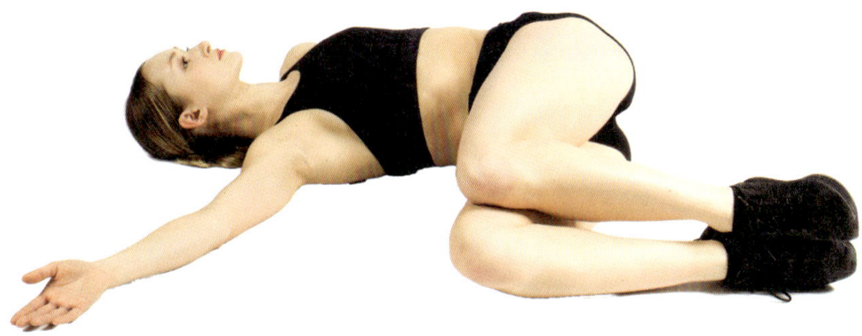

7. 앨리게이터 크롤

페이지 58-59

- 60초 동안 수행

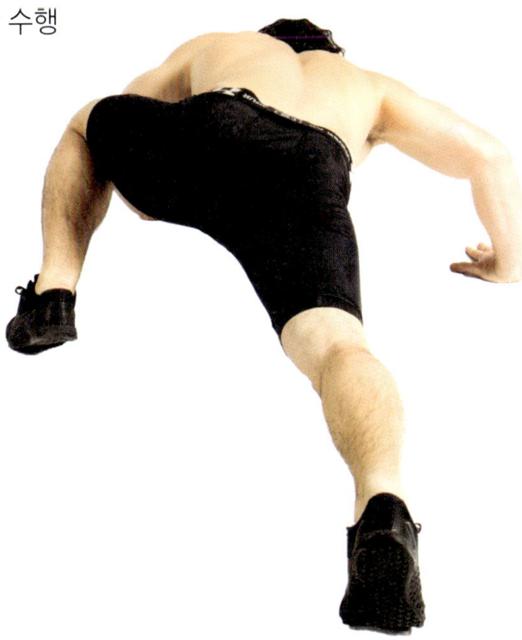

8. 고블릿 스쿼트

페이지 206-207

- 8-10회 수행

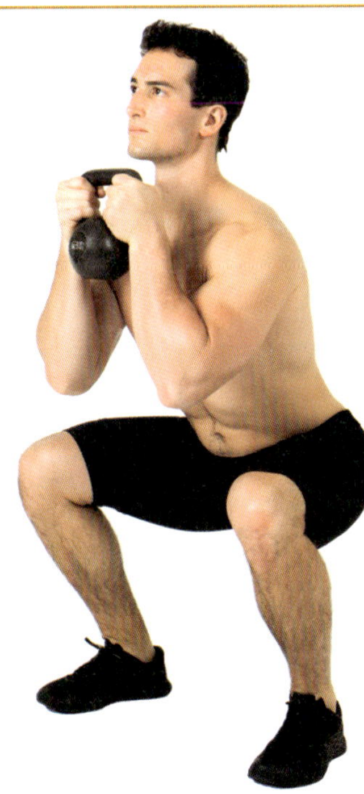

마라톤 러닝 루틴 Marathon Running Routine

마라톤 러닝은 스플린팅 루틴에 비해 매우 특별한 질을 향상시킨다. 이 루틴은 스태미나, 지구력과 출력 향상을 발달시키기 위해 특별히 고안되었다.

1. 익스텐션 힐 비트

페이지 98-99

• 10회 반복 5세트 수행

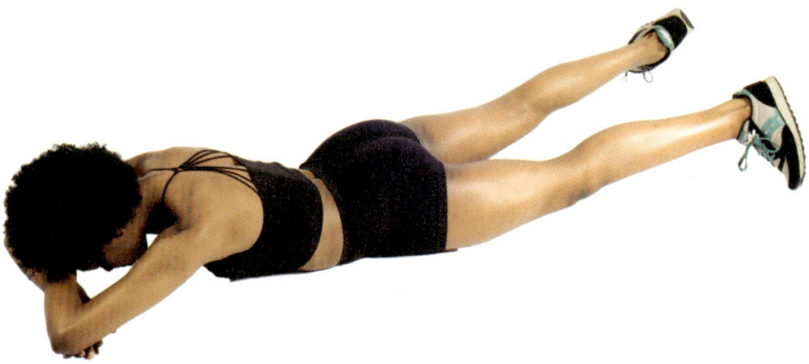

2. 덤벨 쉰 레이즈

페이지 192-193

• 15회 수행

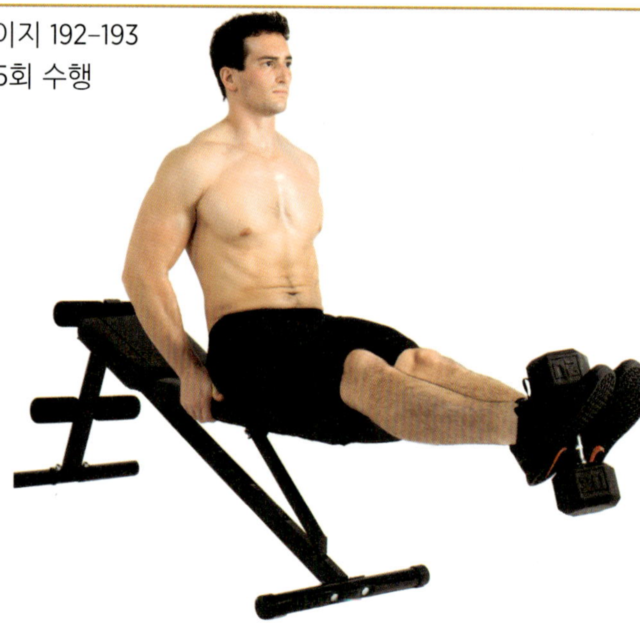

3. 덤벨 카프 레이즈

페이지 194-195

• 15회 수행

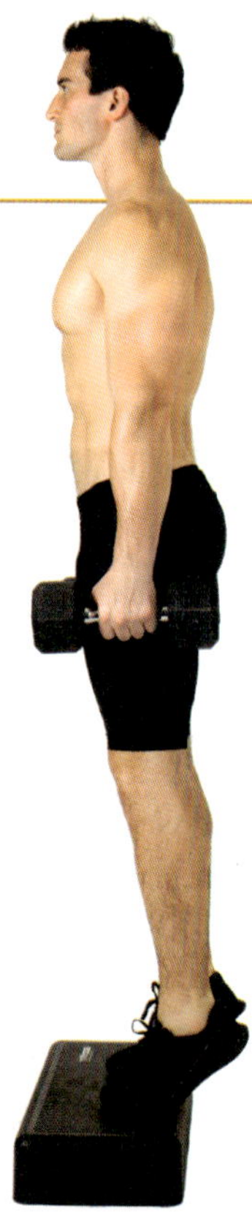

4. 스탠딩 싱글-레그 로우

페이지 140-141

• 좌우측 당 15회 수행

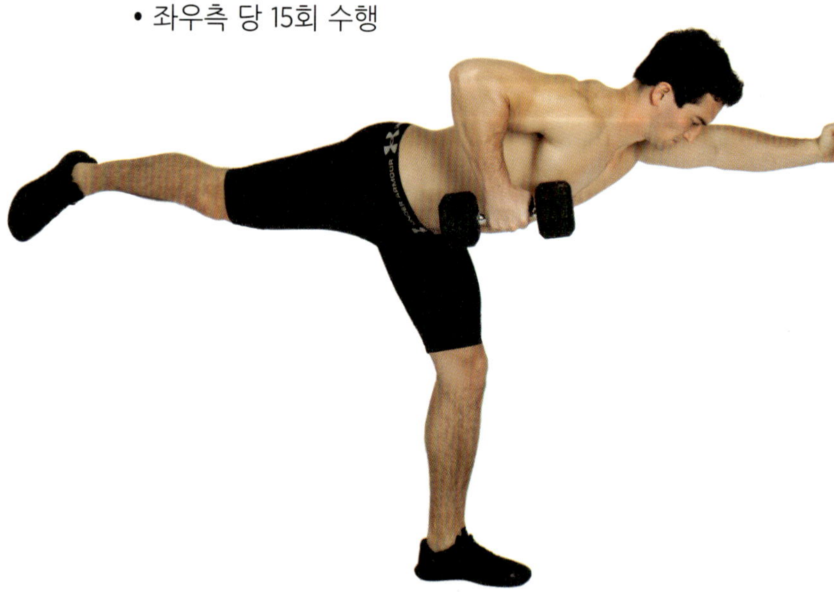

팩트 파일

목표 근육
- 하체 근육

도구
- 덤벨
- 플랫 벤치/유사 도구
- 메디신 볼
- 플랫폼/스텝/블럭
- 스위스 볼 (다른 버전)

장점
- 하체 근육을 강화한다.

5. 덤벨 워킹 런지

페이지 200-201
- 한쪽 다리 당 15회 수행

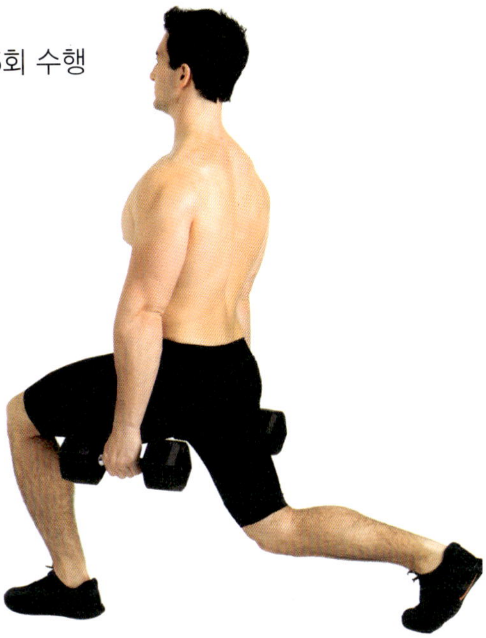

6. 메디신 볼 스쿼트 투 프레스

페이지 314-315
- 15회 수행

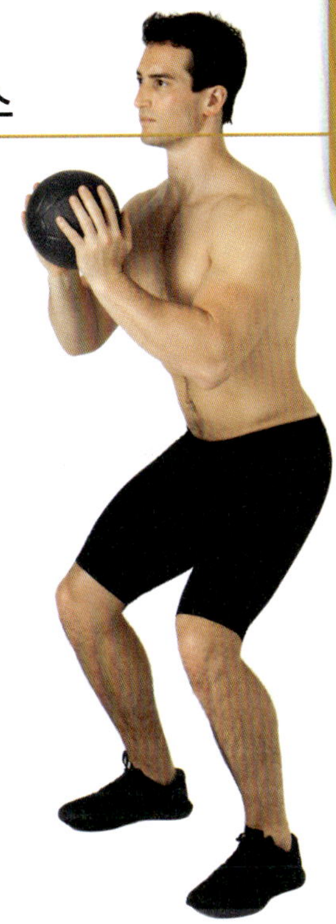

7. 시저즈

페이지 84-85
- 좌우측 당 12-15회 수행

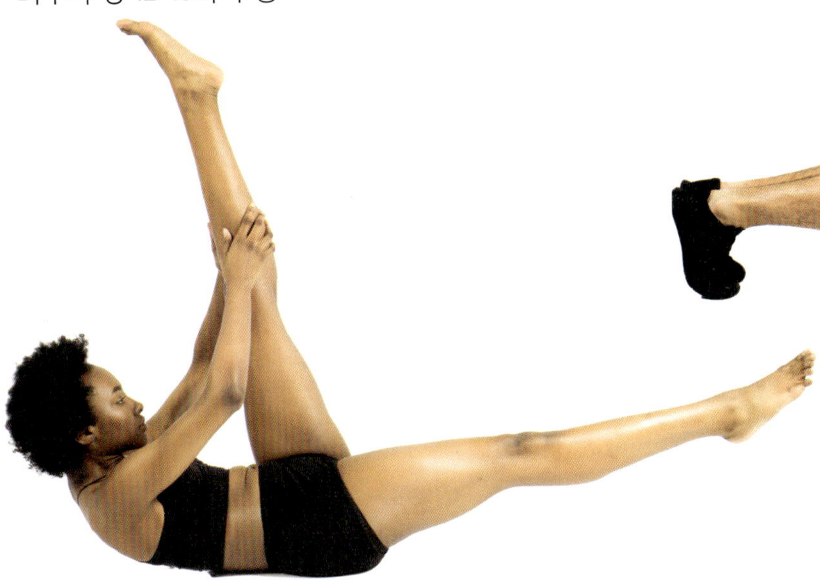

8. 바디 쏘우

페이지 88-89
- 20회 수행

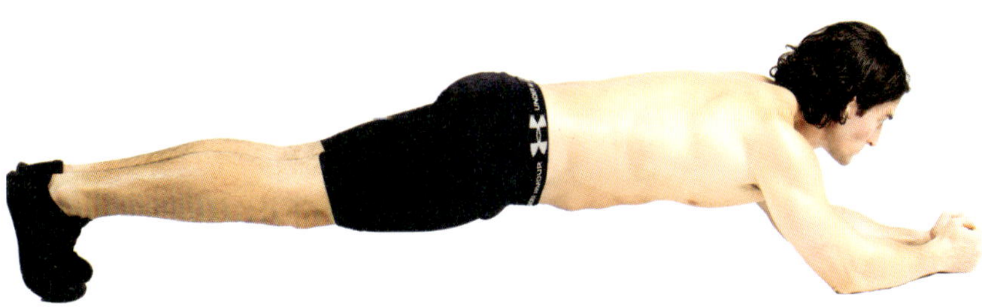

스플린팅(전력 질주, 단거리 경기) 루틴 Sprinting Routine

이 스플린터 루틴은 여러분이 폭발력, 스피드 및 파워를 발달시키는데 도움을 줄 것이다. 또 이것은 근육의 지구력도 향상시킬 것이다.

1. 익스텐션 힐 비트

페이지 98-99

• 10회 반복 5세트 수행

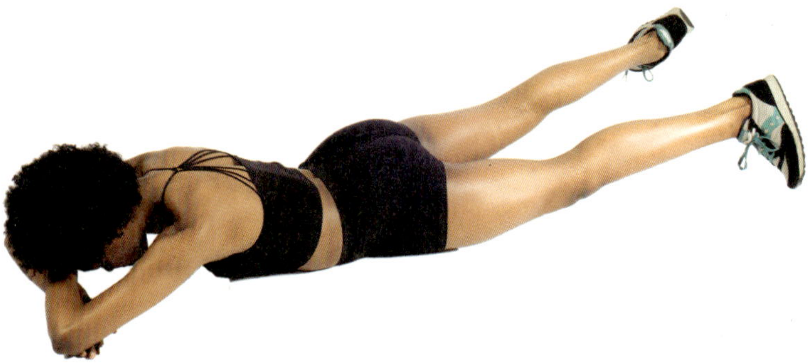

2. 덤벨 쉰 레이즈

페이지 192-193

• 15회 수행

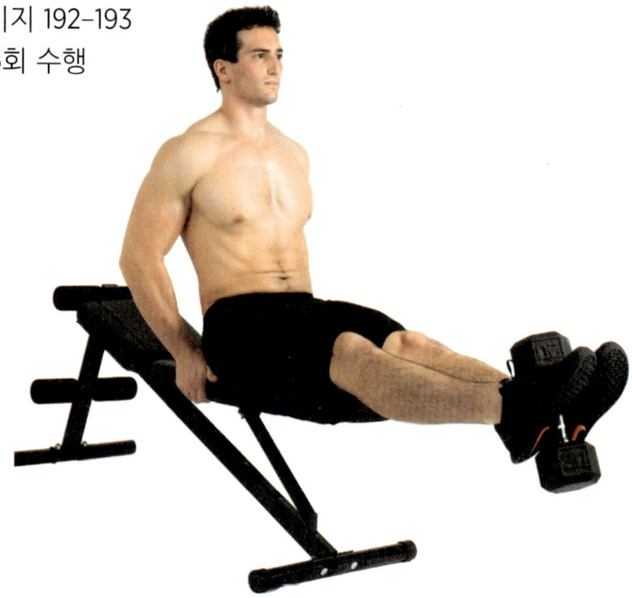

3. 덤벨 카프 레이즈

페이지 194-195

• 15회 수행

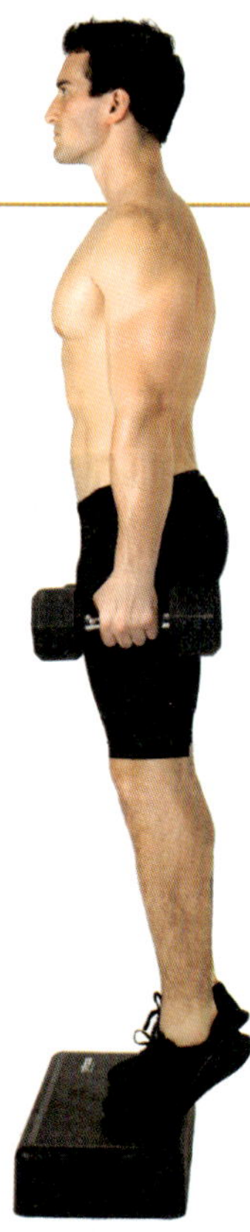

4. 마운틴 클라이머

페이지 126-127

• 30-60초 동안 수행

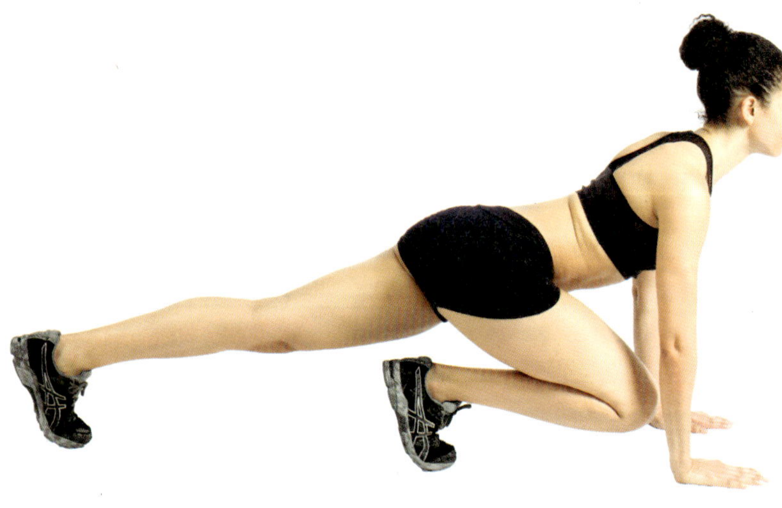

팩트 파일

목표 근육
- 하체 근육

도구
- 덤벨
- 플랫 벤치
- 메디신 볼
- 플랫폼/스텝/블럭

장점
- 하체 근육을 강화한다.

5. 싱글-레그 V-업

페이지 92-93

- 한쪽 다리 당 15회 수행

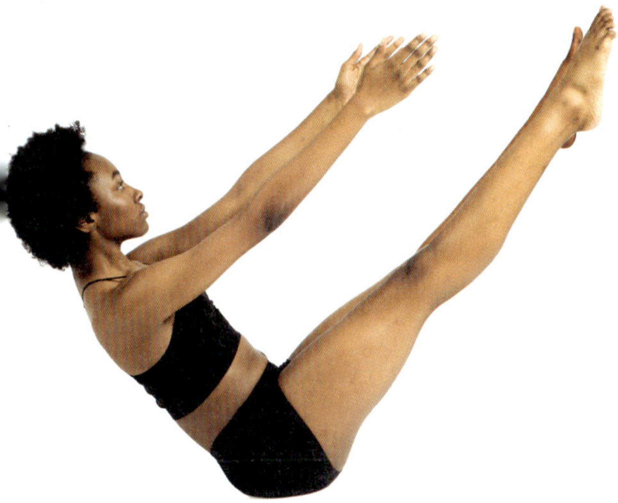

6. 버피

페이지 130-131

- 60초 이상 수행

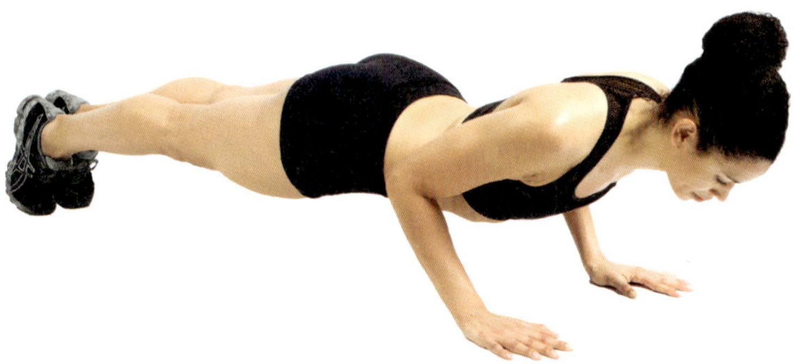

7. 메디신 볼 슬램

페이지 312-313

- 20회 수행

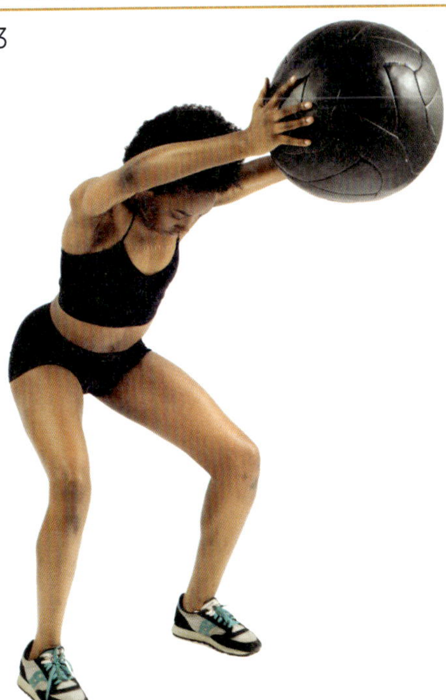

8. 앨리게이터 크롤

페이지 58-59

- 60초 동안 수행

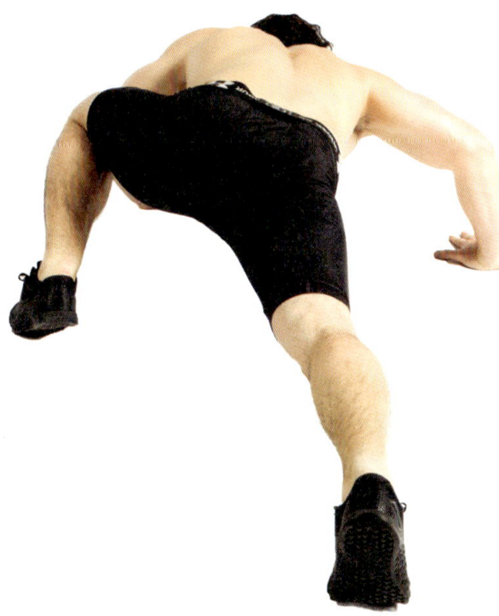

수영 루틴 Swimming Routine

수영 폼의 향상을 원하는 사람은 이 루틴으로 도움을 얻을 수 있다.
이것은 특별히 수영선수에게 맞는 방법을 통해 코어, 팔 및 다리의 근력을 강화한다.

1. 스위스 볼 복부 스트레칭

페이지 44–45

• 30초간 수행

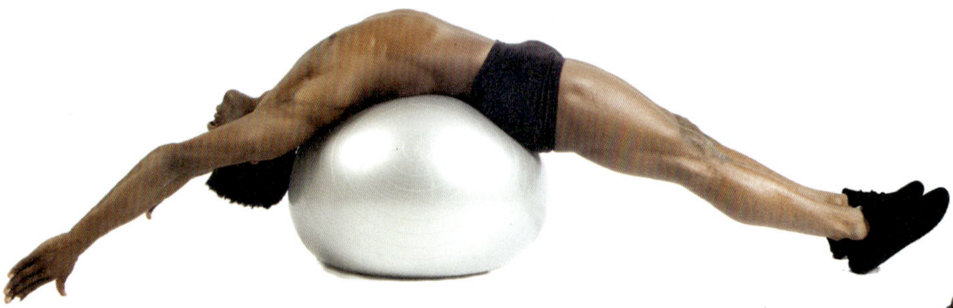

2. 스위머

페이지 52–53

• 좌우측 당 6–8회 수행

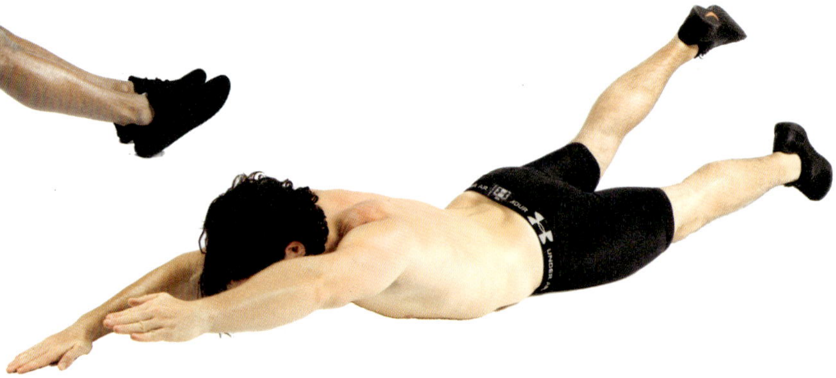

3. 브레스트 스트로크

페이지 54–55

• 10회 수행

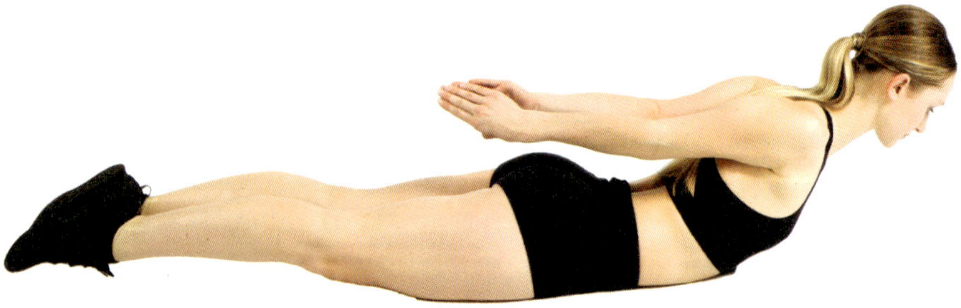

4. 스위스 볼 W

페이지 246–247

• 12–15회 수행

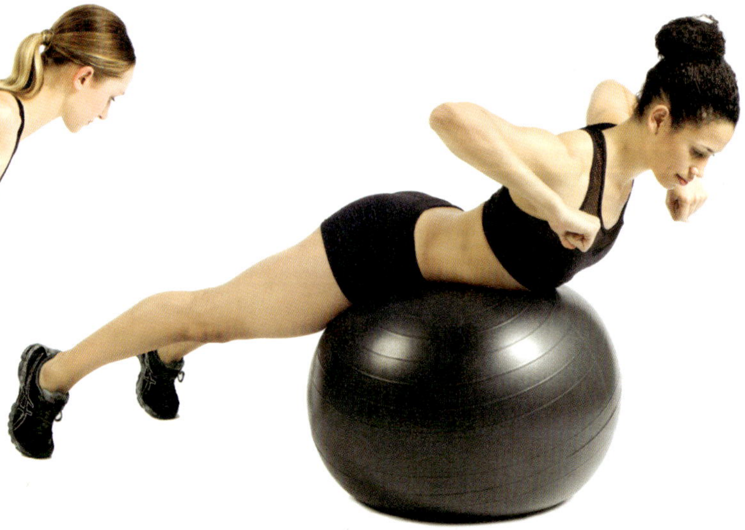

팩트 파일

목표 근육
• 전신 근육

도구
• 덤벨
• 폼 롤러
• 케틀벨
• 스위스 볼

장점
• 전신 근육을 강화한다.

5. 마운틴 클라이머

페이지 126-127
• 30-60초 동안 수행

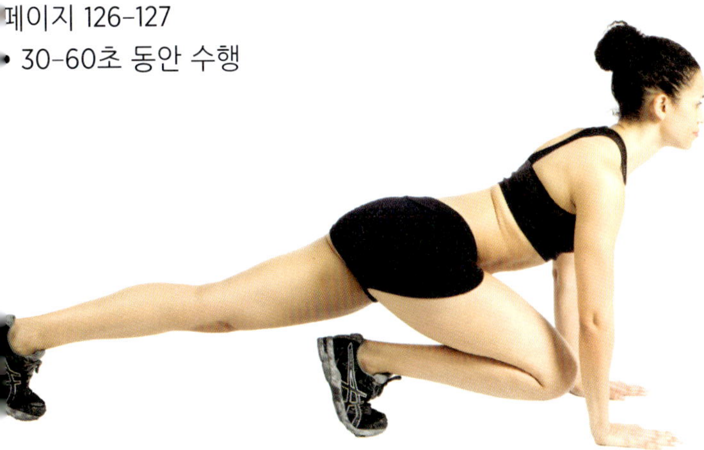

6. 햄스트링 풀-인

페이지 296-297
• 15회 수행

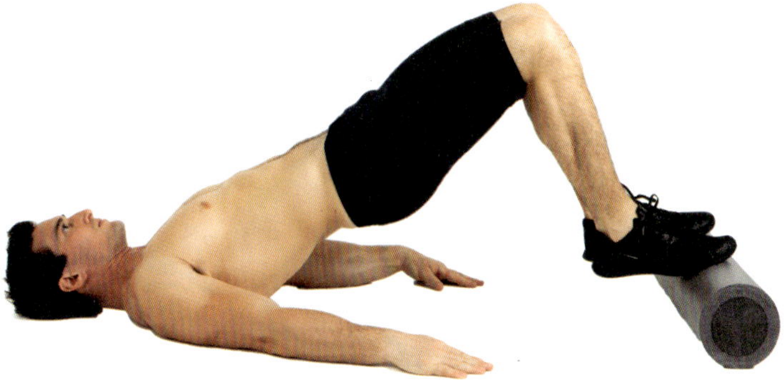

7. 사이드 런지 앤드 프레스

페이지 202-203
• 좌우측 당 15회 수행

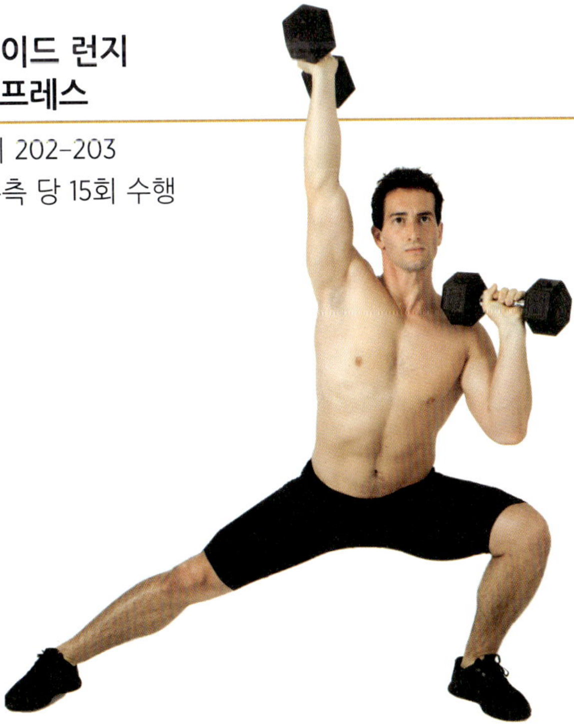

8. 고블릿 스쿼트

페이지 206-207
• 8-10회 수행

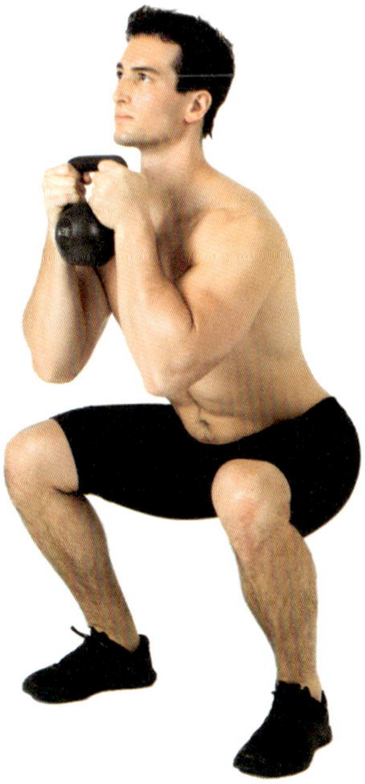

테니스 루틴 Tennis Routine

좋은 테니스 선수를 만드는데, 정확성, 활동성 및 파워가 중요한 요소이다. 특별히 고안된 이런 루틴으로 여러분의 근육과 매치-플레잉을 강화한다.

1. 스위스 볼 프론 로우 위드 익스터널 로테이션

페이지 228-229

- 15회 수행

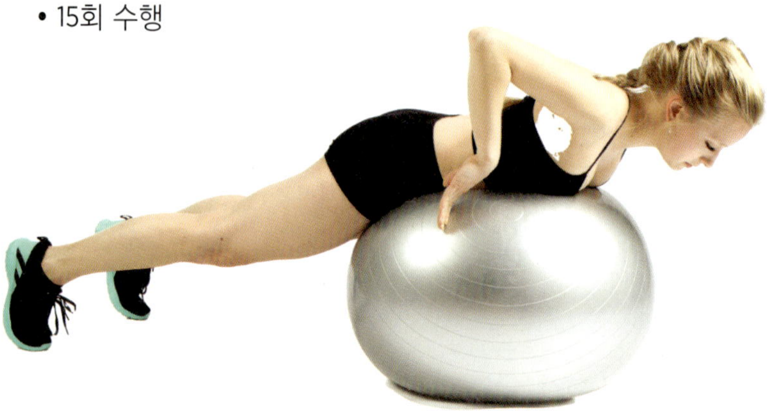

2. 스위스 볼 W

페이지 246-247

- 12-15회 수행

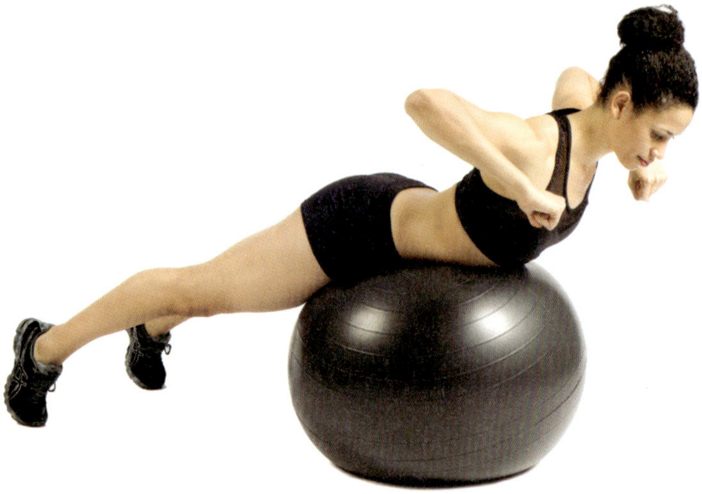

3. 스위스 볼 서클

페이지 268-269

- 각 방향 당 8-10회 수행

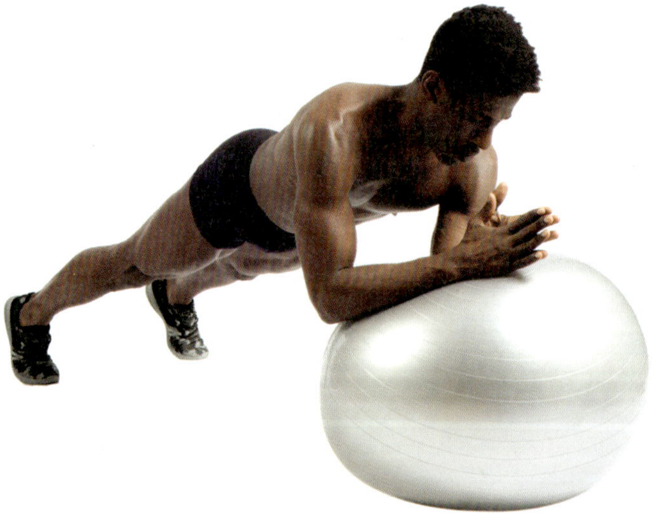

4. 숄더 플렉싱

페이지 154-155

- 25회 수행

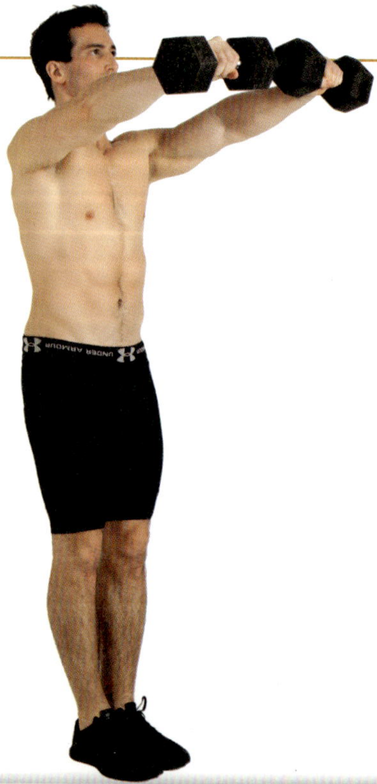

팩트 파일

목표 근육
- 전신 근육

도구
- 덤벨
- 케틀벨
(다른 버전)
- 저항밴드
- 스위스 볼

장점
- 전신 근육을 강화한다.

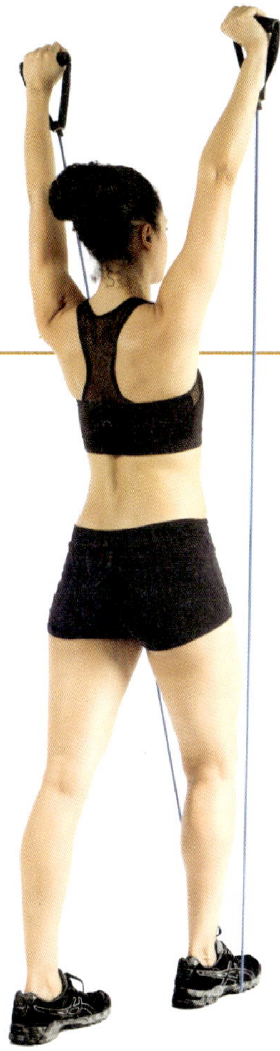

5. 저항밴드 오버헤드 프레스

페이지 238-239
- 15회 수행

6. 스케이터 런지

페이지 104-105
- 45-60초 동안 수행

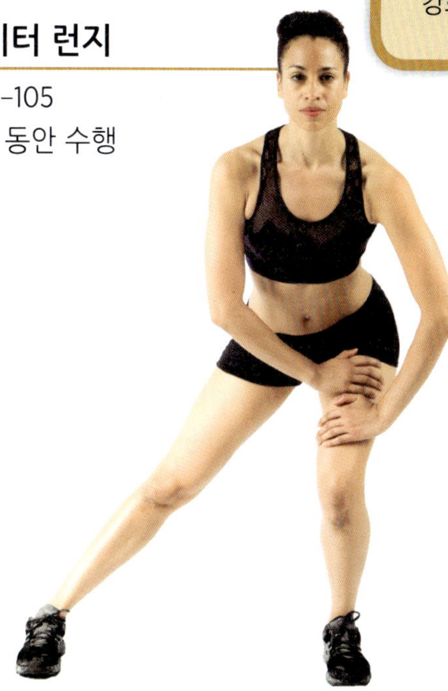

7. 플랭크

페이지 114-115
- 60초 동안 수행

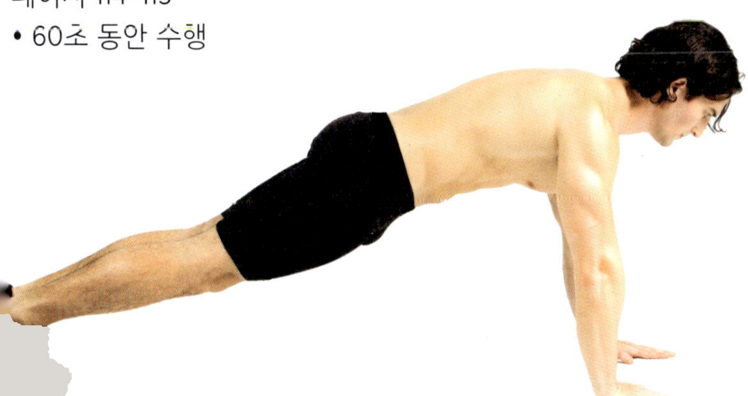

8. 사이드 플랭크

페이지 120-121
- 좌우측 당 30-60초 동안 수행

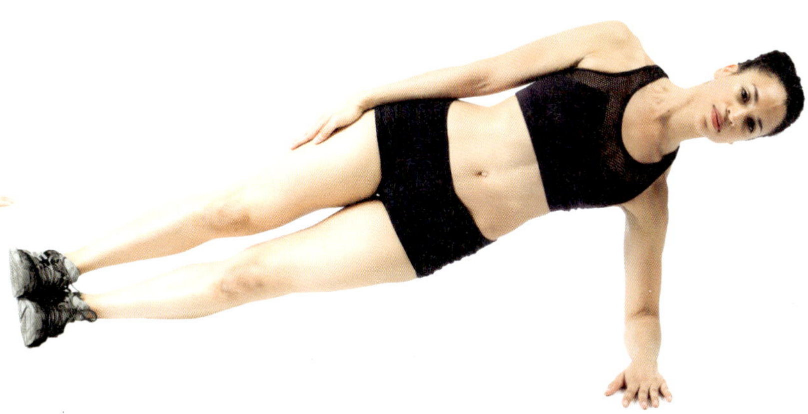

아틸러리(포병대) 루틴 Artillery Routine

군대의 포병 부대가 화력을 제공하듯이, 이런 다방면에 걸친 루틴은 여러분의 근육들에 도움이 될것이다. 이런 올라운드 루틴이 여러분의 근육을 위해 수행될 것이다. 여러분은 이 운동 이후에 에너지가 충만해지고 건강해짐을 느낄 것이다.

1. 얼터네이팅 케틀벨 프레스

페이지 166-167

- 10회 수행

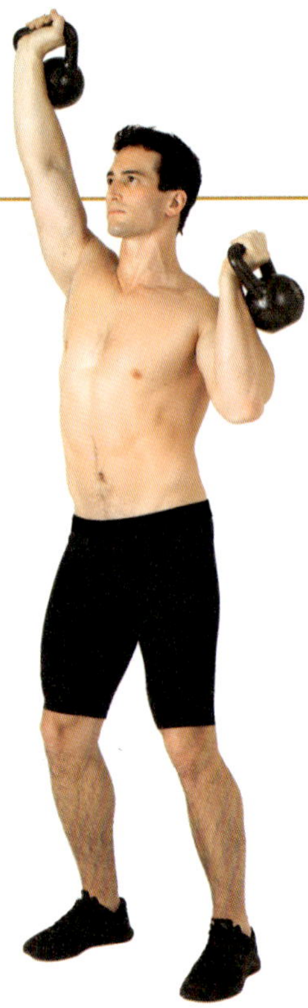

2. 바텀-업 케틀벨 클린

페이지 168-169

- 한쪽 팔 당 8-10회 수행

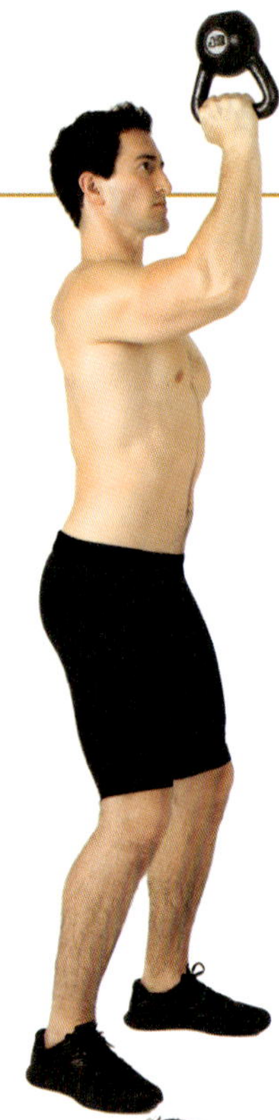

3. 얼터네이팅 레니게이드 로우

페이지 190-191

- 한쪽 팔 당 8-10회 수행

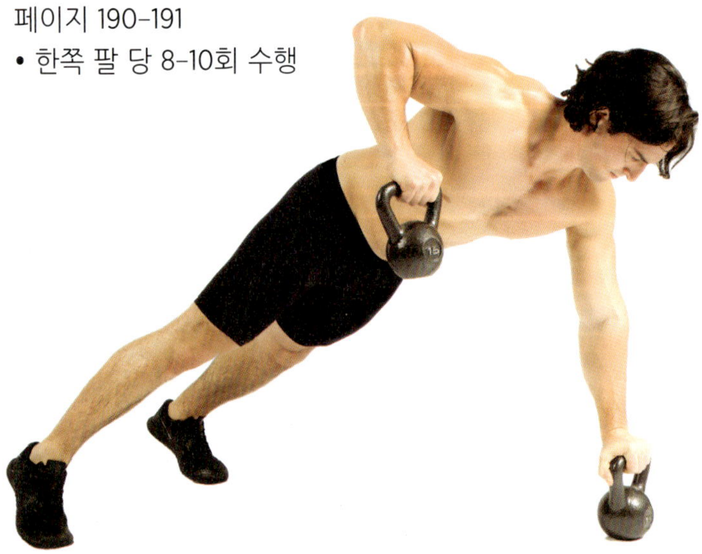

4. 얼터네이팅 케틀벨 로우

페이지 146-147

- 한쪽 팔 당 8-10회 수행

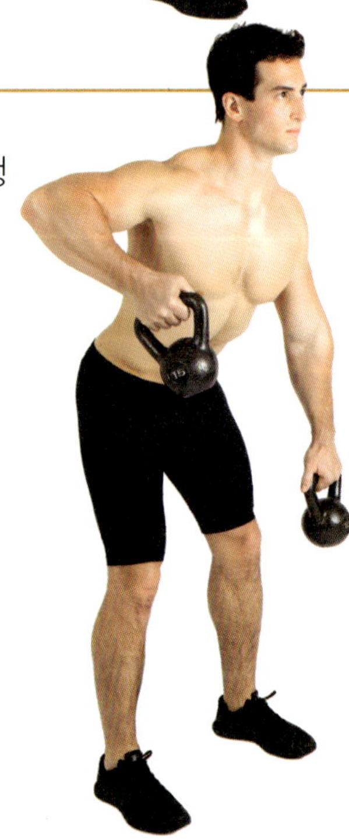

팩트 파일

목표 근육

• 전신 근육

도구

• 케틀벨

장점

• 전신 근육을 강화하고 에너지를 준다.

5. 고블릿 스쿼트

페이지 206–207

• 8–10회 수행

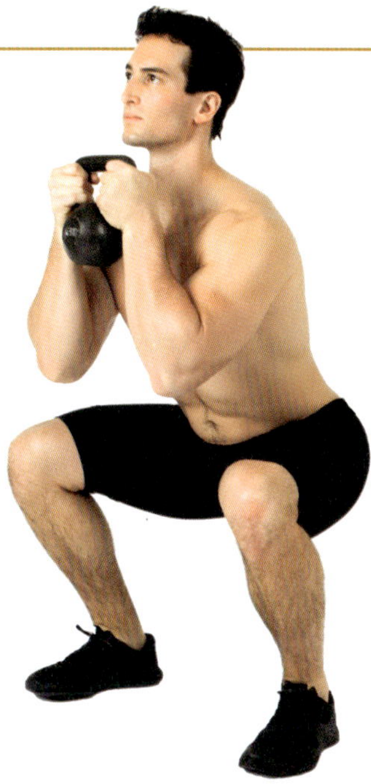

6. 베어 크롤

페이지 60–61

• 60초 동안 수행

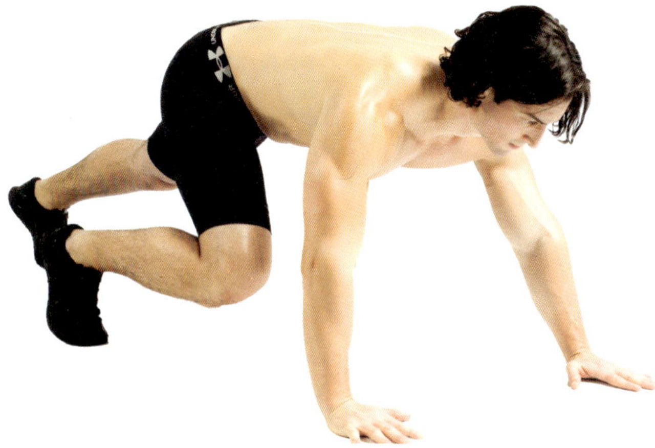

7. 파워 펀치

페이지 64

• 좌우측 낭 10회 수행

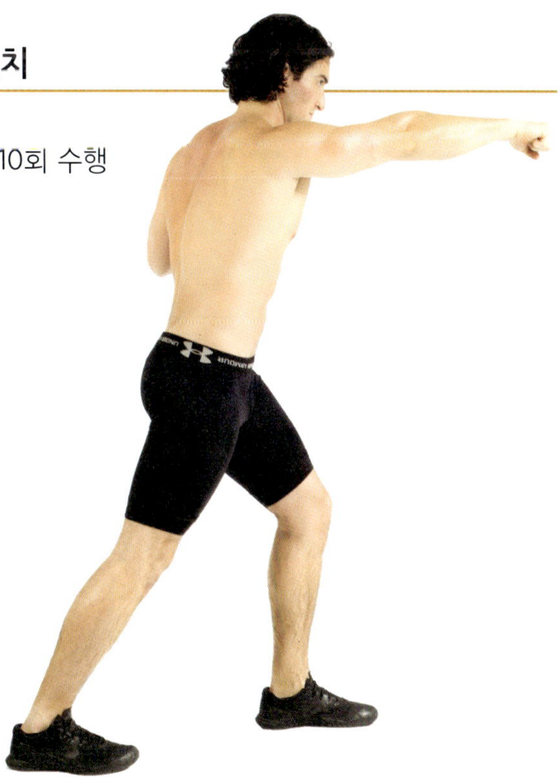

8. 어퍼컷

페이지 65

• 좌우측 당 30초 동안 수행

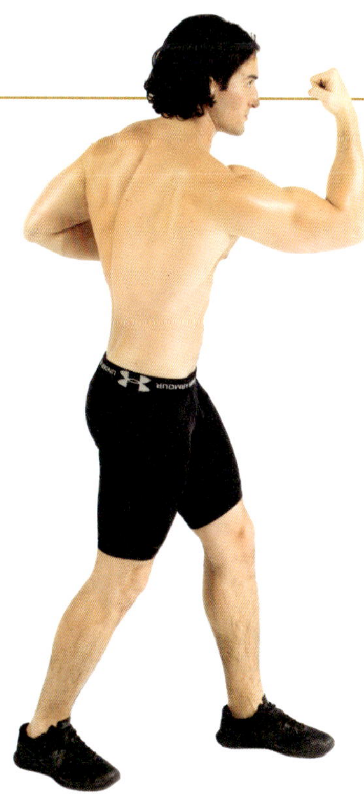

밸런스 루틴 Balance Routine

이런 밸런스 워크아웃은 전신의 기능적 근력과 향상된 균형을 촉진할 것이다. 좋은 균형은 움직임을 잘 할 수 있는 필수 부분이다.

1. 암-리치 플랭크

페이지 118-119

- 한쪽 팔 당 30-60초 동안 수행

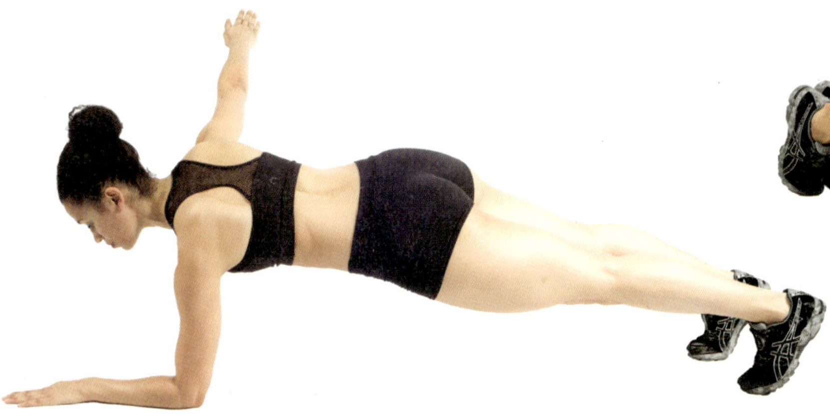

2. 버피

페이지 130-131

- 60초 이상 수행

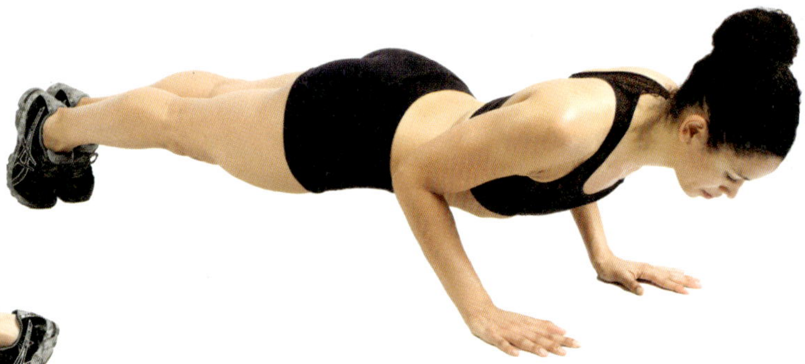

3. 스위스 볼 서클

페이지 268-269

- 각 방향 당 8-10회 수행

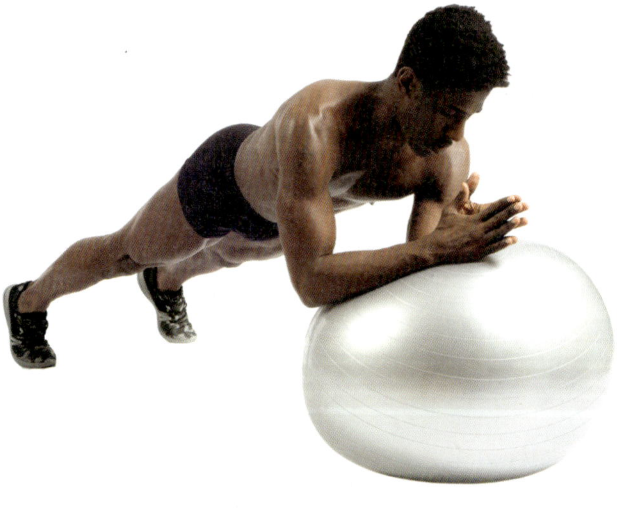

4. 스위스 볼 롤아웃

페이지 272-273

- 15회 수행

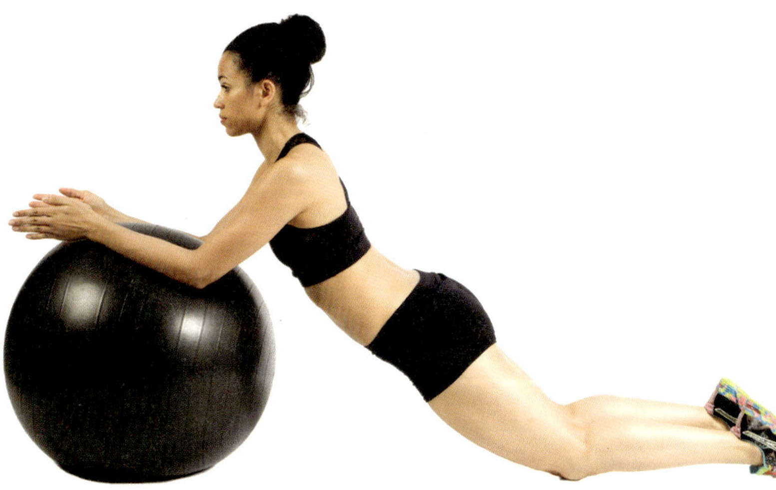

목표 근육
- 전신 근육

도구
- 덤벨
- 폼 롤러
- 하프-돔 밸런스 볼
- 스위스 볼

장점
- 전신 근육을 강화한다.
- 균형을 향상시킨다.

5. 밸런스 푸쉬-업

페이지 274-275
- 10회 수행

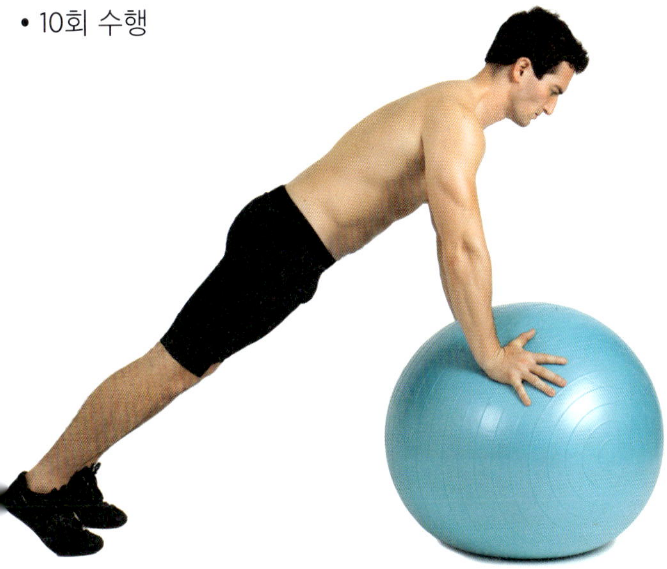

6. 쿼드룹트 니이 풀-인

페이지 284-285
- 15회 수행

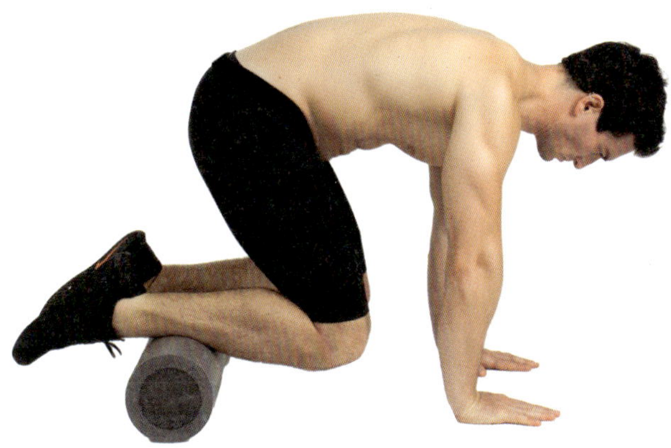

7. C-커브 암 크로스

페이지 186-187
- 10회로 10세트 수행

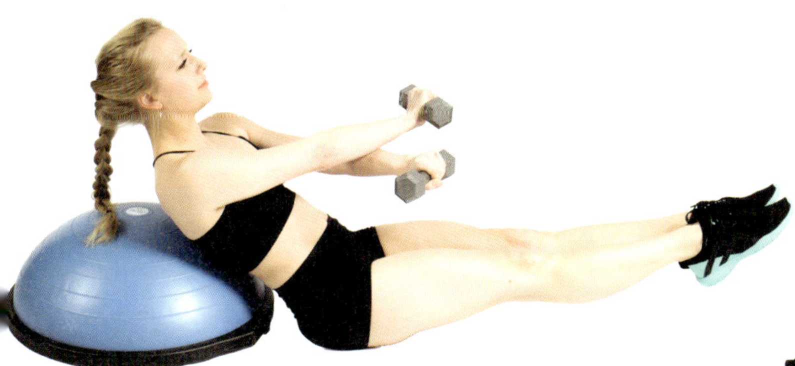

8. 스위스 볼 백 익스텐션

페이지 230-231
- 12-15회 수행

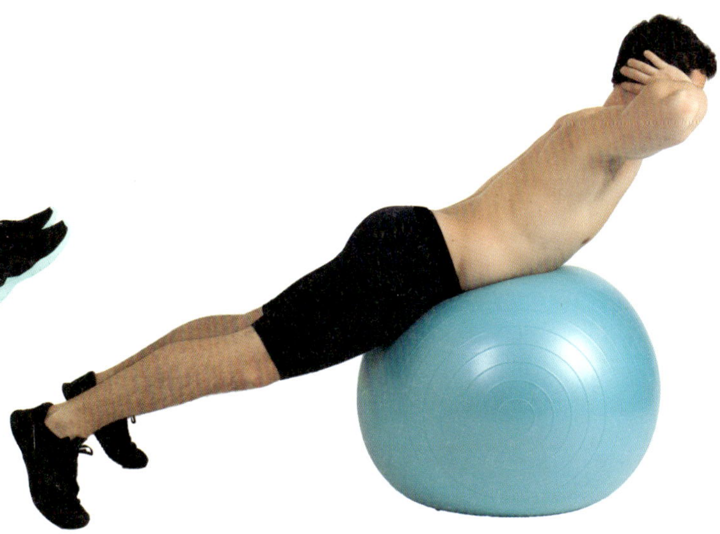

폼 롤러 루틴 Foam Roller Routine

이런 전신 워크아웃은 전반적인 기능성, 가동성 및 수행 능력을 발달시킬 것이다.
여기에 포함된 다이어고널 크런치 버전은 매우 어려운 운동이어서 이 운동이 너무 힘들다면, 생략해도 된다.

1. 폼 롤러 푸쉬-업

페이지 306–307

- 15회 수행

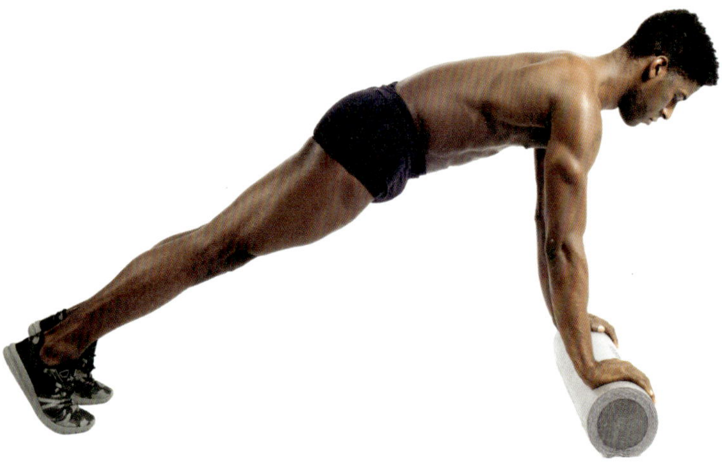

2. 폼 롤러 어브도미널 롤백

페이지 280–281

- 12–15회 수행

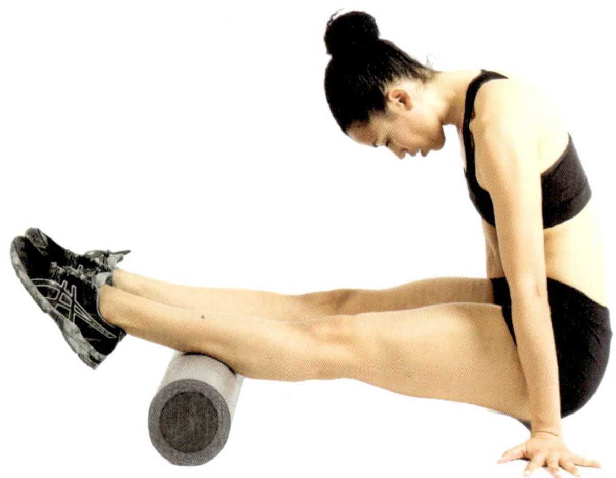

3. 폼 롤러 트라이셉스 딥

페이지 248–249

- 15회 수행

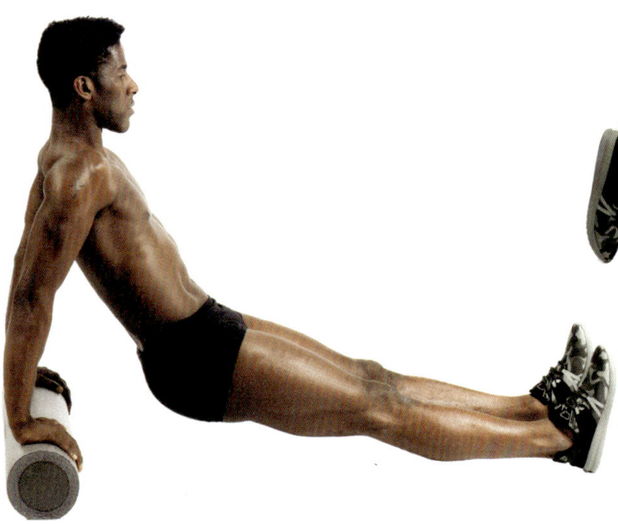

4. 폼 롤러 트라이셉스 풀아웃

페이지 278–279

- 15회 수행

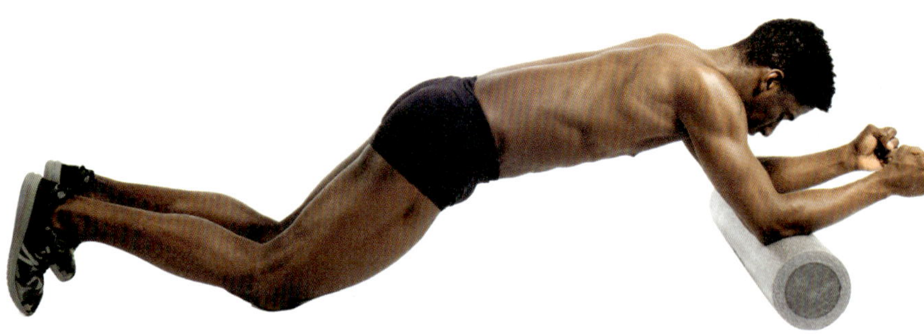

팩트 파일

목표 근육
- 전신 근육

도구
- 폼 롤러

장점
- 전신 근육을 강화한다.

5. 폼 롤러 다이어고널 크런치

페이지 282-283
- 좌우측 당 12-15회 수행

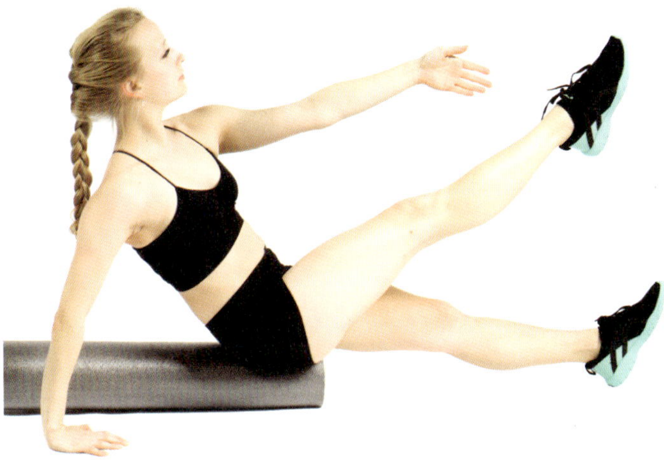

6. 폼 롤러 다이어고널 크런치/높은 난이도의 다른 버전

페이지 282-283
- 좌우측 당 8-10회 수행

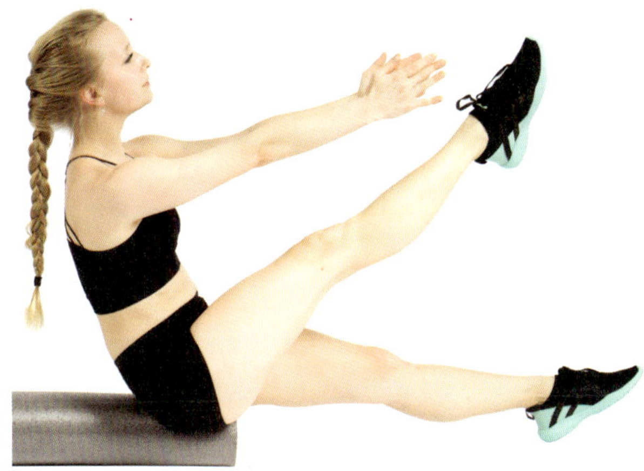

7. 콰드룹트 니이 풀-인

페이지 284-285
- 15회 수행

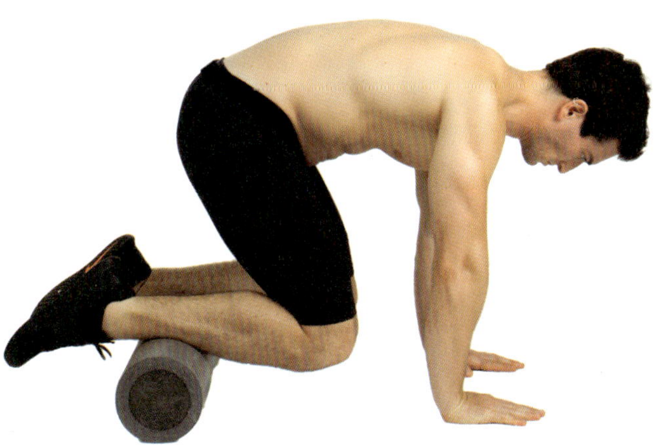

8. 햄스트링 풀-인

페이지 296-297
- 15회 수행

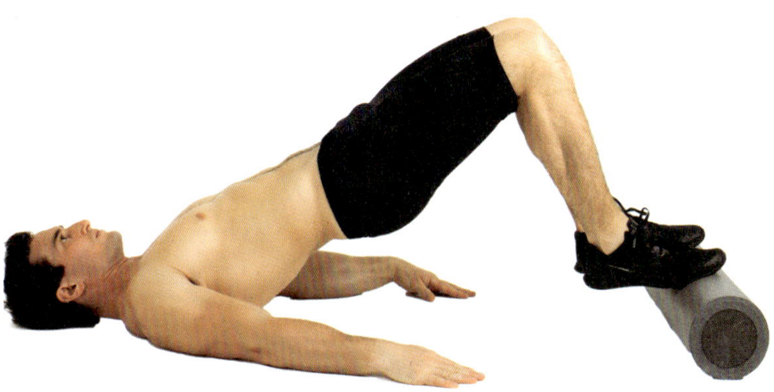

히어로 루틴 Hero Routine

히어로 루틴은 스태미나, 근력 및 수행능력을 향상시킴으로써 여러분을 자신의 삶속에서 영웅으로 만들 것이다. 이로 인해 여러분의 웰빙이 향상될 것이다.

1. 스위머

페이지 52-53

• 좌우측 당 6-8회 수행

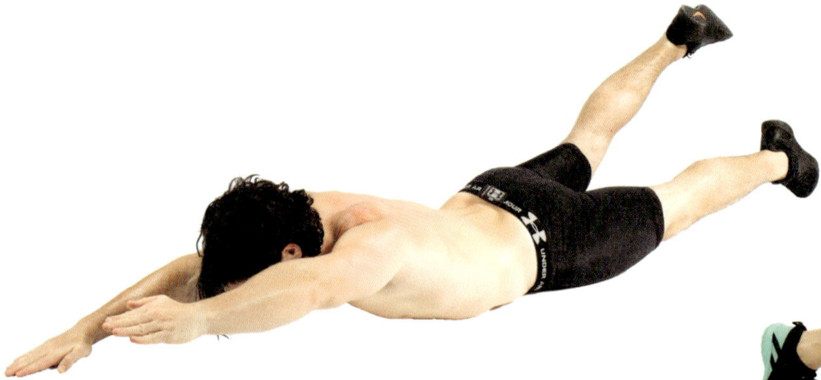

2. 스위스 볼 프론 로우 위드 익스터널 로테이션

페이지 228-229

• 15회 수행

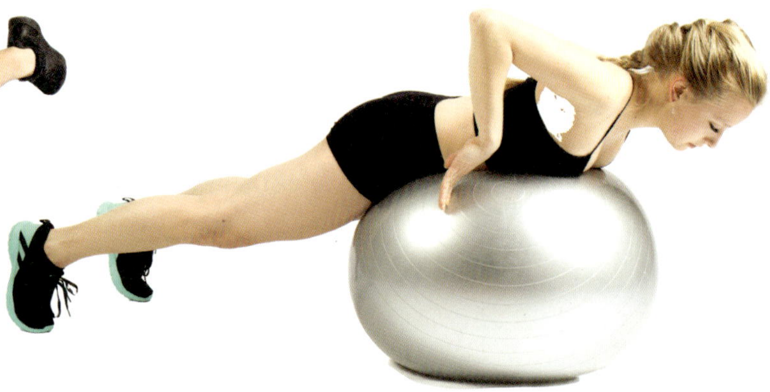

3. 케이블 디클라인 플라이

페이지 252-253

• 12-15회 수행

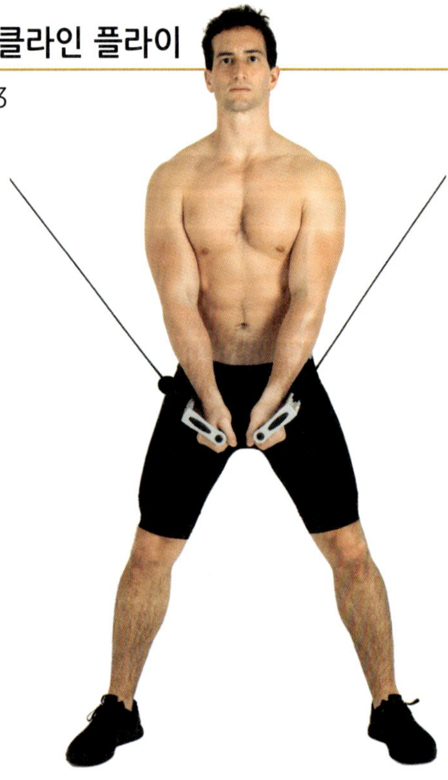

4. 밸런스 볼 크런치

페이지 262-263

• 25회 수행

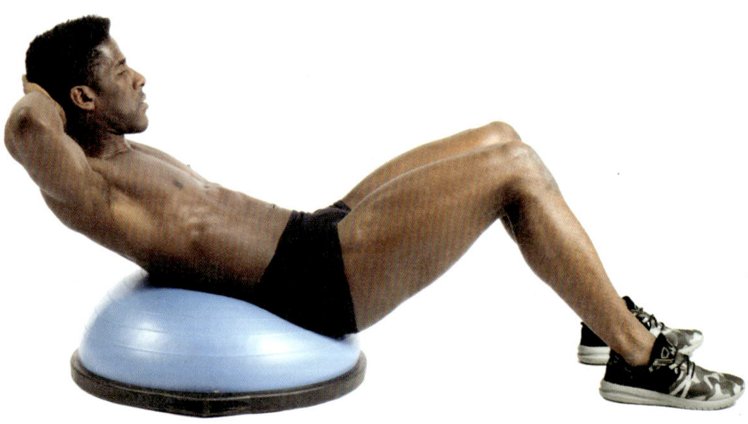

팩트 파일

목표 근육
- 전신 근육

도구
- 케이블 머신
- 하프-돔 밸런스 볼
- 작은 팽창 볼 (다른 버전)
- 스위스 볼

장점
- 전신 근육을 강화한다.

5. 포암 플랭크

페이지 112-113
- 30초-2분 동안 수행

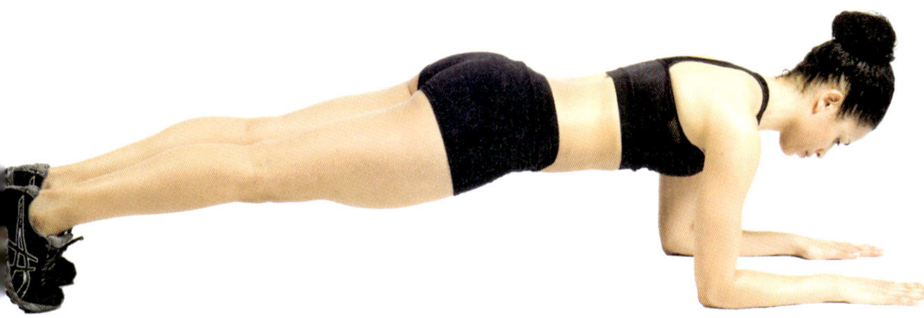

6. 다이어고널 리치

페이지 74-75
- 좌우측 당 12회 수행

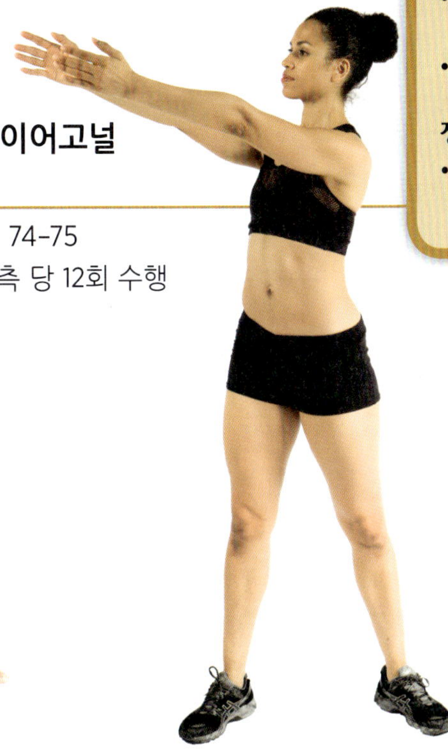

7. 파이어 하이드런트 인-아웃

페이지 94-95
- 좌우측 당 15회 수행

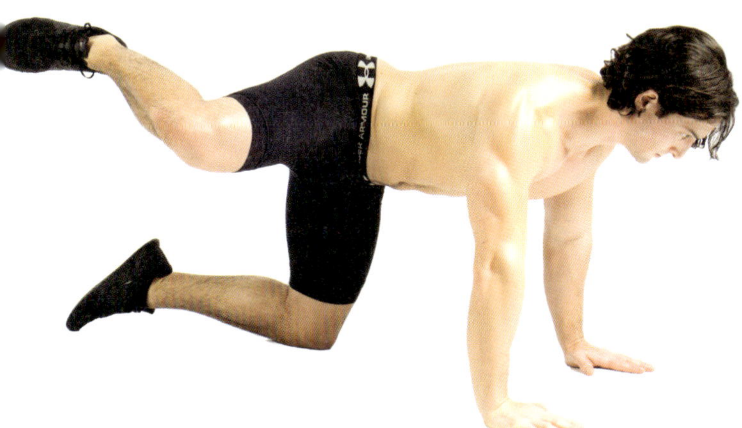

8. 브릿지

페이지 96-97
- 15회 수행

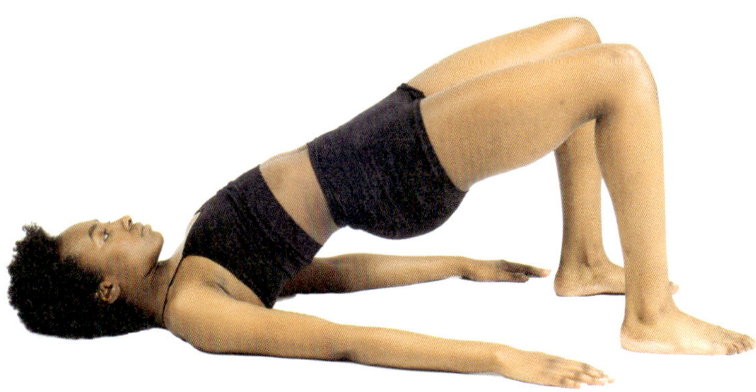

밀리터리 루틴 초급 Military Routine Private

이것은 또 다른 전신 루틴이며, 초보자에게 알맞고 약간 힘든 운동이다.
이것은 복잡한 근육에 좋은 도전이 된다.

1. 크랩 크롤

페이지 62-63

• 60초 동안 수행

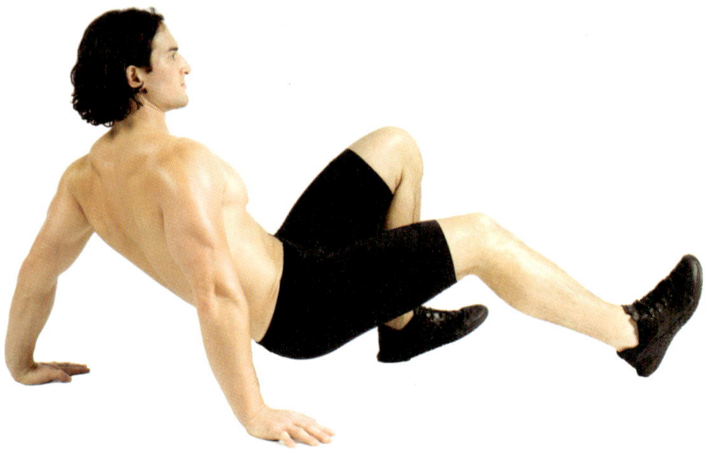

2. 스위스 볼 크로스오버

페이지 220-221

• 좌우측 당 20회 수행

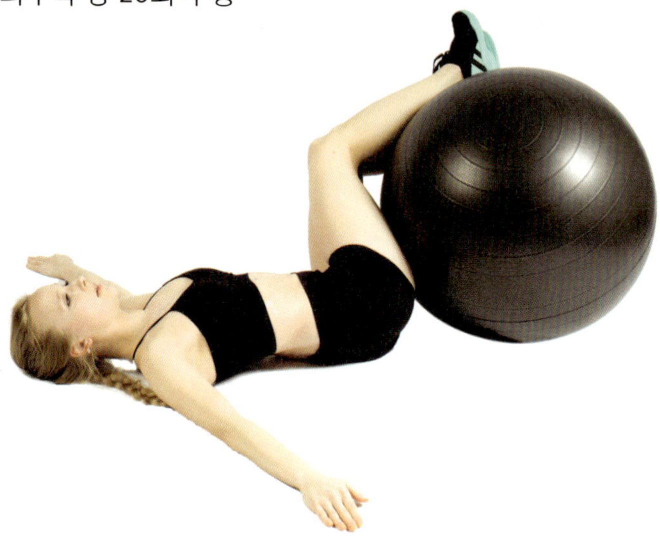

3. 런지

페이지 100-101

• 한쪽 다리 당 15회 수행

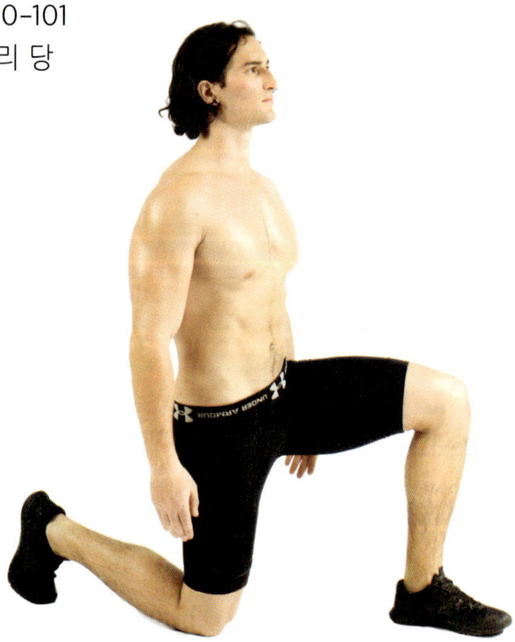

4. 스쿼트

페이지 106-107

• 15회 수행

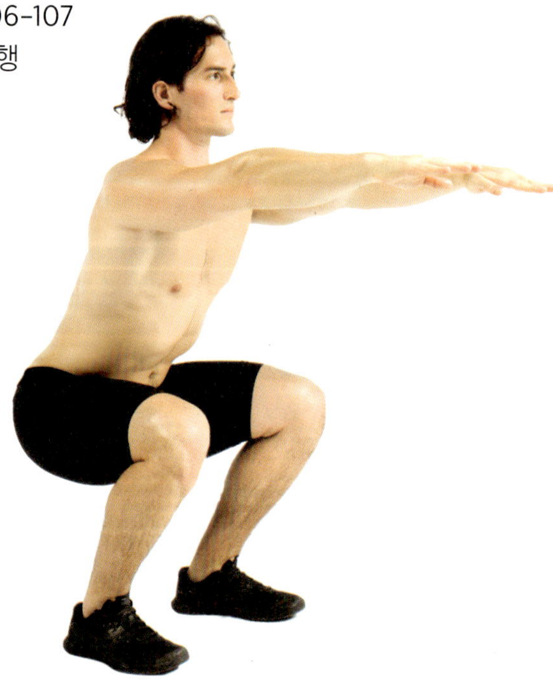

팩트 파일

목표 근육
- 전신 근육

도구
- 바벨
- 덤벨(다른 버전)
- 스위스 볼

장점
- 전신 근육을 강화한다.

5. 바벨 파워 클린 앤드 저크

페이지 216-217
- 6-8회 수행

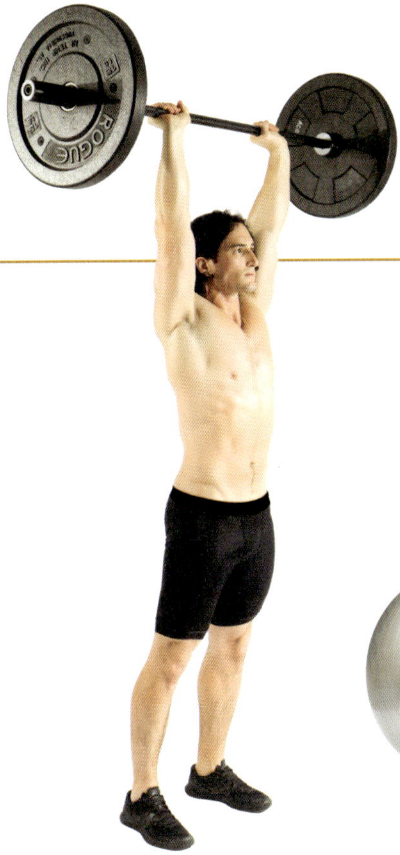

6. 스위스 볼 브릿지

페이지 292-293
- 10회 수행

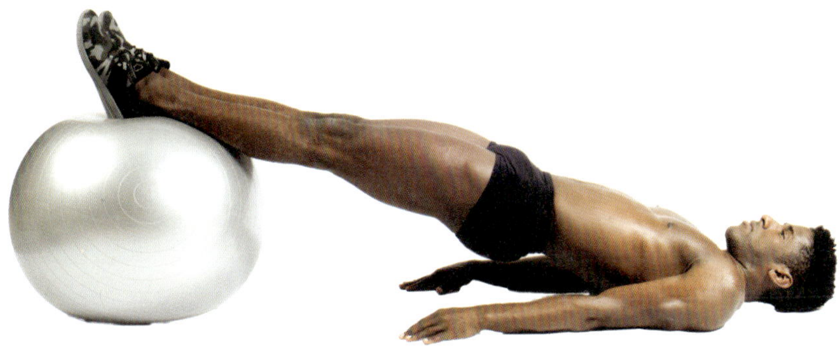

7. 스위스 볼 래터럴 롤

페이지 310-311
- 좌우측 당 10회 수행

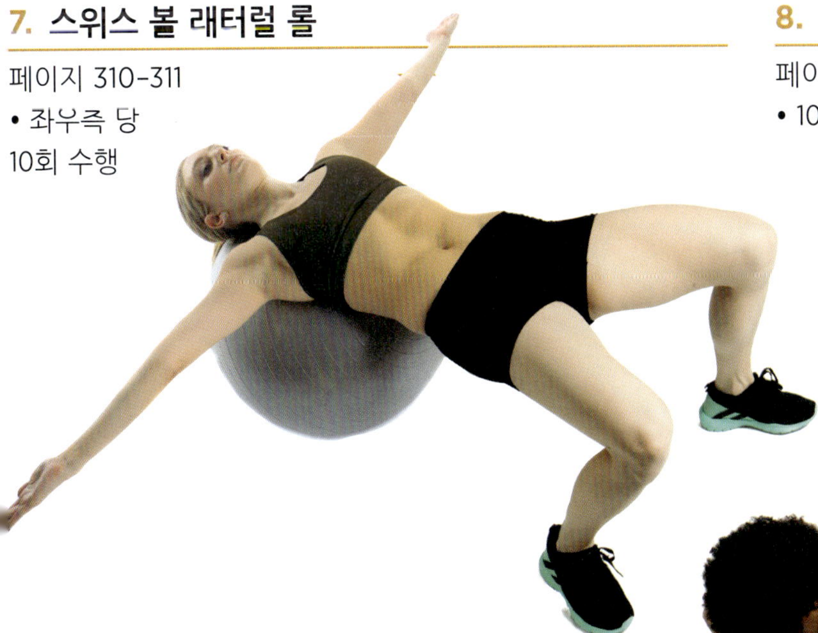

8. 익스텐션 힐 비트

페이지 98-99
- 10회 반복으로 5세트

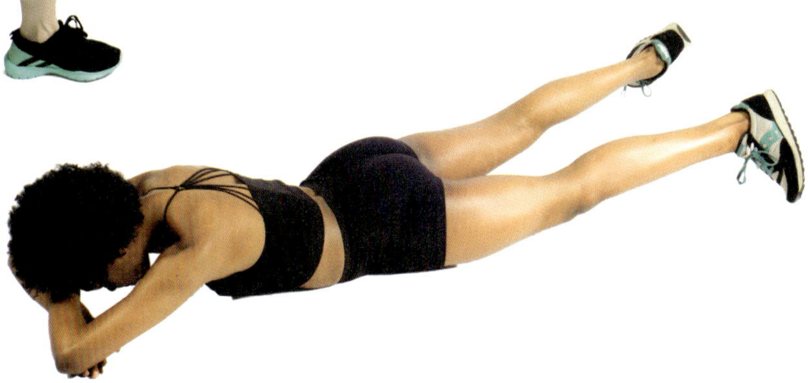

밀리터리 루틴 중급 Military Routine Sergeant

이 루틴에 요구되는 능력은 중간 레벨이지만, 힘든 운동이다. 그러나 이것은 전신을 위한 포괄적인 근력강화 미니-프로그램이다.

1. 와이드 푸쉬-업

페이지 70-71

- 10-12회 수행

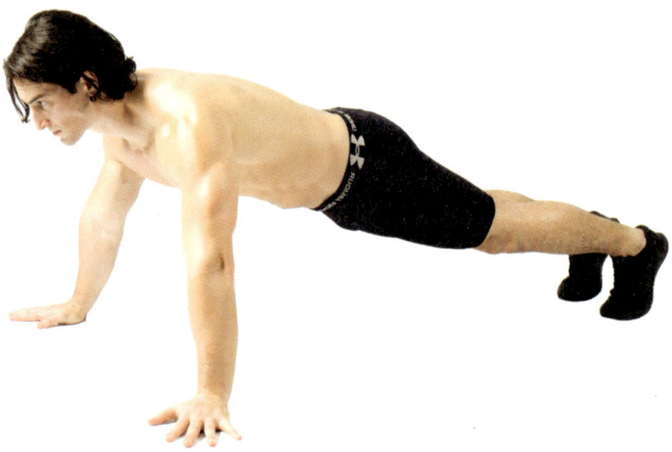

2. 버티 킥

페이지 110-111

- 30-60초 동안 수행

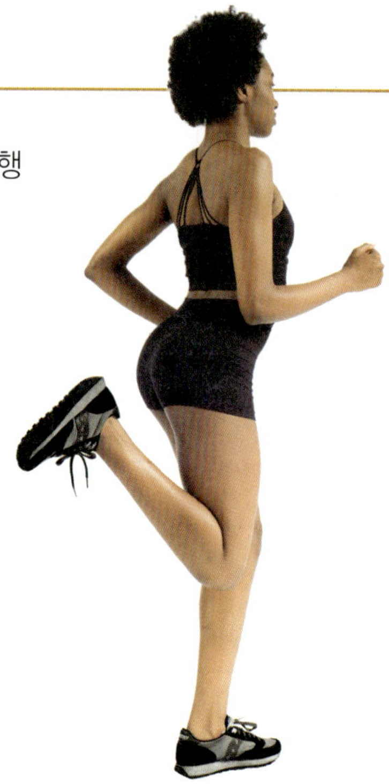

3. 래터럴-익스텐션 리버스 런지

페이지 102-103

- 좌우측 당 10회 수행

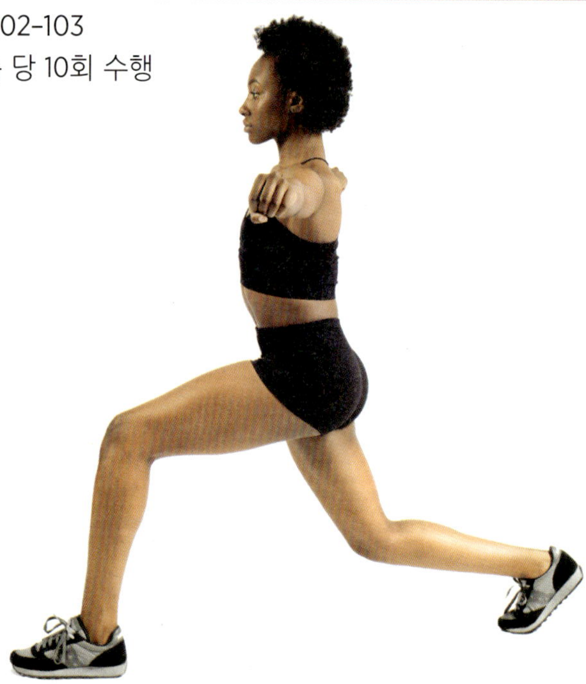

4. 사이들 런지 앤드 프레스

페이지 202-203

- 좌우측 당 15회 수행

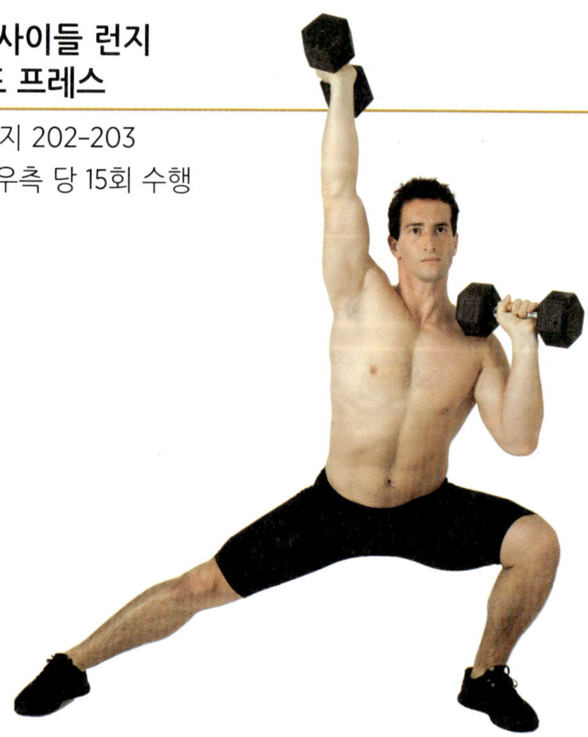

팩트 파일

목표 근육
- 전신 근육

도구
- 덤벨
- 폼 롤러
- 풀-업 바
- 스텝/벤치/플랫폼

장점
- 전신 근육을 강화한다.

5. 뉴트럴-그립 풀-업

페이지 222-223
- 10회 수행

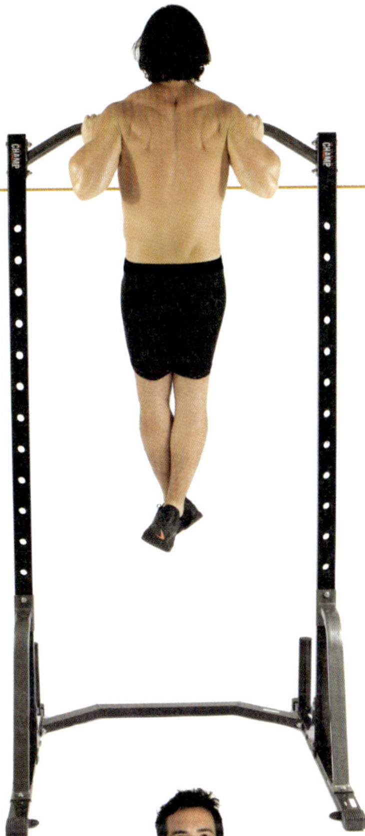

6. 폼 롤러 트라이셉스 딥

페이지 248-249
- 15회 수행

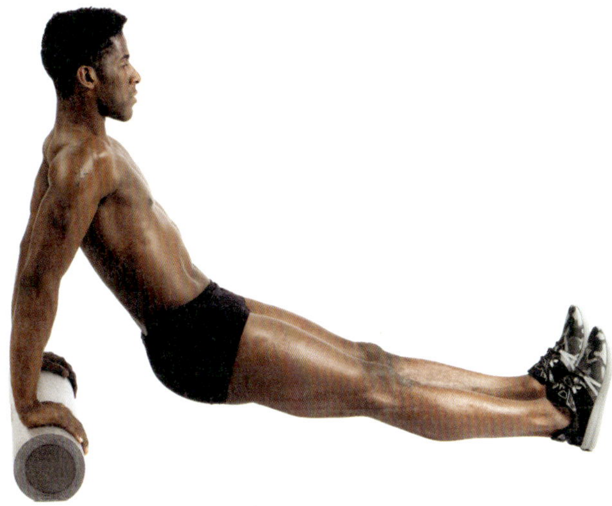

7. 스텝-업

페이지 302-303
- 좌우측 당 15회 수행

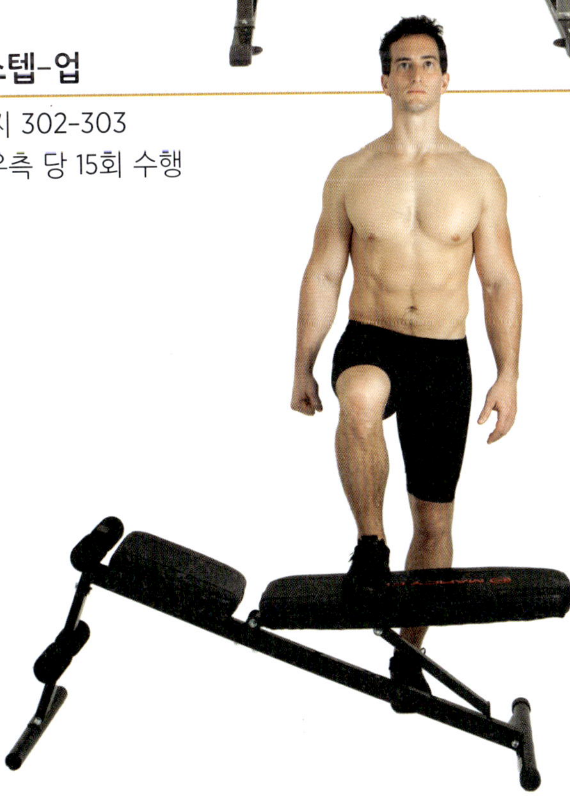

8. 햄스트링 풀-인

페이지 296-297
- 15회 수행

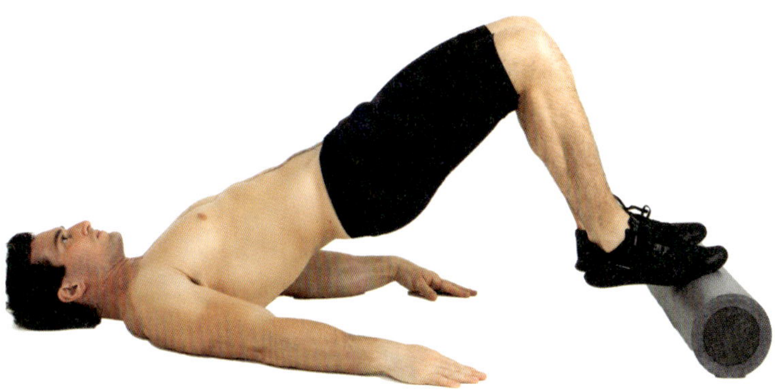

밀리터리 루틴 고급 Military Routine General

이것은 또 다른 루틴이지만, 중급 루틴보다 한 단계 높은 루틴이다.
이것은 전신의 근력과 기능성을 향상한다.

1. 앨리게이터 크롤

페이지 58-59

- 60초 동안 수행

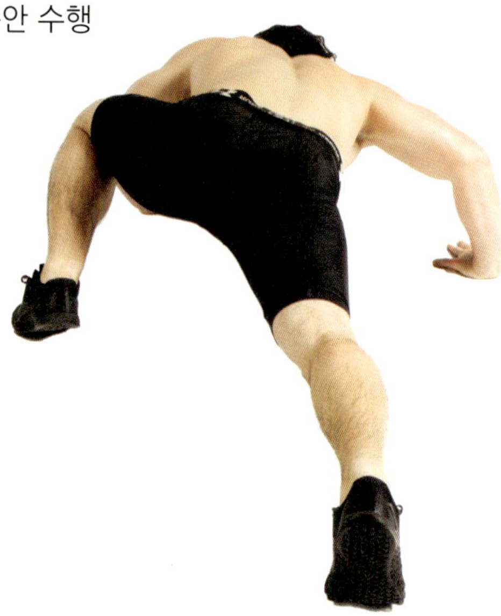

2. 스케이터 런지

페이지 104-105

- 45-60초 동안 수행

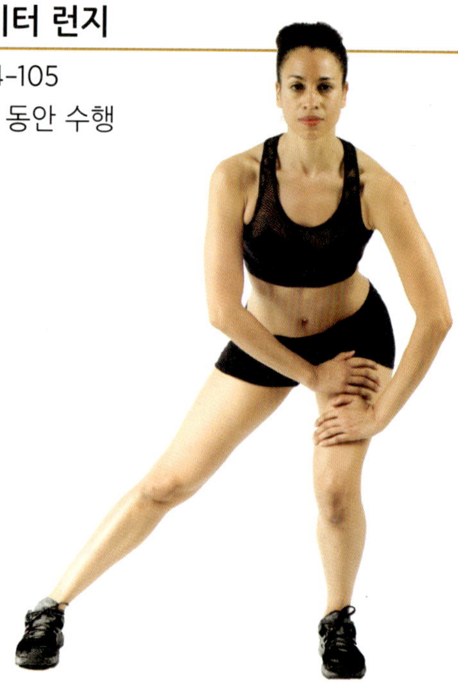

3. 버피

페이지 130-131

- 60초 이상 수행

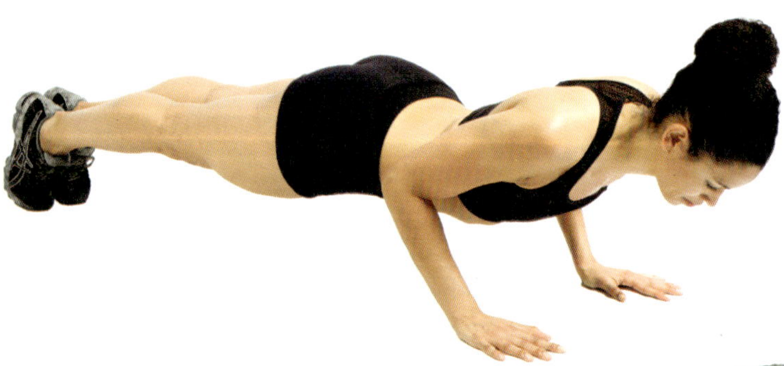

4. 마운틴 클라이머

페이지 126-127

- 30-60초 동안 수행

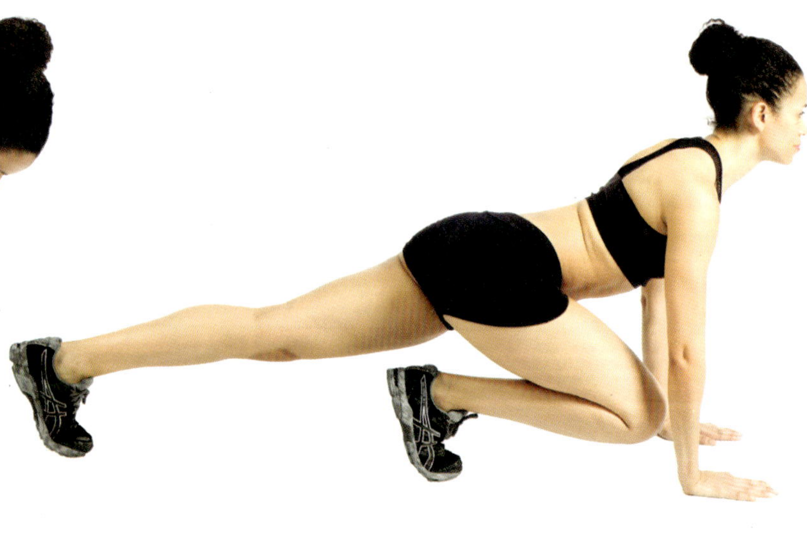

팩트 파일

목표 근육
- 전신 근육

도구
- 덤벨
- 케틀벨 (다른 버전)
- 2개 플라이오 박스/유사도구
- 풀-업 바
- 스위스 볼

장점
- 전신 근육을 강화한다.

5. 와이드-그립 풀-업

페이지 224-225
- 20회 수행

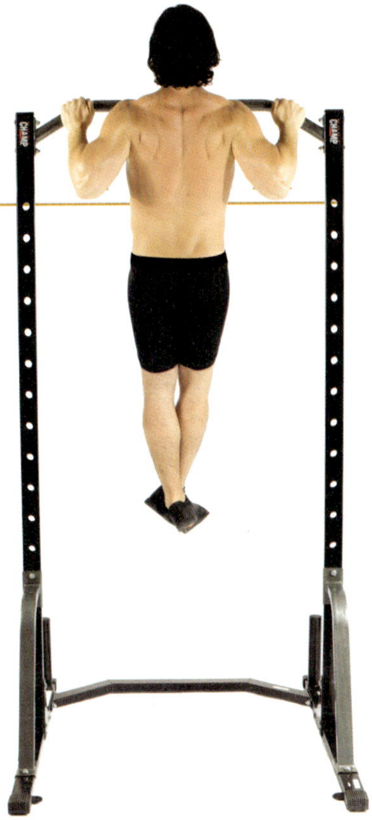

6. 얼터네이팅 플로우 로우

페이지 142-143
- 한쪽 팔 당 15회 수행

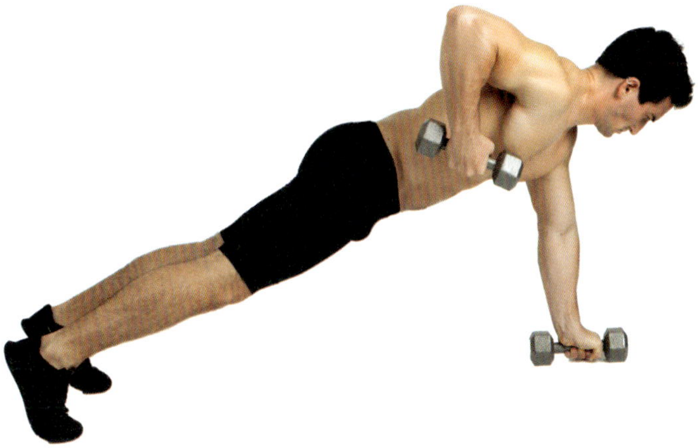

7. 스위스 볼 아토믹 푸쉬-업

페이지 270-271
- 12-15회 수행

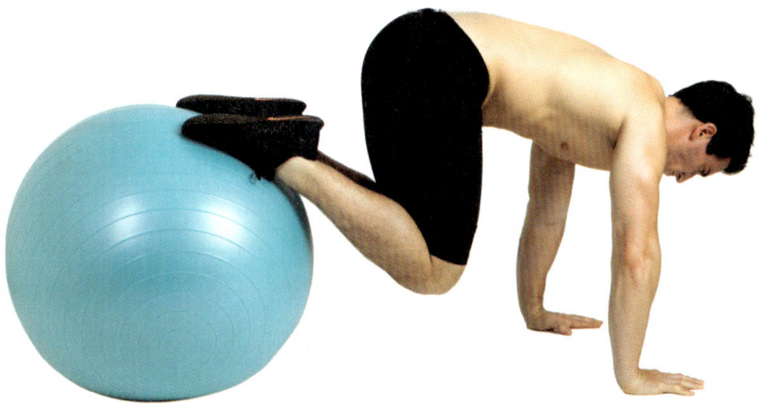

8. 박스 점프

페이지 298-299
- 15회 수행

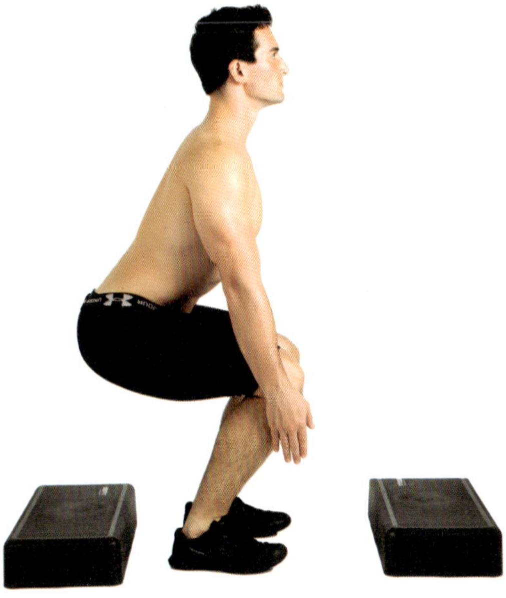

자세 루틴 Postural Routine

자세는 많은 사람들에게 문제이고, 모든 종류의 문제를 일으킨다.
이 워크아웃은 자세와 전반적인 신체 정렬을 향상시킬 것이다.

1. 스위스 볼 W

페이지 246-247

- 12-15회 수행

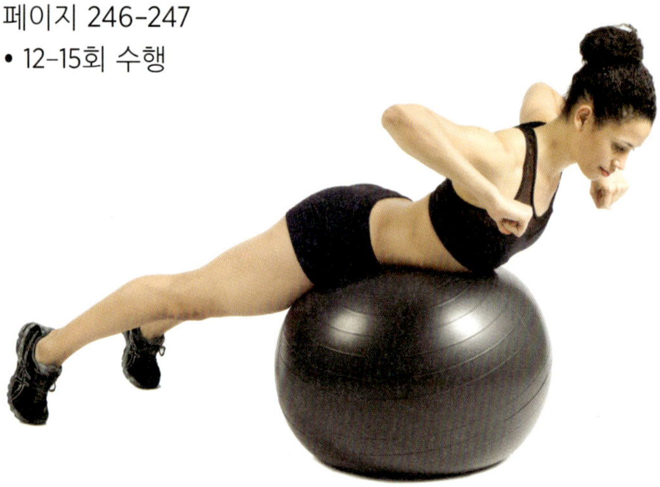

2. T-자세

페이지 124-125

- 좌우측 당 30-60초 동안 유지

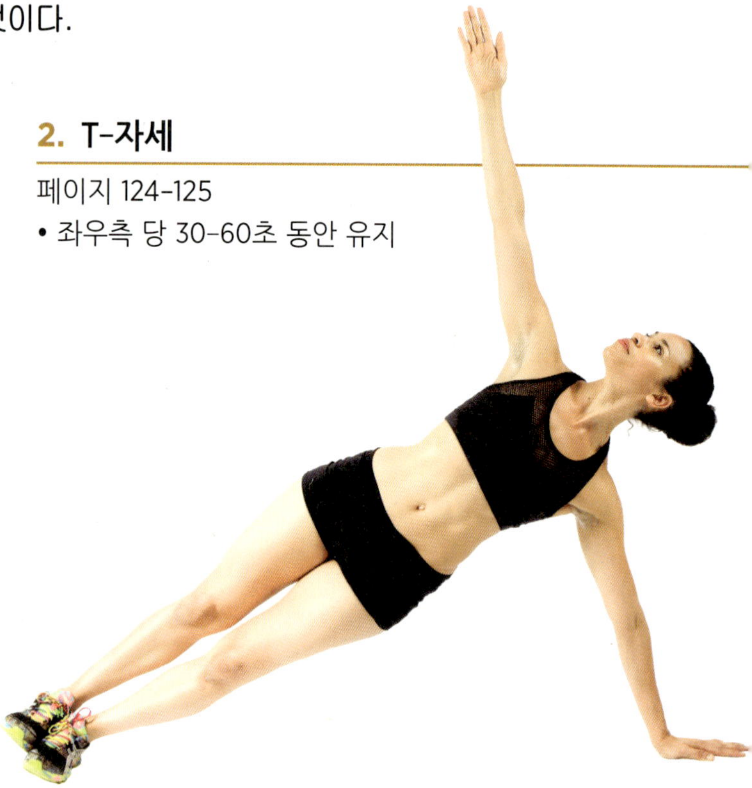

3. 지퍼

페이지 174-175

- 10-20회 수행

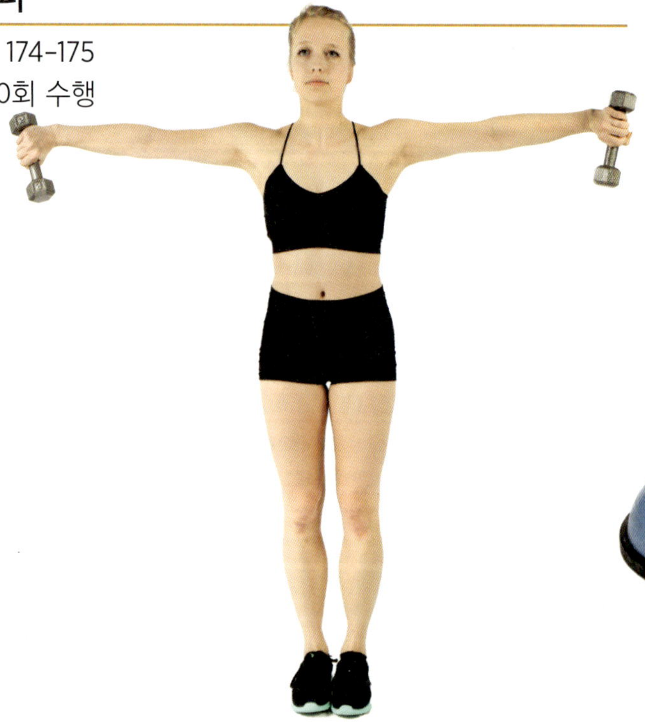

4. C-커브 암 크로스

페이지 186-187

- 10회 반복으로 10 세트 수행

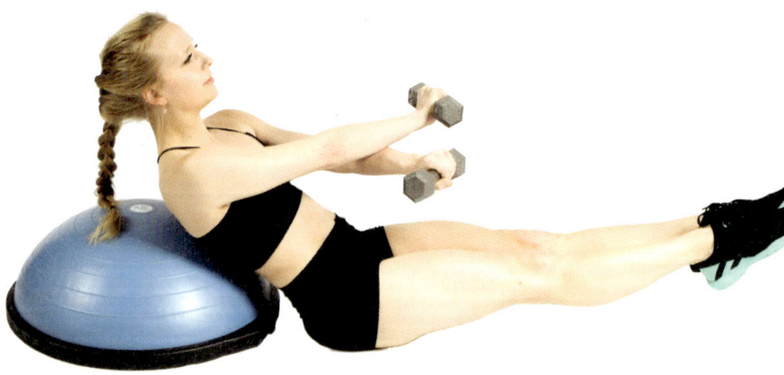

팩트 파일

목표 근육
- 자세

도구
- 덤벨
- 하프-돔 밸런스 볼
- 풀-업 바
- 스위스 볼

장점
- 자세를 향상시킨다.

5. 스위스 볼 크로스오버

페이지 220-221
- 좌우측 당 20회 수행

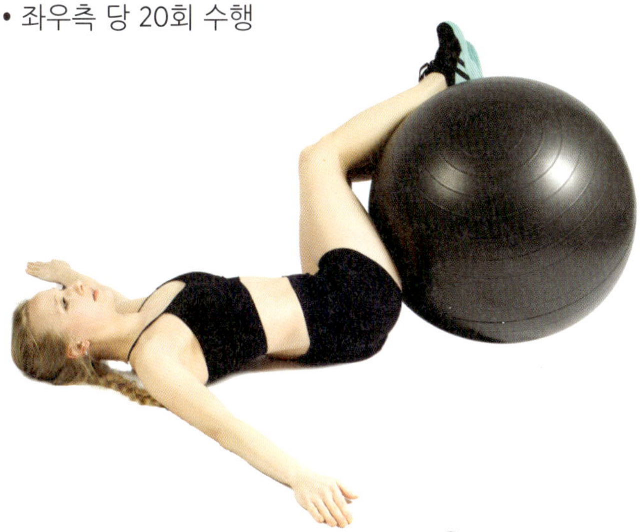

6. 스위스 볼 프로 로우 위드 익스터널 로테이션

페이지 228-229
- 15회 수행

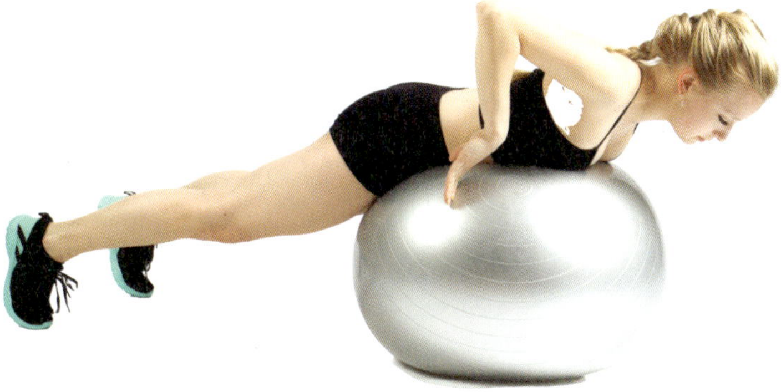

7. 리버스-그립 풀-업

페이지 226-227
- 10회 수행

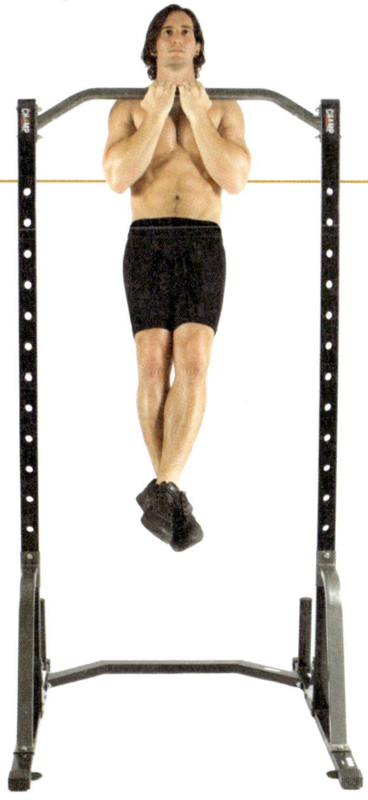

8. 스위스 볼 백 익스텐션

페이지 230-231
- 12-15회 수행

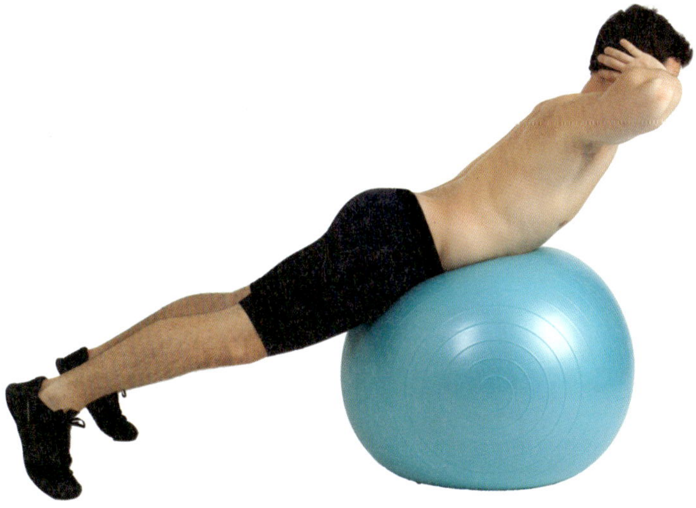

저항 루틴 Resistance Routine

근력 운동에서 저항의 가치를 아는 것은 첫 번째로 중요한 원칙이다. 이 루틴은 운동의 질과 응집력을 여러분의 움직임에 어떻게 가져다 주는지를 보여줄 것이다.

1. 저항밴드 스탠딩 플라이

페이지 258-259

- 15회 수행

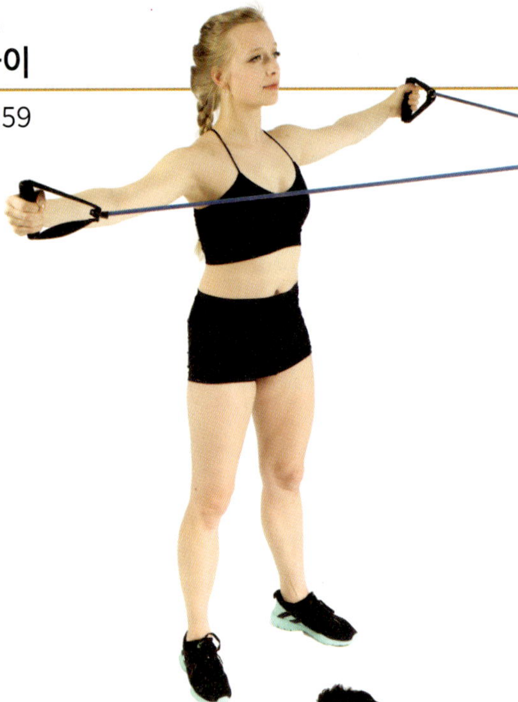

2. 저항밴드 오버헤드 프레스

페이지 238-239

- 15회 수행

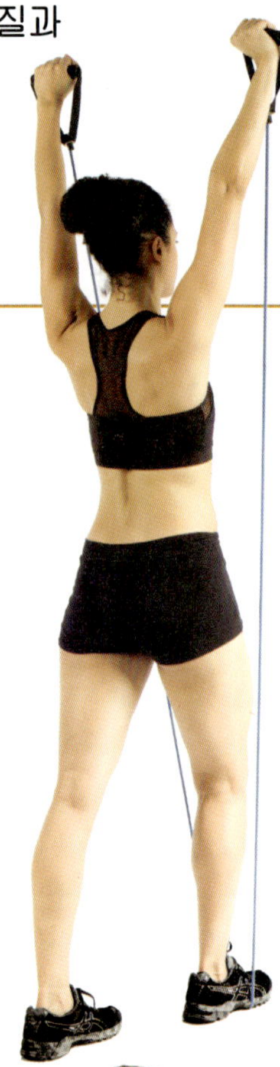

3. 싱글-암 밴드 풀

페이지 232-233

- 한쪽 팔 당 15회 수행

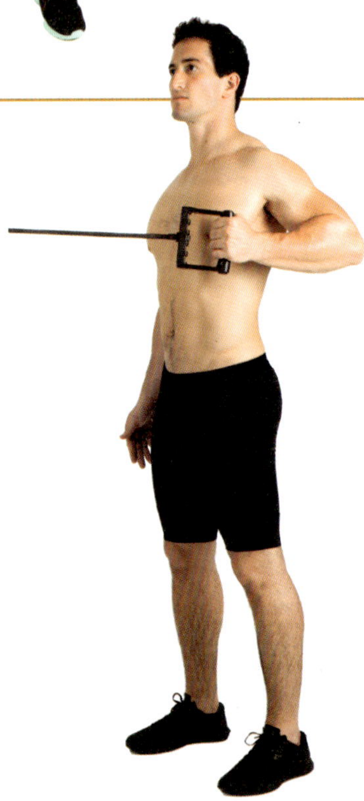

4. 저항밴드 싱글-암 로우

페이지 244-245

- 좌우측 당 20회 수행

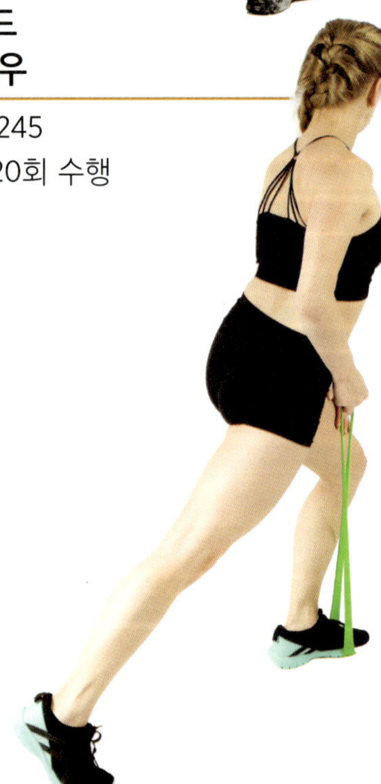

팩트 파일

목표 근육
- 전신 근육

도구
- 저항밴드

장점
- 전신 근육을 강화한다.

5. 저항밴드 래터럴 레이즈

페이지 240-241
- 8-10회 수행

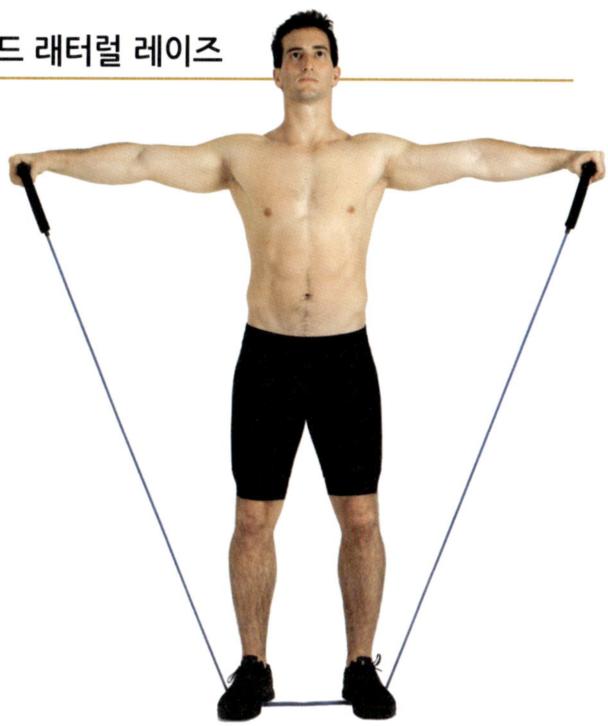

6. 저항밴드 바이셉스 컬

페이지 242-243
- 15회 수행

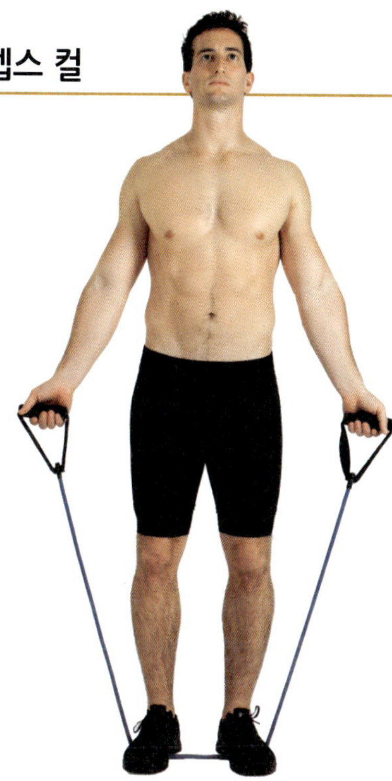

7. 저항밴드 스쿼트

페이지 286-287
- 15회 수행

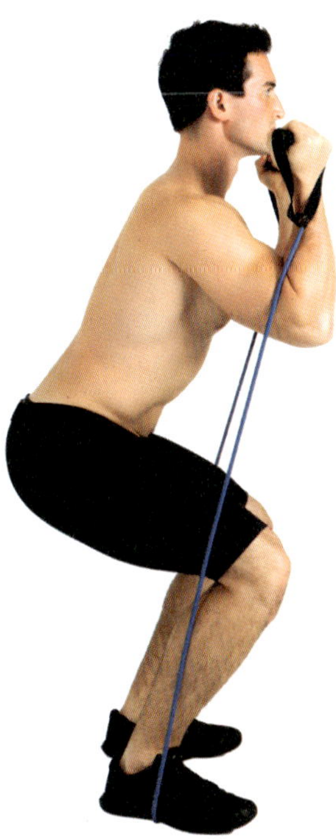

8. 저항밴드 런지

페이지 288-289
- 한쪽 다리 당 15회 수행

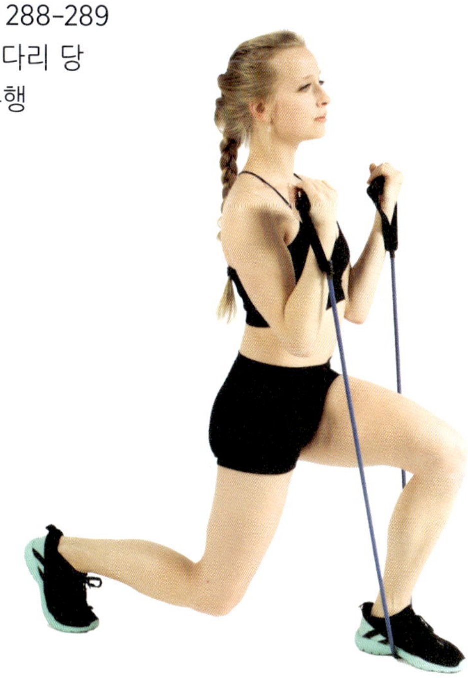

스트레칭 루틴 Stretch Routine

스트레칭은 피트니스 프로그램에서 매우 중요한 요소이다. 이 루틴은 여러분 자신의 체중만을 이용하여 유연성, 자세 및 근육의 가동성을 향상시킨다.

1. 코브라 스트레칭

페이지 36-37

- 15-30초 동안 유지

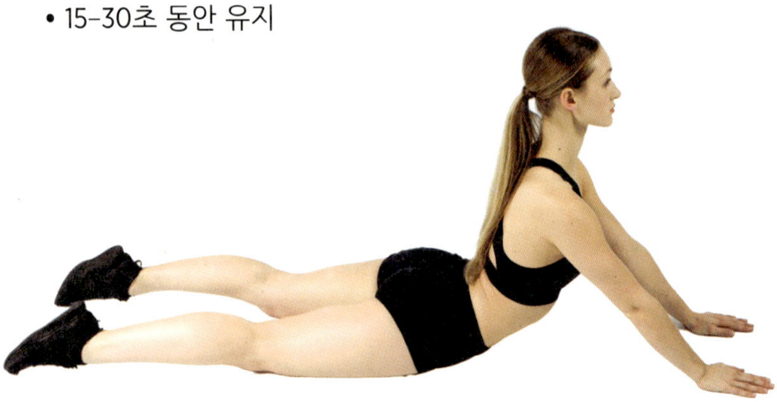

2. 캣-투-카우

페이지 34-35

- 30초 동안 유지; 3회 반복

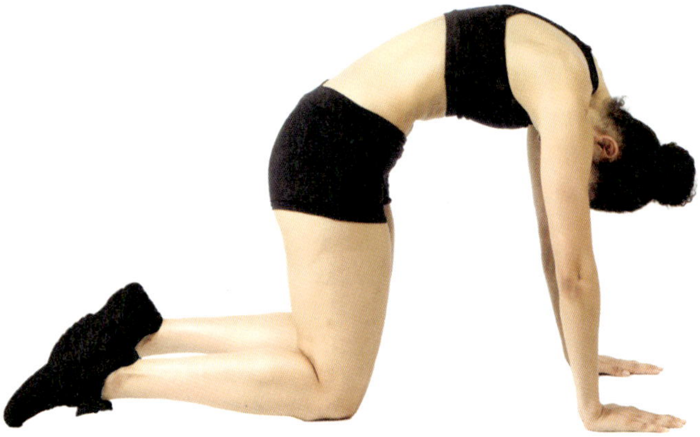

3. 버드 도그

페이지 38-39

- 15초 동안 유지; 좌우측 당 5회 수행

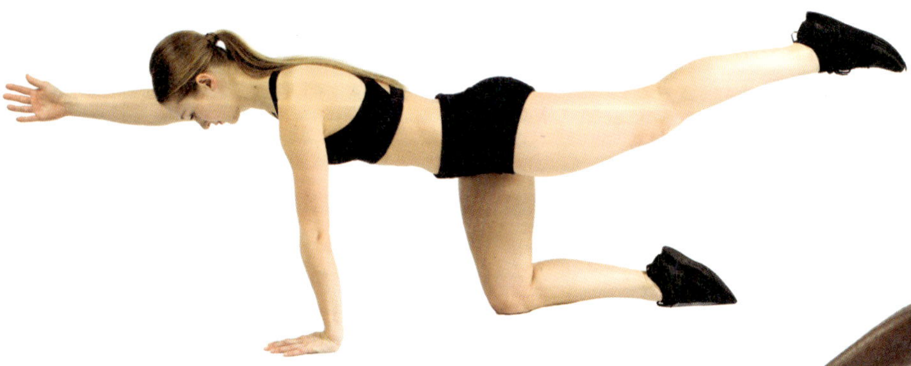

4. 래터럴 런지 스트레칭

페이지 28-29

- 한쪽 다리 당 30초 동안 유지; 3회 수행

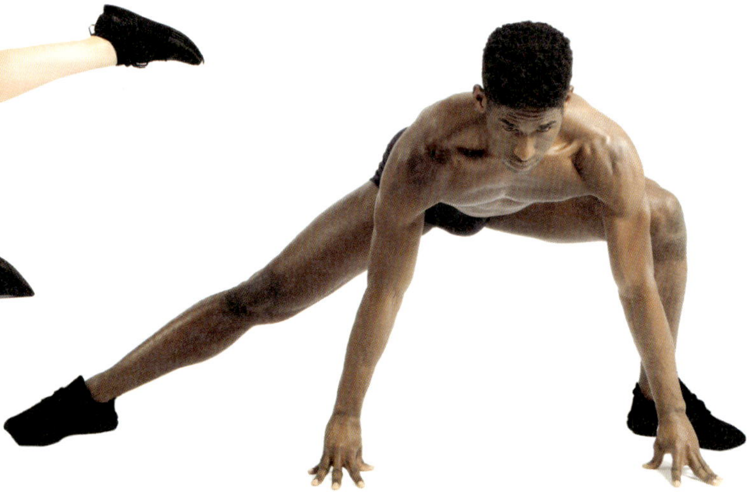

팩트 파일

목표 근육
- 전신 근육

도구
- 스위스 볼 (다른 버전)

장점
- 전신 근육을 강화한다.

5. 이두근-흉근 스트레칭

페이지 27
- 30초 동안 유지

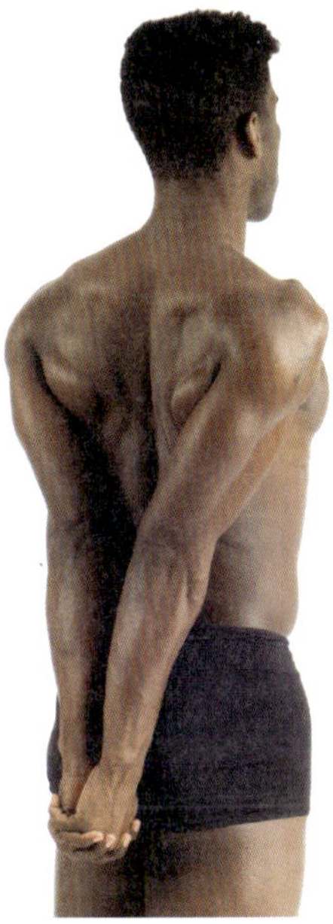

6. 삼두근 스트레칭

페이지 26
- 좌우측 당 30초 동안 유지; 3회 수행

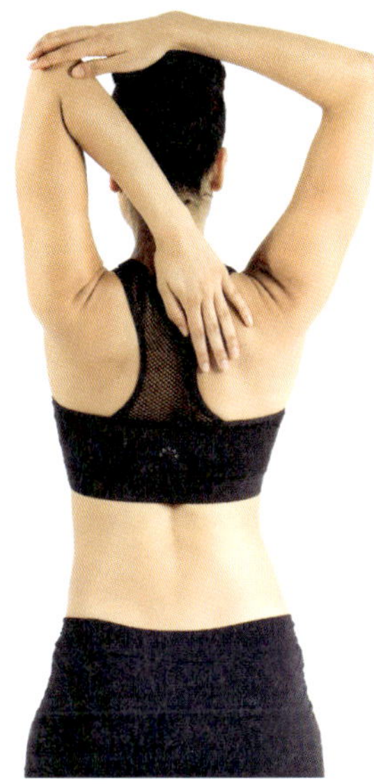

7. 하프-닐링 로테이션

페이지 40-41
- 좌우측 낭 10회 수행

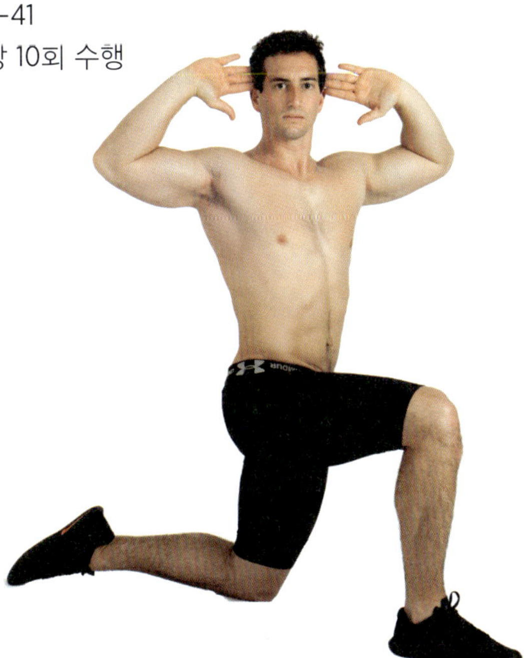

8. 사이드 벤딩

페이지 42-43
- 좌우측 당 5회 수행

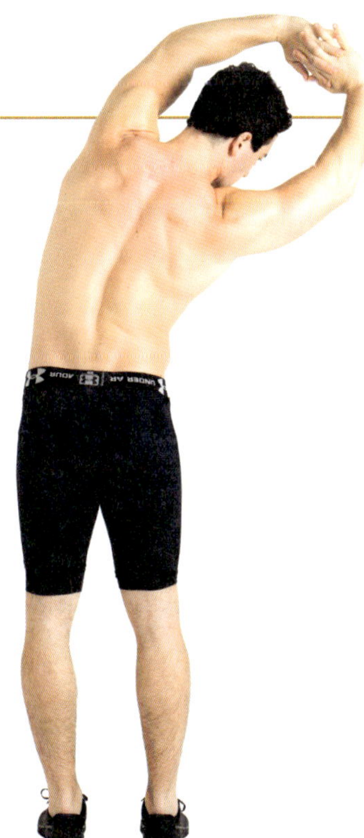

스위스 볼 루틴 Swiss Ball Routine

스위스 볼은 다양한 종류의 운동에 새로운 차원을 제공한다. 이것은 유연성과 균형에 도움을 줄 뿐만 아니라, 운동에 저항을 제공한다.

1. 스위스 볼 브릿지

페이지 292-293

- 10회 수행

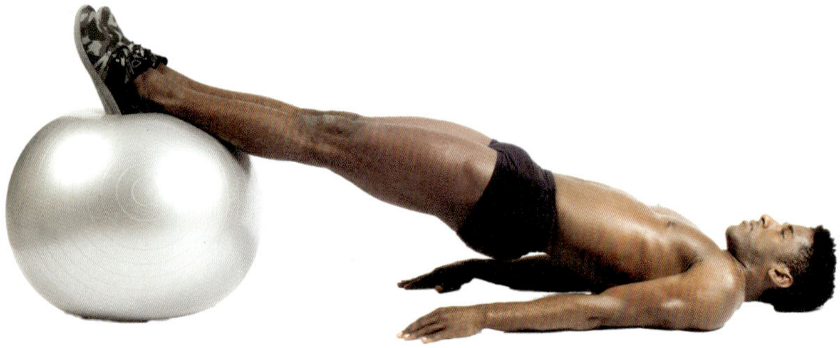

2. 스위스 볼 래터럴 롤

페이지 310-311

- 좌우측 당 10회 수행

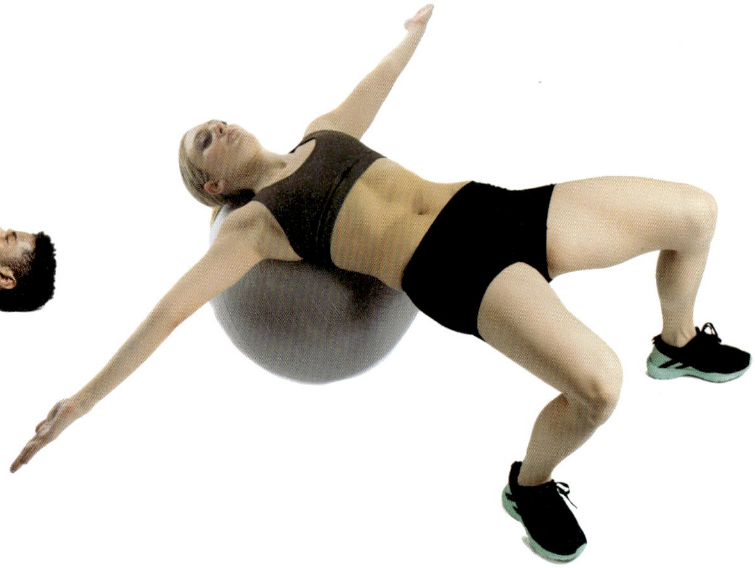

3. 스위스 볼 플랭크 위드 레그 리프트

페이지 308-309

- 한쪽 다리 당 10-60초 동안 유지

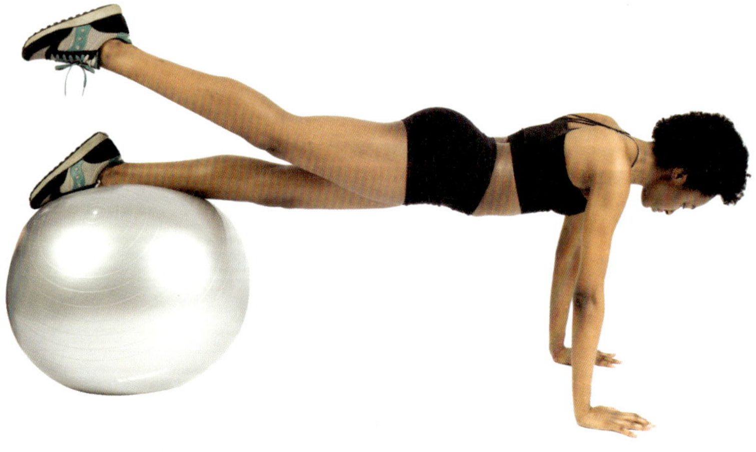

4. 스위스 볼 푸쉬-업

페이지 260-261

- 10회 수행

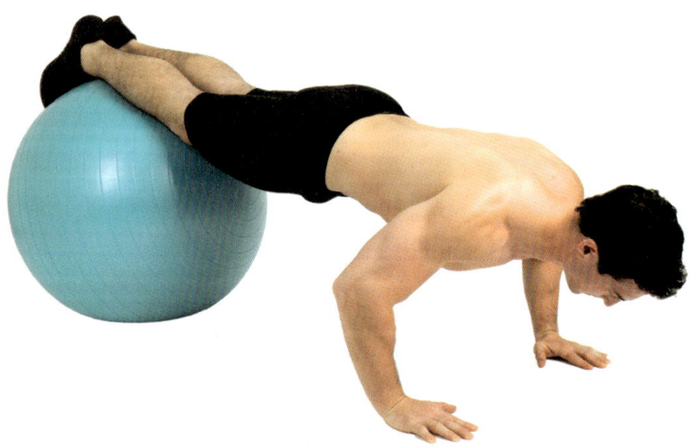

팩트 파일

목표 근육
- 전신 근육

도구
- 저항밴드
- 스위스 볼

장점
- 전신 근육을 강화한다.

5. 스위스 볼 롤아웃

페이지 272-273
- 15회 수행

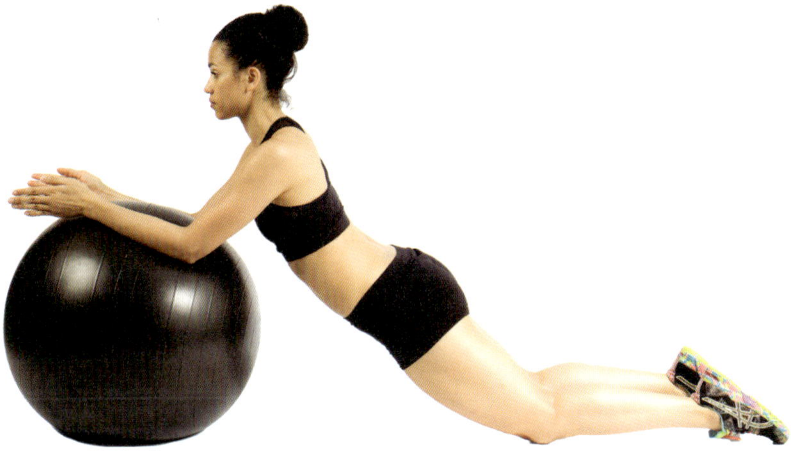

6. 스위스 볼 러시안 트위스트

페이지 276-277
- 좌우측 당 15회 수행

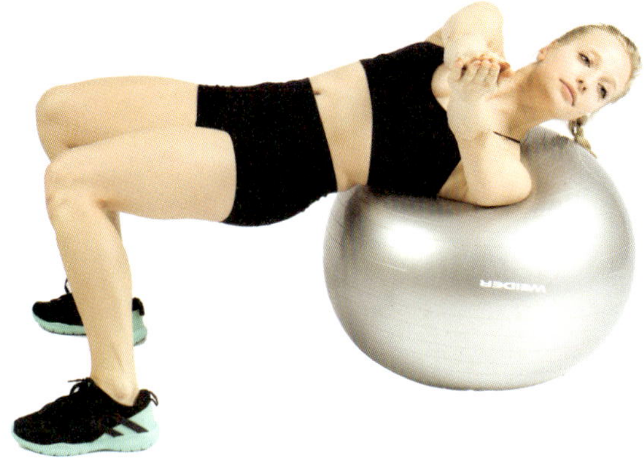

7. 스위스 볼 루프 익스텐션

페이지 290-291
- 한쪽 다리 당 10회 수행

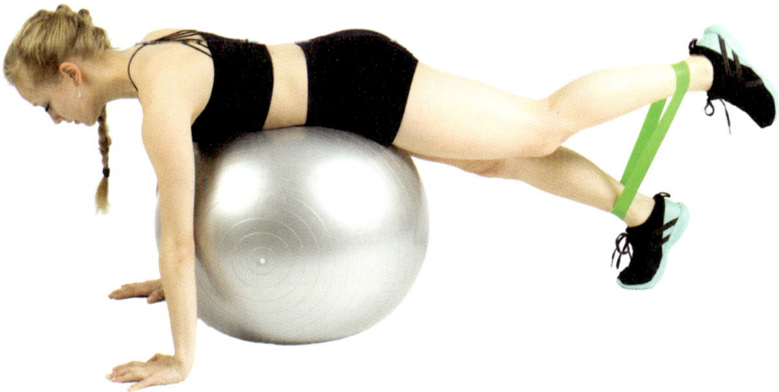

8. 스위스 볼 스플릿 스쿼트

페이지 294-295
- 한쪽 다리 당 15회 수행

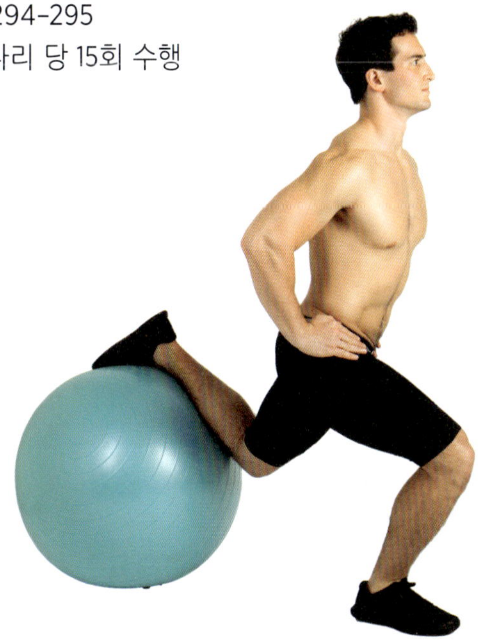

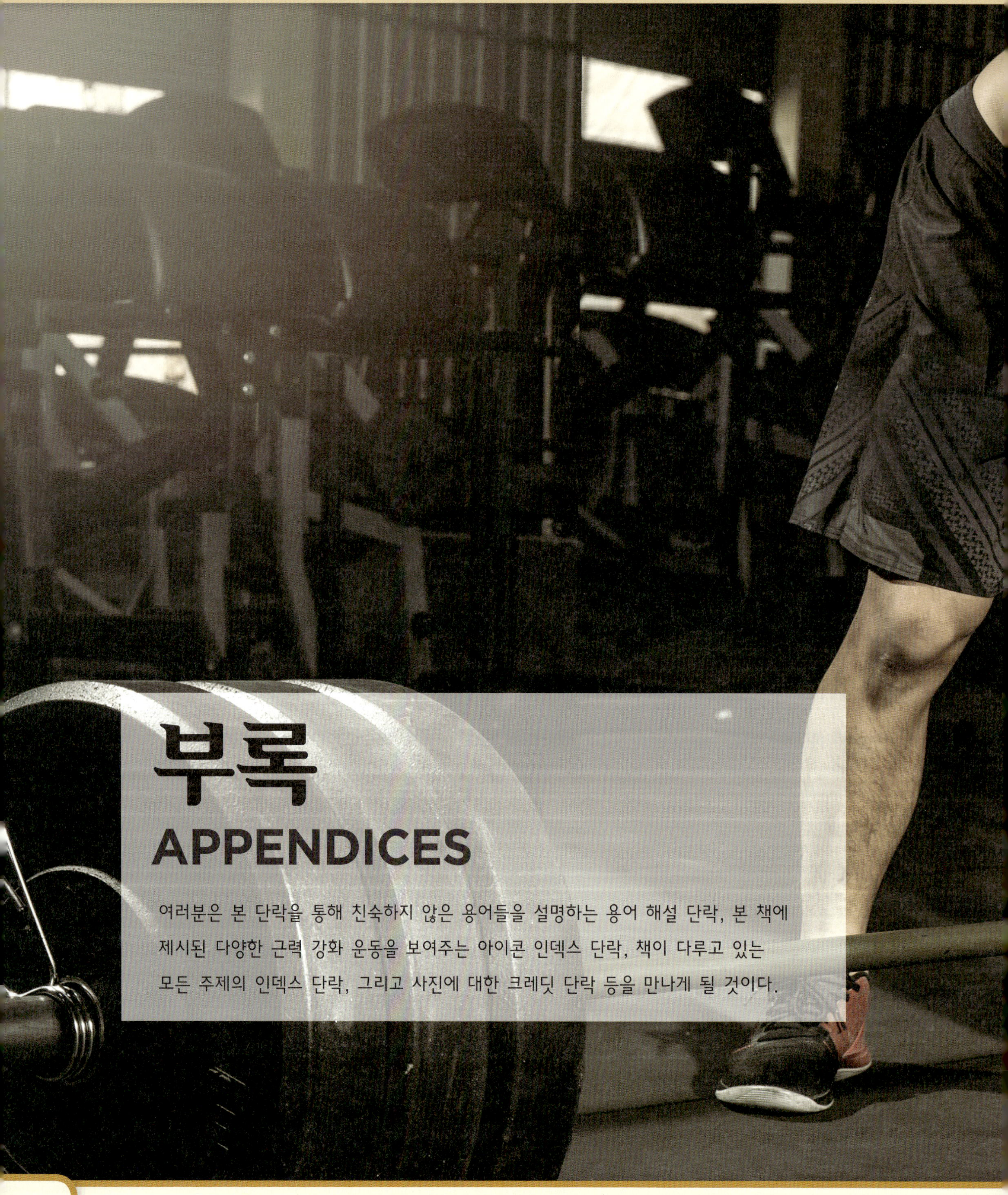

부록
APPENDICES

여러분은 본 단락을 통해 친숙하지 않은 용어들을 설명하는 용어 해설 단락, 본 책에 제시된 다양한 근력 강화 운동을 보여주는 아이콘 인덱스 단락, 책이 다루고 있는 모든 주제의 인덱스 단락, 그리고 사진에 대한 크레딧 단락 등을 만나게 될 것이다.

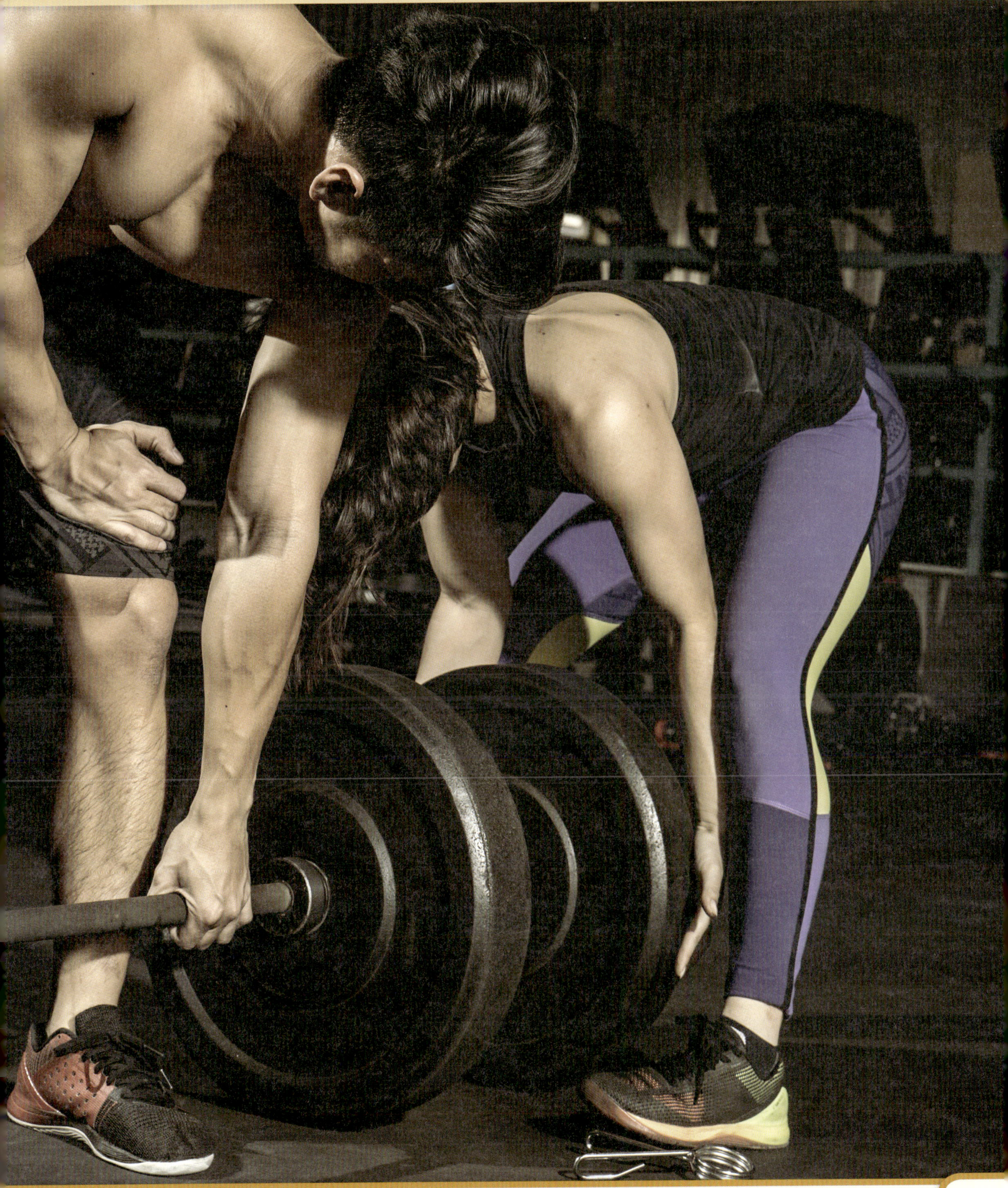

용어해설 Glossary

일반 용어 General terms

이것은 이 책에서 사용된 용어와 다른 곳에서 만날 수 있는 용어들을 포함한다.

외전(abduction): 몸으로부터 멀어지는 움직임

내전(adduction): 몸쪽으로 향하는 움직임

유산소 운동(anaerobic exercise): 신체가 산소를 에너지로 사용하는 운동 형태

무산소 운동(anaerobic exercise): 근육이 에너지로 포도당(설탕) 사용하는 운동 형태

전방(anterior): 앞쪽에 위치한

바벨(barbell): 양쪽 끝단에 원반의 다양한 무게가 연결된 긴 금속의 막대

배틀 로프(battle rope): 근력, 민첩성 및 지구력 훈련에 사용되는 다양한 길이와 폭을 가진 로프이고, 벽이나 다른 고정 물체에 연결된다.

심혈관 운동(cardiovascular exercise): 심박동수를 증가시키는 운동으로, 산소와 영양분이 풍부한 혈액을 근육에 작용시킨다. "cardio"라는 용어는 종종 유산소 운동을 의미한다.

클린(clean): 바닥에서 높은 래크 위치("racked" position, 쇄골과 어깨 위)까지 중량을 들어 올리는 것으로써 대개 중량을 신체 가까이에 유지한다.

클린과 저크(clean and jerk): 클린 들기를 한 후, 부드럽고 파워풀한 동작으로 웨이트를 머리 위로 들어 올리는 것.

복합운동(compound exercise): 런지, 데드리프트 또는 스쿼트 처럼, 여러 근육군을 합병시키는 운동이다. 파워 클린 앤드 프레스 처럼, 2개의 움직임이 함께 일어나는 것이다.

마무리 운동(cooldown): 운동의 끝 단계에서 수행되는 운동으로, 신체를 냉각시키고 이완시키는 운동이다.

코어(core): 척추 가까이 위치하는 깊은 근육층이고, 상체에 구조적 지지를 제공한다. 코어 근육은 2개 그룹으로 나누어진다: 주 그룹(major)과 부 그룹(minor). 주 그룹은 몸통에 위치하고, 복부 영역과 중간 등 및 허리 등을 포함한다. 이 영역은 골반저 근육(항문거근, 치골미골근, 장골미골근, 치골직장근, 미골근), 복부 근육(복직근, 복횡근, 외복사근 및 내복사근), 척추 신전근(다열근, 척주기립근, 판상근, 최장근, 반극근) 및 횡격막을 둘러싼다. 부 그룹은 광배근, 대둔근 및 승모근이다. 부 그룹은 신체가 추가적인 안정성을 요구하는 활동이나 움직임을 할 때 주 그룹을 보조한다.

코어 안정화 운동(core stabilizer): 복부 근육과 깊은 안정화 구조물의 활동을 통해 요추의 움직임에 저항하는 운동이다; 이것은 코어 근육과 지구력을 향상시킨다.

코어 강화 운동(core strengthener): 복부 근육과 깊은 안정화 구조물이 작용하는 동안, 요추의 움직임을 허용하는 운동이다; 코어의 근력을 향상시킨다.

크런치(crunch): 일반적인 복부 운동이며, 무릎세우고 누운 자세에서 양손을 머리에 대고 어깨를 골반 쪽으로 굴곡하는 운동이다.

컬(curl): 원호를 그리면서 웨이트를 움직이는 운동으로, 대개 상완이두근을 목표로 수행되는 운동이다.

데드리프트(deadlift): 안정된 굽힘 자세에서 덤벨과 같은 중량을 바닥으로부터 들어 올리는 운동이다.

덤벨(dumbbell): 짧은 바의 양쪽 끝단에 플레이트가 달린 기본적인 도구이다. 사람들은 한 손이나 양손으로 덤벨을 들고 운동한다. 대부분의 체육시설은 플레이트가 달린 덤벨을 제공하지만, 가정용 덤벨은 웨이트를 조절하기 위해 플레이트를 제거할 수 있다. 시설용이나 가정용 덤벨은 웨이트가 달린 올인원 형태가 많다.

신전(extension): 뻗는 동작

신전근(extensor muscle): 신체로부터 멀리 신체 분절을 뻗는데 작용하는 근육

굴곡된 발(flexed foot): 뾰족한 발과 반대되는 의미로써, 다리와 90°를 이루는 발

굴곡(flexion): 관절의 굽힘

굴곡근(flexor muscle): 허벅지를 복부 쪽으로 올리거나, 또는 팔꿈치를 굴곡할 때처럼, 두 뼈사이의 각도를 감소시키는 근육

플라이(fly): 팔꿈치의 각도를 일정하게 유지하고, 손과 팔을 원호를 그리면서 움직이는 운동. 이것은 상체 근육을 사용한다.

폼 롤러(foam roller): 다양한 크기, 재질 및 밀도로 된 튜브 형태의 운동 도구이며, 스트레칭, 근력강화 및 균형 훈련을 위해 사용된다.

프론트 래크 위치(front rack position): 쇄골과 굴곡된 어깨 위에 바를 올려 놓고 바벨을 유지하는 것

기능적 운동(functional exercise): 스쿼트나 데드리프트처럼, 일상 움직임을 모방하고, 일상의 움직임을 돕는 운동

해머-그립(hammer-grip): 망치 손잡이를 잡듯이 물체를 잡는

방법

슬괵근(hamstrings): 허벅지 뒤쪽에 있는 3개의 근육(반건양근, 반막양근 및 대퇴이두근)이며, 슬관절을 굴곡하고 고관절을 신전시킨다.

근육의 머리(head of a muscle): 근육이 시작하는 지점. 2개의 머리를 가진 상완이두근처럼, 일부 근육은 1개 이상의 머리를 가지고 있다.

과신전(hyperextension): 중간 등과 상부 등뿐만 아니라, 허리(아랫 등)에 작용하는 운동으로서, 골반을 고정한 채 바닥으로부터 몸통과 하체를 들어 올리거나 하체를 들어 올리는 움직임이다.

장경인대(iliotibial band(ITB)): 엉덩이에서 시작해 경골의 가쪽 면까지 뻗어 있고, 다리의 가쪽을 주행하는 두꺼운 섬유조직이다. 장경인대는 몇몇 허벅지 근육과 연결되어 슬관절의 가쪽면에 안정성을 제공한다.

내회전(internal rotation): 신체 중심 쪽으로 움직이는 동작

간격(interval): 활동 기간이나 휴식 기간

단독 운동(isolation exercise): 단일 근육이나 단일 근육군만 사용하는 운동

케틀벨(kettlebell): 다양한 무게를 가진 벨 모양의 도구로서, 근력과 지구력을 향상하고, 심혈관 건강과 잡기 근력을 증가하기 위해 사용된다.

측방(lateral): 가쪽 또는 측면에 위치한

런지(lunge): 양쪽 다리를 앞뒤로 배치한 후, 상체를 그대로 낮추는 하체 운동이다.

내측(medial): 중심 쪽에 위치하거나, 중심 쪽으로 움직이는 동작

중립(neutral): 다리, 골반, 엉덩이 또는 다른 신체 부위 활처럼 휘지 않고 또 앞쪽으로 숙이지 않는 자세를 의미한다.

중립위(neutral position): 척추의 자연스런 만곡이 유지되는 자세이고, 일반적으로 바닥에 한발이나 양쪽 발을 놓고 누웠을 때 채택된다.

플레이트(plate): 덤벨의 끝에 달린 철로 만들어진 중량이다. 플레이트의 무게는 일반적으로 10파운드에서 시작하고, 50파운드 이상까지 올라간다.

플라이오메트릭(plyometrics): 점프와 같이 파워를 증가시키는 폭발적인 운동이다.

후방(posterior): 뒤쪽에 위치한

후방 사슬(posterior chain): 둔부, 슬괵근 및 등

프레스(press): 중량이나 다른 저항을 신체로부터 멀리 이동시키는 운동

푸쉬-업(push-up): 팔을 이용해 상체를 들어 올리고 내리는 기본적인 운동

대퇴사두근(quadriceps): 커다란 근육군으로 허벅지 앞쪽면을 덮고 있는 4개의 근육을 포함한다: 대퇴직근, 중간광근, 외측광근 및 내측광근. 이것은 슬관절 신전근이고, 대퇴의 앞쪽과 측면을 덮는 커다란 근육이다.

가동범위(range of motion): 굴곡된 자세와 신전된 자세 사이에서 관절이 움직일 수 있는 거리와 방향

반복(repetition / "rep"): 운동을 반복하는 횟수

저항(resistance): 덤벨과 같은 중량을 이용하거나 자신의 체중만을 이용하여 근육이 운동을 완수하는데 반대로 작용하는 힘.

회전근(rotator muscle): 고관절과 견관절과 같은 관절의 회전을 돕는 근육

노젓기(row, 로우): 배를 젓는 형태를 흉내된 운동. 이것은 주로 상부 등 근육을 목표로 한다.

견갑골(scapula): 중간 등에서 상부 등까지 돌출된 뼈로서 "shoulder blade"로도 알려짐

세트(set): 주어진 반복횟수로 운동을 얼마나 반복하는지를 나타내는 것

스내치(snatch): 케틀벨과 같은 중량을 바닥에서 머리 위로 가져가는 전신 운동

스플릿 스쿼트(split squat): 마치 정적 런지를 하는 것처럼, 들어 올린 다리 뒤쪽에 몇 개의 스텝을 바닥에 배치하고, 한쪽 다리로만 스쿼트를 하는 것이다.

스쿼트(squat): 슬관절과 고관절을 굽힘하면서 몸통을 낮춘 후, 다시 일어서는 운동이다. 스쿼트는 주로 허벅지 근육, 둔부 근육 및 슬괵근을 목표로 한다.

스위스 볼(Swiss ball): 둘레가 약 12–30인치 정도 되는 공기 주입식 PVC 볼로서, 웨이트 훈련, 물리치료, 균형 훈련 등과 많은 다른 운동 방법에 사용된다. 또한 이것은 "밸런스 볼", "피트니스 볼", "스타비리티 볼", "엑서사이즈 볼", "짐 볼", "피지오 볼", "바디 볼", "테라피 볼" 등 많은 이름으로 불린다.

복측면(ventral aspect): 신체의 앞쪽면

워밍-업(warm-up): 강한 운동을 위해 신체를 준비시키는 짧은 기간의 가벼운 운동

중량(weight): 바벨이나 덤벨의 양쪽 끝에 달리는 플레이트나 웨이트 스택, 또는 실제 파운드 중량

일/휴식 비율(work/rest ratio): 얼마나 많은 시간을 운동으로 보내고, 또 휴식으로 보내는지를 비교한 값.

라틴 용어 LATIN TERMS

다음 용어들은 인체 근육을 설명하는데 사용되는 라틴어를 설명한다. 특정 단어는 그리스어에서 유래되었다.

가슴

오훼상완근(coracobrachialis): Greek *korakoeidés* = 부리모양을 의미하고, *brachium* = 팔을 의미한다.

흉근(pectoralis; 대흉근과 소흉근): *pectus*= 가슴을 의미한다.

복부

복사근(obliquus; 외복사근과 내복사근): *obliquus*= 사선을 의미한다.

복직근(rectus abdominis): *rego* = 일직선을 의미하고, *abdomen* = 배(복부)를 의미한다.

전거근(serratus anterior): *serra* = 톱을 의미하고, *ante* = 이전 또는 앞을 의미한다.

복횡근(transversus abdominis): *transversus* = 가로방향을 의미하고, *abdomen* = 배(복부)를 의미한다.

목

사각근(scalenus): Greek *skalénós* = 균등하지 않음을 의미한다.

반극근(semispinalis): *semi* = 절반을 의미하고, *spinae* = 가시(극)를 의미한다.

판상근(splenius): Greek *splénίon* = 패치를 의미한다.

흉쇄유돌근(sternocleidomastoideus): Greek *stérnon* = 가슴을 의미하고, Greek *kleís* = 열쇠를 의미하고, Greek mastoeidés = 가슴과 비슷함을 의미한다.

등

척주기립근(erector spinae): *erectus* = 일직선을 의미하고, *spina* = 가시를 의미한다.

광배근(latissimus dorsi): *latus* = 넓음을 의미하고, *dorsum* = 등을 의미한다.

다열근(multifidus spinae): *multifid* = 여러 갈래를 의미하고, *spina* = 가시를 의미한다.

요방형근(quadratus lumborum): *quadratus* = 사각형을 의미하고, *lumbus* = 허리를 의미한다.

능형근(rhomboideus): Greek *rhembesthai* = 회전하는 것을 의미한다

승모근(trapezius): Greek *trapezion* = 작은 탁자를 의미한다.

어깨

삼각근(deltoideus; 전, 중, 후): Greek *deltoeidés* = 델타 모양을 의미한다.

극하근(infraspinatus): *infra* = 아래쪽을 의미하고, *spina* = 가시를 의미한다.

견갑거근(levator scapulae): *levare* = 들어올린다, *scapulae* = 어깨를 의미한다.

견갑하근(subscapularis): *sub* = 밑을 의미하고, *scapulae* = 어깨를 의미한다.

극상근(supraspinatus): *supra* = 위쪽, *spina* = 가시를 의미한다.

원근(teres; 대원근, 소원근): *teres* = 둥글다

상완

상완이두근(biceps brachii): *biceps* = 머리가 2개임을 의미하고, *brachium* = 팔을 의미한다.

상완근(brachialis): *brachium* = 팔을 의미한다.

상완삼두근(triceps brachii): *triceps* = 머리가 3개임을 의미하고, *brachium* = 팔을 의미한다.

전완

주근(anconeus): Greek *anconad* = 팔꿈치를 의미한다.

상완요골근(brachioradialis): *brachium* = 팔을 의미한다. *radius* = 수레 바퀴살을 의미한다.

요측수근신근(extensor carpi radialis): *extendere* = 펴짐을 의미하고, Greek *karpós* = 손목을 의미하고, *radius* = 수레 바퀴살을 의미한다.

지신근(extensor digitorum): extendere = 펴짐을 의미하고, digitus = 손가락과 발가락을 의미한다.

장무지수근굴근(flexor carpi pollicis longus): *flectere* = 굽힘을 의미하고, Greek *karpós* = 손목을 의미하고, *pollicis* = 엄지, *longus* = 길다는 것을 의미한다.

요측수근굴근(flexor carpi radialis): *flectere* = 굽힘을 의미하고, Greek *karpós* = 손목을 의미하고, *radius* = 수레 바퀴살을 의미한다.

척측수근굴근(flexor carpi ulnaris): *flectere* = 굽힘을 의미하고, Greek karpós = 손목을 의미하고, *ulnaris* = 전완을 의미한다.

지굴근(flexor digitorum): *flectere* = 굽힘을 의미하고, *digitus* = 손가락과 발가락을 의미한다.

장장근(palmaris longus): *palmaris* = 손바닥, *longus* = 길다는 것을 의미한다.

원회내근(pronator teres): *pronate* = 회전을 의미하고, *teres* = 둥글다.

엉덩이

쌍자근(gemellus; 하쌍자근과 상쌍자근): *geminus* = 쌍둥이를 의미한다.

대둔근(gluteus maximus): Greek *gloutós* = 엉덩이를 의미하고, *maximus* = 가장 크다는 것을 의미한다.

중둔근(gluteus medius): Greek *gloutós* = 엉덩이를 의미하고, *medialis* = 중간을 의미한다.

소둔근(gluteus minimus): Greek *gloutós* = 엉덩이를 의미하고, *minimus* = 가장 작은 것.

장요근(iliopsoas): *ilium* = 사타구니를 의미하고, *psoa* = 서혜부 근육을 의미한다.

외폐쇄근(obturator externus): *obturare* = 막음을 의미하고, *externus* = 바깥을 의미한다.

내폐쇄근(obturator internus): *obturare* = 막음을 의미하고, *internus* = 내부를 의미한다.

치골근(pectineus): *pectin* = 빗을 의미한다.

이상근(piriformis): *pirum* = "배"를 의미하고, *forma* = 모양을 의미한다.

대퇴방형근(quadratus femoris): *quadratus* = 사각형을 의미하고, *femur* = 허벅지를 의미한다.

대퇴

장내전근(adductor longus): *adducere* = 수축을 의미, *longus* = 길다.

대내전근(adductor magnus): *adducere* = 수축을 의미, *magnus* = 크다.

대퇴이두근(biceps femoris): *biceps* = 머리가 2개, *femur* = 허벅지를 의미한다.

박근(gracilis): *gracilis* = 가늘다.

대퇴직근(rectus femoris): *rego* = 일자를 의미하고, *femur* = 허벅지를 의미한다.

봉공근(sartorius): *sarcio* = 패치를 붙이다. 수리하다

반막양근(semimembranosus): *semi* = 절반, *membrum* = 손발

반건양근(semitendinosus): *semi* = 절반, *tendo* = 힘줄을 의미한다.

대퇴근막장근(tensor fasciae latae): *tenere* = 늘어나다, *fasciae* = 띠, *latae* = "내려놓다"

중간광근(vastus intermedius): *vastus* = 크다; 넓다, *intermedius* = 사이에 위치하다

외측광근(vastus lateralis): *vastus* = 크다; 넓다, *lateralis* = 측면

내측광근(vastus medialis): *vastus* = 크다; 넓다, *medialis* = 중간

하퇴

소지내전근(adductor digiti minimi): *adducere* = 수축한다는 것을 의미하고, *digitus* = 손가락·발가락, *minimum* = 가장 작은 것

무지내전근(adductor hallucis): *adducere* = 수축한다는 것을 의미하고, *hallex* = 엄지발가락을 의미한다.

장지신근(extensor digitorum longus): *extendere* = 펴짐, *digitus* = 손가락·발가락, *longus* = 길다

장무지신근(extensor hallucis longus): *extendere* = 펴짐, *hallex* = 엄지발가락, *longus* = 길다

장지굴근(flexor digitorum longus): *flectere* = 굴곡, *digitus* = 손가락, 발가락, longus = 길다

장무지굴근(flexor hallucis longus): *flectere* = 굴곡, *hallex* = 엄지발가락, *longus* = 길다.

비복근(gastrocnemius): Greek *gastroknémía* = 장딴지

비골근(peroneus): *peronei* = 종아리

족척근(plantaris): *planta* = 발바닥

가자미근(soleus): *solea* = 샌들

경골근(tibialis; 전경골근과 후경골근): *tibia* = 갈대 피리

아이콘 인덱스 Icon Index

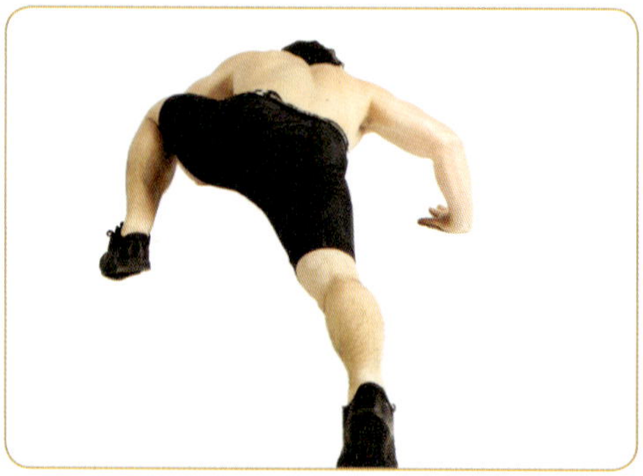
앨리게이터 크롤
페이지 58-59

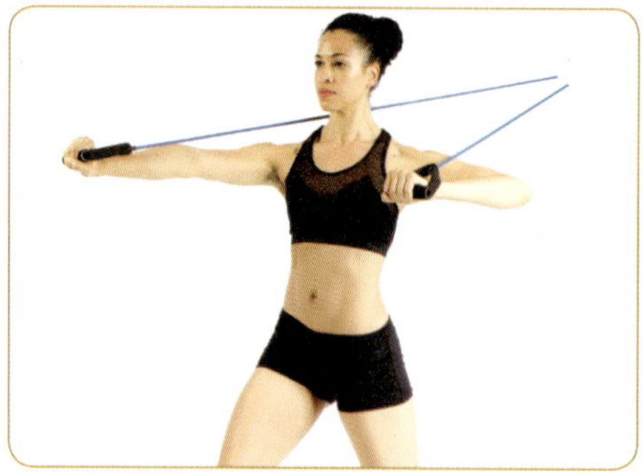
얼터네이팅 체스트 프레스
페이지 256-257

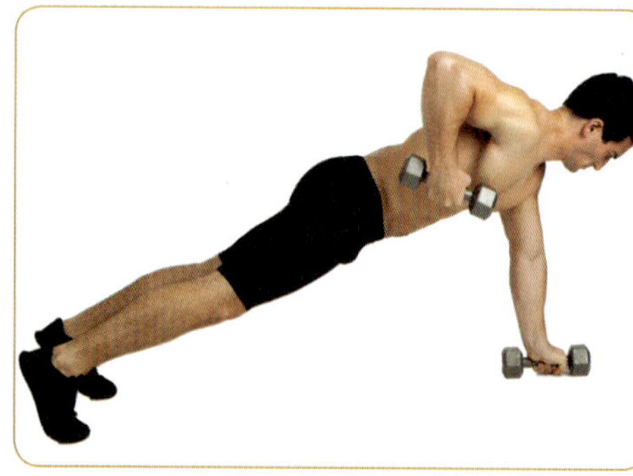
얼티네이팅 플로우 로우
페이지 142-143

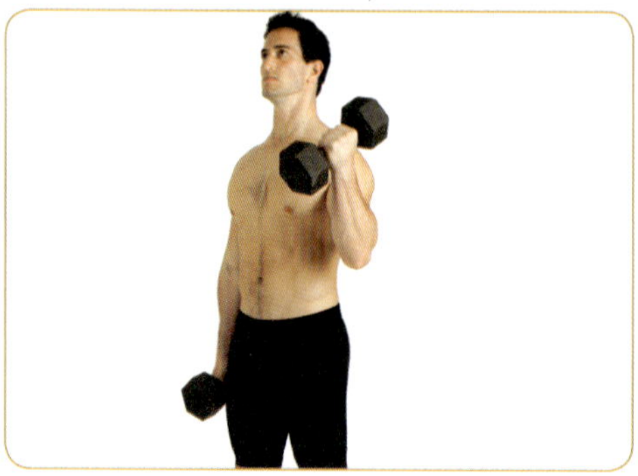
얼터네이팅 해머 컬
페이지 160-161

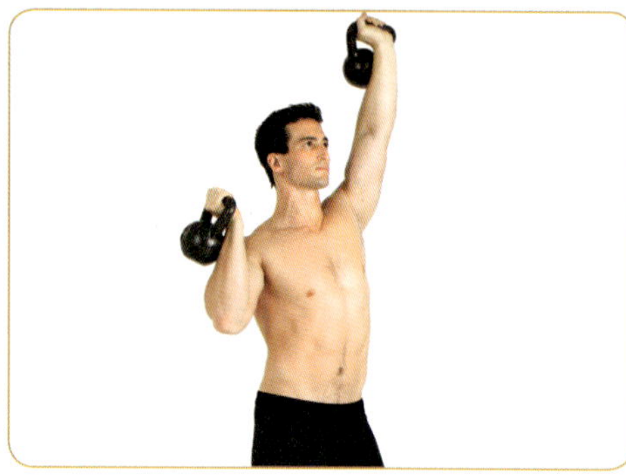
얼터네이팅 케틀벨 프레스
페이지 166-167

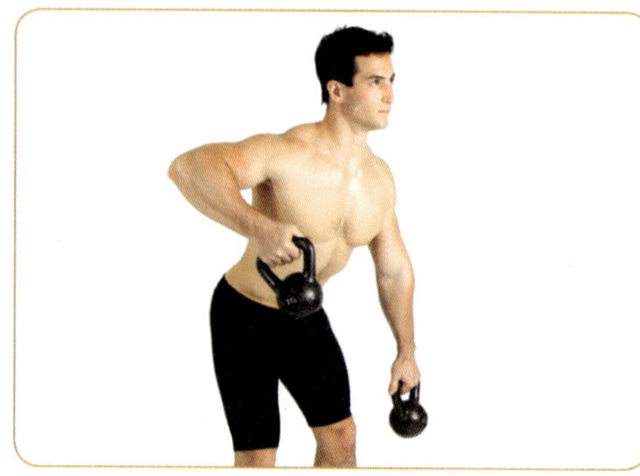
얼티네이팅 케틀벨 로우
페이지 146-147

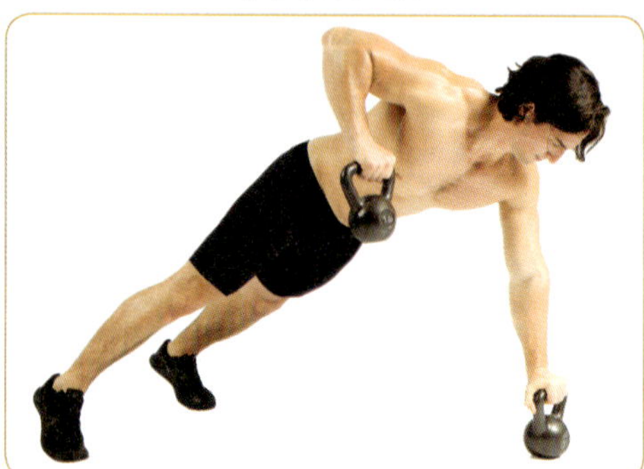
얼터네이팅 레니게이드 로우
페이지 190-191

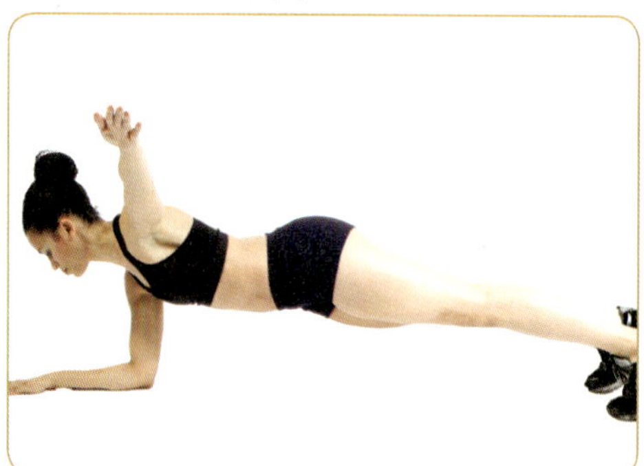
암-리치 플랭크
페이지 118-119

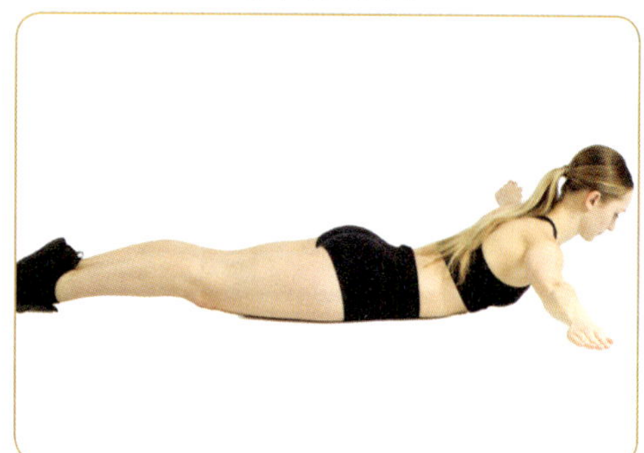
백 버너
페이지 56-57

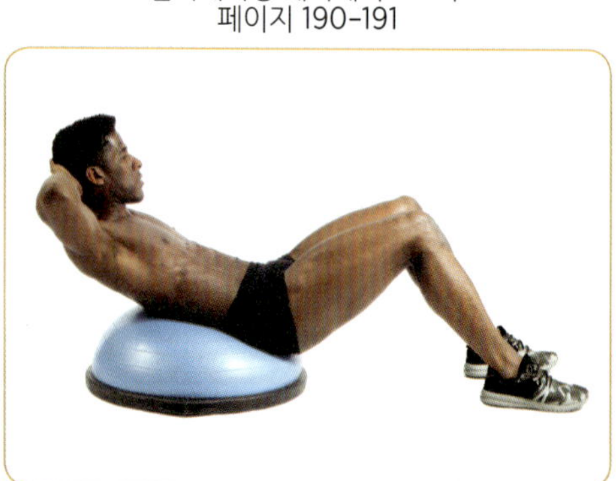
밸런스 볼 크런치
262-263

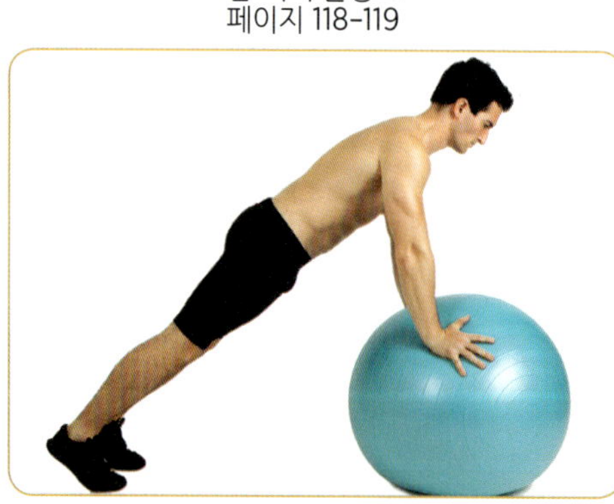
밸런스 푸쉬-업
페이지 274-275

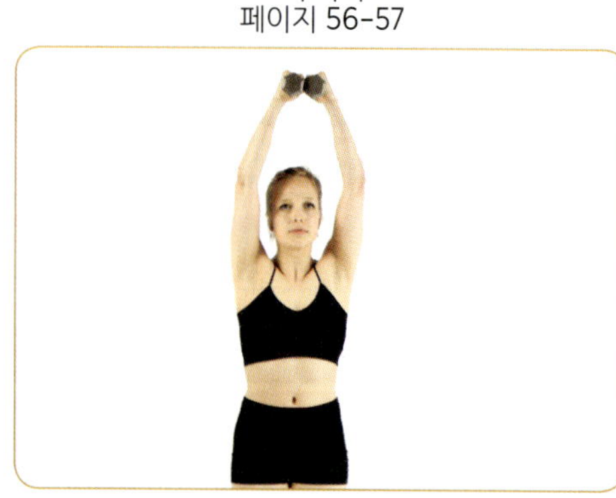
발레 바이셉스
페이지 158-159

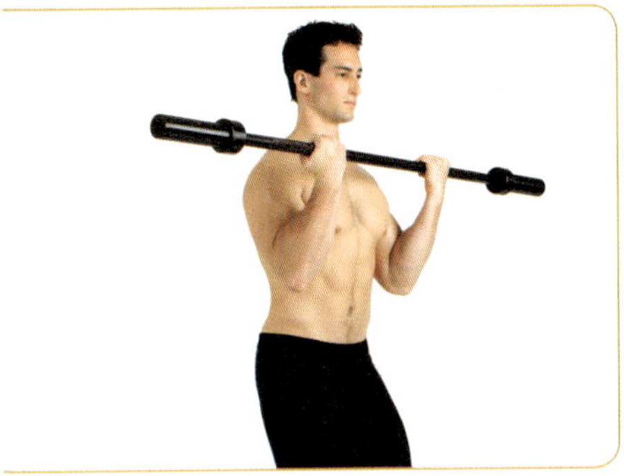

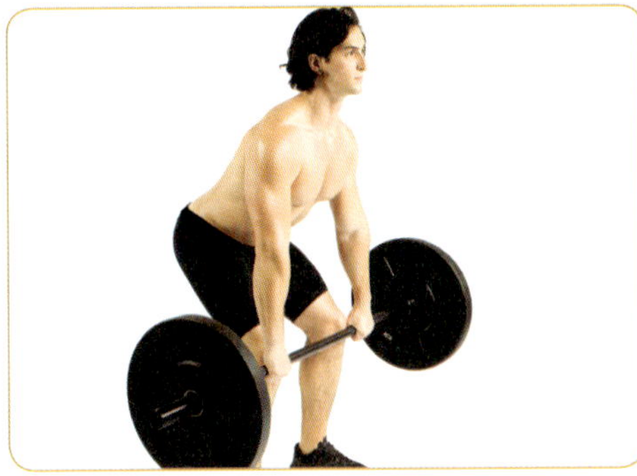

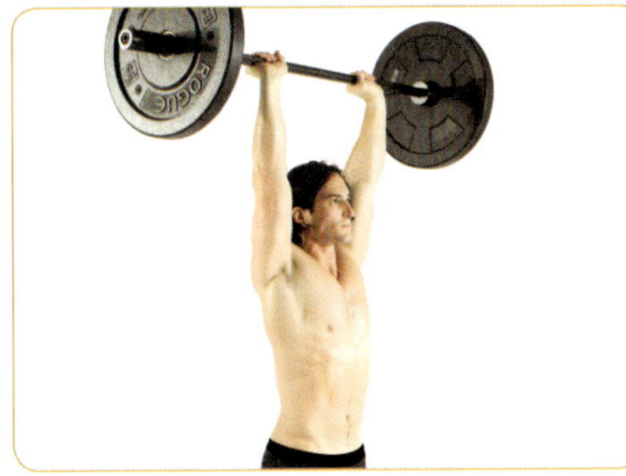

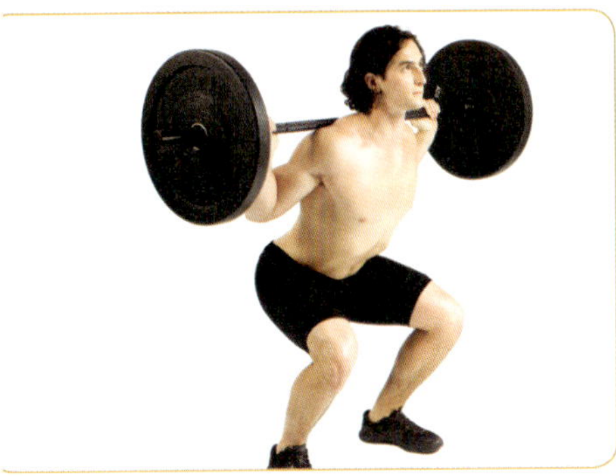

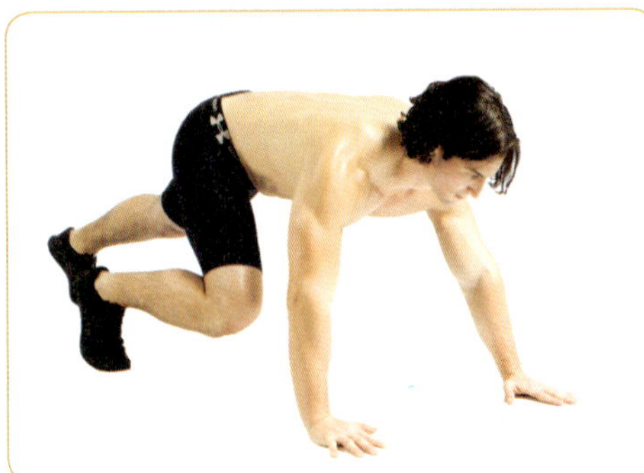

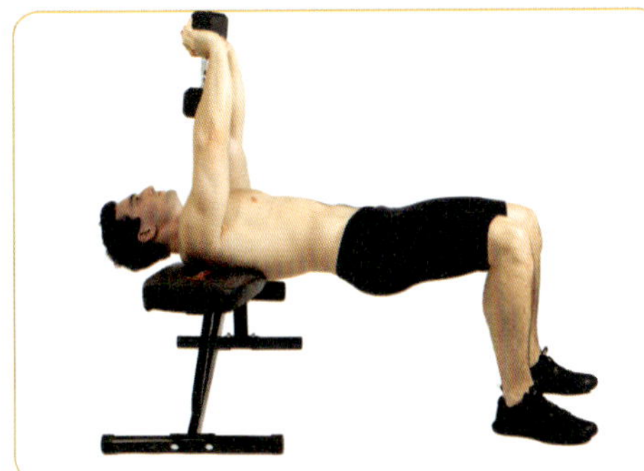

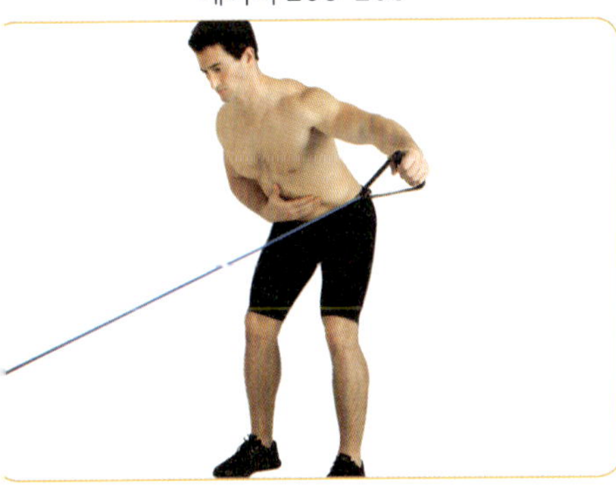

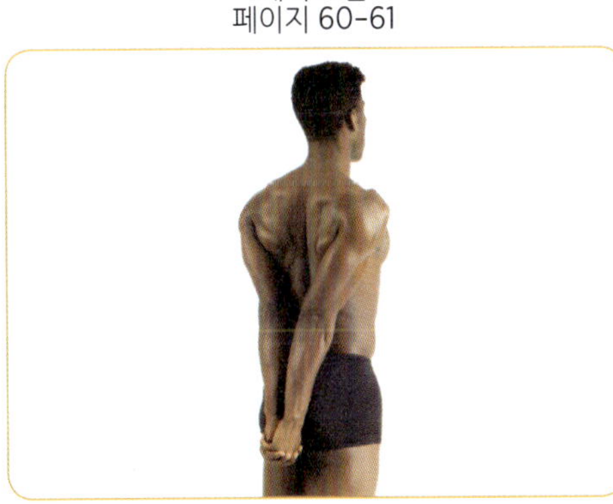

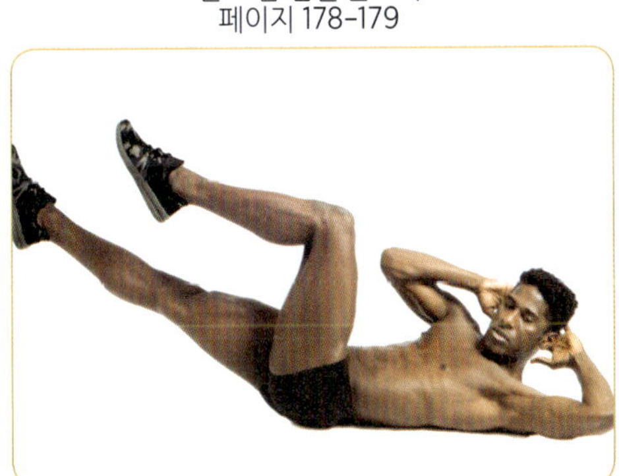

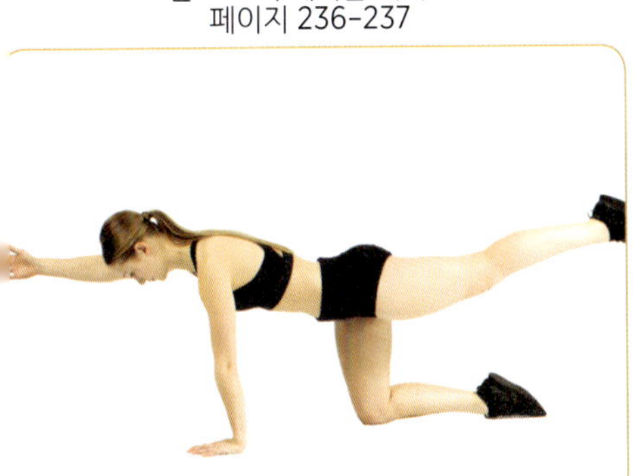

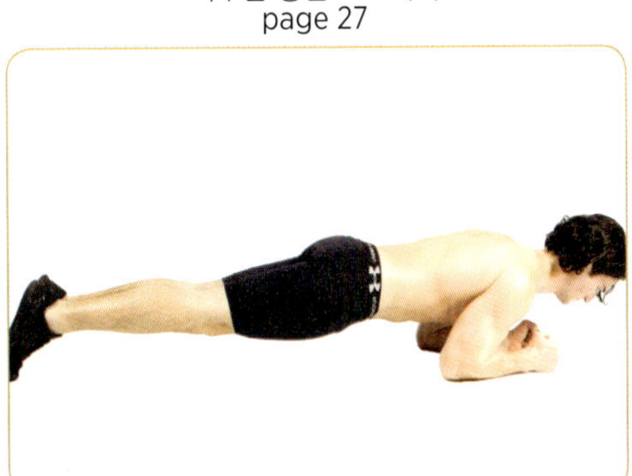

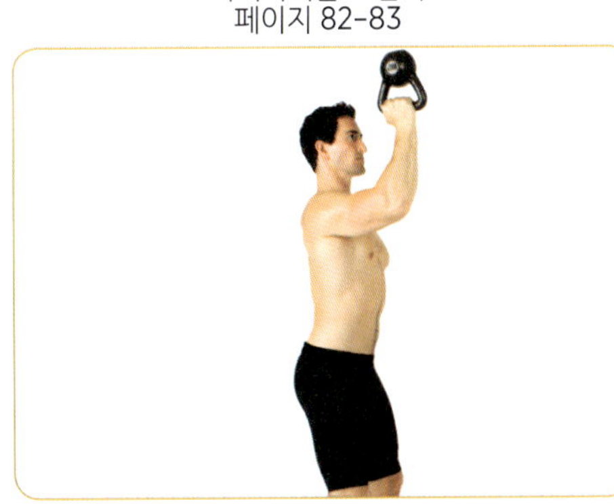

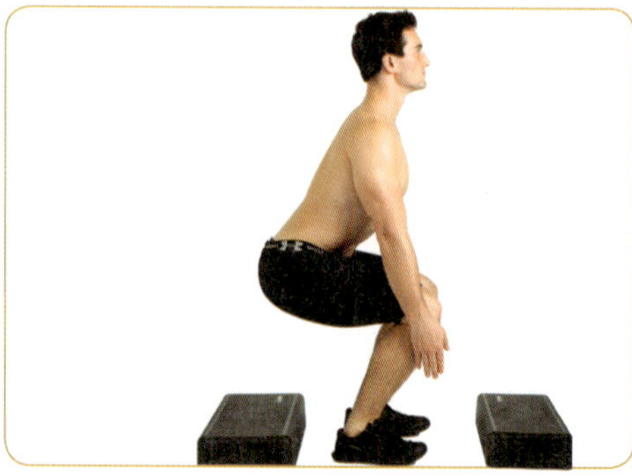

박스 점프
페이지 298-299

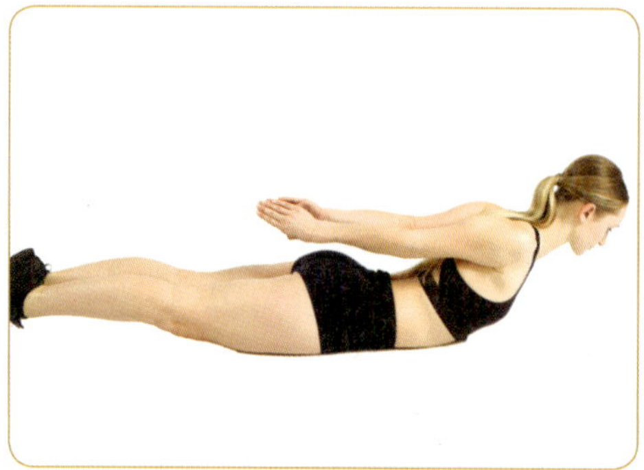

브레스트 스트로크
페이지 54-55

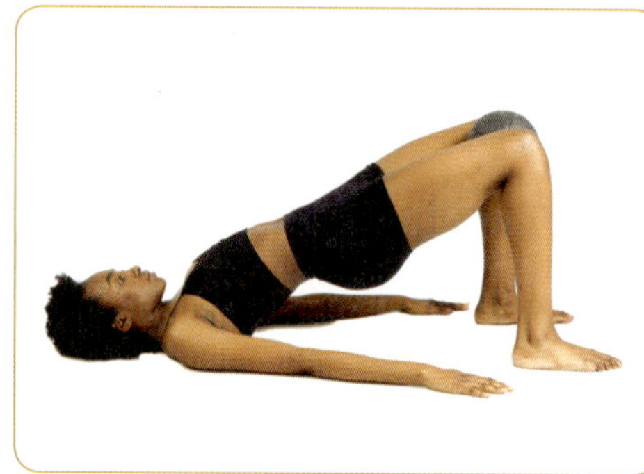

브릿지
페이지 96-97

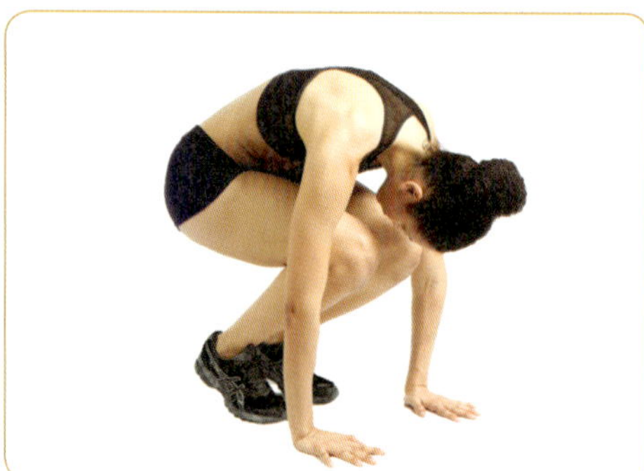

버피
페이지 130-131

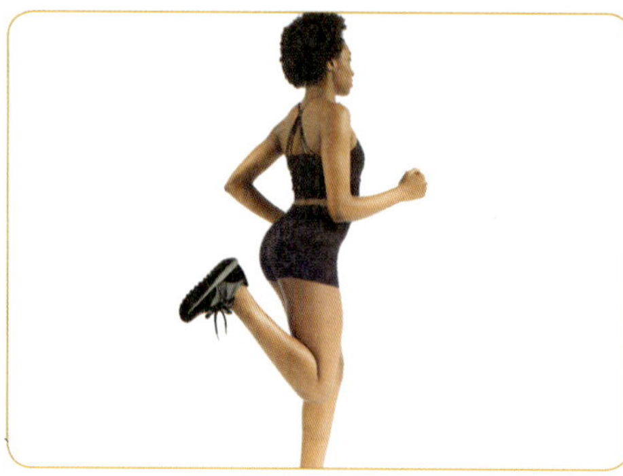

버트 킥
페이지 110-111

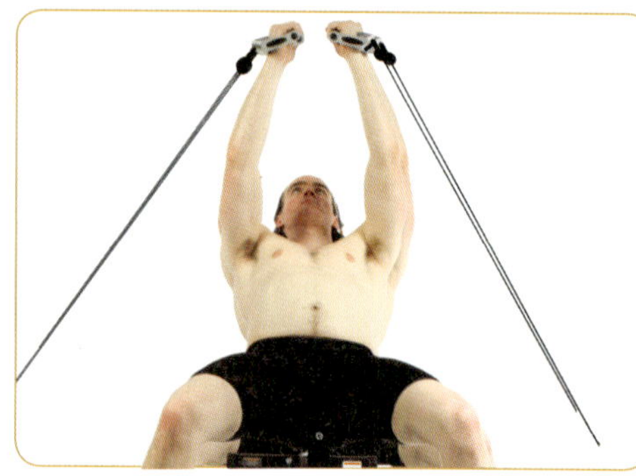

케이블 크로스오버 플라이
페이지 254-255

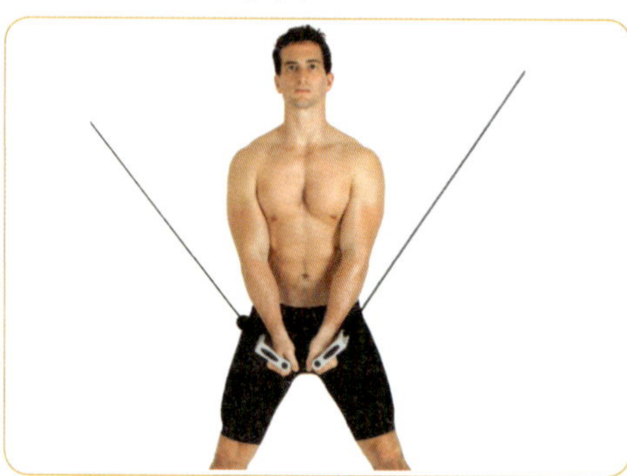

케이블 디클라인 플라이
페이지 252-253

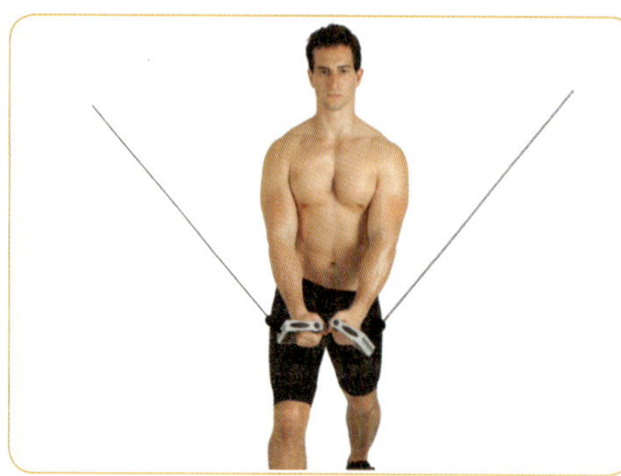

케이블 플라이
페이지 250-251

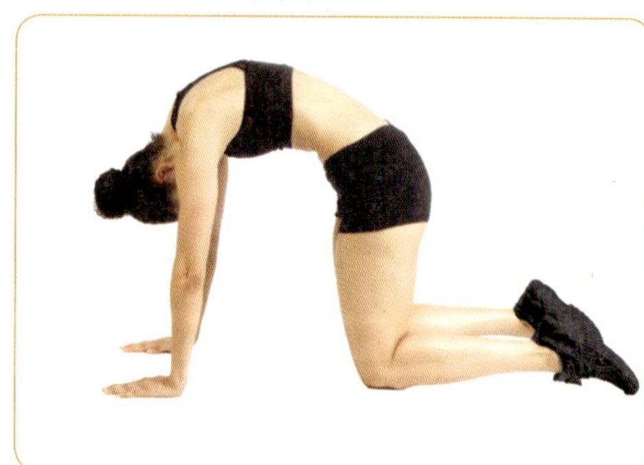

캣-카우 스트레치
페이지 34-35

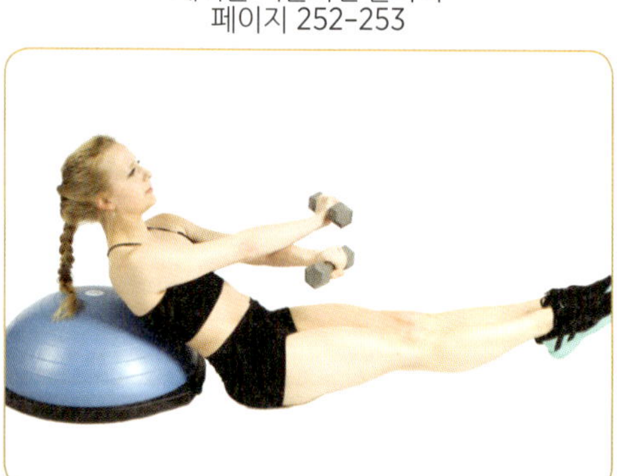

C-커브 암 크로스
페이지 186-187

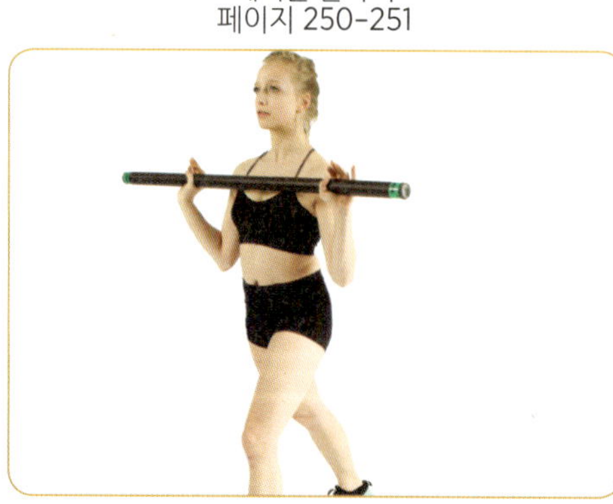

클린-앤드-프레스
페이지 210-211

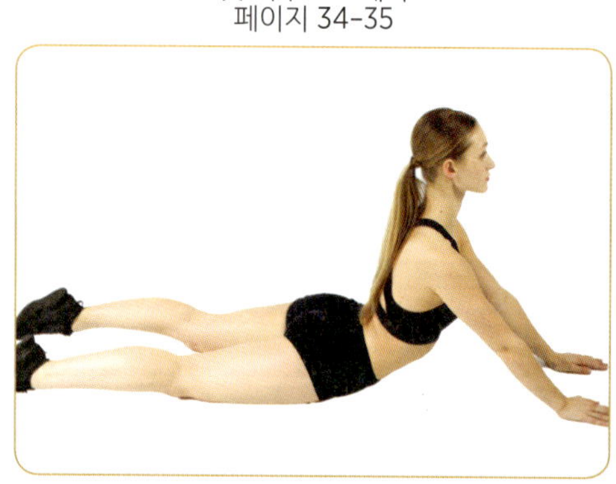

코브라 스트레치
페이지 36-37

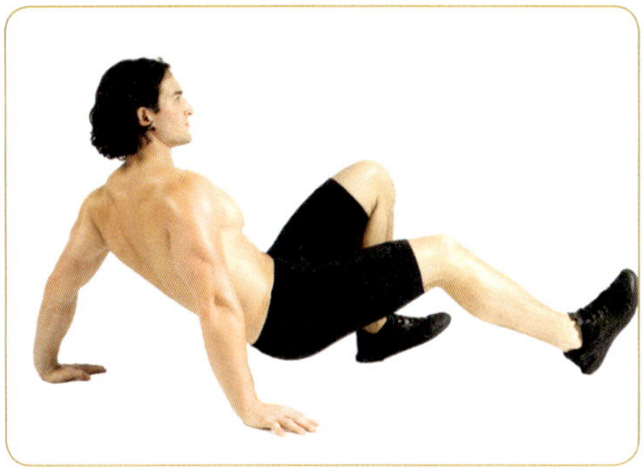

크랩 크롤
페이지 62-63

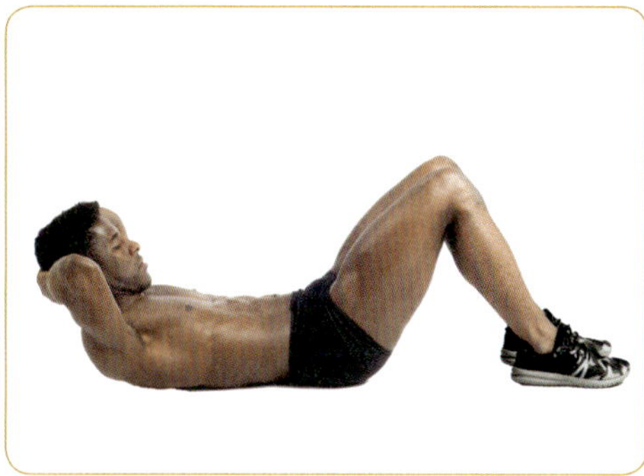

크런치
페이지 76-77

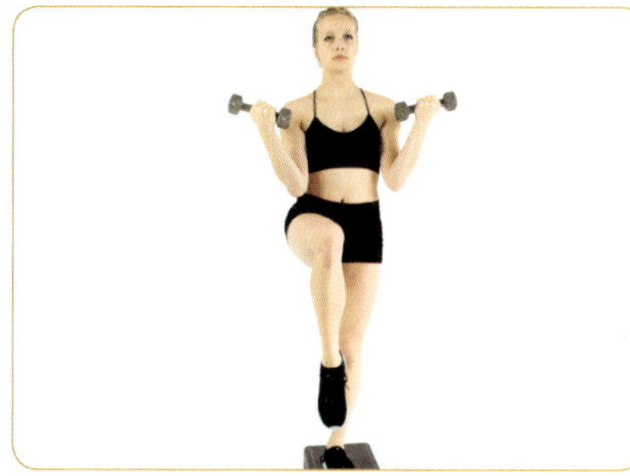

컬링 스텝-앤드-레이즈
페이지 212-213

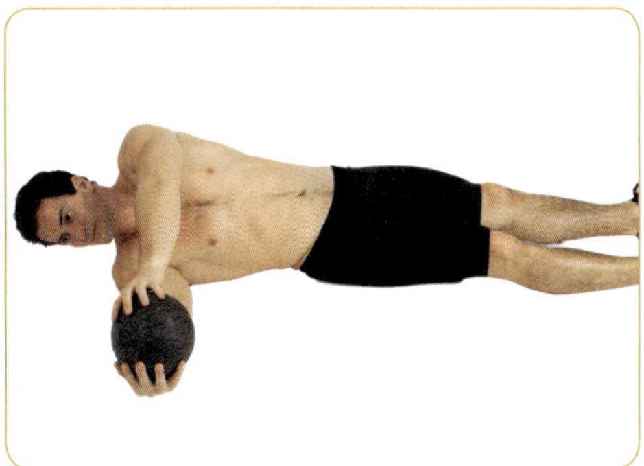

다이어고널 크런치 위드 메디신 볼
페이지 264-265

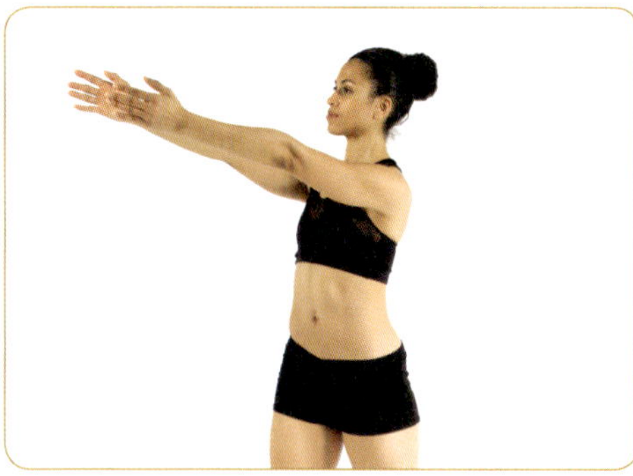

다이어고널 리치
페이지 74-75

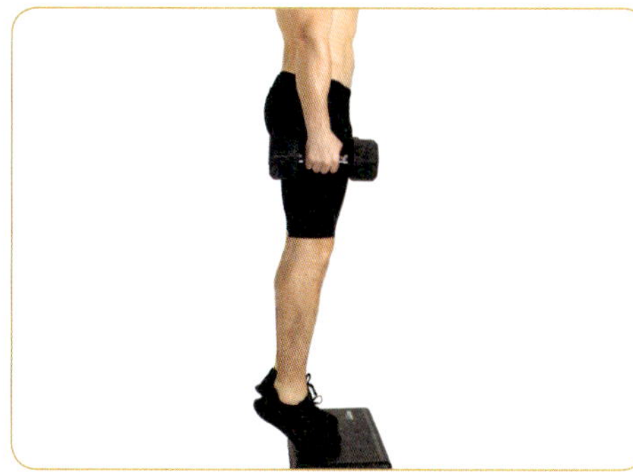

덤벨 카프 레이즈
페이지 194-195

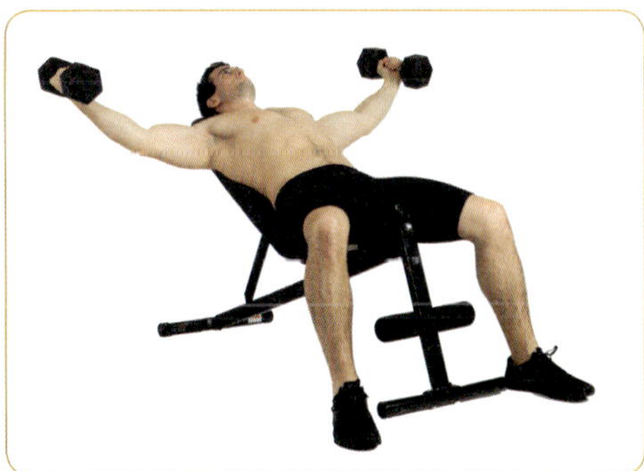

덤벨 플라이
페이지 180-181

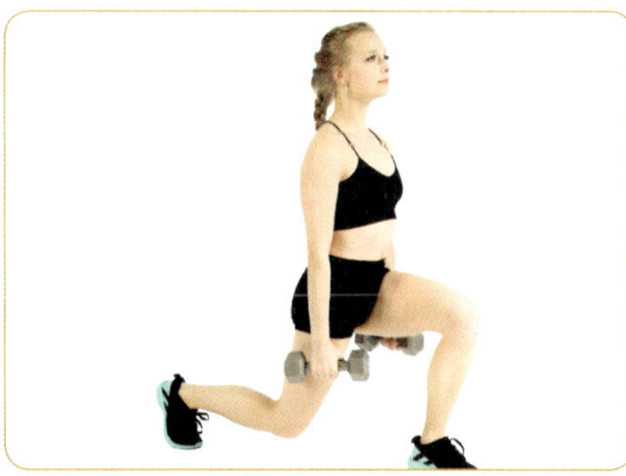

덤벨 런지
페이지 198-199

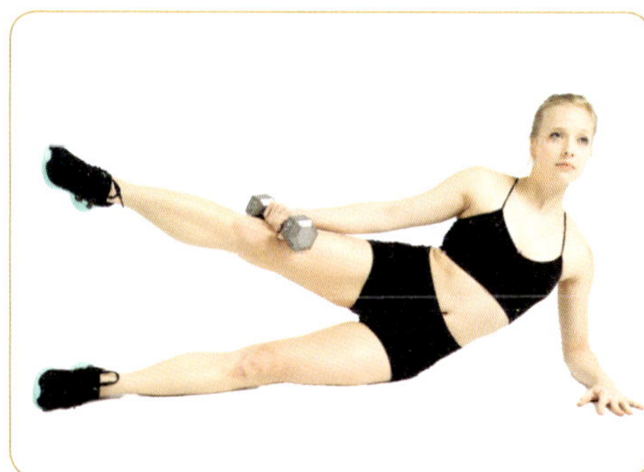

덤벨 라잉 힙 애브덕션
페이지 196-197

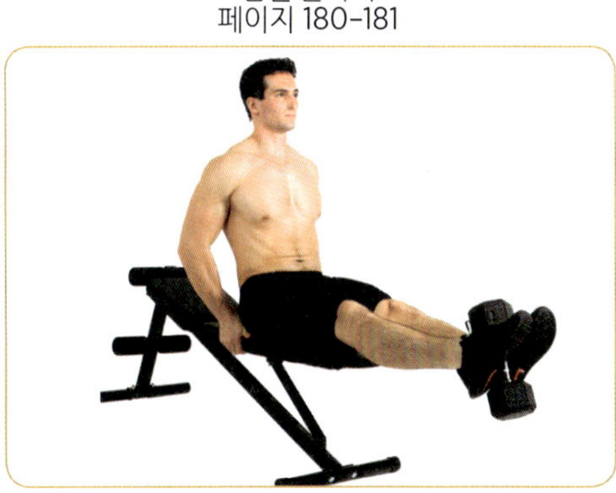

덤벨 쉰 레이즈
페이지 192-193

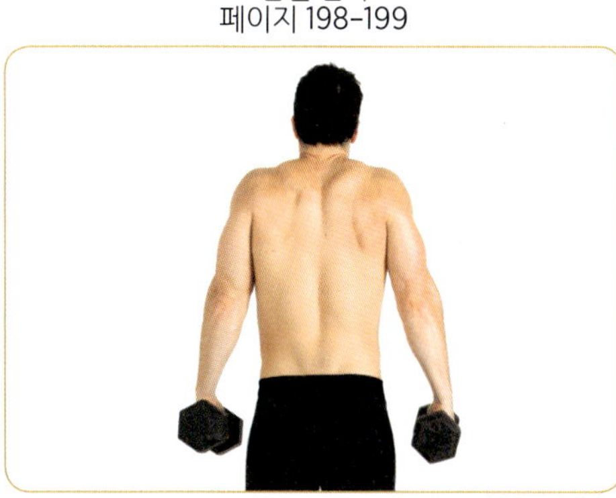

덤벨 스러그
페이지 134-135

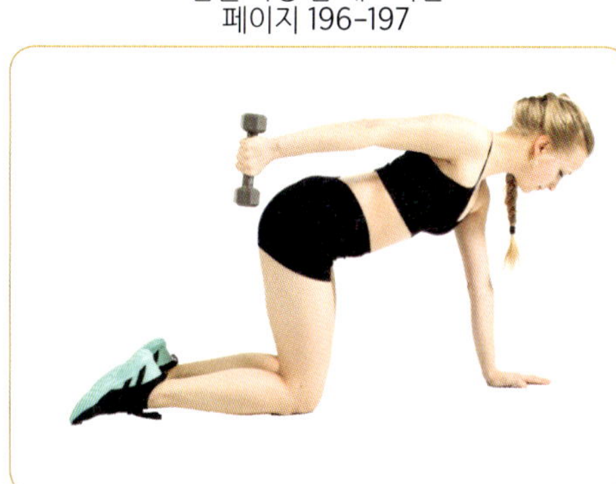

덤벨 트라이셉스 킥백
페이지 164-165

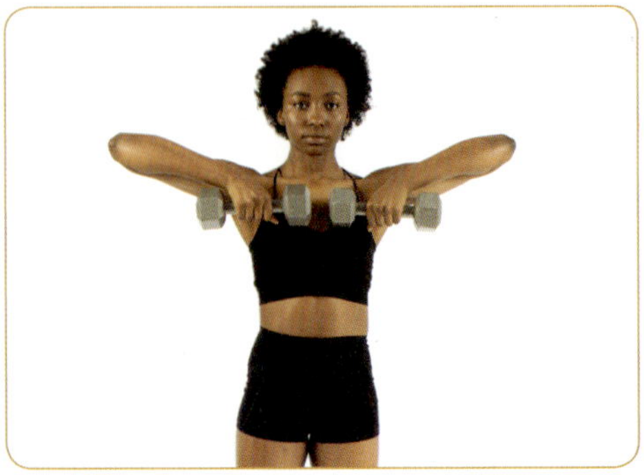

덤벨 업라이트 로우
페이지 138-139

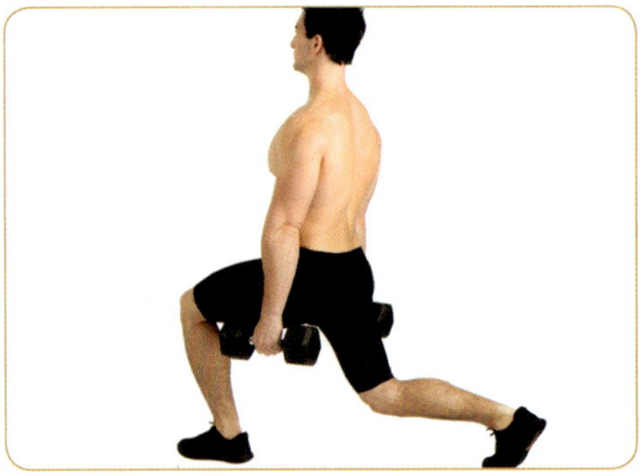

덤벨 워킹 런지
페이지 200-201

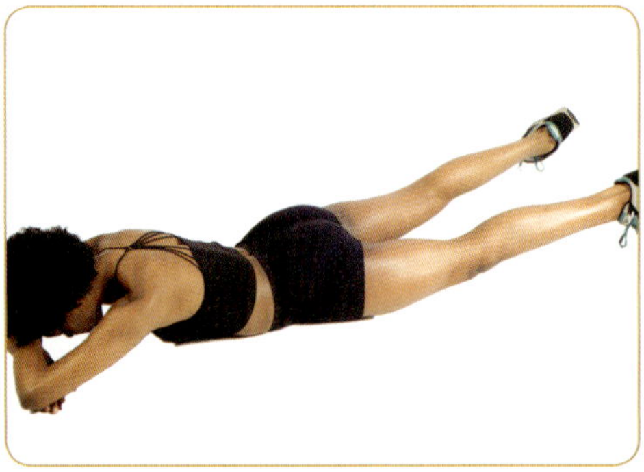

익스텐션 힐 비트
페이지 98-99

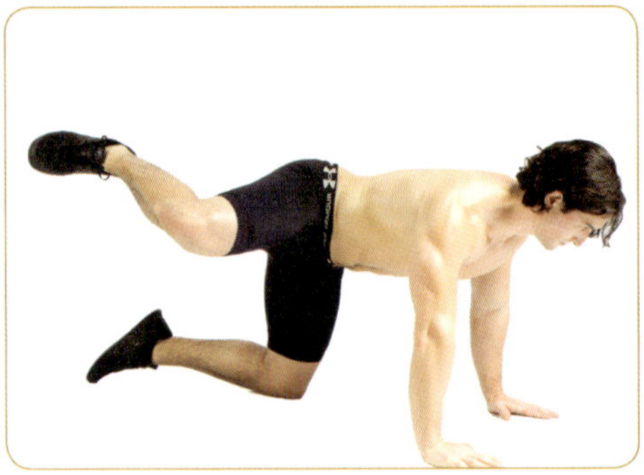

파이어 하이드런트 인-아웃
페이지 94-95

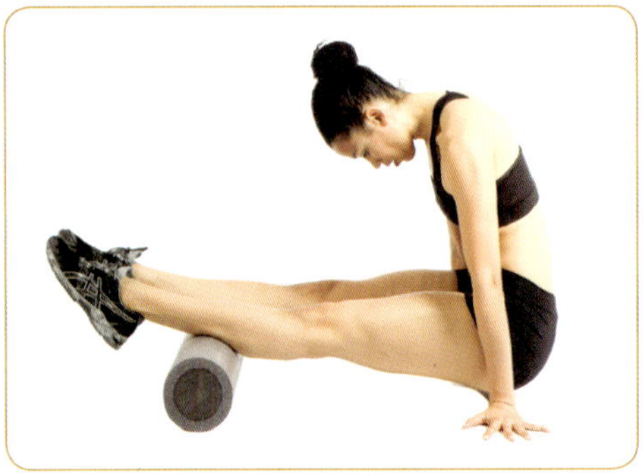

폼 롤러 어브도미널 롤백
페이지 280-281

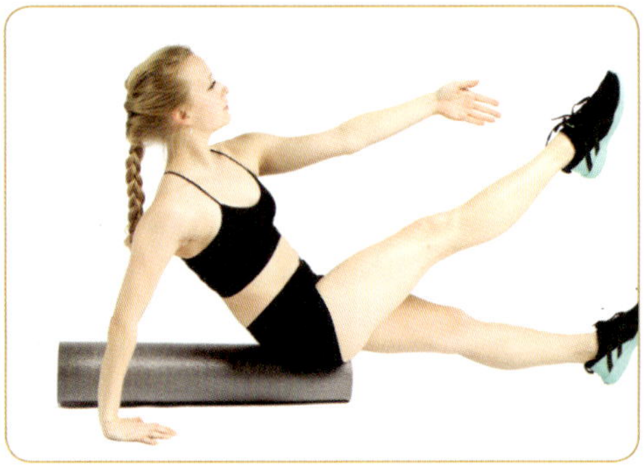

폼 롤러 다이너고널 크런치
페이지 282-283

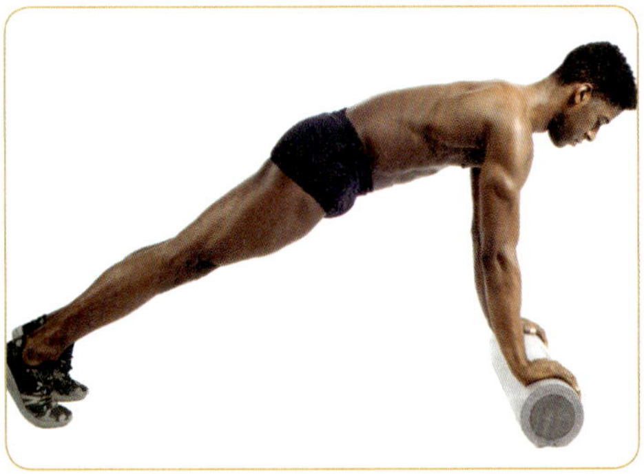

폼 롤러 푸쉬-업
페이지 306-307

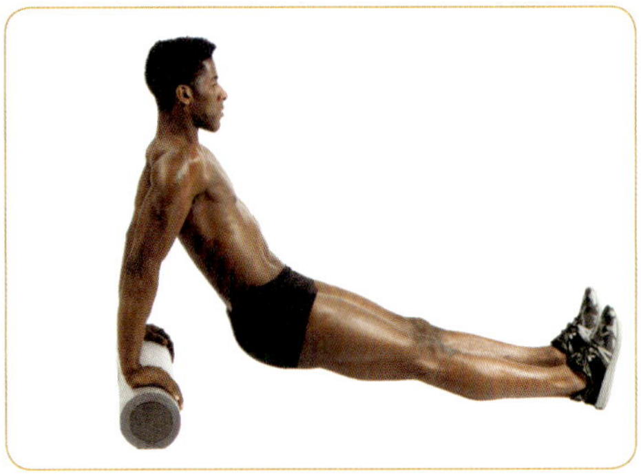

폼 롤러 트라이셉스 딥
페이지 248-249

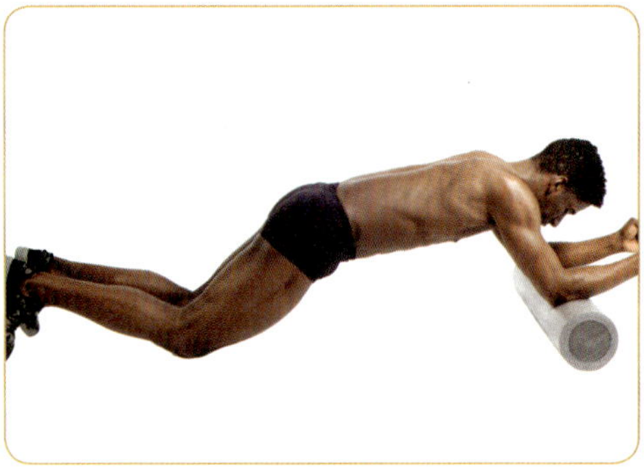

폼 롤러 트라이셉스 롤아웃
페이지 278-279

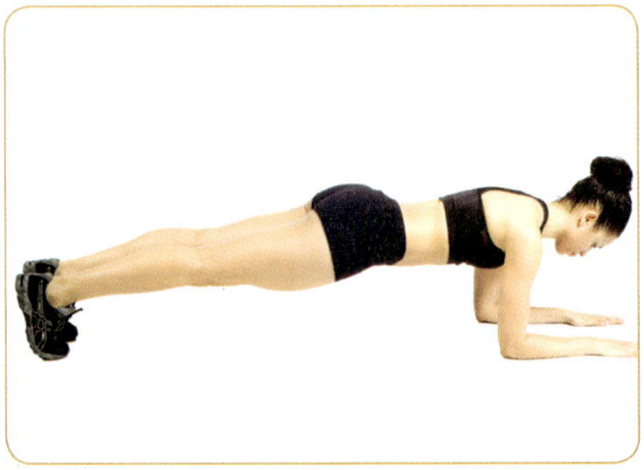

폼 롤러 플랭크
페이지 112-113

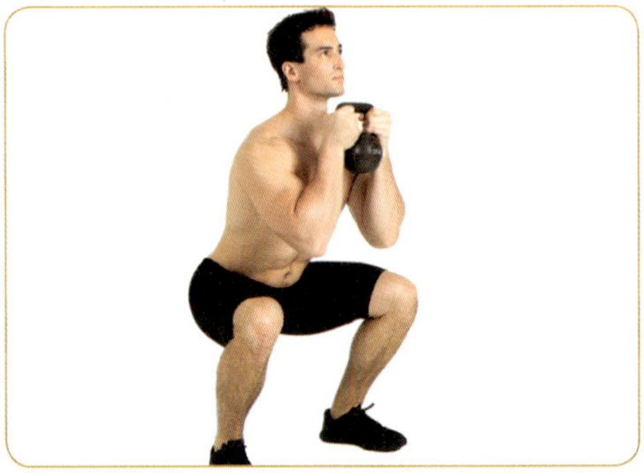

고블렛 스쿼트
페이지 206-207

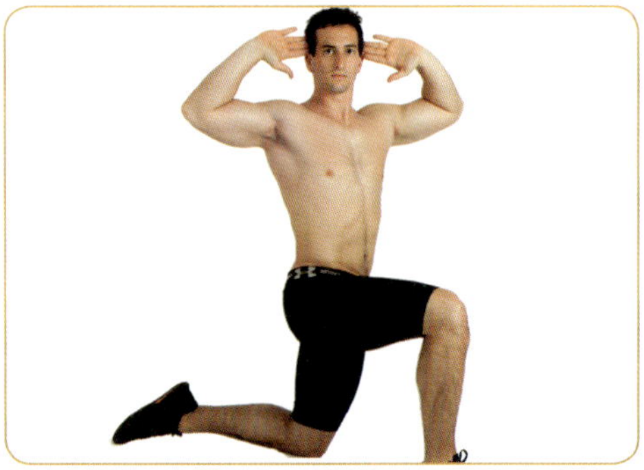

하프-닐링 로테이션
페이지 40-41

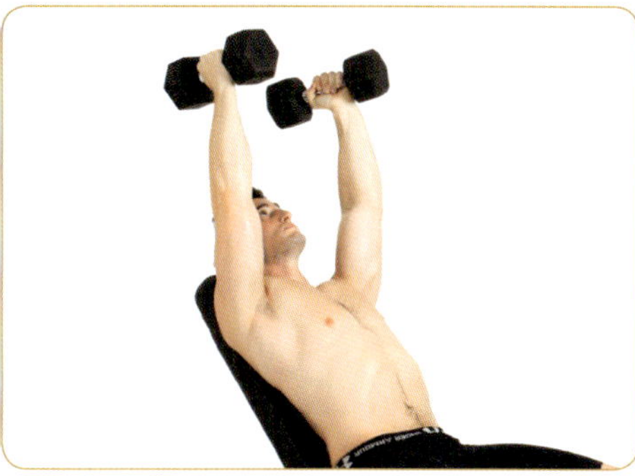
해머-그립 프레스
페이지 176-177

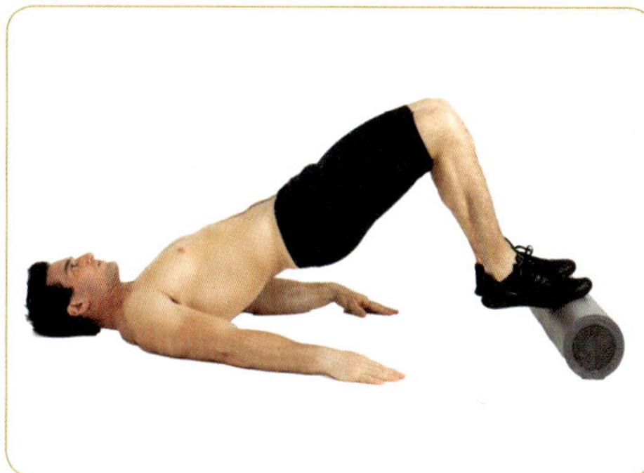
햄스트링 풀-인
페이지 296-297

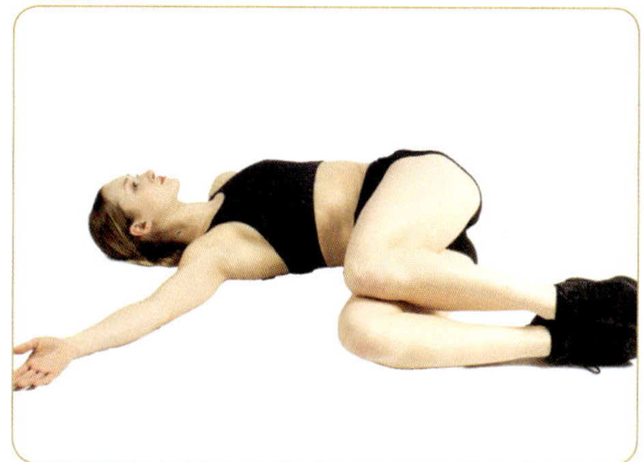
힙 크로스오버
페이지 50-51

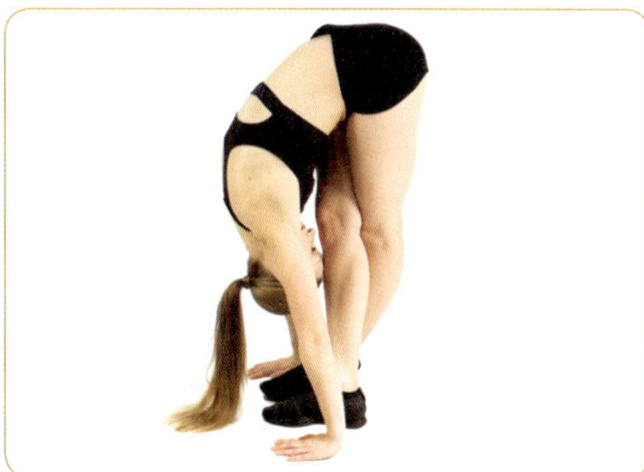
일리오티비얼 밴드 스트레치
페이지 32-33

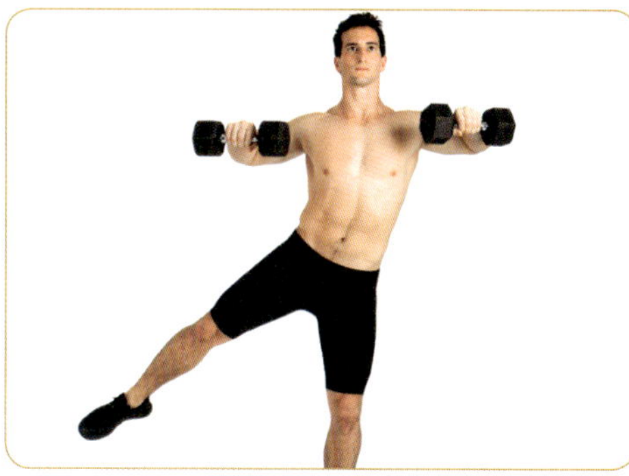
니이 레이즈 위드 라터날 익스텐션
페이지 214-215

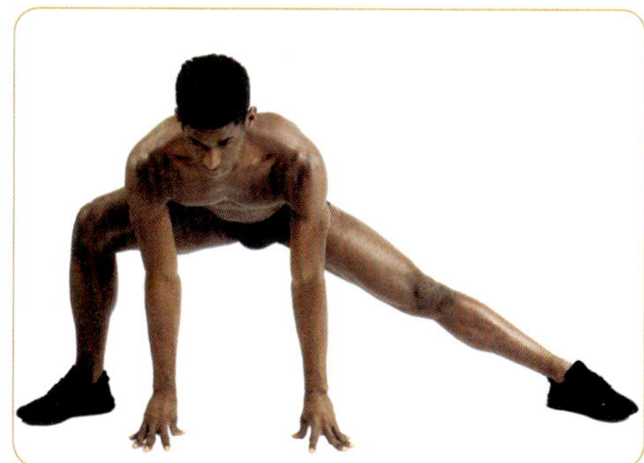
래터럴 런지 스트레치
페이지 28-29

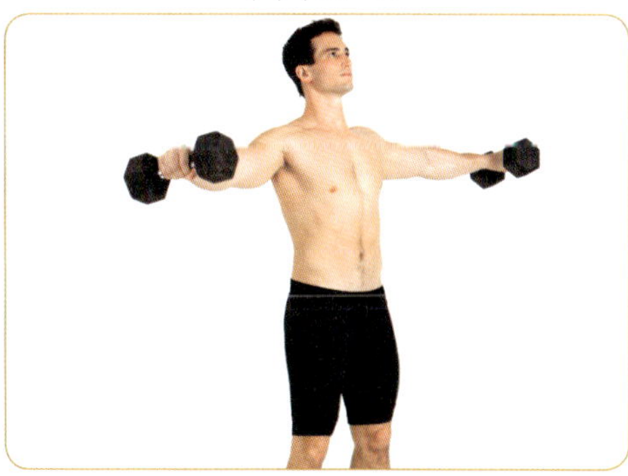
래터럴 숄더 레이즈
페이지 156-157

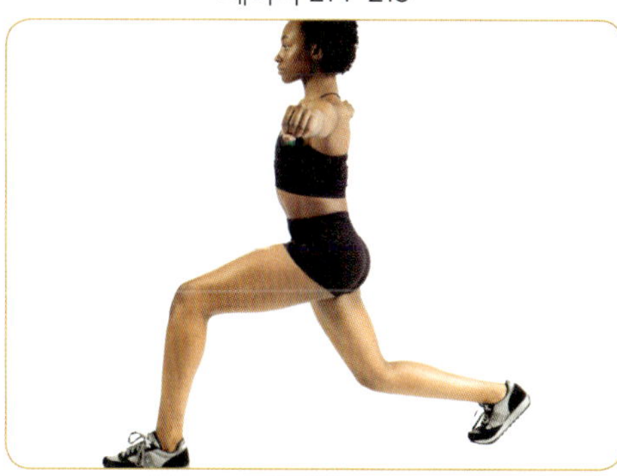
래터럴-익스텐션 리버스 크런치
페이지 102-103

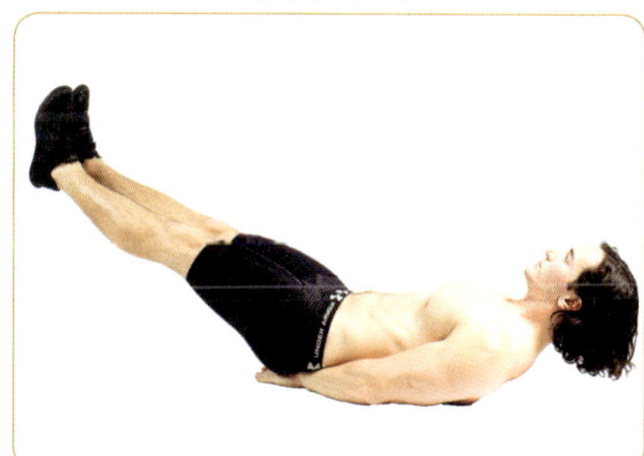
레그 레벨러
페이지 86-87

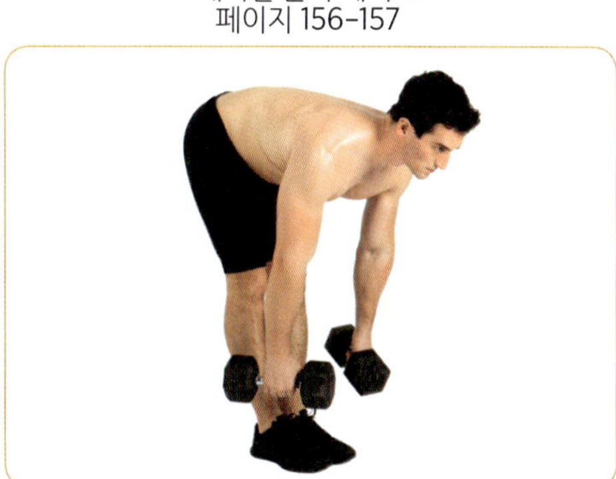
로우-백 익스텐션
페이지 150-151

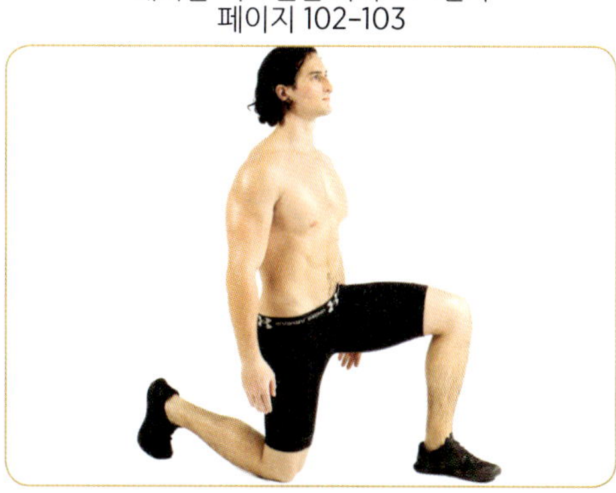
런지
페이지 100-101

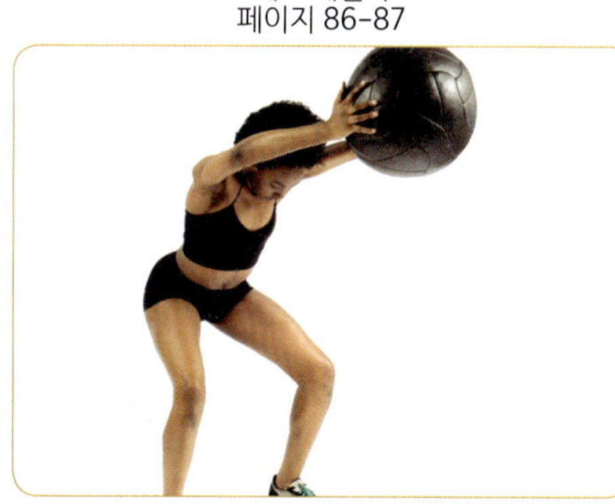
메디신 볼 슬램
페이지 312-313

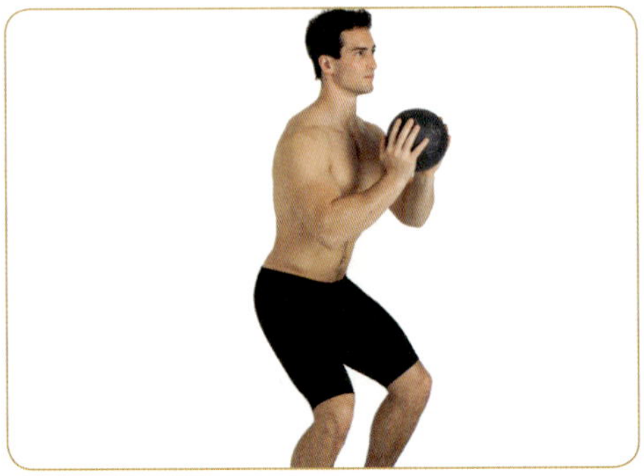

메디신 볼 스쿼트 투 프레스
페이지 314-315

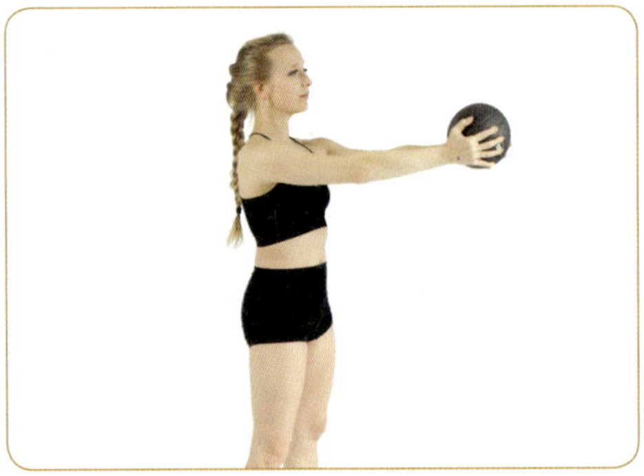

메디신 볼 스탠딩 러시안 트위스트
페이지 266-267

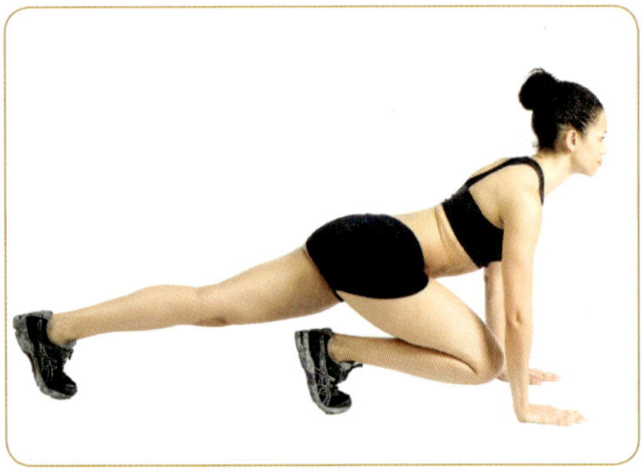

마운틴 클라이머
페이지 126-127

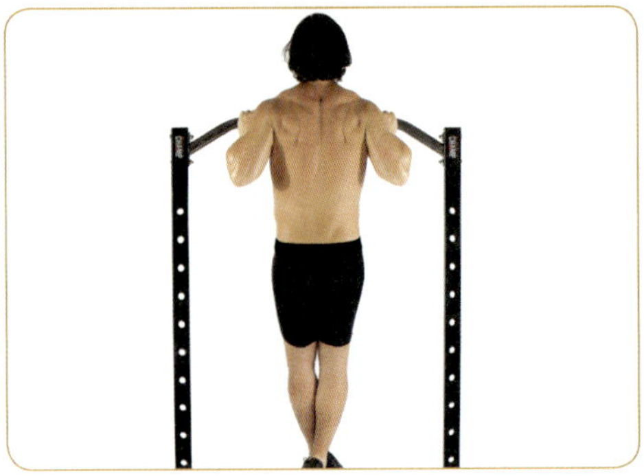

뉴트럴-그립 풀-업
페이지 222-223

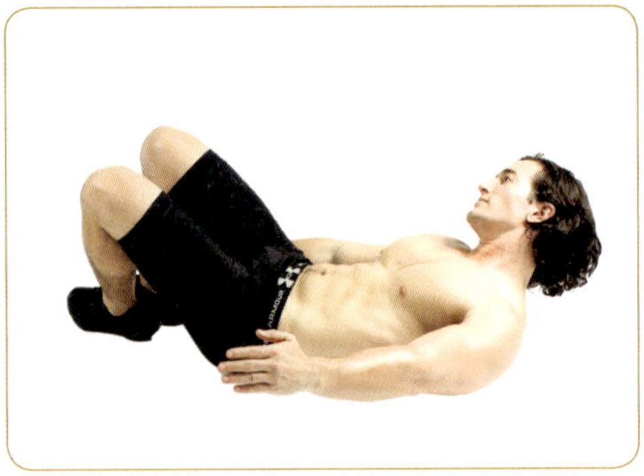

펭귄 크런치
페이지 80-81

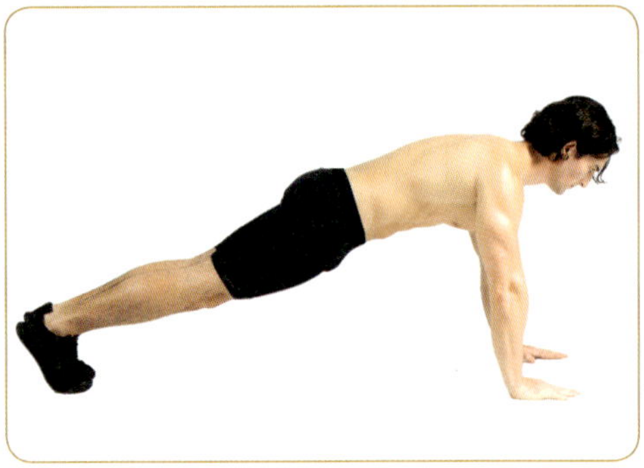

플랭크
페이지 114-115

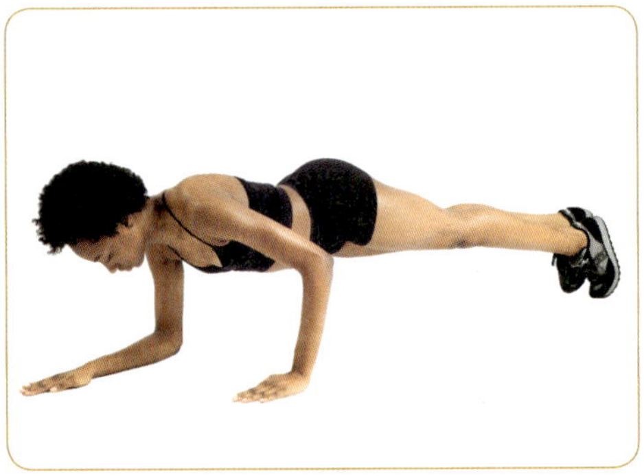

플랭크-업
페이지 116-117

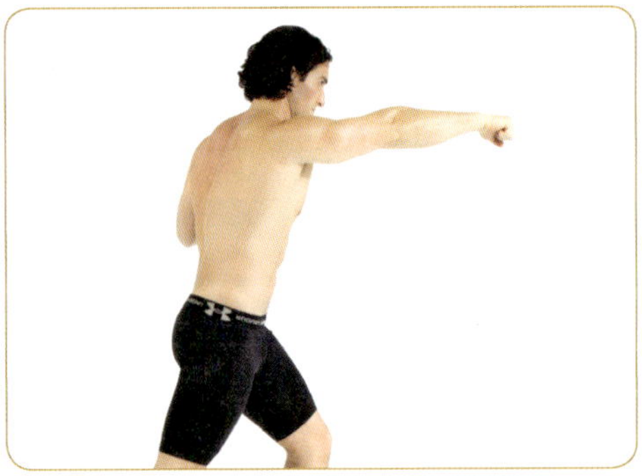

파워 펀치
페이지 64-65

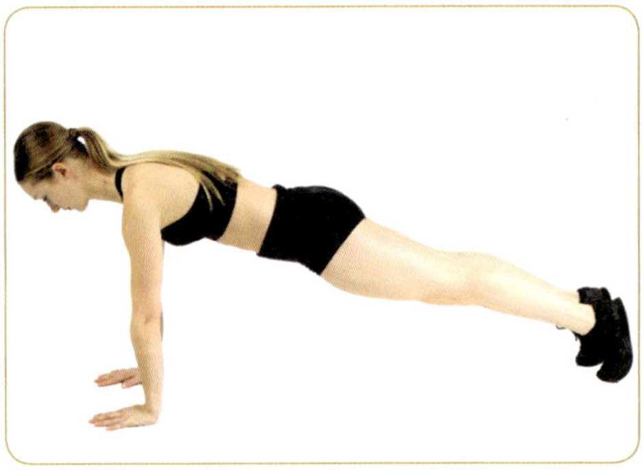

푸쉬-업
페이지 68-69

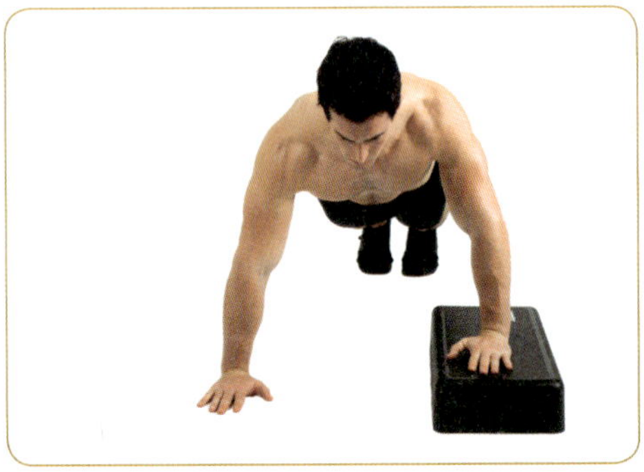

푸쉬-업 핸드 워크-오버
페이지 304-305

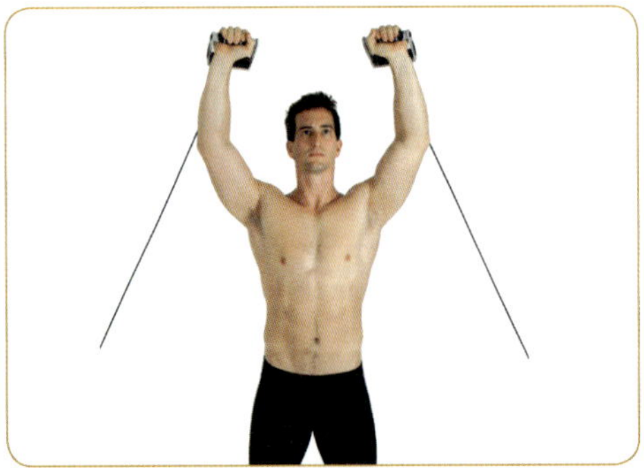

피라미드 케이블 프레스
페이지 234-235

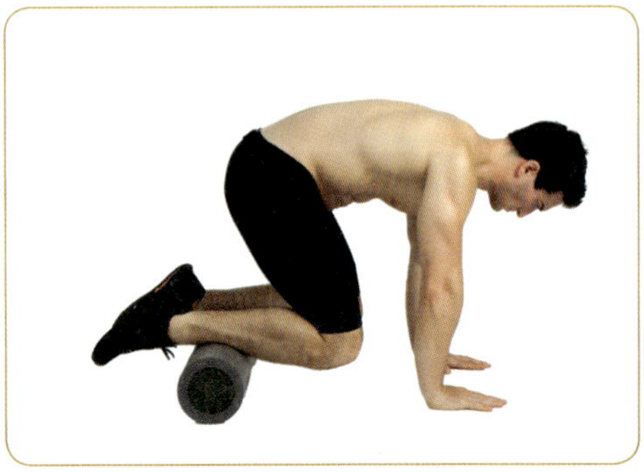

콰드룹트 니이 풀-인
페이지 284-285

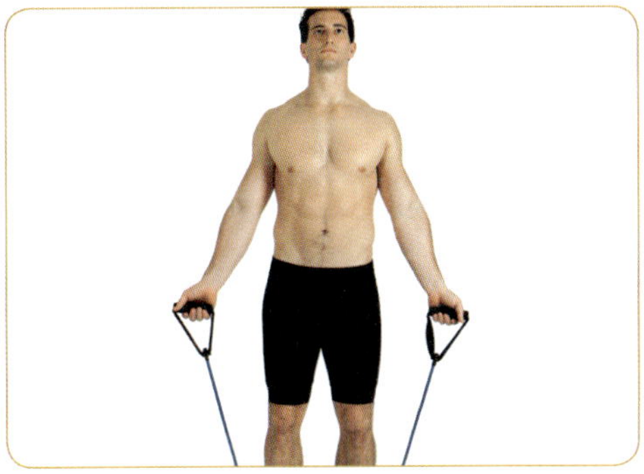

레지스턴스 밴드 바이셉스 컬
242-243

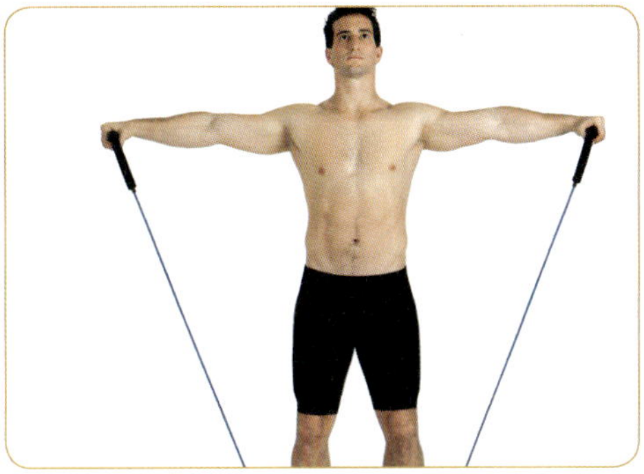

레지스턴스 밴드 래터럴 레이즈
페이지 240-241

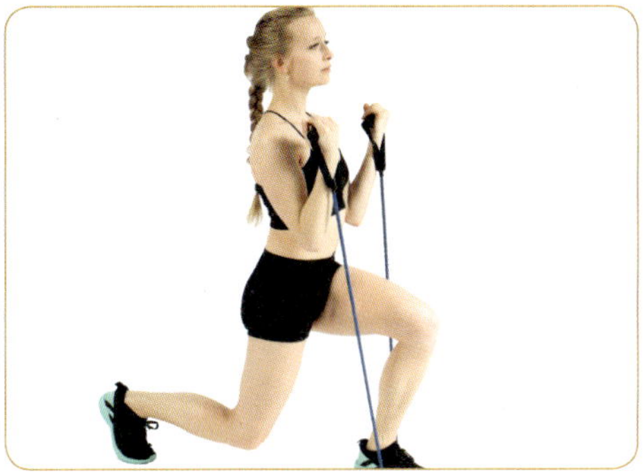

레지스턴스 밴드 런지
페이지 288-289

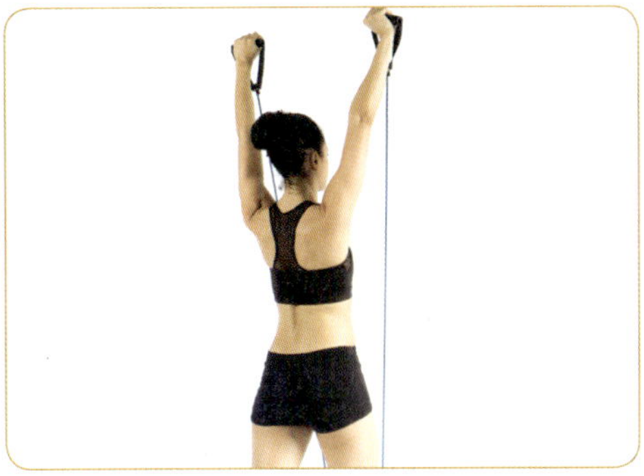

레지스턴스 밴드 오버헤드 프레스
페이지 238-239

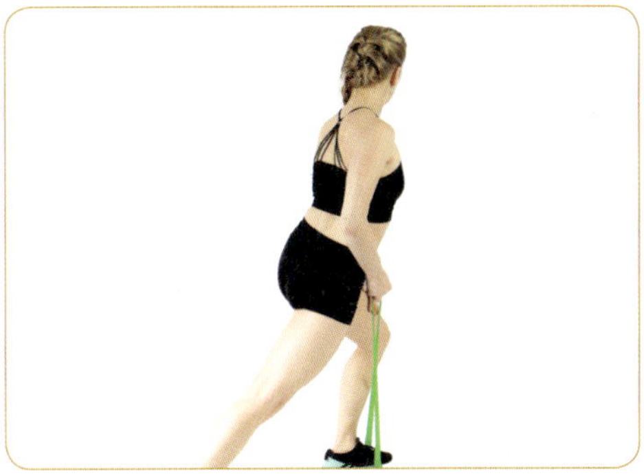

레지스턴스 밴드 싱글-암 로우
페이지 244-245

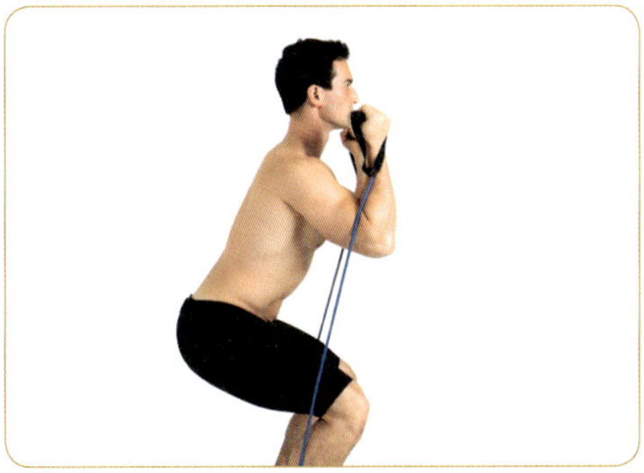

레지스턴스 밴드 스쿼트
페이지 286-287

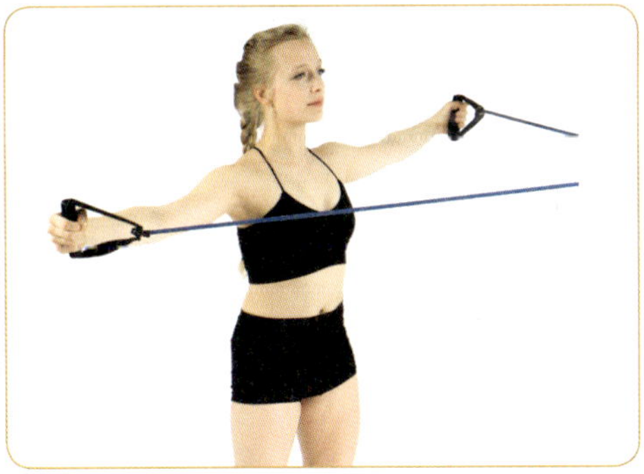

레지스턴스 밴드 스탠딩 플라이
페이지 258-259

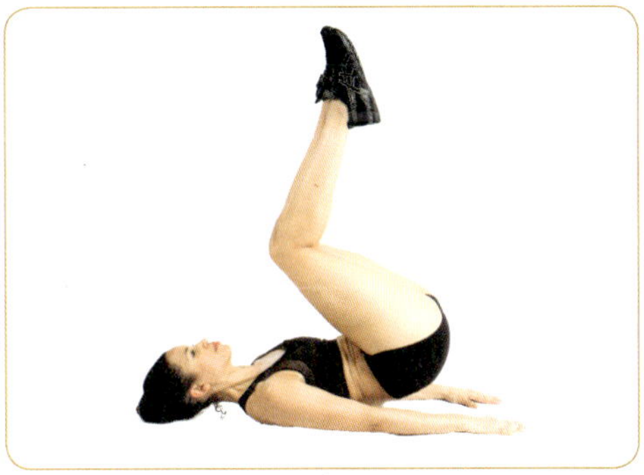

리버스 크런치
페이지 78-79

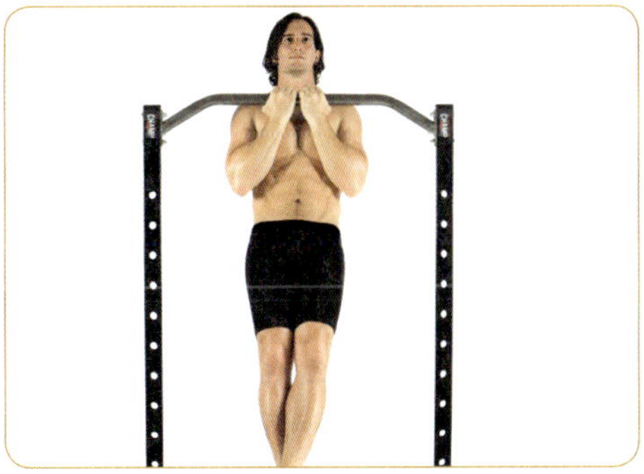

리버스-그립 풀-업
페이지 226-227

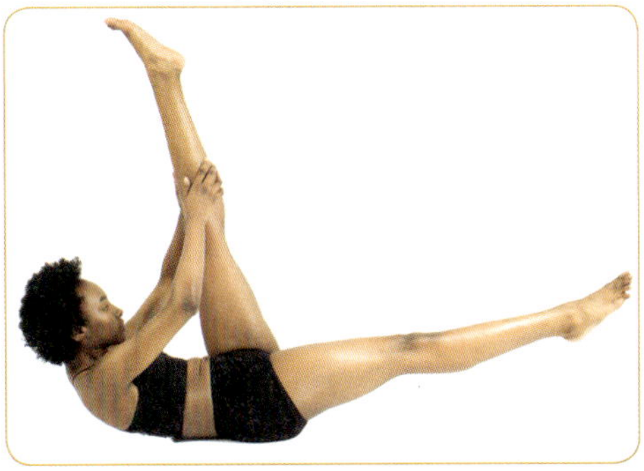

시저즈
페이지 84-85

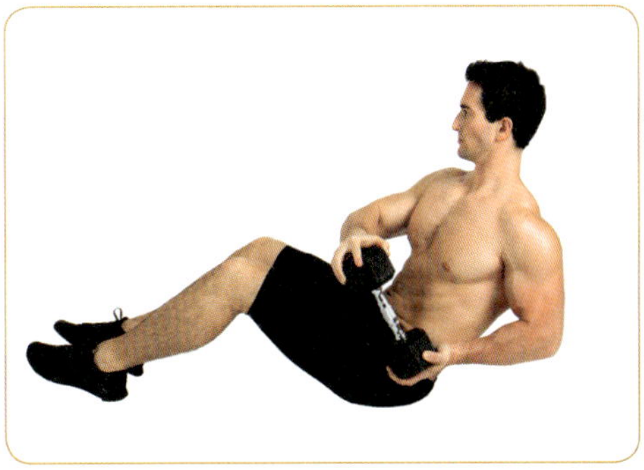

시티드 덤벨 러시안 트위스트
페이지 184-185

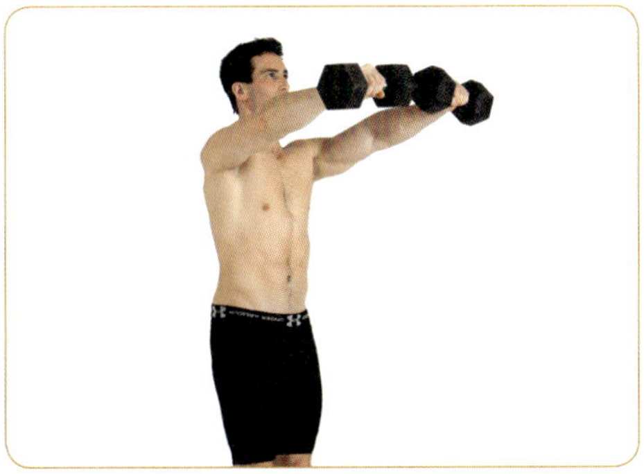

숄더 플렉싱
페이지 154-155

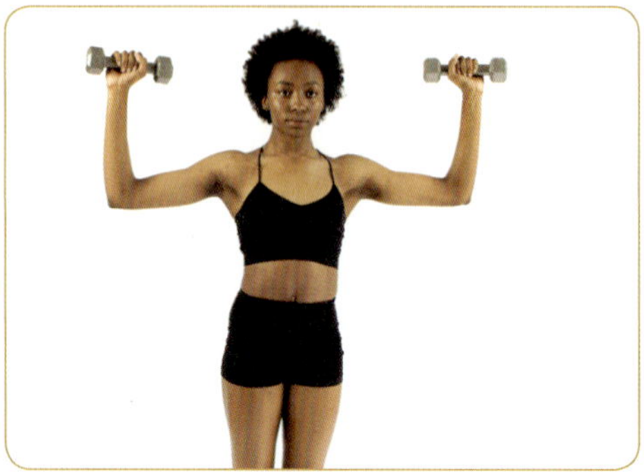

숄더 프레스
페이지 152-153

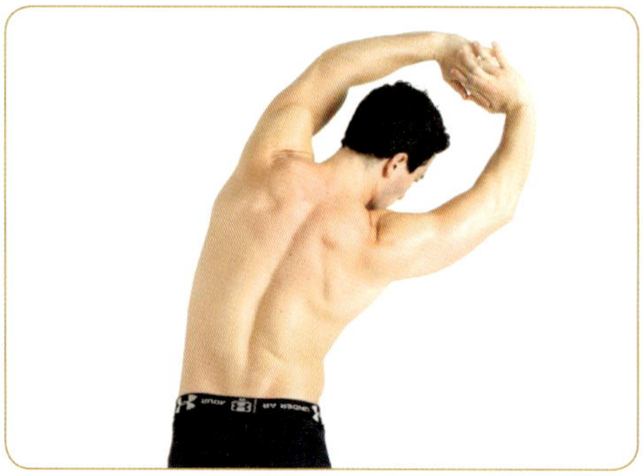

사이드 벤딩
페이지 42-43

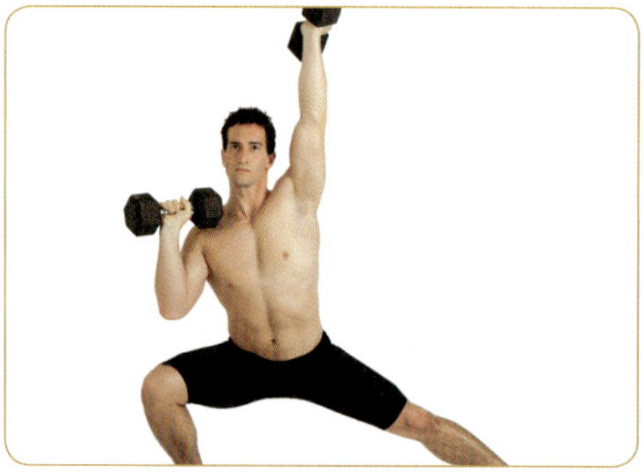

사이드 런지 앤드 프레스
페이지 202-203

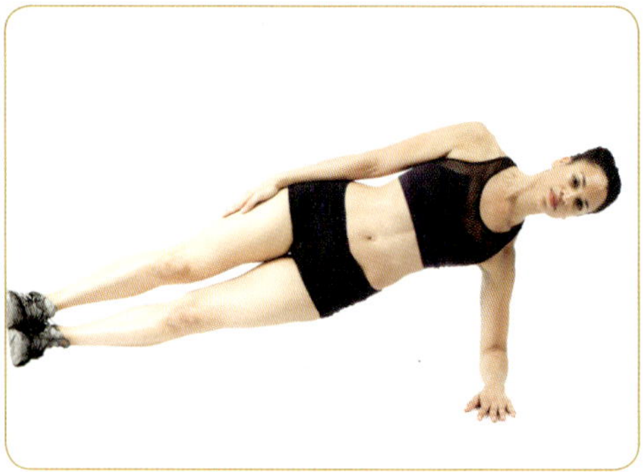

사이드 플랭크
페이지 120-121

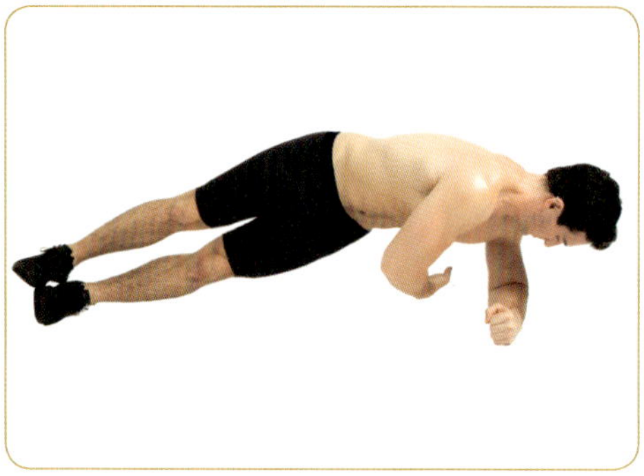

사이드 플랭크 위드 리치-언더
페이지 122-123

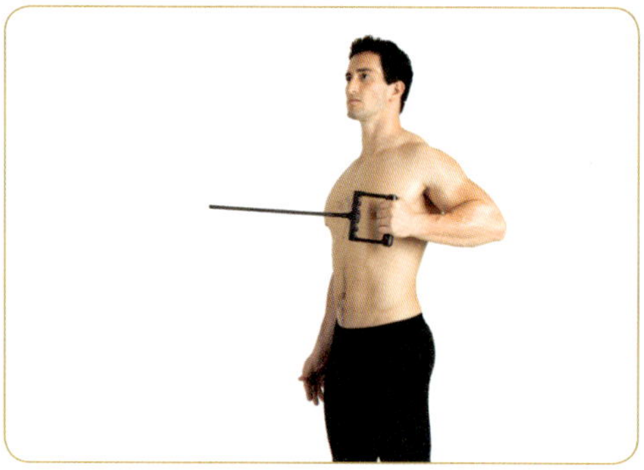

싱글-암 밴드 풀
페이지 232-233

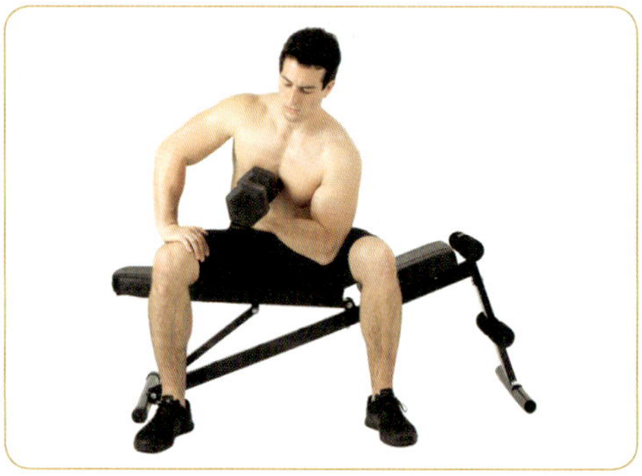

싱글-암 컨센트레이션 컬
페이지 162-163

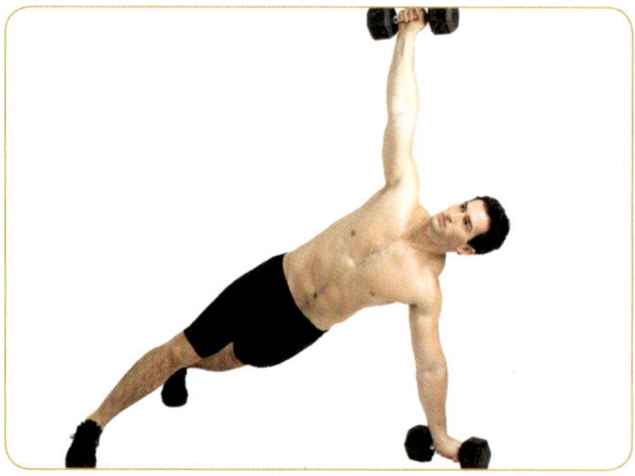

싱글-암 T-로우
페이지 188-189

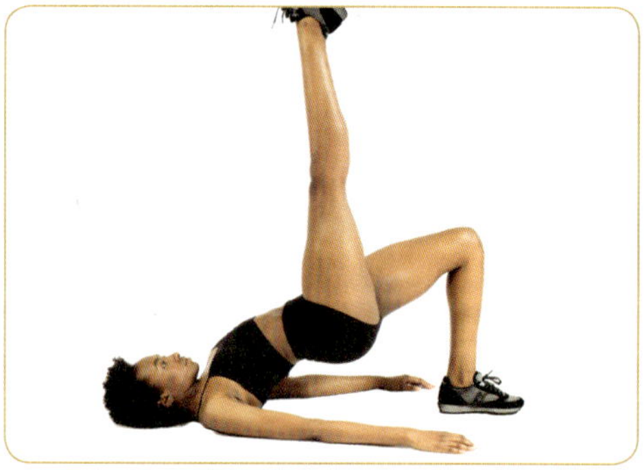

싱글-레그 글루티얼 리프트
페이지 108-109

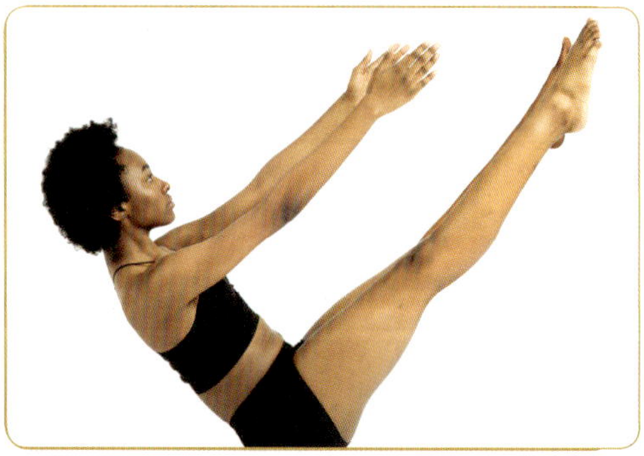

싱글-레그 V-업
페이지 92-93

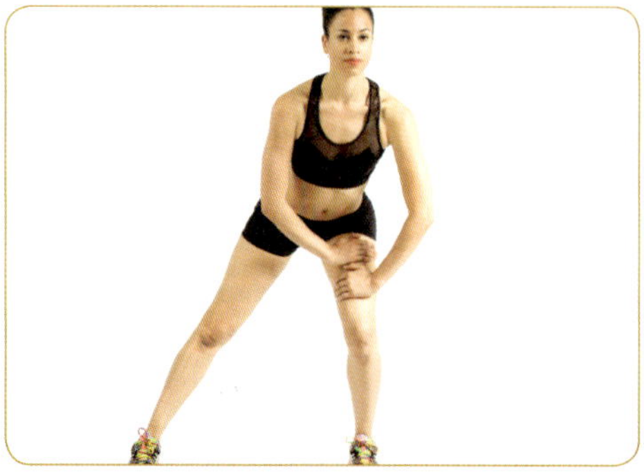

스케이터 런지
페이지 104-105

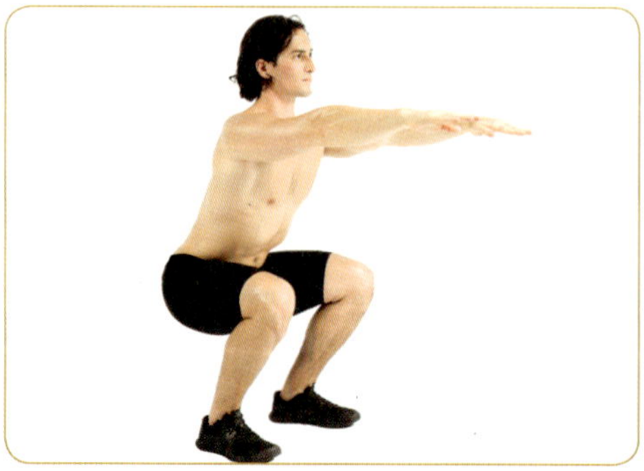

스쿼트
페이지 106-107

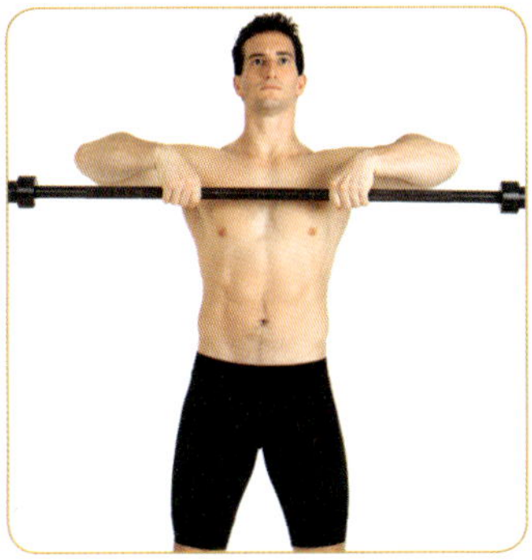

스탠딩 바벨 로우
페이지 170-171

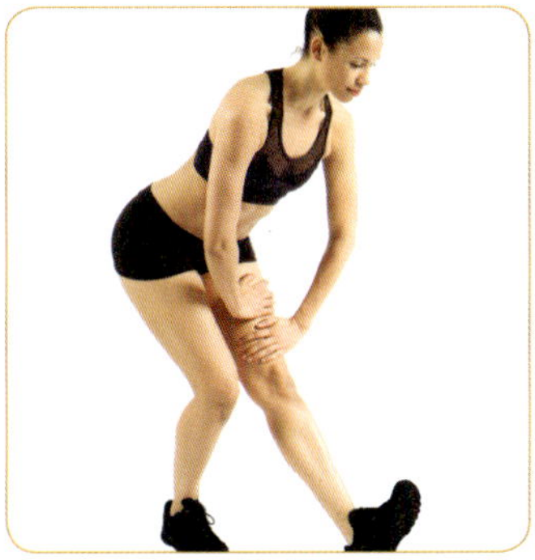

선자세 슬괵근 스트레치
페이지 31

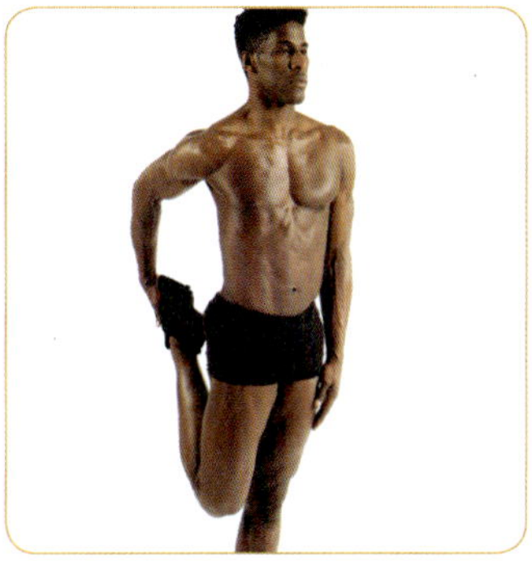

선자세 대퇴사두근 스트레치
페이지 30

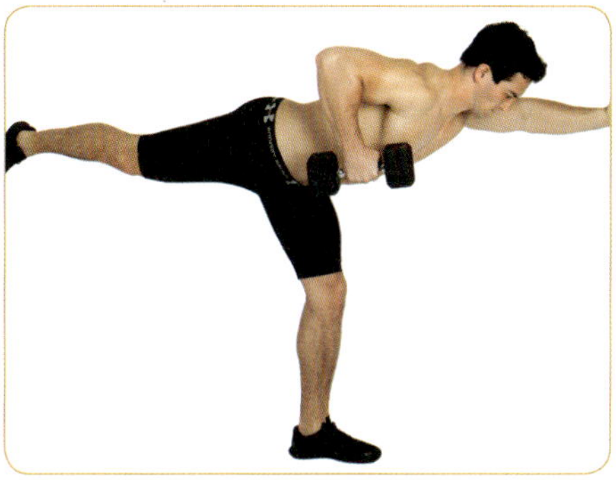

스텐딩 싱글-레그 로우 페이지
140-141

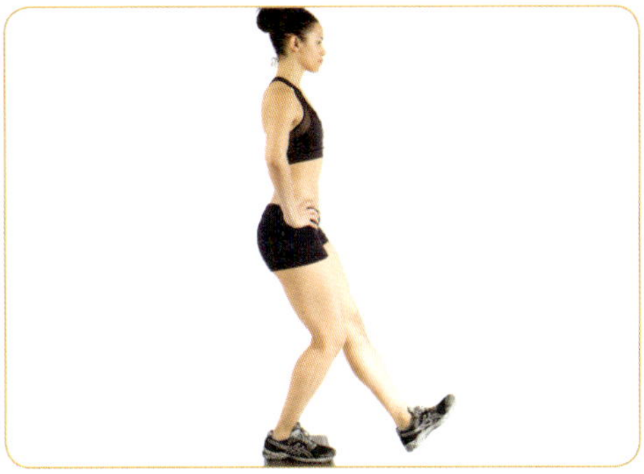

스탭-다운
페이지 300-301

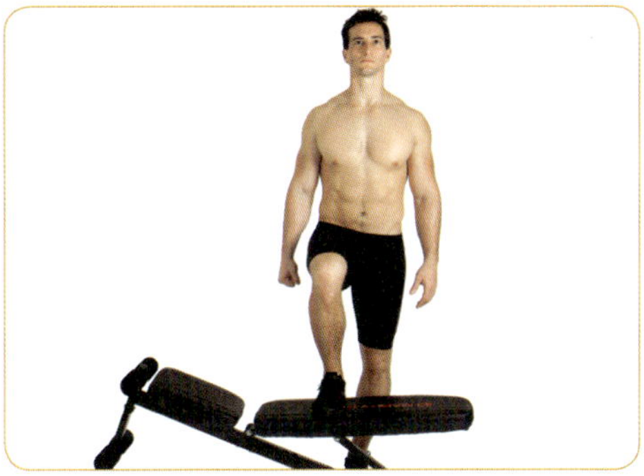

스탭-업
페이지 302-303

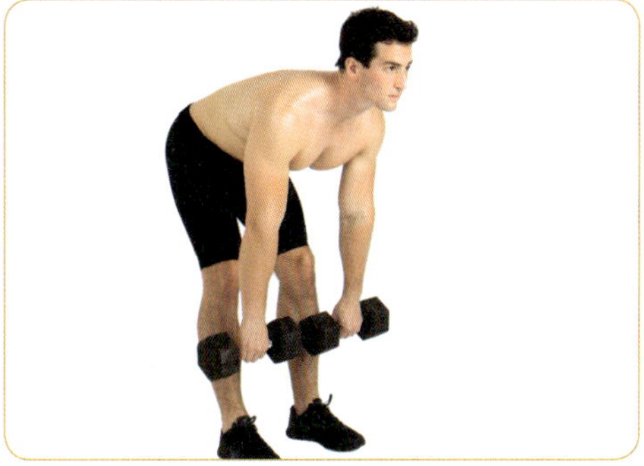

스티프-레그드 덤벨 데드리프트
페이지 136-137

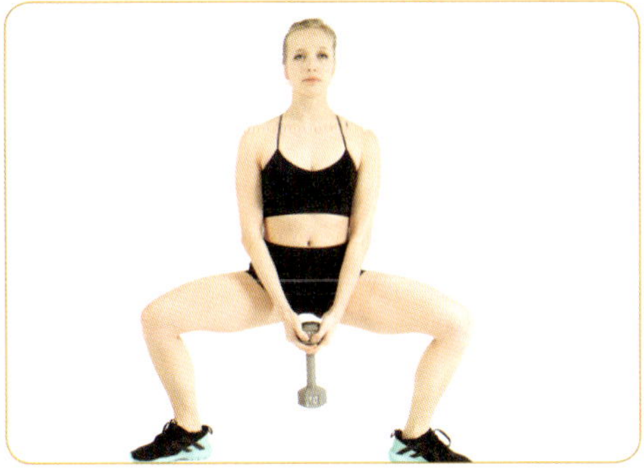

스모 스쿼트
페이지 204-205

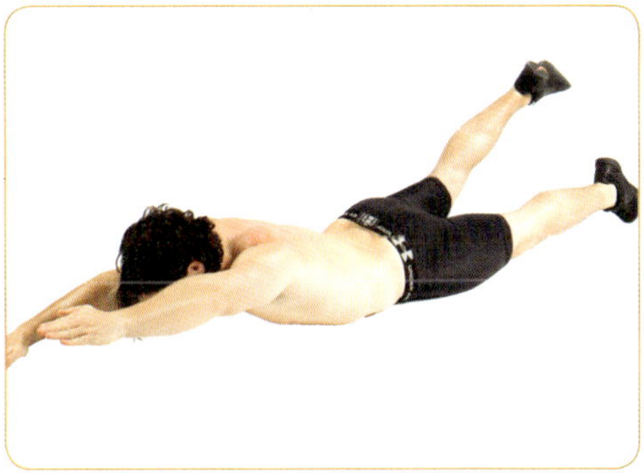

스위머
페이지 52-53

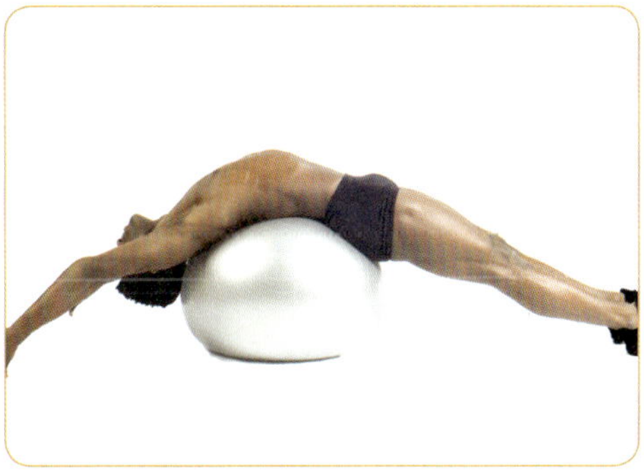

스위스 볼 복부 스트레치
페이지44-45

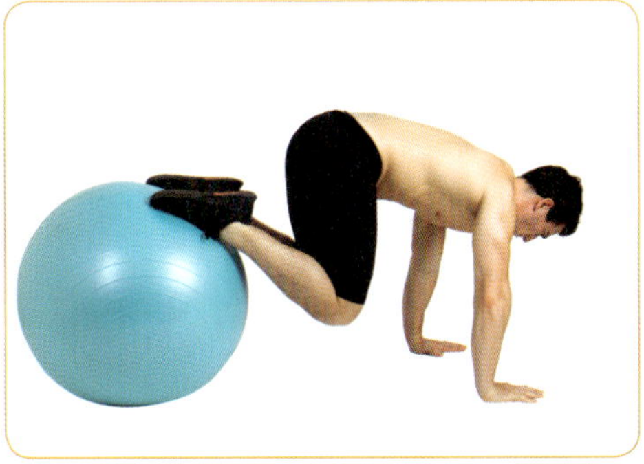

스위스 볼 오토믹 푸쉬-업
페이지270-271

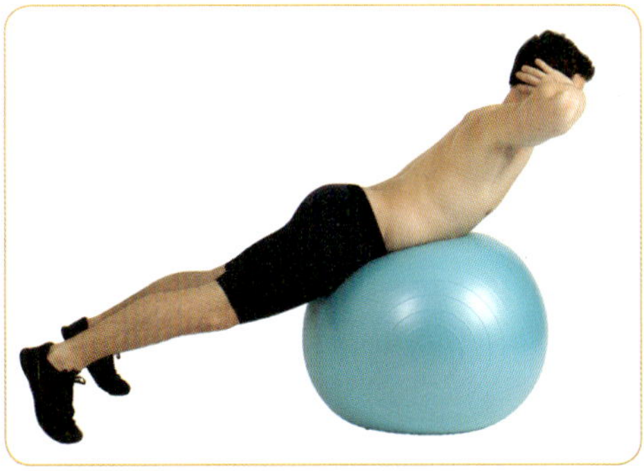

스위스 볼 백 익스텐션
페이지 230-231

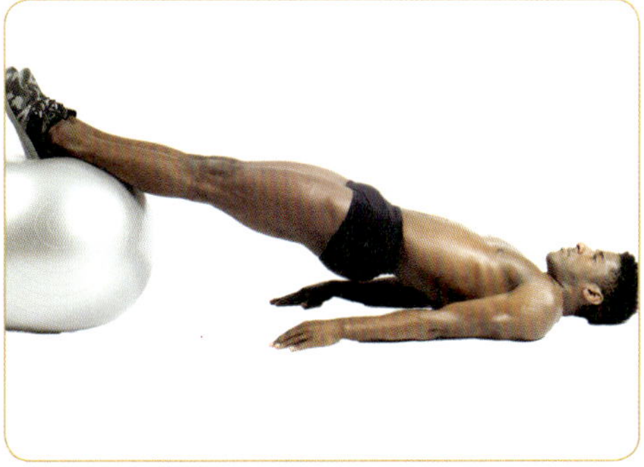

스위스 볼 브릿지
페이지 292-293

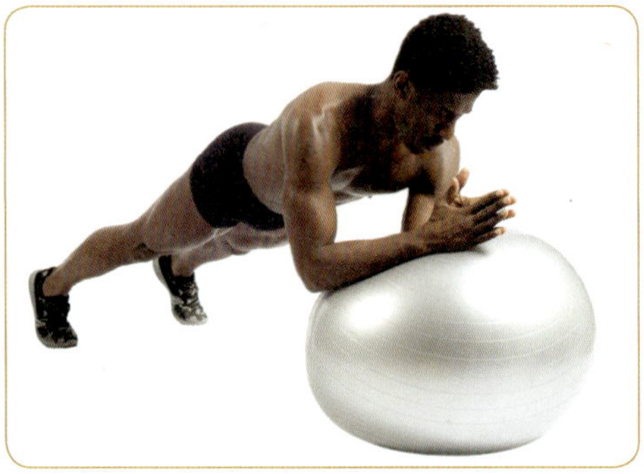

스위스 볼 서클
페이지 268-269

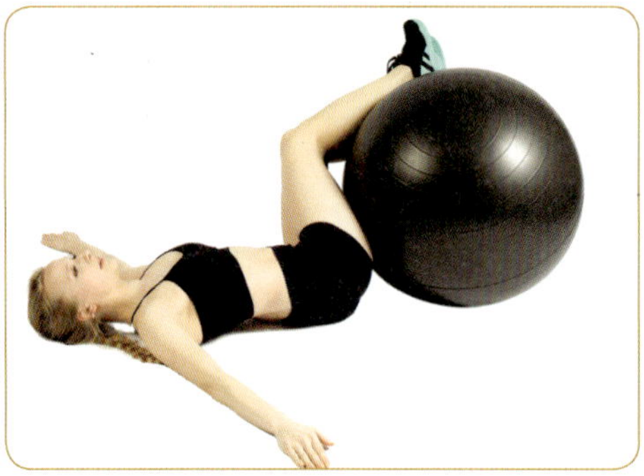

스위스 볼 크로스오버
페이지 220-221

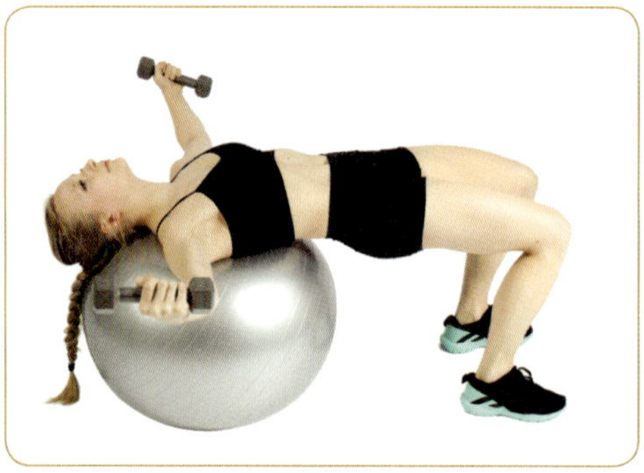

스위스 볼 플라이
페이지 182-183

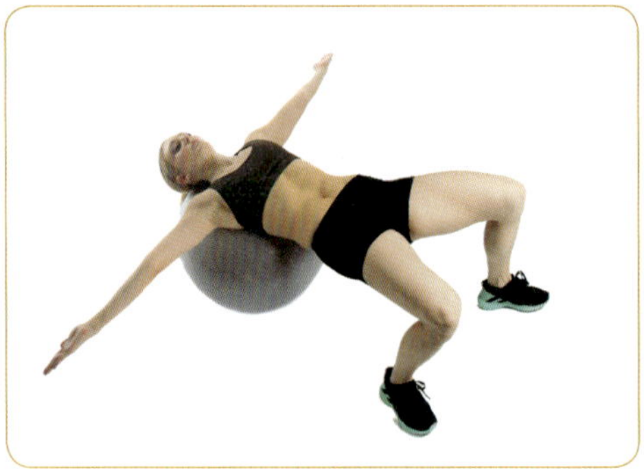

스위스 볼 래터럴 롤
페이지 310-311

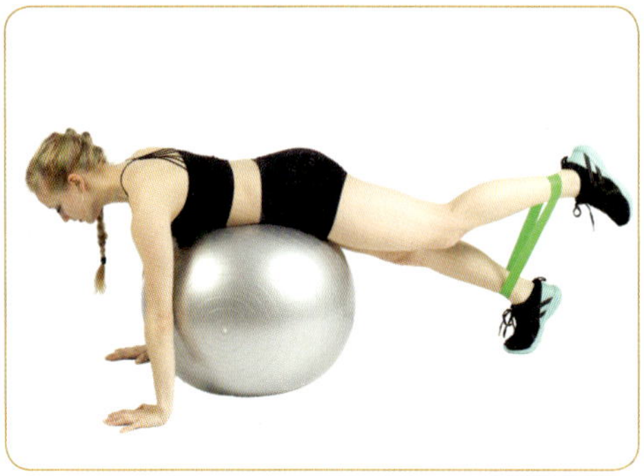

스위스 볼 루프 익스텐션
페이지 290-291

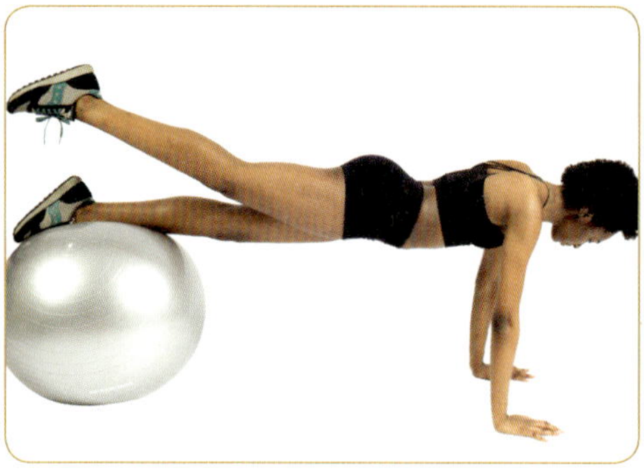

스위스 볼 플랭크 위드 레그 리프트
페이지 308-309

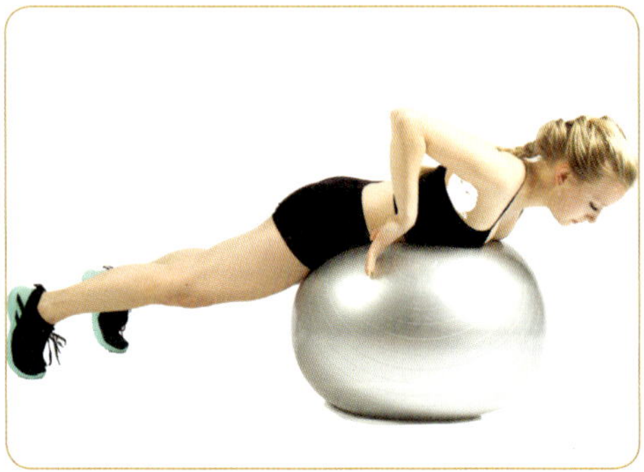

스위스 볼 프론 로우 위드 익스터널 로테이션
페이지 228-229

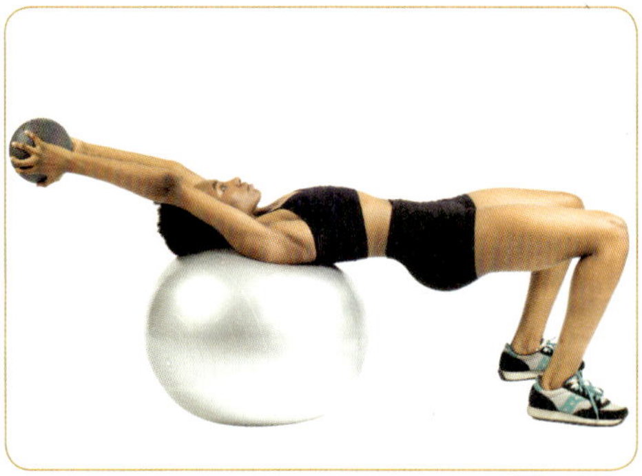

스위스 볼 풀오버
페이지 144-145

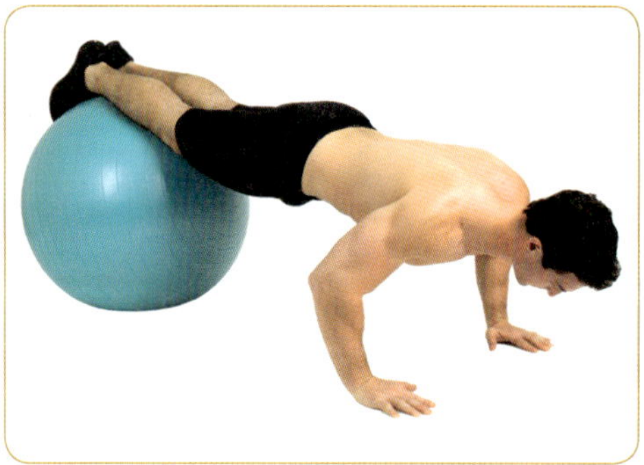

스위스 볼 푸쉬-업
페이지 260-261

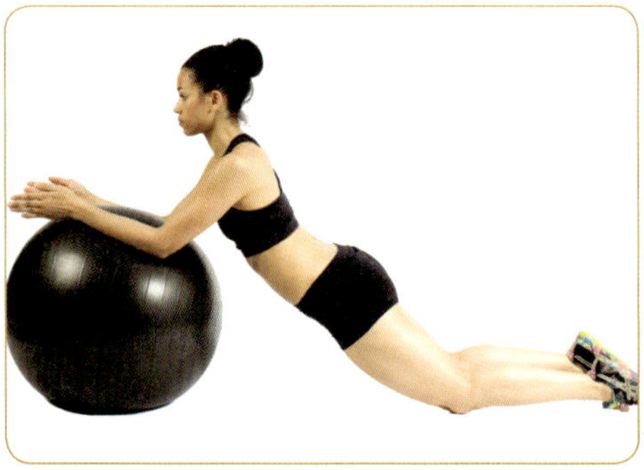

스위스 볼 롤아웃
페이지 272-273

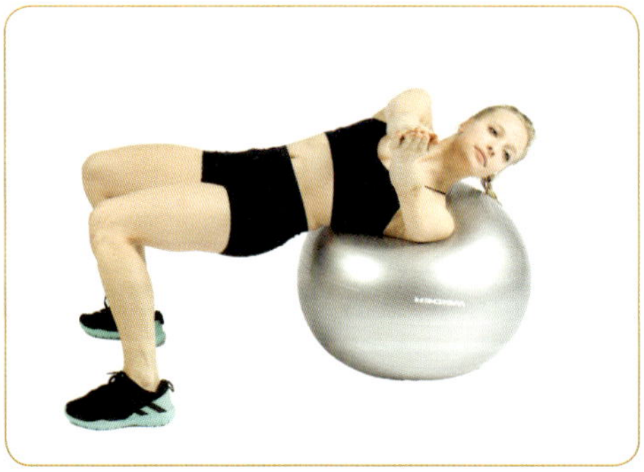

스위스 볼 러시안 트위스트
페이지 276-277

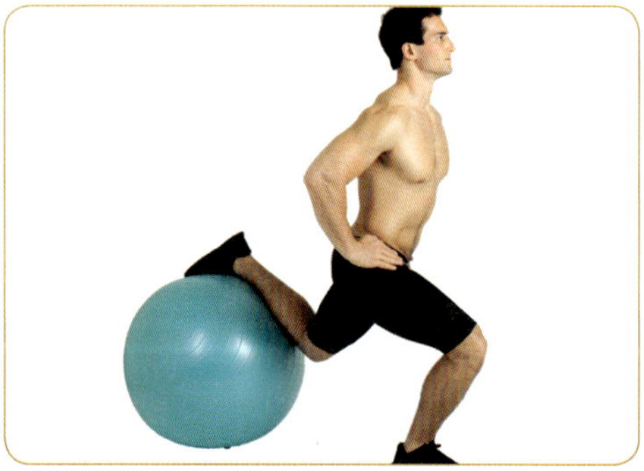

스위스 볼 스플릿 스쿼트
페이지 294-295

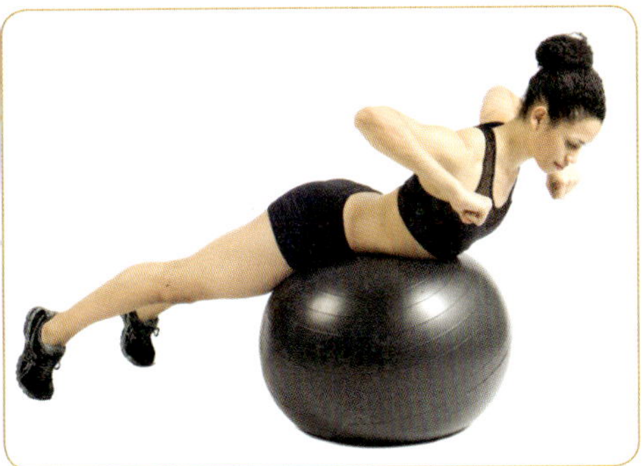

스위스 볼 W
페이지 246-247

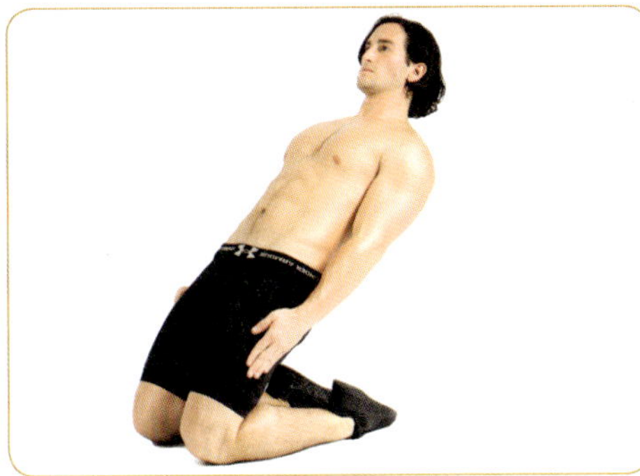

싸이 록-백
페이지 90-91

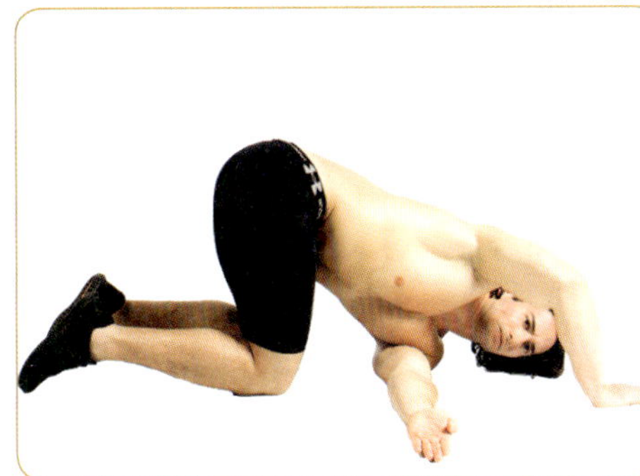

스레드 더 니들
페이지 48-49

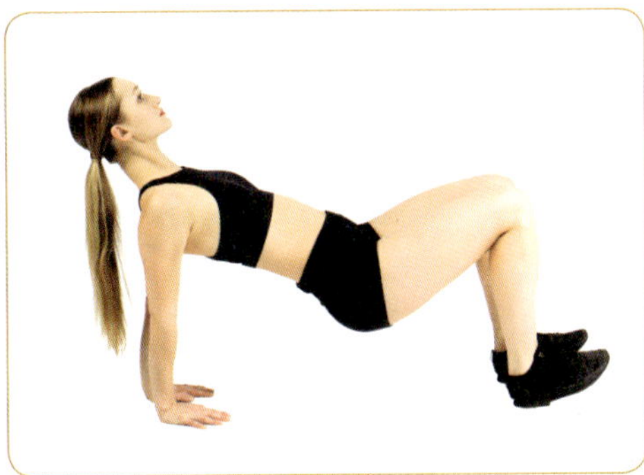

트라이셉스 딥
페이지 66-67

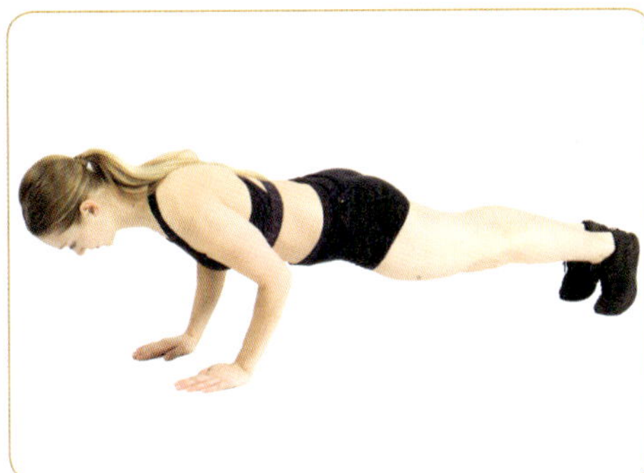

트라이셉스 푸쉬-업
페이지 72-73

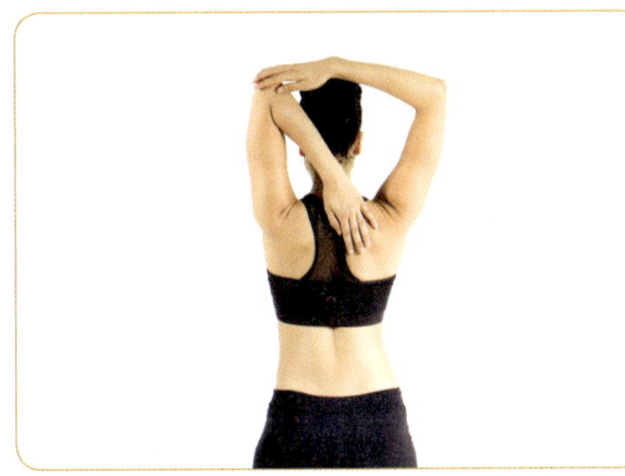

삼두근 스트레치
page 26

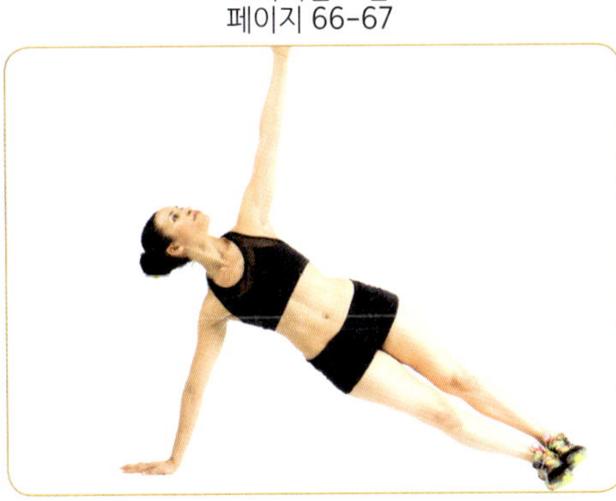

T-스타빌리제이션
페이지 124-125

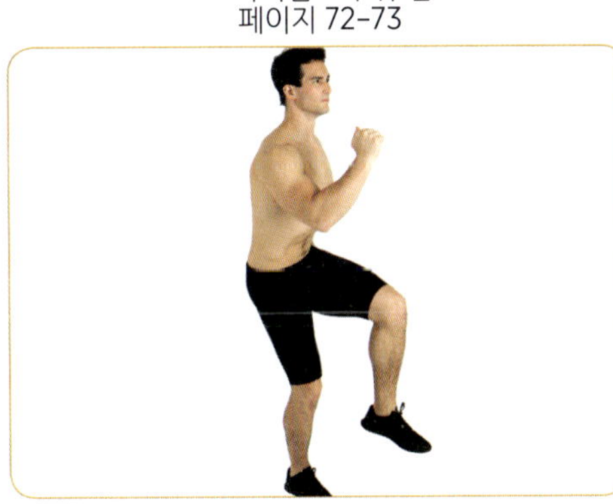

업-다운
페이지 128-129

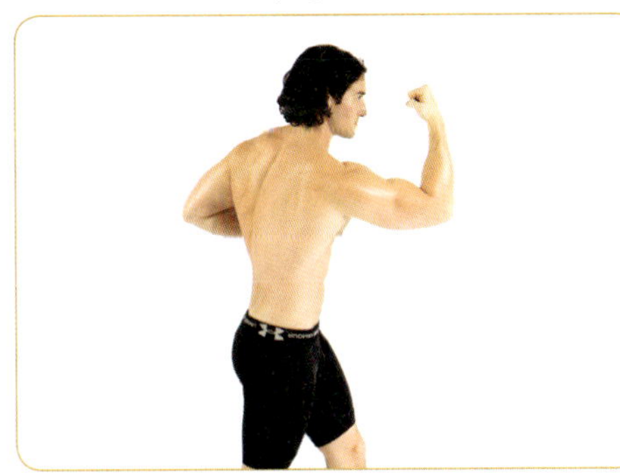

어퍼컷
page 65

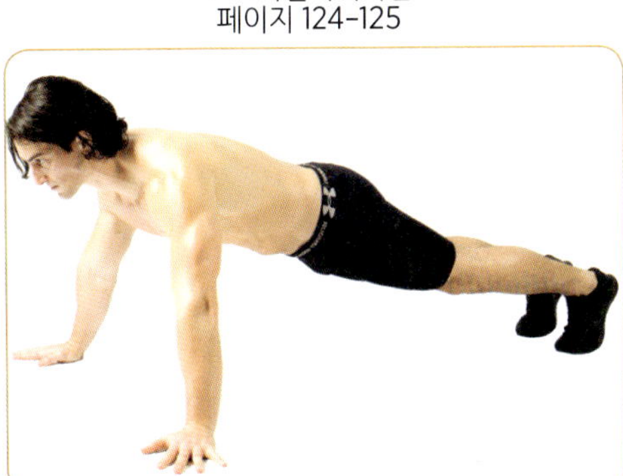

와이드 푸쉬-업
페이지 70-71

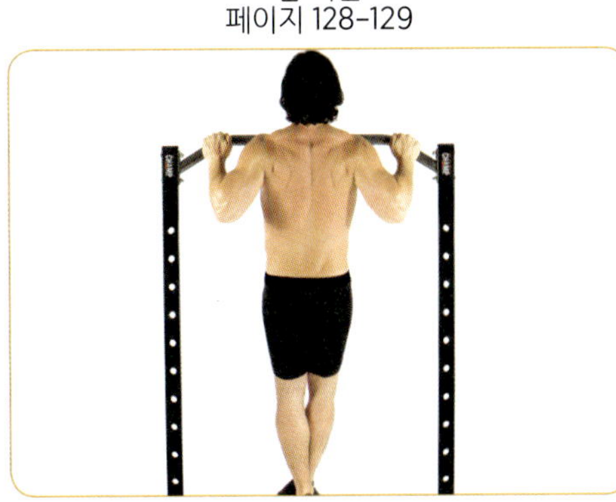

와이드-그립 풀-업
페이지 224-225

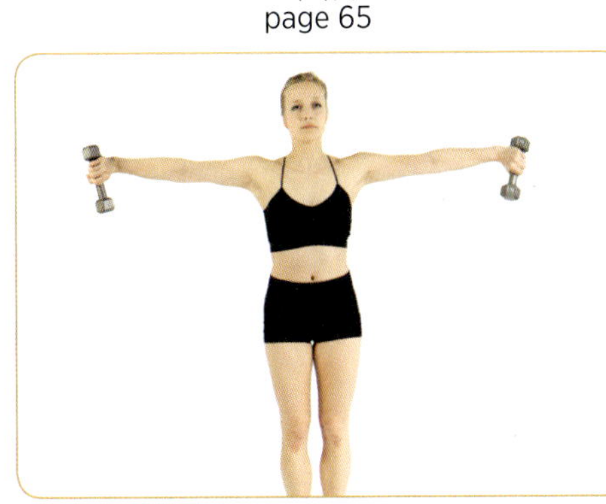

지퍼
페이지 174-175

찾아보기

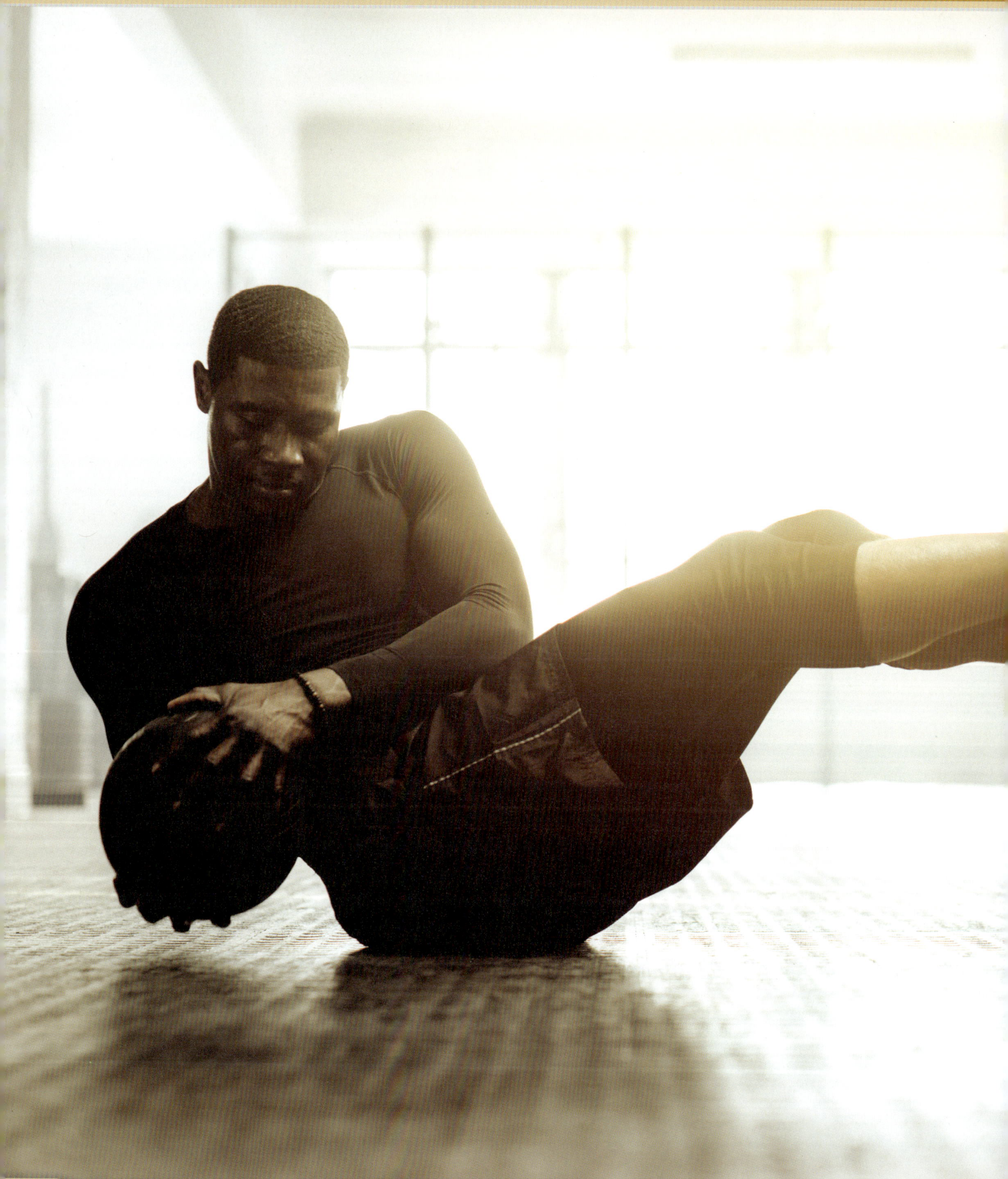

찾아보기 Index

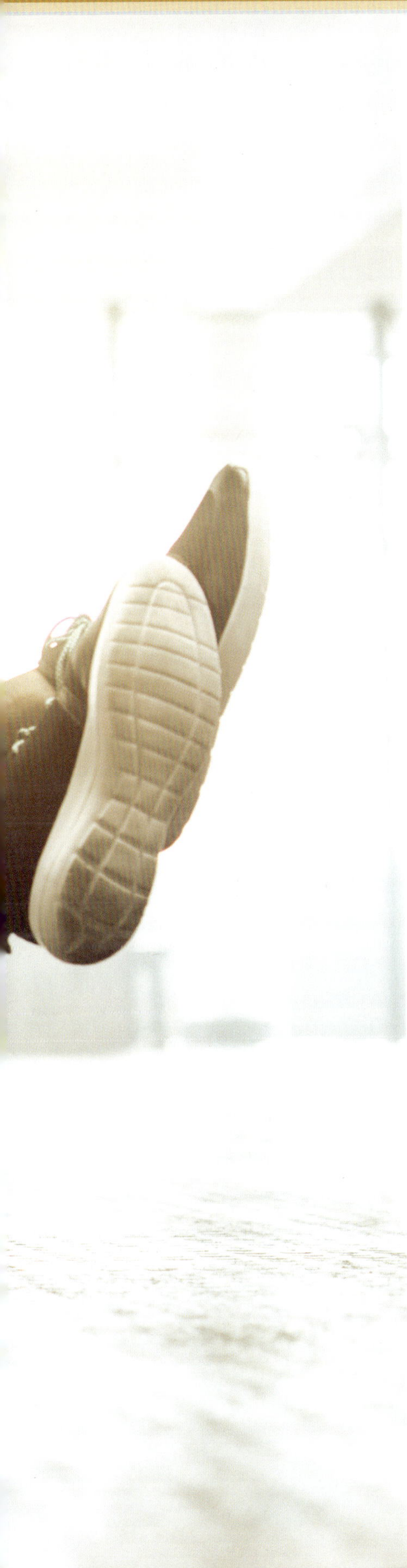

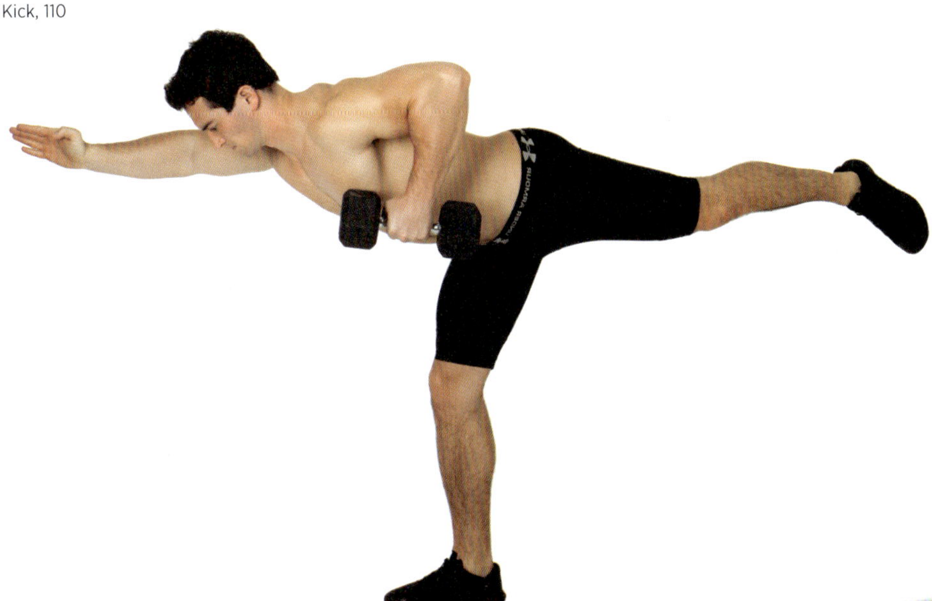

찾아보기

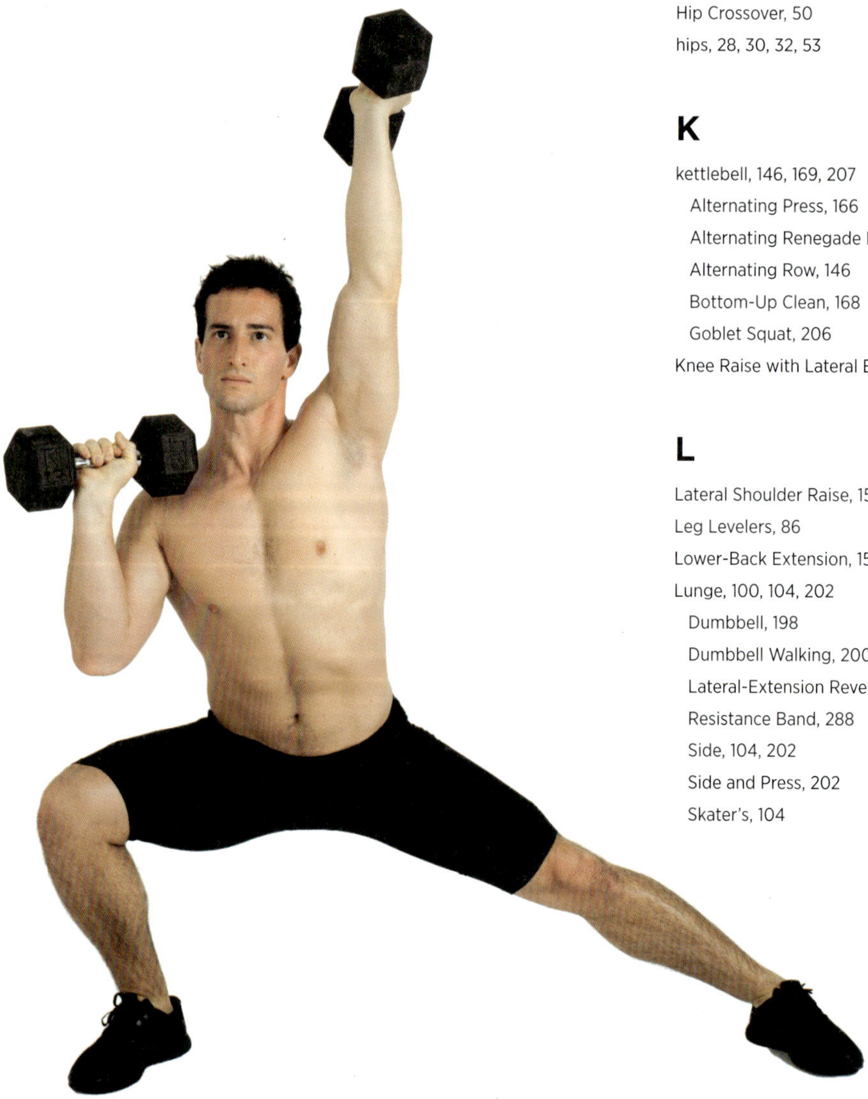

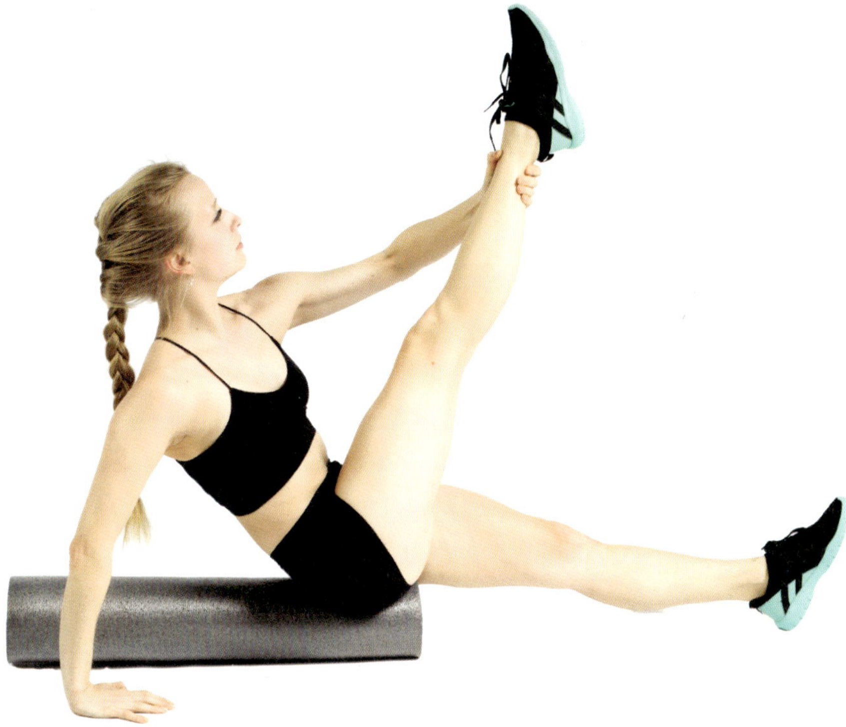

M

O

P

Q

R

S

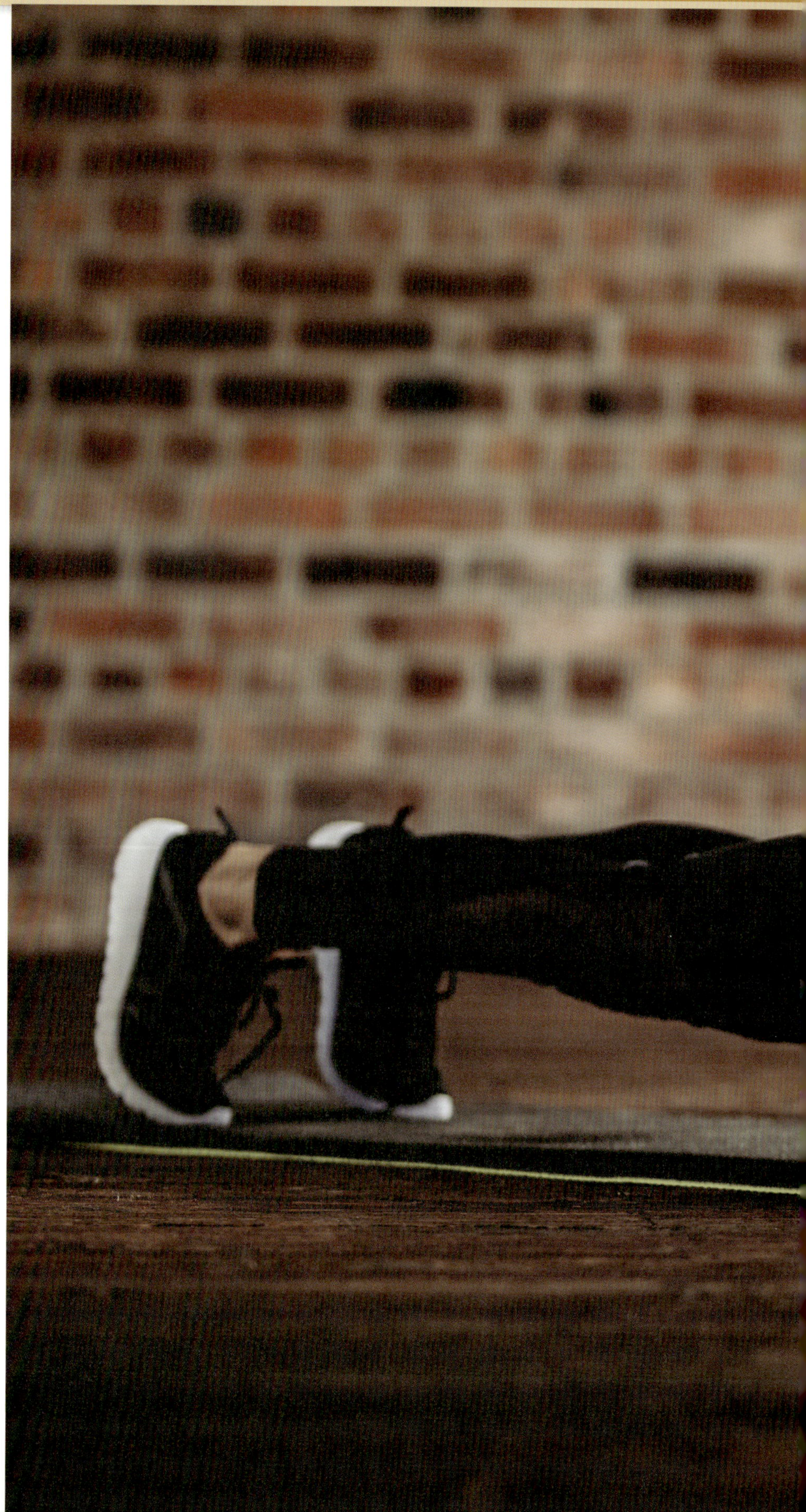

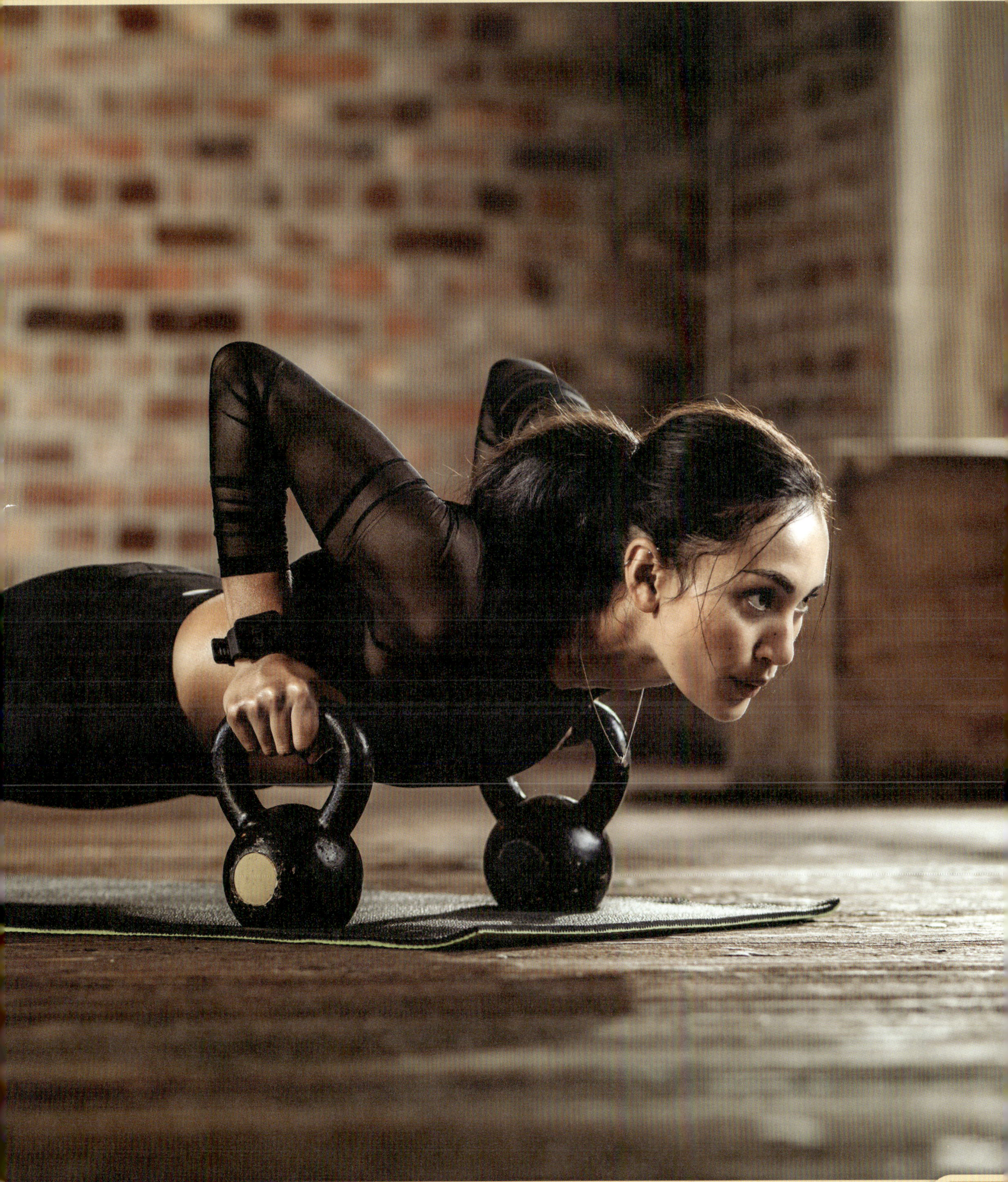

크레딧과 감사글
Credits & Acknowledgments

사진
Naila Ruechel

모델
Alex Geissbuhler
Alyssa Cebulski
Conor Fallon
Dayzjah Thomas
Jessica Gambelluri
Lloyd Knight
Natasha Diamond-Walker

추가 사진
페이지 4 Microgen/Shutterstock.com
페이지 7 Akhenaton Images/Shutterstock.com
페이지 9 ESB Professional/Shutterstock.com
페이지 11 Mitch Gunn/Shutterstock.com
페이지 13 MilanMarkovic78/Shutterstock.com
페이지 14 marilyn barbone/Shutterstock.com
페이지 15 Flamingo Images/Shutterstock.com
페이지 17 Karin Jaehne/Shutterstock.com
페이지 18 Yuricazac/Shutterstock.com
페이지 19 Syda Productions/Shutterstock.com
페이지 24-25 fizkes/Shutterstock.com
페이지 46-47 Rocksweeper/Shutterstock.com
페이지 132-133 oneinchpunch/Shutterstock.com
페이지 218-219 nd3000/Shutterstock.com
페이지 316-317 Andrey_Popov/Shutterstock.com
페이지 376-377 aumnat/Shutterstock.com
페이지 394-395 Jacob Lund/Shutterstock.com
페이지 398-399 Jacob Lund/Shutterstock.com

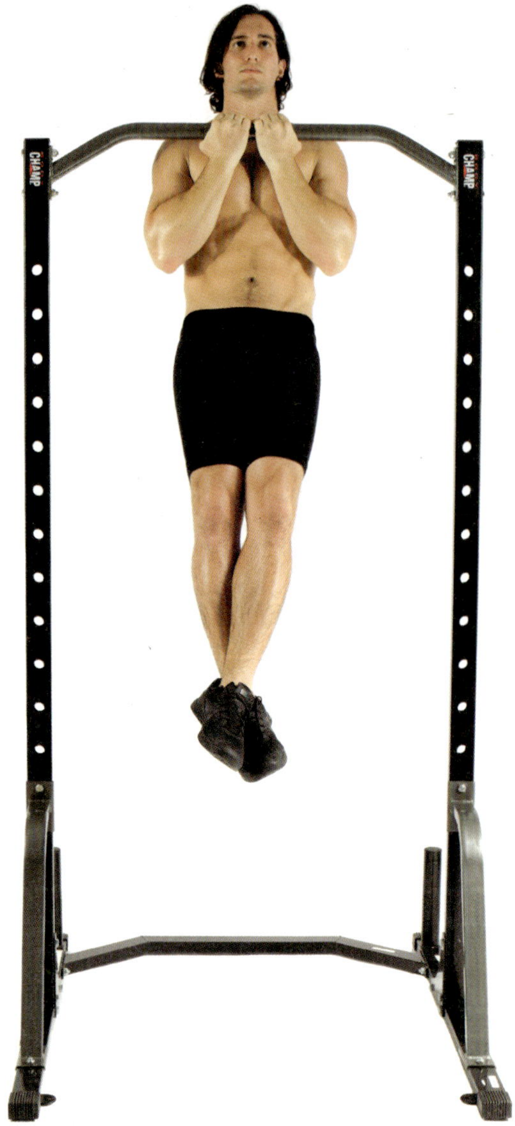

그림
모든 해부학 그림: Adam Moore, Hector Diaz/3DLabz Animation Limited
전신 해부학과 삽입 그림: Linda Bucklin/Shutterstock.com